INTERNAL MEDICINE for
THE ODONTOLOGY

歯科のための内科学

改訂第4版

編集

西田次郎 [東京歯科大学教授]
小島孝雄 [朝日大学教授]
大久保 直 [大阪歯科大学名誉教授]

編集協力

片倉 朗 [東京歯科大学教授]

南江堂

●編　集

西田次郎	にしだ　じろう	東京歯科大学内科学講座主任教授
小島孝雄	こじま　たかお	朝日大学保健医療学部看護学科総合医科学講座教授
大久保　直	おおくぼ　ただし	大阪歯科大学名誉教授

●編集協力

| 片倉　朗 | かたくら　あきら | 東京歯科大学口腔病態外科学講座教授 |

●執　筆 （執筆順）

西田次郎	にしだ　じろう	東京歯科大学内科学講座主任教授
大久保　直	おおくぼ　ただし	大阪歯科大学名誉教授
小島孝雄	こじま　たかお	朝日大学保健医療学部看護学科総合医科学講座教授
長谷川彰彦	はせがわ　あきひこ	明海大学歯学部総合臨床医学講座内科学分野教授
矢島愛治	やじま　よしはる	日本歯科大学生命歯学部内科学講座講師
三ツ林裕巳	みつばやし　ひろみ	日本歯科大学生命歯学部内科学講座教授
坂巻達夫	さかまき　たつお	元　日本大学松戸歯学部内科学講座教授
寺嶋　毅	てらしま　たけし	東京歯科大学市川総合病院呼吸器内科教授
大洞昭博	おおぼら　あきひろ	朝日大学歯学部総合医科学講座内科学分野教授
大越章吾	おおこし　しょうご	日本歯科大学新潟生命歯学部内科学講座教授
岸川　浩	きしかわ　ひろし	東京歯科大学市川総合病院消化器内科准教授
佐藤温洋	さとう　はるひろ	神奈川歯科大学全身管理医歯学講座内科学分野大学院教授
宮永史子	みやなが　ふみこ	大阪歯科大学歯学部内科学講座講師
大星博明	おおほし　ひろあき	福岡歯科大学総合医学講座内科学分野教授
澤井宏文	さわい　ひろふみ	近畿健康管理センター大阪事業部
家子正裕	いえこ　まさひろ	北海道医療大学歯学部内科学分野教授
林　晃一	はやし　こういち	東京歯科大学市川総合病院内科教授
瀬田範行	せた　のりゆき	東京歯科大学市川総合病院内科准教授
髙橋愼一	たかはし　しんいち	東京歯科大学市川総合病院皮膚科教授
河野通良	こうの　みちよし	東京歯科大学市川総合病院皮膚科講師
長谷川直樹	はせがわ　なおき	慶應義塾大学医学部感染症学教室教授
福原正代	ふくはら　まさよ	九州歯科大学総合内科学分野教授

口　絵

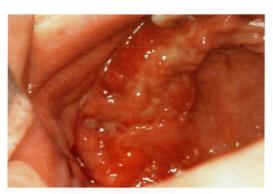

口絵 1．口蓋に初発した結核腫
第 4 章各論 A⑥，『肺結核』参照

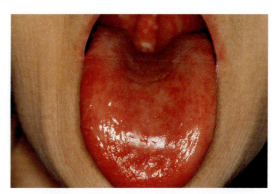

口絵 2．プランマー・ヴィンソン症候群
味蕾の消失をきたし，発赤が著明な萎縮性舌炎．
第 10 章各論 A① 参照．

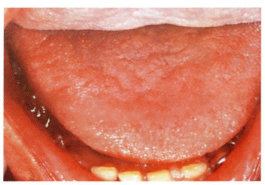

口絵 3．悪性貧血にみられたハンター舌炎
第 10 章各論 A① 参照．

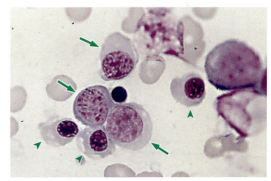

口絵 4．悪性貧血の巨赤芽球（矢印）と赤芽球（矢頭）
第 10 章各論 A① 参照．

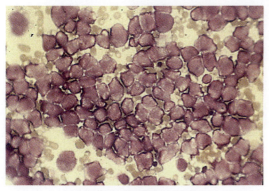

口絵 5．急性白血病の骨髄像
白血病裂孔を認める．
第 10 章各論 B⑤ 参照．

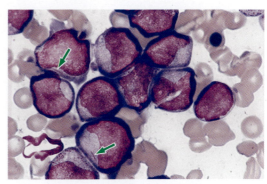

口絵 6．急性骨髄性白血病（M1）
アウエル小体（矢印）を認める．
第 10 章各論 B⑤ 参照．

口 絵

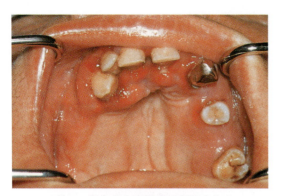

口絵 7. 歯肉白血病腫瘤で発見された
急性単球性白血病（M4）
第 10 章各論 B⑤ 参照.

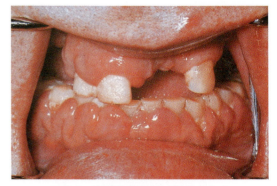

口絵 8. 増殖性歯肉炎で発見された
急性単球性白血病（M4）
第 10 章各論 B⑤ 参照.

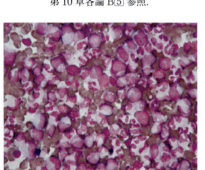

口絵 9. 慢性骨髄性白血病
有核細胞数の著増と骨髄芽球の増加，正常細胞も認める．白血病裂孔を認めない．
第 10 章各論 B⑥ 参照.

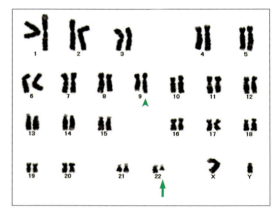

口絵 10. 慢性骨髄性白血病の Ph 染色体（矢印），
第 9 番染色体長腕に転座（矢頭）
第 10 章各論 B⑥ 参照.

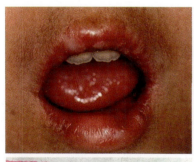
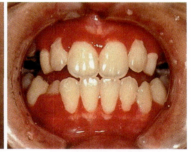
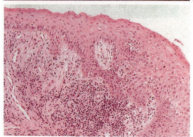

口絵 11. GVHD（graft versus host disease）
　　上左，右：初診時の口腔内写真.
　　下　　　：歯肉病変の生検時の病理組織像.
　　第 10 章総論 E⑥ 参照.
　　　　　　　厚生労働省のホームページより転載.

口　絵

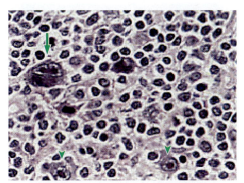

口絵 12. ホジキン病（混合細胞型）
リード・シュテルンベルク巨細胞（矢印），
ホジキン細胞（矢頭）．
第 10 章各論 B⑩参照．

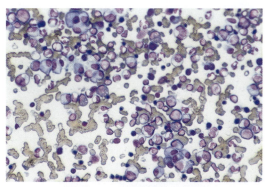

口絵 13. 多発性骨髄腫の骨髄像
第 10 章各論 B⑭参照．

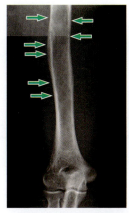

口絵 14. 多発性骨髄腫の骨打ち抜き像
第 10 章各論 B⑭参照．

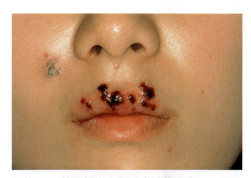

口絵 15. 特発性血小板減少性紫斑病にみられた口唇血腫
第 10 章各論 C②参照．

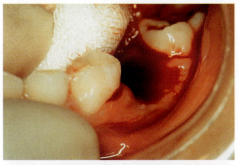

口絵 16. 血友病 A における抜歯後の遷延性出血
第 10 章各論 C②参照．

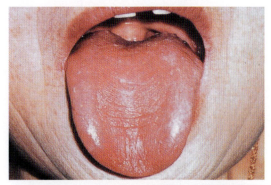

口絵 17. シェーグレン症候群の平滑舌
第 12 章 12-1 総論 B 参照．

口絵

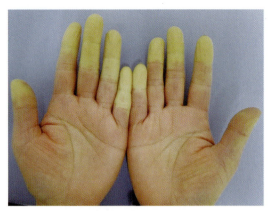

口絵 18. レイノー現象
第 12 章 12-1 総論 B. 参照.

口絵 19. 全身性エリテマトーデスの蝶形紅斑
第 12 章 12-1 各論 B. 参照.

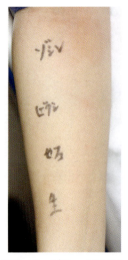

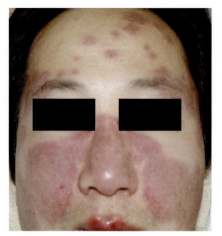

口絵 21. パッチテスト
チウラムミックスに，強陽性（2＋）を示している.
第 12 章 12-2 総論 B. ②参照.

口絵 20. プリックテスト
注射用タゾバクタム・ピペラシリンに，強陽性を示している.
第 12 章 12-2 総論 B. ②参照.

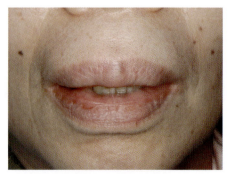

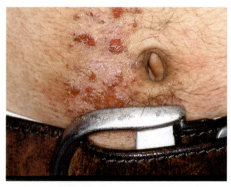

口絵 23. バックル皮膚炎
ベルトの留め金（バックル）の当たる部位に一致した皮膚炎を認める.
第 12 章 12-2 各論 C. ④参照.

口絵 22. 血管性浮腫
上口唇の腫脹を認める.
第 12 章 12-2 各論 C. ①参照.

口 絵

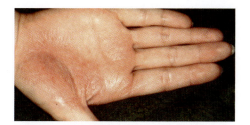

**口絵 24. 歯科金属中のインジウムに対する
アレルギーによる汗疱状湿疹**
インジウム含有歯科金属除去により治癒した.
第 12 章 12-2 各論 C. ④ 参照.

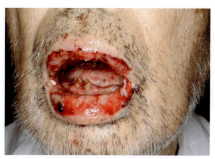

**口絵 25. アロプリノールによるスティー
ブンス・ジョンソン症候群**
口唇, 口腔内の出血性びらんを認める.
第 12 章 12-2 各論 C. ⑤ 参照.

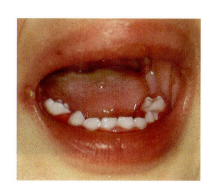

口絵 26. ヘルパンギーナにおける口腔内所見
口腔内に小水疱を認める.
第 13 章各論 B⑬『ヘルパンギーナ』参照.
厚生労働省のホームページより転載.

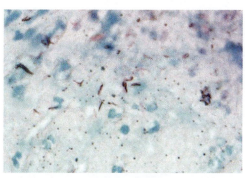

口絵 27. 抗酸菌
チール・ネルゼン Ziehl-Neelsen 染色.
赤紫色に染色されている棒状の抗酸菌を認める.
第 13 章各論 A. ⑥ 参照.

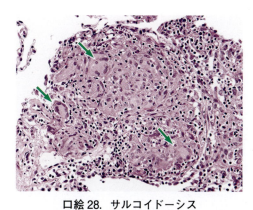

口絵 28. サルコイドーシス
類上皮細胞とラングハンス巨細胞（矢印）からな
る非乾酪性肉芽腫を認める. ラングハンス巨細胞
は巨大な多核細胞で, 核は細胞周辺に馬蹄形に並
ぶ.（ヘマトキシリン-エオシン Hematoxylin-Eosin
(HE) 染色）.
第 4 章各論 C. ② 参照.

口　絵

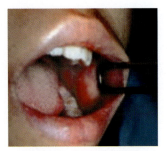

口絵 29. コプリック斑
第 13 章各論 I. 1 参照.
［国立感染症研究所　感染症疫学センターホームページより］

改訂第4版の序文

本書の初版は，歯科医・歯科学生向けの内科学書として1997年に発刊され，これまでに2度の改訂を経て全国の数多くの歯学部において「内科学」の教科書として高い評価を受けてきた.

初版が発行されてからすでに20年が過ぎたが，この間，日本においては世界に類を見ない高齢化が進んでおり，団塊の世代が後期高齢者になる2025年を目安に，時代に即した医療システムの変容が求められている.

このような社会的背景のもと，歯科診療においては局所の歯科治療の技術より患者の有する基礎疾患への理解，対処が求められ，歯科医にとって内科学を中心とした医学的知識を学ぶことの重要性は以前よりはるかに増している.

本書の改訂第3版が2010年に発刊されてから8年が経過したが，医学医療の発展は目覚ましく，内科学の診断，治療においても多くの新たな知見が加わり，各疾患の診療ガイドラインの改変も行われてきた. この間，歯科学生の必修かつ基本となる教育目標をまとめた「歯学教育モデル・コア・カリキュラム」においては，医学的知識の項目が増えてきており，口腔と全身との関わり，とくに高齢者や全身疾患を有す患者への対応などが重要視されている.

このような状況から本書を改訂する必要性が高まり，改訂第4版の発行を企画した. 改訂第4版では，全国の歯学部において教鞭を取っていらっしゃる内科学担当の先生方にそれぞれの専門分野の執筆をお願いし，アップトゥデートな内容に全面的に書き改めていただいた. 歯科医師国家試験において，内科学に関連する出題数が増加し，その難易度も上昇していることから，各執筆者には，国家試験の内容を十分に検討していただき，それに対応できる項目・内容を加えるとともに，歯科学生がより理解しやすい記述をお願いした.

本書が歯科学生必携の内科学教科書として，また臨床現場でご活躍の先生方の歯科診療に役立つ内科学書として活用されることを期待したい.

今回の改訂にあたり，お忙しい中ご執筆いただきました先生方に感謝申し上げるとともに，本書の出版にご尽力いただいた南江堂の諸氏に御礼申し上げる.

平成30年2月

編 集 者

初版の序文

　本書の前身である「歯科学生のための内科学」は歯科学生の教科書として好評を博していたが，残念なことに編集者 外林秀紀 岐阜歯科大学（現朝日大学）教授の退職などもあり，改訂にいたらず経過した．

　医学の進歩は，月並みな言葉だが，まさに日進月歩であり，その速度は近年ますます加速してきている感が強い．もちろん，内科学もその例外ではなく，この間に疾患概念そのものが変更されたり，あるいは多くの知見が加わって内容が一新された疾患も少なくない．1994年には“歯科医学教授要綱”が改訂され，内科学の教授内容にも変容を迫られることとなった．

　このような状況を考慮して，外林前教授とご縁の深いわれわれ二人が先生のご了解を得て「歯科学生のための内科学」の改訂をおこなうことになった．

　本書は先の書とは内容構成を全く一新させ，改訂版というより新版として，歯科学生の教科書として，また歯科診療に携わっておられる第一線の医師にもminimum essentials が満たされた恰好の内科書とさせた．本書のタイトルを「歯科学生のための…」とせずに「歯科のための内科学」とした理由がここにある．

　本書は“歯科医学教授要綱”に準拠し，かつ歯科国家試験出題基準をふまえた内容になっている．各章の総論は，疾患の系統的な理解を容易にするため，構造と機能，病態生理と主要症候などを記述し，各論は簡潔にまとめるとともに歯科治療に関連する事項は十分配慮したつもりである．

　ともかく，歯科用の up-to-date な内科書が上梓の運びとなったが，内容的にはなお不十分なところもあり，今後，関係各位のご意見，ご叱声をいただきながら，より良い歯科のための内科書として育っていくことを念願している．

　本書は全国の歯科大学，歯学部の専任内科教授のご賛同を得て，改訂を企画してから2年間で完成することとなった．執筆を分担していただいた諸先生には，ご多忙の中のご協力に心から感謝申し上げる次第である．

　本書の出版にあたり，ご盡力いただいた南江堂の中村　一氏，大和仁子氏に感謝申し上げる．

　　平成9年2月

　　　　　　　　　　　　　　　　　　　　　　　　　　　　編　集　者

目　　次

第1章　内科学の基本的事項　　　　　　　　　　　　　　　　　　西田次郎　1

A．内科学とは…………………………1
B．内科学と歯科………………………1
　1 歯科診療との接点 ………………1
　2 全身疾患と歯周病の関わり ……2
C．臨床疫学とEBM……………………4
　1 EBM ………………………………4
　2 クリニカルパス …………………4
D．内科疾患の年次推移………………4
E．内科疾患の原因……………………6
　1 遺伝子要因 ………………………7
　2 老化・加齢 ………………………7

　3 心因性要因 ………………………8
　4 生活習慣と疾患 …………………9
　5 職業・環境と疾患 ………………10
　6 医原性疾患 ………………………10
F．腫　瘍………………………………11
　1 疫　学 ……………………………11
　2 病　因 ……………………………12
　3 病態・経過 ………………………13
G．臓器移植と脳死判定………………13
H．医の倫理……………………………13

第2章　内科学的診断と臨床検査　　　　　　　　　　　　　　　　　　　　15

A．診断の意義，目的と方法…… 大久保　直　15
　1 診　断 ……………………………15
　2 疾病の分類 ………………………15
　3 ICD-10 ……………………………15
　4 患者へのアプローチと
　　インフォームド・コンセント ……16
B．問診と病歴…………………………16
　1 主　訴 ……………………………16
　2 現病歴 ……………………………16
　3 既往歴 ……………………………17
　4 家族歴 ……………………………17
C．身体所見のとり方…………………17
　1 視　診 ……………………………17
　2 触　診 ……………………………18
　3 打　診 ……………………………18
　4 聴　診 ……………………………18
D．カルテの記載………………………19
　1 POS と POMR ……………………19
E．生命徴候の診察……………………19
　1 体　温 ……………………………20
　2 脈　拍 ……………………………20
　3 血　圧 ……………………………20
　4 呼　吸 ……………………………20
　5 意識レベル ………………………21
F．主な内科的症候……………… 小島孝雄　22
　1 体温異常 …………………………22
　2 全身倦怠感 ………………………22
　3 体重異常（体重増加・体重減少）…………22

　4 ショック …………………………22
　5 意識障害 …………………………22
　6 頭　痛 ……………………………23
　7 けいれん …………………………23
　8 めまい ……………………………23
　9 脱　水 ……………………………24
　10 浮　腫 ……………………………24
　11 咳（咳嗽）・痰（喀痰）…………24
　12 喘　鳴 ……………………………24
　13 チアノーゼ ………………………24
　14 呼吸困難（息切れ）………………25
　15 胸　痛 ……………………………25
　16 動　悸（心悸亢進）………………25
　17 血圧上昇・低下（高血圧・低血圧）…………25
　18 食欲不振 …………………………25
　19 嘔　吐・悪　心 …………………26
　20 腹　痛 ……………………………26
　21 下　痢 ……………………………27
　22 便　秘 ……………………………27
　23 黄　疸 ……………………………27
　24 貧　血 ……………………………28
　25 出血傾向 …………………………28
　26 摂食障害・嚥下障害 ……………28
　27 不　眠（睡眠障害）………………28
G．臨床検査……………………… 大久保　直　28
　1 検査の概要 ………………………28
　2 検体検査 …………………………30
　3 生体機能検査 ……………………35

xi

第3章　循環器疾患 37

■総　論■…………………… 長谷川彰彦　37
- A．循環器の構造と機能……………… 37
  - ① 心臓の構造 ……………………… 37
  - ② 体循環（大循環）と肺循環（小循環）…… 37
  - ③ 心臓の脈管 ……………………… 38
  - ④ 刺激伝導系 ……………………… 38
  - ⑤ 心臓の機能 ……………………… 38
- B．主要症候と病態生理……………… 39
  - ① 胸痛・胸部圧迫感 ……………… 39
  - ② 動　悸 …………………………… 39
  - ③ 呼吸困難・息切れ ……………… 40
  - ④ 浮　腫（むくみ）……………… 40
  - ⑤ 失　神 …………………………… 40
  - ⑥ チアノーゼ ……………………… 40
- C．検査法……………………………… 41
  - ① 問診と理学的検査 ……………… 41
  - ② 心電図 …………………………… 41
  - ③ 胸部X線検査 …………………… 41
  - ④ 心エコー検査 …………………… 41
  - ⑤ 心臓カテーテル検査・心血管造影検査 … 41
  - ⑥ 核医学検査 ……………………… 43
  - ⑦ X線CT …………………………… 43
  - ⑧ MRI（核磁気共鳴画像）……… 43
  - ⑨ その他 …………………………… 43
- D．心不全……………………………… 43
- E．急性循環不全（ショック）……… 44
  - ① 循環血液量減少性ショック …… 44
  - ② 心原性ショック ………………… 44
  - ③ 心外閉塞性ショック …………… 44
  - ④ 血液分布不均衡性ショック …… 45
- F．循環障害…………………………… 45
  - ① 虚　血 …………………………… 45
  - ② 充　血 …………………………… 45
  - ③ うっ血 …………………………… 45
  - ④ 出　血 …………………………… 45
  - ⑤ 血栓症 …………………………… 45
  - ⑥ 塞栓症 …………………………… 45
  - ⑦ 梗　塞 …………………………… 46
- G．高齢者における循環器疾患……… 46
  - ① 高血圧，低血圧 ………………… 46
  - ② 虚血性心疾患 …………………… 46
  - ③ 不整脈 …………………………… 46
  - ④ 弁膜症 …………………………… 46
  - ⑤ 心不全 …………………………… 46
  - ⑥ 大動脈疾患 ……………………… 46
  - ⑦ 高齢者の歯科治療 ……………… 46

■各　論■………………………………… 47
- A．不整脈………… 矢島愛治, 三ツ林裕巳　47
  - ① 洞性不整脈 ……………………… 47
  - ② 頻脈性不整脈 …………………… 47
  - ③ 徐脈性不整脈 …………………… 50
  - ④ 心室内伝導障害 ………………… 52
  - ⑤ 不整脈を誘発する可能性がある心電図異常
    …………………………………… 54
  - ⑥ その他の関連事項 ……………… 55
- B．虚血性心疾患……………………… 55
  - ① 狭心症 …………………………… 56
  - ② 心筋梗塞 ………………………… 58
  - ③ 急性冠症候群 …………………… 60
- C．心筋疾患…………………………… 60
  - ① 心筋炎 …………………………… 60
  - ② 心筋症 …………………………… 61
- D．先天性心疾患…………… 坂巻達夫　63
  - ① 心房中隔欠損症 ………………… 63
  - ② 心室中隔欠損症 ………………… 64
  - ③ 動脈管開存症 …………………… 64
  - ④ アイゼンメンジャー症候群 …… 65
  - ⑤ ファロー四徴症 ………………… 65
  - ⑥ 大動脈縮窄症 …………………… 66
  - ⑦ 完全大血管転位症 ……………… 66
  - ⑧ エプシュタイン奇形 …………… 66
  - ⑨ 肺動脈狭窄症 …………………… 67
- E．後天性心疾患……………………… 67
  - ① リウマチ熱 ……………………… 67
  - ② 心臓弁膜症 ……………………… 68
  - ③ 川崎病 …………………………… 71
- F．感染性心内膜炎…………………… 71
- G．心膜疾患…………………………… 73
  - ① 心タンポナーデ ………………… 73
  - ② 急性心膜炎 ……………………… 74
  - ③ 慢性収縮性心膜炎 ……………… 75
- H．心臓腫瘍…………………………… 76
  - ① 心房粘液腫 ……………………… 76
- I．血圧異常…………………… 三ツ林裕巳　76
  - ① 高血圧症 ………………………… 76
  - ② 低血圧症 ………………………… 84
- J．動脈疾患…………………………… 85
  - ① 動脈硬化症 ……………………… 85
  - ② 大動脈瘤・大動脈解離 ………… 86
  - ③ 大動脈炎癥候群（高安動脈炎，脈なし病）
    …………………………………… 87

④ バージャー病（ビュルガー病）・　　　　　　　　　　　　 ① 上大静脈症候群 ……………………… 88
　閉塞性血栓血管炎（TAO）……………… 88　　　　　 ② 深部静脈血栓塞栓症・血栓性静脈炎 …… 88
　K．静脈疾患……………………………… 88　　　　　　 ③ 静脈瘤 …………………………………… 89

第4章　呼吸器疾患
寺嶋　毅　**91**

■総　論■ ………………………………… 91
　A．呼吸器の構造と機能………………… 91
　　① 構　造 ……………………………… 91
　　② 機　能 ……………………………… 92
　B．主要症候と病態生理………………… 93
　　① 主要症候 …………………………… 93
　　② 身体所見 …………………………… 95
　C．検査法 ……………………………… 96
　　① 喀痰検査 …………………………… 96
　　② 血液検査 …………………………… 97
　　③ 画像検査 …………………………… 97
　　④ 気管支鏡検査 ……………………… 97
　　⑤ 胸水検査 …………………………… 98
　　⑥ 呼吸機能検査 ……………………… 99
　D．禁煙指導 …………………………… 101
■各　論■ ………………………………… 102
　A．呼吸器感染症………………………… 102
　　① かぜ症候群 ………………………… 102
　　② 急性気管支炎 ……………………… 103
　　③ インフルエンザ …………………… 103
　　④ 急性肺炎 …………………………… 105
　　⑤ 誤嚥性肺炎 ………………………… 108

　　⑥ 肺結核 ……………………………… 110
　B．閉塞性肺疾患………………………… 112
　　① 気管支喘息 ………………………… 112
　　② 慢性閉塞性肺疾患 ………………… 114
　C．間質性肺疾患………………………… 117
　　① 間質性肺炎 ………………………… 117
　　② サルコイドーシス ………………… 118
　　③ 放射線肺炎 ………………………… 118
　　④ 塵　肺 ……………………………… 119
　　⑤ 石綿肺 ……………………………… 121
　D．腫瘍性疾患………………………… 122
　　① 原発性肺癌 ………………………… 122
　　② 転移性肺癌 ………………………… 123
　　③ 胸膜中皮腫 ………………………… 125
　E．肺循環障害………………………… 126
　　① 肺血栓塞栓症 ……………………… 126
　F．胸膜疾患…………………………… 127
　　① 気　胸 ……………………………… 127
　G．呼吸調節障害……………………… 128
　　① 睡眠時無呼吸症候群 ……………… 128
　　② 過換気症候群 ……………………… 130
　H．呼吸不全…………………………… 131

第5章　消化管疾患
小島孝雄　**135**

■総　論■ ………………………………… 135
　A．消化管の構造と機能………………… 135
　　① 咽　頭 ……………………………… 135
　　② 食　道 ……………………………… 135
　　③ 胃 …………………………………… 136
　　④ 小　腸 ……………………………… 136
　B．主要症候と病態生理………………… 137
　　① 腹　痛 ……………………………… 137
　　② 食欲不振 …………………………… 138
　　③ 悪心，嘔吐 ………………………… 138
　　④ 腹部膨満感 ………………………… 138
　　⑤ 胸やけ，げっぷ …………………… 138
　　⑥ 嚥下困難 …………………………… 138
　　⑦ 吐血，下血 ………………………… 138
　　⑧ 下　痢 ……………………………… 138
　　⑨ 便　秘 ……………………………… 139

　　⑩ 腹部腫瘤 …………………………… 139
　C．検査法 ……………………………… 139
　　① 理学的検査 ………………………… 139
　　② X線検査 …………………………… 139
　　③ 内視鏡検査 ………………………… 141
　　④ 胃液検査 …………………………… 142
　　⑤ *Helicobacter pylori* の検査 ……… 142
■各　論■ ………………………………… 143
　A．食道疾患…………………………… 143
　　① 食道炎，食道潰瘍 ………………… 143
　　② 食道裂孔ヘルニア ………………… 144
　　③ 食道癌 ……………………………… 144
　　④ アカラシア ………………………… 145
　　⑤ 食道静脈瘤 ………………………… 146
　　⑥ マロリー・ワイス症候群 ………… 146
　　⑦ 消化管異物 ………………………… 146

目　次　xiii

B．胃・十二指腸疾患……………… 147
　①急性胃炎 ……………………… 147
　②慢性胃炎 ……………………… 147
　③胃・十二指腸潰瘍 …………… 148
　④NSAIDs により生じる潰瘍 … 148
　⑤胃の良性腫瘍 ………………… 148
　⑥胃粘膜下腫瘍 ………………… 149
　⑦胃　癌 ………………………… 149
C．腸疾患 …………………………… 151
　①急性腸炎 ……………………… 151
　②急性虫垂炎 …………………… 151
　③腸閉塞（イレウス）………… 152
　④腸結核 ………………………… 153

⑤潰瘍性大腸炎 ………………… 153
⑥クローン病 …………………… 154
⑦虚血性大腸炎 ………………… 154
⑧過敏性腸症候群 ……………… 154
⑨大腸ポリープ ………………… 155
⑩大腸癌 ………………………… 155
⑪消化管ポリポーシス ………… 156
⑫腸管の憩室 …………………… 157
D．消化管疾患による口腔症状…… 158
　①ポイツ・ジェガーズ症候群 … 158
　②ガードナー症候群 …………… 158
　③クローン病 …………………… 158

第6章　肝・胆・膵・腹膜疾患　　161

6-1．肝疾患 ………………………… 161
■総　論■………………大洞昭博 161
A．肝臓の構造と機能 ……………… 161
　①構　造 ………………………… 161
　②機　能 ………………………… 161
B．主要症候と病態生理 …………… 162
　①黄　疸 ………………………… 162
　②腹　水 ………………………… 162
　③門脈圧亢進症 ………………… 163
　④肝性脳症 ……………………… 163
C．検査法 …………………………… 163
　①身体所見 ……………………… 163
　②血液検査 ……………………… 163
　③画像検査 ……………………… 165
■各　論■………………大越章吾 166
A．肝炎ウイルス検査 ……………… 166
B．急性ウイルス性肝炎 …………… 167
C．劇症肝炎 ………………………… 168
D．慢性肝炎………………………… 169
E．薬剤性肝障害 …………………… 171
F．アルコール性肝障害…………… 172
G．脂肪肝 …………………………… 172
H．非アルコール性脂肪肝炎 ……… 173
I．体質性黄疸 ……………………… 173
J．肝硬変 …………………………… 173
K．自己免疫性肝疾患 ……………… 174
　①原発性胆汁性胆管炎 ………… 174
　②自己免疫性肝炎 ……………… 174
　③原発性硬化性胆管炎 ………… 175
L．肝腫瘍 …………………………… 175
M．肝膿瘍…………………………… 176

N．肝移植 …………………………… 176
6-2．胆道疾患 ……………岸川　浩 178
■総　論■………………………… 178
A．胆道系の構造と機能…………… 178
B．主要徴候 ………………………… 178
　①黄　疸 ………………………… 178
　②腹　痛 ………………………… 178
C．検査法 …………………………… 178
　①検体検査 ……………………… 178
　②画像検査 ……………………… 179
■各　論■………………………… 180
A．胆石症 …………………………… 180
B．胆道炎症性疾患 ………………… 180
　①胆囊炎 ………………………… 180
　②胆管炎 ………………………… 181
C．胆道良性腫瘍 …………………… 182
　①胆囊ポリープ ………………… 182
　②胆囊腺筋症 …………………… 182
D．胆道悪性腫瘍 …………………… 182
　①胆囊癌 ………………………… 182
　②胆管癌 ………………………… 183
　③ファーター乳頭部癌 ………… 183
E．原発性硬化性胆管炎…………… 184
6-3．膵疾患 ………………西田次郎 185
■総　論■………………………… 185
A．膵臓の構造と機能……………… 185
　①構　造 ………………………… 185
　②機　能 ………………………… 185
B．検査法 …………………………… 185
　①生化学検査 …………………… 185
　②画像検査 ……………………… 185

■各　論■ ……………………………… 186
　　１ 急性膵炎 …………………………… 186
　　２ 慢性膵炎 …………………………… 189
　　３ 自己免疫性膵炎 …………………… 189
　　４ 膵　癌 ……………………………… 189
　　５ 膵嚢胞 ……………………………… 190

6-4. 腹膜疾患 ………………… 岸川　浩 192
■総　論■ ……………………………… 192
■各　論■ ……………………………… 192
　　１ 急性腹膜炎 ………………………… 192
　　２ 癌性腹膜炎 ………………………… 193

第7章　内分泌疾患　　　　　　　　　　　　　　　　　　　　　　　　佐藤温洋　195

■総　論■ ……………………………… 195
　A．ホルモンの分泌と生理作用 ………… 195
　　１ ホルモンと内分泌系の定義とその変遷 … 195
　　２ ホルモンの役割 …………………… 195
　　３ 内分泌腺とホルモンの種類 ……… 195
　　４ ホルモンの生合成 ………………… 195
　　５ ホルモン受容体の機能と種類 …… 196
　　６ ホルモンの分泌機構の特徴 ……… 200
　B．内分泌疾患の分類 …………………… 200
　　１ ホルモン分泌低下 ………………… 200
　　２ ホルモン分泌過剰 ………………… 200
　　３ ホルモン受容体の異常 …………… 200
　　４ ホルモン値に変動がない内分泌疾患 …… 201
　C．内分泌疾患の診断 …………………… 201
　　１ 臨床症状および一般検査 ………… 201
　　２ ホルモン濃度測定 ………………… 201
　　３ 画像検査 …………………………… 201
　　４ 静脈サンプリング ………………… 201
■各　論■ ……………………………… 202
　A．視床下部・下垂体疾患 ……………… 202
　　１ 解剖と生理 ………………………… 202
　　２ 下垂体前葉疾患 …………………… 202
　　３ 下垂体後葉疾患 …………………… 205
　B．甲状腺疾患 …………………………… 205
　　１ 甲状腺の解剖と生理 ……………… 205
　　２ 甲状腺疾患 ………………………… 206
　C．副甲状腺 ……………………………… 210

　　１ 解剖と生理 ………………………… 210
　　２ 副甲状腺疾患 ……………………… 211
　D．副腎疾患 ……………………………… 214
　D-1．副腎皮質疾患 ……………………… 214
　　１ 副腎皮質の解剖と生理 …………… 214
　　２ 副腎皮質ステロイドの作用 ……… 214
　　３ 副腎皮質機能亢進症 ……………… 215
　　４ 副腎皮質機能低下症 ……………… 218
　D-2．副腎髄質 …………………………… 219
　　１ 副腎髄質の解剖と生理 …………… 219
　　２ カテコラミンの生理作用 ………… 219
　　３ 副腎髄質疾患 ……………………… 220
　E．異所性ホルモン産生腫瘍 …………… 220
　F．性分化異常 …………………………… 221
　　１ ターナー症候群 …………………… 221
　　２ クラインフェルター症候群 ……… 221
　G．マッキューン・オルブライト症候群 …… 221
　H．内分泌疾患の顔面・口腔症状 ……… 222
　　１ クッシング病およびACTH依存性
　　　クッシング症候群 ………………… 222
　　２ アジソン病 ………………………… 222
　　３ 先端巨大症 ………………………… 222
　　４ 甲状腺機能亢進症 ………………… 222
　　５ 甲状腺機能低下症 ………………… 222
　　６ 副甲状腺機能亢進症 ……………… 222
　　７ 高血圧と糖尿病 …………………… 223
　　８ 内分泌疾患と骨粗鬆症 …………… 223

第8章　代謝疾患　　　　　　　　　　　　　　　　　　　　　　　　　宮永史子　225

■総　論■ ……………………………… 225
　A．代謝と代謝疾患 ……………………… 225
　B．代謝・栄養疾患の原因 ……………… 225
　C．三大栄養素の代謝 …………………… 225
　　１ 糖　質 ……………………………… 226
　　２ 脂　質 ……………………………… 228
　　３ 蛋白質 ……………………………… 230
■各　論■ ……………………………… 231

　A．糖尿病 ………………………………… 231
　　１ 糖尿病の概念 ……………………… 231
　　２ 症　状 ……………………………… 231
　　３ 分　類 ……………………………… 232
　　４ 診　断 ……………………………… 233
　　５ 糖尿病の合併症 …………………… 235
　　６ 治　療 ……………………………… 238
　B．脂質異常症 …………………………… 241

1 概　　念 ……………………… 241
2 血清脂質と脂質異常症 ……… 241
3 分　　類 ……………………… 241
4 病因による分類 ……………… 241
5 原発性脂質異常症の意義 …… 241
6 原発性脂質異常症の分類 …… 242
7 診断基準 ……………………… 243
8 管理目標値 …………………… 243
9 治　　療 ……………………… 244
C．高尿酸血症・痛風 ……………… 246
1 疾患概念・疫学 ……………… 246
2 高尿酸血症の分類 …………… 246
3 症　　状 ……………………… 247
4 診断・検査 …………………… 248
5 治　　療 ……………………… 248
D．肥満症 …………………………… 249
1 肥満と肥満症 ………………… 249
2 肥満の分類 …………………… 250

3 体脂肪量の測定 ……………… 251
4 適正体重 ……………………… 251
5 治　　療 ……………………… 251
6 メタボリックシンドロームと特定健診・
特定保健指導……………………… 251
E．るいそう ………………………… 252
1 単純性やせ，症候性やせ …… 252
2 神経性食思不振症 …………… 253
F．ビタミン欠乏症・過剰症……… 253
1 脂溶性ビタミン ……………… 253
2 水溶性ビタミン ……………… 254
G．代謝性骨疾患 …………………… 255
1 骨粗鬆症 ……………………… 255
2 骨軟化症 ……………………… 258
3 大理石病 ……………………… 258
4 骨ページェット病 …………… 259
H．アミロイドーシス……………… 259

第9章　神経・筋肉疾患　　　　　　　　　　　　　　　　　大星博明　261

■総　論■ …………………………… 261
A．神経系の構造と機能…………… 261
B．主要症候と病態生理…………… 262
1 構音障害と失語・高次脳機能障害 … 262
2 脳神経障害 …………………… 262
3 運動障害 ……………………… 262
C．神経疾患の診察法……………… 263
1 意識障害 ……………………… 263
2 運動障害 ……………………… 264
3 反　　射 ……………………… 264
D．検査法 …………………………… 264
■各　論■ …………………………… 265
A．脳血管障害……………………… 265
1 脳梗塞 ………………………… 265
2 一過性脳虚血発作 …………… 268
3 脳（内）出血 ………………… 268
4 くも膜下出血 ………………… 269
5 脳静脈洞血栓症 ……………… 269
B．脳腫瘍 …………………………… 269
C．脳・髄膜の感染症……………… 269
D．外傷性脳疾患…………………… 270
E．認知症 …………………………… 271
1 アルツハイマー病 …………… 271
2 レビー小体型認知症 ………… 271

3 脳血管性認知症 ……………… 271
4 認知症に伴う行動・心理症状 …… 271
F．パーキンソン病と類縁疾患…… 271
1 パーキンソン病 ……………… 271
2 パーキンソン症候群 ………… 272
G．脊髄小脳変性症………………… 272
H．脱髄疾患・中枢性自己免疫疾患 … 272
1 多発性硬化症 ………………… 272
2 急性散在性脳脊髄炎 ………… 273
3 可逆性後部白質脳症症候群 … 273
I．脊髄疾患………………………… 273
J．末梢神経疾患…………………… 274
1 多発ニューロパチー ………… 274
2 ギラン・バレー症候群 ……… 274
K．運動ニューロン変性疾患……… 274
L．筋肉疾患………………………… 274
1 筋ジストロフィー …………… 274
2 ミトコンドリア脳筋症 ……… 274
M．重症筋無力症…………………… 275
N．代謝性・栄養性・中毒性疾患… 275
O．機能性障害（てんかん・片頭痛）………… 275
1 てんかん ……………………… 275
2 片頭痛 ………………………… 275
P．摂食嚥下障害…………………… 276

第10章　血液・造血器疾患　279

■総 論■・・・・・・・・・・・・・澤井宏文　279
A．血液と造血 ・・・・・・・・・・・・・・・・・・279
　1 血液の組成 ・・・・・・・・・・・・・・・・・279
　2 血液の働き ・・・・・・・・・・・・・・・・・279
　3 造血組織 ・・・・・・・・・・・・・・・・・・・279
　4 脾 臓 ・・・・・・・・・・・・・・・・・・・・・・280
　5 胸 腺 ・・・・・・・・・・・・・・・・・・・・・・280
　6 リンパ節 ・・・・・・・・・・・・・・・・・・・280
　7 粘膜関連リンパ組織 ・・・・・・・・・280
　8 血液細胞の産生（造血）・・・・・・280
　9 血 球 ・・・・・・・・・・・・・・・・・・・・・・282
B．止血機序 ・・・・・・・・・・・・・・・・・・・・284
C．主要症候と病態生理 ・・・・・・・・・284
　1 貧 血 ・・・・・・・・・・・・・・・・・・・・・・284
　2 出血傾向 ・・・・・・・・・・・・・・・・・・・284
　3 発 熱 ・・・・・・・・・・・・・・・・・・・・・・284
　4 易感染性 ・・・・・・・・・・・・・・・・・・・284
　5 脾 腫 ・・・・・・・・・・・・・・・・・・・・・・284
　6 リンパ節腫脹 ・・・・・・・・・・・・・・・284
　7 黄 疸 ・・・・・・・・・・・・・・・・・・・・・・284
D．臨床検査法 ・・・・・・・・・・・・・・・・・284
　1 末梢血液検査 ・・・・・・・・・・・・・・・284
　2 骨髄検査 ・・・・・・・・・・・・・・・・・・・284
　3 電子顕微鏡検査 ・・・・・・・・・・・・・284
　4 細胞表面マーカー ・・・・・・・・・・・284
　5 染色体分析 ・・・・・・・・・・・・・・・・・285
　6 遺伝子検査 ・・・・・・・・・・・・・・・・・285
　7 生化学的検査 ・・・・・・・・・・・・・・・285
　8 画像診断 ・・・・・・・・・・・・・・・・・・・285
　9 造血能検査 ・・・・・・・・・・・・・・・・・285
　10 溶血検査・・・・・・・・・・・・・・・・・・・・285
　11 出血性素因についての検査・・・・・285

E．輸 血・・・・・・・・・・・・・・・・・・・・・・285
　1 赤血球輸血 ・・・・・・・・・・・・・・・・・285
　2 血小板輸血 ・・・・・・・・・・・・・・・・・285
　3 新鮮凍結血漿（FFP）・・・・・・・・・285
　4 輸血の副作用・合併症 ・・・・・・・286
　5 自己血輸血 ・・・・・・・・・・・・・・・・・286
　6 造血幹細胞移植 ・・・・・・・・・・・・・286
■各 論■・・・・・・・・・・・・・・・・・・・・・・287
A．赤血球系の異常・・・・・・・・・澤井宏文　287
　1 貧 血 ・・・・・・・・・・・・・・・・・・・・・・287
　2 赤血球増加症 ・・・・・・・・・・・・・・・295
B．白血球系の異常・・・・・・・・・・・・・・295
　1 白血球増加症 ・・・・・・・・・・・・・・・295
　2 白血球減少症 ・・・・・・・・・・・・・・・296
　3 好中球機能異常症 ・・・・・・・・・・・296
　4 伝染性単核球症 ・・・・・・・・・・・・・296
　5 急性骨髄性白血病（AML）・・・・・297
　6 骨髄増殖性腫瘍（MPN）・・・・・・298
　7 骨髄異形成症候群（MDS）・・・・・300
　8 急性リンパ性白血病（ALL）・・・・300
　9 慢性リンパ性白血病（CLL）・・・・301
　10 ホジキンリンパ腫（HL）・・・・・・301
　11 非ホジキンリンパ腫（NHL）・・・・・302
　12 成人T細胞白血病/リンパ腫（ATL）・・・・303
　13 悪性リンパ腫類縁疾患 ・・・・・・・303
　14 多発性骨髄腫（MM）・・・・・・・・・304
　15 原発性マクログロブリン血症 ・・・・305
　16 血球貪食症候群（HPS）・・・・・・305
C．出血性素因・血栓性素因・・・・・・・・家子正裕　305
　1 止血機序 ・・・・・・・・・・・・・・・・・・・305
　2 出血性素因 ・・・・・・・・・・・・・・・・・312
　3 血栓性素因と血栓症 ・・・・・・・・・324

第11章　腎・泌尿器疾患　林 晃一　327

■総 論■・・・・・・・・・・・・・・・・・・・・・・327
A．腎臓の構造 ・・・・・・・・・・・・・・・・・327
B．腎臓の機能 ・・・・・・・・・・・・・・・・・328
　1 水，電解質，酸塩基平衡 ・・・・・328
　2 骨代謝 ・・・・・・・・・・・・・・・・・・・・・329
　3 造 血 ・・・・・・・・・・・・・・・・・・・・・・329
　4 血 圧 ・・・・・・・・・・・・・・・・・・・・・・329
C．主要症候・・・・・・・・・・・・・・・・・・・・330
　1 尿量・排泄の異常 ・・・・・・・・・・・330
　2 尿性状の異常 ・・・・・・・・・・・・・・・330
　3 尿毒症 ・・・・・・・・・・・・・・・・・・・・・330

　4 浮 腫 ・・・・・・・・・・・・・・・・・・・・・・331
　5 高血圧 ・・・・・・・・・・・・・・・・・・・・・331
　6 その他の症状 ・・・・・・・・・・・・・・・331
D．病態生理 ・・・・・・・・・・・・・・・・・・・331
　1 体液の組成 ・・・・・・・・・・・・・・・・・331
　2 水代謝調節 ・・・・・・・・・・・・・・・・・331
　3 Na代謝調節 ・・・・・・・・・・・・・・・・332
　4 K代謝調節 ・・・・・・・・・・・・・・・・・332
　5 Ca代謝調節 ・・・・・・・・・・・・・・・・333
　6 P代謝調節 ・・・・・・・・・・・・・・・・・333
　7 酸塩基平衡 ・・・・・・・・・・・・・・・・・333

⑧ 腎における内分泌機能 ……… 334
E. 検　査 …………………………… 334
　① 尿検査 ……………………… 334
　② 血液生化学的検査 ………… 335
　③ 免疫学的検査 …………… 335
　④ 腎機能検査 ……………… 336
　⑤ 画像検査 ………………… 336
■各　論■ …………………………… 337
A. 腎不全 …………………………… 337
　① 急性腎障害 ……………… 337
　② 慢性腎臓病 ……………… 338
B. 糸球体疾患 …………………… 340
　① 急性糸球体腎炎症候群 … 340
　② 急速進行性糸球体腎炎 … 340
　③ 慢性糸球体腎炎 ………… 341
　④ ネフローゼ症候群 ……… 341
　⑤ 遺伝性腎炎 ……………… 343
C. 尿細管間質障害 ……………… 343
　① 急性・慢性腎盂腎炎 …… 343
　② 尿細管間質性腎炎 ……… 343
　③ ファンコニ症候群 ……… 343
　④ 尿細管性アシドーシス … 343
　⑤ 腎性尿崩症 ……………… 344
　⑥ バーター症候群 ………… 344
　⑦ ギテルマン症候群 ……… 344
　⑧ リドル症候群 …………… 344
D. 全身性疾患による腎障害 …… 344
　① 糖尿病性腎症 …………… 344
　② 膠原病および近縁疾患による腎障害 …… 345

③ 腎アミロイドーシス ……………… 346
④ 肝疾患に伴う腎障害 ……………… 346
E. 中毒性腎症 ……………………… 346
F. 血管系の疾患 …………………… 346
　① 腎硬化症 ………………… 346
　② 腎動脈狭窄症 …………… 347
G. 尿路感染症 ……………………… 347
　① 急性・慢性腎盂腎炎 …… 347
　② 膀胱炎 …………………… 347
　③ 尿道炎 …………………… 347
　④ 腎・膀胱結核 …………… 347
H. 嚢胞性腎疾患 …………………… 347
　① 多発性嚢胞腎 …………… 347
　② 単純性腎嚢胞 …………… 348
　③ 後天性嚢胞性疾患 ……… 348
I. 妊娠と高血圧 …………………… 348
　① 妊娠高血圧 ……………… 348
　② 妊娠高血圧腎症 ………… 348
　③ 加重型妊娠高血圧腎症 … 348
J. 水腎症 …………………………… 348
K. 尿路結石 ………………………… 348
L. 腎腫瘍 …………………………… 349
　① 腎細胞癌 ………………… 349
　② 腎盂・尿管癌 …………… 349
　③ 膀胱癌 …………………… 349
M. 下部尿路疾患 …………………… 349
　① 神経因性膀胱 …………… 349
　② 前立腺肥大症 …………… 349
　③ 前立腺癌 ………………… 349

第12章　膠原病およびリウマチ性疾患，アレルギー疾患　351

12-1　膠原病およびリウマチ性疾患
　………………… 瀬田範行　351
■総　論■ …………………………… 351
A. 臨床上の特徴 …………………… 352
B. 主要症状 ………………………… 352
　① 皮膚粘膜症状 …………… 352
　② 関節病変 ………………… 353
　③ 眼病変 …………………… 353
　④ 筋症状 …………………… 353
　⑤ 神経症状 ………………… 353
　⑥ 循環器症状 ……………… 353
　⑦ 呼吸器症状 ……………… 353
　⑧ 消化器症状 ……………… 354
　⑨ 腎症状 …………………… 354
C. 検査所見 ………………………… 354

① 一般検査 ………………………… 354
② 免疫学的検査 …………………… 354
③ 画像検査 ………………………… 356
④ 病理組織学的検査 ……………… 356
■各　論■ …………………………… 357
A. 関節リウマチ …………………… 357
B. 全身性エリテマトーデス ……… 358
C. 全身性強皮症 …………………… 360
D. 多発性筋炎/皮膚筋炎 ………… 361
E. シェーグレン症候群 …………… 362
F. ミクリッツ病 …………………… 363
G. 混合性結合組織病 ……………… 363
H. ベーチェット病 ………………… 364
I. 全身性血管炎 …………………… 365
　① 大型血管炎 ……………… 366

② 中型血管炎 ………………… 366
③ 小型血管炎 ………………… 367
12-2　アレルギー疾患 … **髙橋愼一，河野通良** 367
■総　論■ ………………………………… 367
　A．アレルギーとは……………………… 367
　　① アレルギーの定義・歴史 ………… 367
　　② Cooms & Gell の古典的アレルギー分類 … 369
　　③ Cooms & Gell のアレルギー分類に
　　　　当てはまらないアレルギー反応 ………… 370
　B．検査法………………………………… 371
　　① 血液検査 …………………………… 371
　　② 皮膚テスト ………………………… 372

③ 負荷試験 …………………………… 374
■各　論■ ………………………………… 375
　A．アナフィラキシー…………………… 375
　B．アレルギー性鼻炎・花粉症………… 377
　C．皮膚粘膜アレルギー………………… 378
　　① じんま疹・血管性浮腫 …………… 378
　　② 接触皮膚炎・接触粘膜炎 ………… 378
　　③ アトピー性皮膚炎 ………………… 379
　　④ 金属アレルギー …………………… 379
　　⑤ 薬物アレルギー …………………… 380
　　⑥ 食物アレルギー …………………… 381

第 13 章　感染症・寄生虫疾患　　　　　長谷川直樹　383

■総　論■ ………………………………… 383
　A．定　義………………………………… 383
　B．分　類………………………………… 383
　　① 病原体別分類 ……………………… 383
　　② 罹患臓器別分類 …………………… 383
　　③ 内因性感染と外因性感染 ………… 383
　C．感染源・感染経路…………………… 383
　D．感染症の変遷………………………… 384
　E．感染症法……………………………… 384
　F．性行為感染症………………………… 385
　G．院内感染（医療関連感染）とその対策…… 386
　H．病巣感染……………………………… 386
　I．主要症候と病態生理………………… 387
　　① 発　熱 ……………………………… 387
　　② 皮疹・粘膜疹 ……………………… 388
　　③ リンパ節腫脹 ……………………… 389
　　④ 頭　痛 ……………………………… 389
　　⑤ 脈　拍 ……………………………… 389
　　⑥ 脾　腫 ……………………………… 389
　　⑦ ショック …………………………… 389
　J．検　査………………………………… 389
　　① 一般検査 …………………………… 389
　　② 病原体検査 ………………………… 390
　K．敗血症………………………………… 390
　L．新型インフルエンザ………………… 391
　M．感染性心内膜炎……………………… 391
　N．誤嚥性肺炎…………………………… 392
　O．化学療法……………………………… 392
■各　論■ ………………………………… 395
　A．細菌感染症…………………………… 395
　　① グラム陽性球菌感染症 …………… 395
　　② グラム陽性桿菌感染症 …………… 396

③ グラム陰性球菌感染症 ……………… 396
　　④ グラム陰性桿菌感染症 …………… 396
　　⑤ 嫌気性菌感染症 …………………… 398
　　⑥ 抗酸菌感染症 ……………………… 398
　B．ウイルス感染症……………………… 398
　　① か　ぜ ……………………………… 398
　　② 流行性耳下腺炎 …………………… 398
　　③ インフルエンザ …………………… 398
　　④ ヘルペスウイルス感染症 ………… 399
　　⑤ 手足口病 …………………………… 400
　　⑥ 毛様白板症 ………………………… 400
　　⑦ 痘　瘡 ……………………………… 400
　　⑧ 日本脳炎 …………………………… 400
　　⑨ 急性脊髄前角炎（ポリオ）……… 400
　　⑩ 狂犬病 ……………………………… 400
　　⑪ 麻　疹 ……………………………… 400
　　⑫ 風　疹（三日はしか）…………… 401
　　⑬ ヘルパンギーナ …………………… 401
　　⑭ 後天性免疫不全症候群（AIDS）… 401
　　⑮ ノロウイルス感染症 ……………… 401
　C．真菌感染症…………………………… 402
　　① カンジダ症 ………………………… 402
　　② アスペルギルス症 ………………… 402
　　③ クリプトコッカス症 ……………… 402
　　④ ムーコル症 ………………………… 402
　　⑤ ニューモシスチス肺炎 …………… 402
　D．マイコプラズマ感染症……………… 402
　E．スピロヘータ感染症………………… 403
　　① 梅　毒 ……………………………… 403
　　② 黄疸出血性レプトスピラ症 ……… 403
　　③ 壊死性潰瘍性口内炎（ワンサン口内炎）… 403
　F．リケッチア感染症…………………… 404

1 ツツガムシ病 ………………… 404
G．クラミジア感染症……………… 404
　1 オウム病 …………………… 404
　2 非淋菌性尿道炎 ……………… 404
　3 トラコーマ ………………… 404
H．原虫・寄生虫疾患………………… 404
H-1．原　虫 ………………………… 404
　1 赤痢アメーバ症 ……………… 404
　2 マラリア …………………… 404
　3 トキソプラズマ ……………… 405

H-2．寄生虫 ………………………… 405
　1 線虫症 ……………………… 405
　2 吸虫症 ……………………… 405
　3 条虫症 ……………………… 405
I．歯科関連事項…………………… 406
　1 全身性の感染症に伴う口腔症状 … 406
　2 歯科治療後の全身性の重篤な感染症 …… 406
　3 歯科治療による院内感染と事故時の対応
　　　…………………………………… 406

第14章　中毒，物理的・環境的原因による障害　　　大久保　直　409

14-1．中　毒 ………………………… 409
■総　論■ ……………………………… 409
　A．急性中毒，慢性中毒……………… 409
　B．主要症候 ………………………… 409
　　1 肝障害 …………………… 409
　　2 造血器症状 ………………… 410
　　3 腎障害 …………………… 410
　　4 皮膚・粘膜障害 …………… 411
　　5 呼吸器障害 ………………… 411
　　6 循環器障害 ………………… 411
　　7 神経障害 …………………… 411
　C．診断・検査法 …………………… 411
■各　論■ ……………………………… 411
　A．薬物中毒………………………… 411
　　1 局所麻酔薬による中毒症状 … 411
　　2 睡眠薬・向精神薬中毒 ……… 412
　　3 解熱鎮痛薬中毒 …………… 412
　　4 麻薬中毒 …………………… 412
　　5 覚醒剤中毒 ………………… 412
　　6 ジギタリス中毒 …………… 413
　　7 その他の薬物による中毒 …… 413
　B．アルコール中毒………………… 413
　　1 急性アルコール中毒（酩酊） … 413
　　2 慢性アルコール中毒（アルコール依存症） 413
　C．工業毒中毒……………………… 413
　　1 一酸化炭素中毒 …………… 413
　　2 シアン化物中毒 …………… 414

　　3 メタノール中毒 …………… 414
　　4 重金属中毒 ………………… 414
　　5 有機溶剤中毒 ……………… 415
　D．農薬中毒………………………… 415
　　1 有機リン剤中毒 …………… 415
　　2 カーバメイト中毒 ………… 415
　　3 パラコート中毒 …………… 415
　E．食中毒…………………………… 416
　　1 感染性食中毒 ……………… 416
　　2 自然毒食中毒 ……………… 416
14-2．物理的・環境的原因による障害 … 417
　A．寒冷・高温による障害…………… 417
　　1 寒冷による障害 …………… 417
　　2 高温による障害（熱中症） … 417
　B．光線による障害………………… 417
　　1 紫外線による障害 ………… 417
　　2 赤外線による障害 ………… 417
　C．電撃による障害………………… 417
　D．気圧による障害………………… 417
　　1 高山病 …………………… 417
　　2 減圧症 …………………… 417
　E．光化学スモッグによる障害……… 418
　F．振動障害………………………… 418
　　1 局所振動障害 ……………… 418
　　2 全身振動障害 ……………… 418
　G．熱　傷（火傷）………………… 418
　H．溺　水…………………………… 418

第15章　遺伝性疾患　　　大久保　直　421

　1 単一遺伝子病（単因子遺伝病）…… 421
　2 多因子遺伝病 ……………… 422
　3 染色体異常症 ……………… 422
　A．主要疾患………………………… 422

　1 家族性高コレステロール血症 … 422
　2 家族性大腸ポリポーシス ……… 423
　3 ポイツ・ジェガーズ症候群 …… 423
　4 ガードナー症候群 …………… 423

⑤ ハンチントン舞踏病 …………………… 423
⑥ エーラース・ダンロス症候群 …………… 423
⑦ マルファン症候群 ………………………… 423
⑧ フォン レックリングハウゼン病
（神経線維腫症）………………………… 423
⑨ 結節性硬化症（プリングル病）………… 423
⑩ フェニルケトン尿症 ……………………… 423
⑪ ウィルソン病（肝レンズ核変性症）……… 423
⑫ ビタミンD抵抗性くる病 ………………… 424
⑬ 骨形成不全症 …………………………… 424
⑭ 軟骨無形成症 …………………………… 424
⑮ 血友病 …………………………………… 424
⑯ フォン ウィルブランド病 ………………… 424
⑰ 進行性筋ジストロフィ ……………………… 424
⑱ Robin シークエンス
（ピエール ロバン症候群）……………… 425
⑲ アペール症候群 ………………………… 425

⑳ トリーチャー コリンズ症候群
（下顎顔面異骨症）……………………… 425
㉑ ダウン症候群（21トリソミー）………… 425
㉒ 18トリソミー症候群（エドワード症候群）
………………………………………… 425
㉓ 猫鳴き症候群（5p-症候群）…………… 425
㉔ クラインフェルター症候群 ……………… 425
㉕ ターナー症候群 ………………………… 425
B．家族観察，保因者・罹患者の診断法……… 425
① 発端者の診断 …………………………… 425
② 家族観察 ………………………………… 425
③ 保因者の診断 …………………………… 426
C．予防，管理……………………………………… 426
① 遺伝相談 ………………………………… 426
② 出生前診断 ……………………………… 426
③ 新生児スクリーニング …………………… 426
④ 成人の診断法 …………………………… 426
⑤ 遺伝病の治療 …………………………… 426

第16章　高齢者医学　　　　　　　　　　　　　　　　　　　　　　　　福原正代　427

A．老　化……………………………………… 428
① 血　管 …………………………………… 428
② 心　臓 …………………………………… 429
③ 呼吸器 …………………………………… 429
④ 内分泌・代謝 …………………………… 429
⑤ 消化器系（肝臓・消化管）……………… 429
⑥ 腎　臓 …………………………………… 430
⑦ 中枢神経 ………………………………… 430
⑧ 骨・筋肉 ………………………………… 430
⑨ 感覚器 …………………………………… 430

⑩ 血　液…………………………………… 430
⑪ 免疫系…………………………………… 430
⑫ フレイルとサルコペニア………………… 430
B．高齢者の病気の特徴……………………… 431
① 一般的特徴 ……………………………… 431
② 安全な歯科医療を行うための歯科医師
リスクマネジメント…………………… 432
③ 各疾患の特徴 …………………………… 432
C．高齢者の薬物療法…………………………… 437
D．超高齢社会における医学的・社会的問題… 438

付録　基準値一覧表　　　　　　　　　　　　　　　　　　　　　　　　　441

参考図書　　　　　　　　　　　　　　　　　　　　　　　　　　　　　　445

歯科医師国家試験出題基準対応表　　　　　　　　　　　　　　　　　446

索　引　　　　　　　　　　　　　　　　　　　　　　　　　　　　　　451

内科学の基本的事項

第**1**章

A. 内科学とは

内科学 internal medicine はすべての臨床医学の中枢をなす医学の一部門である．歴史的にみると，古い時代のまだ分科していない医学はとりもなおさず内科学であったが，その後，特殊な手術的治療手技や治療技術の発達とともに，外科学，産婦人科学，その他多くの科が分科してきた．歯科医学もその一つである．内科学を簡潔に定義することはむずかしいが，おもに内部臓器を対象とし，外科手術を行わずに診療および関連する研究を行う分野である．

内科学の目的は，対象とする疾病の原因と病態・症状を明らかにし，疾病の診断と治療を行い，患者の健康を維持，回復させることにある．

内科学の対象とする領域は，医学の専門分化が進んだ今日においてなお，きわめて広範である．しかも各分野の急速な進歩を取り入れて，その幅と深さを増してきたので，内科学自身が臓器別，原因・病態別に細分化されてきた．臓器別には，循環器，消化器，呼吸器，血液，神経，内分泌，腎臓，骨・筋肉に，原因・病態別には，感染症，免疫・アレルギー，膠原病，代謝，腫瘍，遺伝などの分野に分かれている．

以上のように内科学が細分化されると，それぞれの分野は専門医によって知識と経験がさらに深められ，その分野の進歩をいっそう促進することになる．したがって診療内容もより高度化してきている．

しかし一方では，細分化に伴い専門外の分野に関しては無関心となり，その進歩，発展を知らなかったり，他の専門分野と協調しにくいといった弊害も生じている．

患者は自然科学だけで律することのできるものではなく，一人の人間として肉体とともに精神を有し，それぞれ異なった人格をもち，異なった環境で生活している．専門分野の事象だけにとらわれることなく，このような患者の背景を理解していなければならない．「病気をみて患者をみず」ということにならないよう，全人的視点から疾病をとらえて診療にあたることが要求されている．

B. 内科学と歯科

1 歯科診療との接点

超高齢社会を迎え，全身疾患を有する患者が増加してきている．このため，歯科学的な知識のみで歯科治療を行うことは，偶発症の予防などの点からもリスクを伴うことになる．**歯科治療が全身に影響を及ぼす，あるいは口腔病変が全身疾患の一部としてさまざまな徴候を示すこともあり，歯科医には全身的な医学知識の修得が求められており，その多くを，内科学から学ぶことができる．**歯科医療は口腔内の歯牙ならびに歯周組織という身体の特殊な限られた部分を対象としているが，それらはあくまでも身体の一部であり，身体を対象としていることを常に意識しておくことが必要である．

歯科医療を確実かつ安全に行うには，内科学によって得られる全身的な医学知識がその基礎とならなければならない．すなわち，歯科医療における偶発症の予防や対策に必要な基礎知識を学ぶことができるのである．さらに内科疾患には，歯科治療とのあいだに次のような重要な接点をもつものがある．

① **歯科治療の際に，障害となる内科疾患およびその治療薬がある．たとえば，糖尿病，血液**

疾患, 循環器疾患など.

② 歯科治療が, 内科疾患あるいは全身の悪化を招くことがある. たとえば, 循環器疾患（高血圧症や心筋梗塞ほか）, 内分泌疾患（甲状腺機能亢進症ほか）など.

③ 口腔病変が内科疾患の一分症として現れ, ときにその早期診断に役立つ. たとえば内分泌疾患（先端巨大症, アジソンAddison病ほか）, 血液疾患（白血病, 特発性血小板減少症ほか）, アミロイドーシスによる巨舌症など.

④ 歯科治療が, 内科疾患を引き起こすことがある. たとえば, 感染性心内膜炎など（第3章各論F感染性心内膜炎, p.71参照）.

⑤ 内服薬の副作用として歯肉増殖症が現われることがある（降圧薬Ca拮抗薬ニフェジピン, 免疫抑制薬シクロスポリンの服用など）.

2 全身疾患と歯周病の関わり

歯周病は, わが国での有病率は, 30〜50歳代で80%, 60歳代では90%であり, 重要な生活習慣病の一つである. 近年, 全身疾患と歯周病の双方向的発症関係の検証が進んでいる.

a. ペリオドンタルメディシン
periodontal medicine

歯周病は, 歯頸部に付着したバイオフィルム中の歯周病原性細菌による局所性感染症としてのみとらえられ, それら細菌のコントロールが歯周病治療の命題とされてきた. しかし近年, 遺伝的素因, 年齢, 喫煙, ストレス, さらに糖尿病や骨粗鬆症をはじめ, 種々の全身疾患が歯周病の発症と増悪に関与していることが注目されている. また, 歯周病は歯肉の炎症としてはじまり, 歯周靭帯の破壊と歯槽骨の吸収へと進展し, 血液中にサイトカインを放出する慢性炎症性疾患であるとの観点から, 虚血性心疾患発症や糖尿病などの全身疾患の発症にも関与する可能性が考えられる.

近年このように, 歯周病を全身疾患との関わりの観点からとらえ, その発症機序の解明と治療につなげようとするペリオドンタルメディシンという理論的枠組みがなされている. とくに動脈硬化症, 虚血性心疾患, 脳血管障害, 高血圧症, 糖尿病, 肥満や骨粗鬆症などの生活習慣病や悪性腫瘍と歯周病の相互発症関係が, 検討されている（表

1-1）.

b. 動脈硬化症・虚血性心疾患と歯周病

1993年にステファノStefanoらが, 歯周病患者の虚血性心疾患発症率は, 歯周病のない人に比し1.25倍高いと報告して以来, 歯周病と虚血性心疾患の発症関係に関する多くの疫学的研究がなされている.

虚血性心疾患患者および歯周病患者はともに, 全身性炎症マーカーである高感度C反応性蛋白high-sensitive C-reactive protein（hs-CRP）, インターロイキンinterleukin（IL）-1やIL-6, 腫瘍壊死因子tumor necrosis factor（TNF）αなどの上昇が認められる. また, 歯周病を治療することにより, これらのマーカーが低下するとともに心筋梗塞の発症率が低下するなど, 臨床的研究も盛んになってきた. さらに, 歯周病罹患部位の毛細血管を介して血液に流入したPorphyromonas gingivalisやPrevotella intermediaなどの歯周病原性細菌が冠動脈血管内壁のアテロームプラークからも検出されることから, これが動脈硬化症を惹起する可能性が報告された. また, 動脈硬化性病変を有する患者では, 種々の歯周病原性細菌に対する抗体価が高値であるとの報告もある.

このように, 虚血性心疾患の発症に歯周病が関

表1-1. 全身疾患と歯周病の関わり

1. 歯周病の発症と増悪の危険因子になりうる全身疾患
1）糖尿病
2）血液疾患（白血病, 悪性リンパ腫, AIDSなど）
3）骨粗鬆症
4）自己免疫疾患（SLE, SSc, シェーグレン症候群など）
5）腎疾患
6）妊娠
2. 歯周病が発症の危険因子になりうる可能性が示唆される全身疾患
1）糖尿病
2）虚血性心疾患
3）感染性心内膜炎
4）細菌性肺炎
5）慢性閉塞性肺疾患
6）早産・低体重児, 流産

AIDS：後天性免疫不全症候群 acquired immnodeficiency syndrome. SLE：全身性エリテマトーデス systemic lupus erythematosus. SSc：全身性強皮症 systemic sclerosis.

与していることは十分に推測されるが，いまだその発症関連病態は解明されていない．それらの発症関係の仮説を，図1-1に示した．

c. 糖尿病と歯周病

糖尿病患者は，インスリンの作用低下に伴う好中球機能低下とT細胞機能障害により易感染性をきたすので，歯周病の罹患率が高く，かつ難治性となる．糖尿病では，高血糖による歯周組織でのコラーゲン合成阻害と歯根膜線維芽細胞の機能異常や，過剰なブドウ糖が蛋白質と結合してできる advanced glycation end-product（AGE）の歯肉組織沈着によるマクロファージの活性化と，インスリンの作用低下による動脈硬化の進行に伴う微小循環障害が，歯周組織を破壊して歯周病の悪化を増強する．

歯周病は，腎障害，網膜症，大血管障害，末梢血管障害，神経障害に続く，糖尿病の第6番目の合併症といわれている．一方，慢性炎症である歯周病はTNFαの産生が亢進しており，インスリンの作用が抑制されてインスリン抵抗性が出現し，2型糖尿病の発症にも関与すると考えられる．さらに，歯周病を合併した2型糖尿病患者にスケーリングやルートプレーニングなどの歯周基本治療や歯周外科治療を施行することにより，HbA1c値が改善するとの報告もある．

このように，2型糖尿病と歯周病には双方向性発症関係があると考えられ，その発症関係の仮説を図1-2に示した．

d. メタボリックシンドロームと歯周病

生活習慣病の発症を惹起するメタボリックシンドロームは，内臓脂肪型肥満を根本病因とすると考えられる．肥満の脂肪組織にはマクロファージが浸潤しており，肥満も脂肪組織の慢性炎症に起因するとの認識がなされている．

慢性炎症性疾患である歯周病患者には肥満が高頻度で合併し，BMI30以上の群は，BMI20未満の群の8.6倍の歯周病罹患率をもつという報告もある．この観点からも，歯周病は生活習慣病の発症における危険因子である可能性が示唆される（図1-2）．

e. 細菌性肺炎と歯周病

歯周病歯肉縁プラークの混入した唾液が気管支に吸引され，その唾液プラーク中の歯周病原性細菌による炎症性刺激と，歯周病組織から移行した唾液中の炎症性サイトカインが，気管支粘膜表面に炎症性変性を発現させる．変性した気管支粘膜には，呼吸器感染症の病原菌である *Haemophilus influenzae* などが付着して集落化しやすくなり，肺へ吸引されて細菌性肺炎の発症を促進する．

f. 妊娠と歯周病

歯周病では，歯周ポケット内の歯周病原性細菌からケミカルメディエーターのプロスタグランジン prostaglandin（PG）E_2 と，リポ多糖 lipopolysaccharide（LPS）が放出される．これらは血清中に移行して胎盤の収縮期を早め，陣痛を促進させて早産や流産を引き起こすことがある．またLPSは，マクロファージを活性化させるとともに，IL-1，IL-6やTNFαなどの炎症性サイトカインを過剰に産生させ，歯周病の憎悪や妊娠性エプーリスの発生を惹起する．

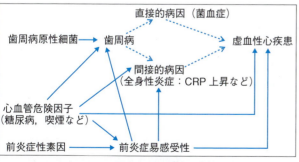

図1-1．虚血性心疾患と歯周病の発症関係の仮説
　　　──→：発症に関与（確定的）．
　　　┄┄>：発症に関与の可能性（不確定）．

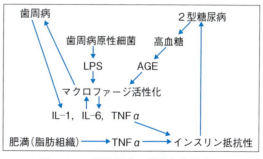

図1-2．2型糖尿病，肥満と歯周病の
　　　双方向性発症関係の仮説

AGE：advanced glycation end-product, IL：interleukin, LPS：lipopolysaccharide, TNF：tumor necrosis factor.

g. 骨粗鬆症と歯周病

　近年，骨粗鬆症患者における骨密度の低下と歯周病の重症度との関連を示す研究が数多くある．歯周病の進行と中手骨などさまざまな部位の骨密度の低下との相関を示す研究があり，また，エストロゲン投与を受けている骨粗鬆症の女性では，投与を受けていない女性より骨密度が上昇するのみならず，歯槽骨の状態の改善がみられ，歯周病の重症度が低下するとの報告もある．

　治療面での関連としては，ビスホスホネート系薬剤内服の有無が予後に影響を及ぼす．ビスホスホネート系薬剤内服のない場合には，抜歯，インプラント治療などを行っても骨粗鬆症に基づく合併症の発生はほとんどない．しかし，ビスホスホネート系薬剤を内服している患者においては，しばしば顎骨壊死などの重症の合併症が惹起され，投与期間中に外科的治療を行う際には十分な注意が必要である．

C. 臨床疫学とEBM

1 EBM

　元来，目の前の患者に対して個別性を考慮しながら，最善の医療を行うのが臨床医のあるべき姿と考えられてきた．ところが，1960年代から米国において，患者集団での診断，予後，治療などに関するデータを疫学的手法で解析し，それを応用することが臨床に有益であると主張されるようになった．このような疫学的手法の臨床への応用を，臨床疫学という．

　その後，各群に無作為に割付を行って，治療効果を比較する，大規模な無作為比較試験 randomized controlled trial（RCT）が世界的に多数行われるようになった．一方，コンピュータの急速な普及に伴い，無作為比較試験の結果がデータベース化され，アクセスすることが可能になった．他方，患者の人権の尊重，納得のいく医療を求めて，患者側からも医療情報の開示が強く求められるようになってきた．このような背景のもとに1990年にGuyattが提唱した evidence based medicine（EBM）が脚光を浴びてきた．

　EBMには，次の四つのステップがある．①患者についての問題点の抽出，②その問題点に関する文献 evidence の検索と真に信頼できる内容かどうかの吟味，③文献の結論を患者に適応する，④患者の問題点に関する適切な論文がない場合，過去の研究データを収集し，治療効果，副作用，費用効果を判断し，患者に最適な治療を行う．

　近年はEBMを基盤として，各専門学会で専門分野の診療に関する診療ガイドラインが作られているので，これに従って個々の患者の病態を考慮しながら診療が行われる．

2 クリニカルパス

　クリニカルパス clinical path は，患者の状態と診療行為の目標および評価・記録を含む標準診療計画であり，標準からの偏位を分析することで医療の質を改善する手法である．具体的には**入院中の検査・処置・治療・手術・ケアなどを時系列で示した入院診療計画書**で，医療スタッフ用と患者用の2種類が作成される．これによって，患者は受ける医療の内容が明らかになり，検査や治療に対する理解を深め，安心して治療を受けることができる．消化器内科で使用しているポリペクトミー用のクリニカルパスの一例を表1-2に示す．**各医師の診療行為が標準化され，チーム医療に参加するコメディカルの役割も明確になる．**あわせて，クリニカルパスは医療の質の向上と標準化にも寄与する．

　診療においては，EBM，クリニカルパスを駆使する一方で，患者や家族への思いやり，優しさ，親密な対話を心がけたいものである．

D. 内科疾患の年次推移

　図1-3は，日本人の死因別にみた死亡率（人口10万対）の年次推移である．**悪性新生物（悪性腫瘍），次いで心疾患の死亡率の上昇が著しく**，ここ30〜40年間で前者は2倍以上になっている．また，高齢化が進んでいることにより，肺炎の死亡率が上昇していることも注目すべきことである．一方，もっとも死亡率の高かった脳血管障害は1970年ごろから著明に減少し，**1981年からは悪性新生物が死因の第1位**となっている．この

表1-2. 消化器内科　ポリペクトミー・クリニカルパス

	ユニット名	入院・検査前	入院・検査後	検査翌日～退院
	イベント名	1日目	1日目	退院
	入外区分	入院		
	クリティカルインディケータ	治療について理解できる	治療について理解できる	日常生活の注意点について理解できる
			合併症の症状・所見がない	合併症の症状・所見がない
アウトカム	患者状態	腹部症状・所見がない	腹部症状・所見がない	腹部症状・所見がない
		精神状態が安定している	精神状態が安定している	精神状態が安定している
		発熱がない	発熱がない	食事摂取ができる
	生活動作		安静が守られている	
	知識・教育	入院生活について理解できる	入院生活について理解できる	食事摂取行動に関する指示を守ることができる
		精神的準備ができている	食事摂取行動に関する指示を守ることができる	
		食事摂取行動に関する指示を守ることができる		
	合併症			
	その他			
	サマリ文書			
治療	処方			
	注射	DIV ソリューゲンF注（500 mL/B）（ヴィーンF）		
	汎用	◎安静度　フリー	◎安静度　トイレ洗面歩行可	◎蓄尿　不要
		◎清潔　清拭	◎清潔　清拭	◎排泄　フリー
		◎排泄　フリー	◎経口摂取　飲水のみ可	◎安静度　フリー
		◎抗凝固薬中止	◎排泄　フリー	◎経口摂取　食事可
		◎経口摂取　飲水のみ可	◎抗凝固薬中止	◎内服　指定薬以外内服開始
		◎蓄尿　不要	◎服薬中止	◎清潔　シャワー可
		◎服薬中止	◎蓄尿　不要	◎バイタル適宜
		◎バイタル適宜	◎バイタル適宜	
	リハ			
検査	検体検査			
	病理	【結】消化器		
	画像・生理	大腸ポリペクトミー		
栄養	朝	食止め（禁食）		軟菜食
	昼	食止め（禁食）		
	夜	食止め（禁食）		
	栄養指導			
	指示コメント			
必要時	熱が38.5度以上になった場合	★発熱38.5℃以上　カロナール1錠内服	★発熱38.5℃以上　カロナール1錠内服	★発熱38.5℃以上　カロナール1錠内服
	腹痛時	★疼痛時　アセトアミノフェン坐剤200 mg　1個　挿肛	★疼痛時　アセトアミノフェン坐剤200 mg　1個　挿肛	★発熱時　アンヒバ（100 mg）2個　挿肛
	不眠の場合	★疼痛時　スボラミン1A　静注	★疼痛時　スボラミン1A　静注	★疼痛時　スボラミン1A　静注
	吐き気または気分不快時	★不眠時　プロチゾラムOD錠（0.25 mg）1錠内服	★不眠時　プロチゾラムOD錠（0.25 mg）1錠内服	★不眠時　プロチゾラムOD錠（0.25 mg）1錠内服
	下血がある場合	★嘔気時　プリンベラン1A　静注	★嘔気時　プリンベラン1A　静注	★嘔気時　プリンベラン1A　静注
	BS<70		★Drコール	★Drコール
	SBP≧180 mmHg	★低血糖時はマニュアル通り	★低血糖時はマニュアル通り	★低血糖時はマニュアル通り
	SBP≦ 90 mmHg	★血圧③アダラート（5 mg）1c内服あるいは舌下	★血圧③アダラート（5 mg）1c内服あるいは舌下	★血圧③アダラート（5 mg）1c内服あるいは舌下
	SpO2<93%	★血圧↓ Drコール	★血圧↓ Drコール	★血圧↓ Drコール
		★SpO2 93%以下の場合酸素カヌラ	★SpO2 93%以下の場合酸素カヌラ	★SpO2 93%以下の場合酸素カヌラ
		1Lより開始　適宜調整（4Lまで）	1Lより開始　適宜調整（4Lまで）	1Lより開始　適宜調整（4Lまで）
看護ケア	バイタル		体温　4回【入院時, 出棟時, 帰室時・19時】	体温（06:00）
			脈拍　4回【入院時, 出棟時, 帰室時・19時】	脈拍（06:00）
			血圧（S）　4回【入院時, 出棟時, 帰室時・19時】	血圧（S）（06:00）
			血圧（D）　4回【入院時, 出棟時, 帰室時・19時】	血圧（D）（06:00）
			SpO2（%）　4回【入院時, 出棟時, 帰室時・19時】	SpO2（%）（06:00）
	測定（IN）			食事量（08:00）
	観察項目		腹痛　4回【入院時, 出棟時, 帰室時・19時】	腹痛（06:00）
			排尿回数（回）毎日　1回	腸蠕動音（06:00）
			排便回数（回）毎日　1回	排尿回数（回）（06:00）
			腸蠕動　4回【入院時, 出棟時, 帰室時・19時】	排便回数（回）（06:00）
			下血　4回【入院時, 出棟時, 帰室時・19時】	下血（06:00）
			腹満　4回【入院時, 出棟時, 帰室時・19時】	腹満（06:00）
			便の性状　4回【入院時, 出棟時, 帰室時・19時】	便の性状　1回
	入院退院処置		入院診療計画書入力　毎日　1回【入院時】	退院療養計画書　1回
			栄養管理計画書　毎日　1回【入院時】	退院証明書　1回
			転倒転落アセスメントスコアシートの記入	次回外来予約表　1回
			（65歳以上）毎日　1回【入院時】	
				退院説明　1回
	確認項目		抗血栓薬中止確認　毎日　1回【入院時】	「検査後の注意事項説明書」手渡し　1回
			コロノパンツ確認　毎日　1回【入院時】	エンボス返却　1回
			検査承諾書確認　毎日　1回【入院時】	抗凝固薬再開日確認　1回
			持参薬の確認　毎日　1回【入院時】	持参薬　1回【返却】
			入院診療計画書　毎日　1回【入院時】	退院のお知らせ　1回
看護状態				

（出典：東京歯科大学市川総合病院）

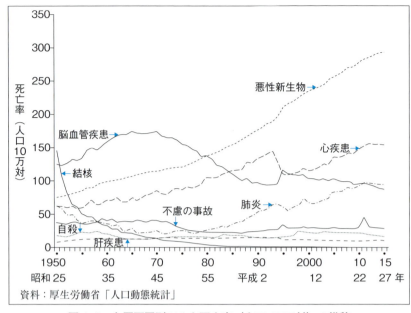

図 1-3. 主要死因別にみた死亡率（人口10万対）の推移
(厚生労働統計協会：国民衛生の動向，2016/2017)

表 1-3. 内科主要疾患の時代による変遷とその原因

1. 減少した疾患
脚気，夜盲症，壊血病，後天性心弁膜症，結核，腸チフス，梅毒など：衛生環境の改善，治療法，予防法の完成と実施による
2. 増加している疾患
1) 癌・悪性腫瘍：寿命の延長による
2) 心・血管疾患（狭心症・心筋梗塞，動脈硬化症）：ストレス，栄養過多，運動不足などによる
3) 糖尿病，痛風：栄養過多，肉食増加，運動不足
4) 呼吸器疾患（肺気腫，慢性気管支炎など）：寿命の延長，大気汚染，喫煙などによる
5) 膠原病，自己免疫疾患，アレルギー疾患：原因不明

悪性新生物の中でも，**肺癌，大腸癌**などのように**年次的に増加している癌と，胃癌，子宮癌のように減少している癌とがある．**

内科疾患において消長の著しい疾患を，表1-3に示した．現在増加している疾患は，今後もさらに増加すると予測されている．このような疾患頻度の変動は，生活環境の変化，治療の進歩，社会の高齢化などによるところが大きい．**今後も増加の予想される生活習慣病（悪性腫瘍（遺伝性を除く），心・血管障害，糖尿病ほか）の対策として，**これらの疾患の発病を遅らせ，いったん罹ったものはその進行を遅らせるために，**生活習慣の改善が必要**なことを認識させる健康教育が積極的に行われようとしている．そして，人間ドックなどの健診を基礎にした予防医学が普及してきている．歯科医にとっても，こういった死亡率や疾患頻度の変遷は，歯科診療の背景因子としても重要であり，今後も注目していく必要があろう．

E. 内科疾患の原因

内科疾患の発生原因は，かつて内因と外因，主因と誘因などと，比較的単純に分けられていた．しかし近年，遺伝子と疾患の関係が次第に明らかにされるにつれて，遺伝と環境の両面から考えるようになってきた．

ヒトが健康で寿命を全うするには，まず遺伝子と環境の両者が良好な状態にあることが必要である．病気には，遺伝子または環境のどちらか一方だけが原因になっているものもかなりある．しかし，**日常みられる多くの病気は，遺伝と環境の相互作用によって発症している．**本書には感染症，アレルギー，中毒など原因別の項目もあるので，これらとの重複を避け，以下，内科疾患のその他の主要な原因について記す．

1 遺伝子要因

遺伝子 gene とは，種々の遺伝形質を支配し，一定の特性を現す遺伝の単位であり，染色体の一定の位置に線状に配列している．ごくまれに突然変異を起こすが，きわめて安定していると考えられてきた．

遺伝子の本体はデオキシリボ核酸 deoxyribo-nucleic acid（DNA）である．細胞は DNA ポリメラーゼ（DNA を合成する酵素）による複製機構によって分裂をはじめ，多くの同一の遺伝情報が新たな細胞に伝えられていく．遺伝子によって生体の発生，分化，その他全体の恒常性が維持されていくが，遺伝子の異常がいったん起これば，それらはいろいろな疾患の原因になりうる．

a. 単因子遺伝性疾患

正常な形質を支配している，ある特定の遺伝子に異常が生じたことによって発現する疾患群で，原則としてメンデル Mendel の法則に従う．その種類は多いが，それぞれの疾患の頻度は低い．たとえば，家族性高コレステロール血症の遺伝子発現頻度は 0.001 ％である．

b. 染色体異常

染色体異常は数の異常と構造の異常の 2 種類に分けられるが，疾患数は多くない．大部分は小児科領域の疾患で，早期に死亡するものが多い．内科領域では，**ターナー Turner 症候群（性染色体の異常）**や，**ダウン Down 症候群（21 番目の染色体の異常）**がある．

c. 多因子遺伝性疾患

複数の遺伝子座と環境の相互作用によって起こるもので，**日常の臨床で遭遇するほとんどの疾患**が，この範疇に属する．血圧や血糖値などのように数値で表される連続的な形質と，消化性潰瘍，心筋梗塞，膠原病などのように，あるかないかという一見不連続な形質とがある．

前者の場合には，集団内での分布は正規分布を示すので，ある数値からを異常として，高血圧や糖尿病などと診断する．しかし，いずれも連続的であるため正常値と異常値の区分が困難であり，そのあいだに境界域が設置されていることが多い．

後者の場合には，病気の有無からみると不連続であるが，疾患のかかりやすさの程度（易罹病性）は正規分布していると推定される．易罹病性は複雑な場合が多く，たとえば心筋梗塞では，脂質代謝関連遺伝子，血圧関連遺伝子，糖代謝関連遺伝子，その他未知の遺伝子に，さらに食事，ストレス，喫煙，運動，職業などの環境因子が加わって，心筋梗塞の易罹病性が決まってくる．高脂肪食の普及によって心筋梗塞の罹病率が上昇するのも，環境因子の影響による一例である．

感染症は病原微生物という環境因子があってはじめて発症するものであるが，一方では宿主の抵抗性も重要な因子である．このように感染症も，環境と遺伝子型の相互作用によって成立する多因子疾患と考えられている．

純粋に環境因子だけで起こる疾病としては，外傷などの偶発的な事故と異常気象による温熱障害などにすぎない．

最近，遺伝子に関する研究の進歩は著しく，すでに病因の解明や診断・治療へも応用されてきている．今後この領域は，さらに急速に発展していくであろう．

2 老化・加齢

a. 老化の定義と特徴

老化は**生理的老化**と**病的老化**に大別される．

生理的老化とは，成熟期に達した個体が，徐々に身体諸機能の低下・減弱をきたして死亡するまでの過程をいう．老化によって生じる身体機能の変化が，老化現象である．

老化には，次のような原則がある．

① 老化の過程は環境の変化を受けず，時間に依存しており，これは先天的な因子（遺伝子）に規定されている．

② どのような生物にもみられる，普遍的な変化である．

③ 常に進行して，非可逆性の変化をもたらす．

④ その結果，生存に関して不利な条件をつくり，死の確率を高める．

一方，動脈硬化，糖尿病などは加齢とともに増加する慢性疾患であるが，このような疾患によって促進される老化は上記の 4 原則を満たすものではなく，**病的老化**と呼ぶ．

老化を細胞単位で考えると，基本的には臓器機能を担う細胞の数が減少することである．その結

E．内科疾患の原因　　7

果，細胞間ひいては組織間の交流も阻害され，組織や臓器の機能は低下してくる．上記のように，老化は加齢に伴う変化であり，進行性で誰にでもみられるものである．しかし，個体差が大きく，臓器による差もある．**脳，運動器，腎，性腺などは老化現象が著しく，消化管，肝，甲状腺などは比較的少ない．**

b. 老化と疾患

ほとんどの疾患の有病率は，加齢とともに急激に高くなる．このことは，老化が多くの疾患の発症に深く関わっていることを示している．ここで，日本人の四大死因（図1-3）である悪性新生物（悪性腫瘍），心疾患，肺炎，脳血管疾患と老化との関係についてみてみよう．

胃癌，肺癌など，ほとんどすべての悪性腫瘍の罹患率は，加齢とともに指数関数的に高くなる．

うっ血性心不全，心筋梗塞などの心疾患も，加齢とともに増加する．心筋梗塞は70歳代から発症は横ばいになるが，無症候性や非定型的な心筋梗塞は，加齢とともに多くなる．

肺炎による死亡は小児では激減しており，65歳以上の高齢者が90％を占めている．**高齢者にとって肺炎は死につながりやすい疾患であるといえる．**老人性肺炎は，誤嚥によるものが多い．誤嚥性肺炎は嚥下物のほか，咽頭内細菌や食道内に逆流した胃液の誤嚥によるものも多い．咽頭内細菌の誤嚥は，多くの場合その事実は不明である．

脳血管疾患による死亡は，1970年代から減少を続けている．脳血管疾患は脳出血と脳梗塞に分けられるが，前者は低塩食など食生活の改善と高血圧治療の普及によって1970年代から死亡例が著しく減少してきている．しかし，**脳梗塞も脳出血も年齢別にみれば加齢とともに増加しており，**とくに無症候性の小さな梗塞巣は65歳以上の高齢者に増えている．

以上，日本人の四大死因となっている疾患はすべて加齢または老化とともに発症頻度が高くなっており，老化がそのもっとも重要な発症要因になっていることを述べた．

認知症も，加齢とともに増加する．70～74歳における認知症はその年代の3.6％であるのに対し，80～84歳では14.6％，85歳以上では27.3％と急激に増加する．血管障害によるものも含め

て脳の機能が加齢とともに低下し，認知症にいたるものが増加する．

c. 老人性疾患の特徴

老化とともに患者1人あたりの疾患数は増加するが，それぞれの症状は軽度であったり，非定型的なことが多い．これは感染や，臓器の機能異常などに対する生体の反応が低下していることによると思われる．そのため高齢者では，**疾患が見逃されたり，診断が遅れたりしやすく，十分な注意が必要である．**

③ 心因性要因

a. ストレスと疾患

ヒトは生きている限り，いろいろな刺激を受ける．その刺激のうち，生体に各種の反応を引き起こす外的な刺激をストレスと呼ぶ．

セリエ Selye は，ストレスが加わるとそれに対する共通の生体反応があることを見出し，全身適応症候群という説を提唱した．ストレスが長く続くと警告反応期，抵抗期，疲憊（ひはい）期の三つの時期を経過する．すなわちストレスが加わると，生体はそのストレスに対する抵抗力が一時低下するが，その後適応して抵抗力を高める．しかし，さらにストレスが持続すると抵抗力は急激に弱まり，疲憊期にいたるという説である．この一連の生体反応には，下垂体−副腎皮質系という内分泌系が関与している．

以上の全身適応症候群は，本来生体が環境にうまく適応するための反応であるが，その反応が不十分であったり，過剰であると，種々の病的な状態が起こってくる．ヒトは中枢神経系が高度に発達しているので，ストレスとしては，社会的・心理的ストレスの比重が大きい．ストレス状態が続くと，精神機能，自律神経系，内分泌系，免疫系の失調をきたして疾患準備状態となり，さらには機能的あるいは器質的な疾患，急性あるいは慢性の疾患が発症してくる．

b. 心身症

近年，疾患の発症や経過に及ぼす心理的な因子の重要性が理解され，身体面だけでなく，精神面も含めた全人的な医療として心身医学が台頭してきた．心身医学が対象とする病態が，心身症である．日本心身医学会において，次のように定義さ

れている.

「心身症とは身体疾患の中で，その発症や経過に心理社会的因子が密接に関与し，器質的ないし機能的障害が認められる病態をいう．ただし神経症やうつ病など，他の神経障害に伴う身体症状は除外する」

心身症が認められる疾患は内科領域には数多くあるが，その中で代表的な疾患をあげると，気管支喘息，過換気症候群，摂食障害，機能性胃腸症 functional dyspepsia（FD），過敏性腸症候群，緊張性頭痛，自律神経失調症などがある．

心身症の病態を説明するいくつかの考え方がある．その一つはアレキシサイミア alexithymia という概念である．これは「失感情症」と訳されており，みずからの感情の気づきに乏しく，しかもそれをうまく言葉で表現できない状態である．このような患者は，またストレスによる慢性的な疲労や体調の変化にも気づくことなく，無理を重ねて発病にいたると考えられている．性格的には真面目で，仕事中毒症，頑張り屋，自己犠牲的といわれるような周囲に過剰適応するタイプである．

このほかに，心身症の起こり方として「生活習慣に基づいた心身症」がある．不健康で，自己破壊的な生活習慣，たとえば過度の飲酒習慣による慢性膵炎，過食，運動不足などによる糖尿病の発症，あるいは，野心的，攻撃的であることを特徴とする A 型行動様式 behavior pattern A による冠動脈疾患などが，この範疇に入る．

心身相関のメカニズムは，まだ十分には解明されていないが，最近脳を中心とする神経系，内分泌系，免疫系という三つの系がそれぞれ影響しあって，ストレスに対して種々の生体反応を起こしていることが明らかにされつつある．

c. ストレスチェック制度

平成 27 年 12 月から，労働安全衛生法の一部が改正され，労働者に対して「ストレスチェック制度」が導入された．これは，労働者が働く毎日の中で，早い段階で自身のストレスの状況に気づき，「うつ」などのメンタル不調を未然に防ぐことを目的とした制度である．ストレスチェックの結果，労働者が高ストレス状態と判断された場合には，医師，看護師あるいは臨床心理士などと面談をし，保健指導やカウンセリングを受け，さらに面接の

表 1-4. 望ましいライフスタイル

食習慣	栄養バランスと適度なエネルギー量の摂取．1日 30 種類以上の食品．毎日朝食をとる
運動習慣	有酸素運動，筋肉トレーニング，柔軟体操を適宜組み合わせて行う．65 歳以上では，強度を問わない身体活動を毎日 40 分．
休養	1日平均 7〜8 時間の睡眠．スポーツ，音楽など趣味を楽しむ
タバコ	吸わない
飲酒	1日当たりのアルコール摂取量は，20 g（ビール中瓶 1 本，日本酒 1 合）程度

結果によっては，医療機関への受診や職務の調整などが求められる場合もある．

4 生活習慣と疾患

以前広く使われていた「成人病」の名称が，1996（平成 8）年，「生活習慣病」に改称された．それまで「早期発見・早期治療」の観点から進められてきた成人病の対策を，生活習慣を個人の努力で変容して予防できる点を協調して，発症前に予防することを目的に改称された．英語では，life style-related disease という．

生活習慣病には，悪性腫瘍（遺伝性を除く），脳卒中，心臓病，動脈硬化症，肥満，メタボリックシンドローム metabolic syndrome，高血圧症，糖尿病，脂質異常症などのほか，骨粗鬆症や歯周病も含まれる．

生活習慣病の起源は，しばしば小児期からみられる．このうちでも肥満は，もっとも重要なものである．とくに思春期の肥満は成人肥満へと移行し，各種の生活習慣病の進展要因となる．

生活習慣病は無症状のうちに徐々に進行するので，症状を自覚したときには，回復しにくい重大な段階にまで進行していることが少なくない．

2015（平成 27）年における日本人の死亡原因は，第 1 位が悪性新生物，第 2 位が心疾患，第 4 位が脳血管疾患である．これらの疾患は上記のように生活習慣病であり，その対策が急務である．これらの疾患の発症は食生活，運動，喫煙，休養などの生活習慣が深く関与している．これらの生活習慣の変容の要点を，表 1-4 に示した．

なお，生活習慣病やそのリスクファクターが発見されれば積極的な予防策を講じるとともに，必

E．内科疾患の原因　9

要に応じて薬物療法などを行い，その重症化と発症予防に努める．

2008（平成20）年4月から，医療保険者に対して生活習慣病の予防を目的に，40〜74歳の人を対象として特定健康診査・特定保健指導の実施が義務づけられた．健診の結果，生活習慣病の発症リスクの高い人に対して，生活習慣の改善のために専門的な知識・技術を持った医師・保健師・管理栄養士などが実践的なサポートを実施している（第8章各論 D⑥ メタボリックシンドロームと特定健診・特定保健指導，p.251 参照）．

5 職業・環境と疾患

a. 職業と疾患

職業的疾病をきたす因子としては，職場の物理的因子，化学的因子，さらに精神衛生面も加えられる．物理的因子としては，高温，異常気圧（高気圧，減圧），騒音，振動障害，光線（紫外線，赤外線，レーザー光線），放射線などが，また化学的因子としては，きわめて多数の化学物質（鉛，カドミウム，メチル水銀ほか），粉塵，ガス類（一酸化炭素，硫化水素，シアン化水素ほか），有機溶剤などがあげられる．これらの障害因子により，種々の疾病が発症する．

近年，職場の OA 化，生活様式の変化によって，身体活動の強度が低下し，エネルギー消費量が少なくなっている．このことから体力の低下や疲労しやすい体質となり，肥満になりやすく，循環器疾患に罹患しやすい．

b. 環境と疾患

現在，環境保健の中でもっとも注目されている，いわゆる内分泌撹乱物質（環境ホルモン）について記す．

急性毒性も発癌性もないとして，環境中に放出されている化学物質がある．その中に女性ホルモン様の作用や，男性ホルモンや甲状腺ホルモンの作用を阻害する内分泌撹乱物質が約70種類同定されている．胎生期の器官成長のさかんな時期に同物質に曝露されると，生殖器の奇形や成熟後に生殖障害が起こりうることも指摘されている．

世界各地の沿岸で，船底防汚塗料のトリブチルスズを原因としてメスの海産巻貝にペニスができたり，米国のフロリダ州の湖では，DDT やその

代謝物質の曝露を受けたワニの産んだ卵は孵化率が低く，また孵化したオスでは男性ホルモンが少なく，ペニスが小さくて生殖できないという現象が認められている．種が絶滅する可能性が，危惧されている．

ヒトでは過去20年間に尿道下裂が2倍に増えているとの報告があり，また過去50年間に精子数が半減しているというデータもある．ヒトにおいて，観察できる影響は次世代にならなければ明らかでなく，しかもその効果は一般にわずかな発達の遅れや行動の異常，性分化のずれなどで，臨床的に内分泌撹乱物質による個体の特異的な異常として検出するのはきわめてむずかしい．

まだ不足している内分泌撹乱物質に関する基礎的な問題を解明しながら，科学的な知見を集積して，適切な対応策を確立することが早急に求められている．

6 医原性疾患

医原性疾患 iatrogenic disease, iatrogenic disorder は当初，医師の不用意な言動に患者が不安を抱くことが原因となって発症する神経症と定義されていた．その後，サリドマイドやスモンのような重大な医薬品の副作用が多発してから，この概念はより広く解釈されるようになり，現在では次のような医療行為によってもたらされるすべての病的状態に対して用いられるようになった．

医原性とされる疾患は，次のとおりである．① 患者の自己暗示による不安神経症的反応，② 薬剤の副作用，③ 診断・検査に伴う偶発症，④ 放射線障害，⑤ 外科手術に伴う偶発症．

a. 自己暗示による不安神経症的反応

本来の意味の医原性疾患に相当する反応で，診療に際して医師の言動や態度から患者が不安や疑念を抱き，自己暗示的に不安神経症的な反応に陥るものをいう．本来，診療行為は医師と患者の深い相互信頼のもとに成り立っていなければならないが，この信頼関係がくずれたときに起こりやすい．

発症の原因は医師側にある場合と，患者側にある場合とがある．医師側の要因としては，医師の不親切，不十分・不適切な説明，冷淡，誤解などがある．一方，患者側の要因としては，もともと

心気症（病状に対する過度の関心，とらわれがもとになって多彩で頑固な症状を訴える状態をいう）の傾向や，依存性，劣等感が強く，不安神経症的な性格を有するなどである．

いずれにしても，**医師−患者間の相互信頼関係を欠くときに起こるものであり**，患者に対して思いやりのある，**気配りのできた医療，インフォームド・コンセントの確立した医療**でなければならない．

b. 薬物の副作用

薬物の作用には，その使用目的とする有益な作用と，それ以外の意図しない有害な作用とがあり，後者を副作用 side effect という．

副作用には服用量に依存するものと，服用量に依存しないものとがある．前者には主作用が過剰に現れる副作用と，主作用とは関係のない副作用（狭義の副作用）とがある．**服用量に依存しない副作用では，ときにごく少量の薬物でも強い反応を起こす．**この中には遺伝的な特異体質によるものと，後天的に体内に抗体ができて抗原抗体反応によって起こる薬物アレルギーとがある．

また，2種類以上の薬物が同時に生体に投与されたとき，作用が増強されたり，弱められたりすることがある．

c. 診断・検査に伴う偶発症

診断技術の進歩によって，これまで診断できなかった疾患が診断できるようになった．カテーテル検査や内視鏡検査は，深部臓器の直接的な観察や生検を可能にした．しかし一方で，これらの検査はときに致命的な合併症を起こすことがある．

X線不透過性のカテーテルを血管に挿入し，冠動脈，腹腔動脈，その他の血管を造影するカテーテル検査では診断だけでなく，冠動脈狭窄部の拡張や肝腫瘍に対する支配動脈への抗悪性腫瘍薬の注入など，治療にも応用されている．しかし，**カテーテルの挿入に伴って，血栓・塞栓の発生，血管の閉塞や穿孔，ヨード含有造影剤によるショック**などが起こることがある．術者の豊富な経験と技術の熟練が必要であるが，さらに患者側の状態についても血液の凝固異常，出血傾向の有無，その他について術前に調べておく必要がある．

内視鏡も消化管，腹腔，気管支へと対象が広がってきており，診断のみならず治療にも大きく貢献している．しかし，**内視鏡検査・治療時の穿孔，出血，術前処置薬による種々の偶発症**が，頻度は低くても起こりうる．

d. 放射線障害

とくに悪性腫瘍の治療として**大量の放射線照射**が行われると，**放射線宿酔，放射線皮膚炎，白血球減少，貧血**などが起こることがあり，さらに長期的には白血病や癌などの原因にもなりうる．

e. 外科手術に伴う合併症

近年の麻酔技術の改良，新しい手術法の開発，関連機器の進歩などによって，脳手術や心臓手術など複雑な手術も可能になり，手術成績も向上してきている．しかし，手術件数の増加とともに合併症も増加している．**出血，感染，ショック，循環不全**などが起こったり，術後一定期間を経てから，**縫合不全，腎不全，心不全**などが起こることもある．

F. 腫　瘍

1 疫　学

悪性腫瘍による死亡率は年々上昇してきており，1981年には脳卒中に代わって死因の第1位を占めるにいたった．**2015年全国の人口10万人対悪性腫瘍死亡率は295.2で，総死亡の約30%を占めた．**

悪性腫瘍死亡率の上昇は日本人の平均寿命がのびて，悪性腫瘍の好発する高齢者が増えてきたことが要因と考えられている．とくに**肺癌，大腸癌，膵癌，胆道癌，乳癌，前立腺癌などの増加傾向が著明**である（図1-4）．しかし，年齢調整死亡率では，大腸癌，肺癌は近年横ばいから微減の傾向にある．

その中で男女とも日本人では最も多かった胃癌と，女性の子宮癌の死亡率は確実に低下してきている．胃癌については，発癌要因として認定されているヘリコバクター・ピロリ Helicobacter pylori の感染の減少（とくに若年層に著しい）や，食生活の欧米化によって罹患率が低下し，そのうえ胃癌検診の普及，診断技術の進歩により，予後のよい早期胃癌の発見例が増え，死亡例が減少してきたと推定されている．**子宮癌**についても，衛

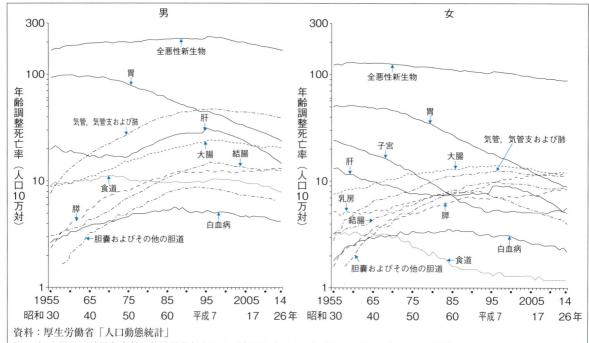

資料：厚生労働省「人口動態統計」
注：1）大腸は，結腸と直腸S状結腸移行部および直腸とを示す．ただし，昭和40年までは直腸肛門部を含む．
　　2）結腸は，大腸の再掲である．
　　3）肝は，肝および肝内胆管を示す．
　　4）年齢調整死亡率の基準人口は，「昭和60年モデル人口」である．

図1-4. 部位別にみた悪性新生物の年齢調整死亡率（人口10万対）の推移

（厚生労働統計協会：国民衛生の動向，2016/2017）

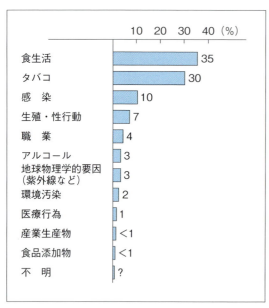

図1-5. 各要因による癌死亡への関与

（Doll et al）

生環境の改善による罹患率の減少に加えて，子宮癌検診の普及，診断・治療技術の進歩により救命できる患者が増加してきていることによると考えられている．

担癌患者の生命予後は，発見時の悪性腫瘍の進行度によってほぼ決定される．発見時あるいは治療からの予後は，6ヵ月，1年，3年，5年後の生存率で示される．以前，悪性腫瘍治療の目的は患者を延命し，生存率を向上することにあったが，近年は生存率の向上とともに，患者の生活の質quality of life（QOL）の向上も配慮されるようになった．

2 病因

個体を取り巻く環境中の発癌原因（外的要因）には様々なものがあり，ドールDollらは1981年に米国人において，どのような外的要因が悪性腫瘍死亡率にどれくらい関与しているかを推計し報

告した（図1-5）．この中で，**食物とタバコの関与率が**，他の因子に比べて高い．**食生活の改善**（減塩，節酒，栄養バランスの取れた食事ほか）によって全悪性腫瘍の約3分の1を，また同様に禁煙によって全悪性腫瘍の約3分の1を，予防したり回避できる可能性を示した．

一方，内的要因とは生体側の問題で発癌に至るものであり，その過程で重要なものとしては，細胞増殖における DNA の何段階かの変異が挙げられる．その DNA の変異には発癌物質や一部のウイルス，活性酸素・フリーラジカルが関与すると推定されている．発癌物質は体内で活性酸素・フリーラジカルを発生させ，悪性腫瘍の発生の過程を促進させる．

3 病態・経過

悪性腫瘍の増大とともに担癌臓器の組織が破壊され，それに伴い臓器機能が低下，喪失してくる．また，臓器によって転移様式は異なるが，リンパ節，周辺臓器，遠隔臓器へと，悪性腫瘍による浸潤，転移が局部から全身に拡大してくる．

悪性腫瘍による浸潤の初期の段階では無症状であるが，悪性腫瘍の進展とともに局所および周辺臓器の障害による症状，さらに食欲不振，やせなどの全身症状が発現し，最終的には悪液質と呼ばれる状態に陥り，死亡する．

G. 臓器移植と脳死判定

1997年10月に「臓器移植法」が施行されたことにより，脳死後の心臓，肺，肝臓，腎臓，膵臓，小腸などの提供が可能となったが，移植を行う際には臓器提供者（ドナー）の脳死判定が必要である．**脳死は，重篤な脳の損傷や頭蓋内病変の急速な増大の結果，頭蓋内圧亢進により，有効な脳血流が消失し，脳全体が不可逆的な機能停止に陥った状態である．**脳機能は回復することなく，通常は数日から数週間後に心停止する．

わが国では脳死の問題は臓器移植とも絡んで，医療の面だけでなく社会的な問題としても議論されてきた．

わが国の**脳死判定基準**としては，厚生労働省の脳死判定基準である**深い昏睡，自発呼吸の停止**，

瞳孔の散大と固定，脳幹反射の消失，平坦な脳波，6時間経過した後に一連の検査で同一の所見をえることが，大多数の施設で採用されている．

わが国で脳死とは，脳幹機能の消失した全脳死のことである．他方，植物状態というのは大脳機能は強く障害されているが，脳幹機能は残存しているので，脳波は残存している場合が多い．

H. 医の倫理

第二次世界大戦においてナチスのおかした医学的人体実験の反省に基づいて，人間はすべて対等であり，医師は患者の人格を尊重し，医師と患者は互いに人間としての価値を認め合わなければならないことが認識されてきた．

1948年，ジュネーブにおける第2回世界医師会総会で，ヒポクラテスの誓いの再確認を行い医の倫理綱領が「ジュネーブ宣言」として採択された．1964年にはヘルシンキ宣言では，ヒトを対象とした医学研究の倫理的原則が示され，1981年のリスボン宣言では，患者の権利に関する概念が「インフォームド・コンセント」として宣言され，現在にいたっている．その日本版といえる日本医師会で採択された医の倫理綱領を，表1-5に示した．

表1-5. 医の倫理綱領（日本医師会）

医学および医療は，病める人の治療はもとより，人びとの健康の維持もしくは増進を図るもので，医師は責任の重大性を認識し，人類愛を基にすべての人に奉仕するものである
1) 医師は生涯学習の精神を保ち，つねに医学の知識と技術の習得に努めるとともに，その進歩・発展に尽くす
2) 医師はこの職業の尊厳と責任を自覚し，教養を深め，人格を高めるように心掛ける
3) 医師は医療を受ける人びとの人格を尊重し，やさしい心で接するとともに，医療内容についてよく説明し，信頼を得るように努める
4) 医師は互いに尊敬し，医療関係者と協力して医療に尽くす
5) 医師は医療の公共性を重んじ，医療を通じて社会の発展に尽くすとともに，法規範の遵守および法秩序の形成に努める
6) 医師は医業にあたって営利を目的としない

（日本医師会 第102回定例代議員会で採択，2000年4月）

医療におけるインフォームド・コンセント（第2章 A4 患者へのアプローチとインフォームド・コンセント，p.16 参照）は，患者をはじめとする人びととの人権の尊重と，それに基づく自己決定の尊重から生まれてきたものである．上記の医原性疾患についても，患者に診療上無用の不安感を抱かせないために，服薬や検査，診断，治療の必要性と，それに伴って発生する可能性のある偶発症について，十分なインフォームド・コンセントを得ておくことが必要である．

ヘルシンキ宣言（1964 年）は，「臨床研究に携わる医師を手引きする勧告」で，ヒト被験者を対象とする臨床研究は，被験者に実験・研究の性質・目的・危険性などにつき十分説明し，被験者の自由意志による同意・承諾を必要とすることなどが記載されている．

第2章 内科学的診断と臨床検査

A. 診断の意義，目的と方法

1 診 断 diagnosis

　診断とは，患者の疾病を，身体全体の異常として正確に判定し，**経過 course・予後 prognosis** の判断と最適の**治療 therapy** を行うための根拠を得る，すべての過程である．個々の臓器の異常として，単に病名を付けることではない．診断は学問的・理論的および体験による知識に基づき，体系的かつ総合的に行われねばならない．

　病的異常状態を精密かつ正確に把握する重要な手段として，**臨床検査診断学と放射線診断学が著**しく進歩した．しかしこれらは万能ではなく，その使用の選択はもちろん，その判断は医師・歯科医師自身により下されるものであり，そのための知識の集積が重要である．

2 疾病の分類

　疾病を多面的に捉えて病態を正確に把握し，最適な治療法の選択と予後の判断をするために，疾病を確定する．疾病は，病因論的，病理解剖学的，および生理機能学的に病態を分析して，以下のような種々の異なった角度から分類される．

a. 病因論的分類

　疾患の原因（病因）による分類で，たとえばウイルス性肝炎という場合のウイルス，細菌性肺炎の細菌や，鉄欠乏性貧血の鉄欠乏が病因に相当する．

b. 形態学的分類

　疾患の病理解剖学的分類で，たとえば胃癌，白血病や糸球体腎炎などがそれにあたり，生検 biopsy などの組織学的検査 histological examination による病理診断 pathological diagnosis に相当することが多い．一方，臨床的所見や臨床検査のみによる診断は，臨床診断 clinical diagnosis と呼ばれる．

c. 機能的分類

　生理学的・生化学的機能異常に基づく分類で，たとえば甲状腺機能亢進症，糖尿病，心房細動や僧帽弁閉鎖不全症などである．

d. 症候群的分類

　いくつかの病因や病態が絡みあって発症しているが，同じ症状や所見が発現している場合に，それらをまとめて症候群 syndrome という．たとえばパーキンソン Parkinson 症候群やクッシング Cushing 症候群などである．

e. 病期および重症度による分類

　予後と治療法を決定するにあたり，患者の現在の状態を第Ⅰ期，第Ⅱ期とか，第1度，第2度というように，病期または重症度により分類する．

3 ICD-10

　国際疾病分類 International Statistical Classification of Disease, and Related Health Problems (ICD) は，臨床医学的立場からの病名分類として，世界保健機構 World Health Organization（WHO）により作成され，約10年ごとに修正されている．現時点では ICD-10（2003年版）が広く用いられており，約1万4千項目の疾病に分類されている．2013年には，修正された ICD-10（2013年版）が発表され，我が国では2016年からの公的統計はこれに準拠することになっている．

　WHO は現在，ICD の改定作業に入っており，2018年に ICD-11 が完成する予定である．

4 患者へのアプローチとインフォームド・コンセント

患者との対話や診療に際し，従来の病気の治療の決定権は医療従事者側にあるという医師主導の医療すなわちパターナリズム paternalism（父権主義）的対応は厳に慎まねばならない．医療を受ける主体である患者の自己決定権を最大限尊重した医療を行うために，患者との良好な関係をもとにして，インフォームド・コンセント informed consent（十分な説明を受け理解したうえでの同意）を得ることが重要な意義を持っている．患者の性格，理解力や知的水準などに相応し，平易な言葉で十分な情報提供と説明をして，診療方針の納得と同意を得なければならない．

インフォームド・コンセントは単なる訴訟対策のためのものではなく，医の根本理念に基づいた，生命に関わる倫理上の重大な問題である．十分なインフォームド・コンセントを得るためには，患者が自分の説明を正しく理解しているか否かを判断する能力が求められ，そのための学習も不可欠である．さらに，インフォームド・コンセントは一回限りの「儀式」で終わるのではなく，診療が続く限り，必要に応じて行うことが大切である．

B. 問診と病歴

疾病の正確な診断は，病状と病態を知るための対話，「問診」による情報収集からはじまる．次に視診，触診，打診，聴診により，身体所見を綿密に観察する．これら診断の過程において，患者との良好な人間的関係 doctor and patient relationship が，もっとも重要な根本理念であることを常に留意する．そのためには，患者の信頼が得られるように，温かみと親切な心の中に常に真摯な態度をもって患者に接し，両者間の意思の疎通が生まれねばならない．

患者の表現は，性格，知能，教育程度や職業などにより，千差万別である．そのことを認識して示唆や助言を与え，十分な情報を得るようにする．

問診では，種々の疾患を想定し，補足的質問をして情報に肉付けをする．その際，結論を先に出して誘導尋問的になり，自分の診断に直感的に導

くようなことをしてはいけない．問診により得られた情報が，病歴 medical history（MH）である．最初に主訴を尋ね，次に現病歴，既往歴，家族歴の順に聴取するとよい．

1 主 訴 chief complaint（CC）

診察を求めてくる直接的原因となった自覚的な異常や苦痛など，患者の愁訴（自覚的症状 symptoms）を，主訴という．「どうされましたか？」「どこが具合わるいのですか？」「どのようなことが苦痛ですか？」などと，問診の最初に尋ねる．

患者が述べる病名は，その後の診断に誤った先入観を与え，正しい診断が導かれない危険性があるので，病名を主訴としてはいけない．たとえば患者が「風邪です」と表現しても，主訴を「風邪」と記載してはならない．その患者の症状である発熱や頭痛，鼻汁が止まらないなどが主訴であり，その症状をできる限り患者の言葉で記載する．

2 現病歴 present illness（PI）

次に，いくつかの可能性のある病名を念頭に置き，おのおのの症状について詳細に問診し記載することを，「現病歴をとる」という．正確な現病歴を得るためには，以下に示す一定の手順で問診を聴取する習慣をつけておくことが大切である．

a. 発症様式

症状が突然発症したのか，徐々に起こったのか？　発症後は急激に増悪したのか，徐々に増悪したのか？　安静時に起こったのか，運動時に起こったのか？　など発症時の状況を聴取する．

b. 持続期間

症状は持続的か，間欠的か？　次第に増悪してきたか，軽快することもあったのか？　などの持続期間を聴取する．

c. 部位と性格

症状の存在する正確な部位と，その症状の性格も非常に重要である．たとえば腹痛であれば，腹部全体かあるいは心窩部や左右季肋部などの一部に限局するのか？　鈍痛なのか，鋭い痛みなのか？　その痛みは放散するか，その部位に局在しているか？　食後に起こるのか，空腹時に起こるのか？　体動により増悪するのか，否か？　など詳細に問診する．

d. 随伴症状

たとえば頭痛を主訴にする場合に，吐気があるか？　眩暈や耳鳴りがするか？　眼痛を伴っているか？　などの随伴症状の有無も，大切な問診事項である．

このように順序を立て，詳細かつ正確な現病歴の聴取なしには，診断は不可能である．「問診」はもっとも重要かつ大切な診断手段であることを銘記すべきである．また問診のあいだに，知的水準，感情の動きや神経質か否かなど，患者の精神状態をも把握する．

3 既往歴 past history（PH）

過去に罹患した疾病などについての問診が既往歴であり，現在罹患している疾病を診断していくうえで重要である．以下の事項にて，その内容を示す．

a. 出生状況と発育状態

満期出産か早期出産か，幼少時の発育状態，病気に罹患しやすかったか否かの健康状態，幼少時に罹患しやすい感染性疾患（麻疹，風疹，耳下腺炎，猩紅熱，百日咳，水痘やリウマチ熱）の有無や，出生地とその後の生活場所などを聴取する．

b. 過去に罹患した疾病

既往疾病の聴取に際し，単に医師から告げられた病名のみならず，そのときの症状，経過と治療内容などをくわしく聞き出すことが大切である．

聴取すべき重要な既往疾病を，表2-1に示した．

c. アレルギー

薬物や食物などにアレルギーがあるか否かと，その薬物・食物名を聴取する．

d. 輸血歴

過去に輸血を受けたか否かを聴取する．

e. 月　経

女性では非常に重要な問診事項である．初潮年齢，月経の規則性と最終月経日，月経異常と異常性器出血，閉経年齢を必ず聴取する．

f. 生活環境と生活習慣

飲酒や喫煙の習慣の有無と，その量および期間，薬物服用の有無とその種類，食欲，便通状態，睡眠状態，職場環境（職業病），外国生活の有無（風土病），ペット飼育の有無（感染症，アレルギー性疾患）などを聴取する．また，体重の急激な増減は，重要な問診事項である．

表2-1. 聴取すべき重要な既往疾病

感染症	結核，ウイルス性肝炎，性病など
呼吸器疾患	気管支喘息，肺炎，塵肺など
循環器疾患	高血圧症，虚血性心疾患，不整脈，弁膜症，先天性心疾患など
消化器疾患	潰瘍，胆石症，虫垂炎など
腎疾患	蛋白尿，腎炎，ネフローゼ症候群など
代謝性疾患	糖尿病，脂質異常症，痛風など
脳血管疾患	脳出血，脳梗塞など
悪性腫瘍	各種臓器の癌および肉腫，血液悪性腫瘍など
手術歴と外傷	

4 家族歴 family history（FH）

家族歴の聴取に際しては，患者のみならず家族全員のプライバシーの侵害にもつながることであり，インフォームド・コンセントが得られるよう十分に留意する．血友病のごとく遺伝性素因が発症に強く関係すると考えられる疾患では，本人への問診とともに，家族や近親者の問診と診察を必要とする場合もある．家族的に出現する疾病には，遺伝素因による疾患，食餌やその他の生活環境を同じくするために発症率が高くなる疾患，伝染性疾患や地域集積性に発生する疾患がある．

以上の要因を考えると，家族歴の聴取に際し重要な疾患は，糖尿病，高血圧症，循環器疾患，脳血管障害，脂質異常症，悪性腫瘍，血液・造血器疾患，喘息，結核，ウイルス性肝炎，リウマチ性疾患，アレルギー性疾患，薬物過敏症，精神疾患などである．

C. 身体所見のとり方

患者を診察して得られた身体状態を**現症** present status（PS）といい，そのための診察が身体検査 physical examination である．身体検査法には，視診，触診，打診，聴診の四つの診察法が用いられる．

1 視　診 inspection

視覚により，全身状態を観察する診察法である．

a. 体格と栄養

年齢と性，および身体各部の釣合いとしての身長，体格，筋肉の発達とその異常，皮下脂肪の発達，るいそう（標準体重よりも20%以上の低下）と肥満などの栄養状態，四肢，頭部や胸郭の変形と奇形などを，入室時の全身観察で診る．

b. 体位，姿勢と歩行状態

起坐呼吸などの体位，頸部，胸部と腰部の弯曲などの異常姿勢，跛行や小刻み歩きなどの歩行状態，振戦や口唇ジスキネジーなどの不随意運動を診る．

c. 顔貌と意識・精神状態

顔面色（紅潮か蒼白か）と，苦悶状，無欲状，不安状，仮面状や浮腫状か否か，眼球突出や口唇浮腫などを診る．

顔貌とともに，患者の態度や問診応答から，意識状態と精神状態を推察する．

d. 皮膚と粘膜

皮膚色と色素沈着，乾燥，湿潤と柔軟性，出血斑，発疹，血管拡張と腫瘤の有無，口腔粘膜や眼瞼結膜の貧血，黄疸やチアノーゼの有無，口角炎や口唇硬結，舌，咽頭や扁桃の腫脹や萎縮等の異常など，視診により観察できる身体所見は多々ある．

2 触 診 palpation

手指を用いて，身体を触れることにより，異常の有無を観察する診察法である．

① 皮膚の乾燥度，発汗状態と体温．
② 脈拍．
③ 腫脹と腫瘤：リンパ節腫脹，耳下腺腫，顎下腺腫，甲状腺腫，乳腺腫瘍，肝・脾腫，腎腫大や腹部腫瘍など．
④ 浮腫，圧痛部位．
⑤ 腹水と腹壁の筋性防御．
⑥ 直腸診：前立腺肥大，直腸癌や痔核．

3 打 診 percussion

a. 指指打診法

手指を用いて身体の一部を叩くことで生ずる音の性状により，異常の有無を知る診察法である．

① 胸部：心臓の大きさ，鼓音か濁音かによる，肺の含気量の多少や胸水の貯留．

② 腹部：ガスの貯留，腹水，肝腫と脾腫．

b. ハンマーによる打診法

腱反射の増減や異常反射の出現の有無を調べる神経学的診察法である．

4 聴 診 auscultation

聴診器を用いての，主に心臓および肺疾患の有無の診察法であるが，腹部の腸雑音や振水音を聴取するときにも用いられる．

a. 心音の聴診

心臓弁膜症や先天性心疾患の診断には不可欠であり，また心機能状態の診断にも役立つ．

1. 心音の聴診部位と聴診順序

僧房弁領域（心尖部），Erb の領域（第3肋間胸骨左縁），肺動脈弁領域（第2肋間胸骨左縁），大動脈弁領域（第2肋間胸骨右縁），三尖弁領域（第5肋間胸骨右縁）の順に心音を聴診する．

2. 正常の心音

第I音（心室収縮の開始時）と第II音（心室拡張の開始時）の二つの音が聴かれる．第I～II音間隔は収縮期，第II～I音間隔は拡張期に相当する．幼小児は正常でも，第III音（第II音直後）や第IV音（第I音直前）がしばしば聴取される．

3. 心音の分裂，亢進と減弱

弁膜症，先天性心疾患，高血圧症や心不全などの心疾患によることが多いが，興奮や肥満など，必ずしも心疾患を意味しないこともある．

4. 過剰心音

僧房弁狭窄症で聴取される**僧房弁開放音 mitral opening snap** は，診断上きわめて重要である．

5. 奔馬調律 gallop rhythm

第I音と第II音以外に，第III音または第IV音の亢進により三拍子の心音として聴取される．III音奔馬調律およびIV音奔馬調律はともに，心筋の衰弱による心不全の徴候であることが多い．

6. 心雑音 heart murmur

心臓弁の閉鎖不全や狭窄，上行大動脈や肺動脈の拡張，心室や血管の異常な連結などにより発生した乱流が原因となる．心雑音は心周期のどの時相に発生するかにより，**収縮期雑音 systolic murmur** と**拡張期雑音 diastolic murmur** に，また病的な**器質性雑音 organic murmur** と，多くは無害の**機能性雑音 functional murmur，innocent murmur**

表2-2. 収縮期心雑音のレバイン分類

第Ⅰ度 (very slight)	ごく微弱な雑音で，注意深い聴診でのみ聴くことができる
第Ⅱ度 (slight)	聴診器をあてた途端に聴きとれるが，弱い雑音
第Ⅲ度 (moderate)	明瞭に聴取できる中等度の雑音.（第Ⅱ度とⅤ度の中間で，弱い雑音）
第Ⅳ度 (loud)	明瞭に聴取できる強い雑音.（第Ⅲ度に比べて，耳に近く聞こえる）
第Ⅴ度 (very loud)	もっとも大きな雑音であるが，聴診器を胸壁から離すと聴こえなくなる
第Ⅵ度 (loudest possible)	聴診器を胸壁から離しても聴くことができる雑音

に分類される.

心雑音の聴取には，時相とともに，部位と最強点，強さ（音量），音質，呼吸との関係などを検討する. 音量の程度は，レバイン Levine 分類により記載する（表2-2）.

b. 肺野の聴診

正常呼吸音と異常呼吸音を鑑別する. 異常呼吸音には，呼吸音が減弱や延長して変化したものと，正常ではまったく聴取しないラ音がある.

1. ラ 音 rale

分泌物，膿や血液などが存在する気管支内を，空気が通過することにより生ずる異常呼吸音である. ピーピー音 piping，ギューギュー音 sibilant，ブツブツ音（水泡音 bubbling）など，個々の肺疾患により特徴のあるラ音が聴診される.

D. カルテの記載

1 POS と POMR

ウィード Weed（米国）は，病歴，身体所見，臨床検査と放射線学的検査により収集した情報を，系統的・組織的に理解して整理するカルテの記載を提唱した. この考え方は，**問題志向システム problem oriented system（POS）**と呼ばれ，診断や経過の観察を総合的かつ容易にしうる.

POS の考えによるカルテの記録が，problem oriented medical record（POMR）で，以下のように記載する.

a. 基礎データ patient data base

① 病歴（MH），② 現症（PS），③ 臨床検査データ clinical examination data，の基礎となる患者情報を記載する. ① の病歴は，患者像 patient profile，主訴（CC），現病歴（PI），既往歴（PH），家族歴（FH），生活様式，嗜好品などで構成される.

b. 問題リスト problem list

基礎データの中から，問題となる解決すべき症状 symptoms，身体所見 physical findings，signs と臨床検査データなどの問題点を抽出し，活動性 active（ただちに解決すべき問題点），および非活動性 inactive（緊急性を要しないが，経過や予後の判定のために分析すべき問題点）に分けて記載する.

c. 初期計画 initial plan

problem list に取り上げられた個々の問題点に対し，診断計画（diagnostic plan：Dx），治療計画（therapeutic plan：Tx）とともに，看護上の計画も同一カルテに記載する.

d. 経過記録 progress note

日々の患者の病態を，自覚的症状 subjective symptoms（S），客観的データ objective data（O），評価 assessment（A），当面の処置や治療 treatment（Rx），今後の検査などの診断計画（Dx）と治療計画（Tx）：plan（P），の順に明確に記載する.

このような記載方法（POMR）により，医師・歯科医師，看護師と患者とのあいだでの疾病の理解や説明の不統一が避けられる. また常に進歩的な意見の交換と最善の治療法の選択がなされることが期待され，カルテ記録の主流となっている.

E. 生命徴候の診察

生体が生きている状態を示す重要な指標である. ① **体温**，② **脈拍**，③ **血圧**，④ **呼吸**，⑤ **意識レベル**，を生命徴候 vital sign という. これらは，ショック状態か否かの判定など，救急時の緊急度の判定に重要な徴候である.

1 体　温 body temperature

　重要臓器の温度を体温と称するが，それは動脈血の温度にほぼ匹敵する．動脈血の温度を頻回に測定することは困難であり，通常は腋窩温，口内温または直腸温を体温計により測定し，体温としている．直腸温がもっとも高く，口内温，腋窩温の順で 0.2〜0.4℃ずつ低くなる．

　正常体温にはかなりの個人差があるが，36〜37℃のあいだにある人が多い．早朝は低く，午後から夕刻にかけて 0.5〜1.0℃ 高くなる．37〜37.9℃を微熱，39℃以上を高熱と称し，35℃未満を低体温症という．ショック状態では急激な体温低下と低体温の持続が認められ，重要なバイタルサインである（「F. 主な内科的症候」p3-1 参照）．

2 脈　拍 pulse

　脈拍は，心臓収縮により大動脈に駆出された血液の波動が引き起こす，末梢動脈血管壁の拍動である．示指，中指と薬指の 3 指で，通常は左右の橈骨動脈を触診する．頸動脈，上腕動脈，大腿動脈，膝窩動脈や足背動脈でも触知される．

　① 脈拍数，② リズム，③ 大きさ，④ 緊張度，を診る．ショック状態では脈拍は触知不能なくらいに微弱となり，不整脈を認めることもある．

a. 脈拍数 pulse rate

　脈拍数は，末梢動脈に伝えられる心拍数の頻度であり，通常は 1 分間の拍動で表す．**安静時の健康成人では 65〜85/分である．乳幼児は 100〜120/分，老人では 60/分くらいまでは正常**と考えてよい．

　安静時の成人では，100/分以上は頻脈 tachycardia，60/分以下は徐脈 bradycardia といい，病的な場合が多く，原因を検索すべきである．期外収縮や心房細動などの不整脈をきたす疾患では心拍数より脈拍数が少なく，脈拍欠損 pulse deficit という．

b. リズム

　整脈と不整脈に分けられる．正常では，脈拍は規則正しく一定の間隔で拍動しており，整脈という．**心臓になんらかの異常が生じ，不規則な拍動となった心拍すなわち脈拍を，不整脈 arrhythmia** という．

多くの種類の不整脈があり，触診により診断できることが多いが，心電図により確定診断をして原因疾患を検索する．不整脈は重要な心疾患の症状の一つであるが，重篤な心疾患でも不整脈をきたさないことや，器質的心疾患がなくても不整脈が発生することがある．

3 血　圧 blood pressure（BP）

　血流が血管壁に及ぼす圧力（血管内圧）で，静脈圧と動脈圧がある．一般には動脈圧 arterial blood pressure を，血圧（BP）と称する．ショック状態では，心拍出量の急激な減少や末梢循環不全をきたし，急激な血圧低下が起こる．

　血圧測定は，バイタルサインのチェックの中でもっとも重要である．

a. 血圧測定法

　血管内へ挿入した血圧測定用カテーテルによる直接法と，血圧計を用いて測定する間接法がある．間接法は直接法に比し，約 8 mmHg 低い値をとる．一般臨床では，上腕動脈に血圧計を巻く間接法が用いられる．

　間接法は，**利き手の上腕にマンシェットを巻き，通常は座位で測定する**．触診法（橈骨動脈の拍動を触診する）は最高血圧のみが，聴診法（上腕動脈の拍動を聴診する）は最高血圧と最低血圧が測定できる．

　なお，「水銀に関する水俣条約」の発効に伴い，2020 年以降，水銀を使った機器の製造ならびに輸出入が原則として禁止されるため，水銀血圧計も回収事業が推進されており，今後は電子血圧計が主として使用されることになる．

b. 最高血圧，最低血圧，脈圧と平均血圧

　動脈の最高血圧（収縮期血圧 systolic BP）は，心臓の収縮力と大動脈の圧力および弾力により，**最低血圧（拡張期血圧 diastolic BP）**は，末梢血管抵抗と血流量および血液粘稠度により，決定される．

　脈圧 pulse pressure とは最高血圧と最低血圧の差であり，最低血圧に脈圧の 1/3 を加えた値が**平均血圧**（mean BP）である．

4 呼　吸 respiration

　呼吸とは，空気の肺内への出入り機能で，肋間

筋の運動による胸郭型呼吸と横隔膜の上下による腹式呼吸がある．通常は，これらの合併した胸腹型呼吸がなされている．

ショック状態では，呼吸不全をきたし頻呼吸や過呼吸となり，また呼吸のリズム異常やラ音を聴取することがある．

a. 呼吸数と呼吸のリズム

正常成人の呼吸は規則正しいリズムで行われ，**呼吸数は14〜20回/分**で，年齢とともに減少する．呼吸数が増加する頻呼吸 tachypnea は心不全，肺炎，髄膜炎や発熱時などで，呼吸数が減少する徐呼吸 bradypnea は頭蓋内圧亢進や気管支閉塞などで認められる．

b. 呼吸の異常

1. 過呼吸 hyperpnea

深い呼吸であり，頻呼吸とは区別される．1回の換気量の増大した状態である．

2. 無呼吸 apnea

呼吸運動が一過性に停止した状態である．

3. 過換気 hyperventilation

頻呼吸と過呼吸が合併した，速くて深い異常な呼吸である．糖尿病性昏睡時に出現する，**クスマウル Kussmaul 大呼吸**が代表的である．心因性に過換気が起こる病態を，過換気症候群という．

4. 周期性呼吸 periodic respiration

過換気が起こった後に徐々に呼吸が浅くなり，ついには一時的に無呼吸となるが再び過換気が起こるという呼吸運動である．進行した左心不全で認められる**チェーン・ストークス Cheyne-Stokes 呼吸**が，典型例である．

5. 呼吸困難 dyspnea

不快な努力と意識をして呼吸をせざるをえないという自覚症状である．気管支喘息では，吸気は楽にできるが呼気がしにくい呼気性呼吸困難が，上気道閉塞性疾患では，吸気が延長し呼吸困難と喘鳴を伴う吸気性呼吸困難が，みられる．両者が合併し頻呼吸となる混合型呼吸困難は，肺炎，胸膜疾患や心不全でみられる．

6. 起坐呼吸 orthopnea

坐位での呼吸は楽だが，臥床すると呼吸困難となる状態である．心不全や気管支喘息でみられる．

5　意識レベル level of consciousness

言葉，痛み，音，光と体位変換などの刺激に対する反応で，意識レベルが判断される．

a. 失　神 syncope

一過性に短時間のみ意識が失われ，すぐに回復する意識障害である．

b. 意識混濁

持続的に長時間にわたって意識が失われる昏睡および，その前段落とがあり，区別される．

1. 傾　眠 somnolence

刺激に応じて覚醒し，簡単な質問には答えるがすぐに意識が混濁する意識状態である．

2. 昏　迷 stupor

開眼しているが外部刺激に反応せず，無動作で無言の状態だが強い刺激には反応する意識状態である．

3. 半昏睡 semicoma

無反応に閉眼しており，ときに不随意に四肢を動かし，痛み刺激に反応する意識状態である．

4. 昏　睡 coma

意識が完全に消失したもっとも重篤な意識障害である．閉眼して四肢の自動運動はなく，角膜反射や瞳孔反射が消失し，刺激にまったく反応しない意識状態である．

c. 意識の質の変化

1. せん妄 delirium

幻覚や妄想などの異常感覚と，不安焦燥や精神的興奮状態をきたす状態である．

2. 錯　乱 confusion

精神的興奮状態をきたし，意識レベルが軽度に障害された状態である．

3. 朦　朧 twilight state

軽い意識障害で，その場の判断力はあるが，全体的な判断や思考が障害されている状態である．

d. 意識レベルの重症度分類

客観的に判断するための評価方法として，世界的に認知されている Glasgow Coma Scale（GCS）や，日本で慣用されている Japan Coma Scale（JCS, 表2-3）が用いられる．

E. 生命徴候の診察

表2-3. Japan Coma Scale（JCS）

Ⅰ．刺激しないでも覚醒している状態（1桁で表現）	
1	だいたい意識清明だが，今ひとつはっきりしない
2	見当識障害がある
3	自分の名前，生年月日が言えない
Ⅱ．刺激に応じて一時的に覚醒する状態（2桁で表現）	
10	普通の呼びかけで容易に開眼する
20	大きな声または体を揺さぶることにより開眼する
30	痛み刺激を加えつつ呼びかけ続けると，辛うじて開眼する
Ⅲ．刺激をしても覚醒しない状態（3桁で表現）	
100	痛み刺激に対し，払いのけるなどの動作をする
200	痛み刺激で少し手足を動かしたり，顔をしかめたりする
300	痛み刺激に反応しない

このほか，R（不穏）・I（失禁）・A（自発性喪失）などの付加情報をつけて，JCS 200-I などと表す．

F. 主な内科的症候

1 体温異常

発熱 fever は，異常な体温上昇である（E．生命徴候の診察 1 体温，p.20 参照）．発熱をきたす病態としては，感染症，悪性腫瘍，膠原病，血液疾患，内分泌・代謝疾患などがあり，熱型により原因疾患が推測される（第13章図13-1，p.387参照）．

不明熱 fever of unknown origin（FUO）とは，古典的な定義もあるが，最近では，38.3℃以上の発熱が数回みられ，入院での3日間の検査や外来での3回以上の受診でも診断がつかないものをいう．通常考えられる疾患は，① 感染症，② 非感染性炎症性疾患（膠原病など），③ 腫瘍性疾患，④ 薬物熱，⑤ 人工的発熱（毒物，体温計の問題），⑥ その他，である．

2 全身倦怠感

全身倦怠感 fatigue は，あらゆる疾患で高頻度に認める訴えである．大きくは，身体性（器質的疾患）と心因性（精神性疾患）に分けられる．

慢性疲労症候群 chronic fatigue syndrome（CFS）という概念は，日常生活に影響を与えるような著しい慢性疲労が6ヵ月以上持続する原因不明の症候群である．本邦での頻度は欧米に比べると低いとされるが，微熱，咽頭痛，リンパ節腫脹，筋肉痛，頭痛，関節痛など，多彩な症状を示す．

3 体重異常（体重増加・減少）

体格指数 body mass index（BMI）は，体重（kg）/身長×身長（m²）で求め，標準体重は BMI 22 である．**肥満**は，BMI 25 以上，**やせ**は，標準体重の20％以下とされる．肥満の原因は，原発性肥満が90％以上を占め，ほかに，二次性肥満（内分泌性，遺伝性，視床下部性）がある．臨床的に，肥満に伴う合併症（糖尿病，高血圧，脂質異常症など）を併発しやすい内臓脂肪蓄積型肥満が重要視されている．内臓肥満の判定には，腹部 CT 断面像による判定（内臓脂肪面積が $100 \, cm^2$ 以上）や，臍レベルでの腹囲測定（男性85 cm 以上，女性90 cm 以上）が用いられる．なお，動脈硬化性疾患発症のリスクを高める複合因子を表すメタボリックシンドローム metabolic syndrome という概念が統一されてきており，その診断基準は図2-1のとおりである．一方，やせの原因は，悪性疾患，感染症，消化器疾患，内分泌・代謝疾患，腎疾患，精神疾患などさまざまである．

4 ショック shock

全身の急性循環不全が生じ，重要臓器の機能維持に必要な十分な酸素と栄養素を供給する血液循環が障害され，それに伴うさまざまな異常状態をいう．以下の4つに分類される．① 循環血液量減少性ショック（出血性ショック），② 血管抵抗低下性ショック（アナフィラキシーショック，神経原性ショック，敗血症性ショック），③ 心拍出量低下性ショック（心筋性，機械性，不整脈），④ 左室充満不全性ショック（心タンポナーデ，収縮性心膜炎，重症肺塞栓症，緊張性気胸）．

5 意識障害 unconsciousness

脳に一次的な原因のある場合と，脳以外に原因がある二次的なものに分けられる．

一次性（頭蓋内疾患）は，脳血管障害，脳腫瘍，硬膜下血腫，髄膜炎，脳炎などにより，二次性（代謝性）は，ショック，中毒，敗血症，肝不全，腎

```
腹腔内脂肪蓄積
ウエスト周囲径                    男性≧85 cm
                                  女性≧90 cm

（内蔵脂肪面積  男女とも≧100 cm² に相当）

上記必須項目に加えて以下のうち2項目以上

高トリグリセライド血症           ≧150 mg/dl
    かつ/または
低 HDL コレステロール血症        ＜40 mg/dl      男女とも

収縮期血圧                        ≧130 mg/dl         高トリグリセライド血症,
    かつ/または                                      低 HDL-C 血症, 高血圧,
拡張期血圧                        ≧85 mg/dl          糖尿病に対する薬剤治療を
                                                     受けている場合は, 各々の
空腹時高血糖                      ≧110 mg/dl         項目に含める

              8 学会策定基準    2005 年 4 月
```

図 2-1. メタボリックシンドロームの診断基準

表 2-4. 頭痛の分類（国際頭痛分類第 3 版）

Ⅰ　一次性頭痛（機能性頭痛）
片頭痛, 緊張性頭痛, 群発性頭痛, 三叉神経・自律神経性頭痛など
Ⅱ　二次性頭痛（症候性頭痛）
頭頸部外傷（硬膜下血腫など）, 頭頸部血管障害（くも膜下出血, 脳出血, 脳梗塞など）, 非血管性頭蓋内疾患（脳腫瘍など）, 感染症（全身感染症, 髄膜炎, 脳膿瘍など）, 顔面・頭蓋の構成組織の疾患（副鼻腔炎, 緑内障など）, 精神疾患（うつ病など）, 薬剤（血管拡張剤など）, その他（高血圧性脳症, 低酸素血症など）
Ⅲ　頭部神経痛, 中枢性・一次性顔面痛

不全, 重症膵炎, 血糖異常（高血糖・低血糖）, てんかん発作後などにより, その他, ヒステリーなど精神疾患でも起こる. 意識レベルの臨床的分類は JCS の分類法（表 2-3）がある（E. 生命徴候の診察 ⑤ 意識レベル, p.21 参照）.

6 頭　痛 headache
（表 2-4：頭痛の分類（国際頭痛学会））

原因はさまざまであり一次性頭痛と二次性頭痛がある. 一次性は, 慢性頭痛あるいは機能性頭痛と呼ばれるもので, 片頭痛, 緊張型頭痛, 群発頭痛がある. 二次性（症候性）は, 脳の器質的疾患が原因で起こる頭痛である. なお, 頭重感とは, 頭が重い・頭がしめつけられる感じがすることをいい, 頭痛の一種であり, 頭痛と同様の原因で生

じる.

頭痛は, 機能性頭痛が最も多く, なかでも緊張型頭痛が多く, 次いで片頭痛, 群発頭痛である. 頭痛患者の診察で最も重要なことは, 緊急処置の必要性を判断することである. くも膜下出血や髄膜炎や脳出血などを疑い, 非常に強い頭痛, 発熱を伴う頭痛, 髄膜刺激症状などの神経症状や眼底検査でのうっ血乳頭などを認めるものでは, 緊急の脳 CT・MRI などが必要となる.

7 けいれん convulsion

発作性, 不随意性の骨格筋の強い収縮であり, 全身の筋肉に起こる場合と限局した筋肉群に起こる場合がある. 筋肉のれん縮が, 一定時間持続的に起こるものを強直性けいれん tonic convulsion, れん縮と弛緩が交互に繰り返し起こるものを間代性けいれん clonic convulsion という. 原因としては, てんかん, 脳腫瘍, 髄膜炎, 脳血管障害, 低 Ca 血症, 低血糖症, 尿毒症, 中毒, ヒステリーなどがある.

8 めまい vertigo

めまいにはさまざまな症状があり, 回転性めまい vertigo（自身や周囲が回転する）, 動揺性めまい dizziness（ふらつき）, 失神性めまい black out（眼前暗黒感）などがある. 悪心・嘔吐, 冷汗などを伴うことが多い. 原因としては, 末梢性（良性発作性頭位めまい症, メニエール Ménière

F. 主な内科的症候

表 2-5. 脱水をきたす疾患

1. 水欠乏による脱水
水分摂取不足：消耗性疾患，上部消化管閉塞，精神疾患
腎外性水分喪失：下痢，発熱，発汗過多，過換気
腎性水分喪失：高血糖，利尿剤，尿崩症，慢性腎不全，急性腎炎多尿期
医原性：不適切な高張輸液投与
2. Na 欠乏による脱水
腎外性体液喪失：嘔吐，下痢，出血，持続吸引，熱傷，滲出性皮膚炎
腎性体液喪失：慢性腎炎，副腎機能不全，利尿薬過剰投与
血管外への移行：腸閉塞，腹膜炎，重症急性膵炎
医原性：不適切な低張輸液投与，過度の利尿薬

病など）のものが多く，次に中枢性（小脳・脳幹の出血・梗塞）などがある．

9 脱 水 dehydration
（表2-5：脱水をきたす疾患）

脱水とは，体液量が減少した状態をいう．細胞外液が喪失する volume depletion と，主として水が失われる dehydration の両方を含む．脱水は，細胞外液のみならず細胞内液にも多大な影響を及ぼす．水欠乏性脱水と Na 欠乏性脱水に分けられるが，多くは，両者混合性の欠乏となる．

10 浮 腫 edema

浮腫とは，細胞外液のうち組織間液が異常増加した状態であり，むくみや体重増加などの主訴を訴えることが多い．浮腫の局在により全身性と局所性とに分けられる．通常の浮腫は圧迫するとへこむ pitting edema であるが，甲状腺機能低下症やリンパ浮腫では圧迫してもへこまない non-pitting edema が特徴的である．全身性は，心疾患，肝疾患，腎疾患，内分泌疾患，栄養障害，薬剤性などにより起こり，局所性は，血管性（静脈性），リンパ管性，炎症性，血管神経性などによる．浮腫をきたしやすい薬物としては，非ステロイド抗炎症薬 non-steroidal anti-inflammatory drugs（NSAIDs），血管拡張薬，ホルモン剤（副腎皮質ホルモン，エストロゲン），甘草，降圧薬（アンジオテンシン変換酵素 angiotensin-converting enzyme（ACE）阻害薬，Ca 拮抗薬），糖代謝改善薬などがある．

11 咳（咳嗽）cough・痰（喀痰）sputum

咳は，気道粘膜下に存在する咳受容体への機械的・化学的刺激が，脳幹の咳中枢を介して咳反射を起こすものである．痰は，気道粘膜に炎症が生じると，粘液の過剰分泌が起こり，気道内に分泌物の停滞が生じ，その停滞した気道分泌物が，気道の咳反射によって喀出したものである．性状は，漿液性，粘液性，膿性，血性に分けられ，とくに細菌感染を伴うと膿性を呈する．

咳には，痰を伴う湿性咳 productive cough と伴わない乾性咳 dry cough がある．湿性咳の原因は，急性・慢性気管支炎，気管支拡張症，気管支喘息，肺炎，肺化膿症，肺結核，肺水腫，左心不全などで，乾性咳の原因としては，急性上気道炎，咳喘息，化学性刺激物質の吸入，中枢気道に対する腫瘍浸潤などの気道系疾患，間質性肺炎などの肺疾患，自然気胸など胸膜刺激によるもの，降圧剤の ACE 阻害薬に伴うもの，心因性などがある．

12 喘 鳴 wheeze, stridor

狭窄した気道を空気が通り抜けることによって生じる雑音で，聴診をしなくても「ヒューヒュー」「ゼーゼー」と聞こえる場合が多い．上気道の狭窄で生じる音を stridor（急性喉頭蓋炎，上気道異物など），下気道で生じる音を wheeze（気管支喘息，急性細気管支炎，慢性閉塞性肺疾患 chronic obstructive pulmonary disease（COPD）など）と呼ぶ．

13 チアノーゼ

チアノーゼ cyanosis は，皮膚や粘膜が青紫色〜暗紫色に変化する徴候を指す．還元ヘモグロビン量 5 g/dl 以上，メトヘモグロビンが 0.5 g/dl 以上でみられる．耳介，口唇，爪床，頬隆起部などに出現しやすい．チアノーゼの程度は，還元ヘモグロビンの絶対量に比例するので，貧血では認めにくく，多血症で出現しやすい．チアノーゼを来す病態は，先天性心血管奇形，呼吸機能障害などによるものが多い．

表 2-6. 胸痛をきたす疾患

循環器系	虚血性心疾患，大動脈弁狭窄症，僧帽弁逸脱症，肥大型心筋症，心外膜炎，心筋炎，解離性大動脈瘤，肺塞栓，肺高血圧症
呼吸器系	胸膜炎，気管支炎・肺炎，自然気胸，肺癌，縦隔炎，縦隔腫瘍
消化器系	逆流性食道炎，食道痙攣，特発性食道破裂，マロリー・ワイス Mallory-Weiss 症候群，胆囊炎・胆管炎，胆石症，急性膵炎，胃十二指腸潰瘍
整形外科系	頸椎疾患，脊椎・肋骨骨折，肩関節周囲炎，肋間神経痛，帯状疱疹
精神科系	パニック障害，不安神経症，うつ病

表 2-7. 動悸をきたす疾患

不整脈によるもの
期外収縮，頻脈，心房細動・心房粗動，徐脈性不整脈（洞不全症候群，房室ブロック）
不整脈以外によるもの
逆流性弁膜疾患（大動脈弁閉鎖不全，僧帽弁閉鎖不全），左右短絡疾患（心房中隔欠損，心室中隔欠損），心不全，大動脈弁狭窄症，高血圧
心疾患のないもの
呼吸器疾患，貧血，発熱，低血糖，甲状腺機能亢進症，褐色細胞腫，薬物（ジギタリス，カテコラミン），嗜好品（タバコ，コーヒー，アルコール）
心因性
パニック障害，不安神経症，過換気症候群

14 呼吸困難（息切れ）dyspnea

呼吸困難とは，呼吸をするのに努力が必要であるか，呼吸に伴い不快感を自覚する状態をさす．急性発症か慢性発症かの区別が重要である．急性では，肺炎，肺塞栓症，心筋梗塞，大量出血，気胸，気管支喘息発作などがあり，慢性では，COPD などがある．

15 胸　痛 chest pain
（表 2-6：胸痛をきたす疾患）

胸痛をたきす疾患と病態はさまざまである．胸痛以外に，圧迫感や不快感などを伴うことも多い．原因は多岐にわたるが，生命に関わる疾患（急性心筋梗塞，解離性大動脈瘤，肺塞栓症など）の存在の有無をまず考慮すべきである．心筋梗塞や狭心症では，寒冷時，労作時・歩行時に症状が出現しやすく，身体をひねったり伸展した時などに発症した激烈な胸背部痛は急性大動脈解離を疑う．骨盤腔内手術後や長時間安静後に発症したものは肺塞栓症を疑う．

16 動　悸（心悸亢進）palpitation
（表 2-7：動悸をきたす疾患）

心臓の拍動や脈の乱れを不快と自覚する症状であり，このなかに脈拍異常（頻脈・徐脈・不整脈）も含まれる．頻脈とは，脈拍数が 100/分以上（貧血，甲状腺機能亢進症，ショック初期，頻脈性不整脈），徐脈とは，脈拍数が 60/分以下（脳圧亢進，甲状腺機能低下症，迷走神経緊張状態，徐脈性不

整脈）を言う．動悸の原因としては，不整脈 arrhythmia が多いが，他の心疾患，非心疾患，心因性（心臓神経症）などによるものがある．

17 血圧上昇・低下（高血圧 hypertention・低血圧 hypotention）

血圧の異常は，高血圧と低血圧に分けられる．高血圧の診断基準は第 13 章表 3-9，p.79 のとおりである．一般的に 40 歳以上の約 80～90％は本態性高血圧（原因不明）で，原因の明らかなものは，腎性，内分泌性，神経性，薬剤性などがある．低血圧は，収縮期 100 mgHg 以下をさす．最近の日本のガイドラインでは，診察室血圧と家庭血圧の間に差がある場合は，家庭血圧による診断を優先するとしている．

18 食欲不振 anorexia

食欲不振（食思不振）とは，食欲が低下ないし消失した状態である．食欲のコントロール中枢は，視床下部にある空腹中枢と満腹中枢である．最近，レプチン（脂肪細胞から分泌されるホルモン）が，食欲を抑えエネルギー代謝を高めて，体重増加を抑制し，逆に，胃と小腸から分泌されるグレリンは，食事摂取量を増加させ，エネルギー代謝を低下させることが明らかになってきている．

食欲不振をきたす疾患としては，消化器疾患では，すべての疾患が原因となるが，消化器以外では，中枢神経系疾患，代謝・内分泌疾患，呼吸器疾患，循環器疾患，腎疾患，血液疾患，感染症，

F. 主な内科的症候

表 2-8. 悪心・嘔吐をきたす疾患

消化器疾患	消化管閉塞（イレウス），逆流症食道炎，急性胃腸炎，胃・十二指腸潰瘍，胃癌，腹膜炎，胆嚢・胆管炎，膵炎，膵癌，虫垂炎，憩室炎，機能性ディスペプシア
消化器以外の疾患	
中枢神経系疾患	脳腫瘍，脳血管障害，髄膜炎，メニエール病，片頭痛，乗り物酔い
循環器疾患	虚血性心疾患，うっ血性心不全
内分泌・代謝疾患	糖尿病性ケトアシドージス，尿毒症，副腎不全
薬剤・中毒	抗悪性腫瘍薬，ジギタリス，麻薬，食中毒，アルコール中毒
心因性	ヒステリー，うつ病，神経症
その他	妊娠性悪阻，緑内障

表 2-9. 腹痛をきたす疾患

消化器疾患	
胃腸	胃・十二指腸潰瘍，急性胃炎，アニサキス症，機能性ディスペプシア，悪性腫瘍，虫垂炎，虚血性大腸炎，炎症性腸疾患，感染性腸炎，憩室炎，過敏性腸症候群，腸閉塞，便秘
肝胆膵	急性胆嚢・胆管炎，胆石症，急性膵炎，慢性膵炎，悪性腫瘍，胆道ディスキネジア
他臓器疾患	
泌尿器	尿路結石，腎盂腎炎，悪性腫瘍
婦人科	子宮外妊娠，子宮付属器炎，子宮内膜症，悪性腫瘍
循環器	虚血性心疾患，大動脈解離，腸間膜動脈血栓症
全身疾患	
	ヘノッホ・シェーンライン Henoch-Schönlein 病，ポルフィリン症，糖尿病性ケトアシドージス

表 2-10. 下痢の原因

急性下痢
1）感染：細菌性，ウイルス性，原虫性，偽膜性腸炎，MRSA 腸炎
2）中毒：食中毒（毒素産生菌），有毒化学物質（ヒ素・水銀など）
3）食物：食物アレルギー，刺激性物質，アルコール
4）その他：薬物，虚血性大腸炎，腸間膜動静脈血栓症，心因性

慢性下痢
1）分泌性下痢：ホルモン産生腫瘍，回腸切除術後，アミロイドージス
2）浸透圧性下痢：下剤，吸収不良症候群，蛋白漏出胃腸症，短腸症候群
3）脂肪性下痢：慢性膵炎，ウィップル Whipple 病，セリアック・スプルー
4）炎症性下痢：炎症性腸疾患，放射線性大腸炎，好酸球性胃腸炎，腸結核，アメーバ赤痢
5）腸管運動異常性下痢：過敏性腸症候群，糖尿病性神経障害

MRSA：メチシリン耐性黄色ブドウ球菌 methicillin-resistant *Staphylococcus aureus*.

20 腹 痛 abdominal pain
（表 2-9：腹痛をきたす疾患）

　腹部領域の痛みで，最もありふれた症状だが重要な症候である．痛みは機序により，以下の 4 つに分けられる．

① 内臓自体に基づくもの（内臓痛）：内臓の過伸展，拡張，収縮などによるもので，疼痛部位が限局しないことが多く，鈍痛で，周期的な強弱があることが多いが，胆石症のように刺されるような痛み（疝痛 colic pain）の場合もある．

② 腹膜刺激によるもの（体性痛）：壁側腹膜，腸間膜，横隔膜などに炎症，機械的刺激が加わっておこるもので，疼痛部位は，はっきりした鋭い持続痛である．刺激が高度になると反跳痛や筋性防御が出現する．

③ 関連痛：放散痛とも呼ばれ障害臓器の支配神経と同一分節にある離れた部位の皮膚や筋に感じられるもの．

④ 心因痛など．

　原因として，表 2-9 の疾患などがある．急性腹症という，緊急に外科的処置の可能性を考慮す

中毒性疾患，精神疾患などがある．

19 嘔 吐 vomiting・悪 心 nausea
（表 2-8：悪心・嘔吐をきたす疾患）

　嘔吐は，胃の内容物が不随意に逆流して，口から排出することであり，嘔吐したくなる感覚を悪心という．嘔吐は，嘔吐中枢を刺激することで起こる．消化器疾患によるものが多いが，中枢神経系疾患，心・腎疾患，薬物，妊娠，代謝障害など他の全身疾患でも起こる．

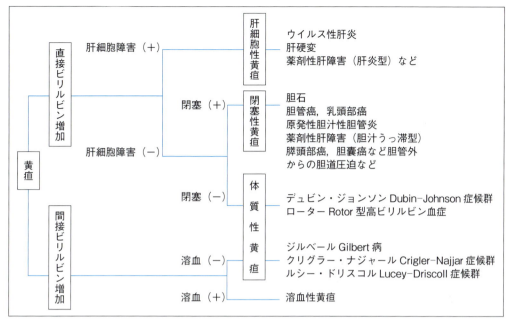

図 2-2. 黄疸の血液生化学的検査による鑑別診断

べき疾患を念頭に対処しなくてはいけない．急性腹症の原因となる疾患としては，急性腹膜炎，消化管穿孔，急性胆囊・胆管炎，急性膵炎，急性虫垂炎，大腸憩室炎，腸閉塞，上腸間膜血栓症，腹部大動脈瘤破裂，腎・尿管結石，子宮外妊娠，卵巣囊腫茎捻転，急性卵管炎などがある．

21 下　痢 diarrhea（表 2-10：下痢の原因）

糞便中の水分量が増加し（水様性，泥状），糞便量も増加した状態であり，一般的には排便回数の増加を伴うことが多い．急性と慢性に大別され，急性は，多くは感染性腸炎であり，期間は約1～2週間以内と短い．慢性は，1ヵ月以上続く場合をいう．下痢の発生機序には，腸管の蠕動亢進，吸収の障害，分泌の亢進などさまざまな要因がある．頻度の高いものは，過敏性腸症候群 irritable bowel syndrome（IBS），急性感染症である．

22 便　秘 constipation

便秘は，排便が遅延し，腸管内に糞便が異常に停滞した場合をさすが，便量の減少や便の硬さの増大を便秘と訴える場合もある．急性と慢性，あるいは器質性と機能性に分類される．器質性のものは，炎症性腸疾患による狭窄，腸管癒着，悪性腫瘍がある．機能性のものは，慢性であることが多く，弛緩性便秘，けいれん性便秘，直腸性便秘に分けられ，大腸の運動機能異常による．また，糖尿病や甲状腺機能低下症などの内分泌・代謝疾患，薬剤（抗コリン薬，モルヒネ，抗うつ薬など），パーキンソン Parkinson 病，精神疾患などでも起こる．病態として多いのは，機能性のものであり，排便を我慢する習慣や運動不足や不規則な生活などの生活習慣を改善することが重要である．

23 黄　疸 jaundice（図 2-2）

血中ビリルビンが増加し，眼球結膜や皮膚などが黄染した状態である．通常は，総ビリルビン値が 2 mg/dl 以上あれば顕性黄疸，それ以下は不顕性黄疸である．血中ビリルビンが直接型（抱合型：間接ビリルビンが肝細胞においてグルクロン酸抱合された水溶性ビリルビン）か，間接型（非抱合型：老化赤血球中のヘモグロビンが分解されて生じる非水溶性のビリルビン）かにより，原因疾患（溶血性黄疸，肝細胞性黄疸，閉塞性黄疸など）の鑑別が可能となるので，ビリルビン代謝を十分に理解することが必要である．

24 貧　血
（第10章表10-3，p.288参照）

　貧血 anemia とは，末梢血中の赤血球数，血色素濃度，ヘマトクリット値が正常より低下した状態を言う．ヘモグロビンが酸素の運搬体の役割を果たすことから，ヘモグロビン値が最も重要な貧血の指標となる．視診では，眼瞼結膜の色調が薄くなり，鉄欠乏性貧血や巨赤芽球性貧血では舌乳頭萎縮や舌炎などを認めることがある．貧血をきたす原因疾患はさまざまで，鑑別は，平均赤血球容積 mean corpuscular volume（MCV）の値（MCV＝ヘマトクリット（%）×10/赤血球数（10^6/μl）：正常値85〜95）から，小球性，正球性，大球性貧血に分けて診断する．

25 出血傾向 bleeding tendency

　出血傾向とは，容易に出血したり，出血すると止血しにくい状態をいう．止血に関与する基本的な因子は，血管，血小板，血液凝固，線維素溶解であり，それらの障害が，出血傾向の原因となる．血管壁や血小板の異常は，一次止血異常，血液凝固系の異常は，二次止血異常という．それぞれの特徴は，一次止血異常の場合は，皮膚の点状出血，小斑状出血がみられ，鼻出血，消化管出血，過多月経，血尿などの浅部出血であるのに対して，二次止血異常は，皮下・筋肉内・関節腔内・頭蓋内の深部出血が起こりやすい．

26 摂食障害 eating disorder・嚥下障害
dysphagia（表2-11：嚥下困難をきたす疾患）

　摂食障害とは単なる食欲や食行動の異常ではなく，心理的要因に基づく障害であり，神経性食欲不振症と神経性過食症に分類される．厚生労働省の難治性疾患に指定されている精神疾患である．
　一方，嚥下障害とは，嚥下運動の障害である．嚥下運動は，口腔期（嚥下第1期）：咀嚼された食物を口腔から咽頭に送る随意運動，咽頭期（嚥下第2期）：食物を咽頭から食道へ送る不随意運動，食道期（嚥下第3期）：食道口から噴門までの不随意運動，に分けられる．これらの運動のいずれかの障害で，飲食物が円滑に口腔から食道を介して胃まで送られずに，飲食物が飲み込みにく

表2-11．嚥下困難をきたす疾患

口腔咽頭性嚥下困難	
機能性障害：	脳血管障害（ワレンベルグ Wallenberg 症候群），パーキンソン Parkinson 病，球麻痺，仮性球麻痺，多発性硬化症，ボツリヌス中毒，筋萎縮性側索硬化症，重症筋無力症，アミロイドージス，糖尿病，心因性
器質性障害：	咽頭癌，舌癌，口腔癌，口内炎，プランマー・ヴィンソン Plummer-Vinson 症候群，ツェンカー Zenker 憩室，放射線治療後，外部圧迫（甲状腺腫など）
食道性嚥下困難	
機能性障害：	アカラシア，強皮症，食道痙攣
器質性障害：	食道癌，食道・胃接合部癌，逆流性食道炎，食道裂孔ヘルニア，食道異物，外部圧迫（肺癌・縦隔腫瘍・大動脈瘤）

い，つかえると感じる症状（嚥下困難 dysphagia）が出現する．原因には，狭窄や閉塞などの病変による器質的なものと，機能的な異常の2つに大別される．それぞれ，原因として表2-11の疾患がある．

27 不　眠（睡眠障害）

　睡眠障害には，睡眠の開始と維持の障害，睡眠の過剰，睡眠のタイミングの異常，睡眠時の異常行動などがある．その原因は，心理学的原因（ストレス，緊張によるもの），身体的原因（疼痛，かゆみ，咳，頻尿，下痢，呼吸困難など身体症状によるもの），精神医学的要因（うつ病，不安神経症，統合失調症などの精神疾患によるもの），薬理学的原因（薬物やアルコールによるもの），生理的原因（騒音，不快な室温，環境変化などによるもの）の大きく5つに分けられる．そのほか，睡眠時無呼吸症候群やレストレスレッグズ症候群なども不眠の原因となる．

G．臨床検査

1 検査の概要

a．検査の役割と適用

　内科学的診断は，問診および身体所見による診断の推定とともに，臨床検査あるいは放射線学的検査による情報が重要かつ不可欠であり，それら

の総合的判断により確定診断がなされる.

臨床検査は疾病の診断のみならず，その疾患の重症度の判定，最適な治療法の選択とその効果の判定,経過の観察と予後の推測などを行ううえで，きわめて客観性の高い情報を提供してくれる．さらに，ときには臨床症状や所見が出現する以前に，生体内の微妙な異常変化を示してくれることも少なくない.

b. 検査の有用性と効率性

臨床検査法には，以下のことが望まれる.

① **簡便性と迅速性**：検査が簡便で，結果が早急にわかる.

② **精密性，正確性と特異性**：容易に診断に結びつく.

③ **非侵襲性**：患者に苦痛を与えない.

④ **経済性**：安価である.

c. 検査の種類と特性

現在，日常的に使用されている臨床検査は1,000種類以上に及ぶ．臨床検査法は放射性同位元素 radioisotope（RI）を用いる検査が導入され，感度と精度が著しく向上した．しかし，RIの取り扱いには厳しい制限があるため，非放射性測定法である酵素免疫測定法 enzyme-immunoassay と蛍光免疫測定法 fluoro-immunoassay による検査が主流となっている.

1. スクリーニング検査と精密検査

スクリーニング検査とは，一般的な外来受診で最初に行われる基本的な検査，あるいは定期健康診断や人間ドックなどで受けるあらかじめ項目の決まっている検査のことをいう．初診時には血液検査，尿・便検査，心電図，X線撮影など患者の体に負担が少なく，短時間で結果がわかる検査が行われる．精密検査は，身体所見とスクリーニング検査でみつかった異常からある疾病を想定し，その原因，病態，部位や病状の進行程度など，さらに詳しい情報を得るための検査である.

2. 定性検査と定量検査

定性検査は，単に陽性か陰性かという簡便な検査法である．定量検査は，検査値を精密に数量的に表現する検査法である.

3. 検査対象（材料）と検査法

臨床検査は検査対象（材料）により，① 検体検査，② 生体機能検査，に大別される.

d. 検査結果の解釈

診療に際し臨床検査データは，医学的情報のひとつとして不可欠である．しかし得られた数値が，生体の状態をすべて反映しているものではないことに留意することが大切である．検査の限界を十分に認識し，身体所見など他の医学的情報と常に対比して考えなければならない.

1個のデータの異常を，個々の臓器の疾患を意味するものとしてとらえるのではなく，すべての臓器に関連のあるひとつのデータにすぎないものと考えることが重要である．すなわち，患者を人間として総合的に判断することに留意する.

e. 臨床検査の基準値（基準範囲）と　カットオフ値

一般に正常値と称している値は集団の正常値であり，種々の条件が入るため，正しくは基準値（または参考値，参照値）と称するべきである．性，年齢，飲酒歴，喫煙歴などの健康に関する生活習慣の良好な人を選んで，病歴，身体検査とスクリーニング検査で異常を示さない人達を，健康人の母集団としている．このようにして選んだ多人数の母集団について測定した値は,正規分布を示す．その平均値±3 SD（SD：標準偏差 standard deviation：σ）という幅の広い範囲は99.7％の健康人を含むが，この範囲内には多数の異常者が含まれる可能性がある.

そこで，母集団の95.4％を含む平均値±2SDを基準値としている．ただ，この場合，正常だが基準範囲外となる偽陽性者や異常があるが基準範囲内となる偽陰性者が含まれる可能性がある．これに対し，**カットオフ値（病態識別値）**は，検査結果の陽性と陰性を鑑別する数値であり,たとえば,腫瘍マーカーやウイルス抗体などで，診断および治療方針を選択するための閾値として用いられる．カットオフ値は，医学的管理の必要性の決定に用いられることもあり，たとえば，日本動脈硬化学会で設定された脂質異常症の診断基準はこれに相当する.

臨床検査値は，ヒトの恒常性 homeostasis に支えられた内部環境である血液成分などの測定値であるので，健康人の基準範囲は一般にきわめて狭いが，病的状態では大きく変動する．また，基準値に幅（範囲）をもつのは，生理的変動や技術的

G. 臨床検査

変動など種々の要因にもよる.

2 検体検査

患者から得られる検査材料（検体）を用いて行う検査である.その対象となる検体は,患者自身が排出する検体（尿・喀痰などの排泄物や分泌物の一部）をそのまま用いる場合と,主治医や看護師などにより生体から取り出された検体（血液などの体液,穿刺液,組織や結石など）を用いる場合とがある.

a. 検体の採取と保存

1. 血液検体の採取と保存

個人の日内リズムと食事の影響による個人値の変動を少なくするため,一般に採血は早朝空腹時に行う.食後に行うことに意義をもつ検査もある.通常の検査に用いられる血液検体は静脈血で,血液ガス分析などの特殊検査では動脈血が,採血が困難な新生児や乳児また一部の簡易検査では毛細管血が用いられる.プラスチック製ディスポーザブル注射器か,真空採血管で採血される.

抗凝固剤（EDTA,クエン酸ナトリウムやヘパリンナトリウムなど）入りの試験管に分注された全血,抗凝固剤入りの試験管または血清分離剤と凝固促進剤の入った試験管に分注された血液を高速遠心分離して得られる**血漿 plasma または血清 serum** の,これら3種類の検体のいずれかが,検査目的に合わせて選択される.多くの血液検体検査には血清が用いられるが,凝固系検査や一部のホルモン検査,ビタミン検査では血漿を,末梢血液検査や血液ガス検査では全血が用いられる.

血液検体はできる限り早急に検査するが,状況により保存する場合には,対象検査にもっとも適した温度で保存する.

2. 尿検体の採取と保存

外来患者では,受診時に得られる随時尿を検査するのが通常である.尿細菌検査では,排尿前半の尿を捨てた後の中間尿を用いる.尿糖,尿蛋白,クレアチニンや各種ホルモンの定量検査では,トルエンや塩酸などの防腐剤を加えた容器に蓄尿した,24時間尿を用いることがある.

3. 糞便検体の採取と保存

糞便の一部をスプーンなどで採り,専用容器に入れ乾燥させないようにする.便潜血検査は,ヒ

トヘモグロビンに特異的な免疫学的反応が用いられるので,採取後は冷所保存し,速やかに検査する.

4. 穿刺液の採取と保存

感染予防に細心の注意を払い,それぞれの部位に最適な穿刺針で穿刺吸引して得られた胸水,腹水,脳脊髄液,心嚢液,関節腔液などの穿刺液が検体となる.穿刺液の細胞数・形態検査用検体は抗凝固剤入りの試験管に入れ,生化学的検査用検体は凍結保存する.

b. 一般臨床検査

1. 尿検査

通常は試験紙による尿定性・半定量検査が行われ,必要に応じて尿沈渣検査を行う.

1) **尿量,尿比重と尿色調**：健康人の24時間尿量は $1.0 \sim 1.5\,l$ で,尿比重と尿色調は尿量に伴い変化する.健康人の尿比重の範囲は $1.003 \sim 1.035$ であり,糖尿病や脂肪尿などでは高比重多尿（淡色調尿）,慢性腎機能障害や尿崩症などでは低比重多尿（淡色調尿）,脱水や発熱などでは高比重乏尿（濃色調尿）,急性腎障害（急性糸球体腎炎）では低比重乏尿（正色調尿）となる.

2) **尿の pH**：健康人の平均尿 pH は,6.0 近辺の弱酸性である.アシドーシスや肉食では酸性尿に,アルカローシスや菜食ではアルカリ性尿になる.

3) **尿蛋白**：健康人でも微量の蛋白（40〜80 mg/日）は排泄されているが,試験紙による尿蛋白定性陽性（30 mg/dl 以上）は病的である.糸球体腎炎やネフローゼ症候群などで認められる.

4) **尿　糖**：試験紙による尿糖検査は,ブドウ糖（グルコース）を定性する.血中グルコースは腎糸球体で濾過され,160〜180 mg/dl までの血中グルコースは近位尿細管で再吸収される.したがって,**試験紙による尿糖陽性は,血中グルコース値が最低 180 mg/dl 以上**であることを意味し,糖尿病,胃切除後症候群,甲状腺機能亢進症や腎障害などの病的状態でのみ出現する.

5) **尿ケトン体**：エネルギー源としての糖質が不足すると,肝臓で脂肪が分解され糖新生が起こり,その過程でアセトンやアセト酢酸などのケトン体が生成され,尿中に排泄される.糖質摂取不足,栄養失調,脱水症,糖尿病性ケトーシス,発

熱，嘔吐やアルコール中毒などで，尿中にケトン体が認められる．

6）尿ビリルビンと尿ウロビリノーゲン：赤血球の崩壊によりヘモグロビンが遊離して産生されたビリルビンは，肝臓で代謝され尿中にウロビリノーゲンとして排泄される．尿ビリルビンは健常人尿には排出されないが，過剰にビリルビンが産生される病的状態（高ビリルビン血症）では，尿中に認められる．尿ウロビリノーゲンは健康人尿に1～3 mg/日排泄され，試験紙定性検査では弱陽性（±）である．肝細胞障害（肝炎や肝硬変など）と赤血球破壊（溶血性貧血など）で陽性（＋），総胆管閉塞や高度の肝機能不全と高度の腎機能不全などで陰性（－）となる．

7）尿潜血反応：赤血球が壊れて遊離したヘモグロビンの反応（赤血球そのものの反応ではない）で，腎疾患や尿路疾患で陽性となる．

8）尿沈渣検査：尿を遠心してできた沈殿物（尿沈渣）をスライドガラス上に採り，赤血球，白血球，上皮細胞，異常細胞や細菌などの有形成分の有無を，顕微鏡下で同定する検査である．

2．糞便検査

1）便の色調：赤色便（下部消化管出血），黒色便（タール便：上部消化管出血），緑色便（抗生物質服用，メチシリン耐性黄色ブドウ球菌（MRSA）感染），灰白色便（胆道閉鎖，膵炎，コレラなど）．

2）便潜血反応：免疫法はヒトヘモグロビンに特異的で，大腸癌のスクリーニング検査として連続2日採取法が一般的に用いられる．

3）細菌検査：食中毒や赤痢，コレラや腸チフスなどの伝染病では，便を滅菌シャーレまたは培地入り試験管に採り，免疫法（ELISA法）または培養法で細菌を同定する．

c. 血液学検査

1．赤血球沈降速度 erythrocyte sedimentation rate（ESR：赤沈）

3.28％クエン酸ナトリウム0.4 mℓに全血液1.6 mℓを混和し，内径2.55 mmの試験管（赤沈管）に入れて立て，赤血球の自然な沈降速度をみる検査である．基準値は，成人男性で2～10 mm/時，成人女性で3～15 mm/時である．感染症，膠原病などの非感染性炎症，心筋梗塞，脳梗塞や悪性

腫瘍などの組織破壊をきたす疾患，血漿蛋白異常や貧血など種々の疾患で値は亢進する．生体のどこかになんらかの異常があることを示唆してくれる，非常に有用なスクリーニング検査である．赤血球増加症と播種性血管内凝固症候群 disseminated intravascular coagulation（DIC）などの低フィブリノーゲン血症では，異常に遅延する．

2．末梢血液検査 circulatory blood counts（CBC）と赤血球指数

血球数（赤血球数，白血球数，血小板数と網状赤血球数），赤血球のヘモグロビン量とヘマトクリット値，末梢血球形態検査が，CBC検査である．赤血球系3検査値からの計算値である「赤血球恒数」は，貧血の診断に非常に重要である（第10章各論 A．①貧血，p.287参照）．

3．骨髄 bone marrow 検査

骨髄を骨髄穿刺針で穿刺し，骨髄細胞を吸引・採取 bone marrow aspiration して，骨髄細胞数や形態分類と染色体検査を行う．細胞が吸引できない場合 dry tap には，骨髄生検 bone marrow biopsy で骨髄組織を採取する．

4．止血機能検査

（第10章各論 C①f．凝血学的検査，p.311参照）
血小板系検査は血小板数，出血時間，毛細血管抵抗試験（ルンペル・レーデ Rumpel-Leede 法），血餅退縮試験などである．凝固系検査は，プロトロンビン時間 prothrombin time（PT），活性化部分トロンボプラスチン時間 activated partial thromboplastin time（APTT），トロンボテスト thrombotest（TT）や，ヘパプラスチンテスト hepaplastin test（HPT）などである．線溶系検査は，フィブリノーゲン定量，フィブリン分解産物 fibrin degradation products（FDP），FDP-Dダイマーなどである．

5．血液型（第10章総論 A．⑨e．血液型，p.283参照）
赤血球膜に存在する抗原が，血液型を決定する．

1）ABO抗原と抗体：ABO血液型は，1900年にみつかった最初の血液型抗原系で，A，B，AB，O型の4種類があり，もっとも重要な血液型である．A型の人の血清中には抗B抗体が，B型の人には抗A抗体が，O型の人には抗A抗B抗体が存在する（ランドシュタイナー Landsteiner の法則）．これらの抗体は自然に産生され，わ

表 2-12. ABO 式血液型の判定
——オモテ検査・ウラ検査の凝集パターン（ランドシュタイナーの法則）

オモテ検査 (血球の抗原型)		ウラ検査 (被検血清中の抗 A, 抗 B 抗体)			判 定	日本人の頻度(約, %)
抗 A 血清	抗 B 血清	A 型血球	B 型血球	O 型血球		
＋	－	－	＋	－	A 型	40
－	＋	＋	－	－	B 型	20
－	－	＋	＋	－	O 型	30
＋	＋	－	－	－	AB 型	10

＋：凝集あり，－：凝集なし.

が国では**規則抗体（自然抗体）**と呼ばれる同種凝集素である．なお，**抗 A 抗体と抗 B 抗体以外の赤血球膜抗原に対する抗体を，不規則抗体**と呼ぶ．

2）Rh 血液型：Rh 系抗原は 2 番目に重要な血液型である．40 種類以上の異なる抗原が報告されているが，大部分は D，C，c，E，e の 5 種類の抗原で構成されている．Rh 陽性とは，通常 RhD 抗原をもつことを意味し，RhD 陽性と記載する．**抗 Rh 抗体も，不規則抗体**である．

3）その他の血液型系：100 以上の血液型系が知られているが，Lewis，Kell，I/i，P，Duffy，Kidd 型などが日常臨床で重要な血液型である．これらの血液型抗原に対する抗体も，不規則抗体である．

4）血液型判定検査：A，B，RhD 抗原に対する抗血清を用いて，被検者の赤血球膜の血液型抗原を決定するオモテ検査と，被検者の血清中の同種凝集素を検出するウラ検査により，血液型を判定する（表 2-12）．

5）交差適合試験 cross matching と不規則抗体スクリーニング：輸血前には交差適合試験により，血液型の一致と不規則抗体の有無を検査する．患者血清とドナー血球との凝集反応（主試験）と，患者血球とドナー血清との凝集反応（副試験）がともに陰性のとき，輸血適合と判定する．生理食塩水法，ブロメリン法や間接クームス Coombs 法などで検査される．

d. 生化学検査

1．糖代謝の検査（第 8 章各論 A. 糖尿病，p.231 参照）
血糖は早朝空腹時，食後 1 時間，2 時間や随時にも測定され，それぞれに意義がある．糖尿病の診断と経過観察には，**糖化蛋白である HbA1c 値が重要な指標**となる．

2．蛋白の検査（第 11 章総論 E. ②血液生化学的検査参照）
血清の総蛋白量，アルブミン量と血清蛋白分画は，栄養状態，肝疾患や腎疾患の病態などを把握するために測定される．

3．酵素の検査（第 6 章 6-1 総論 C. ②血液検査，p.163 参照）
細胞の傷害により血液中へ逸脱された細胞成分である酵素（**逸脱酵素**）を測定し，傷害臓器と傷害の程度を推定する．肝機能検査として繁用される AST（aspartate aminotransferase），ALT（alanine aminotransferase），LDH（lactate dehydrogenase），γ-GTP（γ-glutamyl tanspeptidase）などが，逸脱酵素として測定される．

4．含窒素成分の検査
（第 11 章総論 E. ②血液生化学的検査，p.335 参照）
蛋白・アミノ酸代謝産物である尿素窒素 blood urea nitrogen（BUN），クレアチニン creatinine（Cr）と尿酸 uric acid（UA）は，腎機能の指標として測定される．とくにクレアチニンの上昇は腎機能障害をもっとも正確に反映し，尿酸は痛風で上昇する．

5．脂質代謝の検査
（第 8 章各論 B. 脂質異常症，p.241 参照）
総コレステロール，トリグリセリド(中性脂肪)，HDL（high density lipoprotein）コレステロール，LDL（low density lipoprotein）コレステロールが，一般的に測定される．これらの値が異常を示す場合は，リポ蛋白やアポ蛋白，カイロミクロン，遊離脂肪酸，LPL（lipoprotein lipase）を測定する．

6．電解質の検査
（第 11 章総論 D. 病態生理，p.331 参照）
細胞内シグナル伝達や細胞間の興奮伝達に必須の Na，K，Cl，Ca，P，Mg などの電解質濃度の異常は，生体に重大な障害を引き起こす．電解質

検査に用いる検体は，偽性値を避けるために速やかに血清分離をする．

7. ホルモン検査

第7章を参照されたい．

8. ビタミン検査

第8章を参照されたい．

9. 癌の生化学検査

1）癌関連抗原（腫瘍マーカー）検査：生体の発生過程で発現し成熟とともに消失する一部の遺伝子が，癌細胞で再発現することがあり，それらの遺伝子産物は癌胎児性蛋白と総称される．**癌胎児性蛋白は腫瘍マーカーとして，癌罹患臓器や癌細胞の特定と臨床経過の判定の，補助診断法として応用**される．ただし，腫瘍マーカーが陽性であることは必ずしも癌があることを意味せず，また陰性であっても癌がないとは断定できない．癌胎児性抗原 carcinoembryonic antigen（CEA：大腸癌など），扁平上皮癌関連抗原 squamous cell carcinoma-related antigen（SCC 抗原：舌癌，食道癌や肺癌），α-フェトプロテイン α-fetoprotein（AFP：肝細胞癌），前立腺特異抗原 prostate-specific antigen（PSA：前立腺癌）など，多くの腫瘍マーカーが検査される．

2）癌の DNA 診断：癌の診断と経過判定に，DNA 検査が応用される．

a）癌遺伝子の異常（再構成，増幅，突然変異や過剰発現）：**フィラデルフィア染色体での abl 遺伝子と bcr 遺伝子の融合**（慢性骨髄性白血病），ras 遺伝子の変異や増幅（膀胱癌，膵癌など種々の癌），myc 遺伝子の増幅（肺小細胞癌や神経芽細胞腫など），c-erbB-2 遺伝子の増幅（乳癌や卵巣癌など），src 遺伝子の変異や増幅（各種の肉腫）などである．

b）癌抑制遺伝子の異常：癌抑制遺伝子である p53 遺伝子や Rb 遺伝子の変異や欠損は，細胞の癌化に重要な役割を担っており，癌の診断に用いられる．

c）腫瘍ウイルスの検出：成人 T 細胞性白血病ウイルス，ヒトパピローマウイルス（子宮頸癌）などがある．

3）腫瘍細胞の起源の検索：免疫グロブリン遺伝子や T 細胞受容体遺伝子が検索される．

表 2-13．CRP 陽性を示す主な疾患

	疾　患
感染症	細菌，真菌，原虫，ウイルスなどによる各種臓器の感染症
悪性腫瘍	舌癌，歯肉癌，肺癌，種々の消化器癌，子宮癌や血液悪性腫瘍
結合織疾患	非感染性炎症であるすべての自己免疫性疾患
循環器系疾患	心筋梗塞や大動脈炎症候群などの組織破壊を伴う炎症と，心内膜炎や心外膜炎などの感染性炎症
呼吸器系疾患	肺炎，胸膜炎，肺結核，肺膿瘍や膿胸などの感染性炎症
消化器系疾患	潰瘍性大腸炎，クローン病や急性膵炎などの非感染性炎症
肝・胆道疾患	肝膿瘍や急性胆囊炎などの感染性炎症
代謝性疾患	非感染性炎症の痛風
神経系疾患	髄膜炎や脳炎などの感染性炎症と，脳出血などの非感染性炎症
外科系疾患	外傷，火傷や手術後などの組織破壊を伴う炎症

e．免疫学検査

1．CRP

（C-reactive protein：C 反応性蛋白質）

肺炎球菌の多糖体と特異的に結合し，沈降反応を起こす血漿蛋白質で，感染症や炎症性病変があると血中濃度が上昇する．急性および慢性炎症の存在の有無と，病態の活動性の鋭敏な指標となる，重要な検査である（表 2-13）．

2．感染症の免疫学検査

感染免疫抗体には，**IgM 抗体（感染初期に上昇して感染後数ヵ月で消失し，再感染時も上昇する）**と，**IgG 抗体（感染後数ヵ月で上昇し数年～数十年間持続する）**がある．enzyme-linked immunosorbent assay 法（ELISA 法，EIA 法）で測定されることが多い．

1）ASO と ASK：抗ストレプトリジン O 値（ASO）は，溶血性連鎖球菌の感染症例の 50％以上に，感染後 2～4 週間で陽性となる．抗ストレプトキナーゼ値（ASK）は，感染後 4～6 週間以降に陽性となり，過去における感染の指標となる．

2）梅毒の血清免疫学検査：脂質抗原（cardiolipin）による検査法（STS 法 serologic test for syphilis）は，感染後 4～6 週目から陽性となり，

G．臨床検査　33

スクリーニングに有効な定性検査である．緒方法（ワッセルマン Wassermann 法の変法）やガラス板法があるが，RPR 法 rapid plasma reagin test は集団検診や緊急検査に好適な迅速検査法である．これらの定性検査法では，**生物学的偽陽性反応 biological false positive（BFP）**がみられることがある．確定診断には，**梅毒に特異性が高い梅毒病原体 Treponema pallidum を抗原とする TPHA 検査 Treponema pallidum hemagglutination test や FTA-ABS 検査 fluorescent treponemal antibody-absorption test** が施行される．

3）マイコプラズマ感染症の血清検査：特異性が低い寒冷凝集反応と，特異性が高いマイコプラズマ特異抗体（IgM 抗体, IgG 抗体）検査がある．マイコプラズマは原発性異型肺炎，中耳炎，尿道炎や膣炎などの病原菌となる．

4）クラミジア感染症の血清検査：EIA 法によるクラミジア抗原の同定と，クラミジアトラコマチス抗体の測定がある．クラミジア感染は，**性行為感染症 sexually transmitted disease（STD）**の病原菌として感染が増加している．

5）ヴィダール Widal 反応：腸チフス，パラチフスについての検査である．

6）ワイル・フェリックス Wile-Felix 反応：発疹チフスについての検査である．

7）ブルセラ凝集反応：波状熱（brucellosis）についての検査である．

8）ウイルス感染症の血清検査：一般にウイルスの感染では，症状の強い急性期には抗体が陰性で，**回復期になり抗体が陽性化 seroconversion** することが多いが，**IgM 抗体と IgG 抗体を測定し，感染の有無と時期を判定する**．以下のウイルス検査が行われる（詳細は関連の各章参照）．

a）肝炎ウイルス（第 6 章参照）：A 型肝炎ウイルス hepatitis A virus（HAV）は，IgM HA 抗体および IgG HA 抗体検査でスクリーニングする．B 型肝炎ウイルス hepatitis B virus（HBV）は，HBs 抗原と HBs 抗体の定性でスクリーニングし，定量検査で確定する．感染力と感染後期間は HBe 抗原・抗体と HBc 抗体の定性・定量検査で，活動性と感染力は HBV DNA の PCR 定量による．C 型肝炎ウイルス hepatitis C virus（HCV）は，HCV Ⅲ抗体や HCV コア抗原・抗体でスク

リーニングし，HCV RNA 定量で確定する．

b）インフルエンザウイルス influenza virus：イムノクロマト法により，鼻腔または咽頭拭い液中の A 型および B 型インフルエンザウイルス抗原を検出する迅速検査が繁用される．拭い液検体は，滅菌綿棒を粘膜に擦り付けて採取する．

c）単純ヘルペスウイルス herpes simplex virus（HSV）：病期により IgM 抗体または IgG 抗体を測定する．HSV-1 は口腔ヘルペス，ヘルペス性脳炎，ヘルペス性角結膜炎を，HSV-2 は急性ヘルペス性膣前庭炎を発症する．

d）水痘・帯状疱疹ウイルス varicella-zoster virus（VZV）：病期により，IgM 抗体または IgG 抗体を測定する．VZV の初感染は水痘を，VZV の再活性化は帯状疱疹を発症する．

e）風疹ウイルス rubella virus：IgM 抗体を検出する．妊娠 3 ヵ月までの妊婦の感染は，経胎盤胎児感染による胎児の死亡や，先天性風疹症候群を引き起こす．

f）麻疹ウイルス measles virus：IgM 抗体を検出する．

g）Epstein-Barr virus（EBV）：EBV 特異抗体価（IgM, IgG, IgA），VCA, EA, EBNA を測定し，感染の有無と時期の詳細を判定する．EBV 感染は伝染性単核症，上咽頭癌やバーキット Burkitt リンパ腫を発症する．

h）ヒト T 細胞白血病・リンパ腫ウイルス human T cell leukemia/lymphoma virus（HTLV）：HTLV-1 は，成人 T 細胞白血病ウイルス adult T cell leukemia virus（ATLV）で，ATLA（antibody to ATL-associates antigen）を測定する．

i）**ヒト免疫不全ウイルス human immunodeficiency virus（HIV）**：HIV 感染後 6〜8 週で HIV 抗体が陽性となる．**後天性免疫不全症候群 acquired immunodeficiency syndrome（AIDS）**の病原ウイルスである．

3．自己抗体（第 12 章参照）

生体が本来持っている自己の抗原分子に対する免疫寛容が破綻し，自己抗原を異物として認識する応答により生成される蛋白である．自己免疫疾患では多数の自己抗体が検出され，多くは臓器非特異的抗体であるが，臓器特異的抗体もある．

1）リウマチ因子 rheumatoid factor（RF）：

RA テスト，RAHA テストと RF 定量.

2）**抗核抗体** anti nuclear antibody（ANA）：有核細胞核内の各種抗原物質と反応する抗体の総称で，自己免疫疾患に高頻度で検出される.

3）**その他の自己抗体**（第 13 章参照）：抗 DNA 抗体，抗 ENA 抗体（抗 RNP 抗体，抗 Sm 抗体，抗 SS-A 抗体，抗 SS-B 抗体，抗 Scl-70 抗体，抗 Jo-1 抗体，抗 Ki 抗体，抗 PCNA 抗体），LE 因子，LE テスト，LE 細胞，抗甲状腺抗体，TSH 受容体抗体（TR Ab），抗 Thyroglobulin（Tg）抗体（Tg Ab），抗 thyroid peroxidase（TPO）抗体（TPO Ab），抗インスリン抗体，抗ミトコンドリア抗体，抗平滑筋抗体など，数多くの自己抗体が知られている.

4. **免疫グロブリン** immunoglobulin（Ig）

抗 体 機 能 を も つ Ig は，IgG，IgA，IgM，IgD，IgE の五つのクラスに分類され，血清蛋白電気泳動により定量される.**異常な単クローン性蛋白（M 蛋白）**は免疫電気泳動により調べられる.IgE の検査には，総 IgE 量を定量する **IgE-RIST 検査**と，抗原特異的 IgE 抗体を定量する **IgE-RAST 検査**がある.

5. **補 体**

抗体の作用を補って殺菌や溶血反応を起こし，また細菌と付着して好中球の貪食能を高めるオプソニン作用を有する蛋白分解酵素である.主に C_1〜C_9 の 9 成分がある.補体はその反応過程で，各種の炎症や細胞傷害を増幅する負の作用ももっている.全補体値を示す CH_{50} を測定し，異常があれば C_3，C_4，C_5 などの成分を検査する.

f. 細菌・微生物検査

塗抹鏡検検査，培養・同定検査，免疫学的検査，遺伝子検査，薬剤感受性検査などが用いられる.培養・同定検査が基本となる.

1. **培養・同定検査**

検体を目的菌により，嫌気培養培地，好気培養培地（一般細菌や真菌）や炭酸ガス培養培地に接種し培養後，発育した集落細菌を同定する.

2. **塗抹鏡検検査，免疫学的検査，遺伝子検査**

培養・同定検査は結果が判明するまでに時間を要するので，緊急性が求められる場合などに用いられる.

3. **薬剤感受性検査**

培養・同定により検出された菌に対する種々抗菌薬の感受性を調べ，薬剤の選択に供する.

g. 病理組織検査と細胞診

種々の病変の診断に大切な検査で，とくに悪性腫瘍の最終診断となる重要な検査である.

1. **標本作成法**

採取された生検組織検体や手術組織検体を，速やかに 10％ホルマリン固定液に入れて固定した後，パラフィンに包埋する.できあがったパラフィンブロックをミクロトームで薄切し，染色・封入して顕微鏡下で診断する.

2. **細胞診**

採取した細胞の塗抹標本を，エタノール・エーテル等量混合液で固定して**パパニコロウ Papanicolaou 染色**し，鏡検により細胞学的に癌を診断する.子宮癌検診で繁用され，喀痰，尿や穿刺液の癌検査でも広く用いられる.**細胞診の判定は，異型細胞を認めない Class Ⅰ から，悪性と断定できる Class Ⅴ まで，5 群のパパニコロウ分類が使用**される.

h. 遺伝子検査

病変の根源となる核酸の質的異常と量的変化を解析することにより，病因を精密に判定しようとする検査である.白血病などの悪性腫瘍や遺伝性疾患のみならず，細菌やウイルス感染の迅速かつ精密検査としても有用である.ポリメラーゼ連鎖反応 polymerase chain reaction（PCR）法，サザンブロット法（DNA 検査），ノーザンブロット法（RNA 検査），*in situ* ハイブリダイゼーション法などが用いられる.

3 生体機能検査

患者に直接接して行われる検査で，臨床生理検査とも呼ばれる.下記の検査は，関連の各章で詳細に記載されているので，ここでは検査名のみの記述とする.

① 呼吸機能検査：スパイロメトリ.

② 循環器機能検査：血圧測定，心電図，心音図，脈波，心臓超音波検査，血管超音波検査，心臓カテーテル（検査）など.

③ 脳神経検査：脳波，聴力検査，眼底検査など.

④ 筋肉検査：筋電図.

G. 臨床検査

⑤ 超音波検査：腹部，頸部，甲状腺，乳腺など．

⑥ 肝・胆道機能検査：色素排泄試験 indocy-anine green（ICG）test.

⑦ 内分泌機能検査：基礎代謝検査，TRH テスト，LH-RH テスト，インスリン負荷テスト，エルスワース・ハワード Ellsworth-Howard 試験，ACTH 刺激試験，デキサメタゾン抑制試験など．

⑧ 代謝機能検査：経口 75 g ブドウ糖負荷試験（75 g OGTT）．

⑨ 腎機能検査：腎糸球体機能としての**内因性クレアチニンクリアランス（Ccr）**，尿細管機能としての PSP 排泄試験とフィッシュバーグ Fishberg 濃縮試験など．

第3章 循環器疾患

総論

　わが国の人口の急速な高齢化に伴い，基礎疾患をもつ有病者に対する歯科診療の機会が増えてきている．高齢者は，とくに循環器疾患を有することが多い．

　実際，歯科診療に訪れる有病者の30〜60％は循環器疾患患者であるといわれている．したがって，循環器疾患に対する知識と理解を深めておかなければ，歯科診療を行うことは不可能であるといっても過言ではない．

A. 循環器の構造と機能

1 心臓の構造（図3-1）

　心臓は中縦隔に位置し，大動脈や肺動脈が起始する上部を心基部，反対側の先の部分を心尖部という．心臓は心房中隔と心室中隔によって，左心（左房，左室）と右心（右房，右室）に分けられている．左室壁厚は10〜11 mm，右室壁厚は3〜4 mmである．

　心臓の壁は3層構造で，心臓の内腔や弁などをおおう心内膜，横紋筋であるが随意収縮不能の心筋，心臓の表面をおおう心外膜（臓側心膜）からなる．心外膜は壁側心膜である心囊につながっている．

2 体循環（大循環）と肺循環（小循環）
（図3-2）

a. 体循環
　左房→左室→大動脈→身体各部の毛細血管網→上・下大静脈→右房という血液循環経路である．毛細血管網にて，肺で取り入れた酸素と腸管で吸収した栄養物質を体の組織に供給し，組織の呼吸・代謝で生じた炭酸ガス CO_2 と老廃物を血液中に受け取る．

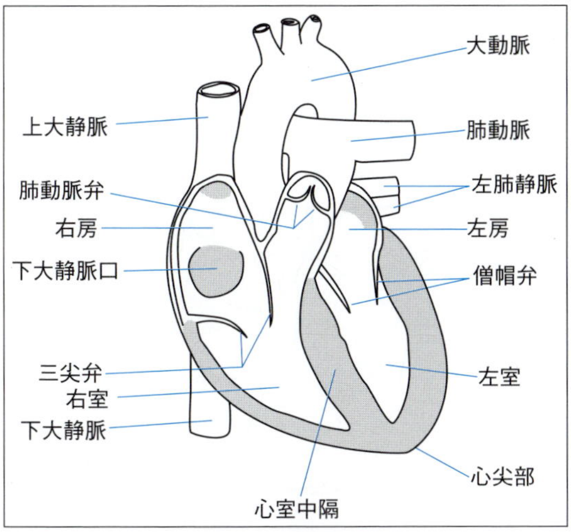

図3-1. 心臓の構造

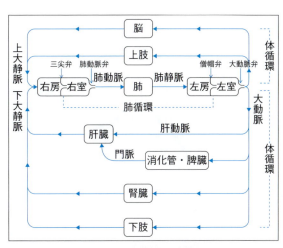

図3-2. 体循環と肺循環

b. 肺循環

右房→右室→肺動脈→肺の毛細血管網→肺静脈→**左房**という血液循環経路である．体循環で集めた静脈血を肺に送り，肺の毛細血管網にて炭酸ガスを放出して酸素 O_2 を受け取る．すなわち，外呼吸によるガス交換を行うための循環である．

3 心臓の脈管（図3-3）

心筋は，酸素や栄養物質を大動脈から起始する冠動脈から得ている．右冠動脈は洞結節，房室結節，右房，右室，心室中隔，左室の後下壁を灌流する．左冠動脈前下行枝は左室前壁，心尖部，心室中隔を灌流し，左冠動脈左回旋枝は洞結節，左房，左室の側壁と後下壁を灌流する．

4 刺激伝導系（図3-4）

心臓の自律的，規則的な拍動を司っている．まず，右房上部の内面にある洞結節（洞房結節）にて，自発的に繰り返す電気的興奮が生じる．**洞結節（洞房結節）は心臓のペースメーカであり**，自律神経による調節を受ける．この興奮が心房に伝わって心房が収縮し，さらに房室結節，ヒス His 束，左脚と右脚，両心室の心筋内のプルキンエ Purkinje 線維へと伝わっていく．このような，電気的興奮の生成と伝導を行う特殊心筋からなる経路を，刺激伝導系という．電気的興奮が刺激伝導系から心室の心筋細胞に伝わると，細胞内 Ca イオン濃度が上昇して心室が収縮し，血液を拍出する．

5 心臓の機能

心臓の基本的な機能は，収縮と拡張を繰り返して血液を拍出するポンプ機能である．心臓は，体循環と肺循環の2個のポンプ系が並列したものであり，この両者を流れる血液量は等しい．1分間に心室から拍出される血液量は 4.5～5.5 l/分で，これを心拍出量といい，左室と右室とで等しい．心拍出量は，運動時には 4～5 倍に上昇する．

心拍出量の調節は，次のように行われる．静脈系から心房に戻る血液量（静脈還流量）が増すと，心筋収縮力が増して心拍出量が増加する．また，血圧が上昇すると心拍出量は減少し，逆に血圧が低下すると心拍出量は増加する．また，心筋自体の収縮力が高ければ心拍出量は増加し，運動による代謝亢進時には，主として，心拍数が増加して心拍出量が増加する．交感神経系の活動亢進や血中カテコラミンが増加すると，心筋の収縮力と心拍数がともに増加して心拍出量が増加する（図3-5）．

なお，カテコラミンには，交感神経末端から遊離されるノルアドレナリンと副腎髄質から遊離されるアドレナリンとがある．これらが作用するアドレナリン受容体には，α受容体（$α_1$, $α_2$）とβ受容体（$β_1$, $β_2$, $β_3$）とが知られており，心臓の収縮力と心拍数を増加させるのは，いずれも $β_1$ 受容体を介しての $β_1$ 作用である．

アドレナリンはα作用とβ作用の両方を有す

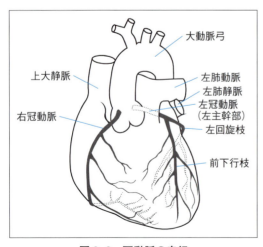

図3-3．冠動脈の走行

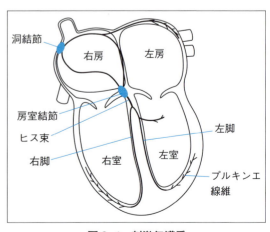

図3-4．刺激伝導系

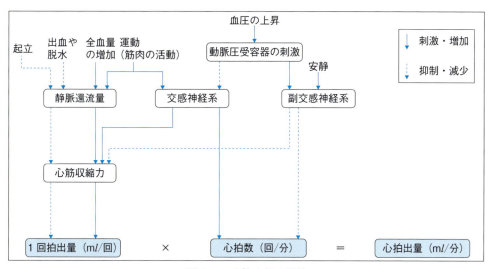

図3-5. 心拍出量の調節

るが，β受容体遮断薬を併用するとβ作用が抑制されて，α作用である血管平滑筋収縮作用が強調されるため，血圧が上昇する．さらに，β_2作用である血管平滑筋弛緩作用がβ受容体遮断薬によって抑制されることも，血圧を上昇させる．

カテコラミンは，アドレナリン作動性神経終末で大部分が再び取り込まれて再利用される．三環系抗うつ薬はこの再取り込みの過程を阻害するため，受容体でのカテコラミン濃度が低下せず，カテコラミンの作用が増強される．

心臓は，ポンプ機能のほかに内分泌機能も有する．心房筋で生成，分泌される心房性ナトリウム利尿ペプチドatrial natriuretic peptide（ANP）と，心室筋で生成，分泌される脳性ナトリウム利尿ペプチド brain natriuretic peptide（BNP）は，利尿作用や血管拡張作用によって血圧や体液量の調節に関与し，心不全を改善させるように働く．

B. 主要症候と病態生理

1 胸痛 chest pain・胸部圧迫感 chest oppression

組織の虚血，壊死，炎症，外傷などが原因となる．痛覚神経は各組織の終末から脊髄を上行し，大脳皮質において痛みが認知される．

狭心症では，胸骨裏面付近の絞扼感や圧迫感を2〜10分間程度きたすことが多く，下顎，頸部，左上肢まで放散することがある．なお不安定狭心症では，10分間以上持続することもある．冠動脈の器質的狭窄が原因となる労作性狭心症では，労作による心筋の虚血によって胸痛を生じる．一方，冠動脈の攣縮が原因となる冠攣縮性狭心症では，安静時や睡眠中，とくに深夜や早朝に胸痛を生じる．急性心筋梗塞では，心筋が壊死に陥るため，激烈な胸痛が通常30分間にも及び，冷汗，死の恐怖感を伴う．

急性大動脈解離では，前胸部から背部に持続性の激痛を感じ，解離の進行に伴って痛みが腹部にまで及ぶこともある．急性心膜炎，胸膜炎，肺血栓塞栓症，気胸でも胸痛を生じる．

2 動悸 palpitation

自分の心臓の拍動を不快感を伴って感知することを，動悸（心悸亢進ともいう）という．**動悸の原因の第一は，不整脈である．**

不整脈のうちもっとも頻度の多い期外収縮による動悸は瞬間的で，心臓が一瞬止まる感じを訴えることが多い．心房細動では心拍が不整で，労作によって動悸を感じることが多い．発作性上室性頻拍や発作性心房細動では，動悸の発生は突然で，停止も突然である．心室頻拍では，動悸とともに血圧や意識レベルの低下を伴うことが多い．これらは，心臓リズムの異常に基づく動悸である．洞

不全症候群や完全房室ブロックでは，著しい徐脈により1回心拍出量が増加するため，動悸を自覚することがある．

不整脈以外では，大動脈弁閉鎖不全症や心室中隔欠損症などで，1回心拍出量の増加により動悸を自覚することがある．心疾患以外では，甲状腺機能亢進症，貧血，不安神経症，低血糖，発熱などにおいて，心拍数の増加が動悸の原因となる．なお，動悸の感じ方は個人差が大きいため，自覚の強さとその疾患の重症度は必ずしも一致しない．

3 呼吸困難 dyspnea・息切れ breathlessness

呼吸をする際の努力感，不快感をいい，換気のための仕事量が増えることによって生じる．

急性心筋梗塞による左室機能の低下や，僧帽弁や大動脈弁の弁膜症によって，肺から左房，左室そして大動脈にいたる血流が障害されると，肺に血液がうっ滞し肺胞内へ水分が漏出して肺水腫となり，呼吸困難・息切れを生ずる（**左心不全**）．はじめは労作性呼吸困難であるが，心不全の増悪に伴って安静時呼吸困難や起坐呼吸 orthopnea となる．

このほか，肺血栓塞栓症や気管支喘息，慢性閉塞性肺疾患 chronic obstructive pulmonary disease（COPD）などの呼吸器疾患，貧血，甲状腺機能亢進症，過換気症候群でも，呼吸困難・息切れを生ずる．

4 浮 腫（むくみ）edema

組織間液が異常に増加した状態である．眼瞼，手指，下腿に強く認められ，眼瞼や手指の腫れぼったさ，靴がきつくなる，体重の増加，脛骨前面や足背部を圧迫すると圧痕が残ることで診断できる．

心不全では，心臓のポンプ作用の低下により有効循環血液量が減少すると，交感神経系やレニン・アンジオテンシン系の賦活化や抗利尿ホルモン分泌の増加が生じ，糸球体濾過量の低下や尿細管での水・Na再吸収の増加をきたして浮腫を生じる．また，静脈血の右房への還流低下による静脈圧の上昇も，末梢組織での血液のうっ滞を生じて浮腫を形成する．これらはいずれも毛細血管内圧の上昇による浮腫である．

ほかに，毛細血管膠質浸透圧の低下（肝硬変やネフローゼ症候群など），リンパ管の閉塞（手術によるリンパ節郭清など），毛細血管壁透過性亢進（蕁麻疹や火傷など）によっても浮腫を生じる．

5 失 神 syncope

一過性の意識消失を，失神という．脳への血流が減少し，脳代謝に必要な酸素や糖が不足するために生じるもので，あくび，顔面蒼白，冷汗などを伴う．

失神の約半数は血管迷走神経反射性失神 vasovagal syncope で，疼痛や不安によって血管が拡張して有効循環血液量が減少し，血圧が低下して失神にいたる．誘因は，歯科治療，採血，長時間の立位保持，疲労などで，若年者に多い．頭位を低くした臥位になることで，回復する．

心臓性失神は，完全房室ブロック，洞不全症候群などの徐脈，上室性頻拍などの頻脈，心室細動によるものが多く，心拍出量が低下して失神にいたる（アダムス・ストークス Adams-Stokes 症候群）．また，大動脈弁狭窄症などでも，心拍出量の低下のために失神を生じることがあり，起立性低血圧，咳嗽，排尿などでも失神をきたすことがある．

6 チアノーゼ cyanosis

口唇，口腔粘膜，舌の裏面，爪床などの毛細血管が豊富な皮膚や粘膜が，暗紫色を呈する症状をいう．健常者は，毛細血管内の還元ヘモグロビンが $2.0〜2.5\,g/dl$ であるが，これが約 $5\,g/dl$ 以上に増加するとチアノーゼを生じる．

チアノーゼをきたす病態は，右-左シャント（静脈血が動脈血に混入する）を有する先天性心疾患（ファロー Fallot 四徴症やアイゼンメンジャー Eisenmenger 症候群となった心室中隔欠損症など），著しいガス交換障害をきたした呼吸器疾患，心不全，ショックなどである．

C. 検 査 法

1 問診と理学的検査

歯科診療時には，問診にて，症状の程度，症状の誘発・増悪因子，内科での診断名，投薬を含む治療内容を確実に把握する．これらの情報により，歯科治療の可否やリスクの多寡，留意すべき点，投薬の一時中止の必要性などが判断可能となるからである．また，問診の過程で患者とのあいだに良好な信頼関係を築くことを，忘れてはならない．

理学的検査では，まず脈拍，呼吸，体温，血圧などのバイタルサインをみる．視診にて，顔面の浮腫，口唇のチアノーゼ，頸静脈怒張，歩行や臥位での呼吸困難の有無をみる．触診では，橈骨動脈で脈拍数と不整脈を，下肢で浮腫の有無をみる．これらは，歯科診療室でも施行が容易で，診断的価値も高い．

心臓の聴診では，弁膜症や先天性心疾患で異常心音や心雑音を聴取し，肺野の聴診では，肺うっ血で水泡音を聴取する．胸部の打診では，心臓の大きさや胸水貯留などがわかる．

2 心電図 electrocardiogram（ECG）

体表面から記録した心筋の活動電位で，虚血性心疾患や不整脈などの診断に欠かせないものである．

a. 12誘導心電図（図3-6，7）

日常的に用いられる誘導で，双極四肢誘導Ⅰ，Ⅱ，Ⅲ（Ⅰは右手に対する左手の電位，Ⅱは右手に対する左足の電位，Ⅲは左手に対する左足の電位），単極四肢誘導 $_aV_R$，$_aV_L$，$_aV_F$（総合電極（ゼロ電位）に対するそれぞれ右手，左手，左足の電位を1.5倍したもの），単極胸部誘導 V_1，V_2，V_3，V_4，V_5，V_6（総合電極（ゼロ電位）に対する胸壁上の6ヵ所の電位）の12種である．

心電計は通常，感度が1 mV/10 mm（縦目盛1 mm＝0.1 mV），紙送り速度が25 mm/秒（横目盛1 mm＝0.04秒）に設定されている．

b. 正常心電図波形（図3-8）

① P波：心房の脱分極（興奮）を表す．
② PQ（PR）時間：房室伝導時間（正常値0.12～0.20秒）を表す．

③ QRS波：心室の脱分極（興奮）を表す．
④ ST部分：心室興奮の極期（広義の心室再分極）に相当する．
⑤ T波：心室の再分極を表す．
⑥ QT時間：心室の電気的収縮期（正常値は0.30～0.45秒）を表す．

これらの各波形に異常はないか，心拍数は正常か，調律は規則的か，などが診断的意味をもつ．このほかに，安静時には見出せない労作性狭心症の診断などに用いる運動負荷心電図（トレッドミル treadmill 負荷心電図など）や，携帯型心電計で24時間連続記録して，不整脈や虚血性心疾患の診断に有用なホルター Holter 心電図がある．

3 胸部X線検査

心臓や大血管の位置，心胸郭比 cardiothoracic ratio（CTR：正面像において心陰影の最大横径を胸郭横径で除したもので，基準値は50%以下）を観察し，次に心大血管陰影で心房，心室，大血管の拡大，異常石灰化などを，肺野で肺血流量，肺うっ血を観察する．

4 心エコー検査 echocardiography

経胸壁的に探触子から超音波を生体内に投入して，心血管系の構造の観察，血流速度の計測を行う．心室や心房の内径や壁厚，壁運動，左室機能や右室機能，心拍出量，弁膜症の有無など，数多くの情報が得られる非侵襲的な検査法であり，心疾患の診断や治療効果の判定などに欠かせない．

探触子を食道に挿入して至近距離からより鮮明な心臓の画像を得る，経食道心エコー検査もある．

5 心臓カテーテル検査・心血管造影検査

観血的な検査法であり，末梢の静脈や動脈からカテーテルを大血管や心臓内腔へ挿入し，心内圧，心拍出量の測定，心筋生検などを行う．カテーテルから造影剤を注入し（図3-9），冠動脈，大血管，心腔の造影も行われる．

冠動脈造影検査で冠動脈の狭窄や閉塞病変が認められた場合は，そのまま経皮的冠動脈インターベンション percutaneous coronary intervention（PCI）による治療に移行することが多い．

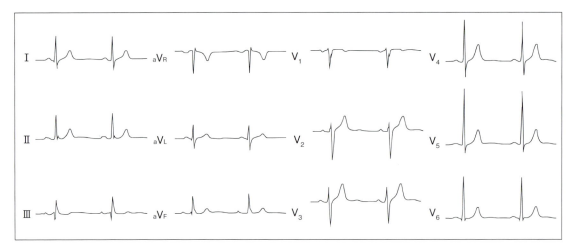

図 3-6. 12誘導心電図（正常例）

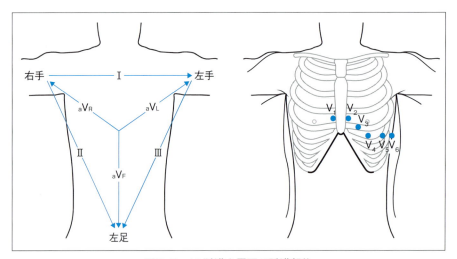

図 3-7. 12誘導心電図の誘導部位

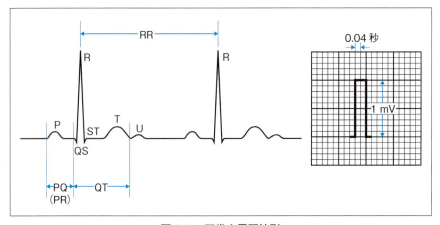

図 3-8. 正常心電図波形

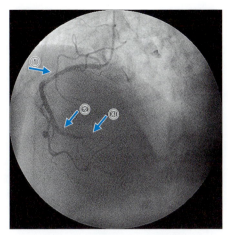

図3-9. 心臓カテーテル検査
心筋梗塞症例の選択的冠動脈（右冠動脈）造影所見．
右冠動脈近位部（矢印①）にびまん性狭窄病変を認め，
末梢側では高度狭窄〜閉塞病変を認める（矢印②，③）．
（画像提供：日本大学医学部循環器内科　深町大介先生）

6 核医学検査

放射性同位元素 radioisotope（RI）を体内に投与し，心筋血流や心機能，心筋エネルギー代謝や神経機能などを画像化するもので，タリウム ^{201}Tl やテクネシウム ^{99m}Tc を用いた心筋虚血の検出，^{99m}Tc を用いた心機能の測定や心筋生存能の判定，フッ素 ^{18}F を用いた虚血心筋と梗塞心筋との鑑別，ヨウ素 ^{123}I を用いた心筋の交感神経機能や脂肪酸代謝の分析などが行われている．

7 X線CT（computed tomography）

心血管系の横断断層像が得られる．また，近年急速に発展した造影X線CT検査として，多列検出器CT multidetector row CT（MDCT）があり，とくに冠動脈の非侵襲的な画像診断に大きく貢献している．

MDCTでは冠動脈の任意の断面や展開図に加えて，立体画像が得られるため，冠動脈の狭窄度や冠動脈プラークの検出，評価に優れている．また，冠動脈の石灰化の描出にも有用である．さらに，冠動脈バイパス術後のバイパスの評価，肺血栓塞栓症や大動脈瘤，大動脈解離の評価にも用いられている．

8 MRI（magnetic resonance imaging：核磁気共鳴画像）

心・大血管の任意の断層画像が得られる．MDCTのような放射線被曝がなく，心臓の形態，左室機能，心筋の血流分布，心筋のバイアビリティ，冠動脈血流などの評価に用いられている．近年では，非造影MRA（MR angiography）により，冠動脈や大動脈，四肢末梢の動静脈，脳内動脈の狭窄，閉塞の評価や動脈瘤の評価が行われるようになっている．

9 その他

近年では観血的な検査として，血管内エコー法 intravascular ultrasound（IVUS）や血管内視鏡，光干渉断層法 optical coherence tomography（OCT）などにより，冠動脈壁を血管内から観察，評価することも盛んに行われている．

D. 心不全

心不全 heart failure は，心筋の障害によって心臓のポンプ機能が低下し，主要臓器の酸素需要に見合う血液量を拍出できなくなった心疾患の終末像である．肺や体静脈系に血液がうっ滞するので，うっ血性心不全 congestive heart failure（CHF）とも呼ばれる．

心不全の原因となる基礎疾患には，心筋細胞そのものが障害される心筋梗塞や拡張型心筋症，心筋に対する慢性的な負荷が原因となる高血圧症や弁膜症，慢性閉塞性肺疾患（COPD）などがある．また心不全の増悪因子は，食塩や水分の摂取過多，運動制限や投薬の不適切な緩和や中止，感染症，不整脈，貧血，腎機能の低下などである．

左室に機能低下（心筋梗塞による左室収縮力の低下など）や負荷（高血圧による圧負荷や大動脈弁閉鎖不全症による容量負荷など）が加わると，左室は一般に拡張し，肺静脈圧，肺毛細血管圧が上昇して肺うっ血をきたす（**左心不全**）．さらに肺毛細血管から肺胞内へ水分が移行して肺水腫となり，呼吸困難，起坐呼吸，チェーン・ストークス Cheyne-Stokes 呼吸をきたしてくる．

右室に機能低下（右室梗塞による右室収縮力の

低下など）や負荷（慢性閉塞性肺疾患による圧負荷など）が加わると，静脈圧が上昇して，頸静脈怒張，肝腫大，胸水，腹水，下肢の浮腫をきたす（**右心不全**）．右心不全は，左心不全に続発して生じることも多い（**両心不全**）．

　心不全では心機能低下に伴う心拍出量低下，血圧低下を代償するために，心肥大や心室の拡大に加えて，**さまざまな神経体液性因子が賦活化される**．すなわち，交感神経系やレニン・アンジオテンシン系の賦活化，抗利尿ホルモンやエンドセリンの分泌による末梢血管収縮や体液の貯留を介して，心拍出量および血圧を維持しようとする．しかし長期的には，過剰な血管収縮が心臓のポンプ機能の低下を助長し，心不全はさらに悪化する．**一方，心房筋からANP，心室筋からBNPが分泌され，利尿作用によって循環血液量を減らし，うっ血を軽減させようとする**．

　しかし，心不全患者の予後は不良で，重篤な心室性不整脈による突然死も多い．

　なお近年，左室収縮能は保たれている一方，左室拡張機能が障害された心不全が数多く存在することが明らかとなってきた．このような心不全は高齢の女性に多くみられるが，効果的な治療法はまだ確立されていない．

　心不全の重症度の評価方法として広く用いられるものに，New York Heart Association（NYHA）の心機能分類がある（表3-1）．

　歯科診療時には，十分な問診と内服中の薬物を確認のうえ，呼吸困難や起坐呼吸，チアノーゼ，頸静脈怒張，下肢の浮腫の有無を観察する．

E. 急性循環不全 （ショックshock）

　急性循環不全（ショック）とは，心拍出量の低下や血管の虚脱により急激に全身の血液灌流が低下して，主要臓器の機能を維持するのに必要な血流が得られなくなった状態である．

　蒼白，冷汗，虚脱，脈拍微弱，呼吸不全をきたし，血圧の低下（収縮期血圧90 mmHg以下），頻脈，意識障害，冷たく湿った皮膚を呈する．血圧が低下すると，交感神経系やレニン・アンジオテンシン系が賦活化され，末梢動脈が収縮して血圧を上昇させようとする．しかし，動脈の収縮が

表3-1．NYHAの心機能分類

Ⅰ度	心疾患を有するが，身体活動を制限する必要はない．通常の身体活動では疲労，動悸，呼吸困難あるいは狭心症症状を生じない
Ⅱ度	心疾患のために身体活動に軽度の制限があるが，安静時には症状がない．通常の身体活動で疲労，動悸，呼吸困難あるいは狭心症症状を生ずる
Ⅲ度	心疾患のために身体活動に高度の制限があるが，安静時には症状がない．通常以下の身体活動で疲労，動悸，呼吸困難あるいは狭心症症状を生ずる
Ⅳ度	心疾患のために非常に軽度の身体活動でも愁訴をきたす．安静時にも，心不全症状あるいは狭心症症状を示す．少しの身体活動によっても症状が増悪する

持続すれば，結局は主要臓器の血液灌流の低下は増悪し，ショックは不可逆的となり，多臓器不全multiple organ failure（MOF）から死にいたる．

　敗血症性ショックの初期を除き，心拍出量は減少する．したがって，ただちに輸液，昇圧薬の投与，気道確保による呼吸管理などの救命処置を行う．

① 循環血液量減少性ショック

　外傷や手術による多量の出血，消化管出血による吐血や下血，大動脈瘤の破裂などによって，全循環血液量の約20％以上が急激に失われるとショック状態となる（出血性ショック）．

　また，広範囲の熱傷，嘔吐・下痢，急性膵炎による血漿成分のみの多量の喪失も，原因となる．

② 心原性ショック

　心臓のポンプ機能が急激に低下し，心拍出量が急激に減少してショック状態を生じる．

　代表的なものは広範囲な急性心筋梗塞で，死亡率50～80％ときわめて予後がわるい．また，拡張型心筋症，心筋炎，心破裂，重症不整脈なども原因となる．

③ 心外閉塞性ショック

　広範な肺塞栓症や緊張性気胸による胸腔内圧上昇によって肺血流が障害されると，左室への血液流入が障害され，心拍出量が低下して発生する．また，心タンポナーデによって心膜腔内圧が上昇すると，心拍出量が低下して発生する．

4 血液分布不均衡性ショック

血管抵抗の低下，血管透過性の亢進，静脈の拡張による心拍出量の低下によって，血圧が低下して生じる．

a. 敗血症性ショック

血管作動性物質や細菌から遊出されるエンドトキシンによって，末梢血管拡張や血液の血管外漏出を生じて，血管抵抗が低下する．初期には血管拡張に代償性に心拍出量が増加して皮膚は温かい（warm shock）が，この時期を過ぎると心拍出量も血圧も低下して，他のショックと同様となる（cold shock）．

b. アナフィラキシーショック

造影剤，抗菌薬，鎮痛薬，麻酔薬，ハチ毒，ソバなどによって抗原抗体反応を生じ，肥満細胞（マスト細胞 mast cell）などからヒスタミンなどの化学伝達物質が放出され，末梢血管の拡張と血管透過性の亢進をきたす（I型アレルギー反応を主とする）ことで生じる．皮膚のかゆみ，四肢のしびれ，気管支痙攣，喉頭浮腫による呼吸困難を呈する．

c. 神経原性ショック

腰椎麻酔による交感神経緊張の急激な低下や，血管迷走神経反射（急激な疼痛や不安，恐怖などによって交感神経緊張が低下して血管が拡張し，血圧が低下する．また，迷走神経を介して心臓が抑制され，徐脈となる）によって発生する．

F. 循環障害

1 虚 血 ischemia

動脈の狭窄や閉塞により，臓器や組織への動脈血液供給量が減少あるいは消失する病的現象である．

原因は，血栓，塞栓や動脈硬化による血管内腔の狭窄や閉塞，血管攣縮，腫瘍による動脈の外側からの圧迫などである．虚血により狭心症や閉塞性動脈硬化症などを生じ，虚血による壊死（梗塞）により心筋梗塞や脳梗塞などを生じる．

2 充 血 hyperemia

動脈性充血ともいう．細動脈や毛細血管に流入する動脈血量の増加により，臓器や組織の血液量が過剰になった状態であり，これらの血管は拡張している．

原因は，筋肉の運動や炎症などである．発赤や温度の上昇をきたし，炎症が原因の際は腫脹も生じてくるが，可逆性のことが多い．

3 うっ血 congestion

静脈性充血ともいう．静脈からの血液の流出が妨げられて毛細血管や静脈が拡張し，臓器や組織の血液量が過剰になった状態で，持続的である．チアノーゼや酸素不足による機能障害を生じ，静脈性の側副循環が形成されてくる．

原因は，右心不全（全身のうっ血をきたす），左心不全（肺うっ血をきたす），血栓や塞栓による静脈内腔の狭窄や閉塞などである．

4 出 血 bleeding, hemorrhage

血液の全成分，とくに赤血球が血管の外に出ることをいう．大量かつ急激な出血は出血性ショックを，少量かつ慢性的な出血は鉄欠乏性貧血を生じる．

原因は，外傷や動脈硬化による血管壁の損傷（破綻性出血），血管壁の障害や透過性亢進（漏出性出血），血小板減少や血液凝固因子の異常などである．

5 血栓症 thrombosis

生体の血管内や心臓内腔で血液が凝固する病的現象をいい，凝固してできた血液塊を血栓 thrombus という．

血管壁が損傷して出血すると，血液の凝固により血栓を形成して止血するが，病的な血栓の形成により血管腔が狭窄や閉塞をきたすと，臓器や組織の虚血や梗塞を生じてくる．血栓はその後，器質化されて収縮したり，再疎通したりする．

6 塞栓症 embolism

血管内を流れてきた異物により血管腔が閉塞する病的現象をいい，閉塞を起こした異物を塞栓

embolus という．塞栓のうちでもっとも多いものは剝離した血栓であるため，血栓塞栓症 thromboembolisn ということが多い．腫瘍細胞，骨折による脂肪滴，羊水，外傷や手術による空気なども塞栓となる．

血栓が静脈内に発生すると，血流に乗って右室から肺動脈を経て，肺血栓塞栓症 pulmonary thromboembolism をきたす．血栓が動脈内や左心の内腔に発生すると，血流に乗って脳，腎，脾などに塞栓症を生じる．塞栓が剝離した血栓の場合，血管腔の閉塞の程度により，局所の変性から梗塞にいたるさまざまな変化を生じる．

7 梗 塞 infarction

動脈内腔が血栓や塞栓などで完全に閉塞された結果，その灌流領域の組織が虚血性壊死に陥ることをいう．血流の途絶が短時間の場合は，梗塞にはいたらない．梗塞は，二つに分類される．

貧血性（白色）梗塞は，吻合や側副血行路を機能的にもたない動脈により灌流される心筋，腎臓，脾臓に生じる．梗塞巣に出血を伴う出血性（赤色）梗塞は，肺や肝臓，腸に生じる．なお，脳梗塞は貧血性梗塞であるが，出血を伴う（出血性脳梗塞）こともある．

G. 高齢者における循環器疾患

1 高血圧，低血圧

収縮期血圧は加齢に伴い上昇するが，拡張期血圧は，後期高齢期頃からは逆に低下して脈圧が大きくなる．また，高齢者では日内変動や季節変動などの血圧の動揺性が著しくなる．これらは動脈硬化に伴う大動脈の伸展性の低下が原因である．**白衣高血圧（家庭血圧は正常だが，医療機関で測定すると高血圧を呈する）の頻度も増加する．**

加齢による収縮期血圧上昇のため，心臓は求心性に肥大し，また心臓の収縮能は保持されるが，拡張能の低下が著しくなる．心拍数，心拍出量は，不変または低下する．さらに，起立性低血圧，食後の血圧低下，排尿後失神による転倒事故も生じやすくなる．これは，神経性や体液性の血圧調節機構が，加齢によって障害されるためである．

2 虚血性心疾患

高齢者に多い虚血性心疾患は，加齢に伴う危険因子の増加による冠動脈硬化の進展が主な原因である．**心筋虚血をきたしているにもかかわらず，狭心痛 anginal pain を伴わない狭心症（無痛性心筋虚血）が，加齢とともに増加する．**

高齢者は，心筋梗塞を生じても胸痛がまったくなく，悪心，嘔吐，動悸，呼吸困難などの非典型的症状のみの無痛性心筋梗塞であることも少なくない．

3 不整脈

加齢に伴って，上室性期外収縮や心房細動などの不整脈の頻度も増加する．**とくに心房細動患者は，心原性脳塞栓症（脳梗塞）の予防目的で抗凝固薬（ワルファリンカリウム，直接トロンビン阻害薬，直接 Xa 阻害薬）を投与されていることが多い．**また刺激伝導系の線維化，細胞数の減少によって，洞不全症候群や房室ブロックなどの徐脈性不整脈も多くなる．

4 弁膜症

高齢者では，弁の変性，石灰化，弁の動脈硬化を原因とする大動脈弁狭窄症と僧帽弁逆流症が増加する．全身の動脈硬化の存在などのために，臨床症状が非典型的なことも多い．

5 心不全

高齢者における心不全の発症には，虚血性心疾患，弁膜症，高血圧による左室肥大などの加齢に伴う多くの変化が複合的に関わっており，左室の収縮能が保たれた拡張能低下による心不全が多いことが特徴である．また，典型的な症状を示さないことも多い．

6 大動脈疾患

高齢者においては，動脈硬化により生じる胸部，腹部の大動脈瘤や大動脈解離などの大動脈疾患が増加しており，閉塞性動脈硬化症も多い．

7 高齢者の歯科治療

以上のように，高齢者においては加齢による全

身の動脈硬化が存在するため，さまざまな慢性的な心・血管疾患を生じやすい．また，心疾患の症状は非典型的であることが多く，加齢に伴う障害が他臓器にも存在するため，心疾患が重症化しやすい．

したがって高齢者の歯科診療においては，循環器疾患の存在を常に念頭に置き，その増悪や新たな発症をきたすことがないよう，細心の注意を払うことが必要である．

また，抗血小板薬や抗凝固薬，抗不整脈薬などの処方されている薬物の確認と，医科主治医との十分な情報の共有を，決して怠ってはならない．

A. 不整脈

概念

不整脈 arrhythmia とは，正しい心拍調律すなわち正常洞調律を保てないことにより生じる病態である．原因は先天的な異常，加齢による変化，虚血性心疾患など，さまざまである．診断には心電図が必須となるが，とくに重篤な不整脈を見誤らないことが重要である．治療法は，一次救命処置を行うべき急変時の対応以外は，不整脈を誘発する原因があれば，それに対する治療を行う．それ以外の場合は，薬物療法，心臓カテーテルを用いたアブレーション治療，外科的治療，種々の植え込み式装置による治療など，不整脈の種類に応じて治療を行う．不整脈の分類はいくつかのポイントがあるが，不整脈の種類に応じて以下のように分類すると簡便である．

1）心拍数による分類
① 頻脈性不整脈：心拍数が100回/分以上の頻脈を伴う不整脈．
② 徐脈性不整脈：心拍数が50回/分未満の徐脈を伴う不整脈．

2）発生部位による分類
① 上室性不整脈：房室接合部を含めた部分より上位から発生する不整脈．

② 心室性不整脈：房室接合部より下位の心室内で発生する不整脈．
③ 伝導障害：刺激伝導系の伝導異常により生じる不整脈．

1 洞性不整脈 sinus arrhythmia

PR 間隔は正常，RR 間隔の最大と最小の差が0.16秒以上あるもの．吸気で心拍数が速くなり，呼気で遅くなる呼吸性洞性不整脈の場合が多い．この不整脈のみで治療を要する必要はない．

2 頻脈性不整脈 tachycardia

概念

不整脈のうち頻脈を呈するものと，洞調律に早期興奮が混在する期外収縮などが含まれる．主症状は動悸や胸部不快感であるが，重篤な場合は失神発作を呈する場合もある．頻脈を誘発する脱水や，発熱，相対的な循環血液量の低下などで，誘発されやすい．とくに心室細動，持続性心室頻拍，発作性上室性頻拍は致死的な不整脈となるため，意識障害を伴う場合は一次救命処置を優先する．

1）**洞性頻脈** sinus tachycardia：洞調律で，心拍数100回/分以上の状態をさす．循環血液量の低下を伴う疾患，心不全，呼吸不全などの低酸素血症を伴う病態，甲状腺機能亢進症のような内分泌疾患の場合がある．

2）**期外収縮** premature contraction：通常の洞調律より早期に出現する興奮を期外収縮という．その発生起源が房室結合部とそれより上位のものを上室性期外収縮 supra-ventricular premature contraction（SVPC）（図3-10），それより下位にあるものを心室性期外収縮 ventricular premature contraction（VPC）（図3-11）という．心電図所見が洞調律と同じ QRS 波形のものは SVPC と考えられるが，洞調律と異なる幅の広い QRS 波形の場合は VPC，あるいは SVPC に心室内変行伝導や脚ブロックを伴う場合などがある．興奮が発生する部位によっては，期外収縮の後に P 波を認める場合もある．VPC は，R on T から心室細動への移行に注意が必要である．心拍数の上昇に伴う期外収縮の増加がみられる場合は，虚血性心疾患の合併も考慮し精査する．

治療は，原疾患があればそれに対する治療を行

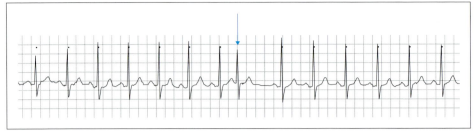

図 3-10. 上室性期外収縮
8拍目（矢印）に，上室性期外収縮を認める．QRS波形は，洞調律とほぼ同じである．

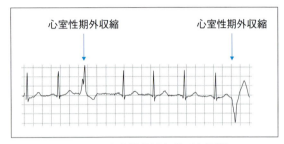

図 3-11. 心室性期外収縮（多源性）
心拍数84回/分の正常洞調律に，多源性心室性期外収縮の頻発を認めた．

う．原疾患がない場合，頻度が少なく自覚症状が少ないものは，経過観察を行う．自覚症状が強ければ，抗不整脈薬による薬剤療法を考慮する．薬剤によるコントロールが困難な頻発する VPC 症例は，心臓カテーテルによるアブレーション治療の適応を考慮する．

3）発作性上室性頻拍 paroxymal supra-ventricular tachycardia（PSVT）：房室接合部より上位に由来する期外収縮に引き続きはじまる頻脈発作をさす（図3-12）．頻拍の出現と停止が突然であり，心拍数は150〜200回/分程度になる．Wolf-Parkinson-White syndrome（WPW）症候群に合併する場合は，房室結節と副伝導路（Kent束）の間に電気刺激のループ回路が形成され，回帰性頻脈発作が発生する．

治療は，循環動態が安定していれば，迷走神経刺激療法または抗不整脈薬による薬物治療を行う．循環動態が不安定なら，鎮静のうえ，電気的除細動を行う．非発作時は抗不整脈薬による治療を行い，コントロールが困難な症例は心臓カテーテルによる電気生理学的検査を行い，回帰性不整脈を起こす回路を電気的に焼灼するカテーテルア

ブレーション治療の適応を考慮する．

4）心房細動 atrial fibrillation（Af）（図3-13）：P波が欠如し，不規則な基線の動揺として認められるf波がみられ，RR間隔は不規則となる不整脈である．また，心房内に血栓が生じやすいため，合併症によっては心原性脳梗塞の危険性が高い．なお，心拍数によっては必ずしも頻脈とは限らない．

初発頻脈発作時の治療は，心拍数を下げるための薬物治療を行う．同時に，年齢や合併症と出血性疾患のリスクを考慮のうえ，抗凝固療法の併用を行う．慢性（永続性）心房細動の場合は，頻脈の症例では頻脈を起こさないための薬物治療と抗凝固療法が中心となる．頻脈にならなくても，動悸症状が強い場合は抗不整脈薬による洞調律維持を試みる場合があるが，コントロールが困難な症例は心臓カテーテルによる電気生理学的検査を行い，肺静脈周囲を隔離するアブレーション治療の適応を考慮する．

5）心房粗動 atrial flutter（AF）：鋸歯状波（F波250〜350回/分）があり，心電図上，基線としての等電位線が欠如し，F波とQRS波との関係が2：1，4：1といった偶数伝導比を示すことが多いが，途中に他の伝導比の収縮が入るとRR間隔は不整となる．伝導比が1：1に近づくと著しい頻脈となり，心不全をきたしやすくなる．F波がⅡ，Ⅲ，aV$_F$で鋭角部を下に向けているものを通常型（図3-14），そのほかを非通常型という．

治療は，頻脈発作時には心拍数を下げるための薬剤治療を行う．心拍数のコントロールが困難な通常型症例は心臓カテーテルによる電気生理学的検査を行い，三尖弁周囲回旋路のアブレーション治療を考慮する．

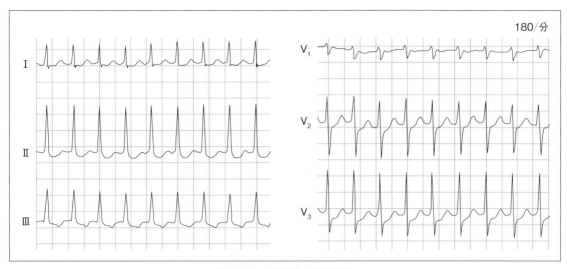

図 3-12. 発作性上室性頻拍

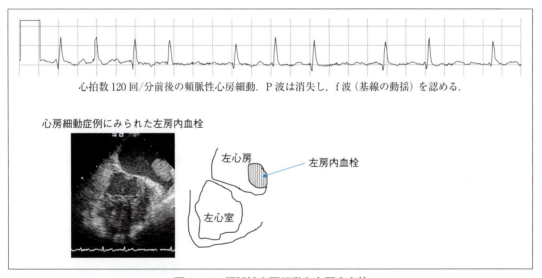

図 3-13. 頻脈性心房細動と左房内血栓

（画像提供：日本大学医学部循環器内科　齋藤祐樹先生）

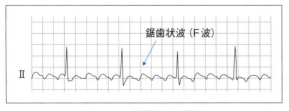

図 3-14. 通常型心房粗動

6）**心室頻拍** ventricular tachycardia（VT）：心室細動に移行しやすく重篤な不整脈である．QRS は幅が 0.12 秒以上で，P 波とは無関係に出現（房室解離）する．QRS 波形が一定なものを単形性，それ以外を多形性と呼び，心室頻拍が 30 秒以上持続するものや，持続時間は 30 秒未満でも循環動態が急激に悪化し，すみやかに治療を要するものを持続性心室頻拍 sustained VT と呼ぶ．持続時間が 30 秒未満のものでは，非持続性心室頻拍 non-sustained VT（図 3-15）と呼ぶ．

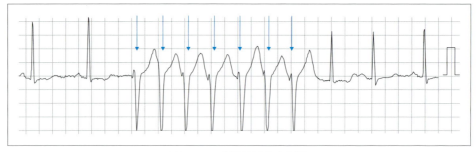

図 3-15. 非持続性心室頻拍
3拍目から出現し，その後，洞調律に復した非持続性心室頻拍（矢印）．自覚症状は認めなかった．

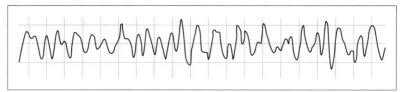

図 3-16. 心室細動

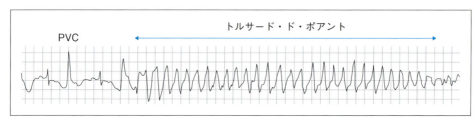

図 3-17. 多形性心室頻拍（トルサード・ド・ポアント）

なお，心拍数が 100 拍/分未満の VPC が 3 連発以上続くものは促進型心室固有調律と呼ばれ，心室筋自動能亢進が関与しているといわれており，心室頻拍とは区別する．

治療は，原疾患がある場合は原疾患の治療を行う．循環動態が不安定なら，必要に応じ鎮静のうえ，電気的除細動を行う．抗不整脈薬による薬剤療法も併用する．心室頻拍の予防には抗不整脈薬による薬剤療法を行う．コントロールが困難な症例は，心臓カテーテルによるアブレーション治療の適応を考慮する．繰り返し失神発作を起こす場合は，植え込み型電気的除細動器 implantable cardioverter defibrillator（ICD）の適応を検討する．

7）**心室細動** ventricular fibrillation（VF）（図 3-16）：心電図上，等電位線である基線を認めず，QRS 波，ST，T 波の区別ができない．波形，振幅，周期がまったく一定ではない波が，連続して出現する．心筋が震えているだけの状態なので，心停止と同様な循環動態となる重篤な不整脈である．治療は電気的除細動を行う．心室細動の予防には抗不整脈薬などによる薬剤療法を行う．繰り返す場合は，ICD の適応を検討する．

8）**トルサード・ド・ポアント** torsades de pointes（Tdp）：心電図の QRS 軸が周期的に変動する特殊な多形性心室頻拍で，QT 延長症候群に合併する（図 3-17）．ときに，心室細動へ移行することがある．

3 徐脈性不整脈 bradycardia

概　念

脈拍が 50 回/分未満のものをさす．洞結節，房室接合部の機能障害や，刺激伝導系の伝導異常で徐脈となっている状態である．原因があれば，そ

れに対する治療を行う．一過性の高度徐脈の場合，循環動態が不安定な場合は，一次救命処置を念頭に置いて対応する．循環動態が安定していても，後に示すモビッツ Mobitz Ⅱ 型の 2 度房室ブロックと完全房室ブロックは一次救命処置を念頭に置いて可及的すみやかに専門医療施設へ搬送し，経静脈的に一次ペーシングカテーテルを挿入するなどの対応をとる．

1) 洞性徐脈 sinus bradycardia：持続性に脈拍が 50 回/分未満のものをさす．ほかの徐脈性不整脈の合併がなければ経過観察となるが，高度な徐脈や，有症候性のものは十分な注意を要する．

2) 洞房ブロック sinoatrial（SA）block：洞結節から心房への伝導が脱落したものをいう．ブロックの部分だけみると，極端な洞性徐脈のようにみえる．この PP 間隔は延長し，この間隔は洞結節の興奮頻度の整数倍（2 倍，3 倍など）となる（図 3-18）．治療は原疾患に対する治療を行うが，高度徐脈の場合は薬物治療を行う．循環動態が不安定な場合は，一次救命処置を念頭に対応する．

3) 洞停止 sinus arrest：洞結節における刺激生成が停止するもので，洞房ブロックと同じく P 波が出現せず，PP 間隔が突然延長する．房室結節部以下からの補充収縮を伴う場合が多いが，補充収縮や補充調律は出現しないと，長時間の心停止となることがある．治療は，洞房ブロックに準じる．

4) 洞不全症候群 sick sinus syndrome（SSS）：脈拍を調節する洞結節の障害や洞結節から心房に至る刺激伝導路の伝導障害による徐脈性不整脈を起こす疾患群である．① 明確な原因のない慢性の高度洞性徐脈，② 高度の洞停止，③ 薬物治療と無関係な洞房ブロックのいずれかの不整脈があり，それによるめまい，失神，倦怠感，胸痛などの症状を示すものをさす．病型分類にルビンスタイン Rubenstein 分類が用いられ，1 型は上記 ①，

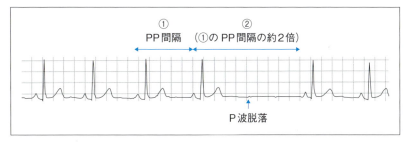

図 3-18．洞房ブロック

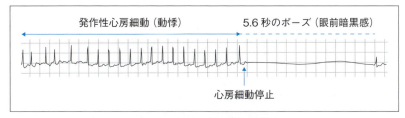

図 3-19．徐脈頻脈症候群

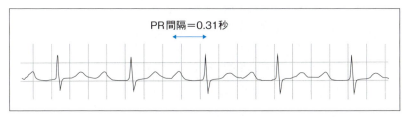

図 3-20．1 度房室ブロック

A．不整脈

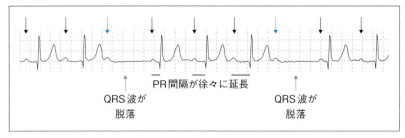

図 3-21. ウェンケバッハ型 2 度房室ブロック

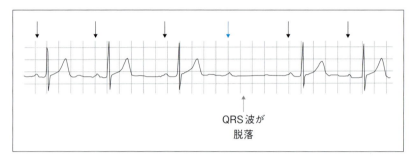

図 3-22. モビッツ II 型 2 度房室ブロック

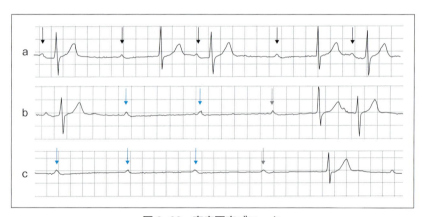

図 3-23. 高度房室ブロック

2 型は上記②③，3 型は 1 型，2 型に発作性上室性頻拍，心房細動，心房粗動のいずれかを伴うものをさし，徐脈頻脈症候群 bradycardia-tachycardia syndrome という．この場合，頻脈性不整脈が停止した後に洞停止を認めることが多い（図 3-19）一過性の高度徐脈の場合は，薬物治療を行う．循環動態が不安定な場合は，一次救命処置を念頭に置いて対応する．人工ペースメーカー植込みの適応となる場合が多い．

5) **房室ブロック** atrioventricular（AV）block：房室接合部の伝導障害により，心房から心室への伝導が障害されるものである．以下のように分類される．

a) 1 度房室ブロック I° AV block：心房興奮は心室へ伝達されるが，PR 間隔が 0.20 秒よりも延長しているものをさす（図 3-20）．

b) 2 度房室ブロック II° AV block：心房興奮の一部が心室へ伝わらないものである．ウェンケバッハ Wenckebach 型（図 3-21）と Mobitz II 型（図 3-22）に分けられる．Wenckebach 型は，

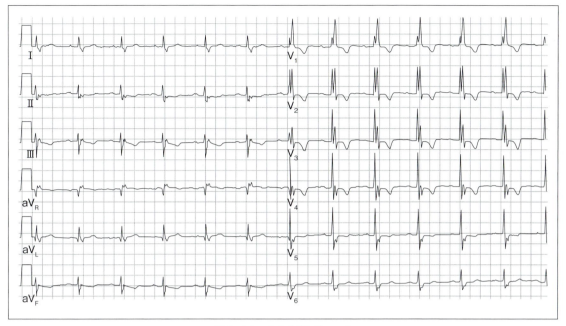

図3-24. 完全右脚ブロック
心拍数73回/分，QRS幅0.136秒の，完全右脚ブロックの心電図波形．

P波が規則的に出現するものの，PR間隔が徐々に延長し，やがてQRS波が脱落する．脱落後，次のPR間隔は短縮し，ふたたび同様のリズムを繰り返す．MobitzⅡ型は，PR間隔の延長をみることなく，突然QRS波が脱落するものをさす．MobitzⅡ型は重症である．

c) 3度房室ブロックⅢ°AV block：心房興奮が心室へ伝わらないため，心電図ではP波とQRS波がまったく別のリズムになる（図3-23）．3度房室ブロックでは，心拍数は心室の自動能に依存し，徐脈傾向となる．

治療は，循環動態が不安定な場合は，一次救命処置を念頭に置いて対応する．原疾患があれば，それに対する治療で対応するが，原疾患がない場合，MobitzⅡ型の2度房室ブロックと3度房室ブロックは人工ペースメーカー植込みの適応を考慮する．

4 心室内伝導障害

a. 脚ブロック bundle branch block

心室内伝導路はヒスHis束から分岐し，右脚と，左脚前枝および左脚後枝に分かれる．この心室内伝導路のいずれかで障害が起こっている状態をさ

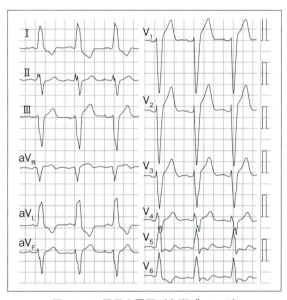

図3-25. 異常心電図（左脚ブロック）

し，それぞれ，右脚ブロック，左脚前枝ブロック，左脚後枝ブロック，左脚ブロック，2枝ブロック，3枝ブロックに分類される．

治療は，右脚ブロックについては，基礎疾患の合併がなければ経過観察のみであるが，その他に

ついてはいずれの場合も，原疾患があればそれに対する治療を行う．高度徐脈を伴う心室内伝導障害については，徐脈性不整脈の治療に準ずる．

b. 右脚ブロック right bundle branch block

QRS 波の幅が 0.12 秒以上を完全右脚ブロック（図3-24），0.12 秒未満を不完全ブロックと分類する．右脚ブロックは心電図上胸部誘導 V_1 における rsR′波形，ならびに陰性 T 波を認める．右脚は，構造上刺激伝導線維が細く，右脚ブロックが臨床的に問題となる場合は比較的まれである．

c. 左脚ブロック left bundle branch block

幅広い QRS 波と I，V_5，V_6 誘導に結節またはスラーを伴う R 波が認められ，それぞれ同じ誘導の q 波の欠如などが特徴である（図3-25）．左脚ブロックでは，器質的心疾患を伴う場合がしばしば認められる．

1. **左脚前枝ブロック** left anterior fascicular block

QRS 幅が 0.12 秒未満で QRS 軸が −45°以上の左軸変位を認め，I，aV_L 誘導で qR 型，II，III，aV_F で rS 型を認める．

2. **左脚後枝ブロック** left posterior fascicular block

QRS 幅が 0.12 秒未満で QRS 軸が 110°以上の右軸変位を認め，I，aV_L 誘導で rS 型，II，aV_F で qR 型を認める．

d. 2枝ブロック bifascicular block

完全右脚ブロック所見に左脚前枝ブロックが加わった所見，または，左脚後枝ブロックが加わった所見をさす．

e. 3枝ブロック trifascicular block

2枝ブロックに1度房室ブロックまたは2度房室ブロックを伴ったもの．

5 不整脈を誘発する可能性がある心電図異常

a. ブルガダ症候群 Brugada syndrome

突発的な心室細動を起こし，突然死をきたす場合がある病態である．失神症状を起こす有症候群と，心電図波形の異常所見のみで臨床症状を伴わない無症候群に分類される．心電図では，胸部誘導の V_1〜V_3 の ST 異常，それぞれの心電図電極の位置を1肋間上方へずらした状態での胸部誘導の ST 上昇が特徴的である．失神発作の既往があれば，心室細動の予防を行う．

b. WPW 症候群 Wolff-Parkinson-White syndrome

心房−心室間の副伝導路（ケント Kent 束）が存在し，房室伝導が可能な副伝導路の場合は，心房の興奮が早期に心室へ伝導するため PQ 間隔が短縮し，正常な伝導路を経由した心室の興奮と融合しデルタ波を作る（図3-26）．とくに，逆方向性房室回帰性頻拍と心房細動合併のパターンは高頻度で不規則な心房興奮が房室結節と副伝導路の双方を通って心室への刺激が伝わるため，偽性心室頻拍とよばれ，心室細動に移行する場合がある．治療は，有症候の場合は，PSVT の治療に準じる．無症候の場合は，経過観察にとどめる．

c. QT 延長症候群 prolonged QT syndrome

心電図で特徴的な QT 間隔の延長と T 波の異

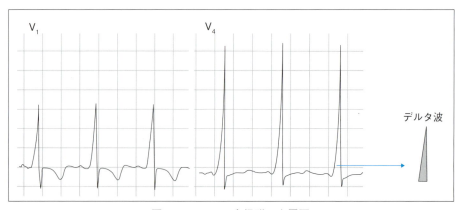

図3-26．WPW 症候群の心電図

表3-2. 後天性QT延長症候群の原因

・低K血症，低Mg血症 ・抗不整脈薬：キニジン，プロカインアミド，ジソピラミド，シベンゾリン，ベプリジル，フレカイニド，ソタロール，アミオダロン，ニフェカラントなど ・抗精神病薬：三環系抗うつ薬，フェノチアジン系薬，炭酸リチウムなど ・抗生物質：エリスロマイシン，ST合剤など ・抗真菌薬：イトラコナゾールなど	・抗悪性腫瘍薬：ドキソルビシンなど ・抗アレルギー薬：テルフェナジン，アステミゾールなど ・徐脈性不整脈：高度房室ブロック，洞不全症候群 ・虚血性心疾患，心筋症，心筋炎 ・内分泌疾患 ・中枢性疾患：くも膜下出血など

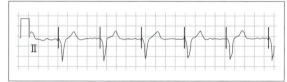

図3-27. ペースメーカーによる心電図波形
ペースメーカー調律による特徴的なスパイク波形に続き，幅の広いQRS波形を認める．

常を呈する．先天性QT延長症候群は常染色体優性遺伝を示すロマノ・ワードRomano-Ward症候群，聾を伴い常染色体劣性遺伝を示すジャーベル・ランゲ-ニールセンJervell and Lange-Nielsen症候群などがある．後天性QT延長症候群は，薬剤性，電解質失調，内分泌疾患などで生じることがある（表3-2）．いずれも，QT延長から致死的不整脈を誘発しないかどうかが重要である．

6 その他の関連事項

a. アダムス・ストークス症候群
Adams-Stokes syndrome

不整脈が原因で脳血流が低下し，めまい，失神，意識障害などを発症する病態をさす．Adams RとStokes Wが，それぞれ1800年代に徐脈性不整脈に伴う意識消失発作の報告をしたことにより，命名されている．現在は完全房室ブロックなどの徐脈性不整脈に加えて，心室頻拍などの頻脈性不整脈による失神も含めて用いられている．

b. 人工ペースメーカーなど
高度房室ブロック，徐脈頻脈症候群に対する治療に，人工ペースメーカーの植込み手術がある．心電図所見ではペースメーカー調律による特徴的なスパイク波形が見られる（図3-27）．現在，さまざまな植込み型治療装置がすでに臨床で使用さ

れている．こうした装置が植込まれている症例に対して電子機器を用いて歯科治療を行う場合，使用機器による電磁波干渉および通電による誤作動のリスクがあることを認識し，アースを行ったうえで，歯科用電子機器の電源部，整流回路は患者から十分離して使用するなどに留意する．口腔内に通電する器具については原則使用を避けるか，必要な場合はペースメーカー設定変更の必要性を担当医師に照会するなどの対応が望ましい．

B. 虚血性心疾患

概念

虚血性心疾患 Ischemic heart disease (IHD) は，心臓を栄養している冠動脈の循環不全により，心筋への酸素供給が断たれることにより生じる疾患で，しばしば心原性ショックに陥り，致死的な経過をたどる．従来からの分類は，心筋虚血はあるが可逆的な状態で梗塞に至っていない狭心症と，不可逆的な心筋壊死が生じている心筋梗塞という分類である．一方，病状によっては，狭心症から心筋梗塞へ病状が急激に悪化していくことから，後述の不安定狭心症と急性心筋梗塞をあわせて「急性冠症候群」とし，病状が内服治療などで比較的安定している安定狭心症との区別をする分類が周知されてきている．

診断は，心電図，血液検査などを用いる．発作発症時は可及的すみやかに高次医療機関での集中治療を行う必要がある．治療には，心臓カテーテル治療，外科的治療，薬物療法がある．

1 狭心症 angina pectoris（AP）

分類

1）**労作性狭心症** effort angina：動脈硬化性変化により冠動脈が狭くなり，心筋虚血が生じる疾患である．心拍数が増加すると，心筋の酸素消費量が増加し，狭心症症状が起こる．

2）**冠攣縮性狭心症** vasospastic angina：動脈硬化はないか，あっても軽微な状態であるが，冠動脈が攣縮 spasm を起こすことにより，血管の一時的な狭窄が起こって発作を生じる．労作時に比べ，比較的安静時に発生することが多いため，安静時狭心症ともいわれる．

3）**不安定狭心症** unstable angina：突発的に発生した狭心症や，数時間から数日前にはじめて発生した狭心症，発作頻度が急に増えた狭心症など，症状が不安定になっているものをさす．症状が増悪すると急性心筋梗塞に至るため，急性心筋梗塞に準じた治療を要する．

4）**安定狭心症** stable angina：以前から狭心症発作は認めるものの，一定の労作で出現し，安静にて軽快しているものである．

5）**梗塞後狭心症** post-infarction angina：心筋梗塞を起こした後に，梗塞巣の周囲の虚血巣や，残存虚血病変による狭心症症状が出現するものである．

病因

冠動脈の動脈硬化または冠動脈の攣縮により，心筋虚血が生じる（図3-28）．

症状

典型的には強い前胸部痛で，数分の経過で症状が一時的にせよ軽快する．胸痛時は油汗が出るような痛みを自覚する．前胸部から，頸部や下顎，腰背部，左上腕に広がる放散痛を伴うこともある．不安定狭心症においては，突発的な症状から，意識消失発作がみられることもある．高齢者や糖尿病患者の場合は，症状が典型的でない場合もある．

診断

問診により，ある程度診断がつく．冠動脈危険因子（表3-3）については，十分に聴取する．胸痛の有無と性状が重要である．

診察所見

通常，狭心症発作のみでは特徴的な理学所見は認めないが，不安定狭心症から心筋梗塞に進展する症例では，顔色蒼白，四肢冷感などは左心不全による心原性ショックの徴候を認める場合もある．また頸静脈の怒張やうっ血肝，下腿浮腫は右

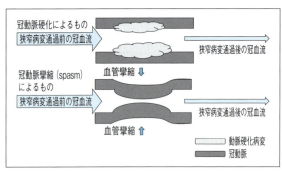

図3-28．狭心症の成因による虚血の違い（イメージ）

表3-3．心血管病の危険因子

1．年齢（男性45歳以上，女性55歳以上）	6．耐糖能異常
2．冠動脈疾患の家族歴	7．肥満
3．喫煙	8．メタボリックシンドローム
4．脂質異常症	9．慢性腎臓病
5．高血圧	10．精神的，肉体的ストレス

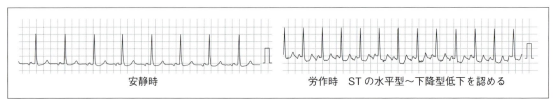

図3-29．狭心症の虚血性ST変化

心不全の徴候である．聴診所見では，過剰心音のⅢ音，Ⅳ音の聴取，肺野のラ音の有無などで，心不全徴候を判断する．

検　査

1) **心電図**：水平型から下降型のST-Tの低下を認める（図3-29）．硝酸薬の舌下投与でST変化が改善し，自覚症状も消失する．冠攣縮性狭心症の発作時は上に凸のST上昇が認められる．

2) **運動負荷心電図**：非発作時に安静時心電図と運動負荷（階段昇降）後の心電図を比較し，運動後に虚血性ST変化を認める．なお，運動負荷検査は虚血を誘発する可能性があることを念頭に置き，十分に注意して行う．

3) **ホルター心電図**：24時間ホルターHolter心電図検査は24時間の心電図所見から，心拍数増加時のST-T変化の有無や，自覚症状を認めたときの心電図波形を記録し診断する．

4) **心臓超音波検査**：安静時の左心機能や，心肥大の有無，弁膜症の合併の有無など多くの情報が得られる．すでに心疾患の既往がある症例では，以前の心機能や壁運動異常の有無を評価し，病変の進行の有無を評価する．

5) **核医学検査**：^{201}Tlおよび^{99m}Tcによる負荷心筋シンチグラフィーは，放射線同位元素の心筋組織への取り込みを画像解析することにより，心筋虚血をとらえることができる．

6) **冠動脈CT**：造影剤を用いた冠動脈CTにより，冠動脈の狭窄病変の有無，石灰化病変の有無についての評価ができる．高度な石灰化を伴う冠動脈病変においては，石灰化によるアーチファクトがみられ，診断能が低下することなどが，欠点である．

7) **冠動脈MRI**：冠動脈の走行や，狭窄病変の評価，心筋の性状の評価などが可能である．石灰化によるアーチファクトの影響がないのも特徴である．

8) **心臓カテーテル検査**：経皮的にカテーテルを動脈内に挿入し，選択的冠動脈造影により，冠動脈の狭窄を評価する．最終的な確定診断や，緊急時の治療に欠かせない検査である．そのほか血管内超音波検査，血管内内視鏡検査などを用いて狭窄病変やその周囲のプラークの評価を行うなど，さまざまな病変の評価が可能となっている．冠攣縮性狭心症では，薬剤を用い攣縮を誘発して確定診断を得ることがある．

治　療

1) **経皮的冠動脈形成術** percutaneous coronary intervention（PCI）（図3-30）：冠動脈狭窄病変に冠動脈カテーテルを用い選択的に行う治療である．冠動脈拡張用にカテーテル先端部に小さな風船のついているバルーンカテーテルや，しぼんだ状態のバルーンの上にあらかじめ折りたたん

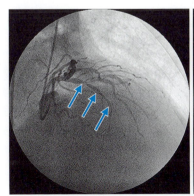
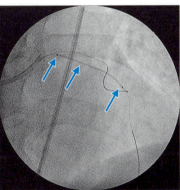
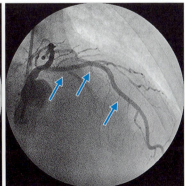

治療前　　　　　　　　　　ステント留置中　　　　　　　　　　治療後

図3-30．左冠動脈左前下行枝へのステント治療

左　：治療前．左冠動脈前下行枝近位部に有意狭窄病変を認め，末梢側は途絶している（矢印）．
中央：ステント留置中．狭窄病変に対し，バルーンカテーテルを用いて拡張し，病変部位を覆うように金属ステントを留置中（矢印）．
右　：治療後．血行再建術後，左前下行枝末梢まで良好な血流が得られた（矢印）．

（画像提供：日本大学医学部循環器内科　深町大介先生）

だ金網状の金属を仕込んだ,ベアメタルステント bear metal stent (BMS),さらにその金属の表面を特殊な薬剤でコーティングした薬物溶出性ステント drug eluting stent (DES) などがある.通常,バルーンカテーテルで,動脈硬化病変を押し広げるが,それだけでは血行再建部位が再狭窄を起こすため,拡張後に金属ステントを留置する.BMS も DES もステント表面は金属なので,放置すればステント内血栓を起こし急性冠動脈閉塞を起こすので,急性期より抗血小板療法を併用し治療を行う.

2) **冠動脈バイパス手術** coronary artery by-pass grafting (CABG):冠動脈の狭窄部位,あるいは閉塞部位より末梢にバイパス血管を吻合する手術である.通常は,多枝病変や左冠動脈主幹部病変など,カテーテル治療では危険度が高い症例に対して行う.全身麻酔で体外式人工心肺を使用するため,カテーテル治療に比べ患者の身体への負担は大きいが,最近は心臓が拍動している状態のまま,人工心肺を使用しないで行うオフポンプ手術の技術も発達しており,高齢者など,以前は慎重になっていた症例でも手術可能な場合がある.

3) **薬剤療法**:急性期は亜硝酸薬など冠動脈拡張薬による治療と,抗血小板療法が重要である.慢性期は抗血小板療法に加え,危険因子となる生活習慣病に対する治療が重要となる.心筋酸素消費量を減らすためのβ遮断薬なども併用する.なお冠攣縮性狭心症の場合は,一部の Ca 受容体拮抗薬や亜硝酸薬などを用い,冠攣縮の予防を行う.

2 心筋梗塞 myocardial infarction (MI)

概 念
虚血性心疾患のうち,冠動脈の閉塞により,心筋が壊死に陥った状態である.狭心症に比べより重症で,すみやかな治療を要する.

分 類
1) **発症からの時間による分類**
① 急性心筋梗塞 acute myocardial infarction (AMI):発症して時間経過が短いもの.
② 陳旧性心筋梗塞 old myocardial infarction (OMI):発症後,数ヵ月以上経過しているもの.

2) **心電図上の変化による分類**
① ST 上昇型心筋梗塞 ST elevation myocardial infarction (STEMI):心電図上,貫壁性心筋虚血を示す所見である ST 上昇を認めるもの.
② 非 ST 上昇型心筋梗塞 non-ST elevated myocardial infarction (NSTEMI):心電図上の ST 上昇以外の所見があるか,心電図所見が認められないが,治療経過で最終的に心筋逸脱酵素の上昇など心筋梗塞が起こったことを示唆する所見を認めたもの.

3) **部位による分類**:広範囲前壁梗塞,前壁中隔梗塞,下壁梗塞,側壁梗塞,右室梗塞などに分類される.それぞれの領域の責任血管がおおむねあるが,慢性完全閉塞病変と側副血行路の存在や,先天的な血管低形成の場合もあることを考慮する.

病 因
冠動脈硬化病変に血栓閉塞が生じ,冠動脈閉塞をきたす.慢性完全閉塞病変を伴う場合は,側副血行路の急性閉塞でも心筋梗塞を起こしうる.

症 状
狭心症と同じく典型的には強い前胸部痛などであるが,狭心症と異なり,何分間経過しても改善しないのが最大の特徴である.高齢者や糖尿病患者の場合は,胸痛症状が典型的ではない場合もあ

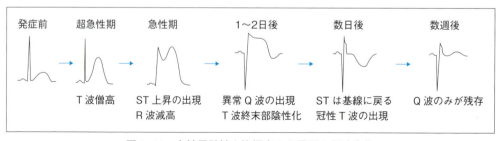

図 3-31.急性貫壁性心筋梗塞の心電図の経時変化

る．

診断

1）診察所見：狭心症同様，顔色蒼白，四肢冷感などは左心不全による心原性ショックの徴候である．とくに左前下降枝起始部の病変や，左冠動脈主幹部病変などの広範囲の梗塞では心原性ショックが高頻度に起こるため，注意を要する．

2）検査所見

a）心電図：ST 上昇型心筋梗塞では，上に凸の ST 上昇が責任病変の支配領域の誘導で認められる（図 3-31）．ST の上昇を認めない場合でも，ST 低下や T 波の陰転化など，なんらかの ST-T 変化がみられる．

b）血液検査所見：トロポニン T，心臓型脂肪酸結合蛋白（H-FABP），WBC，CK-MB など心筋逸脱酵素が時間経過とともに上昇する場合が多い．

c）心臓超音波検査：壁運動低下がみられる部位に心筋梗塞を起こしていると考えられる．心電図上の局在診断と，壁運動異常の部位が一致すれば，その部位を栄養している冠動脈に病変があると推測できるので，冠動脈形成術の際に有用な情報となる．他にも急性期合併症の発見にも有用である．

d）胸部 X 線検査：心不全を合併すると肺うっ血像や，心拡大，胸水貯留像などが認められる．

e）核医学検査：核種は狭心症と同様で，初期治療後の亜急性期から慢性期に，梗塞病変の残存機能の判断や，冠動脈の残存病変への追加治療の必要性を判断するのに有用である．

治療

1）経皮的冠動脈形成術 percutaneous coronary intervention（PCI）（図 3-32）：治療概略は狭心症に対するものと同様だが，ST 上昇型心筋梗塞の場合は救命のため緊急治療を要する．また，慢性完全閉塞病変を合併する心筋梗塞の場合に対する血行再建を行う場合，逆行性アプローチによる治療など，より高度な技術を要する．

2）冠動脈バイパス手術 coronary artery bypass grafting（CABG）：治療の概略は狭心症と同様であるが，内科的治療では対応できない心筋梗塞による機械的合併症がある場合は，バイパス手術と同時に緊急心臓手術を行うことがある．

3）薬剤療法：治療の内容は，狭心症に対するもののほかに，胸痛に対しての麻薬性鎮痛薬を併用する．また，広範囲な梗塞を起こし，心機能が低下している場合は，心不全治療薬が必要となる．また，致死的不整脈に対する抗不整脈薬が必要な場合もある．

心筋梗塞の合併症

1）心室瘤：心筋梗塞を起こした壊死組織が線維化し瘤状になってしまう状態である．長期的に

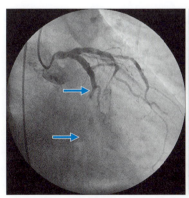
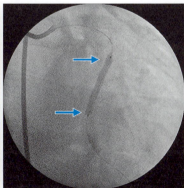
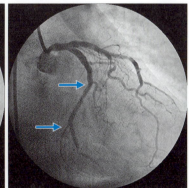

治療前　　　　　　　　　　　ステント留置中　　　　　　　　　　再開通後

図 3-32．心筋梗塞の回旋枝へのステント治療

左　　：治療前．左冠動脈回旋枝に完全閉塞病変を認め，末梢側は途絶している（矢印）．
中央：ステント留置中．狭窄病変に対し，バルーンカテーテルを用いて拡張し，病変部位を覆うように金属ステントを留置中（矢印）．
右　　：再開通後．血行再建術後，回旋枝末梢まで良好な血流が得られた（矢印）．

（画像提供：日本大学医学部循環器内科　深町大介先生）

B．虚血性心疾患

は心機能低下により慢性心不全となる．また不整脈が出やすくなる場合や，血圧コントロールがわるければ心破裂の危険を伴う場合もある．

2）**心破裂**：壊死した心筋が自由壁方向に穿孔した状態である．心原性ショックと出血性ショックに陥り，救命が非常に困難である．

3）**乳頭筋断裂**：心筋梗塞により左室内で僧帽弁を固定している乳頭筋が壊死に陥り，機械的に断裂した状態である．急性の僧帽弁逆流が生じ，難治性心不全に陥る．

4）**心室中隔穿孔**：中隔壁の梗塞により心室中隔壁が穿孔し，左→右短絡路が形成されることにより，右心系へ急激な負荷がかかり，急激な心不全をきたす．

5）**不整脈**：心筋虚血により，致死的な不整脈が誘発される場合がある．また，右冠動脈は房室結節や洞結節を栄養している場合が多く，完全房室ブロックなど徐脈性不整脈を起こしやすい．抗不整脈薬による治療や一次ペーシングを併用する．

6）**心不全**：左心室を還流する左冠動脈前下行枝において，広い範囲に心筋梗塞が及ぶと心原性ショックに陥る．ショックになれば冠動脈の血流維持も困難なため，大動脈内バルーンパンピングカテーテル intra-aortic balloon pumping（IABP）を下行大動脈に留置し，冠動脈血流を維持する．それも困難な場合は，経皮的心肺補助装置 percutaneous cardiopulmonary support（PCPS）を用いる場合がある．

3 急性冠症候群
acute coronary syndrome（ACS）

虚血性心疾患のうち，冠動脈の動脈硬化病変が血管内腔において薄い被膜のみで覆われていたり，すでに一部の被膜が破れてかかっているような，不安定プラーク病変（図3-33）の場合，動脈硬化による血管の器質的狭窄の重症度にかかわらず，突然，冠動脈血流が途絶してしまうことがあり，急激な心不全や，心原性ショック，致死性不整脈，突然死をきたす可能性がある．これら，一連の病態を症候群としたもので，不安定狭心症，急性心筋梗塞いずれもこの中に含まれる．

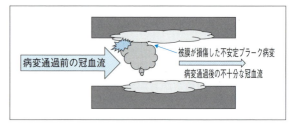

図3-33．不安定プラーク病変による虚血（イメージ）

> **歯科関連事項**
>
> ・虚血性心疾患や，胸部頸部動脈疾患の初発症状が，下顎への放散痛や歯痛という場合がある．そういった症状の場合，医科ではなく，歯科を受診してしまう患者がいることを忘れてはならない．歯科所見の乏しい下顎痛の症例は，虚血性疾患の初発症状であることを念頭に置いて注意深く問診し，必要に応じて医科と連携した対応を考慮する．
> ・冠動脈形成術後に抗血小板薬を併用している症例については，歯科診療時の出血のリスクと，抗血小板薬休止による急性ステント閉塞のリスクを考慮したうえで対応し，止血処置をしっかり行う．

C. 心筋疾患

1 心筋炎 myocarditis

概　念

心筋自体になんらかの原因による炎症が生じる状態である．心筋に炎症が及ぶいかなる機序でも心筋炎を起こしうるが，臨床的には，上気道感染などに並行してしばしば発症するウイルス性が比較的多い．実際に心筋炎と臨床的に診断されないうちに自然軽快している場合も存在するが，ひとたび重篤な症状が発症すると，心不全や難治性不整脈を合併し重症化する場合がある．

症　状

感冒様症状，消化管症状，動悸，胸痛，呼吸困難，浮腫，倦怠感などさまざまである．

診 断

問診で数日前からの発熱や，咳など先行感染の有無を確認する．

1）診察所見：発熱のほか，顔色蒼白，四肢冷感などは左心不全による心原性ショックの徴候を認める場合もある．また頸静脈の怒張やうっ血肝，下腿浮腫は右心不全の徴候である．聴診所見では，過剰心音のⅢ音，Ⅳ音の聴取，肺野のラ音の有無などで，心不全徴候を判断する．

2）心電図：心筋炎に特異的なものはないが，脚ブロックや，房室ブロックなどの伝導障害や，期外収縮，頻脈性不整脈など多様な心電図所見がみられる．

3）心臓超音波検査：冠動脈の支配領域によらない，散在性の壁運動低下が認められる．心膜炎を合併した場合は，心嚢液の貯留を認めることがある．

4）胸部X線：心不全による肺うっ血像や，心拡大，胸水貯留像などが認められる．

5）血液検査所見：炎症の指標となるCRPが高値となる場合が多い．心筋からの逸脱酵素の上昇のほか，心不全では脳内ナトリウム利尿ペプチド（BNP）が上昇する．ウイルス感染が疑われれば，目的のウイルス抗体価を調べる．診断には通常のウイルス感染症同様，ペア血清による診断を行う．

6）心臓カテーテル検査：虚血性心疾患を否定するためには，冠動脈造影検査が有効である．

治 療

対症療法を行う．自然軽快する場合もあるが，急激に進行する心不全や，致死性不整脈の合併も起こりうるので，心筋炎が疑われれば集中治療管理が可能な医療機関で入院治療をする．

2 心筋症 cardiomyopathy

概 念

なんらかの心機能障害を認める心筋疾患をさす．分類にはさまざまな分類が提唱されているが，原因が明らかな二次性心筋症（特定心筋疾患）と，原因が明らかではない一次性心筋症（特発性心筋症）とに分ける分類があり，一般に心筋症という場合は後者をさす．

a. 一次性心筋症

1. 肥大型心筋症
hypertrophic cardiomayopathy（HCM）

概 念

明らかな原因がないにもかかわらず，心筋が肥大して病的な状態になる疾患である．中でも左室流出路狭窄を伴う閉塞性肥大型心筋症（hypertrophic obstructive cardiomyopathy：HOCM）が，心不全を起こしやすい．また，不整脈による突然死のリスクを伴うことがある．

症 状

無症候性の場合が多いが，動悸，労作時呼吸困難，失神，胸痛などを生じる場合がある．

診 断

1）診察所見：聴診所見では収縮期駆出性雑音（胸骨左縁下部），Ⅳ音の聴取，心尖拍動の触知，頸動脈波の2峰性分裂を認めることがある

検 査

1）心電図：左室肥大パターンのST-T変化（Ⅰ，aV_L，V_4～V_6での陰性T波など），巨大陰性T波（心尖部肥大型心筋症）（図3-34），異常Q波などがみられる．

2）心臓超音波検査所見：心室中隔壁厚が厚いため，左室後壁厚の3倍以上をさす非対称性中隔肥厚 asymmetoric septal hypertrophy（ASH），HOCM例ではしばしば僧帽弁前尖の収縮期前方運動 systolic anterior motion of the mitral valve（SAM），大動脈弁収縮中期半閉鎖などがみられる．

3）心臓カテーテル検査：HOCMでは，左室から大動脈への引き抜き圧測定において左室流入路圧と左室流出路圧とのあいだで左室内圧較差が生

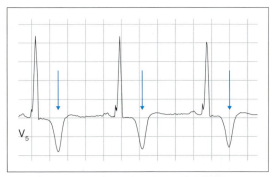

図3-34．心尖部肥大型心筋症の心電図所見
巨大陰性T波を認める（矢印）．

C．心筋疾患

じている．心筋生検で通常，索状に並んでいる心筋細胞の配列の乱れ（錯綜配列）がみられ，心筋間質の線維化が認められる．

治　療

1）**薬剤療法**：心拍数を抑制するβ遮断薬，末梢血管拡張作用が少ないタイプのCa拮抗薬，活動電位持続時間を延長させるⅠ群抗不整脈薬，心筋肥大を抑制する可能性のあるアンジオテンシン変換酵素阻害薬などを用いることがある．なお，HOCMの場合，ジギタリス製剤は左室流出路狭窄を助長するため，禁忌である．不整脈合併例では，個々の不整脈の治療に準じた薬剤を使用する．

2）**非薬物療法**：臨床的に突然死のリスクが高い症例では，植込み型除細動器の適応を考慮する．HOCM症例では，カテーテルを用いた経皮的中隔心筋焼灼術 percutaneous transluminal septal myocardial abulation（PTSMA）や，外科的手術などが選択肢となる．いずれの治療も効果なく，心不全を繰り返す場合は，心臓移植の適応を検討する．

b. 拡張型心筋症
dilated cardiomayopathy（DCM）

概　念

明らかな原因なく，びまん性左室収縮能低下と左室内腔拡大を呈する疾患である．男性に比較的多く，20～35％が遺伝性との報告がある．5年生存率は75～80％前後と，以前に比較し改善している．

症　状

無症状のまま健診などで指摘される場合もあるが，症状がある場合は息切れ，呼吸困難，易疲労感，下腿浮腫，動悸，胸痛などの自覚症状を伴うことがある．意識消失発作は不整脈によるものがある．

診　断

診察所見として，心不全症状が主体である．心拍出量の低下による四肢末梢の冷感，うっ血を伴っていると下腿浮腫，頸静脈怒張，肝腫大などを認める．Ⅲ音，Ⅳ音の聴取，心尖拍動の触知などを認める．

検　査

1）**心電図**：QRSの拡大，ST-T変化，左室高電位差，異常Q波，左房負荷などなんらかの所見が認められる場合があるが，特異的な所見は少ない．ホルター心電図では，期外収縮，非持続性心室頻拍，心房細動など不整脈の合併もしばしば認める．

2）**心臓超音波検査**：左室径の拡大，駆出率の低下，冠動脈支配領域に合致しない広範囲の左室壁運動低下が認められる．僧帽弁逆流を伴う場合もある．

3）**心臓核医学検査**：左室機能低下が高度な症例では，^{123}I-MIBG心筋シンチグラフィーで集積低下と洗い出し比率の亢進を認める．

4）**心臓カテーテル検査**：冠動脈所見は正常である．肺動脈楔入圧の上昇，左室拡張末期圧の上昇がある．左室造影にて左室駆出率低値，左室内腔の拡大がみられる．心筋生検が二次性心筋症との鑑別には必須で，心筋の肥大，変性，心筋細胞の萎縮，筋線維の大小不同などの所見をみるが，本疾患に特異的ものは特異的な所見はない．

治　療

1）**薬剤療法**：β遮断薬，ACE阻害薬などが有効とされている．心不全合併例では，利尿薬投与なども行う．不整脈に対しては，抗不整脈薬を用いることがある．致死的不整脈に対しては植込み型電気的除細動器 implantable cardioverter defibrillator（ICD）の適応を検討する．

2）**非薬物療法**：心不全のコントロール不良例は，左脚ブロックを合併して，左室壁運動の非同期がみられる症例では両室ペーシング植込みによる心臓再同期療法 cardiac resynchronization therapy（CRT）の導入を検討する．その際，致死的不整脈の予防も兼ねて除細動器付の心臓再同期療法 CRT with defibrillator（CRT-D）を用いる場合もある．いずれの治療も効果なく，心不全を繰り返す場合は，心臓移植の適応を検討する．

c. 拘束型心筋症
restrictive cardiomyopathy（RCM）

概　念

わが国ではきわめてまれである．両心室が，ほぼ正常の収縮能と壁厚の状態で，拡張期の拘束性拡張障害と拡張期容量の減少を認める状態の心筋症である．米国の報告によると，とくに小児の場合，拡張型心筋症や肥大型心筋症よりも予後がわるい．

第3章　循環器疾患

症状
軽症では無症候性の場合もあるが，おもに心不全症状を呈するため，呼吸困難，起坐呼吸，全身倦怠感，浮腫や動悸などが生じる．

診断
診察所見として，心不全例では過剰心音Ⅲ音，Ⅳ音を聴取し，肺野ラ音の聴取，頸静脈怒張，浮腫などを認める．

検査
心臓超音波検査にて，拡張障害の所見を認めるが，左室収縮能は正常で形態的にも正常である．

治療
心不全例では，心不全の治療に準じる．難治例は心臓移植の適応を検討する．

d. 二次性心筋症（特定心筋疾患）

概念
なんらかの原因により，心筋が異常をきたしている状態である．虚血性心筋症，高血圧性心筋症，弁膜症性心筋症，たこつぼ心筋症，心サルコイドーシス，アミロイドーシス，不整脈原性右室心筋症，アルコール性心筋症，脚気心，左室緻密化障害，筋ジストロフィーに伴う心筋症，ミトコンドリア心筋症，薬剤誘発性心筋症，ファブリー Fabry 病，産褥心筋症（周産期心筋症）などがある．原疾患が治療可能なものについては，原疾患の治療で軽快するものもあるが，心筋の不可逆的変性を伴うもの場合は，心不全の治療に準じた形となる．

D. 先天性心疾患

先天性疾患 congenital heart diseases について解説する．

1 心房中隔欠損症
atrial septal defect (ASD)

概念
心房中隔の欠損孔を通して左房から右房への血流量が増加（容量負荷）し，経過とともに右心系が拡大する疾患である．放置すれば肺高血圧から右左短絡となり，アイゼンメンジャー Eisenmenger 症候群（4 アイゼンメンジャー症候群，p.64 参照）となる．

病因
先天的に心房中隔が閉鎖せず，欠損孔が残る．

分類
一次孔欠損，二次孔欠損，静脈洞欠損，冠静脈洞欠損がある．

症状
思春期までは無症状で，それ以後は動悸，息切れが出現し，心房細動や右室容量負荷による右心不全から，肺高血圧症になる．

診断
聴診上，第2肋間胸骨左縁（肺動脈弁口領域）で駆出性収縮期雑音を聴取する．Ⅱ音は幅広く分裂し，固定性分裂となる．胸部X線上，右房，右室，肺動脈の拡大と肺血管陰影は増加する．
心電図では不完全右脚ブロック（V_1誘導でrsR'パターン）と右軸偏位が特徴的で，心エコーでは右房，右室の拡大と心房中隔欠損孔が確認でき，拡張期に血流が左房から右房に向かう短絡 shunt が観察できる（図3-35）．
心臓カテーテル検査では，カテーテルが欠損孔を通過して右房から左房へ抜ける．右房・右室の酸素飽和度上昇がみられる．

治療
外科的に欠損孔の閉鎖術を行う．経皮的カテーテル欠損孔閉鎖術も行われる．

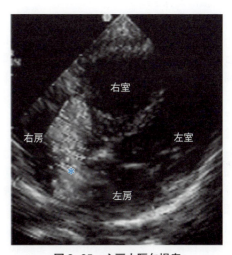

図3-35．心房中隔欠損症
断層心エコー図．心房中隔欠損孔（*）を通して，左房から右房への短絡血流が観察される．右房，右室の拡大が認められる．

合併症

感染性心内膜炎の予防は必要ない.

予 後

適切な時期に欠損孔を閉鎖すれば, 予後は良好である.

2 心室中隔欠損症
ventricular septal defect (VSD)

概 念

心室中隔の一部が欠損し, その欠損孔の大きさに応じた左室と右室の短絡がみられる疾患である.

小欠損 (径 1 cm 未満) では雑音があるだけで血行動態はほぼ正常 (ロジャー Roger 型) であるが, 中欠損 (径 1 cm 程度) では肺動脈血流量の増加から肺動脈の拡大と左室の容量負荷がみられる. 経過とともに, 肺高血圧症が出現してくる. 欠損孔が径 2 cm を超える症例では, 右室圧は左室圧とほぼ同じになり, 肺高血圧を生じる. 最終的には, アイゼンメンジャー症候群となる.

中欠損以下では, 欠損孔の自然閉鎖の可能性がある.

病 因

先天的に心室中隔の一部が閉鎖せずに, 欠損孔が残る.

分 類

膜性部欠損, 漏斗部欠損, 心内膜床欠損型, 筋性部欠損に大別される.

症 状

小・中欠損では, 心雑音のみで自覚症状はほとんどない. 大欠損では, 小児期から呼吸器感染症を頻回に起こし, 発育遅延と心不全症状が出現する. 漏斗部欠損では, 大動脈弁の逸脱から, 大動脈弁閉鎖不全症を合併しやすい.

診 断

聴診上, 胸骨左縁で逆流性収縮期雑音と, 胸壁で振戦 (スリル thrill) を触れる. 雑音の最強点は, 漏斗部欠損では第 2〜3 肋間胸骨左縁 (大動脈弁口領域), それ以外では第 4 肋間胸骨左縁 (三尖弁口領域) になる. 心尖部 (僧帽弁口領域) に拡張期輪転様雑音 (ランブル rumble) を聴取することがある. 漏斗部欠損では, 大動脈弁閉鎖不全症による灌水様拡張期雑音も加わる.

胸部 X 線上, 左房, 左室, 肺動脈の拡張と肺血管陰影が増強する. 心電図は, 中欠損以上では左室肥大所見が, 肺高血圧症を合併すると右室肥大所見も加わる. 心エコーでは, カラードプラ法の併用により短絡血流の証明と心室中隔の欠損孔の部位を確認できる. 漏斗部欠損では, 大動脈弁の逸脱と大動脈弁閉鎖不全の逆流血流がみられる.

心臓カテーテル検査では, 右室の酸素飽和度の上昇がみられる. 左室造影では, 欠損孔を通った造影剤により右室も造影される.

治 療

小欠損では自然閉鎖が期待できるので経過を観察する場合があるが, 感染性心内膜炎を合併した場合は, その治癒後に閉鎖術を行う. 中欠損のうち, 肺体血流比が 2.0 以上, あるいは短絡率が 30％以上では, 就学時までに閉鎖術を行う. 大欠損では, 乳児期までに閉鎖術を行う.

合併症

感染性心内膜炎の併発に注意する. 漏斗部欠損では, 大動脈弁閉鎖不全症を伴うことがある.

予 後

小欠損では感染性心内膜炎を発症しない限り, 予後は良好である. 大欠損, 中欠損で閉鎖術が成功すれば, 予後は良好である.

3 動脈管開存症
patent ductus arteriosus (PDA)

概 念

胎生期に開いている動脈管が生後も閉鎖せず, 心臓外で大動脈から肺動脈への左右短絡が生ずる疾患である. 肺動脈血流の増加により左房, 左室, 肺動脈が拡大する.

病 因

閉鎖するはずの動脈管が開存している先天性疾患である.

症 状

動脈管が細い場合は無症状, 太い場合, 肺動脈血流が増加し, 経過とともに肺高血圧症状, 心不全症状がみられる.

診 断

聴診上, 胸骨左縁上部で II 音が最大となる輪転機様連続性雑音を聴取する. 胸部 X 線上で, 左房, 左室, 肺動脈の拡大, 肺血管陰影の増強, 心電図では, 左室負荷所見がみられる.

64 第 3 章 循環器疾患

心エコーでは，肺動脈と下行大動脈部において，収縮期，拡張期全般にみられる短絡血流が観察される．心臓カテーテル検査では，カテーテルが右房，右室，肺動脈から動脈管を通過して下行大動脈へ進めることができ，肺動脈の酸素飽和度の上昇がみられる．

治療

外科的に動脈管を結紮，離断する．経皮的カテーテル閉鎖術（コイル塞栓術）を行う．

合併症

感染性心内膜炎の併発に注意する．

予後

動脈管を結紮すれば，予後は良好である．

4 アイゼンメンジャー症候群
Eisenmenger syndrome

概念

左右短絡がある先天性心疾患で，肺血管抵抗の上昇から肺高血圧が進行し，右左短絡になった状態をアイゼンメンジャー症候群という．

病因

左右短絡のある先天性心疾患を放置した場合，肺小動脈は内膜の線維性肥厚に伴う狭窄や閉塞により肺血管床の減少をきたし，肺血管抵抗が上昇する．その結果，肺高血圧が生じて右室圧が左室圧を凌駕する病態である．

症状

当初は自覚症状がないが，右左短絡により大動脈の酸素飽和度の低下と代償性の赤血球増多が生じ，年齢とともに全身のチアノーゼや労作時の呼吸困難，動悸，血痰などがみられ，ときに失神を起こす．太鼓ばち指は，約50％の症例にみられる．心不全になった症例では，浮腫と肝腫大がみられる．

診断

聴診で第2肋間胸骨左縁に，亢進して単一化したⅡ音と，肺高血圧による肺動脈弁閉鎖不全症のための拡張期逆流性雑音（グラハム スティール Graham Steell 雑音）を聴取する．心電図にて著明な右室肥大と右軸偏位が，心エコーにて基礎疾患の短絡血流部位で右左短絡が観察される．右房，右室，肺動脈の拡大がみられる．三尖弁閉鎖不全があれば，簡易ベルヌーイ Bernoulli の式から，

左室に匹敵する右室圧を推測できる．

動脈血ガス分析で酸素分圧の低下（80 mmHg以下）がみられ，酸素投与によっても酸素分圧の上昇がみられない．赤血球増多がみられる．胸部X線では，心拡大を半数の症例に認めるにすぎない．主肺動脈は拡大しているが，末梢の肺血管は狭小化している．

治療

基礎疾患に対する外科的適応はないが，ときに心肺同時移植を考慮する．肺高血圧に対し，内科的治療を行う．

予後

きわめて不良である．

5 ファロー四徴症
tetralogy of Fallot（T/F）

概念

心室中隔欠損症，肺動脈（漏斗部）狭窄，大動脈騎乗，右室肥大という四つの特徴をもつチアノーゼ疾患である．

大動脈が右室側に騎乗して，左室と右室から大動脈へ血流が駆出される．肺動脈は漏斗部で狭窄しているため右室は圧負荷を受け，肺血流は減少している．大きな心室中隔欠損のため，右室圧は左室圧とほぼ同じである．

病因

胎生期に大動脈と肺動脈を分ける漏斗部中隔が前方に偏移したため，肺動脈は狭く（漏斗部狭窄），大動脈は太くなり，心室中隔の上に騎乗するため，その部分は大きな心室中隔欠損として残る．

症状

生後直後から，チアノーゼ cyanosis がみられる．労作時や運動時にチアノーゼの増強と呼吸困難がみられるが，蹲踞の姿勢をとることで軽快する．小児期に，チアノーゼ発作 anoxic spell がみられる．学童期には，わずかな運動でも呼吸困難が出現する．

診断

身体所見では，チアノーゼと太鼓ばち指が観察される．聴診上，胸骨左縁第2～3肋間で右室流出路狭窄による駆出性収縮期雑音を，胸骨下部左縁には逆流性収縮期雑音を聴取する．Ⅱ音は肺動脈弁による閉鎖音が減弱するため，単一にきこえ

D．先天性心疾患　65

る.

胸部X線では心拡大はなく，肺動脈主幹部が細く，右室の拡大のため木靴型となる．30％の症例で，右側大動脈弓がみられる．肺血流の減少により，肺血管陰影は減少する．

心電図では，右軸偏位と右室肥大がみられる．心エコーでは，拡大した大動脈と心室中隔のあいだに大きな心室中隔欠損がみられ，大動脈は騎乗している．右室肥大と肺動脈漏斗部狭窄が観察される．

治療

早期に根治的心内修復術を行う．肺動脈の状態によっては，肺血流の維持のためブラロック・トーシッヒ Blalock-Taussig 手術（鎖骨下動脈－肺動脈短絡手術）を行った後，2〜5歳までに心内修復術を行う．

合併症

感染性心内膜炎の併発予防が必要である．

予後

心内修復術を行わなければ，予後は不良である．

6 大動脈縮窄症 coarctation of aorta

概念

下行大動脈の上端の動脈管付着部分に，動脈壁が内側に突出して局所的な狭窄を作る．そのため上半身の収縮期血圧は上昇し，下半身は低値となる．内胸動脈や肋間動脈が側副血管となり，下半身への血流を維持するために拡大する．

診断

胸骨左縁に収縮期雑音を聴取する．上肢と下肢の血圧差が認められる．胸部X線では，肋骨下縁に側副血管の拡大による侵食像がみられる．

治療

1〜5歳ころに，狭窄部を修復する．

7 完全大血管転位症 complete transposition of great arteries (TGA)

概念

右室から大動脈，左室から肺動脈が起始する状態であり，生存するためには心房あるいは心室中隔欠損，動脈管開存により，酸素化された血液が体循環系に流れる必要がある．生後直後から，チアノーゼが著明である．

8 エプシュタイン奇形 Epstein anomaly

概念

三尖弁の付着部位が右室の心尖部寄りに付着している．主に中隔尖が右室に落ち込んでおり，三尖弁閉鎖不全のために右房が拡大する．落ち込んでいる部分は，右房化右室と呼ばれる．心房中隔欠損症の合併が多く，WPW症候群を合併し，ときに発作性上室性頻拍症を起こす．

病因

先天的な三尖弁の付着異常である．

症状

軽症の場合は成人まで自覚症のないものから，動悸，息切れ，浮腫，さらにチアノーゼのある症例まで，さまざまである．

診断

聴診上，胸骨下部で逆流性全収縮期雑音を聴取する．胸部X線では，右房の拡大と肺血管陰影が減少している．心電図では1度房室ブロック，右脚ブロックと，約10％にWPW症候群を合併する．心エコーでは，巨大な右房と中隔尖の付着異常による三尖弁閉鎖不全を認める（図3-36）．

治療

軽症例では手術適応はない．右心不全や発作性上室性頻拍症に対し，内科的に対処する．重症例では，三尖弁置換術や三尖弁形成術を行う．

合併症

WPW症候群，発作性上室性頻拍症を発症しや

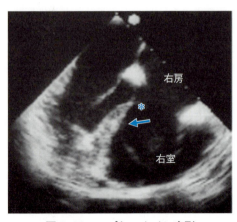

図3-36．エプシュタイン奇形
経食道心エコー図．三尖弁輪（＊）から心尖部よりに付着した中隔尖（矢印）を認める．右房の拡大がある．

すい.

予後

軽症例では良好であり，心不全が出現すれば，三尖弁形成術あるいは弁置換術を行う.

9 肺動脈狭窄症 pulmonary stenosis

概念

多くは肺動脈弁の交連が癒合して狭窄し，その結果，右室に圧負荷がかかる.

病因

先天的な肺動脈弁の癒合である.

分類

弁狭窄（もっとも多い），漏斗部狭窄，弁上狭窄がある.

症状

右室肺動脈圧較差が 50 mmHg 以下の軽症例では無症状で，圧較差が 50〜100 mmHg 以上の例では，年齢とともに右室の圧負荷による右心不全が出現してくる.

診断

聴診上，第 2 肋間胸骨左縁に駆出性収縮期雑音と収縮期駆出音を聴取し，Ⅱ音は減弱している. 胸部 X 線上，肺動脈主幹部は狭窄後拡張により突出してみえる. 心電図では，右軸偏移と右室肥大を示す.

心エコーでは，肺動脈弁が肥厚しドーム状にみえ，狭窄部には速い血流シグナルを認める. 肺動脈主幹部は，狭窄後拡張を示す.

治療

中等症以上（圧較差 50 mmHg 以上）は手術による肺動脈弁切開術が行われたが，近年は，経皮的バルーン弁形成術が行われるようになった.

予後

中等症以上でも弁形成術が成功すれば，予後は良好である.

E. 後天性心疾患

後天性心疾患 acquired heart diseases について説明する.

1 リウマチ熱 rhuematic fever（RF）

概念

A 群 β 溶血性連鎖球菌感染の 1〜3 週間後に，全身の結合組織の炎症性疾患として発症する.

病因

A 群 β 溶血性連鎖球菌細胞膜成分（細胞壁 M 蛋白，細胞壁多糖体など）が，心筋組織，関節滑膜，皮膚と共通の抗原性を有しているため，交差免疫反応として発症する.

症状

一つあるいは複数の大きな関節が腫脹発赤し，疼痛のため運動が制限される. 心炎による頻脈と，弁膜炎による心雑音が出現する. 無痛性で可動性の硬い皮下結節が上肢下肢の伸展側にみられる. 主に体幹には輪状紅斑が出現する.

筋肉の攣縮，上肢や全身のねじり，顔をしかめるなどの不随意運動（シデナム Sydenham 舞踏病）がみられることがあるが，現在ではまれである.

診断

ジョーンズ Jones 基準（表3-4）により先行する A 群連鎖球菌の先行感染確証と，主症状およ

表 3-4. ジョーンズ Jones 基準（1992 年改訂）

1. 先行する A 群連鎖球菌感染の証拠
咽頭培養または迅速連鎖球菌抗体：陽性 連鎖球菌血清反応（ASO, ASK）：高値または上昇
2. 主症状
心炎 多発関節炎 舞踏病 輪状紅斑 皮下結節
3. 副症状
＜臨床所見＞ 関節痛 発熱 ＜検査所見＞ 急性相反応の上昇 　赤沈値 　C 反応性蛋白（CRP） PR 時間延長
＜診　断＞
先行する連鎖球菌の証拠が証明された症例で，主症状 2 項目，または主症状 1 項目と副症状 2 項目以上があれば，急性リウマチ熱の可能性が高い

び副症状の組み合わせで診断する．

治療
成人ではベンジルペニシリンベンザチン水和物（DBECPCG）120～160万単位/日を分3～4で2週間，プレドニゾロンを40～60 mgを毎週5 mgずつ漸減し10～12週間投与する．予防として，DBECPCG 20～25万単位を1日2回服用にて20歳まで，心炎がなければ5年間続ける．弁膜症が残る場合は一生涯，あるいは30歳まで継続する．

合併症
上記の治療と予防治療が施行なされないと，高率で心炎にリウマチ性心疾患 rheumatic heart disease（リウマチ性弁膜症，心内膜，心筋炎）を発症する．

予後
心炎の程度が，予後を決定する．

2 心臓弁膜症 valvular heart diseases

a. 僧帽弁狭窄症 mitral stenosis（MS）

概念
小児期に罹患したリウマチ熱により，成人期に僧帽弁交連部の癒合，弁下の腱索，乳頭筋の肥厚，短縮により僧帽弁口が狭窄し，左房から左室への血液の流入障害を起こし，左房圧が上昇した状態である．まれに，先天性の僧帽弁狭窄がある．

病因
リウマチ熱が病因となる．

症状
僧帽弁口面積（正常約5 cm^2）が1.5 cm^{2}以下になると，労作時の息切れや動悸などが出現する．進行して肺毛細血管圧が血漿浸透圧（25 mmHg）を超えると肺水腫をきたし，夜間の呼吸困難や起坐呼吸，ピンク色の泡沫状喀痰の排出をみる．

診断
聴診で心尖部に亢進したⅠ音と拡張期ランブル，Ⅱ音の直後に僧帽弁開放音を聴取する．心電図では，洞調律の場合は左房負荷所見として，第Ⅱ誘導で幅の広い二峰性のP波と，V$_1$で後半の陰性部分の大きな二相性P波がみられる．心房細動を高率に合併する．胸部X線写真では肺動脈の拡大，左房の拡大による右第2弓の内側に二重陰影がみられる．

心エコーでは，僧帽弁の開放の制限と弁の肥厚，腱索の肥厚，短縮により，僧帽弁口が魚の口のような形状としてみられる．左房は著明に拡大し，心房細動合併例では左房内に血栓がみられることがある（図3-37）．ドプラ法による僧帽弁口血流から，pressure-half time による弁口面積の推定が可能である．また三尖弁閉鎖不全を合併している場合，三尖弁逆流血の速度から簡易ベルヌーイ式より，右室圧の推測が可能である．

治療
経皮経静脈的僧帽弁交連切開術，外科的交連切開術，あるいは弁置換術が行われる．交連切開術の適応がないものは，心不全に対して利尿薬が使われる．心房細動合併例では，ワルファリンによる抗凝固療法が行われる．

合併症
肺水腫，左房内血栓による全身性塞栓症がある．

予後
適切な時期に交連切開術が成功すれば，予後はよい．

b. 僧帽弁閉鎖不全症 mitral regurgitation（MR）

概念
僧帽弁の閉鎖が不完全で左室から左房へ血液が逆流し，左室の容量負荷を起こす．僧帽弁を構成する各部位（弁，弁輪，腱索，乳頭筋）のいずれが障害されても起こる．

病因
1）弁の病変：リウマチ性，感染性心内膜炎に

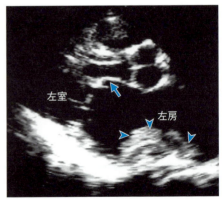

図3-37．僧帽弁狭窄症
断層心エコー図．拡大した左房内に，血栓（矢頭），およびリウマチ性変化のためにドーム状に変形し狭窄した僧帽弁（矢印）を認める．

よる弁の破壊,粘液水腫様変性,結合組織疾患（マルファン Marfan 症候群など）により生ずる.
2) 弁輪の病変：左心不全,拡張型心筋症,弁輪石灰化により生ずる.
3) 腱索の病変：感染性心内膜炎や結合組織疾患による腱索断裂により生ずる.
4) 乳頭筋の病変：心筋梗塞などによる乳頭筋不全と乳頭筋断裂により生ずる.

分類
急性僧帽弁閉鎖不全症と慢性僧帽弁閉鎖不全症に分類される.

症状
急性の場合,感染性心内膜炎や心筋梗塞による僧帽弁構成部位の障害は,急激な左房圧の上昇から肺うっ血,肺水腫を引き起こす.

慢性の場合,末期まで無症状であるが,最後には心不全症状としての動悸や労作時の呼吸困難が出現する.

診断
聴診上,心尖部に逆流性全収縮期雑音を,逆流量が多いと相対的な僧帽弁狭窄による拡張期ランブル（ケアリー・クームス Carey-Coombs 雑音）とⅢ音を聴取する.心電図上,洞調律では左房負荷所見がみられる.心房細動を合併することが多く,末期には左室肥大となる.胸部 X 線所見では,左房と左室の拡大が特徴的である.

心エコーにより,拡大した左房と僧帽弁を通して左室から左房への逆流血シグナルが観察でき,逆流の原因となる各部の異常を確認することができる.

治療
適切な時期に,できる限り僧帽弁形成術を行う.不可能な場合には,弁置換術を選択する.

合併症
肺水腫,全身性塞栓症,感染性心内膜炎がある.

予後
適切な時期に外科的修復を行えば,予後は良好である.

c. 僧帽弁逸脱症（逸脱症候群）
mitral valve prolapse syndrome (MVP)

概念
僧帽弁を支える支持組織の障害であり,収縮期に弁が左房側に反転する.僧帽弁逆流を伴う場合と,伴わない場合とがある.

病因
僧帽弁が左房に落ち込む機序として,弁や腱索の器質的変化,左室と僧帽弁の大きさの不一致,乳頭筋機能不全などがある.僧帽弁逸脱症を合併しやすい疾患としては,マルファン症候群,虚血性心疾患,肥大型心筋症,エーラス・ダンロス Ehlers-Danlos 症候群などと,胸郭変形を伴う疾患があげられる.

症状
原因疾患がない場合でも,胸痛や動悸など,機能性と思われる症状が出現することがある.

診断
視診では,胸郭変形（漏斗胸,straight back など）を認めることがある.聴診上,収縮中期クリックと収縮後期雑音を聴取するが,逆流の程度により所見はさまざまである.

心エコーでは,僧帽弁が左房内に落ち込む（逸脱）所見がみられる（図 3-38）.逆流がある場合は,カラードプラで証明できる.経食道心エコーは,弁や弁下組織を細かく観察でき,手術の適応や僧帽弁形成術のための術式決定に重要な検査である.

治療
逆流が多い場合は,僧帽弁閉鎖症に準じて,適切な時期に僧帽弁形成術を行う.

合併症
逆流が多い場合には,感染性心内膜炎に注意する.

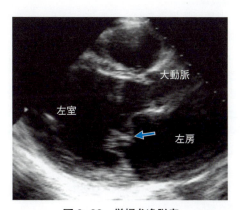

図 3-38. 僧帽弁逸脱症
断層心エコー図.拡大した左室と左房,腱索の延長により,僧帽弁前尖（矢印）が左房内に落ち込んでいる.

予後

逆流が多い場合は手術が必要で，予後は良好である．

d. 大動脈弁狭窄症 aortic stenosis（AS）

概念

大動脈弁の肥厚，融合，石灰化などにより可動性が制限され，左室から大動脈への血液駆出障害により，左室に圧負荷がかかった状態である．左室は，代償機序として求心性肥大を起こす．

病因

先天性（二尖弁），大動脈弁のリウマチ性炎症，加齢による変性，石灰化が病因となる．

症状

末期にならないと症状が出ない．狭心痛が出現すると予後は5年，失神では3年，呼吸困難（心不全）では2年といわれている．

診断

聴診で第二肋間胸骨右縁に，駆出性収縮期雑音を聴取する．同部位に，収縮期の振戦を触れる．II音の大動脈成分は遅れ，II音の単一化や奇異性分裂を生じる．胸部X線では，心拡大は末期にならないとみられない．心電図では，左室肥大所見を認める．

心エコーでは大動脈弁の開放制限や石灰化による輝度の亢進がみられる．ドプラ法により，簡易ベルヌーイの式から左室-大動脈圧較差を，また連続の式から弁口面積を推定できる．40歳以上の症例で弁置換術を行う場合は，冠動脈造影も行う．

治療

大動脈弁置換術を行う．近年，経カテーテル大動脈弁植込み術 transcatheter aortic valve implantation（TAVI）がさかんに行われている．

合併症

感染性心内膜炎がある．

予後

適切な時期に弁置換術を行えば，予後は一般人と変わらない．

e. 大動脈弁閉鎖不全症
aortic regurgitation（AR）

概念

大動脈弁の閉鎖が不十分で，拡張期に大動脈から左室に血液の逆流が起こり，左室に容量負荷がかかる状態である．そのため左室は，拡張と肥大が起こる遠心性肥大を呈す．

病因

先天性二尖弁，加齢による変化，弁輪部の拡大や解離性大動脈瘤，感染性心内膜炎による弁の破壊など（図3-39）により発症する．

分類

急性大動脈弁閉鎖不全症，慢性大動脈弁閉鎖不全症に分類される．

症状

感染性心内膜炎，解離性大動脈瘤による場合は，急速な左心不全症状が出現する．二尖弁，加齢による弁の変化では慢性的に経過し，長期間無症状である．

診断

聴診で胸骨左縁に，灌水様拡張期雑音を聴取する．1回拍出量の増大により，駆出性収縮期雑音も聴取する．心尖部では，拡張期ランブル（オースチン フリント Austin Flint 雑音）を聴取することがある．中等症以上では，収縮期血圧の上昇と拡張期血圧の低下で脈圧が増大する．1回拍出量の増大により，脈拍は大きく速く（コリガン Corrigan 脈），爪床部の毛細管拍動（クインケ Quincke 徴候），心拍動に伴った頭部の動き（ミュッセ de Musset 徴候）や口蓋垂の動き（ミューラー Müller 徴候）をみる．

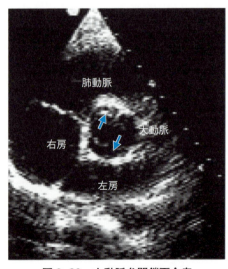

図3-39．大動脈弁閉鎖不全症
大動脈二尖弁（矢印）による大動脈弁閉鎖不全症である．

胸部 X 線写真では，左第 IV 弓が左下方へ拡大する．心電図では，容量負荷を伴った左室肥大所見を示す．

心エコーでは，拡張期に大動脈弁を通過する逆流血シグナルを認め，その逆流血のあたる僧帽弁前尖にふるえ fluttering が観察される．弁の変化や大動脈弁輪部の拡大など，逆流の原因を推定できることがある．左室の大きさは，手術時期の決定に重要である．

治 療
大動脈弁置換術を行う．

合併症
感染性心内膜炎がある．

予 後
急性の場合は原因疾患による．慢性の場合は，適切な時期に弁置換術を行えば予後は良好である．

f. 三尖弁閉鎖不全症
tricuspid regurgitation（TR）

概 念
ほとんどが他の疾患に基づく肺高血圧による，二次的な機能的三尖弁閉鎖不全症である．

病 因
肺高血圧症，エプシュタイン奇形，まれにリウマチ性や感染性心内膜炎による場合がある．

症 状
右房に対する負荷により，右心不全症状（頸静脈怒張，肝腫大，末梢浮腫など）が出現する．

診 断
聴診で胸骨下縁に，吸気時に増強する逆流性全収縮期雑音を聴取する．雑音は吸気時に増強し，呼気時に減弱する（リベロ・カルバイロ Revero-Carvallo 徴候）．腫大した肝臓を触知し，頸静脈の怒張と下肢の浮腫を認める．

心エコーでは，三尖弁逆流血速度から右室圧の推定が可能である．原疾患の所見が並存するので，他の部位も観察する．

治 療
利尿薬による内科的治療を行うが，中等度以上では外科的治療が必要となる．機能的な三尖弁閉鎖不全の場合は，弁輪形成術を選択する．重症の場合は，弁置換術を行う．

g. 肺動脈弁閉鎖不全症
pulmonary regurgitation（PR）

病 因
先天性の場合は，肺動脈弁欠損症や心室中隔欠損症のアイゼンメンジャー化により，肺高血圧から二次的に肺動脈弁閉鎖不全を生じる．

症 状
肺高血圧症による肺動脈弁閉鎖不全症の雑音を，グラハム スティール Graham Steell 雑音と呼ぶ．

3 川崎病 Kawasaki disease

概 念
1967 年，川崎富作によって報告された小児の急性熱性疾患で，「急性熱性皮膚粘膜リンパ節症」とも呼ばれる疾患である．皮疹，結膜症状，リンパ節腫大と全身の血管炎を特徴とし，とくに冠動脈炎を併発する．主に 4 歳以下の男子（男女比 1.5：1）に発症する，原因不明の全身性中小動脈炎である．

病 因
不明である．

症状，診断
主要な症状と検査および診断の手引きを，表 3-5 に示す．

治 療
抗炎症作用，抗血栓作用を考慮し，アスピリン療法を行う．重症例には，冠動脈瘤後遺症減少のために，γ-グロブリン療法を行う．

合併症
冠動脈瘤（図 3-40），虚血性心疾患を生ずることがある．

予 後
ほとんどの症例は経過良好だが，約 10～15% に冠動脈瘤がみられ，1% は巨大な冠動脈瘤を形成し，虚血性心疾患による突然死の危険がある．

F. 感染性心内膜炎

感染性心内膜炎 infectious endocarditis（IE）について説明する．

概 念
先天性心疾患や弁膜疾患により，高速の血流ジ

表 3-5. 川崎病診断の手引き（2002 年改訂　5 版）

＜ A.　主要症状＞
1.　5 日以上続く発熱（ただし，治療により 5 日未満で解熱した場合も含む）
2.　両側眼球結膜の充血
3.　口唇，口腔所見：口唇の紅潮，いちご舌，口腔咽頭粘膜のびまん性発赤
4.　不定形発疹
5.　四肢末端の変化：（急性期）手足の硬性浮腫，掌蹠ないしは指趾先端の紅斑．（回復期）指先からの膜様落屑
6.　急性期における非化膿性頸部リンパ節腫脹
6 つの主要症状のうち 5 つ以上の症状を伴うものを本症とする
ただし，上記 6 主要症状のうち，4 つの症状しか認められなくても，経過中に断層心エコー法もしくは，心血管造影法で，冠動脈瘤（いわゆる拡大を含む）が確認され，他の疾患が除外されれば本症とする

＜ B.　参考条項＞
以下の症候および所見は，本症の臨床上，留意すべきものである
1.　心血管：聴診所見（心雑音，奔馬調律，微弱心音），心電図の変化（PR・QT の延長，異常 Q 波，低電位差，ST-T の変化，不整脈），胸部 X 線所見（心陰影拡大），断層心エコー図所見（心膜液貯留，冠動脈瘤），狭心症状，末梢動脈瘤（腋窩など）
2.　消化器：下痢，嘔吐，腹痛，胆嚢腫大，麻痺性イレウス，軽度の黄疸，血清トランスアミナーゼ値上昇
3.　血液：核左方移動を伴う白血球増多，血小板増多，赤沈値の促進，CRP 陽性，低アルブミン血症，α_2 グロブリンの増加，軽度の貧血
4.　尿：蛋白尿，沈査の白血球増多
5.　皮膚：BCG 接種部位の発赤・痂皮形成，小膿疱，爪の横溝
6.　呼吸器：咳嗽，鼻汁，肺野の異常陰影
7.　関節：疼痛，腫脹
8.　神経：髄液の単核球増多，けいれん，意識障害，顔面神経麻痺，四肢麻痺

＜備　考＞
1.　主要症状 A の 5. は，回復期所見が重要視される
2.　急性期における非化膿性頸部リンパ節腫脹は他の主要症状に比べて発現頻度が低い（約 65％）
3.　本症の性比は，1.3〜1.5：1 で男児に多く，年齢分布は 4 歳以下が 80〜85％を占め，致命率は 0.1％前後である
4.　再発例は 2〜3％に，同胞例は 1〜2％にみられる
5.　主要症状を満たさなくても，他の疾患が否定され，本症が疑われる容疑例が約 10％存在する．この中には冠動脈瘤（いわゆる拡大を含む）が確認される例がある

ェットが心内膜に衝突することで心内膜に損傷ができ，そこに無菌性血栓性心内膜炎が形成される．さらになんらかの菌血症が起こると，病原微生物はこの部分に付着，増殖する．その周囲にフィブリン，線維性組織が取り囲み，疣贅が形成される．

この疣贅の中で病原微生物はさらに増殖し，周辺の組織を破壊する．心筋内に膿瘍を形成し，疣贅の一部は塞栓として全身に散布して，塞栓症と膿瘍を形成する．適切な治療が行われないと，死にいたる．

病　因

心内膜を損傷しうる基礎疾患の存在と，一過性の菌血症が病因となる．病原微生物は，主に緑色連鎖球菌（50〜70％）と黄色ブドウ球菌（10％）であるが，近年はブドウ球菌，グラム陰性菌や，真菌によるものも増加傾向にある．

分　類

急性（主にブドウ球菌による）と亜急性感染性心内膜炎（主に連鎖球菌による）に分類される．

症　状

遷延する発熱，多彩な塞栓症状（オスラーOsler 結節，ジェーンウェイ Janeway 発疹，ロート Roth 斑，爪下出血斑，血尿，神経症状），新たな心雑音の出現，心不全症状が出現する．

診　断

心エコーで疣贅を確認し，血液培養により原因

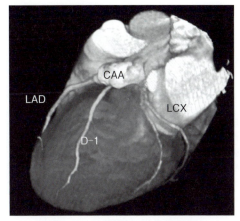

図3-40. 川崎病による冠動脈瘤
CAA：冠動脈瘤．D-1：第1対角枝．LAD：前下行枝．
LCX：回旋枝．
MDCTによる左冠動脈主幹部の冠動脈瘤を示す．
(黒沢病院附属ヘルスパーククリニック画像センター長
佐藤裕一先生の御厚意による)

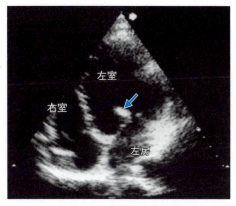

図3-41. 感染性心内膜炎
断層心エコー図．僧帽弁前尖に，巨大な疣贅（矢印）を認める．

菌を確定する（図3-41）．デュークDuke臨床的診断基準が用いられる（表3-6）．

治療
原因菌に対し感受性のある抗菌薬を，十分な量と期間，投与する．疣贅の大きさと塞栓症の状態，組織破壊や心不全の程度により，病変の切除，弁置換術や欠損孔の閉鎖術を行う．

合併症
塞栓症に伴う局所の膿瘍形成，心不全が生ずる．

予後
適切な治療が行われなければ，予後はきわめて不良である．

歯科関連事項

・表3-7に示したリスクのある患者に，出血を伴ったり，根尖を超えるような大きな侵襲を伴う歯科治療（抜歯，歯周手術，スケーリング，インプラントの植込み，歯根管に対するピンなどの埋め込みなど）を行う場合には，治療前に抗菌薬の予防投与が必須である．
＜対応法＞
・成人：アモキシシリン2.0gを，処置1時間前に経口投与する（成人の場合，体重に応じて減量可能）．
・小児：アモキシシリン50 mg/kgを，処置1時間前に経口投与する．

G．心膜疾患

心膜疾患 pericardial diseasesについて説明する．

1 心タンポナーデ cardiac tamponade

概念
心膜液の貯留により心膜腔内圧が上昇し，心室の拡張充満が傷害され心拍出量が減少する．
心タンポナーデの発症には，心膜液の量よりも貯留する速度が問題で，少量でも急速に貯留すると心膜腔内圧が上昇し，発症する．

病因
心膜炎，心外傷，心筋梗塞による心破裂，上行大動脈瘤の心膜腔内破裂，悪性腫瘍の心膜転移などにより発症する．

症状
急速に心膜液が貯留すると心膜の伸展性が対応できず，少量の貯留でも心タンポナーデが起こり，心拍出量の減少から血圧低下，ショックに陥る．
慢性の場合は，心膜液が多量に貯留してもタンポナーデを起こさない場合もある．呼吸困難，下腿浮腫，肝腫大，腹水を認めることがある．

表 3-6　感染性心内膜炎（IE）のデューク臨床的診断基準

＜IE 確診例＞
Ⅰ．臨床的基準
大基準二つ，または大基準一つと小基準三つ，または小基準五つ
＜大基準＞
1．IE に対する血液培養陽性
A．2 回の血液培養で以下のいずれかが認められた場合
（ⅰ）*Streptococcus viridans, Streptococcus bovis*, HACEK グループ，*Staphylococcus aureus*
（ⅱ）*Enterococcus* が検出され（市中感染），他に感染巣がない場合
B．次のように定義される持続性の IE に合致する血液培養陽性
（ⅰ）12 時間以上間隔をあけて採取した血液検体の培養が 2 回以上陽性
（ⅱ）3 回の血液培養すべてあるいは 4 回以上の血液培養の大半が陽性（最初と最後の採血間隔が 1 時間以上）
2．心内膜が侵されている所見で A または B の場合
A．IE の心エコー所見で以下のいずれかの場合
（ⅰ）弁あるいはその支持組織の上，または逆流ジェット通路，または人工物の上にみられる解剖学的に説明のできない振動性の心臓内腫瘤
（ⅱ）膿瘍
（ⅲ）人工弁の新たな部分的裂開
B．新規の弁閉鎖不全（既存の雑音の悪化または変化のみでは十分でない）
＜小基準＞
1．素因：素因となる心疾患または静注薬物常用
2．発熱：38.0℃以上
3．血管現象：主要血管塞栓，敗血症性梗塞，感染性動脈瘤，頭蓋内出血，眼球結膜出血，ジェーンウェイ発疹
4．免疫学的現象：糸球体腎炎，オスラー結節，ロート斑，リウマチ因子
5．微生物学的所見：血液培養陽性であるが上記の大基準を満たさない場合，または IE として矛盾のない活動性炎症の血清学的証拠
Ⅱ．病理学的基準
菌：培養または組織検査により疣腫，塞栓化した疣腫，心内膿瘍において証明，あるいは病変部位における検索：組織学的に活動性を呈する疣贅や心筋膿瘍を認める
＜IE 可能性＞
大基準一つと小基準一つ，または小基準三つ
＜否定的＞
心内膜炎症状に対する別の確実な診断，または
心内膜炎症状が 4 日以内の抗菌薬により消退，または
4 日以内の抗菌薬投与後の手術時または剖検時に IE の病理学所見なし

診　断

吸気時の胸腔内圧の低下が，右房への静脈還流と拡張期の右室腔の増大をきたし，それにより心室中隔を左室側へ圧排することで左室 1 回拍出量が減少するために，奇脈（吸気時に，収縮期血圧が 10 mmHg 以上低下し，脈拍が小さくなるか触れなくなる）が生じる．心電図では，低電位と電気的交互脈がみられる．

心エコーでは，心臓周囲に echo-free space が観察できる．右房，右室の圧迫と虚脱は，重要な所見である（図 3-42）．

治　療

心囊穿刺による心膜液の除去や，必要であれば心膜開窓術や心膜切除術を行う．原因疾患に対する治療も行う．

予　後

原因疾患による．

2　急性心膜炎 acute pericarditis

概　念

心膜に起こった急性の炎症が心膜直下の心筋にも及び，心膜心筋炎となる．

表 3-7. 感染性心内膜炎の予防が必要な患者

予防すべき患者
・生体弁，同種弁を含む人工弁置換患者 ・感染性心内膜炎の既往を有する患者 ・複雑性チアノーゼ性先天性心疾患（単心室，完全大血管転位，ファロー四徴症）患者 ・体循環系と肺循環系の短絡造設術を実施した患者
予防したほうがよい患者
・ほとんどの先天性心疾患（心房中隔欠損症，根治手術が行われた先天性心疾患を除く） ・後天性弁膜症 ・閉塞性肥大型心筋症 ・弁逆流を伴う僧帽弁逸脱

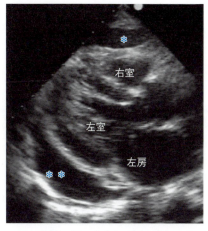

図 3-42. 心タンポナーデ
断層心エコー図. 右室前面（＊）と左室後面（＊＊）に echo-free space を認め，大量の心膜液貯留が観察される.

病因
ウイルス性や原因不明の特発性の発症が増加している. 膠原病，尿毒症，急性心筋梗塞に合併するものもある.

症状
発熱，胸痛，息切れなどをきたす. 胸痛はほぼ必発で，労作に関係なく吸気や仰臥位で増強し，坐位や前かがみになることで軽減するのが特徴である.

診断
心膜の表面は線維素が付着して粗となり，心膜摩擦音が聴取されることがある. 前収縮期，収縮期，拡張期雑音の3成分よりなる機関車様 locomotive 雑音を聴取する. 心電図では，aV_R を除くすべての誘導で，上方に凹の ST 上昇がみられる.
胸部 X 線では，心膜液の貯留の程度によって心陰影の拡大（氷嚢型）がみられる. 心エコーでは，心膜液の貯留を echo-free space として認める.

治療
原因が明らかなものは，対応する治療を行う. 対症的に非ステロイド抗炎症薬を使用する. 膠原病や心筋梗塞に合併する場合は，副腎皮質ステロイドが著効を示す.

合併症
心タンポナーデを合併した場合は，心囊穿刺により心膜腔内圧を下げる.

予後
一般に，予後は良好である.

3 慢性収縮性心膜炎
chronic constrictive pericarditis

概念
心膜の線維性肥厚と心筋や周囲組織と癒着，さらに石灰化も生じて心膜の伸展性が阻害され，心室の拡張充満が傷害される疾患である. その結果，全身の静脈うっ血をきたし，拡張障害による静脈還流の減少により1回拍出量が低下する.

病因
以前は結核性が多かったが，最近では原因不明の特発性や悪性疾患に対する放射線療法後の合併症によるものが多い.

症状
全身倦怠感，食欲不振，下肢浮腫，腹水，肝腫大，労作時呼吸困難を訴える.

診断
クスマウル Kussmaul 徴候（吸気時に頸動脈怒張の増強）や奇脈，拡張早期に心膜ノック音を聴取する. 胸部 X 線では，心膜に一致する石灰化像を認める. 心臓カテーテル検査にて，右室内圧曲線は dip and plateau を呈する.

治療
心膜切除術を行う.

合併症
蛋白漏出症候群による低蛋白血症を併発する.

予後

心膜切除術が成功すると、症状の改善がみられる。

H. 心臓腫瘍

心臓腫瘍 cardiac tumor について説明する。

1 心房粘液腫 atrial myxoma

概念

心臓原発性良性腫瘍の50%を占め、その75%は左房粘液腫で心房中隔から発生する。

症状

発熱、易疲労感、体重減少などの全身症状と、とくに左房粘液腫では全身の塞栓症状がみられる。また、僧房弁口の狭窄、閉塞による肺静脈圧上昇のため、肺うっ血や呼吸困難、咳嗽などを起こすことがある。

診断

聴診で心尖部に、拡張期ランブルを聴取する。心エコーでは、心房内に腫瘍を観察できる（図3-43）。

治療

外科的に切除する。

合併症

末梢の塞栓症や肺塞栓症を生ずる。

予後

切除すれば良好であるが、再発がありうる。

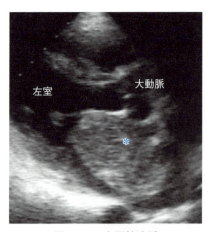

図3-43. 左房粘液腫
断層心エコー図。ほぼ左房と同じ大きさの、巨大な左房粘液腫（＊）が観察される。

I. 血圧異常

1 高血圧症 hypertension

a. 本態性高血圧症 essential hypertension・二次性高血圧症 secondary hypertension

概念

血圧とは動脈血管内圧であり、バイタルサインの一つである。心臓の左室が収縮と拡張を繰り返す際に生ずる、物理的な圧である。それぞれ収縮期（最高）血圧 systolic (blood) pressure (SBP)、拡張期（最低）血圧 diastolic (blood) pressure (DBP) と呼ぶ。持続的な高血圧は、心臓と血管壁に器質的な変化をもたらし、臓器障害/心血管病を起こす。

高血圧 high blood pressure と高血圧症 hypertension とは区別する。高血圧は一過性の血圧上昇であり、その昇圧の原因がなくなれば、血圧はもとのレベルに戻る。一方、高血圧症は持続性の血圧上昇であり、進展して二次的に臓器障害/心血管病を起こす。

高血圧症が他の疾患によって発症するものを二次性高血圧症 secondary hypertension といい、二次性高血圧症以外の病因で高血圧症になるものを本態性高血圧症 essential hypertension（一次性高血圧症 primary hypertension）という。

疫学

2010年国民健康・栄養調査によると、30歳以上の日本人男性の60%、女性の45%が高血圧（収縮期血圧140 mmHg以上または拡張期血圧90 mmHg以上、または降圧薬服薬中）と判定された。国による循環器疾患基礎調査を中心とした1980年NIPPON DATA80から2010年NIPPON DATA2010までの30年間の推移解析を図3-44に示す。2010年の高血圧有病率（上記と同じ定義）は年齢が高いほど高く、50歳以上の男性と60歳以上の女性では60%を超えており、今なお国民病といえる高い有病率を示している。NIPPON DATA2010における高血圧有病率から、わが国における2010年の高血圧有病者数は4,300万人（男性2,300万人、女性2,000万人）と試算され、男女とも60歳代が最多である（図3-45）。

高血圧有病率は、女性では各年齢階級で低下傾

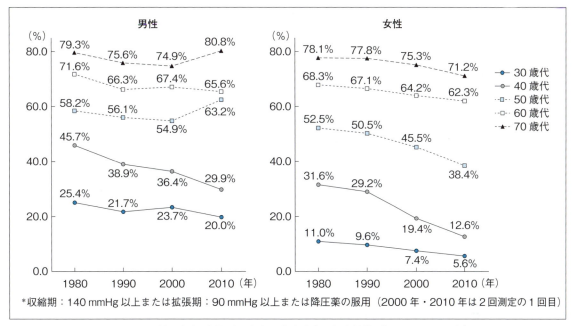

*収縮期：140 mmHg 以上または拡張期：90 mmHg 以上または降圧薬の服用（2000 年・2010 年は 2 回測定の 1 回目）

図 3-44. 性・年齢階級別の高血圧有病率*の年次推移（1980～2010 年）

第 3 次循環器疾患基礎調査（NIPPON DATA80），第 4 次循環器疾患基礎調査（NIPPON DATA90），第 5 次循環器疾患基礎調査，NIPPON DATA2010**．
**第 6 次循環器疾患基礎調査は実施されず，厚生労働科学研究（指定研究）として NIPPON DATA2010 が実施された[1,2]．
1）三浦克之（研究代表者）．厚生労働省科学研究費補助金循環器疾患・糖尿病等生活習慣病対策総合研究事業「2010 年国民健康栄養調査対象者の追跡開始（NIPPON DATA2010）と NIPPON DATA80/90 の追跡継続に関する研究」平成 24 年度総括・分担研究報告書．2013．
2）Miura K, Nagai M, Ohkubo T. Epidemiology of hypertension in Japan：where are we now? Circ J. 2013；77：2226-31.

向がみられるものの，50 歳代以上の男性では横ばいあるいは上昇傾向である可能性があり，決して高血圧発症予防がうまくいっているとは言えない（図 3-44）．人口の高齢化に伴い，今後わが国の高血圧有病者数はさらに増加することが予想される．

病態生理

オーム Ohm の法則「電圧＝電流×抵抗」と同様，「血圧＝心拍出量×全末梢血管抵抗」という関係がある．血圧が上昇するためには，心拍出量の増加か，全末梢血管抵抗の増加のいずれかが必要である．血圧を上げる因子には，化学物質（血管作動物質，ホルモンなど），神経，血管弾性，心拍出量，血液粘稠度，循環血液量，血管内径，血管反応性が複雑に関与している（ペイジ Page のモザイク説）．

最近はこれらに加え，人種差，食塩摂取と感受性，合併症の有無，性差，肥満度，年齢，喫煙，寒冷，アルコール，精神的ストレス，運動不足，高インスリン血症も関与する．また血圧の変動を与える因子として，季節，温度，湿度，寒冷前線，時刻，精神的緊張，運動，食事，排泄，入浴などがある．

症　状

高血圧症の進行は緩徐であるので，初期には自覚症状がない．頭痛，頭重，眩暈，耳鳴，肩こり，動悸，息切れなどをきたす．しかし，これらの症状は，高血圧症に特有なものではない．

高血圧症は，臓器障害/心血管病などの合併症をもたらす．その場合は，臓器障害/心血管病の障害の症状が出現する．

血圧の測定

1）血圧測定の原理と標準的測定法：血圧の測定は診察室（外来）においては水銀血圧計，アネロイド血圧計を用いた聴診法（コロトコフ Korotkoff 式），あるいは聴診法をゴールデンスタ

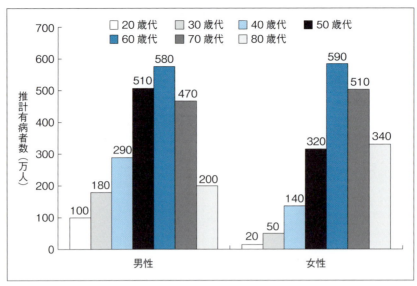

図3-45. わが国の高血圧有病者推計数（性・年齢階級別）
NIPPON DATA2010 および 2010 年国勢調査人口より推計[1,2]．
1) 三浦克之（研究代表者）．厚生労働省科学研究費補助金循環器疾患・糖尿病等生活習慣病対策総合研究事業「2010 年国民健康栄養調査対象者の追跡開始（NIPPON DATA2010）と NIPPON DATA80/90 の追跡継続に関する研究」平成 24 年度総括・分担研究報告書．2013．
2) Miura K, Nagai M, Ohkubo T. Epidemiology of hypertension in Japan：where are we now? Circ J. 2013；77：2226-31．

ンダードとして精度を検定した電子自動血圧計を用いて測定する．今後，水銀問題のため，すべて自動血圧計に置き換わる可能性が高い．自動血圧計は，現在オシロメトリック式がほとんどである．「オシロメトリック」という名称は，カフで圧迫された動脈が心拍に同期して起こす容積振動 oscillation を利用して血圧判定することに由来する．そのほか，トノメトリー法を用いた末梢脈波解析により，非侵襲的に大動脈圧を推定する方法がある．

成人の血圧測定ではカフのゴム囊の大きさは幅 13 cm，長さ 22～24 cm のものが通常用いられているが，国際的にはゴム囊の幅は上腕周囲の 40％以上，かつ，長さは少なくとも上腕周囲を 80％以上取り囲むものが推奨されている．小さすぎるカフを用いた場合は，実際の血圧よりも高く，過大評価してしまう．診察室や家庭など診察室以外での標準的な血圧測定法が決められている．

2) 血圧測定法の比較：現在では，わが国の高血圧患者の 80％，高血圧でない人でも 40％が家庭で自己測定できる血圧計を保有している．一方，高血圧診療の出発点となる血圧値は，従来診察室の血圧値に基づいて，診断や治療が行われてきた．そもそも，人の血圧は 1 日に 10 万回存在する測定値であり，一時点での診察室の血圧だけで正確に判断できるものではない．最も正確な血圧評価法は，全心拍を記録することである．直説法で連続した血圧記録を行うことも研究室内では可能かもしれないが，日常臨床の状況下では，カフ法を用いて間接的に，15～60 分ごとに血圧を測定する自由行動下血圧 ambulatory blood pressure monitoring（ABPM）が代用となりうる．ABPM 法は，少なくとも患者の真の 1 日の平均血圧値に近い値が得られると考えられるが，日を変えて何回も測定することはできず，その点では家庭血圧が最も優れている（表 3-8）．診察室血圧と比較した場合，家庭血圧や ABPM のほうが高血圧性臓器障害や高血圧性疾患の発症リスクとより高い相関を有することが繰り返し確認されている．そのため高血圧診療においては，診察室血圧を基本

表 3-8. 診察室血圧, 家庭血圧, 自由行動下血圧 (ABPM) の特徴比較

	診察室血圧	自由行動下血圧	家庭血圧
測定頻度	低	高	高
測定標準化	可 (困難)	不要	可
短期変動制の評価	不可	可	不可
概日変動性の評価 (夜間血圧の評価*)	不可	可	一部可*
薬効評価	可	適	適
薬効持続時間の評価	不可	可	可
長期変動性の評価	一部可	不可	可
再現性	不良	良	最良
白衣現象	有	無	無

*夜間就眠時測定可能な家庭血圧計が入手可能である.

(日本高血圧学会学術委員会家庭血圧部会 (編):家庭血圧測定の指針,
第2版. 東京:ライフサイエンス出版:2011)

表 3-9. 異なる測定法における高血圧基準 (mmHg)

	収縮期血圧		拡張期血圧
診察室血圧	≧ 140	かつ/または	≧ 90
家庭血圧	≧ 135	かつ/または	≧ 85
自由行動下血圧			
24 時間	≧ 130	かつ/または	≧ 80
昼間	≧ 135	かつ/または	≧ 85
夜間	≧ 120	かつ/または	≧ 70

(「日本高血圧学会. 高血圧治療ガイドライン 2014, p.20, 2014」
より許諾を得て転載)

としつつも, 診察室外で得られた血圧値を診断や治療の判断基準として優先する傾向が強まっている. とくに, 家庭血圧はわが国において広範に流布しており, 家庭血圧に準拠した高血圧診療が構築されつつある (表 3-9)

診 断

1) 診察室における血圧測定法 (表 3-10):血圧・脈拍の測定は, 安静座位で行う. 2回の平均値で, 少なくとも2回以上の異なる機会における血圧値に基づいて判定する.

初診時には血圧の左右差, 血圧や脈拍の起立性変動, 同時に不整脈の有無を調べる. 下肢血圧も測定する. BMI (body mass index:体重 kg/身長 m², 肥満 ≧ 25 kg/m²) や, 腹囲 (臍周囲, 立位, 腹部肥満:男性 > 85 cm, 女性 > 90 cm) を測定する.

顔面, 頸部では貧血, 黄疸の有無, 眼底所見, 甲状腺腫, 頸動脈雑音, 頸静脈怒張の有無を調べる. 胸部では, 心尖拍動の位置とスリル thrill (振戦) の有無, 心雑音, 第Ⅲ, Ⅳ音, 不整の有無を調べる. 肺野ではラ音, 腹部では血管雑音, 肝腎腫の有無, 四肢では動脈拍動や左右差, 冷感, 浮腫の有無, 運動や感覚障害, 腱反射などを調べる.

2) 二次性高血圧症:腎疾患 (慢性腎実質疾患, 腎血管性疾患), 内分泌疾患 (褐色細胞腫, 原発性アルドステロン症, クッシング Cushing 症候群), 大動脈縮窄症, 脳腫瘍, 睡眠時無呼吸症候群などによるものがある.

この中で腎疾患がもっとも多く, 次いで原発性アルドステロン症, クッシング症候群, 褐色細胞腫などがこれに次ぐ.

3) 二次性高血圧症を示唆する所見:腹壁皮膚線状, 多毛があればクッシング症候群を疑う. 発作性の血圧上昇, 動悸, 発汗, 頭痛は褐色細胞腫を, 脱力, 周期性四肢麻痺, 多尿, 低 K 血症は原発性アルドステロン症を, 腹壁血管雑音があれば腎血管性高血圧の存在を疑う. 昼間の眠気, いびきがあれば睡眠時無呼吸症候群を, 非ステロイド抗炎症薬, 漢方薬, 経口避妊薬などの服用があれば薬剤誘発性高血圧症を疑う.

一過性脳虚血発作, 視力低下, めまい, 頭痛, 視力障害などを訴えれば脳血管障害の合併を, 呼吸困難 (労作性, 夜間発作), 体重増加, 下肢浮腫, 動悸, 胸痛があれば心疾患の合併を, 多尿, 夜間尿, 血尿, 蛋白尿があれば慢性腎臓病 chronic kidney disease (CKD) を, 間欠性跛行, 下肢冷

表 3-10. 診察室血圧測定法

1. 装置	a. 精度検定された水銀血圧計，アネロイド血圧計による聴診法が用いられる．精度検定された電子血圧計も使用可[*1] b. カフ内ゴム囊の幅 13 cm，長さ 22-24 cm のカフを用いる [小児上腕周 27 cm 未満では小児用カフ，太い腕（腕周 34 cm 以上）で成人用大型カフを使用]
2. 測定時の条件	a. 静かで適当な室温の環境 b. 背もたれつきの椅子に脚を組まずに座って数分の安静後 c. 会話をかわさない d. 測定前に喫煙，飲酒，カフェインの摂取を行わない
3. 測定法	a. カフ位置は，心臓の高さに維持 b. 急速にカフを加圧する c. カフ排気速度は 2～3 mmHg/拍あるいは秒 d. 聴診法ではコロトコフ第 I 相の開始を収縮期血圧，第 V 相を拡張期血圧とする
4. 測定回数	1～2 分の間隔をあけて少なくとも 2 回測定．この 2 回の測定値が大きく異なっている場合には，追加測定を行う
5. 判定	a. 安定した値[*2]を示した 2 回の平均値を血圧値とする b. 高血圧の診断は少なくとも 2 回以上の異なる機会における血圧値に基づいて行う
6. その他の注意	a. 初診時には，上腕の血圧左右差を確認 b. 厚手のシャツ，上着の上からカフを巻いてはいけない．厚地のシャツをたくし上げて上腕を圧迫してはいけない c. 糖尿病，高齢者など起立性低血圧の認められる病態では，立位 1 分および 3 分の血圧測定を行い，起立性低血圧の有無を確認 d. 聴診者は十分な聴力を有する者で，かつ測定のための十分な指導を受けた者でなくてはならない e. 脈拍数も必ず測定し記録

＊1 最近では水銀の環境への影響，水銀柱の精度管理，アネロイド血圧計の精度の問題などから，電子血圧計の使用が勧められている．水銀計の代わりに電子式のアナログ柱を用いたハイブリッド血圧計も入手可能である．自動巻き付け式血圧計を待合室などで使用する場合，十分な指導と管理のもとで測定されなければ大きな誤差が生じる
＊2 安定した値とは，目安として測定値の差がおよそ 5 mmHg 未満の近似した値をいう

（「日本高血圧学会．高血圧治療ガイドライン 2014，p.16，2014」より許諾を得て一部改変して転載）

感などがあれば閉塞性末梢動脈疾患の合併を考える．

検査

検査の目的は，二次性高血圧症の存在および臓器障害/心血管病の有無と，その程度の評価にある．

検査には，一般検査（血液一般，尿一般，肝機能，腎機能，脂質，電解質，血糖，胸部 X 線，心電図と推奨検査（眼底検査，認知機能テスト，抑うつ状態評価，頭部 MRI，MR アンジオグラフィー）がある．さらに精密検査として，尿微量アルブミン排泄量測定，心エコー，頸動脈エコー，足首/上腕血圧比，脈波伝播速度，24 時間自由行動下血圧を測定する．

二次性高血圧症のスクリーニングとして，血漿レニン活性，血中アルドステロン，コルチゾール，カテコラミン 3 分画，随時尿中メタネフリン分画，24 時間蓄尿中カテコラミン，夜間経皮酸素分圧測定などを検査する．腹部エコー（腎臓，副腎）も行う．特殊検査として，副腎 CT，腎血流エコー，腎血流シンチ，副腎静脈サンプリング，睡眠ポリグラフィーなどがある．

二次性高血圧症を除外できれば，本態性高血圧症の可能性が大きい．

分類

診察室血圧で収縮期血圧 140 mmHg 未満かつ拡張期血圧 90 mmHg 未満を，正常域血圧とする．収縮期血圧 140 mmHg 以上または拡張期血圧 90 mmHg 以上，もしくは，家庭血圧 home blood pressure で収縮期血圧 135 mmHg 以上または拡張期血圧 85 mmHg 以上を，高血圧とする．

表 3-11 に，成人における血圧値の分類を示す．血圧値が高いほうが，より重症である．

治療

1）**初診時の治療計画**（図 3-46）：低リスク，

表 3-11. 成人における血圧値の分類（mmHg）

	分類	収縮期血圧		拡張期血圧
正常域血圧	至適血圧	< 120	かつ	< 80
	正常血圧	120-129	かつ/または	80-84
	正常高値血圧	130-139	かつ/または	85-89
高血圧	Ⅰ度高血圧	140-159	かつ/または	90-99
	Ⅱ度高血圧	160-179	かつ/または	100-109
	Ⅲ度高血圧	≧ 180	かつ/または	≧ 110
	（孤立性）収縮期高血圧	≧ 140	かつ	< 90

（「日本高血圧学会．高血圧治療ガイドライン 2014，p.19，2014」より許諾を得て転載）

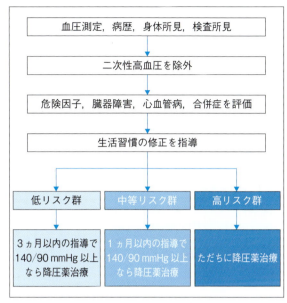

図 3-46. 初診時の高血圧管理計画
（「日本高血圧学会．高血圧治療ガイドライン 2014，p.33，2014」より許諾を得て転載）

中等リスク，高リスク群に分類して，評価する．リスク（危険因子）の評価には，表 3-12 を参照する．得られた血圧値と「A．心血管病の危険因子」，「B．臓器障害/心血管病の有無」を考慮して，血圧に基づいた脳心血管リスクの層別化をする．

高血圧を付加リスクなし，低リスク，中等リスク，高リスクの 4 段階に層別化して治療を行う（表 3-13）．付加リスクなしで正常高値血圧の場合は，そのまま生活習慣の修正のみで経過観察する．降圧目標は，診察室血圧において若年者・中年者，前期高齢者では 140/90 mmHg，後期高齢者では 150/90 mmHg 未満とし，糖尿病患者，腎障害患者，心筋梗塞後の患者ではとくに厳しく 130/80 mmHg 未満に，脳血管障害者では 140/90 mmHg 未満とする．

2）**一般療法**：生活習慣の修正を行う．食塩制限（≦ 6 g/日），植物性や魚介類食品の摂取奨励，脂質の制限（コレステロール，飽和脂肪酸制限），適正体重の維持（BMI ≦ 25 kg/m^2），強度が中等度の有酸素運動，アルコール制限，禁煙などを行う．

3）**薬物療法（降圧薬）**：Ca 拮抗薬，アンジオテンシンⅡ受容体拮抗薬（ARB），アンジオテンシン変換酵素（ACE）阻害薬，利尿薬，β 遮断薬，α 遮断薬などがある．降圧薬の積極的適応がある病態を，表 3-14 に示す．十分な効果が得られなければ，他薬を追加するか，他薬に変更する．副作用等に注意しながら，定期的に経過観察を行う．

4）**主要降圧薬の副作用**：降圧薬の副作用に注意し，慎重に投与する．① Ca 拮抗薬（徐脈，心不全，歯肉増殖），② ARB（妊娠時や腎動脈狭窄症，高 K 血症），③ ACE 阻害薬（妊娠時，腎動脈狭窄症，血管神経性浮腫，高 K 血症），④ 利尿薬（妊娠時，痛風，低 K 血症，耐糖能異常），⑤ β 遮断薬（閉塞性肺疾患，末梢動脈疾患，喘息，高度徐脈，耐糖能異常），などがあげられる．

予 後

脳と腎の臓器合併症がなく，血圧がコントロールされていれば，本態性高血圧症の予後は比較的よい．臓器障害/心血管病の合併を生ずれば，生命予後を悪化し，生活の質 quality of life（QOL）が失われる．

b．家庭血圧 home blood pressure

家庭で測定した血圧値と，診察室で測定した血圧値とは異なる．それは，測定条件と環境が異なるからである（診察室測定のほうが家庭測定よりも精神的ストレスは多い）．家庭血圧の測定条件も，JSH 2009 で報告されている．

要点は，上腕カフのオシロメトリック法で，朝は排尿後，服薬前，朝食前，起床後 1 時間以内，座位 1～2 分安静後，晩は入浴前，飲酒前，就床前，座位 1～2 分安静後に測定，測定回数は 1 機会 1 回以上測定する．

家庭血圧の国際的な基準値の分類は，いまだ設

表3-12. 高血圧管理計画のためのリスク層別化に用いる予後影響因子

A. 心血管病の血圧値以外の危険因子		B. 臓器障害/心血管病	
高齢（65歳以上）		脳	脳出血・脳梗塞 無症候性脳血管障害 一過性脳虚血発作
喫煙			
脂質異常症[*1]	低HDLコレステロール血症（＜40 mg/dL） 高LDLコレステロール血症（≧140 mg/dL） 高トリグリセライド血症（≧150 mg/dL）	心臓	左室肥大（心電図，心エコー） 狭心症，心筋梗塞，冠動脈再建術後 心不全
肥満（BMI≧25）（特に内臓脂肪型肥満）		腎臓	蛋白尿・アルブミン尿 低いeGFR[*2]（＜60 mL/分/1.73 m²） 慢性腎臓病（CKD），確立された腎疾患（糖尿病性腎症，腎不全など）
メタボリックシンドローム			
若年（50歳未満）発症の心血管病の家族歴			
糖尿病	空腹時血糖≧126 mg/dL 負荷後血糖2時間値≧200 mg/dL 随時血糖≧200 mg/dL HbA₁c≧6.5%（NGSP）	血管	動脈硬化性プラーク 頸動脈内膜中膜複合体厚≧1.1 mm 大血管疾患 末梢動脈疾患（足関節上腕血圧比低値：ABI≦0.9）
		眼底	高血圧性網膜症

＊1 空腹時採血によりLDLコレステロールはFriedwaldの式（TC－HDL-C－TG/5）で計算する．TG400 mg/dL以上や食後採血の場合にはnonHDL-C（TC－HDL-C）を使用し，その基準はLDL-C＋30 mg/dLとする

＊2 eGFR（推算糸球体濾過量）は下記の血清クレアチニンを用いた推算式（eGFR_creat）で算出するが，筋肉量が極端に少ない場合は，血清シスタチンを用いた推算式（eGFR_cys）がより適切である．

$$eGFR_{creat}（mL/分/1.73 m^2）= 194×Cr^{-1.094}×年齢^{-0.287}（女性は×0.739）$$

$$eGFR_{cys}（mL/分/1.73 m^2）=（104×Cys^{-1.019}×0.996^{年齢}（女性は×0.929））-8$$

（「日本高血圧学会．高血圧治療ガイドライン2014, p.32, 2014」より許諾を得て転載）

表3-13. 診察室血圧に基づいた心血管病リスク層別化

リスク層 （血圧以外の予後影響因子）	I度高血圧 140-159/90-99mmHg	II度高血圧 160-179/100-109mmHg	III度高血圧 ≧180/≧110mmHg
リスク第一層 （予後影響因子がない）	低リスク	中等リスク	高リスク
リスク第二層 （糖尿病以外の1-2個の危険因子，3項目を満たすMetSのいずれかがある）	中等リスク	高リスク	高リスク
リスク第三層 （糖尿病，CKD，臓器障害/心血管病，4項目を満たすMetS，3個以上の危険因子のいずれかがある）	高リスク	高リスク	高リスク

（「日本高血圧学会．高血圧治療ガイドライン2014, p.33, 2014」より許諾を得て転載）

定されていない．今のところ，家庭血圧の平均が135/85 mmHgを常に超えるようになれば高血圧症であり，治療が必要となる．125/80 mmHg未満であれば，正常血圧と考えられる．

c. 高血圧緊急症 hypertensive emergency・**高血圧切迫症** accellated hypertension・**悪性高血圧症** malignant hypertension

血圧の高度の上昇（≧180/120 mmHg）により，臓器障害/心血管病が急性に進行する病態である．高血圧脳症，高血圧を伴う急性大動脈解離，高血圧で肺水腫を伴う左心不全，高血圧を伴う急性冠

表 3-14. 主要降圧薬の積極的適応

	Ca 拮抗薬	ARB/ACE 阻害薬	サイアザイド系利尿薬	β 遮断薬
左室肥大	●	●		
心不全		●*1	●	●*1
頻脈	● (非ジヒドロピリジン系)			●
狭心症				●*2
心筋梗塞後		●		●
CKD（蛋白尿−）	●	●	●	
CKD（蛋白尿＋）		●		
脳血管障害慢性期	●	●	●	
糖尿病/MetS*3		●		
骨粗鬆症			●	
誤嚥性肺炎		● （ACE 阻害薬）		

＊1 少量から開始し，注意深く漸増する．
＊2 冠攣縮性狭心症には注意．
＊3 メタボリックシンドローム．

（「日本高血圧学会．高血圧治療ガイドライン 2014, p.46, 2014」より許諾を得て転載）

症候群，褐色細胞腫クリーゼ，子癇などがある．予後不良で，生命の危険が大である．

また，高度な高血圧でも臓器障害が進行性でない場合は，高血圧切迫症として扱う．高血圧緊急症の中で乳頭浮腫を伴うものを悪性高血圧として扱ったが，最近は少ない．これらの疾患は入院治療が必要で，経静脈性に降圧療法を行う．

d. 早朝高血圧 morning hypertension

早朝，起床後の家庭血圧が夜の血圧よりも特異的に高い状態を示す（≧ 135/85 mmHg）．これには，① 夜間低値の血圧が早朝覚醒前後に急峻に上昇して高血圧領域に入るサージ・タイプ surge type，および，② 夜間睡眠中の血圧が下がらず，血圧が高いまま朝まで移行し，夜間降圧のないノンディッパー・タイプ non-dipper type，がある．どちらも，臓器障害/心血管病の合併症（脳卒中や心筋梗塞など）のリスクが高い．

e. 白衣高血圧 white coat hypertension・白衣現象 white coat phenomenon

未治療の患者において，医師が測定した血圧は高血圧を示すが（≧ 140/90 mmHg），家庭血圧（≦ 135/85 mmHg）や 24 時間血圧（≦ 130/80 mmHg）では正常を示すものを白衣高血圧という．治療中の患者において，医師が測定した血圧が上昇する現象は，白衣現象という．

軽度の臓器障害が認められる場合は，持続性の高血圧になる可能性がある．定期的な血圧測定と，経過観察が必要である．

f. 逆白衣高血圧 reversal white coat hypertension（仮面高血圧 masked hypertension）

白衣高血圧とは逆の関係にある．診察室で医師が測定した血圧は正常で，家庭で測定した血圧は高血圧の場合をいう．高血圧が隠されているという意味で，仮面高血圧ともいう．

また短期作用型の降圧薬服用中の患者で，朝に降圧薬を服用しており午前中の診察ではその効果のため血圧は正常であるが，午後には降圧効果が消失して高血圧になる場合もある．このような場合も，仮面高血圧であり，家庭血圧を測定する必要がある．

仮面高血圧には，臓器障害/心血管病の合併発症が多い．

g. 閉塞性睡眠時無呼吸症候群

二次高血圧症の項でも述べたが，高血圧症との関連が近年注目されている閉塞性睡眠時無呼吸症

I. 血圧異常

候群 obstructive sleep apnea syndrome（OSAS）の患者の 50〜60％が高血圧症であり，高血圧患者の 30〜40％が OSAS を合併しているといわれている．また，睡眠時の無呼吸あるいは低呼吸直後の呼吸再開時には一過性に血圧上昇が認められる．OSAS における血圧上昇の機序としては，交感神経活性の亢進，レニン−アンジオテンシン−アルドステロン系の活性化，炎症，酸化ストレス，血管内皮機能の低下などが考えられている．

歯科関連事項

- 抜歯では不安や疼痛のため交感神経系が刺激され，その結果，末梢血管が収縮し，心拍出量も増加して血圧が急激に上昇する．
- 未治療の患者については，血圧がコントロールされてから歯科治療を開始する．
- 降圧薬を服用中の高血圧患者では，歯科治療中も服薬は続けるよう指導する．
- 血圧が 180/110 mmHg 以上になれば，緊急処置が必要でなければ歯科治療を中止する．
- 内科主治医から血圧のコントロール状態，臓器障害/心血管病の有無，治療薬などについての情報の提供を受け，また行う歯科治療について内科主治医の意見を聞く．歯科治療中には，随時に血圧を測定する．
- 歯科麻酔薬にはアドレナリンが添加されている．このため血圧の上昇をきたすが，軽度である．しかし，歯科麻酔薬の使用量には，注意する．
- 血圧の急激な上昇は，臓器障害/心血管病を増悪させる．あらかじめ血圧上昇が考えられる場合は，内科主治医と相談して，予防的に交感神経抑制薬（α遮断薬，β遮断薬），ACE 阻害薬，ARB を歯科治療前より投与する．非ステロイド抗炎症薬は，降圧性に作用するプロスタグランジンなどを抑制して血圧を上昇させるので，注意する．

2 低血圧症 hypotension

概 念

収縮期血圧が 90 mmHg 以下をいう．拡張期血圧のレベルは問わない．大部分は病因が不明な，本態性低血圧症 essential hypotension である．

降圧薬や内分泌疾患によるものを，二次性低血圧症と呼ぶ．

分 類

1) 急性低血圧症

a) ショック（急性循環不全）：種々の原因によって起こる．出血性ショック（外傷，手術など），脱水（発汗，下痢），心原性ショック（心筋梗塞，心タンポナーデ，心室細動），感染・中毒性ショック（細菌感染や薬物中毒）においてみられる．主に，外来性因子によることが多い．一般に，急激かつ劇症である．

通常の歯科外来では，遭遇する機会は少ない．

b) 起立性低血圧 orthostatic hypotension：臥位から立位へ急激に体位変換を行った場合に，収縮期血圧が 25 mmHg 以上低下し，眩暈，嘔吐，ふらつき，失神をきたす．脱水，長期間臥床，降圧薬服用（交感神経抑制薬の投与）に際してみられる．末梢神経障害（糖尿病 diabetes mellitus，アミロイドーシス amyloidosis），中枢神経障害（シャイ・ドレーガー Shy–Drager 症候群，パーキンソン Parkinson 病）でもみられる．

2) 慢性低血圧症

a) 症候性低血圧症：自律神経失調症，心疾患（心筋梗塞，心筋症，大動脈狭窄症），内分泌疾患（甲状腺機能低下症，下垂体，副腎機能不全），栄養障害（悪性腫瘍，結核などの消耗性疾患による），薬剤（降圧薬，硝酸薬，向精神薬，抗パーキンソン病薬）によるものがある．

b) 本態性低血圧症 essential hypotension：症候性低血圧症をきたす原因疾患がなく，病因不明の低血圧症である．無力性体質，やせ型，顔面蒼白，易疲労，虚弱体質，内臓下垂を伴うことが多い．

中年以降になると正常血圧になることが多い．

病態生理

急性低血圧症では，心拍出量の減少によるものが多く，頻脈を伴う．

起立性低血圧症では，血管運動神経の障害による血圧調節障害がある．このため起立直後に反応性に静脈を収縮させ，静脈環流を維持する神経調節機能が損なわれ，心拍出量が低下する．

本態性低血圧症のような慢性疾患では，末梢循環抵抗が低いものが多い．

臨床症状

易疲労感，倦怠感，動悸，眩暈，頭重感，顔面蒼白，立ちくらみ，失神，頻脈，食欲不振，不眠，嘔気などを訴える．

治療

原因の明らかなものは，原疾患の治療を行う．本態性低血圧症の予後は，一般に良好であり，症状がなければ，格別の治療の必要はない．

症状を強く訴える本態性低血圧症に対しては，一般療法としての自律神経訓練法，高蛋白食，高ビタミン食，適度の運動のほか，薬物療法では自律神経調整薬，カテコラミン，末梢 α_1 刺激薬，ドパミン受容体刺激薬の投与を行う．

歯科関連事項

- 歯科治療中に低血圧，眩暈，失神を起こす場合がある．これは治療に対する精神的緊張，痛みに対する不安などにより起こる．
- 起立性低血圧症の患者が，仰臥位の歯科診療台から急激に起き上がると眩暈，失神をきたすことがある．
- 歯科診療台から離れる際に転倒することがあるので，ゆっくりと診療台から離れるよう指導する．

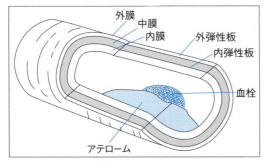

図3-47．動脈内のアテロームと血栓

J．動脈疾患

1 動脈硬化症 arteriosclerosis

概念

動脈壁の内膜や中膜に脂質沈着，肥厚（プラーク plaque），変性，石灰沈着などが生じ（図3-47），動脈の弾性が失われた状態を動脈硬化症という．内腔の狭窄，閉塞，血管壁の脆弱化をきたし，支配領域臓器の血流障害を起こす．梗塞や出血をきたし，臓器障害／心血管病の合併症を起こす．

成因には，多くの因子が関与する．年齢，家族歴，男性，肥満，運動不足，喫煙習慣，ストレス，糖尿病，脂質異常症，高血圧などが動脈硬化症のリスクファクターになる．中でも高コレステロール血症，高血圧症，糖尿病，喫煙習慣は，動脈硬化症の進展に強い影響を与える．

分類

1）**粥状硬化（アテローム硬化）**：大動脈，脳動脈，冠動脈などの比較的太い血管に起こる．動脈の内膜層に脂質が沈着し，内膜細胞の増殖，線維組織の増生が起こり，粥状物質（アテローム atheroma：粥腫）を作る．石灰沈着，血栓形成を生じ，潰瘍，出血が起こる．動脈の内腔は狭少化し，臨床症状を呈する．これらの変化は，動脈分岐部に多い．

2）**中膜硬化**：メンケベルグ Mönckeberg 型硬化ともいう．比較的太い弾性動脈に起こり，中膜の平滑筋細胞層の壊死と石灰化が起こり，血管壁が破たんする．男性の下肢や頸部の血管に多い．

3）**細動脈硬化**：脳や腎の直径3 mm以下の細小動脈に起こり，梗塞や細動脈全体の血管壊死，ヒアリン変性，出血も起こる．高血圧症，糖尿病に多くみられる．

臨床症状

動脈硬化を起こした障害臓器の場所によって異なる症状と合併症が発現する．
① 冠動脈：狭心症，心筋梗塞，不整脈．
② 脳血管：頭痛，耳鳴，不眠，眩暈，失神（一過性脳虚血発作），知覚障害，運動障害（脳血栓，脳出血，脳梗塞）．
③ 胸部および腹部大動脈：蛇行，瘤形成，圧迫症状．

④ 腎臓：高血圧，腎不全．
⑤ 末梢動脈：下腿動脈では，閉塞による間欠性跛行．

診断

動脈硬化を起こした障害臓器別の診断と検査を行う．各臓器別の検査法を，以下に列記する．
① 冠動脈硬化症：心電図，冠動脈造影，心エコー，CT．
② 脳動脈硬化症：脳血管造影，CT，MRI．
③ 胸部および腹部大動脈硬化症：胸腹部X線，大動脈造影，腹部超音波，CT，MRI．
④ 頸動脈硬化症：頸動脈エコー．
⑤ 腎動脈硬化症：尿一般検査，腎機能検査，腎血管造影．
⑥ 末梢動脈硬化症：四肢の血管造影．

治療

予防することが重要である．発症の危険因子として強く関与する生活習慣の改善を図る．糖尿病，高血圧，脂質異常症をコントロールする．

1) 一般療法：生活習慣の修正（I．1 高血圧症「治療」に一般療法，p.80 参照）．

2) 薬物療法：脂質異常症を伴う場合は，抗高脂血症薬を開始する．HMG-CoA 還元酵素阻害薬は，アテロームを縮小させる．

歯科関連事項

・アテローム硬化と歯科診療との直接関連は，少ない．
・しかし細動脈硬化症は，歯周病には大きなリスクファクターとなる．歯周病の改善には，細動脈硬化症の治療が必要となる．
・動脈硬化を有する患者の背景には高血圧，虚血性心疾患，糖尿病などが存在することが多い．
・歯周病の治療の際には，内科主治医と相談して医療情報の提供を受け，診療をする配慮が必要である．

---

2 大動脈瘤 aortic aneurysm・大動脈解離 aortic dissection

概念

大動脈壁の一部が限局性に脆弱化し，紡錘状または嚢状に拡大して腫瘤を形成した疾患である（図3-38）．

分類

1) 形態による分類

a) 真性：動脈壁の三層構造（内膜，中膜，外膜）が維持されている．

b) 仮性：動脈壁の三層構造を有せず，動脈壁に孔が開き，壁外に周囲組織に囲まれた腔が存在するもの．

c) 解離性：三層構造の動脈の中膜が剥離し，動脈壁内に血腫が形成され，新たな腔が存在し，真腔と偽腔に分かれる．解離の範囲により，スタンフォード Stanford 分類（A，B型），ドベーキー DeBakey 分類（Ⅰ，Ⅱ，Ⅲ型）がある（図3-48）．

2) 原因による分類

a) 動脈硬化性：動脈瘤の大部分が粥状硬化症による．

b) 炎症性：以前は，梅毒性大動脈炎がかなり多かった．

c) 外傷性：事故などによる胸部外傷による．

d) 先天性：先天性疾患の大動脈縮窄症などによる．

e) 医原性：動脈穿刺，カテーテルによる．

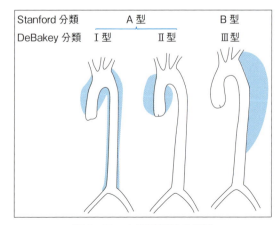

図3-48．大動脈解離の分類

臨床症状

解離性でない大動脈瘤の進展は緩徐であるが，瘤の大きさ，部位によって，さまざまな症状を呈する．腹部大動脈瘤は無症状のことが多いが，腹部に拍動性腫瘤を触知する．

胸部大動脈瘤は，拡大すると周囲臓器を圧迫し，以下の症状を生ずる．上大静脈の圧迫による上半身浮腫（上大静脈症候群 vena cava superior (VCS) syndrome）や，食道の圧迫症状による嚥下困難，気管の圧迫による呼吸困難，反回神経の圧迫による嗄声，頸部交感神経の圧迫による患側の縮瞳（ホルネル Horner 症候群）が生ずる．瘤が大動脈弁輪に及ぶと，大動脈弁閉鎖不全症を起こす．

急激に起こる大動脈解離は，激しい痛みではじまる．疼痛の部位は解離が起こった場所に一致し，解離が拡がるとともに移動する．高血圧を伴うことが多い．

診断

触診で，腹部に拍動を伴う腫瘤を触知する．高血圧を有する男性で，急激に起こる激烈な胸痛や背部痛などの症状がある場合は，大動脈解離を疑う．

1) **胸部 X 線**：胸部大動脈拡張，縦隔陰影拡大．大動脈石灰化像が大動脈外縁と 6 mm 以上の解離を示す．

2) **大動脈造影**：瘤の大きさが 1 年間に 10 mm 以上の速度で増大するときは，瘤の破裂リスクが大である．

3) **造影 CT**：解離部位の描出ができる．

4) **心エコー**：心膜腔への出血，大動脈弁閉鎖不全の診断に有用である．

5) **その他**：大動脈造影，DSA（digital subtraction angiography），MRI はいずれも，解離部分の詳細な情報を得るのに有用である．

治療

初期には，強力な降圧療法を行う．

1) **内科的療法**：瘤が小さい場合は，内科的降圧療法で経過観察する．

2) **外科的療法**：直径が腹部で 5 cm，胸部で 6 cm を超えるものは，外科的人工血管置換術，ステント・グラフト療法を行う．

解離が冠動脈，腎動脈などの分枝まで及ぶと，治療は困難となる．破裂してからの手術成績はよくない．重症大動脈弁閉鎖不全を伴う場合は，人工弁置換を行う．

予後

直径が 5～6 cm を超えると，破裂して死亡する危険性が非常に高くなる．大動脈解離の予後はきわめて不良で手術成績もあまりよくない．瘤の破裂，心膜腔への出血，大動脈弁閉鎖不全による心不全は，急死をもたらす．多量の出血や心嚢内への出血で心タンポナーデを起こすと，血圧は急激低下して死にいたる．また大動脈弁閉鎖不全症を起こした場合も，予後は不良である．

歯科関連事項

・大動脈瘤を有する患者は，全身的動脈硬化を伴うことが多い．歯科処置で急激な血圧上昇が起こり，破裂する可能性がある．

・歯科処置の際は内科主治医の意見を聞き，歯科処置の緊急性がある場合のみ，歯科治療を開始する．

③ 大動脈炎症候群 aortitis syndrome （高安動脈炎 Takayashu's arteritis，脈なし病 pulseless disease）

概念

20～30歳代の若い女性に発症することが多い．大動脈の主幹分枝部に起こる血管炎で，病因は不明である．

血管の非特異的炎症性変化により内腔の狭窄や閉塞が起こり，隣接した部位の血管に拡張をきたす．病変の位置により，種々の血流障害の病態を呈する．

臨床症状

多くの場合，高血圧を伴う．大動脈主要分枝に病変があると，橈骨動脈拍動（脈拍）が減弱，または触知できない．血圧の左右差がある．

下行大動脈に狭窄があると上半身の高血圧が，大動脈炎が腎動脈に及ぶと腎性高血圧症が，大動脈弁に及ぶと大動脈弁閉鎖不全症が，狭窄部位に隣接する大動脈や冠動脈に病変が及ぶと虚血性心

疾患が生じる.

検査所見・診断

聴診上，狭窄部位で血管雑音を聴取する．炎症の活動期には，その陽性所見（赤沈亢進，貧血，CRP陽性，RA陽性，HLA所見，γ-グロブリンの増加）を示す．

胸部X線，心電図にて心臓肥大と虚血性心疾患の所見，眼底に高血圧性の変化がみられる．動脈造影にて血管の狭窄，閉塞，拡張の所見がみられる．

経過・予後

高血圧や大動脈弁閉鎖不全を伴う症例は，死亡率が高い．炎症所見が消退した症例では，良好である．

治療

降圧療法，副腎皮質ステロイド，心不全や狭心症に対する内科的治療が行われ，腎動脈や下行大動脈の狭窄に対しては手術が行われる．

4 バージャー病（ビュルガー病 Buerger's disease）・閉塞性血栓血管炎 thromboangiitis obliterans（TAO）

病因は不明であるが，20〜40歳代の男性に好発し，喫煙が強く関与する．四肢の末梢血管に閉塞をきたし，とくに下肢の虚血がより強く起こる．指趾の冷感，しびれ感，蒼白化，間欠性跛行，安静時疼痛，潰瘍，壊死などが出現し，動脈の拍動を触知しなくなる．足関節/上腕血圧比（ABI）を測定して診断する．

保温と四肢の損傷に注意する．血栓の予防のために，抗血小板薬，血流改善薬，抗凝固薬，血管拡張薬の投与や，交感神経節ブロック，交感神経切除術，バイパス手術，血行再建術を行う．

歯科関連事項

・バージャー病患者には，歯周病が多いといわれている．
・歯周疾患を診たら，内科に血管疾患がないか確認を依頼する．

K. 静脈疾患

1 上大静脈症候群 vena cava superior syndrome（VCS syndrome）

概念

肺癌，縦隔腫瘍，胸部大動脈瘤，血栓性静脈炎などにより，外部からの圧迫や狭窄が上大静脈に起こると，上大静脈の還流が阻害される．このために起こる静脈還流障害の病態である．

臨床症状

頸部，顔面，上肢の静脈圧上昇により頸部の腫張，チアノーゼ，皮静脈怒張が認められる．下部の身体には，異常所見がない．

脳循環不全を伴えば頭痛，めまい，失神発作，眼球突出，視力障害などの脳神経症状や，胸部圧迫による呼吸困難などの呼吸器症状がみられる．

検査所見・診断

静脈造影，胸部X線，胸部CT，胸部MRI，気管支鏡，赤外線サーモグラフィー，生検などによる原因疾患の診断を行う．血栓性静脈炎を併発した場合は，炎症所見（赤沈亢進，CPR陽性，白血球数増加）などがみられる．

経過・予後・治療

悪性腫瘍が原因の場合，多くは手術不可能で，予後は不良である．血栓性静脈炎に対しては，消炎鎮痛薬の投与を行う．

2 深部静脈血栓塞栓症 deep venous thromboembolism・血栓性静脈炎 thrombophlebitis

概念

血液凝固能亢進（脱水，赤血球増多症），静脈血流緩徐（心疾患，長期臥床），静脈壁損傷（静脈注射），静脈炎，静脈瘤によって，大腿，膝窩静脈に血栓を生じる疾患である（深部静脈血栓症）．さらに，これに炎症を併発することが多く，両者をまとめて血栓性静脈炎という．静脈周囲に，炎症性局所的圧痛がある．

臨床症状・診断

表在性では，静脈の走行に一致して，発熱と疼痛を伴う硬い索状物を触知する．深在性では，下肢の違和感や疲労感，浮腫性腫張や有痛性のチア

ノーゼ，ホーマン Homan 徴候（足関節の背屈で腓腹筋の疼痛）を呈する．血栓の一部が剥離して肺の血管に塞栓が生じ，急性肺血栓塞栓症 acute pulmonary thromboembolism を起こす（長時間のフライトで発症するエコノミー・クラス症候群は，この一つである）．

FDP，D ダイマーの高値，静脈造影，造影 CT によって閉塞部位の陰影欠損が描出される．肺血栓塞栓症を起こした場合は，心電図と心エコーで，右心負荷所見や経皮的動脈血酸素飽和度（Spo_2）の低下所見がみられる．確定診断には，CT や肺血流シンチグラムを行う．

経過・予後・治療

抗凝固療法，血栓溶解療法，カテーテル療法，外科的血栓摘出術が行われる．慢性化したものは，下腿静脈フィルター留置療法を行う．

3 静脈瘤 varix, varicose vein

概念

静脈内の弁機能不全による静脈血の逆流，先天性静脈拡張症，腫瘍の圧迫による狭窄や閉塞，動静脈瘻などが原因で静脈内圧が上昇し，下肢の静脈が迂曲，拡大したものが下腿静脈瘤である．

臨床症状・診断

弁機能不全によるものは，女性の下肢に多い．下肢を下垂することによって皮下静脈の拡張と迂曲が著明になり，挙上すると消失する．深在性主幹静脈の血流障害がある場合は静脈圧が上昇するので，弁機能不全と鑑別できる．高度になれば，潰瘍形成などの合併症が生ずる．

治療

高齢者，軽症者では下肢に弾性ストッキング，上肢にはスリーブの着用を勧める．湿疹，浮腫，潰瘍，反復する血栓性静脈炎では，外科的治療が必要となる．

K. 静脈疾患

第4章 呼吸器疾患

A. 呼吸器の構造と機能

1 構造

a. 呼吸器の領域区分

肺の構造は，主に空気の流通路である気道系と，酸素の取り込みや二酸化炭素の排出を行うガス交換の場である肺胞系から成り立っている（図4-1）．

1. 気道組織の構造

鼻腔や口腔からはじまる気道は，第7頸椎の高さで喉頭から気管となる．気管の前面から側面は馬蹄形の気管軟骨で囲まれ，後面の膜様部は平滑筋が走行している．気管は，第4～5胸椎の高さで左右の気管支に分岐し，さらに右側は上葉支，中葉支，下葉支，左側は上葉支，下葉支に分岐した後，右肺は10区域，左肺は8区域の気管支に分岐する．原則的には2分岐を繰り返しながら，末梢に向かう．気管支の軟骨は分岐するに従い減少し，それを補うように平滑筋の割合が増加する．

気管支軟骨がまったく消失した末梢の気道を細気管支と呼び，細気管支は4～5回分岐して終末細気管支に移行する．終末細気管支は1～2回分岐して，肺胞系との移行組織である呼吸細気管支に連続する．呼吸細気管支は3回ほど分岐して，肺胞道にいたる．気管は，ガス交換にたずさわる呼吸細気管支に達するまでに，およそ17回の分岐をする．

気道の内腔面は，多列線毛上皮，基底膜，弾性線維から構成される粘膜上皮層におおわれている．その下層には，平滑筋，気管支腺，気管支軟

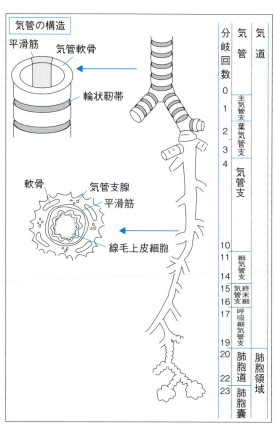

図4-1．肺の構造および気管・気管支の断面

骨が存在する．多列線毛上皮を構成する主な細胞は，線毛細胞と，それらの細胞間に点在する杯細胞，および，基底膜に接して存在する基底細胞である．線毛細胞には，長さ3～6μmの線毛が約200本ある．線毛は1分間に1,000～1,500回の速度でむち打つように反復運動することで，気道内の分泌物や異物を口腔に向かい移送排除し，気道浄化に重要な働きをしている．気管支腺は粘液細胞と漿液細胞からなり，粘液細胞は粘液を産生し，漿液細胞は分泌型IgAやリゾチーム，ラクトフ

ェリンなどの抗菌物質を産生している.

2. 肺胞領域の構造

肺胞領域は肺胞道,肺胞嚢と肺胞から構成される.直径 0.1〜0.2 mm の袋状をした肺胞の総数は,成人では約 3 億個,総表面積は 50〜100 m² 程度と推定されている.肺胞の表面は,Ⅰ型およびⅡ型上皮細胞により覆われている.肺胞壁の周囲には肺胞毛細血管が網目状に分布しており,Ⅰ型上皮細胞は基底膜,毛細血管内皮細胞とともに血管空気関門を形成している.

肺胞腔と血液とのあいだのガス交換は,肺胞被覆層,肺胞上皮細胞,基底膜,血管内皮細胞を介して,拡散によって行われる.肺胞被覆層は,肺胞壁の内面を覆うよう液相を形成している.この液相と気相とのあいだには表面張力が生じているが,被覆層にある表面活性物質(サーファクタント)の働きによって,肺胞形態の安定性を保っている.Ⅱ型上皮細胞は,サーファクタントを産生している.

b. 血管系

肺内の血管系には,肺動脈系と気管支動脈系がある.肺動脈系は,ガス交換に関わっている.大動脈あるいは肋間動脈から分岐し,気管支壁に沿うように走行している気管支動脈は,栄養血管としての役割をもつ.

2 機 能

a. 呼吸とは

呼吸には,肺で大気中から酸素を取り込み,炭酸ガス(二酸化炭素)を放出する外呼吸と,血液中から各臓器の細胞へ酸素を供給し,細胞内で産生された炭酸ガスが血管内に移動する内呼吸がある.

肺における外呼吸には換気,ガスの肺内分布,拡散,肺循環の四つの過程が連続している.これらのいずれかの過程において障害が起こると,血液中に取り込まれる酸素は不足し,呼吸不全に陥る.

1. 換 気

換気とは,吸気と呼気の呼吸運動によって外気と肺のガスの出入りを行う過程である.これには横隔膜,腹筋,肋間筋および呼吸補助筋が関与している.吸気には主に横隔膜が働き,呼気には腹

直筋,外腹斜筋などの腹壁筋が働く.呼吸運動が激しくなると,肋間筋や呼吸補助筋などが動員される.

安静時の 1 回換気量は約 500 ml である.呼吸数を 1 分間に 15 回とすると $500 \times 15 = 7,500$ ml となり,この量を分時換気量という.ただし,500 ml のうち 150 ml は口腔から終末細気管支までの通過部分であり,ガス交換に関与しないため解剖学的死腔と呼ばれる.

2. ガスの肺内分布

肺内に取り込まれたガスが,各肺胞内へ配分される過程である.正常な肺においても,吸入気は肺全体に均等に分布しているわけではなく,不均等に分布している.通常は肺底部の換気量が最大であり,肺尖部に向かって次第に少なくなる.疾患のある肺では,肺局所における抵抗上昇やコンプライアンスの低下のために換気量が減少しており,肺全体としての換気の不均等は,さらに大きくなる.

3. 拡 散

肺胞と毛細血管とのあいだでは,ガスは拡散によって移動する.拡散とは,ガス分子が濃度の高いほうから低いほうへ物理的に移動する現象を指す.肺胞内の酸素分子濃度は肺毛細血管内の濃度よりも高いので,酸素分子は肺胞壁を通過し,肺胞周囲の毛細血管内へ移動する.

肺胞壁は総面積 50〜100 m² と広大であり,厚さが 0.2〜0.3 μm と非常に薄いため,肺胞から毛細血管内へ移動しやすい状態になっている.ガスの拡散量はガス分子の分圧の較差と拡散面積に比例し,膜の厚さに反比例する.

間質性肺炎などの肺胞壁の肥厚をきたす疾患や,肺気腫のように肺胞が破壊され拡散面積の減少をきたす病態では,拡散障害をきたす.

4. 肺循環

右心室から出た肺動脈は,枝分かれし,末梢では肺胞壁の表面を網目状におおうように肺毛細血管を形成し,ここで肺胞気とガス交換を行った後,肺静脈となり左心房に注ぐ.この経路を,肺循環と呼ぶ.肺循環系は,肺動脈の収縮期圧が 25 mmHg,拡張期圧が 10 mmHg であり,体循環系に比べて低圧系である.

立位の場合,重力の影響のため血流量は肺尖部

から肺底部に行くにしたがい増加する．換気量も同様の影響を受けるが，この影響は血流のほうが数倍大きいため，正常な肺でも換気/血流比は肺尖部で大きく，肺底部で小さくなる．正常な肺では換気/血流比の違いはあるものの，比較的小さいためガス交換障害の原因にはならない．

肺疾患では，換気の低下した領域，血流のわるい部分や，毛細血管の障害などが起こり，換気/血流比の不均等分布が広がり，ガス交換の効率が低下し，低酸素血症が起こる．

b. 呼吸器の生体防御

気道は常に外界に曝露されており，細菌やウイルス，真菌などの感染性微生物，塵埃などの異物粒子が侵入，定着しやすい環境にある．それに対する防御機構として，咳嗽反射や粘液線毛輸送系などがある．

粘液線毛輸送系は，気道粘液と線毛上皮細胞からなり，線毛の微細な動きによって絶えず口側に向かう粘液の流れを形成している．この働きにより，気道粘膜に沈着した細菌や粒子が速やかに排除される．また，気道粘液に含まれるリゾチーム，ラクトフェリン，IgG，分泌型IgA，ムチン，ディフェンシンなども抗菌作用をもち，生体防御に関与している．

肺胞領域では，貪食，殺菌，消化の機能をもつ肺胞マクロファージが，感染防御の中心的役割を果たしている．

B. 主要症候と病態生理

1 主要症候

a. 咳嗽（咳）cough

咳は呼吸器系の症状としてもっとも多く，原因疾患は感染症，アレルギー，腫瘍など，さまざまである．湿性と乾性，また，持続時間によって急性と慢性に分けられる．湿性咳嗽（痰を伴う咳）は，気道内の分泌物の除去として重要な役割の一つである．一方，乾性咳嗽（痰を伴わない咳）は，咳受容体への刺激により起こるものと考えられる．

持続期間によって，3週間以内に軽快する急性咳嗽，3〜8週間の遷延性咳嗽，8週間以上持続する慢性咳嗽に区別される．それぞれの原因疾患を，

表4-1. 咳嗽と原因疾患

	急性咳嗽	遷延性ないし慢性咳嗽
湿性咳嗽	急性気管支炎 肺炎	気管支拡張症 慢性気管支炎 COPD 肺結核 肺癌 後鼻漏
乾性咳嗽	感冒症候群 気道感染（ウイルス，マイコプラズマ，肺炎クラミジアなど） 気胸 胸膜炎 肺血栓塞栓症	感染後咳嗽 咳喘息 アトピー咳嗽 百日咳 マイコプラズマ 肺炎クラミジア 胃食道逆流症 間質性肺炎 ACE阻害薬による咳

COPD：慢性閉塞性肺疾患．
ACE：アンジオテンシン変換酵素．

表4-1に示す．

b. 喀痰（痰）sputum

痰は本来，気道の保護・防御機能として重要な役割を果たしている．一方で，気道や肺が病的な状態に陥ると痰の量が増えたり粘稠度が増し，不快な症状となる．痰は外観の性状により，① 透明〜灰色で粘稠度が高く，糸を引きやすい粘液性痰 mucoid sputum，② 黄〜緑色に混濁し膿汁様の膿性痰 purulent sputum，③ 粘液性と膿性の中間の粘液膿性痰 mucopurulent sputum，に区別される．痰の外観は，臨床症状や他の検査と組み合わせることで疾患の鑑別に有用である．

慢性閉塞性肺疾患 chronic obstructive pulmonary disease（COPD）や気管支喘息では基本的に粘液性痰が認められるが，感染を併発すると痰の膿性度が増す．膿性痰は急性気管支炎，細菌性肺炎，気管支拡張症，びまん性汎細気管支炎，膿胸，肺結核などで認められる．うっ血性心不全では，ピンク色の泡沫状の痰や血痰を生じることもある．肺結核，非結核性抗酸菌症，肺真菌症，気管支拡張症などの感染症や肺癌においても，血痰をきたすことがある．

痰に血液が混在している場合を血痰といい，気道からの喀出物がほとんど血液である場合を喀血 hemoptysis という．喀血をきたす原因疾患は血痰と同様であり，発熱や膿性痰などの症状を伴っ

B. 主要症候と病態生理　93

ている場合は感染症が疑われ，一方，中・高年の喫煙歴のある場合は肺癌が疑われる．突然の胸痛や呼吸困難を伴っている場合には，肺血栓塞栓症が疑われる．膠原病や血管炎による肺胞出血によっても，血痰や喀血をきたすことがある．

c. 呼吸困難 dyspnea

息切れ，胸苦しさ，もっと空気がほしい，呼吸が浅い，呼吸が十分にできない，呼吸の努力が必要である，窒息しそう，など呼吸に伴う苦痛感を呼吸困難という．安静時には息苦しさを感じないが，歩行や着替えなどの日常の労作によって生じることを，労作時呼吸困難という．

呼吸困難は自覚症状であり，感覚に対する個人差がある．どの程度の運動によって呼吸困難を感じるかの指標として，modified Medical Research Council（mMRC）scale がある（表4-2）．

COPD などの慢性呼吸器疾患では，年余にわたって徐々に進行する息切れが特徴である．一方，肺血栓塞栓症，自然気胸などでは，呼吸困難は急激に発症する．

d. 喘 鳴 stridor, wheeze, rhonchi

喘鳴とは，呼吸に伴って「ゼーゼー」「ヒューヒュー」と聞こえる呼吸音の異常であり，気道の狭窄によって生じる．

喘鳴の種類と狭窄の部位や原因となる病態，疾患について，表4-3に示した．

e. 胸 痛 chest pain

心臓や大動脈の疾患では，胸痛は非常に重要な徴候のひとつであり，診断，処置に緊急を要する場合もある．肺は無痛臓器であるため呼吸器疾患で胸痛を認めることは少ないが，胸膜まで病変が及ぶと胸痛をきたすことがある．

強さ，部位と広がり，持続時間，誘引，随伴症状など，胸痛の性質によって原因疾患の鑑別に有用である（表4-4）．

f. 嗄 声 hoarseness

声の音質の異常を嗄声（させい）というが，症

表4-2. 呼吸困難感の程度（mMRC scale）

Grade 0	激しい運動をしたときだけ，息苦しくなる
Grade 1	平坦な道を急ぎ足で歩くとき，あるいはゆるい坂道を上るときに，息切れを感じる
Grade 2	平坦な道を歩くにも，息切れのため同世代の人よりも遅い，あるいは自分のペースで平坦な道を歩いていても，息切れのため立ち止まる必要がある
Grade 3	平坦な道を数分間，あるいは約100m歩いても，息切れのため立ち止まる必要がある
Grade 4	息切れがひどく家から出るのが大変である．あるいは衣服の着替えをするときにも息切れがある

表4-3. 喘鳴の鑑別

	ストライダー stridor	ウィーズ wheeze	ローンカイ rhonchi
日本語	喘鳴	喘鳴，笛様音	喘鳴，いびき様音
聴取される呼吸相	吸気相	おもに呼気相	おもに呼気相
特徴	ギーギーという高調音	ヒューヒューという高調音	グーグーという低調音
原因疾患	上気道狭窄（腫瘍，異物，喉頭浮腫など）	気管支喘息 心不全 気管支内腫瘍	COPD

表4-4. 胸痛をきたす疾患とその特徴

疾 患	性 状	発現，持続時間	特徴，随伴症状
狭心症	圧迫感，絞扼感	5～15分	頸部，左肩，左腕への放散痛
心筋梗塞	圧迫感，激痛	30分以上	冷汗，嘔吐，重篤感
急性心膜炎	鋭痛	30分以上	吸気，仰臥位で増強
大動脈解離	激痛	急性，30分以上	背部痛，高血圧，血圧の左右差
肺血栓塞栓症		急性，30分以上	呼吸困難，頻呼吸
自然気胸	疾患側	急性	呼吸困難，乾性咳嗽
胸膜炎	鋭痛	亜急性	吸気で増強，細菌性では発熱など
肋間神経痛	表在痛，圧痛	慢性	体動にて増強

状としては，かすれ声，がらがら声，発声時の息もれ，弱々しい声などとして表現されることが多い．声帯の振動の乱れや，声帯の閉鎖不全による．

喉頭炎などの炎症性疾患，脳血管障害に伴う喉頭機能不全，声帯ポリープなどの良性の腫瘍，喉頭癌などの悪性腫瘍，肺癌や大動脈瘤による反回神経麻痺など，原因は多岐にわたる．

g. チアノーゼ cyanosis

チアノーゼとは，皮膚や粘膜が暗紫赤色を呈する状態である．耳朶，爪床，口唇で認めやすい．毛細血管の還元ヘモグロビン（酸素を解離したHb）が，5 g/dlを超えた場合に認められる．たとえば血液中のHb濃度が12.5 g/dlの場合には，毛細血管の酸素飽和度（Sao_2）が60%以下になるとチアノーゼが生じる．Hb濃度が低下している貧血状態ではチアノーゼは起こりにくいが，低酸素血症と貧血が共存すればきわめて危険な状態となるため，注意が必要である．

チアノーゼは発症機序から，中枢性と末梢性に分けられる．中枢性のチアノーゼをきたす病態として呼吸不全や心不全があり，一方，血圧の低下や末梢の循環不全によって局所の酸素供給量が低下することにより，末梢性のチアノーゼを生じる．

h. ばち指 clubbed finger

ばち指とは，手指や足趾の先端が肥大し，太鼓のばちのようになることをいう．爪と爪甲基部のなす爪郭角が180°以上になっている（図4-2）．

肺癌など，悪性腫瘍の随伴症候群の一症状として認められることが多い．また，肺線維症，塵肺などの慢性肺疾患においても，ばち指をきたすことがある．

2 身体所見

呼吸器疾患を診療する場合，まず問診を的確にとり，次に視診，触診，打診，聴診などの基本的な胸部の身体所見をとる．そのうえで鑑別疾患を考え，必要な検査を施行する．

a. 問 診

呼吸器疾患の診断では，まず問診が重要である．第一には，咳，痰，血痰，呼吸困難などの症状を詳細に聞き取る．第二に，鑑別すべき疾患の背景因子を知るために，喫煙歴，職業歴，粉塵曝露歴，抗原物質の吸入歴，海外渡航歴，アレルギー歴な

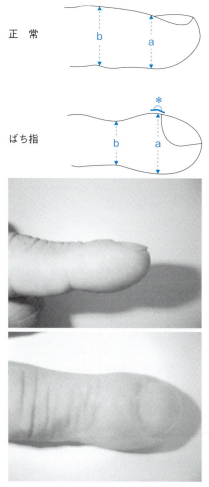

図4-2．ばち指

正常では，a/bが1より小さい．ばち指ではa/bが1より大きく，また，*の角度（爪郭角）が180°以上である．写真は，肺癌患者のばち指を示す．

どの生活環境の情報を聞き出す．また，その他の疾患の既往歴，現在治療中の疾患の有無や服薬の状況，家族歴なども重要である．

b. 視 診

呼吸回数と呼吸のパターンを確認し，胸郭の変形を観察する．呼吸に伴う胸郭の動きでは，速いか遅いか，大きいか小さいかに注意する．胸郭の動きの左右差，呼吸補助筋を動員した努力性呼吸，肋間の陥没や膨隆の有無なども確認する．

肺気腫の患者では，口すぼめ呼吸や呼気の延長を認める．また，チアノーゼやばち指の有無などを観察する．異常な呼吸パターンを，表4-5に示す．

表 4-5. 呼吸パターン

呼吸パターン	特　徴	主な疾患，状態
浅く速い呼吸	少ない有効換気量を呼吸数で代償するもの	間質性肺炎 肺血栓塞栓症
呼気の延長する呼吸	気道の狭窄	COPD 気管支喘息
チェーン・ストークス呼吸	徐々に換気が増し，次に換気が徐々に減少するリズムの繰り返し	心不全 脳血管障害後
クスマウル大呼吸	深く速い呼吸	糖尿病性アシドーシス
下顎呼吸	1回換気量，呼吸回数が減少し，下顎を突き出すようにして行う呼吸	死期の呼吸 ショック時
失調性呼吸	リズムのない不規則な呼吸，無呼吸も伴う	脳血管障害後

チェーン・ストークス：Cheyne-Stokes，クスマウル：Kussmaul.

c. 触　診

腫瘤や下腿の浮腫の有無などを確認する．リンパ節腫大が認められる場合は，大きさ，硬さ，可動性，圧痛なども重要である．

d. 打　診

打診は，含気量を把握するのに役立つ．胸壁の表面に左手を置き，右手の中指で左手の中指の中節を叩いたときの音により，肺内の異常を推測する方法である．胸水貯留，無気肺などでは，鈍く重い音である濁音を呈する．一方，気胸や肺気腫など胸郭内の空気の量が増えている状態では，鼓音と呼ばれる太鼓を叩いたときのような音を生じる．

e. 聴　診

呼吸音の聴診では，ふつう聴診器の膜様部を用いる．前・側胸部，背部ともに肺尖部から肺底部に向かって，左右対称に聴き比べながら聴診する．同じ部位で吸気のはじめから呼気のおわりまで，1～2呼吸以上を聴診する．呼吸音の減弱，消失，呼気延長などに注意して，聴診する．

病的状態によって発生する副雑音には，断続性ラ音と連続性ラ音がある．断続性ラ音には，細菌性肺炎や肺水腫などで聴取される「ブツブツ」と粗い感じの水泡音 coarse crackle と，「パリパリ」と細やかな小さい音の捻髪音 fine crackle がある．捻髪音は，肺線維症などの間質性肺疾患などで吸気の終末に聴取され，両側の背側肺底部でよく聞かれる．進行した肺線維症では「バリバリ」とより大きな音が聴取され，ベルクロ Velcro ラ音と

も呼ばれる．連続性ラ音は乾性ラ音，喘鳴ともいい，ストライダー stridor，ウィーズ wheeze，ローンカイ rhonchi がある（表4-3）．

C. 検 査 法

1 喀痰検査

a. 微生物学的検査

1. 塗抹鏡検による呼吸器感染症の起因菌の同定

グラム染色は，喀痰中のグラム陽性菌と陰性菌を鑑別し，形態から起因菌を推定する迅速検査として有用である．陽性菌は黒紫色，陰性菌は赤色に染まる．

グラム陽性球菌では，肺炎球菌は2個ずつ連鎖しているので双球菌とも呼ばれ，ブドウ球菌はブドウの房状に配列して観察される．グラム陰性桿菌では，インフルエンザ桿菌が点状の小桿菌として観察される．グラム陰性の球菌では，モラクセラ・カタラーリス *Moraxella catarrhalis* が代表的である．

目的菌種によっては，他の染色法を用いる．真菌，放線菌，ノカルジアによる感染が疑われる場合にはグロコット Grocott 染色が行われ，ニューモシスチス肺炎が疑われる場合には，PAS 染色やギムザ Giemsa 染色が行われる．

2. 培養検査

血液寒天培地やチョコレート寒天培地に培養す

96　第4章　呼吸器疾患

ることで，喀痰中に存在する病原菌の同定や抗菌薬の感受性検査が可能である．

b. 結核菌検査

肺結核が疑われる場合には，喀痰の塗抹検査，培養検査を行う．結核菌などの抗酸菌の染色には**チール・ネルゼン Ziehl-Neelsen 染色**や蛍光法を用い，鏡検し抗酸菌の存在を確認する（図4-3）．培養検査は塗抹検査と比較して感度が高いが，結果が判明するまでに約4週間を要することが難点である．

そこで最近は，核酸増幅法（PCR法）による抗酸菌同定が行われることも多い．薬剤感受性検査ができないという問題はあるものの，特異度が高く短時間で結果が得られるため，有用な検査方法である．

c. 肺癌の細胞診

パパニコロウ Papanicolaou 染色が施行され，細胞異型性によりクラスⅠ～Ⅴの5段階で示される．悪性度のまったく認められない検体をクラスⅠ，悪性と断定できる異型細胞を認める検体をクラスⅤとし，通常，ⅠとⅡは陰性，Ⅲは疑い，ⅣとⅤは癌と判定される．

2 血液検査

末梢血，生化学，免疫生化学などの血液検査により，呼吸器疾患の診断や，病状の経過を追うのに役立つことがある．主なものとして，炎症反応の指標となる白血球数，白血球分画，C反応性蛋白（CRP）がある．

マイコプラズマ肺炎，クラミジア肺炎，真菌感染症では，血清中の抗体価が診断に有用である．間質性肺炎の活動性の指標としては，LDH，KL-6，SP-Dなどが用いられる．血清IgEは，気管支喘息などのアレルギー疾患で上昇することがある．CEA，CYFRA，pro-GRPなどの腫瘍マーカーは，肺癌の進行の程度や治療効果の指標となる．

3 画像検査

a. 胸部X線

胸部X線は形態異常をとらえる検査であり，呼吸器診断の基本である．読影にあたっては，① 脊椎や胸郭などの骨構造の評価，② 胸水，無気肺，浸潤影，肺うっ血などのX線透過性の低下，③ 気胸，肺の過膨張，肺血流の減少などによるX線透過性の亢進，④ 不十分な含気，無気肺，肺線維症，横隔神経麻痺などによる肺容量の減少，などに着目する．

健常人の胸部X線正面像を，図4-4に示す．

b. 胸部CT

胸部X線では，肺野が全体として平面上に投影されていて，正面像では前後方向に肺組織，心陰影，縦隔あるいは肝横隔膜などが重なって異常影が不明瞭であったり，確認できない場合がある．

胸部CT検査は断層横断像の情報を得られるため，これらの問題点を解決したり，胸部X線よりも病変の形状，内部形状，分布の特徴など，診断のためにより多くの情報を与えてくれる．また，造影剤を投与して行われる造影CTは，血管とそれ以外の構造との鑑別，血管病変の描出に用いられ，悪性疾患における縦隔リンパ節転移の有無，肺血栓塞栓症や大動脈解離の診断などに有用である．

健常人の肺野条件と縦郭条件のCT像を，図4-5に示す．

4 気管支鏡検査

胸部X線やCTにおいて異常陰影を認めた場合，血痰や喀血を認めた場合，上気道や中枢気道に病変が疑われた場合など，病変の観察や原因疾患の検索のために気管支鏡検査が施行される．

声帯，気管，左右の主気管支，各葉気管支，区域枝まで観察することができ（図4-6），気管支

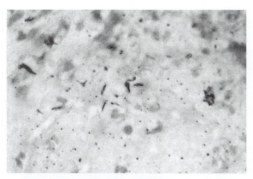

図4-3．抗酸菌
チール・ネルゼン Ziehl-Neelsen 染色．
赤紫色に染色されている棒状の抗酸菌を認める．

粘膜の性状，出血の有無，気管支の閉塞・狭窄の有無，腫瘤の有無などを観察する．気管支鏡を用いて，経気管支肺生検，擦過細胞診，経気管支吸引細胞診，気管支肺胞洗浄などの検査が可能であり，肺病変の診断に有用である．

また気管支鏡は，気道異物の摘出あるいは除去など，治療目的にも施行される．図4-7において，右下葉気管支に嵌入した歯科治療の際に用いる麻酔針が認められるが，このような症例における針の摘出に気管支鏡は有用である．

5 胸水検査

図4-8に，左胸部に胸水貯留の認められる胸部X線およびCTを示す．胸水貯留の原因検索のために胸腔穿刺を行い，胸水の性状を確認し，生化学分析，細胞診，細菌検査などを行う．胸水穿刺の際には，エコーを用いて胸水の貯留部位を確認し施行すると，より安全に行える．

基本的な検査項目は，① 定性検査：比重，pH（正常：約7.60），② 外観：正常は淡黄色，非粘稠，無臭の液体，③ 細胞数，細胞分画，④ 定量検査：総蛋白，LDH，糖，アデノシンデアミナーゼ（ADA），⑤ 一般細菌検査，⑥ 結核菌検査，⑦ 細胞診，などである．滲出性あるいは漏出性の鑑別は，ライトLightの基準に基づいて行う．① 総蛋白濃度：胸水/血清比＞0.5，② LDH：胸水/血清比＞0.6，③ 胸水LDH＞血清LDHの正常上限の2/3，のいずれかのうち1項目でも満たせば滲出性とする．

滲出性の場合，癌性胸膜炎，結核性胸膜炎，急

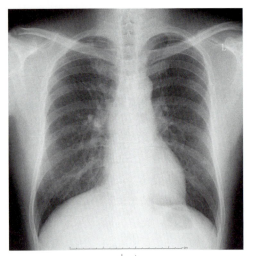

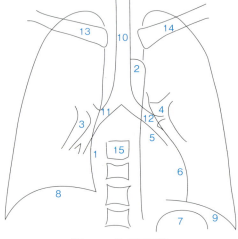

図4-4．胸部正面像
1：右房，2：大動脈弓，3：右肺動脈，4：左肺動脈，
5：左房，6：左室，7：胃泡，8：右横隔膜，
9：左横隔膜，10：気管，11：右主気管支，
12：左主気管支，13：右鎖骨，14：左鎖骨，15：脊椎．

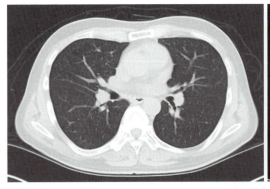 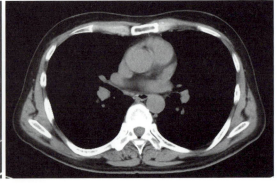

図4-5．胸部CT
左：肺野条件，右：縦隔条件．

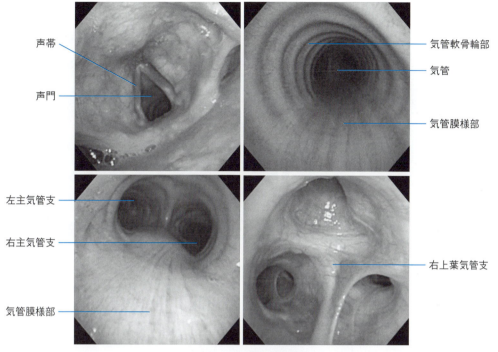

図4-6. 気管支鏡検査

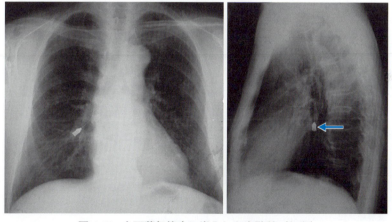

図4-7. 右下葉気管支に嵌入した麻酔針（矢印）
気管支鏡によって回収された．

性細菌性肺炎に伴う随伴性胸水，膿胸などが原因であることが多い．胸水の細胞成分がリンパ球優位で，ADA値が50 IU/l以上であれば，結核性胸膜炎の可能性が高い．細胞成分が好中球優位であれば，肺炎随伴性胸水や膿胸などが疑われる．嫌気性菌の感染が関与している膿胸では，腐敗臭を認める．漏出性の胸水は，うっ血性心不全，肝硬変，ネフローゼ症候群などの病態で認められる．

6 呼吸機能検査

a. 換気機能検査

1. **スパイロメトリー**（図4-9）

1) **肺活量** vital capacity（VC）：測定値と性，年齢，身長から算出した標準値との比を，％肺活量（％VC）という．％VCが80％未満であるとき，拘束性障害とする．％VCの低下は，肺線維症，神経筋疾患，肺結核後遺症などにおいて認め

C. 検査法 99

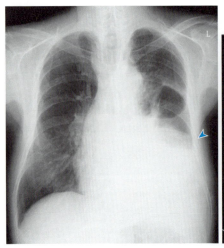
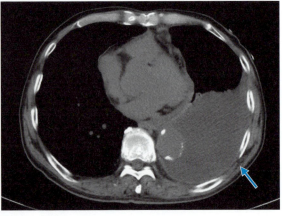

図 4-8. 胸水
左:胸部 X 線像．左胸水症例（85 歳, 男性）．胸水 ADA 71.9 IU/l より，結核性胸膜炎と診断された．
右:胸部 CT 像．左胸腔に，中等量の胸水（矢印）を認める．

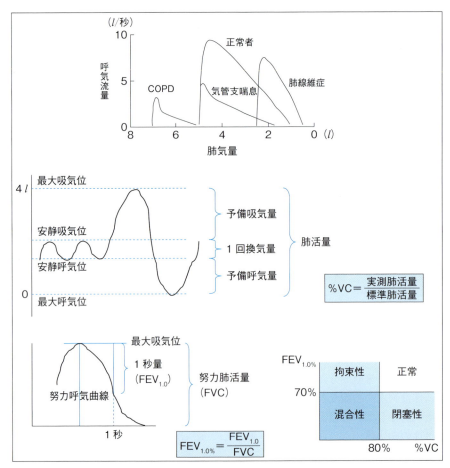

図 4-9. フロー・ボリューム曲線（上），スパイロメトリー（中），努力呼気曲線（下左）

られる.

2）努力呼気曲線：1秒量 forced expiratory volume$_{1.0}$（**FEV$_{1.0}$**）と努力肺活量 forced vital capacity（FVC）の比を，**1秒率（FEV$_{1.0\%}$**）という．FEV$_{1.0\%}$ が 70％未満であるとき，**閉塞性障害**とする．

3）フロー・ボリューム曲線：気管支喘息，COPD，肺線維症などでは特徴的な曲線を描くことから，診断に有用である．

2. 肺気量分画

ガス希釈法あるいは体プレチスモグラフィー法で，総肺気量 total lung capacity（TLC），残気量 residual volume（RV），残気率（RV/TLC）などを測定する．TLC，RV，RV/TLC は COPD で増加し，TLC，RV は肺線維症で減少する．

b. ガス交換機能

ガス交換機能をみるためにもっとも重要な検査は，動脈血液ガス分析である．また，一酸化炭素を用いた拡散能検査 carbon monoxide diffusing capacity（DLco）により，肺拡散能力を測定することができる．

1. 動脈血液ガス分析

全般的な呼吸状態の把握のために，動脈血ガスが測定される．pH は 7.40±0.05，Paco$_2$ は 40±5 Torr を正常範囲とする．Pao$_2$ は成人では加齢とともに低下し，おおむね，Pao$_2$ ＝ 100−0.3×（年齢）が正常であり，成人では 80 Torr 以上，高齢者では 70 Torr 以上が正常の目安とされる．

2. パルスオキシメトリー

パルスオキシメーターは，指先にセンサーを装着することにより経皮的に，非侵襲的に，かつ連続的に酸素飽和度および脈拍数を測定できる有用性の高い装置で，広く普及している．動脈血中の実測酸素飽和度（Sao$_2$）と区別して Spo$_2$ と呼ぶが，両者の値はほぼ同じである．ただし，末梢循環不全があると感度が劣る．

3. 肺拡散能力

一酸化炭素はヘモグロビンとの結合が強く，吸入した一酸化炭素の取り込み速度は循環血液量の影響を受けにくく，ガス交換面積を反映する．肺拡散能力は，肺気腫や肺線維症で低下する．

c. コンプライアンス

肺や胸郭の膨らみやすさをそれぞれ肺コンプラ イアンス，胸郭コンプライアンスという．コンプライアンスが低いと肺や胸郭が膨らみにくいことを示す．肺コンプライアンスは肺線維症で低下し，COPD や加齢に伴って増大する．胸郭コンプライアンスは胸郭変形で低下する．加齢によっても胸郭の弾性が低下していくため，コンプライアンスは低下する．

D. 禁煙指導

喫煙は COPD や肺癌などの呼吸器疾患のみならず，心血管疾患，皮膚，骨，胎児の発育などに関わりが深い．また，喉頭癌，咽頭・口腔癌，食道癌発症への影響はきわめて大きい．一方，受動喫煙は多くの癌，心臓病，脳血管疾患などの喫煙関連疾患のリスクとなる．そこでわが国の健康日本 21（第 2 次）では，将来の健康被害を回避し，たばこ規制枠組条約の締結国としての国際的責務としてもたばこ対策の必要性を掲げている．具体的には成人の喫煙率を平成 22（2010）年の 19.5％から平成 34（2022）年度には 12％にまで低下させることを目標にしている．対策のひとつに禁煙支援・治療がある．Prochaska によるステージ理論に基づいた禁煙治療では，喫煙者が禁煙を考える過程は，無関心期・関心期・準備期・実行期・維持期の 5 段階と考えられている．禁煙に興味のない無関心期の患者には喫煙の危険性についての情報提供とともに動機づけの介入を行う．ステージが移行すれば禁煙成功の可能性は高まり，関心期（6 ヵ月以内に禁煙したい）から，さらに禁煙への動悸づけが十分なされて準備期（1 ヵ月以内に禁煙したい）に移行すると達成しやすくなる．

1）無関心期の介入：医療現場においては，患者が喫煙者であれば禁煙を話題にするように努めるべきである．短時間にできる介入として 5A アプローチがある．Ask：喫煙の有無を確認する．「タバコを吸いますか？」と話しかける．Advise：すべての喫煙者に禁煙をはっきりと，強く個別的に促す．Assess：禁煙への関心度を評価する．Assist：関心度に合わせて，患者の禁煙を支援する．次のような方法がある．患者が禁煙を計画するのを支援する．カウンセリングを行う（問題解決のスキルトレーニング）．診療活動のなか

で，ソーシャル・サポートを提供する．患者が医療従事者以外から，ソーシャル・サポートを利用できるように支援．薬物治療を勧める．補助教材を提供するなどである．Arrange：フォローアップの診療の予定を決める．

　禁煙に無関心の時期の患者に対する動機づけには，5R アプローチが有用である．Relevance：患者個人の特性と関連づけた情報の提供を行いながら励ます．具体的には，自身の病気，健康への不安，家庭での子供への影響，社会的立場，過去の禁煙経験や失敗の原因などである．Risks：その患者に最も関係のありそうな健康影響に焦点を当てて情報を提供する．具体的には，急性リスク（息切れ，喘息の悪化，妊娠への悪影響など），慢性リスク（心疾患，脳卒中，肺癌等の悪性腫瘍，慢性閉塞性肺疾患など）および環境リスク（受動喫煙による家族のリスクなど）である．Rewards：その患者に最も関係のありそうな禁煙の効果についての情報を提供する．具体的な効果の例としては，健康（感）の回復，味覚や嗅覚の回復，経費の節約，自分自身をよく思える，部屋・自動車・衣類のタバコ臭や口臭の消失，禁煙を思い悩むことからの解放，子供への良い見本となる，運動能力や体力の回復，肌のしわや老化現象の緩和などである．Roadblocks：患者の禁煙を妨げる要因（障害）となっているものは何かを尋ね，それを解決するための方法（問題解決型のスキルトレーニング，ニコチン代替療法などの薬物治療）について助言する．典型的な障害としては，禁断症状，失敗への恐怖，体重増加，うつ状態，喫煙の楽しみなどである．Repetition：禁煙の動機付けを強化するための働きかけは，患者の来院ごとに繰り返し行う．

　2）ニコチン依存症の診断：タバコに含まれるニコチンは依存性薬物である．常習喫煙者の禁煙治療には，まず喫煙行動の本質がニコチン依存症という薬物依存の一種であることを，喫煙者自身に理解してもらう必要がある．ニコチン依存症の診断は，スクリーニングテストを用いる．また程度は患者記入式アンケートを用いて評価することができる．

　3）禁煙治療：喫煙の本質をニコチン依存症と位置づけしたことにより，［ニコチン依存症管理料］が設定され，禁煙治療は保険適応となった．適応となる患者の要件として，①ニコチン依存症にかかわるスクリーニングテストで，ニコチン依存症と診断されたものであること．②35歳以上の者については，ブリンクマン Brinkman 指数（＝1日の喫煙本数×喫煙年数）が200以上であること．③ただちに禁煙することを希望している患者であること．④禁煙治療について説明を受け，治療を受けることを文書により同意している者であること．の4項目がある．

　4）禁煙治療薬

　a）ニコチン置換療法：ニコチン依存症が重く離脱症状が強く現れる患者に用いる．喫煙時にタバコから摂取していたニコチンを一時的に製剤に置換し摂取させることにより，禁断時に出現する不快な離脱症状を軽減して禁煙を容易にする．ニコチンガムと経皮的に吸収されるニコチンパッチがある．不安定狭心症，急性期の心筋梗塞，重篤な不整脈のある患者や，妊婦には投与禁忌である．

　b）$\alpha_4\beta_2$ ニコチン受容体作動・拮抗薬：バレニクリンはニコチン依存の形成に関係する $\alpha_4\beta_2$ ニコチン受容体に選択的に作用する．アゴニスト作用によりドパミンが分泌されるので，離脱症状やタバコに対する切望感が軽減される．また再喫煙した場合などには，アンタゴニスト作用によりニコチンが受容体に結合することを妨げ，喫煙による満足感を抑制する．本製剤はニコチンを含まないため，不安定狭心症，急性期の心筋梗塞，重篤な不整脈のある患者にも使用できる．

各　論

A. 呼吸器感染症

1 かぜ症候群 cold syndrome

概　念

　鼻腔から喉頭までの上気道粘膜の非特異性カタル性炎症を，「かぜ症候群」と呼んでいる．急性の咽頭炎，喉頭炎，喉頭蓋炎など上気道の感染症

の大部分は，かぜ症候群である．

症状

鼻汁，咽頭痛，咳，発熱などの症状を呈し，通常1週間以内に自然治癒する．

病因

原因としてウイルスがもっとも多く，全体の80〜90％を占め，残りが細菌，マイコプラズマ，クラミジアなどの病原体である．ウイルスではライノウイルスによるものがもっとも多く，ほかにコロナウイルス，RSウイルス，アデノウイルス，インフルエンザウイルスなどがあげられる．

検査・診断

診断は臨床症状による．インフルエンザウイルス，アデノウイルス，RSウイルスなどでは，鼻腔・咽頭ぬぐい液の抗原検査による迅速診断法が可能である．

治療

大部分がウイルス感染症であり一般に3〜7日間で自然軽快するため，特別な治療法はない．発熱や痛み，咳などの症状が激しい場合には，対症療法として解熱・鎮痛薬や鎮咳薬を使用する．

生活指導の基本は，安静と保温，栄養摂取であり，バランスのとれた栄養，十分な水分摂取を指導する．また，家族内での伝播を防ぐために，適度な湿度を保つこと，うがい，手洗いが勧められる．

2 急性気管支炎 acute bronchitis

概念

急性気管支炎は，気管・気管支を主とした急性・一過性の炎症を指す．原因はウイルス感染が80〜90％を占めるが，マイコプラズマ，クラミジアによる感染もある．細菌感染が関与する場合もある．

症状

発熱，咳，痰などの症状を呈する．ウイルス感染やマイコプラズマ，肺炎クラミジアによる感染では，痰を伴わない乾性咳嗽か，あっても白色痰であることが多い．細菌感染による気管支炎では，膿性痰が特徴である．

病因

ウイルスではライノウイルス，コロナウイルス，インフルエンザウイルスが多い．マイコプラズマ，

クラミジアなどの病原体や，肺炎球菌，インフルエンザ桿菌，黄色ブドウ球菌，モラクセラ・カタラーリス *Moraxella catarrhalis* などの細菌による感染も原因となる．

検査・診断

咳，痰などの臨床症状があり，胸部X線所見に異常がなければ，急性気管支炎が考えられる．黄色膿性痰を伴う場合，喀痰のグラム染色，細菌培養を行い，原因菌の検索を行う．細菌感染による気管支炎では，血液検査にて白血球数の増多やCRP値の上昇などを認めることもある．

治療

ウイルス性の気管支炎では特別な治療法はなく，発熱や痛み，咳などの症状が激しい場合には，対症療法として解熱・鎮痛薬や鎮咳薬を使用する．インフルエンザウイルス感染に対する薬物療法に関しては，次項の3『インフルエンザ』を参照されたい．

マイコプラズマ，クラミジアによる感染が疑われる場合には，マクロライド系，テトラサイクリン系，ニューキノロン系の抗菌薬を用いる．細菌感染による気管支炎では，先に述べた原因菌を想定し，βラクタマーゼ阻害薬配合経口ペニシリン系，経口セフェム系，肺炎球菌に感受性のあるニューキノロン系の抗菌薬が選択される．

3 インフルエンザ influenza

概念

インフルエンザウイルスは毎年，世界中で，小児から高齢者まであらゆる年齢層に流行を起こす．寒く，乾燥している環境がインフルエンザウイルスにとって生存しやすい条件であり，わが国では11月ごろに流行がはじまり，翌年の1〜2月にピークを迎える．

一般健康人においては，インフルエンザ自体は自然治癒する疾患であるが，高齢者や呼吸器・循環器疾患などを基礎疾患にもつ患者では，死にいたることもある．

症状

1〜3日の潜伏期の後に急激に発症し，悪寒・発熱，頭痛，筋肉痛，関節痛，全身倦怠感などの全身症状が出現し，これらの症状と同時に，あるいはやや遅れて鼻汁，咽頭痛，咳などの上気道症

A．呼吸器感染症　103

状が現れる．熱は発症後急速に上昇し，第1～3病日には最高体温38～40℃になる．その後，解熱傾向を示し，3～4日後には正常化するが，1週間程度持続することもある．

合併症として，肺炎，脳炎がある．インフルエンザウイルスによる肺炎では，広範なスリガラス陰影や肺胞性の淡い斑状影を呈する．インフルエンザの二次感染として起こる細菌性肺炎では，起因菌として肺炎球菌，黄色ブドウ球菌，インフルエンザ桿菌が代表的である．

インフルエンザ脳炎・脳症は，主に小児において，高熱に引き続いて痙攣や意識障害を認める．**ライReye症候群**は，小児において感染回復期に嘔吐などの消化器症状，意識障害を呈する急性脳症であり，アスピリンとの関連が示唆されている．

病　因

インフルエンザウイルスによる呼吸器感染症である．インフルエンザウイルスはRNAウイルスであり，核蛋白質と膜蛋白質の抗原性の違いによりA，B，Cの3型がある．ウイルスの表面には赤血球凝集素（ヘマグルチニン：HA），ノイラミニダーゼ（NA）の2種類の糖蛋白の突起（スパイク）があり，これが感染防御免疫の標的抗原となっている．

現在ヒトに流行しているA型は，H3N2亜型（香港型）とH1N1亜型のpdm（pdm：パンデミック）型であり，HAとNAの抗原性の違いにより，流行を起こす．A型は広範な地域に流行を引き起こすのに対して，B型は局所的な流行にとどまることが多い．

検査・診断

流行を把握することが重要である．流行期に，突然の高熱など典型的な症状をきたした場合は強く疑われる．発熱をきたす疾患は多数あり，流行のはじまりに臨床症状のみからインフルエンザを鑑別することは困難なことが多く，診断には迅速診断キットが有用である．

多くは酵素免疫法を原理としたもので，インフルエンザウイルスの核蛋白を検出する．適切な手技で検体が採取された場合，90％以上の感度と100％近い特異度が得られる．

ペア血清を採取し抗体価の上昇によって診断する方法もあるが，迅速性に欠けるため，通常の臨床の場で利用されることは少ない．

治　療

かぜ症候群と同様に，安静，保温，栄養摂取が勧められる．薬物療法として解熱・鎮痛薬や鎮咳薬による対症療法と，抗インフルエンザウイルス薬による治療がある．

ただし小児では，解熱・鎮痛薬の使用はアセトアミノフェンを除いて禁忌，あるいは投与注意となっている．アスピリンなどのアセチルサリチル酸含有薬ではライ症候群発症との関連があり，使用禁忌である．また，メフェナム酸やジクロフェナク・ナトリウムは，インフルエンザ脳症との関連は明確ではないものの投与注意とされており，小児には使用を控える．

抗インフルエンザウイルス薬として，ノイラミニダーゼ阻害薬である吸入薬のザナミビルとラニナミビル，経口薬のリン酸オセルタミビル，点滴静注薬のペラミビルが使用されている．これらの薬剤はA，Bの両方の型に有効であり，発症から48時間以内に使用すると，対症療法に比較して1～3日程度早く解熱するといわれている．A型インフルエンザには，アマンタジンも有効である．

予　防

インフルエンザワクチンは，予防に有効である．WHOによって毎年，流行が予測される株に対するワクチンが作成される．流行時期，抗体価上昇までの期間を考慮し，10～11月ごろまでにはワクチンを接種しておくことが勧められる．

インフルエンザワクチンには，A型2種類（H1N1亜型，H3N2亜型）とB型2種類のワクチン株の抗原を含んでいる．これらの株と実際の流行株が一致すれば予防効果が高く，逆に流行株の抗原が変異して一致しない場合には効果は低い．また，家族内，学校内，職場内での伝播を防ぐために，適度な湿度を保つこと，うがい，手洗い，マスクの着用が勧められる．

新型インフルエンザ

A型インフルエンザウイルスは，10～40年の周期で新型インフルエンザをヒトの世界に登場させており，世界中に大流行を引き起こす危険性がある．現在ヒトに流行しているA型は，A（H1N1）亜型とA（H3N2）亜型（香港型）である．このうち，A（H1N1）亜型のウイルスは，ほとんど

が 2009 年に発生した H1N1pdm ウイルスである．A（H1N1）亜型のウイルスの中でも，平成 21 年より前に季節性として流行していたもの（A ソ連型）は，平成 21 年のインフルエンザ（H1N1）2009 ウイルス発生後はほとんど姿を消した．A 型には HA で 16 亜型，NA で 9 亜型の抗原性の異なる亜型が存在し，それらのさまざまな組み合わせをもつインフルエンザウイルスが，アヒルなどの家禽類に存在する．

大部分は病原性は低い（低病原性）が，当初より強毒株であったか，あるいは感染伝播の過程で HA 遺伝子に変異が起こって強毒株となり，感染したトリに高い致死率をきたす亜型が高病原性トリインフルエンザウイルスである．

現在，トリに流行を起こしている H5N1 亜型はその一つであり，これはトリインフルエンザの中でも死亡率が高いものである．感染した動物との接触によってヒトにも感染することが報告されており，ヒトでの感染者数は，WHO の報告では 2016 年 7 月時点で 850 人を超え死亡者は 450 人である．2013 年に中国，台湾でトリインフルエンザ A（H7N9）のヒトへの感染が初めて確認された．2013 年 5 月時点で 132 例が報告されており，うち死亡 36 例であった．いずれもヒト-ヒト感染を否定できない症例も報告されているが，現時点では限定的な感染にとどまっている．

これまでに判明している高病原性鳥インフルエンザウイルスは，すべて H5 亜型と H7 亜型のウイルスに限られている．

新しい亜型の A 型インフルエンザウイルスが，ヒト-ヒト感染を起こす能力を獲得し，ヒトに流行を引き起こすようになった場合が，新型インフルエンザの発生といえる．

2009 年に発生した新型インフルエンザは，ブタに流行を起こしていたインフルエンザウイルスがヒト-ヒト感染を起こす能力を獲得したもので，当初は「豚インフルエンザ」とも呼ばれた．ウイルスは H1N1 亜型の一つである．2009 年 4 月にメキシコで流行してから流行地域が世界中に拡大し，2009 年 6 月に WHO は，世界的大流行（パンデミック pandemic）を宣言した．その後世界に流行が拡がり，多くの人が免疫を獲得するにつれ季節的な流行を繰り返すようになり，A 亜型の H1N1pdm09 として 2011 年からは季節性インフルエンザとして取り扱われている．

4 急性肺炎 acute pneumonia

概 念

肺炎とは，さまざまな病原微生物の感染が原因となって起こる，肺実質の急性の炎症である．臨床的に，市中肺炎と院内肺炎に分けられる．

症 状

多くは発熱，咳，痰，胸痛，呼吸困難などの症状を呈する．高齢者では命に関わることもまれではなく 2013 年，肺炎は死因別死亡数の第 3 位となっている．

病 因

市中肺炎の原因微生物としてもっとも多いのは肺炎球菌であり，インフルエンザ桿菌，マイコプラズマ，クラミジアなどがそれに続く．院内肺炎では，ブドウ球菌や緑膿菌が多い．

検査・診断・治療

発熱，咳，痰などの臨床症状があり，胸部 X 線にて浸潤影が認められれば，肺炎が疑われる．血液検査では，白血球増多と CRP 上昇を認めることが多い．症状を含めて病歴を十分に聴取し，年齢や心疾患，肺疾患，脳血管疾患などの基礎疾患の存在など，背景因子を把握することが重要である．高齢者では典型的な症状を認めず，食欲減退，不活発などの症状のみの場合もある．

身体所見では，呼吸数の増加，脈拍の増加，血圧の低下，パルスオキシメトリーによる経皮的動脈血酸素飽和度（SpO$_2$）の低下，チアノーゼの有無を，診察所見では胸部身体所見の異常を観察する．中でも呼吸数の増加や SpO$_2$ の低下，チアノーゼなどは広範囲の病変や低酸素血症を反映するものであり，ただちに胸部 X 線検査が必要となる．また，血圧の低下や頻脈はショックを疑わせるものであり，早急な治療が必要となる．胸部 CT は，肺炎と他の疾患との鑑別や，陰影の性状，広がりを詳細に知るために有用である．

原因微生物の検索のため，喀痰のグラム染色，培養検査，肺炎球菌やレジオネラ菌の尿中抗原検出法が行われる．マイコプラズマでは，ペア血清で回復期の特異抗体価の 4 倍以上の上昇で診断されるが，迅速性はない．臨床的には，咽頭ぬぐい

A．呼吸器感染症　105

液からイムノクロマトグラフィー法を用いて抗原を検出する迅速検査が有用である．

a. 市中肺炎

一般社会で市民生活を営んでいる人に起こった肺炎を，市中肺炎という．健康人に多いが，高齢者や基礎疾患を有している人も含まれる．市中肺炎と診断した場合，まず重症度を分類し，外来治療あるいは入院治療を判断することが重要である．重症度分類のための指標と治療の場の目安を，図4-10に示す．

肺炎球菌，インフルエンザ桿菌などによる細菌性肺炎と，マイコプラズマ，クラミジア，レジオネラなどによる非定型肺炎に分類される．両者の鑑別を，表4-6に示す．細菌性肺炎の治療では，主にβラクタマーゼ阻害薬配合ペニシリン系やセフェム系，カルバペネム系の抗菌薬を用いる．一方，非定型肺炎の治療では，テトラサイクリン系，マクロライド系の抗菌薬を用いる．

1. 細菌性肺炎 bacterial pneumonia

代表的な起因菌は，肺炎球菌，インフルエンザ桿菌，あるいはモラクセラ・カタラーリス *Moraxella catarrhalis*，クレブシエラである．湿性咳嗽，膿性痰を伴うことが多く，血液検査では，白血球数の増加，核の左方移動，CRPの上昇が認められることが多い．聴診上は，吸気時優位のcoarse～fine crackle を認める．

胸部X線所見は，気管支透亮像（air bronchogram）を伴う浸潤影が区域性に認められることが多く，典型例では大葉性肺炎の像を呈する（図4-11）．

2. 非定型肺炎 atypical pneumonia

乾性咳嗽が主体で，膿性痰は少ない．血液検査では，白血球数の増加はあまり顕著ではない．

胸部X線所見は，スリガラス状陰影や粒状，網状影が非区域性，あるいは多発性に分布することが特徴とされる．

b. 院内肺炎

院内肺炎とは，入院後48時間以上を経て，新たに臨床的または胸部X線により，下気道感染の所見が認められた場合をいう．慢性呼吸器疾患や悪性腫瘍などの基礎疾患を有していることが多く，免疫能が低下していること，全身状態が不良であることなど，条件がわるいことが多い．原因病原体は，エンテロバクター，クレブシエラ，大腸菌，緑膿菌などのグラム陰性桿菌が多い．治療には，第二，三世代のセフェム系やβラクタマーゼ阻害薬配合の広域ペニシリン系の抗菌薬が用いられる．重症例ではカルバペネム系にニューキノロン系，アミノグリコシド系の抗菌薬の併用が必要なこともある．

メチシリン耐性黄色ブドウ球菌 methicillin-resistant *Staphylococcus aureus*（MRSA）や緑膿菌など，抗菌薬に耐性であることも多い．とくに最近問題となっている耐性菌の一つに，**多剤耐性緑膿菌** multidrug-resistant *Pseudomonas aeruginosa*（MDRP）がある．緑膿菌に有効な数少ない抗菌薬（カルバペネム系，キノロン系，アミノグリコシド系）のすべてに耐性になった緑膿菌を指す．多剤耐性緑膿菌による感染症は，い

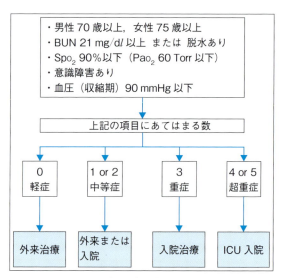

図4-10．肺炎の重症度分類と治療の場

表4-6．細菌性肺炎と非定型肺炎の鑑別

1) 年齢60歳未満
2) 基礎疾患がない，あるいは軽微
3) 頑固な咳がある
4) 胸部聴診上，所見が乏しい
5) 喀痰がない，あるいは迅速診断で病原菌らしきものがない
6) 末梢血白血球数が10,000/μl 未満である
1～5) のうち3項目以上陽性：非定型肺炎疑い 　　　　　2項目以下陽性：細菌性肺炎疑い
1～6) のうち4項目以上陽性：非定型肺炎疑い 　　　　　3項目以下陽性：細菌性肺炎疑い

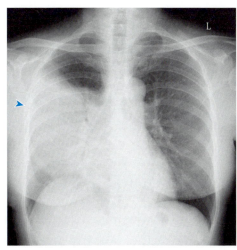
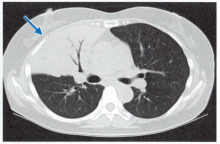

図 4-11. 大葉性肺炎
左：胸部 X 線．大葉性肺炎像（肺炎球菌性肺炎）．右肺に，air bronchogram を伴った浸潤影（矢頭）を認める．
右：胸部 CT．浸潤影（矢印）は右肺上葉，中葉に認められ，air bronchogram が明瞭である．

ったん発症すると有効な抗菌薬がないため，難治性である．免疫不全状態では抗酸菌，真菌，ニューモシスチス，サイトメガロウイルスなどの病原体も，院内肺炎の起因微生物となりうる．

1. 肺真菌症 pulmonary mycosis

抗悪性腫瘍薬，副腎皮質ステロイド，免疫抑制薬などの治療を受けている場合には，真菌による感染症も考慮する必要がある．肺に感染症を起こす真菌として，アスペルギルス，クリプトコッカスなどがあげられる．

侵襲性肺アスペルギルス症は，結節影や浸潤影を認め，血清診断にて β-D-グルカンの上昇やアスペルギルス抗原を検出すること，病理組織学的検査で菌糸を証明することで診断される．

アスペルギローマは，既存の空洞内に **fungus ball** と呼ばれる菌球を形成する．菌球を有した空洞は三日月状陰影にみえ，メニスカスサインと呼ばれる．特徴的な画像所見と血清のアスペルギルス抗体陽性により，臨床診断される．

肺クリプトコッカス症は，基礎疾患をもたない健常者にも発症することがある．多発性の結節影を呈することが多く，血清診断にてクリプトコッカス抗原を検出することや，病理組織学的検査で菌体を証明することで診断される．

これらの肺真菌症の治療には，抗真菌薬を用いる．

2. ニューモシスチス肺炎
Pneumocystis pneumonia

ニューモシスチス肺炎は，**ニューモシスチス・イロヴェッチィ** *Pneumocystis jirovecii* による肺炎で，大部分は日和見感染症として発症する．以前はカリニ肺炎と呼ばれていたが，ニューモシスチス肺炎が正しい名称である．

リンパ系悪性腫瘍，**後天性免疫不全症候群（AIDS）**を基礎疾患に有していたり，副腎皮質ステロイドや免疫抑制薬の治療を受けている状態で発症しやすい．末梢血リンパ球数が $500/\mu l$ または CD4 陽性 T 細胞数が $200/\mu l$ より減少すると，感染の危険性が高まる．主な症状は発熱，乾性咳嗽，低酸素血症を伴う呼吸困難である．血液検査では，LDH，β-D-グルカン，KL-6 の上昇を認めることが多い．

胸部 X 線では，両側性でびまん性のスリガラス状陰影が特徴である．胸部 CT では，肺区域単位の濃度上昇がみられ，この分布が不規則なことから**地図状分布**と呼ばれる．胸膜直下に正常部分を残す **peripheral sparing** も，特徴的である（図 4-12）．気管支吸引物や気管支肺胞洗浄液中に，ギムザ染色や PCR 法によって病原体を検出することで診断される．

治療薬は，ST 合剤が第一選択である．

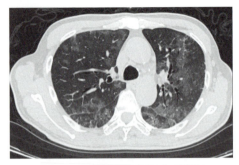

図4-12. ニューモシスチス肺炎
胸部CT. ニューモシスチス肺炎像. 肺門優位の両側性びまん性のスリガラス状陰影を認める. 肺野の末梢はspareされている. 淡い肺胞性陰影で, モザイク状に正常部を残している.

3. サイトメガロウイルス肺炎
　　　　　cytomegalovirus（CMV）pneumonia
　臓器移植や骨髄移植, AIDSなど, 細胞性免疫が高度に障害される状態にあると発症しやすい. 主な症状は発熱, 乾性咳嗽, 呼吸困難である.
　胸部X線では, 両側性でびまん性のスリガラス状陰影を呈する. 肝機能障害, 中枢神経障害, 網膜炎などを合併することが多い. **フクロウの目 owl's eye**と呼ばれる巨細胞封入体をもった特徴的な細胞が, 肺内に認められる. 末梢血多核白血球に感染したウイルス抗原を免疫化学的に染色し, 陽性細胞数を計測するアンチゲネミア法による診断も, 有用である.
　治療には, 抗ウイルス薬を用いる.

5 誤嚥性肺炎 aspiration pneumonia

概　念
　誤嚥とは, 食物, 口腔・咽頭分泌物, 胃液などを気道内へ吸引することである. 誤嚥により生じる肺炎を, 誤嚥性肺炎と呼ぶ.

症　状
　37.5℃以上の発熱, 喀痰, 喘鳴, 呼吸困難などの症状を呈する. 高齢者では, 無熱の例や食欲不振, 意識障害, 失禁, 元気がないなどの非特異的症状を呈するだけのこともある.

病　因
　健常人では, 水分や食物が咽頭から食道へ嚥下されるときに喉頭蓋は閉ざされるため, 誤嚥は防止される. 誤嚥性肺炎は, 食物や嘔吐物, 胃液を誤って気道内に吸引することにより発症する. ただし, 明らかな誤嚥のエピソードがなくても, 無意識のうちに少量の口腔・咽頭分泌物を繰り返し気道内に吸引する**不顕性誤嚥**により発症することも多い.
　気管に入った異物を咳をすることにより体外に排出する防御反射を, **咳反射**という. 軟口蓋部, 舌根部, 咽頭後壁部への刺激に伴って, 呼吸を停止し, 唾液や食物を咽頭から食道へ送り込む反射運動を**嚥下反射**という. これらの重要な反射運動が低下すると, 誤嚥しやすい.
　誤嚥や嚥下機能障害の可能性をもつ基礎疾患ないし病態として, 脳血管障害, 神経・筋肉疾患, アルコール中毒, 意識障害, 高度の認知症, 嘔吐や胃食道逆流をきたしうる消化管疾患, 口腔・咽頭・縦隔腫瘍およびその術後, 気管食道瘻, 気管切開, 経鼻胃管による経管栄養などがある. 誤嚥の発生に加えて, 宿主免疫能の低下, 唾液分泌量の低下や, 抗菌薬使用による常在細菌叢の変化も, 誤嚥性肺炎を起こしやすい状態をもたらす.

検査・診断
　明らかな誤嚥が直接観察された例, 気道より誤嚥内容物が吸引などで確認された例, 飲食に伴ってむせぶなどの嚥下機能障害を反復して認めた例での肺炎の発症は, 誤嚥性肺炎を疑う.
　肺炎の診断は, 胸部X線または胸部CTで, 肺の背側部や下葉にスリガラス陰影, 間質性陰影, または浸潤陰影を認めること（図4-13）, 白血球増多, CRP陽性を呈することでなされる.
　嚥下機能障害の診断には, 嚥下機能検査法がある. 簡易検査には水飲み試験, 反復唾液嚥下試験, 簡易嚥下誘発試験があり, 詳細検査には嚥下造影検査がある（図4-14）.

治　療
1. 栄養・水分管理
　誤嚥性肺炎急性期では経口摂取は中止し, 補液による水分, 電解質の補正を行う. 嚥下障害が高度な場合や誤嚥を繰り返す場合には, 中心静脈栄養や経管栄養を考慮する.

2. 呼吸管理
　酸素投与, 痰の喀出を促すこと, 気道分泌物の吸引を行う. 低酸素血症, 高二酸化炭素血症, 痰の喀出不全が強い場合には, 気管内挿管や気管切

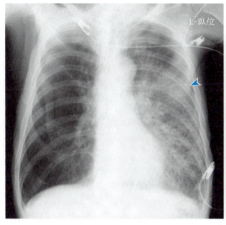

図 4-13. 誤嚥性肺炎
左：胸部 X 線．誤嚥性肺炎像（70 歳，男性）．腹痛のため入院治療中，嘔吐を繰り返した後，急性呼吸不全をきたし，左肺に新たな浸潤影（矢頭）が出現した．
右：胸部 CT．肺全体に気腫化が顕著であり，左下葉背側を中心に浸潤影（矢印）を認めた．

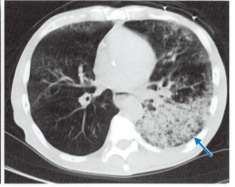

開による人工呼吸器管理が必要となる．

3. 抗菌薬投与

誤嚥性肺炎の起因菌としては，ペプトストレプトコッカス属，フソバクテリウム属，バクテロイデス属などの嫌気性菌がよく知られているが，実際は，好気性グラム陽性球菌である黄色ブドウ球菌や肺炎球菌，グラム陰性桿菌である緑膿菌，クレブシエラ，大腸菌，インフルエンザ桿菌との混合感染であることが多い．治療にはクリンダマイシン，βラクタマーゼ阻害薬配合ペニシリン系，カルバペネム系の抗菌薬を用いる．

4. 予防

誤嚥の危険性がある場合には，まず，基礎疾患をできるだけよい状態にするように努めることが大切である．また，胃内圧の上昇を避け，食後や就寝時に頭位を高く保つ．歯磨き，含嗽や歯周病の治療などにより，口腔内を清潔に保つようにする．自分でできない場合には，口腔内清拭の徹底を行う．

嚥下障害が高度な場合や誤嚥を繰り返す場合には，経口摂取を避け強制栄養を行うが，長期的には中心静脈栄養や経鼻胃管よりも，経皮的内視鏡的胃瘻造設術のほうが望ましい．

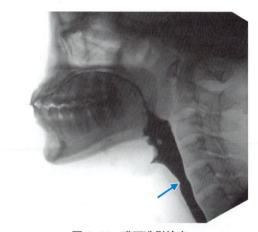

図 4-14. 嚥下造影検査
水嚥下食道期を示す．造影剤（矢印）は，食道内を通過している．気管内への誤嚥は認めない．

■ 歯科関連事項

・高齢者において，肺炎は死亡原因の上位を占める．
・歯周炎の原因菌であるグラム陰性の嫌気性桿菌が，誤嚥性肺炎の起因菌となることも多い．唾液分泌量の低下や抗菌性物質の減少によって，頬粘膜上皮に付着しているグラム陰性菌が増加し，細菌が付着した細胞は剝離して，一部は気道内にたれこんでしまう．
・口腔内腫瘍の手術後に，咽頭・喉頭の機能不全により誤嚥の危険性が増すことがある．また，放射線治療による唾液の分泌障害，胃管挿入などによって，唾液による口腔内の自浄

作用が低下すると，口腔内が感染しやすい環境になる．腫瘍治療中の誤嚥性肺炎併発の予防のため，**口腔ケア**が重要である．
・機能的ケアにより不顕性誤嚥を防止すること，咀嚼・嚥下機能を向上させ栄養状態を改善することが大切である．また，器質的ケアにより口腔内の衛生状態を改善し，感染の原因となる口腔内の細菌数を減らすことが望まれる．

6 肺結核 pulmonary tuberculosis

概 念

結核症は，1882年にコッホ Koch が結核菌を発見し，病因が明らかにされた．長いあいだ，結核は治療法がなく，1900年代前半までは高い死亡率を記録していたが，1944年にストレプトマイシン streptomycin（SM），1977年にリファンピシン rifampicin（RFP）と，相次いで優れた抗結核薬が開発され，抗結核化学療法が確立されるとともに，死亡率は低下した．

今日の問題点として，結核既感染率の高い高齢者において細胞性免疫能の低下により発症する症例が多いこと，大都市の若年層における発症が減らなくなっていることがあげられる．

症 状

全身倦怠感，体重減少，食思不振，長引く咳，痰，発熱などの症状がある．高齢者では体重減少，食思不振など，非特異的な症状しか認めないこともある．胸膜炎を合併した場合には，胸痛，呼吸困難も出現する．

気管支結核は感染性が高いにもかかわらず，画像診断では見落としやすく，喘鳴を伴うことから喘息と間違えやすいので，注意が必要である．

頻度は少ないが，口腔粘膜に病変をきたすことがある．灰白色鮮紅色の結節や硬結を生じ（口絵1参照），自壊融合して結核性潰瘍にいたる．

病 因

結核菌は，好気性のグラム陽性桿菌である．一度染色されると酸・アルコールでは脱色されにくいので，抗酸菌と呼ばれる．結核菌は脂質に富む細胞壁を有し，乾燥に強く，多くの抗菌薬の透過性を困難にしている．

空気感染により，人から人へ感染する．感染性結核患者の咳とともに飛散した，結核菌を含んだ小滴が空気中で乾燥されて形成された飛沫核を，経気道的に吸入することで感染する．結核菌が肺胞のマクロファージに貪食され，感染が成立する．肺内と所属リンパ節の初感染病巣を，初期変化群と呼ぶ．初期変化群は，細胞性免疫により多くの場合治癒するが，感染者の約10〜20％は一生涯のうちに発症する．

そのうちの約半数は感染後数年以内に発症すると考えられ，結核菌に対する免疫をもたない人に初感染に引き続き発病する場合を，一次結核という．発病しないまま長時間経過し，特異免疫をもった者に数十年後に発病する場合を，二次結核という．再感染によって起こる場合もあるが，大部分は体内に潜んでいた菌が宿主の免疫能低下により内因性再燃を起こし，発病すると考えられている．

発病の危険因子として，結核の既往，免疫抑制薬や副腎皮質ステロイドの使用，糖尿病，担癌状態，人工透析，胃切除後，塵肺，高齢者，生活保護者などがある．

検査・診断

臨床検体からの結核菌の検出により，結核症と確定診断される．まず喀痰からの菌検出を試みる．気管支鏡による検体，胃液，胸水，リンパ節からの膿なども，検査に用いられる．抗酸菌検査には塗抹，培養，同定，薬剤感受性検査がある．また，検出と同定を同時に行える核酸増幅法がある．塗抹検査の陽性所見は，排菌量が多く，感染源になる危険性が高いことを示している．

培養検査は塗抹検査に比べて感度がよいが，結核菌と同定できるまでに最低3〜4週間以上，薬剤感受性検査結果が判明するまでに，さらに4週間前後必要である．培養・同定検査は長い時間を要することが問題となってきたため，最近は核酸増幅法による抗酸菌同定も行われることが多い．1日以内に結果が得られる利点はあるが，薬剤感受性検査ができない問題があるため，培養検査と並行して行う必要がある．

胸部X線では，上葉，背側に病巣が認められることが多い．浸潤陰影や結節状陰影に空洞を伴

うことが多い．主病巣の周辺に散布性陰影を伴うことが多いことも，特徴である（図4-15）．

病理組織所見では乾酪壊死巣のまわりを類上皮細胞やランゲルハンス巨細胞が取り囲んだ乾酪性肉芽腫を認める．乾酪性肉芽腫はマクロファージが類上皮細胞やランゲルハンス巨細胞に変化して中心部に結核菌を封じ込めようとしたものである．

臨床検体から結核菌が分離された場合には，結核の診断は確定する．ただし，喀痰の抗酸菌培養が陰性であっても，胸部X線に肺結核を疑わせる陰影があり，抗結核薬による治療効果から臨床的に，結核と診断されることもある．

結核性胸膜炎では，胸水からの結核菌の検出率は10〜20％と低い．臨床的には，胸水中のリンパ球の増加，ADAの上昇，他疾患の否定をもって結核性胸膜炎と仮診断し，抗結核薬による治療で効果が得られた場合には臨床上，結核性胸膜炎と診断される．

> 治療

初回の標準治療では，最初の2ヵ月間はイソニアジド isoniazid（INH），RFP，ピラジナミド pyrazinamide（PZA），エタンブトール ethambutol（EB）またはSMの4剤を併用し，その後INHとRFPの2剤を4ヵ月間使用する（2HRZE（S）/4HR）．

PZAが使用できない場合は，INH，RFP，EBまたはSMを2〜6ヵ月間，その後INHとRFPの2剤を使用し合計9ヵ月の治療期間とする（2〜6HRE（S）/3〜7HR）．

適切な治療を早期に開始すると，薬剤感受性結核であれば，ほぼ3ヵ月以内に菌が陰性化する．治療終了後の再発率は低く，約数％である．

> 発症予防

医療従事者は感染性結核患者との接触や結核菌への曝露の機会が多く，感染および発病の危険性は一般の人と比較して高い．

結核菌の排菌患者と接触した場合には，感染の有無を判定し，発病防止対策をとる必要がある．感染の有無を判定する検査として，ツベルクリン反応がある．精製ツベルクリン tuberculin purified protein derivative（PPD）を皮内に注射して，遅延型アレルギーによる皮膚反応を48時間後に測定する．発赤の長径や硬結，二重発赤，水泡の有無により，反応の強度を測定する．この方法はBCG接種の既往によっても陽性化してしまうため，判断がむずかしいことが問題であった．

そこで最近は，クォンティフェロン（QFT）やT-スポットなどの抗原特異的インターフェロン-γ遊離検査が用いられる．被験者から採取された血液を，結核菌株に含まれる蛋白抗原で刺激し，感作T細胞から放出されるインターフェロン-γを測定して感染を診断する方法である．

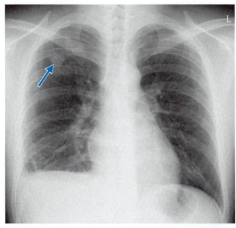
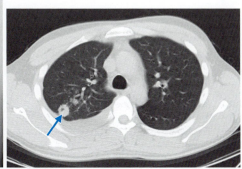

図4-15．結核
左：胸部X線．結核像．右上肺野に，結節状陰影（矢印）を認める．右胸水を伴っている．
右：胸部CT．空洞形成を伴う結節状陰影（矢印）と，周囲の散布巣を認める．右胸水も認められ，結核性胸膜炎を伴った肺結核と診断された．

QFT-TB は試験管内で血漿中に産生放出されたインターフェロン-γ を ELISA 法で測定する。T-スポットは抗インターフェロン-γ 抗体と結合した感作 T 細胞由来のインターフェロン-γ の位置を ELOSPOT 法で検出し，スポットの数を測定する。この方法に用いられる蛋白抗原は BCG には含まれていないため，結果は BCG 接種の影響を受けない。

結核菌の排菌患者と濃厚接触があり，インターフェロン-γ 遊離検査が陽性で胸部画像検査で活動性の肺結核の所見を認めない場合，感染したが発病はしていない状態と推定され，潜在性結核感染症と診断される。潜在性結核感染症では発病予防のために 6〜9 ヵ月間 INH を内服することが推奨される。

B. 閉塞性肺疾患

1 気管支喘息 bronchial asthma

概　念

気管支喘息は気道の慢性炎症性疾患であり，好酸球・リンパ球・肥満細胞を主体とする多くの細胞が役割を演じている。慢性炎症によって気道過敏性が亢進しており，さまざまな刺激によって気道内腔が狭くなり，喘鳴，息切れ，胸部圧迫感（胸苦しさ）などの症状を引き起こす。

これらの発作は通常気流制限を伴っており，自然に，もしくは治療により可逆性を示すことが特徴である。

症　状

喘鳴，咳，呼吸困難，胸苦しさ，喀痰などを認める。しばしば鼻炎，副鼻腔炎，鼻ポリープ，アトピー性皮膚炎を合併する。症状は発作性・反復性に出現し，夜間や早朝に出現したり悪化することが多い。

病　因

発症に関与する危険因子としては，個体側の因子として遺伝的素因，環境因子としてダニやカビなどのアレルゲン，大気汚染，喫煙などが推定されている。アレルギー疾患としての一面をもっている約半数の患者はアトピー型と呼ばれ，血清 IgE 高値，抗原特異的 IgE 陽性，抗原を用いた吸入試験が陽性となる。原因抗原はダニ，ハウスダスト，ネコ，ウサギ，ハムスター，真菌などが多い。

検査・診断

診断には，症状の把握が重要である。発作性の呼吸困難，喘鳴，咳を繰り返し認めていること，症状が自然に，あるいは治療により寛解することは，診断の目安になる。発作時には，聴診すると特徴的な笛様音 wheeze を認め診断が容易であるが，非発作時には必ずしも聴取するとは限らない。その場合，可逆性の気流制限の有無は気管支喘息の診断において重要であり，呼吸機能検査において，β_2 刺激薬の吸入により，1 秒量（$FEV_{1.0}$）が 12% 以上かつ 200 ml 以上改善すると，気道閉塞に可逆性ありと判断される。

治　療

気管支喘息の治療は，長期管理と急性増悪時の治療に分けられ，長期管理では発作予防を目標とした抗炎症療法が重要である。副作用が少なく，気道局所により効果がある吸入療法が中心である。

1) **長期管理**：長期管理には，抗炎症作用をもつ**吸入ステロイド薬**を第一選択薬として用い，重症度に応じて長時間作用型の気管支拡張薬やテオフィリン薬，ロイコトリエン受容体拮抗薬を併用する。基本治療として喘息の症状が週 1 回未満のステップ 1（軽症間欠型相当）では，低用量吸入ステロイド薬，症状が毎日ではないが週 1 回以上あるステップ 2（軽症持続型相当）では，低〜中用量の吸入ステロイド薬を中心に，ときには長時間作用性 β_2 刺激薬を併用する。喘息の症状が毎日あるステップ 3（中等症持続型相当）では，中〜高用量の吸入ステロイド薬に長時間作用性 β_2 刺激薬，症状がコントロールできない場合には，ロイコトリエン受容体拮抗薬，テオフィリン徐放製剤，チオトロピウムソフトミスト製剤を加える。ステップ 4 では，高用量の吸入ステロイド薬に上記の併用薬を用いてもしばしば増悪し，日常生活が制限されることが多く，さらに抗 IgE 抗体，抗 IL-5 抗体，経口ステロイド薬のいずれかの追加が試みられる。発作時には短時間作用性の β_2 刺激薬を頓用で用いる。

2) **急性増悪時**：軽度の発作では短時間作用性 β_2 刺激薬を吸入する。中等度以上の発作では救

急外来あるいは入院での治療が必要となる．その場合，酸素吸入，短時間作用性β_2刺激薬の吸入，ステロイド薬の点滴，テオフィリン薬の点滴などの治療が行われる（表4-7）．

アスピリン喘息

アスピリンなど酸性の非ステロイド抗炎症薬（NSAIDs）を服用し，30分から2時間後に重篤な喘息発作をきたす場合がある．アスピリン喘息と呼ばれ，喘息患者の5〜20％に認められる．アスピリン以外のNSAIDsでも起こりうること，内服薬以外にも注射薬，座薬，貼付薬でも起こりうることに注意しなければならない．

アスピリン喘息を起こす患者の多くは成人発症の気管支喘息であり，鼻ポリープ，副鼻腔炎を伴っていることが多い．

歯科関連事項

・歯科治療に用いられる薬物によって喘息発作が誘発されることがあるので，治療前の問診時に薬物のアレルギー歴を確認しておく．
・歯科治療に伴う刺激や痛み・緊張のストレスによっても発作を起こすことがあるため，上記の長期管理のための治療を十分に行い，コントロールが良好な状態で治療に臨むべきである．

・治療中に発作を起こした場合には，仰臥位では呼吸困難が増強するためデンタルチェアを起こして起座位にし，酸素吸入，短時間作用性β_2刺激薬の吸入などの治療を行う．
・鎮痛薬を投与する際には，アスピリン喘息に留意する．
・インドメタシン，イブプロフェン，ナプロキセン，ジクロフェナク・ナトリウム，ケトプロフェン，ピロキシカム，メフェナム酸など，アスピリン以外のNSAIDsでも喘息発作が起こりうるため，問診から疑われる場合には，処方は禁忌である．アセトアミノフェンは，高用量（1,000 mg以上）になると過敏反応を誘発するので，注意すべきである．
・塩基性の消炎鎮痛薬である塩酸チアラミド，エモルファゾンは，鎮痛効果は劣るが比較的安全である．選択的シクロオキシゲナーゼ（COX）-2阻害薬のセレコキシブは，常用量で安全に投与できることが確認されている．モルヒネ，ペンタゾシン，鎮痙薬などは安全に投与できる．

表4-7．気管支喘息——急性増悪時の治療

発作の重症度	呼吸困難	動作	SpO_2	救急治療	帰宅/入院の目安
軽度（小発作）	急ぐと苦しい 動くと苦しい 苦しいが横になれる	やや困難	96％以上	吸入短時間作用性β_2刺激薬	自宅治療可
中等度（中発作）	苦しくて横になれない	かなり困難 かろうじて歩ける	91〜95％	吸入短時間作用性β_2刺激薬 アミノフィリン点滴 ステロイド点滴 抗コリン薬吸入 ボスミン（0.1％アドレナリン）皮下注	救急外来 1時間以内に症状が改善すれば帰宅 1時間以内に反応がなければ入院治療へ
高度（大発作）	苦しくて動けない	歩行不能 会話困難	90％以下		
重篤	呼吸減弱 チアノーゼ 呼吸停止	会話不能 体動不能 錯乱 意識障害 失禁		上記治療を継続 気管内挿管 人工呼吸管理 全身麻酔（イソフルラン，セボフルランなどによる）を考慮	ただちに入院 集中治療室管理

B．閉塞性肺疾患　113

[2] 慢性閉塞性肺疾患 chronic obstructive pulmonary disease（COPD）

概　念

慢性閉塞性肺疾患は，「肺気腫，慢性気管支炎または両者の併発により惹起される閉塞性換気障害（気流障害）を特徴とする疾患である．」と以前は定義されていた．**慢性気管支炎** chronic bronchitis は，「慢性または反復性に喀出される気道分泌物の増加状態で，このような状態が少なくとも2年以上連続し，1年のうち少なくとも3ヵ月以上，大部分の日に認められる状態であり，他の肺疾患や心疾患に起因するものは除外する」と定義される．**肺気腫** pulmonary emphysema は，「終末細気管支より末梢の気腔が異常に拡大し，肺胞壁の破壊を伴うが，明らかな線維化は認められない状態」と定義される．慢性気管支炎は臨床症状から定義され，肺気腫は形態学的・病理学的に定義されている．

慢性気管支炎と肺気腫はしばしば混在し，呼吸機能検査上ともに閉塞性障害を示すこと，いったん気流制限が起こると臨床的に鑑別が困難となることから，**COPD**と総称されてきた．2001年に発表された国際的なガイドライン GOLD（Global Initiative for Chronic Obstructive Lung Disease）では，それまでの慢性気管支炎と肺気腫という二つの病名を用いて定義していた従来の考え方を改め，COPD は完全に可逆的ではない気流閉塞を特徴とする疾患であると説明している．2011年 GOLD では「COPD は，予防や治療の可能な，よくみられる疾患であり，持続性の気流閉塞を特徴とする．この気流閉塞は，通常，進行性で，有害な粒子やガスに対する気道および肺の慢性炎症反応の亢進と関連している．増悪および併存症が，個々の患者の全般的な重症度に影響を及ぼす」と記載している．

2013年に日本呼吸器学会から発表されたガイドラインにおいても，「タバコ煙を主とする有害物質を長期に吸入曝露することで生じた肺の炎症性疾患である．呼吸機能検査で正常に復することのない気流閉塞を示す．気流閉塞は末梢気道病変と気腫性病変がさまざまな割合で複合的に作用することにより起こり，通常は進行性である．臨床的には徐々に生じる労作時の呼吸困難や慢性の咳，痰を特徴とするが，これらの症状に乏しいこともある」と記載している．

このように肺気腫，慢性気管支炎という区別は行われなくなったため，本項では一括して COPD として記載する．

症　状

労作性の呼吸困難と慢性の咳，痰が主症状である．労作性呼吸困難はいつから起こったか特定できないように潜在的にはじまり，しだいに進行し，最終的にはわずかな体動でも著しい呼吸困難を生じるまでにいたる．喀痰は，多くの場合は灰色または白色透明で，粘液性であり，気道感染時には喀痰量は増加し膿性へと変化する．喘鳴を伴う場合や，発作性に喘息症状を呈することもある．

COPD は全身の炎症性疾患であり，進行すると体重減少や筋力低下，骨粗鬆症などの併存症がみられる．右心不全の悪化により呼吸困難がさらに増悪し，全身のむくみを認めることもある．うつ状態や不安感などの精神的な問題を抱えていることも多い．

病　因

COPD 患者の大部分が喫煙歴を有しており，喫煙がもっとも重要な外因性危険因子であるが，喫煙者のうち COPD を発症するのは15〜20%のみである．そのため，遺伝因子を含む個体側の喫煙に対する感受性，幼少時の呼吸器感染症の既往，気道過敏性の存在，また，環境因子としての大気汚染，職業上で吸引する粉塵や化学物質（蒸気，刺激性物質，煙），受動喫煙などの関与が推測されている．患者側の内因性危険因子として確立されているのは，α_1-**アンチトリプシン欠損症**であるが，日本人では非常にまれである．

気道，肺胞領域，肺血管の全体にわたる慢性炎症を特徴とし，マクロファージ，T細胞（中でもCD8陽性T細胞），好中球などが関与している．活性化された炎症細胞はロイコトリエン B_4，インターロイキン8（IL-8），腫瘍壊死因子 tumor necrosis factor（TNF）などのメディエーターを放出し，好中球性炎症を持続させる．その結果，肺における内因性蛋白質分解酵素と抗蛋白質分解酵素の不均衡（プロテアーゼ・アンチプロテアーゼ不均衡仮説）や，酸化ストレス（オキシダント・

114　第4章　呼吸器疾患

アンチオキシダント不均衡仮説）を生じ，肺胞壁の破壊や気道分泌の亢進をきたし，COPD の病態を形成していくと考えられている．

検査・診断

1）身体所見：視診上，ビア樽状の胸郭 barrel chest を認め，呼気延長・努力性呼吸に伴い，呼吸補助筋の使用が目立ち，しばしば口すぼめ呼吸がみられる．重症例では，チアノーゼが認められることがある．右心不全を伴うと浮腫や頸静脈拡張，肝腫大を認める．

聴診では，しばしば呼吸音は減弱し，呼気延長を認める．気道狭窄や気道分泌量の程度により，努力呼出時にウィーズ wheeze やローンカイ rhonchi が聴取される．

2）検査

a）呼吸機能検査：COPD の診断基準は，スパイロメトリーで気管支拡張薬投与後における 1 秒率（$FEV_{1.0\%}$）が 70 ％未満であることである．病期の分類には，予測 1 秒量に対する実測 1 秒量の比率（$\% FEV_{1.0}$）を用いる．フローボリューム曲線では，下に凸となり，下降脚は急峻に下降し，最大呼気流速の後，急速に低呼気流速を呈し平坦に近い形を示す（図 4-9）．

COPD では，気流制限と肺弾性収縮の低下により，機能的残気量 functional residual capacity（FRC）と残気量（RV）の増加がみられる．COPD が進行すると肺活量も減少し，混合性障害を呈する．気腫型優位の COPD では，肺胞構造の破壊によってガス交換面積が減少するため，肺拡散能（DLco）が低下する．

b）胸部 X 線：気腫型の COPD では，肺野の透過性亢進，肺野の末梢血管陰影の減少，横隔膜の平坦化，滴状心による心胸郭比の減少，肋間腔の開大などが特徴である（図 4-16）．

c）胸部 CT：気腫型の COPD では，高解像度 CT high resolution CT（HRCT）によって，肺実質の破壊，肺血管の減少，嚢胞性変化を反映して広範囲に大小多数の低吸収領域 low attenuation area（LAA）を認める（図 4-16）．

3）診断：労作性の息切れと喫煙歴，診察所見から閉塞性呼吸機能障害を疑い，胸部 X 線，CT 所見で他の疾患を除外し，スパイロメトリーで 1 秒率（$FEV_{1.0\%}$）が 70 ％未満であれば，COPD と診断される．

4）病期分類と重症度：COPD の病期は $\% FEV_{1.0}$ をもとに分類され，重症度の目安となる．I 期：軽度の気流閉塞（$\% FEV_{1.0} \geqq 80\%$），II 期：中等度（$50\% \leqq \% FEV_{1.0} < 80\%$），III 期：高度（$30\% \leqq \% FEV_{1.0} < 50\%$），IV 期：きわめて高度（$\% FEV_{1.0} < 30\%$），としている．重症度は前記の病期に加え，栄養障害や呼吸困難の程度，運動耐容能を加味し，総合的に判断される．

治療

禁煙を含む患者教育，薬物療法による慢性気流制限の緩和，必要に応じた酸素療法，栄養管理，残存肺の機能を十分に発揮させる呼吸リハビリテーションなどを含む，包括的なアプローチが大切である．

1）安定期の治療

a）禁煙：禁煙は，進行性の呼吸機能の低下速度を遅らせ，急性増悪の頻度も減少させる．

b）薬物療法：現在のところ，COPD の病態を根本的に回復させる薬物療法はない．安定期の治療と管理の目的は，病気の進行を和らげ，症状や運動耐容能を改善し，QOL や予後の改善を図ることである．

病期や症状に応じて重症度を総合的に判断し，段階的に増強していくステップアップ療法が一般的である．軽症では，息切れなどの症状を認めたときに短時間作用型の気管支拡張薬を用いる．中等症では，一つから複数の長時間作用型の気管支拡張薬を定期的に用い，重症では，さらに吸入ステロイド薬の追加を考慮する．長時間作用型の気管支拡張薬では，吸入タイプの抗コリン薬，β_2 刺激薬が推奨される．

低酸素血症をきたす場合には，酸素療法が必要となる．

c）呼吸リハビリテーション：COPD 患者では体動時の呼吸困難のため，日常生活動作 activities of daily living（ADL）の低下をきたし，その結果，四肢筋や呼吸筋の萎縮，機能低下や心循環系の効率低下が進行し，さらに運動能力の低下をもたらすという悪循環を生ずる．

この悪循環には，運動療法を中心とする呼吸リハビリテーションが有用な手段となり，薬物療法への上乗せの効果がある．呼気時の気流制限を改

B．閉塞性肺疾患

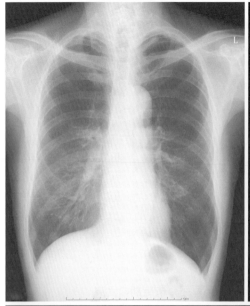
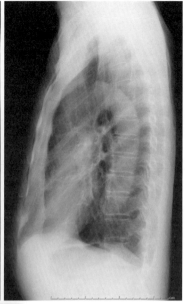
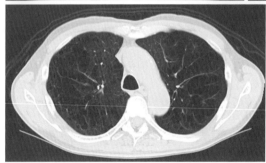

図 4-16. 気腫型の COPD
上左：胸部 X 線正面像．両側肺野の透過性亢進を認める．
上右：側面像．横隔膜の平低化を認める．
下　：胸部 CT．多数の低吸収領域を認め，気腫性病変の存在を示している．

善する口すぼめ呼吸と腹式呼吸などの呼吸法指導や，喀痰が多い症例では排痰訓練も，運動療法とともに行われる．

　d）栄養管理：体重減少のある COPD 患者では，呼吸不全への進行や死亡の危険性が高い．％標準体重が 90％未満の場合は，栄養障害の存在が考えられ，栄養治療の適応となる．高エネルギー，高蛋白食が基本であり，蛋白源としては分岐鎖アミノ酸を多く含む食品の摂取が勧められる．

　e）在宅酸素療法：自宅で酸素吸入することにより呼吸困難を軽減し，ADL を向上させることができる．さらに，低酸素による組織障害や肺高血圧症への進展を予防することで，生存率が改善される．安静時，室内気吸入下で $PaO_2 \leq 55$ Torr（$SpO_2 \leq 88\%$）の症例や，$PaO_2 \leq 60$ Torr（$SpO_2 \leq 90\%$）で睡眠時または運動時に著しい低酸素血症を示し医師が必要と認めた症例が，**在宅酸素療法**の適応となる．

　2）**急性増悪時の治療**：感冒などを契機に急速に気流制限が進行し，呼吸困難などの症状が悪化することを，COPD の急性増悪と呼ぶ．原因でもっとも多いものは，ウイルスや細菌による気道感染である．ほかに，大気汚染，心不全や不整脈，肺血栓塞栓症，気胸，在宅酸素療法中の酸素不足，酸素の過剰投与や鎮静薬・睡眠薬の不適切な使用による CO_2 ナルコーシスなどが，原因となる．

　急性増悪時の薬物療法として，短時間作用性 β_2 刺激薬の吸入を繰り返し行い，効果が不十分な場合にはテオフィリン薬，副腎皮質ステロイドの投与を考慮する．細菌性気道感染症の起因菌として，インフルエンザ桿菌，肺炎球菌，モラクセラ・カタラーリス *Moraxella catarrhalis*，緑膿菌が多く，外来では経口ペニシリン系，ニューキノロン系，入院では注射用βラクタマーゼ阻害薬配

合ペニシリン系，第三，四世代セフェム系，カルバペネム系，ニューキノロン系の抗菌薬を用いる．

呼吸不全をきたす場合には，酸素吸入が行われる．少なくともPaO_2が60 Torr以上になるように，酸素濃度を設定する．はじめから高濃度の酸素を吸入すると，低酸素性換気刺激が抑制されることで肺胞低換気がさらに進行し，**CO_2ナルコーシス**を引き起こすことがある．$PaCO_2$が45 Torrを超える場合には，低濃度の酸素投与から開始する．$PaCO_2$が45 Torrを超え，かつpHが7.35未満の場合，あるいはCO_2ナルコーシスによる意識障害をきたした場合は，換気補助療法の適応を検討する．

詳細は，H. 呼吸不全を参照されたい．

C. 間質性肺疾患

1 間質性肺炎 interstitial pneumonia

概念

胸部X線や胸部CT画像上，両側肺野にびまん性陰影を認め，肺胞隔壁を炎症・線維化病変の基本的な場とする疾患を総称して，間質性肺炎という．薬剤，放射線，粉塵吸入などによる場合や，膠原病やサルコイドーシスなどの全身性疾患に付随して発症する場合と，原因の特定できない特発性間質性肺炎がある．

特発性間質性肺炎 idiopathic interstitial pneumonia（IIP）は，特発性肺線維症，非特異性間質性肺炎，特発性器質化肺炎，急性間質性肺炎，剥離性間質性肺炎，呼吸細気管支炎を伴う間質性肺炎，リンパ球性間質性肺炎などを含む．ここでは特発性間質性肺炎の中でもっとも頻度が高い，**特発性肺線維症** idiopathic pulmonary fibrosis について述べる．

症状

特発性間質性肺炎の主症状は，乾性咳嗽と労作時の息切れにはじまる呼吸困難である．大部分の症例では背側，肺底部において捻髪音 fine crackle を聴取する．30～40％の症例に，ばち指を認める．

病因

喫煙や粉塵吸入が発症における危険因子にあげられているが，病因は特定されていない．

検査・診断

咳嗽と労作時の息切れにはじまる呼吸困難を認め，特徴的な捻髪音 fine crackle を聴取する場合には間質性肺炎を疑い，胸部X線，胸部CTを施行する．両側肺野にびまん性陰影を認め（図4-17），さらに，感染症，塵肺，薬剤性肺炎，膠原病に伴う肺病変など原因の明らかなものが除外されると，特発性間質性肺炎と診断される．

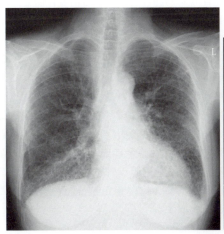
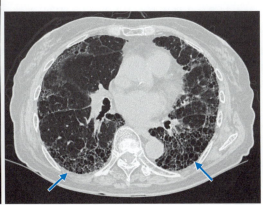

図4-17．間質性肺炎
左：胸部X線．間質性肺炎像．両側下肺野，周辺部優位に，びまん性の網状・粒状陰影を認める．下葉の含気量の低下と，肺野の縮小所見も認める．
右：胸部CT．胸膜直下から内方へ伸びる囊胞を認め，蜂巣肺（矢印）を示す所見である．一部に，牽引性の気管支拡張像も認める．

高解像度CT（HRCT）で，肺底部中心，末梢肺，胸膜直下優位の線状・網状陰影に蜂巣肺 honeycomb lung，牽引性気管支拡張像や部分的なスリガラス陰影を伴った特発性肺線維症に特徴的な画像所見を認め（図4-17），50歳以上で，緩徐に発症し，3ヵ月以上の経過，両側肺野の捻髪音 fine crackle を認めれば，臨床的に特発性肺線維症と診断してよい．確定診断には外科的肺生検が必須であるが，病状などを考慮して実際の現場では臨床診断されることが多い．

呼吸機能検査での拘束性障害，拡散能（DLco）の低下，低酸素血症や労作時のSpo$_2$の低下，血液検査でのKL-6やSP-Dの上昇も，診断や病勢の推移の参考となる有用な指標である．

治　療

特発性肺線維症の治療に，確定的なものはない．現時点での治療は，安定期，不安定進行期，急性増悪期とに分けて対応されている．安定期には経過観察のみで，増悪のきっかけとなりうる感染への注意に心がける．

労作時の息切れや低酸素血症などが徐々に進行し，画像所見の悪化傾向を認め不安定進行期と判断される場合には，副腎皮質ステロイドと免疫抑制薬との併用療法および在宅酸素療法が行われる．ただし，高齢者，糖尿病，骨粗鬆症，心疾患など重篤な合併症の存在，易感染性など薬物療法に伴う副作用が懸念される場合には，在宅酸素療法のみで対応することも少なくない．

感染などを契機に急性増悪をきたし，1ヵ月以内の経過で，呼吸困難の増強，画像所見の悪化，低酸素血症の進行のすべてが認められる場合には，副腎皮質ステロイドのパルス（大量投与）療法が行われる．

2　サルコイドーシス Sarcoidosis

概　念

全身に肉芽腫性の病変をきたす疾患である．

症　状

全身の各臓器に病変を形成し多様な症状を呈する．一方，自覚症状がなくても健康診断などをきっかけに発見，診断されることもある．呼吸器病変では咳嗽，息切れを認め，呼吸不全に至ることもある．眼にぶどう膜炎をきたし霧視，皮膚病変

として結節，心病変として不整脈を認める．

病　因

Propionibacterium acnes の関与が示唆されているが，病因は特定されていない．

検査・診断

胸部X線，胸部CTで両側肺門部リンパ節腫脹が特徴的である（図4-18a～c）．肺野にびまん性陰影を伴うこともある．呼吸機能検査での拘束性障害，血液検査でのアンジオテンシン変換酵素（ACE）の上昇も診断の補助となる．

病理検査では，中心部に壊死を伴わない類上皮細胞と，ラングハンス巨細胞からなる非乾酪性肉芽腫を認める（口絵28，図4-8d）．

治　療

自然寛解することが多い．自覚症状がない場合は，とくに治療を必要としない．咳嗽，息切れを認める場合，呼吸機能が徐々に低下する場合には，副腎皮質ステロイド治療を考慮する．また，不整脈や神経症状などの臓器病変を認める場合には，副腎皮質ステロイド治療の適応となる．

3　放射線肺炎 radiation pneumonitis

概　念

放射線肺炎は，胸部放射線照射による障害の結果として発生する間質性肺炎で，放射線治療中あるいは終了後に出現する．肺癌，乳癌，食道癌，悪性リンパ腫などに対する治療目的で，縦隔や肺野への照射の結果として生じることが多い．

症　状

照射終了後，2～4ヵ月後に発症することが多い．潜在性で，画像上所見が認められても，臨床症状が認められないこともある．症状としては，乾性咳嗽や息切れなどで，発熱は軽度のことが多い．重症例では著明な呼吸困難と高熱を呈し，進行すると呼吸不全に陥り致命的となる場合もある．また，照射野以外の部分や，対側肺に生じることもある．捻髪音 fine crackle，胸膜摩擦音などを聴取する．

病　因

発生頻度は，放射線治療法，照射域，総線量，放射線治療の既往，肺の基礎疾患などによって異なる．照射量が60Gyを超えると発症頻度は高まる．また，化学療法を併用している場合にも，発

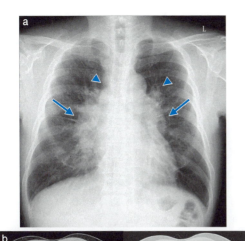
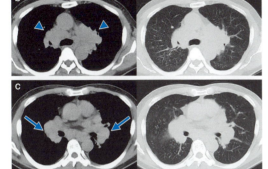
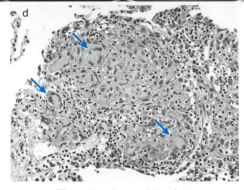

図4-18. サルコイドーシス

a：胸部X線．縦隔（矢頭）および両側肺門リンパ節（矢印）の腫脹を認める．両側肺野にはびまん性粒状陰影を認める．
b：胸部CT．縦隔リンパ節腫脹（矢頭）を認める．両側の肺野には粒状陰影を認める．
c：胸部CT．両側肺門リンパ節腫脹（矢印）を認める．
d：類上皮細胞とラングハンス巨細胞（矢印）からなる非乾酪性肉芽腫を認める．ラングハンス巨細胞は巨大な多核細胞で，核は細胞周辺に馬蹄形に並ぶ．（Hematoxylin-Eosin染色）．

症頻度は高まる．

　放射線照射により肺組織で産生されるフリーラジカルが，肺組織中の細胞を傷害する．ときに照射野以外の部分や対側肺に生じることがあり，重症化することがある．これにはCD4陽性T細胞の関与が推定されている．

検査・診断

1) 胸部X線：照射領域に一致した肺野に，スリガラス陰影，斑状陰影を呈する．慢性期に線維化が進行するにつれて，不均一な浸潤陰影，さらに瘢痕化による肺の容積減少が認められる（図4-19左）．

2) 胸部CT：照射方向，範囲に一致した直線状の境界をなすスリガラス陰影，斑状陰影を認める．解剖学的肺区域と無関係な分布を示すことが特徴である．病変部の収縮の結果，気管支，血管の収束傾向を認め，斑状陰影に air bronchogram を認める場合もある（図4-19右）．

3) 血液ガス，呼吸機能検査：血液ガス検査では，PaO_2の低下を認める．呼吸機能検査では，拘束性障害と肺拡散能の低下を認める．

治療

　狭い範囲の傷害で，無症状の場合には経過観察のみで治療はとくに必要としない．発熱，呼吸困難など中等度以上の症状を認める場合，ステロイド療法が行われる．プレドニゾロン 40～60 mg/日を開始し，徐々に減量 tapering，中止する．

　重症例，陰影が広い範囲に出現する場合，治療抵抗例では，ステロイドパルス治療が行われる．

4　塵　肺 pneumoconiosis

概　念

　さまざまな労働環境下で，粉塵の吸入により発生する呼吸器疾患を，塵肺という．炭鉱や工場など，粉塵の多い職場で長年働いていた人にみられる職業性の肺疾患である．

症　状

　塵肺は粉塵を吸入してから，早くて5～15年，多くは20年以上経てから発症することが多い．初期には無症状であるが，進行とともに労作性の呼吸困難と慢性の咳，痰などの症状を呈する．

病　因

　塵肺の原因となる無機粉塵には，さまざまな種

C．間質性肺疾患

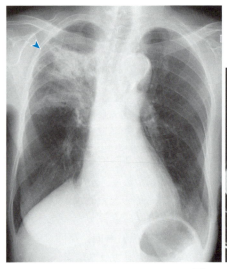

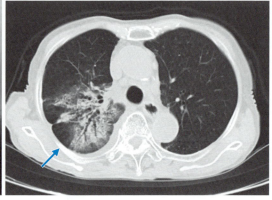

図 4-19. 放射線肺炎
左：胸部 X 線. 放射線肺炎像（矢頭）.
右：胸部 CT. 非区域性で, 放射線の照射部位と一致した陰影（矢印）であることが判明した.

類がある．石の加工，陶器製造，ガラス製造作業に従事する人などが遊離珪酸を吸入して発症する珪肺，石綿（アスベスト）の吸入によって発症する石綿肺，炭鉱内作業に従事する人などが炭粉を吸入して発症する炭肺のほかに，アルミニウム肺，鉄肺，セメント肺などがある．

粉塵の中でも，粒子の大きいものは主に気管や気管支などの太い気管に沈着するため，上皮細胞の線毛の働きによって体外に排出されやすいが，1〜3 μm の小さい粒子は細気管支や肺胞などの末梢気道に沈着する．これが，肺胞を破壊したり，肺に線維化をもたらしたり，腫瘍性病変を発生させる．

検査・診断

塵肺の診断では，一定の粉塵曝露歴があるかどうかを確認する．粉塵の種類により，特有の画像所見を呈する．珪肺症（pulmonary）silicosis では，**珪肺結節**は上肺野優位に分布する．遊離珪酸の曝露量が多いほど，結節の数と大きさが増す．

胸部 X 線では，珪肺結節を反映したびまん性粒状陰影を認める．径が 1 cm までを小陰影，1 cm を超えるものを大陰影と呼ぶ．肺門または縦隔リンパ節の**卵殻様石灰沈着像**は珪肺症に特有の所見である（図 4-20）．

珪肺症では，肺結核，結核性胸膜炎，続発性気

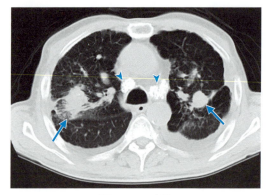

図 4-20. 珪肺
胸部 CT：珪肺像．両側の粒状・結節状陰影（矢印）と，両側肺門リンパ節の卵殻様石灰沈着（矢頭）を認める．

管支炎，続発性気管支拡張症，続発性気胸，肺癌を合併しやすく，これらの合併症に関する検査として喀痰検査や胸部 CT 検査などが行われる．

治療

鎮咳薬，去痰薬や酸素吸入などの対症療法が中心となる．

予防

病変は不可逆性であり，発症にいたらないための予防対策が重要である．粉塵作業に従事する際は，防塵マスクの着用，作業環境の粉塵の低減や除去を指導する．

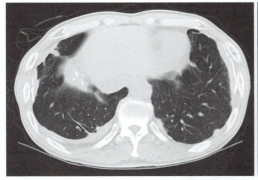
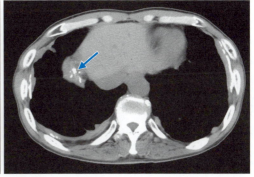

図4-21. 石綿肺
胸部CT：石綿（アスベスト）肺像．両側下葉に，軽度の線状陰影を認める．両側の胸膜に背側優位に石灰化を認め，壁側胸膜の石灰化と考えられる．横隔膜面の胸膜石灰化（矢印）も認め，石綿肺に特徴的な所見である．

5 石綿肺 (pulmonary) asbestosis

概念

石綿肺とは，石綿粉塵（アスベスト）の吸入曝露により，肺にびまん性間質性の線維化をきたす疾患である．アスベスト肺，アスベストーシス asbestosis とも呼ばれる．石綿粉塵によって引き起こされる疾患には，石綿肺のほか，肺癌，悪性中皮腫，胸膜病変があり，胸膜病変には胸膜プラーク，胸膜炎，びまん性胸膜肥厚，円形無気肺が含まれる．

症状

初期には無症状であるが，進行とともに労作性の呼吸困難や咳を認める．捻髪音 fine crackle を聴取する．

病因

石綿とは自然界に存在する繊維状の鉱物の総称であり，クリソタイル（白石綿），アモサイト（茶石綿），クロシドライト（青石綿）などがある．石綿は不燃性，耐熱性，絶縁性，耐久性に優れ，断熱材などの建築材料，パッキンなどに用いられてきたが，有害性が認識されるにつれて，日本では2004年よりすべての石綿が使用禁止となった．鉱山，アスベスト製品製造といった職場の労働者に加え，アスベストは断熱・絶縁材として広く使用されたため，建設業，配管業，ボイラー製造者などの職場の労働者も曝露している．さらに，石綿を取り扱う現場で作業する際の直接的あるいは間接的曝露のみではなく，家庭内曝露，環境曝露などもある．工場周辺の住民や，作業衣の埃を払ったり洗濯を行う家族にも，曝露の危険性が知られている．石綿に曝露された期間が長いほど，あるいは，吸入した量が多いほど発症しやすいと考えられる．

石綿が沈着しやすい下葉，胸膜直下の終末細気管支から肺胞領域にかけての線維化からはじまり，びまん性の間質性線維化へと進行し，拘束性換気障害，ガス交換障害にいたる．進行すれば低酸素血症，慢性呼吸不全を引き起こす．

検査・診断

胸部X線において，両側の下肺野優位に，微細線状・網状陰影を認める．疾患の進行とともに，線維化陰影は中肺野，上肺野へと広がり，線状・網状陰影は粗大となり，とくに下肺野では蜂窩肺の所見を示す．

胸膜病変を伴っていることも多く，胸部CTでは，びまん性胸膜肥厚や胸膜プラークが認められる（図4-21）．**胸膜プラーク**は壁側胸膜の石灰化によるが，下肺野，横隔膜，心臓に沿った面に認められる．石綿肺に特徴的であり，5～10％に認められる．

診断の際には，石綿への曝露歴の調査が重要であるが，石綿はきわめて多方面で使用されているため，本人が知らないあいだに曝露されていることも少なくない．肺の線維化病変に加えて，胸膜プラークなど石綿による特徴的な病変が認められれば，強く疑われる．

気管支肺胞洗浄や経気管支肺生検により，石綿

C．間質性肺疾患

繊維あるいは石綿小体が認められると，確定診断となる．

治療
喫煙は，呼吸機能の低下を促進する．また喫煙と石綿曝露は，相乗的に肺癌の発生リスクを高める．禁煙が重要である．

D. 腫瘍性疾患

1 原発性肺癌 primary lung cancer

概念
肺癌は，気管支から肺胞にいたるまでの上皮組織から発生する悪性腫瘍を指す．2014年の肺癌死亡者数は約73,000人であり，悪性腫瘍死亡の第1位となっている．

臨床像と治療法の違いから，80〜85％を占める非小細胞肺癌 non-small cell lung cancer と，約15％を占める小細胞肺癌 small cell lung cancer に分けられる．非小細胞肺癌には主に**腺癌**，**扁平上皮癌**，大細胞癌が含まれる．

症状
1) 原発巣による症状：咳，喀痰，喘鳴，呼吸困難，血痰，胸痛，食欲不振，全身倦怠感などがある．自覚症状がなく，健康診断などで偶然発見されるケースもある．

2) 隣接臓器の圧迫，浸潤による症状

a) 嗄声（させい）：縦隔側に発生した肺癌の浸潤や，縦隔リンパ節転移による反回神経麻痺が原因である．

b) 上大静脈症候群：腫瘍あるいはリンパ節転移による上大静脈の圧迫のため，顔面・頸部・上肢の浮腫，および頸静脈の怒張を生じる．

c) パンコースト Pancoast 腫瘍：肺尖部の腫瘍が上腕神経叢に浸潤した場合，肩から上肢にかけての疼痛や感覚異常を生じる．頸部交感神経まで浸潤が及ぶと，ホルネル Horner 症候群と呼ばれる片側の瞳孔縮小，眼裂狭小化を呈する．このような症状を呈する腫瘍を，パンコースト腫瘍という．

d) 癌性胸膜炎・心膜炎：癌の胸膜浸潤による炎症のため，滲出性で，ときには血性の胸水を生じる．胸背部痛を伴うこともある．大量の胸水が貯留すると，呼吸困難を呈する．癌の心膜浸潤により心嚢液の貯留をきたすことがあり，大量の心嚢液のため心タンポナーデを生じると，脈圧の狭小化，起坐呼吸，呼吸困難を呈する．

3) 遠隔転移による症状

a) 骨転移：骨転移による疼痛や病的骨折がある．

b) 脳転移：脳転移により，脳神経症状や頭蓋内圧亢進症状を呈する．頭痛，嘔気，嘔吐，痙攣，意識障害がある．

病因
肺癌発生の主要な危険因子は，喫煙である．アスベスト，タールなどの物質も発癌性が指摘されている．肺癌においてはこれまで多段階発癌説に提唱されるように複数の遺伝子変異が集積してはじめて癌になると考えられていた．近年，それとは対照的にドライバー遺伝子とは癌細胞の発生・増殖・生存の維持に関与する遺伝子で，その遺伝子のみの変異だけで癌の発症や進行にきわめて重要な役割を果たすものをいう．日本人の非小細胞肺癌，特にその中でも腺癌において，EGFR遺伝子，K-ras，EML4-ALK融合遺伝子，MET増幅/過剰発現，HER2過剰発現のドライバー遺伝子変異の頻度は，それぞれ約50％，15％，5％，4％，3％である．

検査・診断
胸部X線にて腫瘍が疑われた場合には（図4-22左），他の疾患との鑑別や，陰影の位置，性状，広がりを詳細に知るために，胸部CT検査が有用である（図4-22右）．

確定診断のために，喀痰，気管支鏡検査（図4-23），CTガイド下肺生検，リンパ節生検，胸水穿刺，胸腔鏡下肺生検などにより得られた検体の病理検査を行う．

病変の広がりの程度を病期といい，組織型と病期，performance status（PS）によって治療方針が決定される．病期診断のために，胸部や腹部の造影CT，頭部の造影MRI，骨シンチグラフィー，ポジトロン断層撮影 positron emission tomography（PET）などの検査が施行される．

腫瘍マーカーは，診断の補助や治療効果の指標として有用である．腺癌ではCEA，扁平上皮癌ではSCCやCYFRA，小細胞肺癌ではpro-GRPやNSEが特異度が高く，有用である．

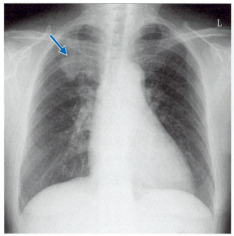
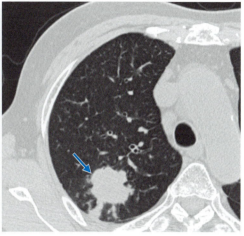

図 4-22. 肺癌
左：胸部 X 線. 肺癌像（腺癌）. 右上肺野に，4 cm 大の淡い境界不明瞭な限局性陰影（矢印）を認める.
右：胸部 CT. 右肺上葉 S2 に，3 cm 大の結節状陰影（矢印）を認め，病変の辺縁には spiculation, lobulation, pleural indentation が存在する.

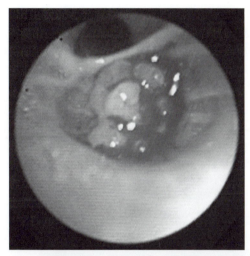

図 4-23. 腺癌の気管支鏡所見
図 4-22 と同一症例. 右 B2b 入口部に，易出血性で表面が不整な粘膜におおわれた凹凸状の結節隆起型の腫瘍を認める.

治療

1) **小細胞肺癌**：限局型 limited disease（LD）と，進展型 extensive disease（ED）に分類される. LD は病変が一側胸郭内，同側肺門リンパ節，両側鎖骨上リンパ節，両側縦隔リンパ節に限局している場合で，ED は LD を超えて進展した状態である.

LD の小細胞肺癌では，高齢者，PS 不良例，悪性胸水例を除いて，化学療法と同時に根治的胸部放射線治療を行うことが標準治療である. ED の小細胞肺癌では，化学療法が標準治療である.

2) **非小細胞肺癌**：TNM 分類をもとに，臨床病期が決定される. 病期，年齢，PS, 基礎疾患を考慮して治療方針が決定される.

標準治療として，原発巣から周囲の臓器への浸潤がなく，リンパ節転移が同側の肺門までにとどまる I, II 期では，手術が推奨されている. 縦隔リンパ節転移を認める III 期では，放射線化学療法が推奨されている. 悪性胸水や遠隔転移を認める IV 期では，PS が良好であれば化学療法が推奨される. 従来は殺細胞性の抗悪性腫瘍薬を用いた化学療法が主体であったが，最近はドライバー遺伝子変異が陽性であれば，その変異を標的とする分子標的治療を用いることが推奨され，治療により生存期間の延長が得られている. さらに癌免疫治療として PD-1 阻害薬，PD-L1 阻害薬，CTLA-4 阻害薬などの免疫チェックポイント阻害薬も登場した.

2 転移性肺癌 metastatic lung cancer

概念

諸臓器に発症した悪性腫瘍が肺に転移して生じる病態を，転移性肺癌と呼ぶ. 原発として消化器癌，肺癌，乳癌が多い.

症状

咳嗽，血痰，呼吸困難，胸痛など一般的な呼吸器症状を呈しうるが，血行性転移の場合，病変と気道の解剖学的関連性が希薄な場合が多いため，陰影に比べて症状の乏しい傾向にある．

病因

ほとんどの悪性腫瘍において，循環血液中に遊離した悪性細胞はまずはじめに肺内の毛細血管を通過するため，肺は転移しやすい臓器である．

肺への転移は血行性のほかに，リンパ行性，経胸膜性，経気道性の経路があるが，多くは血行性およびリンパ行性である．

検査・診断

胸部X線やCT検査での陰影のパターンによって，原発巣が推定できることもある（表4-8）．前立腺癌からの転移により多発性の結節状陰影を呈した症例の，胸部X線，CTを示した（図4-24）．

原発巣がすでに明らかであり，陰影のパターンから臨床診断が可能な場合には，病理診断は必ずしも必須ではない．臨床診断が困難な場合には，経気管支肺生検，CTガイド下肺生検，胸腔鏡下肺生検などが行われる．

治療

転移性肺癌の存在は，基本的に悪性腫瘍が全身性に進展したことを意味する．したがって，治療の基本は全身化学療法である．原則として，原発の悪性腫瘍に有効とされる化学療法のプロトコールが選択される．ただし，原発巣の状況や肺以外の転移の有無などにより，以下の治療法が選択される場合もある．

1）外科療法：原発の悪性腫瘍が骨肉腫や大腸癌では，外科的切除が行われる場合がある．手術適応の基準として，①患者が手術に耐えられる

表4-8. 転移性肺癌の胸部X線像

	結節型	腫瘤型	粟粒型	癌性リンパ管症型	胸膜播種・胸水型
胸部CT所見	辺縁が比較的明瞭な円形陰影．多発することが多い．血流豊富な下肺野に多い	大型の孤立性結節影．数個のこともある	小粒状陰影が，両側の肺野に散在	気管支血管束の肥厚．末梢優位の小葉間隔壁の肥厚	胸膜に多発性の小結節．胸水
原発臓器	肺癌，肝癌，舌癌，食道癌，咽頭癌，乳癌，子宮癌，腎癌，胃癌，大腸癌，膵癌	舌癌，咽頭癌，腎癌，大腸癌，悪性黒色腫，精巣腫瘍，骨肉腫	肺癌，甲状腺癌，前立腺癌	肺癌，乳癌，胃癌，膵癌，前立腺癌	肺癌，乳癌，胃癌

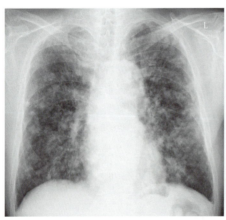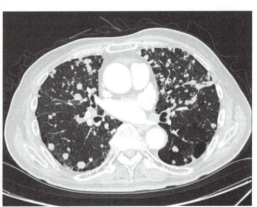

図4-24. 転移性肺癌
左：胸部X線．転移性肺癌像（前立腺癌の肺転移）．両側の肺野に，多数の結節状陰影を認める．
右：胸部CT．大小さまざまの結節状陰影を認める．陰影の辺縁は，比較的整である．

良好な状態であること，②原発巣が制御されていること，③肺以外の臓器に転移がないこと，④すべての転移病変が切除可能であること，を満たしていることがあげられる．

2）放射線療法：放射線感受性に優れる悪性腫瘍で，肺転移巣の数が少なく，かつそれらが狭い領域に集中している場合に限り，放射線療法が行われることがある．

歯科関連事項

- 口腔内の悪性腫瘍が肺内あるいは胸膜に転移する場合，頸部・縦隔のリンパ節腫脹を伴い，結節状陰影を呈することが多い．
- 原発巣が扁平上皮癌の場合には，空洞を伴うこともめずらしくない．
- 診断方法，治療方針は前記の通りである．
- 胸水貯留により呼吸困難をきたしている場合には，胸水ドレナージ，酸素吸入などの処置が行われる．

3 胸膜中皮腫 pleural mesothelioma

概念
胸膜原発の中皮細胞由来の悪性腫瘍を，悪性中皮腫と呼ぶ．

症状
胸膜中皮腫の約30〜80％に，胸水貯留がみられる．初発症状は息切れ，胸痛，咳などである．

病因
胸膜中皮腫は，**石綿**と関連の深い疾患である．最初の曝露から中皮腫発症までの潜伏期間は平均20〜40年と長く，石綿肺や肺癌より低濃度，短期間の曝露量でも発症する．

ただし石綿は多方面で使用されているため，本人が知らないあいだの曝露や，家庭内曝露，環境曝露などもあり，問診で曝露歴がはっきりしないこともある．

検査・診断
1）胸水検査：胸水は滲出性である．血性胸水は比較的少なく，40％以下である．胸水中の**ヒアルロン酸**値は診断に有用であり，カットオフ値を100 mg/l（10万 ng/ml）とすると，感度62％，特異度98％という報告がある．

2）画像検査：胸部X線では，胸水を認める．胸部CTでは，びまん性の胸膜肥厚を認め，一部に石灰化した胸膜プラークを伴っていることがある（図4-25）．

3）病理：中皮腫には，上皮型，肉腫型，二相型の3型がある．確定診断は，胸膜生検によってなされる．ブラインドの経皮生検，エコー下生検，CTガイド下生検などが行われ，診断に苦慮する場合には，胸腔鏡下生検が行われることもある．

免疫組織化学染色が補助診断として有用であり，中皮腫ではカルレチニン，WT-1，CK5/6が陽性，CEA，Leu-M1が陰性であることが多い．

4）血液検査：メソテリンは診断や治療効果のモニターに有用である．

治療
主な治療方法は，手術療法，化学療法，放射線療法である．片側の胸膜にのみ腫瘍がある，あるいは横隔膜の筋層や肺に広がっているが，リンパ節転移や離れた臓器への転移がないⅠ期やⅡ期では手術療法が考慮される．リンパ節転移や胸腔外に病変が広がっているⅢ期やⅣ期の標準治療は化学療法となる．Ⅰ期の5年生存率は約20％であるが，全病期では約10％である．

1）手術療法：病変が限局している場合は，根治を目的として胸膜肺全摘術が行われる．

2）化学療法：葉酸拮抗薬のペメトレキセドと

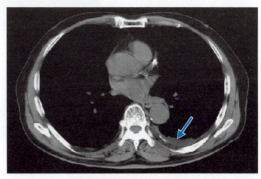

図4-25．胸膜中皮腫
胸部CT．胸膜中皮腫像．左側背側に，一部に石灰化したプラーク形成を伴った胸膜肥厚（矢印）を認める．胸膜肥厚は凹凸状で，不整が目立つ．

D．腫瘍性疾患 125

白金（プラチナ）製剤のシスプラチンとの併用療法が，大規模な臨床試験により効果が確認されている．

3）**放射線療法**：放射線療法は，疼痛軽減など緩和療法の一つとして用いられる．

E. 肺循環障害

1 肺血栓塞栓症
pulmonary thromboembolism

概　念

体静脈で形成された血栓性塞栓子により，肺動脈が急速に閉塞されることによって発症する．急性の右心不全をきたし，重症の場合にはショックに陥り，死にいたることがある．

症　状

突然の咳嗽，呼吸困難，胸痛，頻呼吸をきたす．血痰を認めることもある．下肢の浮腫，圧痛などの所見は，下肢静脈血栓症の存在を示唆する．広範囲の肺動脈に病変が及ぶ症例では，失神，ショックをきたすことがある．

病　因

塞栓の原因として，下肢や骨盤腔内の深部静脈に生じた血栓子がもっとも多い．

検査・診断

突然に発症する呼吸困難，胸痛を訴え，頻呼吸，頻脈を呈する症例に遭遇したら，本疾患を念頭に置き，胸部X線，動脈血液ガス分析，心電図を行う．

動脈血液ガス分析では，呼吸性アルカローシスおよび低酸素血症を示す．血液検査では，D-ダイマーの上昇が大部分の症例でみられ，逆にD-ダイマーが正常範囲内であれば本疾患を否定できる確率は高い．心電図では，頻脈，右脚ブロック，$V_1 \sim V_3$の陰性T波などがみられる．

確定診断には胸部造影CT検査が有用であり，肺動脈内に血栓を検出する（図4-26 上）．換気・血流シンチグラムでは，換気がある部分の血流欠損を示す**換気・血流ミスマッチ**が特徴的な所見である（図4-26 下）．また，下肢や骨盤腔の造影CTを行い，**深部静脈血栓**を確認することも重要である．

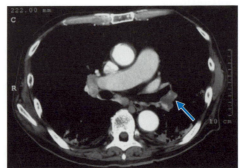

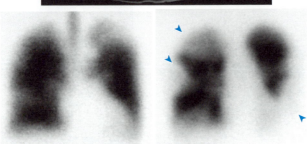

図4-26．肺血栓塞栓症
上：胸部CT．肺血栓塞栓症像．左下葉肺動脈内に，血栓（矢印）を認める．
換気シンチグラム（下左）では欠損は認められないが，血流シンチグラム（下右）では右上葉，左下葉に血流欠損（矢頭）を認め，ミスマッチの所見である．

治　療

肺血栓塞栓症に対しては，① 呼吸不全およびショックに対する治療，② 深部静脈血栓からの肺塞栓症の再発予防，の両方が必要である．

1) 呼吸不全およびショックに対する治療：呼吸不全に対しては，酸素吸入療法を行う．ショックに対しては，輸液，昇圧薬や強心薬の投与を行う．広範囲の肺血栓塞栓症，ショックや右心負荷が強い症例，血行動態が不安定な症例に対しては，**血栓溶解療法**が行われることがある．組織プラスミノーゲンアクチベーター（t-PA）を静脈内投与する．重要臓器の出血の可能性がある場合は，禁忌である．

2) 静脈血栓からの肺塞栓症の再発予防：肺血栓塞栓症は再発を起こしやすく致命的になりうるので，発症後の再発予防は重要である．静脈血栓症の再形成を抑える薬物療法と，すでに形成された血栓が肺に運ばれないようにする下大静脈フィルターによる治療がある．

a) 薬物療法：ヘパリンやワルファリンを用いた**抗凝固療法**を行う．ヘパリンは，活性化部分トロンボプラスチン時間（APTT）を基準値の1.5〜2.5倍に維持するように使用量を調整する．

ワルファリンは，Ⅱ，Ⅶ，Ⅸ，Ⅹの各凝固因子の合成阻害作用をもつ経口薬である．効果を発揮するまでに3〜5日必要とするため，はじめはヘパリンと併用し，プロトロンビン時間の国際標準化比 international normalized ratio of prothrombin time（PT-INR）を2.0〜3.0に維持するように調節する．ワルファリンの代わりにXa因子阻害薬であるリバーロキサバン，エドキサバン，アピキサバンが経口抗凝固薬として使用可能であり，これらの薬はPT-INRなどのモニタリングを必要としない．

b) 下大静脈フィルター：下大静脈にフィルターを挿入し，深部静脈からの血栓が血流に乗って運ばれることを防ぐ方法である．深部静脈血栓症の発生の危険が高いが，出血性疾患や重症外傷受傷後など抗凝固療法が禁忌である場合，合併症や副作用のために抗凝固療法ができない場合，十分な抗凝固療法にもかかわらず肺血栓塞栓症が再発する場合などに，適応となる．

入院中の患者における予防

深部静脈に血栓が形成される要因として，① 血液凝固能の亢進（先天性凝固異常症，悪性腫瘍，経口避妊薬など），② 血流のうっ滞（長時間のフライト：エコノミークラス症候群，長期臥床，下肢の麻痺，妊娠，肥満など），③ 静脈壁の損傷（手術，外傷，中心静脈カテーテル留置，カテーテル検査など），がある．入院中の症例ではこれらの要因を有していることが多いため，血栓症を発症する危険性が高い．

年齢やこれらの危険因子の個数によって，発生リスクを検討する．発生リスクが比較的低い場合は理学的予防法を選択し，高い場合にはヘパリンなどの薬物療法を併用する．理学的予防法には，早期離床および積極的な運動がある．下肢を積極的に動かし，下肢静脈の血流うっ滞を予防するように努める．臥床を余儀なくされる状況では，早期から下肢のマッサージ，自動，他動運動を行う．

また，弾性ストッキングの使用が推奨される．踵の直上からふくらはぎを圧迫することで，下肢の静脈血流をよくして血栓形成を抑えることができる．間欠的空気圧迫法と呼ばれる，反復性にふくらはぎを外部から圧迫する方法も有用である．

薬物による予防では，ヘパリンやワルファリンを用いる．Xa因子阻害薬も使用可能である．

F.　胸膜疾患

1 　気　胸 pneumothorax

概　念

肺から胸腔内に漏れた空気により肺が圧迫され虚脱をきたす病態を，気胸という．外傷性気胸と，明らかな原因がなく発症する自然気胸に分けられる．

症　状

胸痛と呼吸困難，咳嗽が主な症状である．胸痛は突然発症することが多い．

病　因

自然気胸は，臓側胸膜下の**気腫性嚢胞（ブラ，ブレブ）**が破裂し，臓側胸膜に孔があいて気胸が起こる．明らかな肺疾患のない健康な人に起こる特発性自然気胸と，肺疾患が基礎にある人に起こ

F.　胸膜疾患　　127

る続発性自然気胸に分けられる．前者は，やせた若い男性に多い．

続発性自然気胸の基礎疾患として，肺結核，肺気腫症，塵肺，特発性肺線維症，肺リンパ脈管筋腫症，AIDSに伴うニューモシスチス肺炎，異所性子宮内膜症など，肺囊胞を生じる疾患があげられる．

外傷性気胸は，穿通性の外傷により，創から胸壁を通過して空気が直接胸腔内に入り込み気胸を発症する．さらに臓側胸膜も穿通されていることが多く，空気は肺胞からも胸腔内に入り込む．非穿通性の外傷の場合，肋骨の骨折により位置がずれ，臓側胸膜を損傷すると気胸を発症する．外傷性気胸の多くは，胸腔ドレナージ治療が必要である．医療行為に関連，合併して発症する気胸を，医原性気胸という．侵襲的な医療手技の普及に伴い，増加している．原因として多い手技は，経胸壁肺生検，中心静脈ライン確保の際の鎖骨下静脈穿刺，胸腔穿刺である．鎖骨下静脈カテーテル挿入後の医原性気胸の発症率は，平均およそ2%である．人工呼吸治療における高い吸気圧や気道内圧も気胸の原因となる．医原性気胸を生じうる手技や処置の後，息切れや呼吸困難を訴えた場合には，胸部X線で発症の有無を確認する．病状によっては，仰臥位で撮影されることがあるが，この体位の場合，胸腔内に漏れた空気が集まる部分が肺尖の上部ではないため，気胸の識別が困難であることが多い．仰臥位撮影では気胸を発症した側の横隔膜の切れ込みが深くなる所見（deep sulcus sign）が診断に有用である．

検査・診断

虚脱側では，呼吸音の減弱をきたす．胸部X線にて，虚脱した肺と周囲の透過性の亢進を認める（図4-27）．胸部CTにより，ブラやブレブを確認することができる．

治療

肺の虚脱度によって，治療方針を決める．①軽度：肺尖が鎖骨レベルか，それより頭側にある，②中等度：軽度と高度の中間，③高度：全虚脱かそれと同等，に分類し，軽度の場合は安静で経過を観察する．

中等度で症状が乏しい場合は経過を観察するか，あるいは脱気を行うが，症状が強い場合や虚

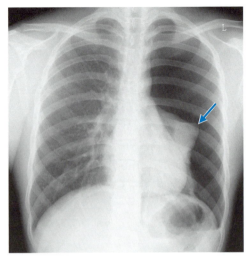

図4-27．自然気胸
胸部X線．自然気胸像．左側の胸腔の透過性亢進を認める．透過性亢進部は無血管部であり，肺実質がないことがわかる．肺門に連続して虚脱した肺（矢印）が，低吸収領域として認められる．

脱率が高度の場合は，胸腔ドレナージが必要である．再発を繰り返す例，胸腔ドレナージ治療で空気漏れの持続する例，血胸例などは，手術の適応になる．最近は，侵襲の少ない胸腔鏡による手術が行われることが多い．

G．呼吸調節障害

1 睡眠時無呼吸症候群
sleep apnea syndrome（SAS）

概念

無呼吸とは，鼻と口での気流が10秒以上停止する，すなわち，呼吸が止まっている状態を示す．睡眠中には健常者においても無呼吸がみられるが，睡眠1時間あたりに一定の回数以上無呼吸が認められる状態を，睡眠時無呼吸症候群（SAS）と呼ぶ．

SASは，呼吸中枢が障害され呼吸筋への出力が消失するために起こる中枢型，上気道の部分的または完全閉塞により呼吸異常をきたす閉塞型と，両者の混ざり合った混合型，に分類される．中枢型では，無呼吸のときに胸郭，腹壁での呼吸運動がみられない．一方，閉塞型では鼻と口での

気流が停止しているにもかかわらず，呼吸運動が認められる．わが国では，潜在患者も含めると成人の約 2% が SAS であると推定されている．

睡眠中の無呼吸は，低酸素血症，高炭酸ガス血症や呼吸性アシドーシスを引き起こす．また，無呼吸が続くと息苦しさ，あるいは呼吸を再開させるために，睡眠から覚醒反応が起こる．頻回な無呼吸と覚醒反応の繰り返しのため，睡眠中の交感神経の活性は高まり，高血圧，不整脈，虚血性心疾患，うっ血性心不全や脳血管障害の発生要因となりうる．

睡眠の分断化や熟睡感が得られないことから，昼間の異常な眠気をもたらし，QOL を低下させたり，抑うつ状態，知的能力・作業能率の低下，さらには，交通事故や産業事故を引き起こすなど，社会問題にまで発展しうる．

症　状

SAS の症状として，習慣性の大きないびき，頻繁に寝返りをうつなど体動の多い睡眠，昼間の強い眠気や居眠り，熟睡感がないこと，起床時の頭痛，などがあげられる．

病　因

SAS には先にあげた三つのタイプがあるが，大部分は**閉塞型睡眠時無呼吸症候群 obstructive sleep apnea syndrome（OSAS）**である．仰臥位に寝ると，重力によって軟口蓋や口蓋垂，舌根部が沈下し，上気道は少し狭くなる．さらに睡眠中には，上気道を構成しているオトガイ舌筋などの筋肉が弛緩するため，上気道はさらに狭くなる．

健常人では，いびきをかく程度に気道が狭くなることはあっても呼吸はできるが，扁桃肥大や肥満がある人や，もともと気道が狭い人では，睡眠中に咽頭開大筋の緊張が緩むと，容易に気道が閉塞して無呼吸となる．

検査，診断

1）**夜間睡眠検査**：SAS の確定診断や，タイプ，重症度を判定するために，**ポリソムノグラフィー polysomnography（PSG）**と呼ばれる睡眠検査が行われる．睡眠中の脳波，眼電図，下あごのオトガイ筋の筋電図，口や鼻の気流の有無，胸郭や腹壁の呼吸運動，心電図，動脈血酸素飽和度などを連続的に記録し，分析する．

2）**診　断**：無呼吸とは，口鼻気流が 10 秒以上停止する状態と定義されている．睡眠 1 時間ごとに認められる無呼吸の回数は**無呼吸指数**と呼ばれ，無呼吸指数が 5 以上，かつ，日中の異常な眠気もしくは SAS に基づく臨床症状がみられる場合に，SAS と診断される．

3）**重症度**：日中の眠気の程度，あるいは無呼吸指数が重症度の指標となる．

日中の眠気では，眠気が出たり，気づかずに眠ってしまうことが，あまり集中していないとき（テレビをみているときや読書）に出現するのを軽症，多少集中が必要なとき（コンサート，会議，発表などに参加しているとき）に出現するのを中等症，かなり集中を必要とする活動時（食事中，会話中，歩行時，運転時）にも出現するのを重症とする．

また，無呼吸指数が 5〜15 を軽症，15〜30 を中等症，30 以上を重症とする．

治　療

治療法は，睡眠中の低酸素血症の程度，重症度，合併症などを考慮して選択される．扁桃肥大が著明で，それが明らかに OSAS の原因となっている場合には，扁桃摘出術を優先させる．幼少児では口蓋扁桃や咽頭扁桃（アデノイド）の肥大による閉塞型が多く，摘出術により効果が報告されている．成人では，肥満があればまず減量が勧められる．さらに以下の治療法がある．

1）**経鼻的持続気道陽圧療法**：現在，OSAS の治療法としてもっとも普及しているのが経鼻的持続気道陽圧療法 nasal continuous positive airway pressure（**nCPAP**）である．nCPAP は，睡眠中に鼻に装着したマスクを介して持続的に空気を流し，気道内を陽圧に保つことで上気道の閉塞を取り除く治療法である．nCPAP は適切に行われれば，ほぼ完全に睡眠中の上気道の閉塞が予防され，熟睡が得られる．現在もっとも有効な治療法であり，健康保険が適用されている．

しかし，nCPAP は根本的な治療ではなく，毎晩機器を装着する必要がある．また，装着に伴う不快感，圧迫感，口渇感，鼻粘膜の乾燥，刺激などを訴え，治療になじまないこともある．

2）**口腔装具**：下顎を前方に押し出すように固定する歯科装具を用いると，仰臥位になったときの上気道の狭小化が予防され，いびきや無呼吸が軽減することがある．この装具は一種のマウスピ

ースであり，個々の患者の歯型に合わせて作製する．軽症から中等症までのOSASか，あるいは，nCPAPの治療継続が困難な症例での交代療法としての位置づけと考えられている．

3）**口蓋垂軟口蓋咽頭形成術**：口蓋垂軟口蓋咽頭形成術 uvulopalatepharyngoplasty（UPPP）とは，口蓋垂を切除し，咽頭部の脂肪や軟部組織を取り除いて上気道を拡大する手術である．軽症から中等症までのOSASに，有効な場合がある．

歯科関連事項

・日本人は白人に比べ，頭蓋骨格が前後に短く，上下に長い傾向にあり，咽頭腔が細長く閉塞しやすいため，顎顔面形態がOSASの発症に関与していることも多く，歯科口腔外科的治療の効果が期待される．

・上述の口腔装具はnCPAPと比較して違和感が少なく，携帯および使用が容易であり，コンプライアンスが良好である．ただし，口腔装具を維持安定できるだけの十分な数の健全歯があることが望ましい．

・小下顎症や下顎後退症では舌根沈下をきたしやすく，それがOSASの原因となる場合には，下顎前方移動術が有効な場合がある．

---

② 過換気症候群
hyperventilation syndrome

概　念

過大なストレス（心身に負荷のかかった状態）によって心身の適応が破綻し，さまざまな身体的症状を呈することがある．過換気症候群は，その一つである．心理的，情緒的原因を抱えている若い女性に多い．

過換気はいろいろな器質的疾患によっても引き起こされるが，器質的疾患によらず心理的要因を背景に誘発される場合を，一般的に過換気症候群と呼ぶ．

症　状

強い不安を訴え，突然，息苦しい，空気が十分に吸えないなどと感じ，次第に深くて速い呼吸が

表4-9. 過換気症候群の臨床症状

呼吸器症状	呼吸困難（吸気不全感），頻呼吸，胸部絞扼感，窒息感
循環器症状	胸痛，胸部圧迫感，動悸，頻脈，不整脈
神経・筋症状	四肢・顔面（口周囲など）・全身のしびれ・冷感，筋けいれん，振戦，手指筋肉のこわばり・硬直，てんかん発作，めまい，一過性失神，頭痛
消化器症状	悪心，上腹部痛，口渇，嚥下困難，腹部膨満
精神症状	不安感，神経質
全身症状	疲労感，不眠，多汗

現れる．動悸，胸痛などを伴い，さらに手足の先や顔，唇の周りのしびれ感，手足の突っ張る感じや硬直などが現れ，けいれん発作を起こすことがある．ほかにも，多彩な症状を呈することがある（表4-9）．

病　因

発作的に過換気状態となり，みずからの意志でそれを止めることはできずに持続する．過剰な換気が続くと，酸素の取入れが増加するとともに，二酸化炭素の排出が多くなりすぎて動脈血中の二酸化炭素が減少し，筋肉のこわばりなどのアルカローシスの症状を伴う．それらの症状が，不安，緊張をさらに強め，さらに過換気を増長させ悪循環を形成する．

検査・診断

発作性に過呼吸を起こし，表4-9の多彩な症状を伴えば，本症候群を疑う．確立された診断基準はないが，一般的には以下の①～⑤などで診断される．

① 不随意的な過呼吸発作を認める．
② 過呼吸に伴い，多彩な症状を呈する．
③ 努力性過呼吸により，3分以内に同様の症状が誘発される．
④ 紙袋再呼吸法（後述）や二酸化炭素の吸入により，症状が改善する．
⑤ 器質的疾患がない．

動脈血液ガス分析では，$Paco_2$の低下とpHの上昇（呼吸性アルカローシス）を示す．

ただし，過換気はいろいろな器質的疾患（表4-10）によっても引き起こされることがあり，そ

表 4-10. 過換気の誘因となる器質的疾患

呼吸器疾患	気管支喘息，自然気胸，間質性肺炎，肺炎，肺血栓塞栓症，肺水腫
心血管系疾患	うっ血性心不全，低血圧
代謝性疾患	アシドーシス（糖尿病性，腎性，乳酸性），甲状腺機能亢進症，ポルフィリン症
脳神経・精神疾患	不安神経症，ヒステリー，パニック障害，てんかん，脳腫瘍，脳血管障害，脳炎，髄膜炎
薬剤誘発性	アセチルサリチル酸，メチルキサンチン誘導体，β_2刺激薬，プロゲステロン，アルコール，カフェイン，ニコチン，コカイン
その他	熱中症，発熱，敗血症，疼痛，妊娠，肝不全

の中には，早期に精査・治療を必要とする疾患もある．ときに重篤感があるため，本症候群を念頭に置きながら，器質的疾患との鑑別を迅速に行うことが大切である．とくに熱中症，運動誘発性喘息，自然気胸，肺血栓塞栓症，心不全，狭心症，発作性頻拍症，貧血，低血糖，薬物中毒（アスピリンなど）との鑑別が重要である．

治療

1）発作時：本症候群の根底には不安定な情動があるので，不安の除去が重要である．生命に危険のないこと，機能的疾患であることを説明する．

発作時には混乱してパニック状態になりがちなので，落ち着かせ，ゆっくり呼吸させる．鼻からゆっくり吸って，口から吐くようにするとよい．

改善のない場合，紙袋を口と鼻に当てて，呼気の混じったガスを吸入させるペーパーバッグ再呼吸法（紙袋再呼吸法）が従来から行われてきた．呼気中の二酸化炭素を吸入させることにより，呼吸性アルカローシスを是正することが目的である．最近は以前よりも推奨されなくなってきている．過換気からの回復期に低換気や無呼吸の時期を経るため，低酸素血症を引き起す危険性があることが理由にあげられる．施行する場合は，密着する袋（ビニール袋）は避け，隅に数 cm 角の穴をあけた紙袋で口・鼻を覆う際は密封せず，SpO_2をモニターしながら行う．

上記の処置にても改善のない場合は，血圧などのバイタルサインをチェックしながら鎮静薬を使用して，発作を鎮める．

症状がある程度落ち着いてきたら，器質的疾患ではなく，発作が起こっても制御できることを説明する．病態について十分に理解してもらうことは，不安感を取り除き，再発を防ぐ意味でも大切である．

2）安定期もしくは非発作時：再発を防ぐためには，発作でないときの治療が大切である．治療は，カウンセリングや精神療法などの心理的治療が基本になるが，精神科薬物（抗不安薬，抗うつ薬，β遮断薬など）を併用する場合もある．発作を引き起こしやすい状況を断ち切るような対策を立てることが，大切である．

歯科関連事項

・歯科治療時の不安，緊張，精神的ストレスが誘因となって，過換気発作が起こることも少なくない．不安そうなときには，治療前に安心感を与えることが大切である．

・診療中に発作が起こった場合は，起坐位にして落ち着かせ，ゆっくり呼吸させる．

・改善のない場合は，前記の紙袋再呼吸法を試みる．それでも改善のない場合は，血圧などのバイタルサインをチェックしながら，鎮静薬を使用（ジアゼパム 5〜10 mg をゆっくり静脈内注射）して，発作を鎮める．

H. 呼吸不全

概念

呼吸機能の低下によりガス交換が障害され，室内気吸入下においてPaO_2が 60 Torr 以下の低酸素状態を呼吸不全 respiratory failure という．経過により急性呼吸不全，慢性呼吸不全に分けられる．また，$PaCO_2$の上昇を伴わない I 型呼吸不全（$PaCO_2 \leqq 45$ Torr）と，$PaCO_2$の上昇を伴う II 型呼吸不全（$PaCO_2 \geqq 45$ Torr）とに分けられる．

症状

低酸素血症に陥ると，不穏，頭痛，頻脈，見当識障害，チアノーゼを認め，高度の低酸素血症で

H. 呼吸不全　131

は，意識障害や組織の低酸素状態による臓器機能不全をきたす．

$Paco_2$ の上昇は，呼吸性アシドーシスを招来し，羽ばたき振戦や意識障害をきたす．

病　因

ガス交換障害の原因には，① 肺胞低換気，② 拡散障害，③ 換気-血流比の不均等，④ シャントの増加，がある．Pao_2 の低下は① ～④ のいずれの場合も認められるが，$Paco_2$ の上昇をきたすのは① 肺胞低換気のみであり，原因疾患として，呼吸筋が障害される神経・筋疾患や，COPD，肺結核後遺症などの慢性呼吸器疾患が急性増悪をきたした場合，などがある．

検査・診断

臨床的に呼吸不全が疑われた場合には，動脈血ガス分析を行う．pH，Pao_2，$Paco_2$ が測定され，低酸素血症や $Paco_2$ の上昇の有無，pH から，病態の把握や治療方針を検討する．

パルスオキシメーターにより Spo_2 の低下が認められたり，動脈血ガス分析の結果 Pao_2 の低下や $Paco_2$ の上昇が存在する場合には，原因検索のため，胸部 X 線などの検査を施行する．

治　療

低酸素状態に対しては，酸素を投与して低酸素血症を改善させる．$Paco_2$ の上昇を伴わない I 型呼吸不全では，無条件に酸素を投与しても支障はないが，$Paco_2$ の上昇を伴う II 型呼吸不全では，急に高濃度の酸素を投入すると，さらに急激な $Paco_2$ の上昇を招き pH が著明に低下して意識障害，いわゆる **CO_2 ナルコーシス**をきたす危険性があり，低濃度の酸素投与から開始する．

酸素投与には鼻カニューラ，ネーザルハイフロー，酸素マスク，リザーバー付酸素マスクなどの器具を用いる．ネーザルハイフローを用いると加湿・加温された高流量の酸素を鼻から供給することができる．酸素流量と得られる吸入気酸素濃度（F_IO_2）を，表4-11に示す．これらの酸素投与によっても低酸素血症が改善しない場合や，CO_2 ナルコーシスをきたしてしまう場合には，人工呼吸器による換気補助療法が必要になる．導入の目安としては，マスクで十分量の酸素を投与しても Pao_2 が 60 Torr 未満，あるいは Spo_2 が 90％ 未満の場合，重度の呼吸性アシドーシスや意識レベル

表4-11. 酸素投与法と得られる吸入気酸素濃度（F_IO_2）

酸素投与法	酸素投与量	F_IO_2
鼻カニューラ	1 l/分	24%
	2 l/分	28%
	3 l/分	32%
	4 l/分	36%
	5 l/分	40%
酸素マスク	8 l/分	60%
リザーバー付酸素マスク	10 l/分	80%以上
ネーザルハイフロー	30～60 l/分	21～100%

の低下が認められる場合である．

換気補助療法には，非侵襲的陽圧換気療法 non-invasive positive pressure ventilation（NIPPV）と，従来の気管内挿管による侵襲的な人工換気法がある．NIPPV の場合，pH < 7.35，$Paco_2 >$ 45 Torr が導入の目安であり，さらに重症の pH < 7.25，$Paco_2 >$ 60 Torr である場合や，NIPPV が失敗あるいは適応でない場合，気道確保が必要な場合には，挿管による人工換気の適応となる．

NIPPV は侵襲が少なく，生存率の改善，ICU 滞在期間の短縮，院内肺炎率の低下などの長所が知られ，近年使用頻度が高まっている．一方，NIPPV ができない場合は挿管による人工換気が必要になるが，**人工呼吸器関連肺炎**，気胸などの合併症や離脱困難などの問題がある．

歯科関連事項

・高齢者では呼吸機能が低下しており，また COPD などの慢性呼吸器疾患を合併していることが多い．歯科治療にあたっては，問診であらかじめ呼吸器系疾患の有無，咳，痰，息切れ，呼吸困難などの症状がないかを確認しておく．

・低酸素血症の有無を知るために，パルスオキシメーターで Spo_2 を測定する．慢性呼吸不全を有していたり，Spo_2 の低下を認める場合には，治療前に内科主治医に相談しておくことが大切である．

・歯科治療中は，血圧とともに Spo_2 を持続的にモニターすることが勧められる．

・慢性呼吸不全のある場合，歯科治療中の息こらえなどで容易に Spo_2 が低下することがあ

る．その場合は，治療を中断してもっとも楽
な体位にし SpO_2 が回復するのを待つか，あ
るいは酸素吸入を行う必要がある．
・また，わずかの誤嚥や短時間の咳込みによっ
ても著しい呼吸困難，低酸素血症に陥ること
があるため，咳嗽反射，咽頭反射の低下があ
る場合は，注水下の処置により，誤嚥しない
ように注意が必要である．

第5章 消化管疾患

A. 消化管の構造と機能

1 咽　頭 pharynx

　咽頭は，上，中，下咽頭に分けられる（図5-1）．下咽頭の最下端は，喉頭により押されて左右の梨状窩に分けられる．下咽頭と食道との境界は上部食道括約筋と呼ばれ，その主役は輪状咽頭筋である．嚥下動作で，喉頭蓋が後方に倒れて喉頭を塞いで気管への食物の誤嚥を防ぎ，輪状咽頭筋が瞬間的に弛緩して食物が食道に送られる．

　中下咽頭から食道入口部の粘膜は，迷走神経と舌咽神経の支配により，咽頭後壁の刺激で嘔吐反射が起こる．

2 食　道 esophagus

　咽頭と胃を連絡する長さ約25 cmの管で，頸部食道，胸部食道，腹部食道に区分される（図5-2）．食道壁は，粘膜（重層扁平上皮），粘膜筋板，粘膜下層，筋層（内輪・外縦筋層），外膜からなり，漿膜を欠く．食道の筋層は，外縦筋の発達が強く，上部1/3では横紋筋で，次第に平滑筋に移行する．横紋筋部における嚥下後の食物の素早い移動後，平滑筋による蠕動運動が開始される．食道粘膜は，胃噴門の少し口側で，胃の腺上皮に移行する．こ

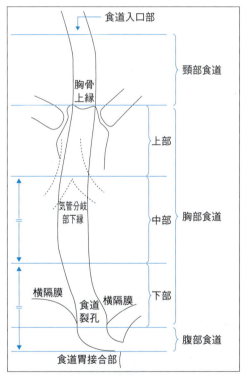

図 5-2．食道の各部の名称
(「日本食道癌学会編：食道癌取扱い規約，第11版，p.7，2015，金原出版」より許諾を得て一部改変して転載)

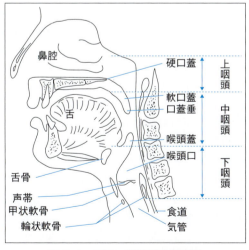

図 5-1．口腔・咽頭部の断面像

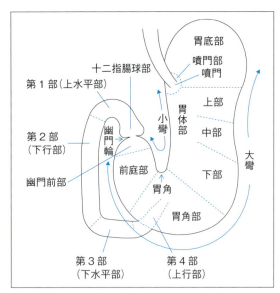

図 5-3. 胃・十二指腸各部の名称

の部位を，食道胃粘膜接合部 esophago-gastric junction（EGJ）と呼ぶ．食道下端の内輪筋層は下部食道括約筋部 lower esophageal sphincter（LES）といわれ，食道通過に伴う弛緩と胃内容の食道への逆流を防止している．

なお，食道には，食道入口部，気管分岐部，横隔膜貫通部の 3 ヵ所の生理的狭窄部がある．

3 胃 stomach

食道と十二指腸とのあいだに介在する嚢状の器官である．胃の各部の名称は，図 5-3 に示す．

胃壁は，粘膜（単層円柱〜立方上皮），粘膜下層，筋層（内斜・中輪・外縦筋層），漿膜下層，漿膜の 5 層からなる．粘膜は口側から噴門腺粘膜，胃底腺（固有胃腺）粘膜，幽門腺粘膜に区分される．

胃底腺にはペプシンを分泌する主細胞，塩酸を分泌する壁細胞，粘液を分泌する副細胞が存在し，噴門腺，幽門腺は粘液を分泌する．幽門腺には，胃酸分泌を促進する消化管ホルモンであるガストリンを分泌する G 細胞が存在する．

4 小腸 small intestine

胃に続く腸管で，全長約 6〜7 m である．口側から十二指腸，空腸，回腸に分けられる．小腸は食物の消化，吸収にあたる．

a. 十二指腸 duodenum

球部から十二指腸空腸曲（トライツ靱帯 ligament of Treitz）までの約 25〜30 cm の腸管である．前面は腹膜でおおわれ，後面は後腹膜に密着する．図 5-3 の各部に分けられ，**下行部には総胆管や膵管が開口するファーター Vater 乳頭がある**．

粘膜面には多数の輪状ひだ（ケルクリング Kerckring 皺襞）があり，壁は胃と同様に 5 層からなり，粘膜表面には絨毛がみられる．球部から主乳頭付近までの粘膜下層には，ブルンネル Brunner 腺があり，重炭酸などを分泌する．十二指腸粘膜からは，セクレチン，コレシストキニンという消化管ホルモンが分泌され，前者は膵外分泌を促進し，後者は胆嚢収縮に関与する．

b. 空腸 jejunum，回腸 ileum

小腸は，トライツ靱帯から回盲部（バウヒン Bauhin 弁）までをいい，腸間膜により後腹膜に固定されており，可動性がある．口側 2/5 が空腸（左上腹部），下側 3/5 が回腸（右下腹部）である．バウヒン弁は，逆流を防止している．

粘膜面には多数の輪状ひだがあり（空腸＞回腸），絨毛が密生する．絨毛間には，粘液と消化酵素を分泌する小腸腺（リーベルキューン Lieberkühn 腺）が開口する．回盲部近くの回腸になると，ケルクリング皺襞や絨毛が目立たなくなり，逆にリンパ濾胞の集合したパイエル Peyer 板が，扁平な隆起として多数認められる．糖，蛋白，脂肪などの栄養素は，絨毛の発達した十二指腸や小腸上部でほとんど吸収される．小腸粘膜からは，セロトニンという消化管ホルモンが分泌され，消化管運動促進，腸液分泌亢進に関与している．

c. 大腸 large intestine

盲腸，上行結腸，横行結腸，下行結腸，S 状結腸，直腸よりなり，全長約 1.5 m である（図 5-4）．上行結腸と下行結腸は腸間膜で固定されているが，横行結腸と S 状結腸は固定されていない．

盲腸には，虫垂が付着する．結腸の外縦筋層の一部が肥厚して，腸管の縦軸方向にひも状構造をなす（結腸ひも）．結腸壁はこのひもにより縦軸方向に短縮され，結腸膨起 haustra coli と結腸半月ひだをつくる．直腸は，半月ひだはないが，上，中，下の直腸皺襞（ヒューストン Houston 弁）

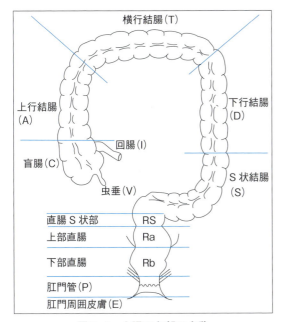

図 5-4. 大腸の各部の名称
(「大腸癌研究会編：大腸癌取扱い規約，第 8 版，p.8，20B，金原出版」より許諾を得て転載)

がある．中直腸皺襞部が腹膜翻転部で，ここで上部直腸と下部直腸に分かれる．直腸の前方（腹側）に，男性では膀胱，前立腺，精嚢が，女性では子宮，膣が存在する．直腸と子宮のあいだのくぼみを，直腸子宮窩（ダグラス Douglas 窩）と呼ぶ．

粘膜は絨毛を欠き平滑で，粘液を分泌するリーベルキューン腺が存在する．大腸では，水分の吸収に続いて便が形成されるが，栄養素の吸収はほとんど行われない．

B. 主要症候と病態生理

1 腹　痛 abdominal pain

a. 種　類

腹部に感じる疼痛の総称を，腹痛という．腹痛は，発生機序から内臓痛，体性痛，関連痛に分けられる．

内臓痛とは，内臓自体に基づく疼痛で，臓器の伸展，痙攣，虚血などによって起こる鈍い痛みであり，腹痛の大部分を占める．疼痛部位は，正中線上に対称性に認めることが多く，局在性に乏しいことが特徴である．管腔臓器である腸管由来の疼痛は，間欠的，周期的であることが多い．

体性痛とは，壁側腹膜，腸間膜，横隔膜の刺激による疼痛で，同部の炎症や機械的刺激によって起こる．内臓痛に比して疼痛は鋭く，疼痛部位は非対称的であり，限局していることが多い．呼吸時や体動時に疼痛が増強することが多い．

関連痛とは，内臓知覚反射ともいい，内臓痛が強いときにそれに伴って訴えるもので，各臓器により一定した皮膚領域（ヘッド Head の知覚過敏帯）に感じられる．腹部疾患では，腹部以外の関連痛を放散痛と呼んでいる．

腹痛の性質からは，疝痛（コリク colic），持続する強い疼痛，鈍痛に分けられる．**疝痛は，管腔臓器平滑筋の痙攣に基づいて周期的に繰り返す痛み**である．持続する強い疼痛は，臓器の穿孔，破裂，急性腹膜炎などにみられる．軽い持続痛は，鈍痛という．

b. 臓器別にみた疼痛の特徴

消化管疾患に基づく疼痛は，食事の摂取や排便に関連して起こることが多いのが特徴である．

1. 食道疾患

嚥下痛として自覚する．食道上部の疾患では頸部に，下部では前胸部中央から剣状突起の後方，ときに背部中央に感じる．一般に，胸やけ，あるいは絞られるような感覚を伴う．

2. 胃・十二指腸疾患

一般に，胃疾患に由来する疼痛は，心窩部中央からその左寄りに，十二指腸疾患では心窩部中央から右寄りに感じられる．**胃炎の痛みは，食直後に増強することが多い．胃・十二指腸潰瘍では，食後数時間後，あるいは夜間，早朝などの空腹時に起こることが多く，食事摂取により疼痛が軽減，消失するのが特徴である．**

3. 小腸疾患

小腸の炎症や狭窄により生じ，疝痛として 2～3 分間の周期で繰り返す．疼痛の部位は，臍部を中心としている．

4. 大腸疾患

小腸と同様に，炎症や狭窄による腸管の痙攣などによって疝痛が出現する．右側結腸由来のものは右側に，左側結腸由来のものは左側に，S 状結腸以下のものは下腹部に疼痛が感じられる．

B. 主要症候と病態生理　137

2　食欲不振 anorexia

　食欲は視床下部にある摂食中枢と満腹中枢，さらに視床や大脳皮質により調節されている．食欲不振は，消化器以外の疾患の部分症状や中毒によってもみられる．消化器疾患においては，多少とも他の消化器症状を伴う場合が多い．器質的疾患がなく，精神的な要因からでも現れる．

3　悪心 nausea，嘔吐 vomiting

　悪心は嘔吐の前駆症状であるが，悪心のみで終わることもあり，また悪心なしで突然嘔吐することもある．**消化管の刺激で起こる反射性の嘔吐と，上位中枢からの刺激で起こる中枢性嘔吐は区別する**必要がある．

　消化管疾患では，咽頭から直腸までのすべての部位における刺激，炎症，機械的な障害で起こる．幽門狭窄では，吐物に大量の食物残渣が混じり腐敗臭を伴い，腸閉塞では吐物が糞臭を帯びる．

　消化管疾患以外の原因としては，脳腫瘍，脳出血，髄膜炎による脳圧亢進時や緑内障，心不全，精神病，薬物中毒などがある．

4　腹部膨満感 abdominal full sensation

　腹部全体が膨隆する肥満，腹水，鼓腸（腸内ガスの貯留），宿便，妊娠と，限局性の腫脹である腹部腫瘤が原因となる．

5　胸やけ heart burn，げっぷ belching

　胸やけは，前胸部胸骨下または上腹部に認められるやけるような感じで，一般に強酸である胃液が食道内に逆流することによって起こる．

　げっぷ（おくび，噯気）は，胃の中に溜まったガスが口外に出たものであり，正常人にもみられる．空気の嚥下量が多いときには呑気症 aerophagy といい，神経質な人に多い．酸性おくび（呑酸）は，酸性の胃液が口腔内に逆流してくることをいう．

6　嚥下困難 dysphagia

　食物の胃までの通過が円滑でない状態をいう．舌が食物を咽頭内へ圧排していく嚥下第1相の障害，食道入口部が開き食物が食道にいたる嚥下第2相の障害，食物が食道および噴門を通過して胃に達するまでの嚥下第3相の障害に分けられる．第1相は随意的な運動であるが，第2，第3相は不随意的運動である．

　器質的な嚥下障害は，口腔から胃にいたるまでの良・悪性の腫瘍，異物，炎症，外部よりの圧排が考えられる．

　日常臨床では，機能的なものが器質的なものより多くみられる．

7　吐血 hematemesis，下血 melena

　一般に吐血とは，トライツ靱帯より口側の上部消化管からの急速で大量の出血が原因で起こる．下血は，口腔から直腸までの全消化管からの出血が原因で起こり，典型的な**タール状の黒色便 tarry stool** から，**新鮮血の排出を意味する血便 bloody stool** までを含めて，便の色にかかわらず便に血液を混じて排泄することをいう．

　吐血には下血を伴うが，下血には必ずしも吐血を伴わない．吐血において，血液が胃内にとどまっていた場合は，鮮血色のヘモグロビンは胃酸でヘマチンに変化するため，いわゆるコーヒー残渣様の黒褐色に変化する．

　吐血の原因疾患としては，胃・十二指腸潰瘍，食道静脈瘤，胃癌などがある．

　下血における血液の色調は，出血部位，出血量，出血速度，腸管内通過時間の影響を受ける．出血部位が上部にあれば黒色，下部にあれば赤色で，出血速度や腸管通過時間が遅ければ黒色，早ければ赤色となる．大量・急速な出血では，食道，胃，十二指腸からの出血でも赤色の下血となる．新鮮血が有形便に付着しているときは，下行結腸より肛門側の出血であり，血液が便に混入しているときは，横行結腸より口側の出血であることが多い．

　下血の原因疾患としては，吐血をきたす疾患に加え，小腸，結腸，直腸，肛門の炎症や腫瘍などがある．

8　下　痢 diarrhea

　非固形便の排泄回数の増加であり，下痢にも種々の段階がある．排便回数も頻回で**裏急後重（しぶり腹 tenesmus）**を伴うものから，1日2〜3回の便通でとくに訴えのないものまである．さまざ

まな原因により，小腸・大腸における腸管内容の水分過剰，腸管運動の亢進，腸液分泌の亢進が起こり，これら3因子が関与して下痢が生じる．

急性下痢を起こす原因疾患として，腸管の急性伝染性疾患（コレラ，細菌性赤痢など），非伝染性の急性胃腸炎，食中毒がある．慢性下痢をきたすものには，胃疾患では胃切除や無酸症，膵疾患では慢性膵炎や膵癌，腸疾患では慢性腸炎，腸結核，潰瘍性大腸炎やクローンCrohn病などのほか，甲状腺機能亢進症がある．

これら器質的疾患によるものが多いが，過敏性腸症候群などの機能的疾患においても慢性下痢をきたす．

9 便　秘 constipation

便の排泄に困難を生じる状態を指す．通常は異常に固くて水分が少ない糞便を3〜4日以上に1度排便する状態であるが，排便が毎日あっても，固くて量が少なく排便に困難を感じる場合は便秘として扱う．

便秘の病因は，器質性便秘，機能性便秘，症候性便秘，薬物性便秘に分けられる．大部分の便秘は機能性便秘で，大腸の運動・緊張の減退した場合（弛緩性便秘），あるいは逆に局所的な痙攣を伴う緊張の亢進した場合（痙攣性便秘），および排便反射が鈍っている場合に起こる．

器質性便秘は大腸の腫瘍や炎症による狭窄により起こり，症候性便秘は脊髄損傷や甲状腺機能低下症などの場合に，薬物性便秘は抗うつ薬，抗コリン薬，麻薬などの投与によって生じる．

10 腹部腫瘤 abdominal tumor

臨床的な症候としての腹部腫瘤は，腹部諸臓器の器質的疾患を示唆する，きわめて重要かつ確実な他覚所見といえる．

主なものをあげると，心窩部では胃・膵臓の腫瘍，右季肋部では肝・腎臓の腫瘍，左季肋部では脾・腎臓の腫瘍，右下腹部では上行結腸癌，遊走腎，左下腹部ではS状結腸癌，下腹部中央では尿で緊満した膀胱や子宮筋腫などがある．

C. 検 査 法

1 理学的検査

腹部の診察は，視診，触診，打診，聴診により行われる．これらにより，その病変部位や病変の重症度を判定し，以後の検査および治療方針の参考にする．

a. 視　診

腹部膨隆，腹部陥凹，手術瘢痕，色素沈着，腹壁静脈の怒張，蠕動不穏（消化管に狭窄があるとき，腹壁を通して腸管の著明な蠕動運動を認めること），拍動などの異常所見の有無をみる．

b. 触　診

触診の目的は，肝，脾，腎など腹部諸臓器の触知，圧痛，腹壁筋肉の緊張状態，腫瘤の触知，波動の有無などをみることにある．ブルンベルグBlumberg 徴候（反跳性圧痛：圧迫していた手指を急に離したときに疼痛が強くなること）や筋性防御 musculer defense（限局した腹壁筋肉の反射的な緊張亢進により，罹患部位の腹部を硬く触知すること）は，壁側腹膜への炎症の波及を意味する．

c. 打　診

とくに腹部が膨隆している場合に有用である．正常の腹部では胃腸管内のガスの存在により鼓音を呈するが，鼓腸では鼓音の増強が認められ，腹水貯留では濁音を呈し，体位を変換すると鼓音と濁音の部が変化する（体位変換現象）．

d. 聴　診

腸管の蠕動運動に伴い，腸管内のガスが内容物（液体）と混じて生じる音をグル音（腹鳴）という．麻痺性腸閉塞（麻痺性イレウス paralytic ileus）では蠕動運動が消失し，グル音は聞こえない．逆に腸管の狭窄があれば，蠕動運動が亢進してグル音は増強する．また，大動脈や腎動脈の狭窄などでは，血管雑音が聴取される．

2 X線検査

X線検査では，病変の広がりや大きさの同定が容易で，管腔外臓器との関係や，管腔壁の伸展性についてもより正確に知りうる．造影剤の使用により，内視鏡が到達できない部位についての情報

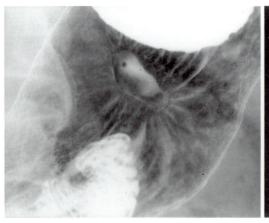
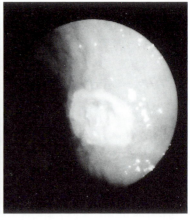

図 5-5. 胃潰瘍
左：X 線像．潰瘍による凹みの一部にバリウムが溜まっている．このニッシェに向かってひだが集中している．
右：内視鏡像．潰瘍は白苔におおわれている．

も得られる．また，造影剤の進行の度合いを観察することで，管腔の運動機能も観察可能である．

腹部 CT 検査や腹部 MRI 検査は，消化管疾患自体よりも合併症や病変の周囲への進展の診断に使用される．

a. 腹部単純撮影
plain rentogenogram of abdomen

イレウスによる消化管の通過障害があれば，その口側の腸管は拡張し，立位の X 線像で，貯留した液体とガスのために**鏡面形成（ニボーniveau）**がみられる．拡張した腸管が小腸であればケルクリング皺襞，大腸であればハウストラが認められる．

消化管の穿孔があれば，腹腔内に漏出した空気により，立位像で横隔膜下にガス像 **free air** が認められる．

b. 造影検査

消化管病変の形態診断には造影剤を使用した検査が有用であり，通常陽性造影剤として硫酸バリウム懸濁液，陰性造影剤として発泡顆粒による気体が用いられる．

1. 食道，胃，十二指腸

食道から十二指腸までの造影検査を**上部消化管 X 線検査**と呼び，ルーチン検査は病変の多い胃を中心に実施される（図 5-5）．食道造影像，胃の充満，二重造影像，圧迫像，十二指腸球部の充満・二重造影・圧迫像を撮影する．

立位充満像では，胃の位置，全体の形，変形の有無，緊張度がわかる．二重造影像は，バリウムと空気のコントラストによる像で，胃粘膜面の凹凸を描出することによって微細な病変まで診断することができる．圧迫像では，胃の前・後壁の病変が描出される．

2. 低緊張性十二指腸造影

十二指腸やファーター乳頭部の病変および膵疾患が疑われるときに施行する．抗コリン薬により十二指腸の緊張を低下させ，多量の空気を送り十分伸展させて行う二重造影である．

3. 空腸，回腸

通常，上部消化管検査に引き続いて行われるが，十二指腸まで造影用チューブを挿入して詳細に充満・二重造影を行う方法もある．

4. 大　腸

経肛門的に造影剤を注入する**注腸造影法 barium enema** が行われる（図 5-15, 17 左，後出）．本法は，前処置として前日に低残渣食のみを摂取し，下剤を投与し，当日朝に腸内容をすべて排泄させた後，二重造影を中心に検査する．

c. 腹部 CT 検査・腹部超音波検査

検査機器の進歩により，ガスの多い消化管の検査にも CT が有用であり，消化管臓器の腫瘍の有無や周囲への浸潤の程度，穿孔時の free air や炎症の有無，腸管壁の浮腫のほか，造影剤を使用すれば腸管の血行障害も診断可能である．また，腹部超音波検査でも急性虫垂炎や腸閉塞の診断が可能であり，さらに，大腸に送気して CT 撮影後画

像処理を実施し，内視鏡検査や注腸検査をあたかも実施しているように立体的に画像を構築して診断する検査（ＣＴコロノグラフィー）も実用化されている．

3 内視鏡検査 endoscopy

粘膜面を直接観察し，組織生検標本の採取が可能な検査法で，X線検査とともに消化管疾患の診断，病態の把握にきわめて重要なものである（図5-6，図5-12，17右，後出）．

近年，内視鏡が細く柔軟になり検査に伴う苦痛も少ないことから，とくに上部消化管では，X線検査に代わって診断精度の高い内視鏡によってスクリーニング検査が行われるようになった．さらに，単に診断の手段にとどまらず，消化管出血の止血，早期胃癌治療，ポリープ摘除術，食道・胃静脈瘤硬化療法など，治療の領域にも重要な役割を果たしている．

a. 色素内視鏡検査

近年，各種の色素剤を用いる色素内視鏡検査が開発され，広く臨床応用されている（表5-1）．

このうちコントラスト法では，消化管粘膜からほとんど吸収されないインジゴカルミン液を粘膜面に散布すると，大小の凹みに溜まって，胃小区などの微小な凹凸を強調するので，粘膜や病巣表面のより詳細な観察が可能になる．クリスタルバイオレットの散布は，大腸のピット（腺管開口部とそれを取り囲む上皮部分）パターンの拡大観察に応用される．両者とも腫瘍の良悪性，癌の浸潤範囲や，表在癌の深達度診断などに用いられ，癌の内視鏡治療の際に不可欠な検査法となっている．

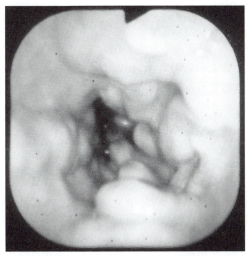

図5-6. 食道静脈瘤の内視鏡像
連珠状および結節状の静脈瘤があり，その一部の表面に軽度の発赤が認められる．

表5-1. おもな色素内視鏡検査の特徴と適応

色素法	色素名	色調	対象部位	特徴	適応
コントラスト法	インジゴカルミン	青色	胃，十二指腸，小腸，大腸，食道	粘膜の凹凸および異常色調の強調→形態の明確化	軽微な異常所見の強調 精度の高いスクリーニング検査 精密内視鏡検査　バレット食道癌の診断　胃病変の良悪性鑑別，癌浸潤範囲の診断など
染色法	メチレンブルー	青色	胃，十二指腸，小腸	粘膜の染色像の観察	胃粘膜腸上皮化生の診断 十二指腸胃上皮化生の診断 十二指腸潰瘍の治癒判定
	トルイジンブルー	青紫色	食道	病的上皮，壊死物質，滲出物の染着を観察	表在型食道癌の深達度診断など（トルイジンブルー・ヨード二重染色法として用いられる）
	クリスタルバイオレット	pHにより変色	大腸，食道	拡大によるピットパターンの観察	大腸腫瘍の良悪性，深達度診断，バレット粘膜の診断など
反応法	ヨード	褐色	食道	上皮内グリコーゲンとヨードの反応の観察	表在型食道癌の存在診断，浸潤範囲の診断
	コンゴーレッド	pH 3 暗紫色 pH 5 赤色	胃	塩酸との反応による酸分泌領域の観察	胃底腺粘膜の広がりの診断

メチレンブルー染色法は，以前から胃癌の組織発生の点から注目されてきた胃の腸上皮化生の診断に用いられるが，最近，細胞から吸収されたメチレンブルーが内視鏡の観察光によってDNAを傷害することが報告されており，現在はあまり用いられていない．

ヨード反応法では，グリコーゲンは扁平上皮に存在するが癌組織には存在しないので，扁平上皮はヨードと反応して褐色に変色し癌部は変色しないことを利用したものであり，癌の範囲が明瞭になる．食道癌のスクリーニングや食道早期癌の内視鏡治療（内視鏡的粘膜下層剝離術（ESD）など）等に必須の検査法となっている．

コンゴーレッドはpH指示薬であり，塩酸と反応して暗紫色に変色することから，粘膜面に散布すると塩酸を分泌する胃底腺粘膜が変色して，胃底腺粘膜の広がり，ひいては酸分泌しない萎縮性胃炎の広がりが診断できる．

近年，画像強調観察である狭帯域光観察 narrow band imaging（NBI）が開発され，関心を集めている．本法は血液を強く吸収する波長415 nmと，粘膜表面で強く反射する540 nmの光を中心にスペクトルの幅を狭くして，粘膜表層の血管パターンと粘膜微細模様（ピットパターン）を強調して観察するシステムである．ボタンの切替えにより，通常観察からNBI観察に切替えることができ，きわめて有用な観察法である．これに拡大観察を併用することによって，たとえば食道，中・下咽頭の径5 mm以下の微小癌まで診断でき，胃・大腸の早期癌の診断，治療にも貢献している．口腔内癌の早期診断についても，有用性の検討が期待される．

b. その他の内視鏡検査

最近，小腸疾患の診断にとって，きわめて有用な**カプセル内視鏡**や，**ダブルバルーンあるいはシングルバルーン内視鏡**が登場してきた．カプセル内視鏡は，苦痛なく全小腸を観察することが可能で，スクリーニング・フォローアップに適した内視鏡であるが，現時点では生検や内視鏡治療が不可能である．大腸の観察にも現在，カプセル内視鏡が使用されている．一方，ダブルバルーンあるいはシングルバルーン内視鏡は，比較的短時間に全小腸を観察でき，生検や内視鏡治療も可能である．

消化管出血が疑われるにもかかわらず，上部・下部内視鏡検査で出血部位を同定できないものを原因不明消化管出血 obscure gastrointestinal bleeding（OGIB）というが，小腸病変からの出血の可能性が高く，注目されている．

4 胃液検査

胃内に胃管を挿入して胃液を採取し，主として早朝空腹時の基礎酸分泌能，ガストリンによる刺激後の酸分泌能を検査する．

しかし最近は，24時間胃内pHモニタリングで代用されることが多い．

5 Helicobacter pylori の検査

最近，ヘリコバクター・ピロリ *Helicobacter pylori* 感染と，胃炎，消化性潰瘍，胃癌，胃MALTリンパ腫との因果関係が内外で注目されている．胃粘膜から *H. pylori* を除菌すると胃炎が消失し，消化性潰瘍の再発が防止されることが報告されており，消化性潰瘍，胃MALTリンパ腫に対する除菌療法が行われている．健康保険適用が認可されているのは，胃潰瘍，十二指腸潰瘍，胃MALTリンパ腫，特発性血小板減少性紫斑病，早期胃癌に対する内視鏡治療後，内視鏡検査で胃炎の確定診断がされたものである．

H. pylori 検出は下記の方法があり，それぞれ表5-2のような特性を有する．

a. 細菌学的検出法（培養法）

胃生検組織を分離用培地で，微好気性培養により *H. pylori* を分離し，形態や生化学的性状から本菌を同定する．

b. 組織学的・免疫組織学的検出法（鏡検法）

採取した生検材料を固定，染色し，胃炎や潰瘍の組織学的検査と併せて，*H. pylori* の菌体を確認する．

c. 迅速ウレアーゼ試験

H. pylori がウレアーゼを産生することから，胃生検材料に *H. pylori* が存在する場合にウレアーゼが尿素を分解してアンモニアを生成し，試験培地のpHが短時間に上昇することから判定する．簡便な方法で，除菌前の判定に用いられる．

表 5-2. *Helicobacter pylori* の検出法

	診断法	目的	試料	長所
内視鏡検査 必要	迅速ウレアーゼ試験	スクリーニング	生検材料	簡単な手技
	組織診断	存在診断 除菌の判定	生検材料	組織所見が得られる
	培養法（微好気性培養）	存在診断 除菌の判定	生検材料	直接証明 MIC，耐性の診断
	遺伝子診断（PCR 法）	小量菌の判定	生検材料	菌株分類可能
不要	血清学的診断（ELISA 法）	スクリーニング 長期のモニタリング	血清	簡便，低侵襲
	^{13}C 尿素呼気試験	存在診断 除菌の判定	呼気	正確，確実，非侵襲
	便中抗原検査	存在診断 除菌の判定	便	正確，確実，非侵襲

d. 尿素呼気試験

放射性同位元素である ^{13}C でラベルした尿素を経口投与し，胃内の *H. pylori* が産生するウレアーゼにより尿素がアンモニアと CO_2 に分解され，その CO_2 が呼気として排出されるので，呼気中の ^{13}C を測定することにより *H. pylori* の存在を診断する．

この検査は，感度が高く，除菌判定に使用されるが，制酸剤であるプロトンポンプ阻害 proton pump inhibitor 薬（PPI）使用中や胃切除術後では偽陰性が生じることがあり注意を要する．

e. 血清学的検出法

H. pylori の感染により IgG 抗体が上昇することから，抗体価の測定も本菌の感染を推測できる．本法は，多数の検体を同時に処理できることから，本菌の感染者のスクリーニングに適している．

経過観察のためには，抗体価の経時的定量的変動の観察が必要である．

最近では糞便中の *H. pylori* 抗原を測定する方法があり，これは *H. pylori* 抗原を直接測定するため，除菌後すみやかに陰性化し，除菌判定にも使用可能と考えられている．この検査は，尿素呼気試験と異なり，PPI の影響を受けないという報告もある．

f. その他

ポリメラーゼ連鎖反応 polymerase chain reaction（PCR）法による遺伝子診断法もある．

 各論

A. 食道疾患 esophageal disorder

1 食道炎 esophagitis, 食道潰瘍 esophageal ulcer

概念

食道炎では，食道裂孔ヘルニアに伴う逆流性食道炎 reflux esophagitis がもっとも頻度が高い．近年，食生活の欧米化や高齢化により増加傾向にある．食後や仰臥位で増強する胸やけが特徴で，制酸薬や消化管機能改善薬による治療がなされる．

病態

食道炎の原因として，カンジダ感染，化学物質による食道粘膜の腐食や機械的食道粘膜の損傷などがあるが，日常臨床の中で，**食道炎の原因でもっとも多いのは，胃液・十二指腸液などの逆流（胃食道逆流症 gastroesophageal reflux disease：GERD）による食道粘膜の損傷である（逆流性食道炎）**．逆流の原因となる病態は，噴門機能の不全・廃絶（食道裂孔ヘルニア，胃全摘術など）や消化管通過障害などがある．GERD は消化管疾患のうちでもっとも発生頻度の高いものの一つである．

逆流性食道炎が長期に続くとバレット Barrett 食道（通常，食道は扁平上皮におおわれているが，

この粘膜の一部が円柱上皮すなわち胃粘膜に置き換わったものをいう）が発生し，**食道腺癌の発生母地**として注目されている．

症状
胸やけ，胸骨後部痛，嚥下障害，食道つかえ感，吐血などの症状をきたす．食後，仰臥位，夜間就寝時，前屈位でしばしば発症・増悪し，刺激性の食物の摂取で悪化する．

診断
内視鏡検査が重要で（図5-7），発赤，びらん，潰瘍などを認める．その診断には，食道炎の程度を表すロサンゼルス分類（図5-8）が広く用いられている．胸やけなどの症状があっても，内視鏡検査で変化がないことも多く，これらを含めて GERD と呼ばれることが多い．

治療
逆流性食道炎では，逆流を起こしにくい頭高位での睡眠と刺激物の回避に努める．薬物療法として，胃酸分泌抑制のために，**プロトンポンプ阻害薬（PPI）**や H_2 **受容体拮抗薬**の投与，消化管運動改善薬，粘膜保護薬が用いられる．

2 食道裂孔ヘルニア esophageal hernia
（図5-9）

病態
横隔膜裂孔周辺が脆弱なために，食道-胃接合部や胃の一部が，食道裂孔から胸腔内に脱出したものである．高齢者，女性，肥満者にみられ，加齢とともに増加する．滑脱型，傍食道型，混合型に分けられるが，滑脱型が最も多い．

症状
逆流性食道炎が起こると，食道炎の項に記載した症状をきたす．

診断・治療
上部消化管検査で容易に診断される．治療は，無症状であれば無処置で様子をみる．食道炎をきたせば，食道炎の項で記載した治療を行う．内科的治療に抵抗するものや，出血，穿孔，狭窄の強度なもの，また高度のヘルニアを伴うものは手術の適応となる．

3 食道癌 esophageal carcinoma

概念
食道癌は，高齢者でとくに男性に多く，飲酒，喫煙，刺激性食事摂取が発生に強く関与するとい

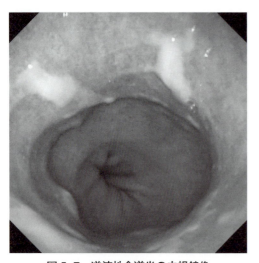

図5-7．逆流性食道炎の内視鏡像
1ヵ所以上の粘膜障害が，粘膜ひだ上に連続して存在するが，3/4周を超えない（ロサンゼルス分類 Grade C）．

粘膜傷害（mucosal break）
周囲粘膜と明確に区別される白苔ないし発赤を有する領域

Grade A：
長径が5mmを超えない粘膜傷害のあるもの

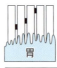
Grade B：
少なくとも1ヵ所の粘膜障害の長径が5mm以上あり，それぞれ別の襞上に存在する粘膜傷害が互いに連続していないもの

Grade C：
少なくとも1ヵ所の粘膜傷害は2条以上の粘膜皺襞に連続して広がっているが，全周性でないもの

Grade D：
全周性の粘膜傷害

付記項目：食道狭窄，食道潰瘍，バレット食道の有無

図5-8．ロサンゼルス分類
（寺野 彰（総編集）：シンプル内科学，改訂第2版，南江堂，2017，p.309）

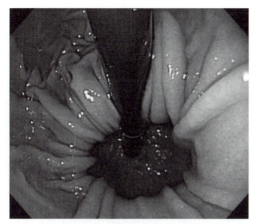
図 5-9. 食道裂孔ヘルニア
胃からみた内視鏡像で，滑脱型の所見を示す．

われている．早期癌でも，食道炎様の症状を有することがある．

癌の深達度が，上皮内（ep），粘膜筋板（mm），粘膜下層（sm）までのものを表在癌とし，リンパ節転移の有無は問わない．**早期食道癌は，原発巣の壁深達度が粘膜内にとどまるものをいい，リンパ節転移の有無は問わない．固有筋層（mp），外膜（a）以上に浸潤したものを，進行癌とする．**

病態
高濃度のアルコール，熱い，または辛い刺激性食事の摂取，過度の喫煙や低栄養が食道癌の発生に関与している．そのほか，バレット Barrett 上皮，食道アカラシア，腐食性食道狭窄も好発条件であるといわれている．一般に，高齢者でとくに男性に多く，発生部位は，中部食道に多い．食道癌の 90％以上は扁平上皮癌である，腺癌はバレット上皮より発生する．食道には漿膜がないため周囲臓器へ浸潤しやすく，気管・気管支に浸潤しやすく，リンパ節にも早期に転移しやすい．

症状
食道の通過障害，嚥下障害，嚥下時の胸部痛，背部痛は進行した食道癌で出現する．表在癌の場合は症状は軽く，食事の際の食道のしみる感じ，異物感，不快感，胸骨後部痛など，食道炎を思わせる症状が多い．進行して反回神経にまで浸潤すると嗄声をきたす．

診断
X 線検査と内視鏡検査が重要である．とくに内視鏡治療の対象となる早期癌の診断には，直視下にルゴール液を散布する**ヨード染色**が有用である．

食道壁外への浸潤は，CT スキャンや MRI による診断が優れ，深達度や食道壁近傍のリンパ節転移の有無は，超音波内視鏡検査 endoscopic ultrasonography（EUS）が，もっとも詳細な情報を与えてくれる．

治療
外科的手術が基本であり，進行例には放射線治療や化学療法を併用して集学的治療を行う．最近，**リンパ節転移がないと考えられる上皮内（ep）癌，粘膜筋板（mm）癌には，根治治療として内視鏡的食道粘膜切除術や粘膜下層剝離術が施行され，**良好な成績が得られている．

手術適応のない食道狭窄をきたした進行例には，患者の quality of life（QOL）を考慮して，内視鏡的レーザー照射や金属ステントの留置が積極的に試みられている．

4 アカラシア esophageal achalasia

病態
食道アカラシアは，下部食道噴門部の弛緩不全による食物通過不全と，それに伴う食道の異常拡張がみられる機能的疾患である．食道壁内に分布するアウエルバッハ Auerbach 神経叢の異常を中心とした，食道運動の支配神経異常により生じる．

症状
摂食時の食物停滞感や嚥下障害，嘔吐努力を伴わない食物の口腔内への逆流などがある．体重減少は少ない．精神的または肉体的ストレス時に増悪する傾向や，食道癌と異なり固形物のほうが通過しやすいという患者が多い．

診断
X 線診断，食道内圧測定，メコリールテスト（コリン作動性薬物による著明な食道内圧の上昇）などにより診断する．

治療
食道通過障害に対する薬物として，抗コリン薬や Ca 拮抗薬が有用であり，食前に投与する．症状が強い場合は，バルーン拡張術を試み，効果のみられない場合には外科的手術を行う．

最近では，内視鏡的筋層切開術 per-oral endoscopic myotomy（POEM）や内視鏡下に下部食

道括約筋 lower esophageal sphincter（LES）内にボツリヌス毒素を局注して LES を弛緩させる治療法や腹腔鏡下手術が試みられている．アカラシアは予後は良好であるが，**食道癌が高率に発生**するため，適切な治療が必要である．

5 食道静脈瘤 esophageal varices

概念

食道静脈瘤は，主に肝硬変に伴う門脈圧亢進症により生じ，破裂すると大出血をきたして重篤な状態となる．治療は，内視鏡的硬化療法や内視鏡的結紮術が行われ，良好な成績が得られている．

病態

門脈圧上昇により，食道粘膜下の側副血行路が食道静脈瘤を形成する．門脈圧亢進症をきたす疾患，とくに肝硬変によるものがもっとも多い．食道下部が，食道静脈瘤破裂の好発部位である．

症状

食道静脈瘤の存在のみでは，無症状である．逆流性食道炎などによる食道粘膜のびらん，食物塊による機械的粘膜損傷，排便や咳などによる腹圧の上昇，腹水の急激な除去による血行動態の著変時に，食道静脈瘤は破裂し出血する．

食道静脈瘤の破裂が起これば吐・下血をきたし，大量出血のときはショック状態となる．肝硬変が基礎にあるので，出血を契機にして肝性脳症に陥ることがある．

診断

X 線診断では，肥大した粘膜ひだ，腫瘤状，数珠状，蛇行した陰影欠損としてとらえられる．内視鏡がきわめて有用で（図5-6），内視鏡所見において発赤のあるもの（RC サイン red color sign 陽性と表現），びらんを伴うものは，出血の危険が高い．

治療

破裂による出血時には，食道バルーンタンポナーデ（ゼングスターケン・ブレークモア Sengstaken-Blakemore チューブ）による出血部位の圧迫を行うが，現在では主として食道静脈瘤内外に硬化剤を注入する内視鏡的硬化療法 endoscopic injection sclerotherapy（EIS），食道静脈瘤を結紮する内視鏡的静脈瘤結紮術 endoscopic variceal ligation（EVL）などの治療が，出血例だけでなく，RC サイン陽性などの出血のリスクの高いものにも予防的におこなわれており，門脈圧を下げる薬物であるバソプレシンやニトログリセリンなども使用される．

手術療法は，肝硬変が基礎にあることから高い危険を伴うが，食道離断術という直達手術と選択的シャント手術がある．

6 マロリー・ワイス症候群 Mallory-Weiss syndrome

病態

嘔吐などの急激な腹圧や胃内圧の上昇により，食道-胃接合部付近に粘膜の縦長の裂創が生じ，上部消化管出血をきたす疾患である．日本では，胃噴門部小彎から後壁が多い．アルコール過飲後に多いが，怒責，咳，腹部の鈍的外傷，喘息発作，分娩なども誘因となる．

症状

激しい嘔吐後に，疼痛を伴わない吐血がみられる．吐血は，新鮮血であることが多い．必ずしも出血量は多くないが，大量出血時にはショック症状となることがある．

診断

誘因があり，発症が急激であることなどにより，診断は比較的容易である．内視鏡検査で，食道-胃接合部の裂創を認める．

治療

多くは自然止血し，保存的治療で治癒する．出血が強い場合は内視鏡的止血術（無水エタノールや高張ナトリウム・エピネフリン液の局注，高周波電流による凝固，クリッピングなど）を施行する．

7 消化管異物 （表5-3，図5-10）

消化管異物には，表5-3のようにさまざまなものがあるが，内視鏡的摘出術が第一選択となる．食道異物は，**放置すると潰瘍形成，穿孔，縦隔炎をきたし，重篤な経過をたどることもある**（図5-10）．胃内異物は，胃を通過するとほとんど自然排出するといわれているが，鋭的な異物や腸閉塞をきたすおそれのあるもの，毒性のあるものは除去の適応である．

表 5-3. 消化管異物の分類

1. 緊急に除去する必要のあるもの
1）鋭利なため消化管壁を損傷する可能性のあるもの 　　　有鉤義歯，歯科治療器具，PTP（包装），針，釘， 　　　魚骨，爪，楊枝，剃刀の刃など 　2）消化管を閉塞する可能性のあるもの 　　　食物塊，胃石，ビニール袋，歯ブラシなど 　3）内容物が漏出すると人体に悪影響のあるもの 　　　電池など
2. 緊急性のないもの
碁石，パチンコ玉，硬貨，ボタンなど

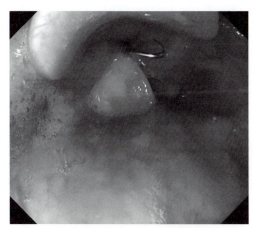

図 5-10. 食道異物の内視鏡像
食道入口部にはまり込んだ有鉤義歯．

B. 胃・十二指腸疾患

1 急性胃炎 acute gastritis

概　念

急性胃炎は，歯科治療などで使用される鎮痛薬，抗生物質などでも起こり，急激な心窩部痛をきたすことが多い．原因を除去し，胃潰瘍の治療に準じて制酸薬，粘膜保護薬を投与する．

病　態

急性胃炎は，一般的に発症の契機となる原因が存在する．アルコールの過飲，非ステロイド抗炎症薬 non-steroidal anti-inflammatory drugs（NSAIDs）などの解熱鎮痛薬，抗生物質などの服用，暴飲暴食，アニサキス，ストレスなどが原因となり，急性に胃粘膜の充血，浮腫が起こる．最近は，胃の出血，びらん，潰瘍などの急性の変化を総称して**急性胃粘膜病変 acute gastric mucosal lesion（AGML）**という病名も用いられる．

症　状

通常，明らかな誘因のもとに急激に発症し，上腹部痛，上腹部膨満感，悪心，嘔吐が出現し，吐・下血を伴うこともある．原因が除去されると，短期間で症状は改善される．

診　断

内視鏡診断がもっとも有用で，広範な粘膜面の発赤，浮腫，線状・斑状の多発性びらん，びまん性の出血などの多彩な変化がみられる．発生部位は，胃前庭部が多いが，高齢者では深い潰瘍が出現することもあり，胃にとどまらず，食道や十二指腸まで及ぶこともある．

治　療

まず原因，誘因を除去し，1～2日絶食して胃の安静を保つ．薬物療法としては，潰瘍治療に準じてプロトンポンプ阻害薬（PPI）やH_2受容体拮抗薬を中心に，抗コリン薬，粘膜保護薬などを使用する．

2 慢性胃炎 chronic gastritis

病　態

慢性胃炎とは，種々の要因によって反復あるいは**持続する胃炎の結果生じる胃粘膜の慢性変化**と定義されている．最終的には胃腺の萎縮性変化をきたす．最近，**慢性胃炎の原因として H. pylori がもっとも重要視されている．**

症　状

上腹部鈍痛，腹部膨満感，悪心，嘔吐，食欲不振などの不定愁訴が一般的な症状であるが，無症状のことも多い．最近，症状の原因となる器質的，全身性，代謝性疾患がなくても，慢性的に心窩部痛や胃もたれなどの腹部症状を呈する疾患を，機能性ディスペプシア functional dyspepsia（FD）と呼ぶようになった．

診　断

X線検査，内視鏡検査により診断される．とくに内視鏡検査では，萎縮性変化の広がりの診断が重要である．また，萎縮の程度を，血液検査のペプシノーゲンⅠ/ペプシノーゲンⅡ比の低下で知ることができる．

治　療

慢性胃炎は，胃癌発生のリスクとなるためピロリ菌が陽性の場合は，除菌療法が勧められる（2013年2月より保険適応）．除菌療法以外には，症状がなければ治療の必要はない．有症状でびらんや著明な発赤を伴う場合は，H2受容体拮抗薬や粘膜保護薬などが投与される．胃機能障害に対しては，消化管運動調節薬などが使用され，不定愁訴の強い場合は，マイナートランキライザーも併用される．

3　胃・十二指腸潰瘍
gastric duodenal ulcer

概　念

胃・十二指腸潰瘍などの消化性潰瘍は，日常臨床において頻度の高い疾患である．最近，*H. pylori* の関与が重要視されている．**プロトンポンプ阻害薬（PPI）やH2受容体拮抗薬などの攻撃因子抑制薬，粘膜防御因子増強薬などが投与される．**近年，*H. pylori* の除菌療法も積極的に行われるようになった．

病　態

消化性潰瘍は，胃液に接触する消化管壁に生じる粘膜下層以下の組織欠損をいう．この中には，胃潰瘍，十二指腸潰瘍および胃部分切除術後の吻合部潰瘍が含まれる．近年，胃粘膜面に存在する *H. pylori* が胃炎を起こし，その胃炎を背景に，胃液中の酸，ペプシンの消化性作用によって潰瘍が発生すると考えられている．

症　状

主症状は心窩部痛で，鈍痛が多い．一般的に十二指腸潰瘍のほうが胃潰瘍より疼痛は強く，空腹時に自覚することが多い．激痛があれば，穿通や穿孔の可能性が考えられる．疼痛以外に悪心，嘔吐，食欲不振，ときに吐・下血もみられる．

診　断

X線検査と内視鏡検査で診断するが（図5-5），一般には，潰瘍の良悪性の鑑別も含めて，後者が重要である．

潰瘍の治癒は，内視鏡的には白苔の消失でもって判定される．

治　療

攻撃因子抑制薬（胃酸分泌抑制薬）として，

PPI，H2受容体拮抗薬などがあり，粘膜防御因子増強薬としては，粘液産生・分泌促進薬，粘膜微小循環改善薬などがある．消化性潰瘍の治療は，これら保存的内科治療によってほとんど治癒するが，再発率が高いので，維持療法が行われる．

最近は，消化性潰瘍の治療として *H. pylori* の**除菌療法**が行われる．除菌成功率は約90%前後で，治療後の再発も5〜10%と著しく少なくなった．**除菌治療には，PPIと，抗菌薬としてアモキシシリンとクラリスロマイシンが投与される．**この3剤で除菌不成功の場合は，二次除菌として，一般的にはクラリスロマイシンの代わりにフラジオマイシンが用いられる．

一方，内視鏡治療で止血しない出血性潰瘍や，穿孔例，幽門狭窄例では，手術が選択される．

4　NSAIDs により生じる潰瘍

H. pylori 以外の潰瘍の原因として，**中でもNSAIDs は服用する機会が多いことから重要である．その発生には，内因性プロスタグランジンの低下，胃粘膜血流の低下をはじめ，防御因子の低下が基礎にあると考えられている．**また，副腎皮質ステロイドとの併用，高齢者への投与はNSAIDs 潰瘍の発生のリスクがさらに高まる．

治療は，NSAIDs 中止が可能なら中止し，酸分泌抑制薬の PPI やプロスタグランジン E1 誘導体の使用が有効である．NSAIDs の投与継続が必要な患者では，前述の PPI やプロスタグランジンE1 誘導体を併用する．

H. pylori 陽性患者に NSAIDs が必要なときには，前もって除菌することが望ましい．

5　胃の良性腫瘍

a.　胃ポリープ gastric polyp
病　態

胃ポリープは，胃の上皮性隆起性病変である．組織学的には，**過形成性ポリープ hyperplastic polyp と胃底腺ポリープ fundic gland polyp** がある．前者は，単発で有茎性のものが大部分で，*H. pylori* 感染が関与しており，萎縮性胃粘膜に発生するが，癌化は少ない．後者は，萎縮のない *H. pylori* 陰性の胃底腺粘膜にみられる良性のポリープで，多くは多発性である．

症　状

本症は，ほとんど無症状に経過する．まれにポリープ表面からの出血により，貧血をきたす例がある．

診断，治療

診断は，X線あるいは内視鏡検査で行う．治療はとくに必要なく，定期的観察をすることが多い．過形成性ポリープは，*H. pylori* の除菌療法によって消失する例が報告されている．サイズが大きくて，出血の可能性や癌化が疑われる場合には，内視鏡的摘除術（ポリペクトミー）の適応となる．

b. 胃腺腫 gastric adenoma

病　態

慢性胃炎の持続とともに腸上皮化生性変化が生じて，その化生性変化の広範な例に腺腫が出現してくる．扁平な隆起を示す例が多い．とくに大きさが 10 mm を超えるものや表面が網目状，発赤調の場合は癌化の可能性もある．

症　状

本症は，ほとんど無症状に経過する．

診断，治療

診断は，X線あるいは内視鏡検査で行う．癌の合併の可能性が高い場合は，ポリペクトミーや内視鏡的切除術（EMR，ESD）が勧められる．

6 胃粘膜下腫瘍
submucosal tumor of the stomach

病　態

病変が胃粘膜におおわれ，内腔に突出している非上皮性腫瘍をいう．しかし，胃粘膜におおわれている上皮性腫瘍（迷入膵，嚢腫，カルチノイド，転移性腫瘍）も通常，胃粘膜下腫瘍 submucosal tumor（SMT）に含められている．

最近注目されている間葉系腫瘍である GIST（gastrointestinal stromal tumor）は，従来，平滑筋腫や平滑筋肉腫とされていた病変が多くを占める疾患で，その腫瘍細胞は免疫組織化学所見から平滑筋細胞や神経細胞としての特徴を示さない腫瘍が多い．悪性腫瘍としては，悪性リンパ腫，悪性 GIST，平滑筋肉腫などがある．

症　状

一般に無症状であり，健診などで偶然発見されることが多い．まれに，腫瘍からの出血に伴う貧血や吐・下血，大きな腫瘍では腹部腫瘤として認められることもある．

診　断

主病変が粘膜下に存在するので，通常の X 線診断や内視鏡検査では，腫瘍の存在とその表面が粘膜におおわれた粘膜下腫瘍であることは診断できるが，腫瘍の性格についての所見は得られない．なお，粘膜下腫瘍の診断には，粘膜ひだが周辺から腫瘍に橋渡ししている bridging fold 所見が役立つ．

超音波内視鏡検査（EUS）では縦断面像が得られるため，その診断を推定することが可能なこともある．腫瘍組織の生検は，腫瘍表面に人工的に潰瘍を作製し腫瘍を露出させてから行われてきたが，最近では，EUS ガイド下に腫瘍を穿刺して吸引細胞・組織診（EUS-FNA）により病理組織学的診断がなされる．

治　療

生検により悪性と診断されたもの，発育速度が速いもの，大きさが 5 cm 以上のもの，形態として潰瘍型や浸潤型をとるものは，悪性を疑い手術適応とすべきである．生検で良性と診断されたものでも，経過観察が必要である．

再発した GIST の治療は可能であれば再切除が行われるが，予後が不良のため，分子標的治療薬として，慢性骨髄性白血病治療の第一選択薬である，チロシンキナーゼ阻害薬のメシル酸イマチニブが使用されており，優れた成績を示している．

7 胃　癌 carcinoma of the stomach

概　念

胃粘膜上皮由来の悪性腫瘍を胃癌といい，胃癌は胃悪性腫瘍の大部分を占め，全癌の約 1/4 を占める．早期胃癌と進行胃癌に分類され，深達度が粘膜下層までの早期癌は，通常無症状のことが多い．

病　態

早期胃癌は，癌の浸潤が粘膜（m），粘膜下層（sm）にとどまるもので，リンパ節転移の有無は問わない．進行胃癌は，癌の浸潤が固有筋層（mp），漿膜下層（ss），漿膜（s）に達するものである．それぞれの肉眼的分類を，図5-11に示す．組織学的に腺管を形成する分化型胃癌は，腸上皮化生

B. 胃・十二指腸疾患　149

を伴う萎縮性胃粘膜に好発し高齢者に多いのに対し，腺管を形成しない未分化型胃癌は，萎縮性変化の少ない胃から発生し，若年者に多くみられる．

最近，*H. pylori* が胃癌の主要な原因と考えられている．そのため慢性胃炎の除菌療法が2013年に保険適応となり，広く実施されている．除菌によって胃癌の発生リスクは約1/3に抑制されると報告されている．

症　状

早期胃癌では無症状のことが多いが，上腹部症状としては心窩部痛の頻度が高い．

進行胃癌では，食欲不振，嘔気，心窩部不快感，圧重感などの症状が出現する例が多い．噴門部や幽門部に発生した病変では通過障害をきたし，潰瘍形成型の癌では，大量出血をきたすこともある．
進行胃癌では，表在リンパ節の腫大（とくに左鎖

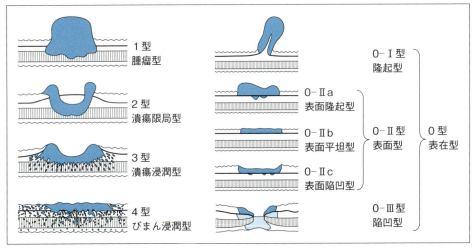

図5-11．胃癌の肉眼分類
（「日本胃癌学会編：胃癌取扱い規約，第14版，p.8, 2010，金原出版」より許諾を得て転載）

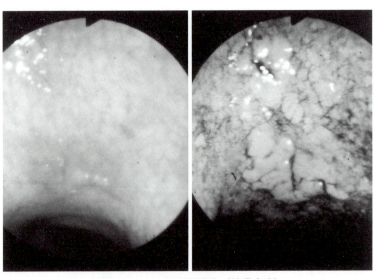

図5-12．Ⅱa型早期胃癌（粘膜内癌）
左：通常内視鏡像．
右：同症例のインジゴカルミン液を散布したコントラスト像．
　　病変の表面性状と範囲が，通常内視鏡像より明瞭である．

骨上窩のリンパ節転移はウィルヒョウ Virchow 転移と呼ばれる），ダグラス Douglas 窩転移，卵巣転移（クルーケンベルク Krukenberg 腫瘍），癌性腹膜炎などを伴うことがある．

診断

X 線検査，生検を併用した内視鏡検査（図 5-12）により診断する．早期胃癌の客観的な深達度診断には，超音波内視鏡検査（EUS）が有用である．

治療

進行胃癌では，外科的な切除が可能であれば切除，切除不能例では化学療法が選択される．粘膜下層に浸潤した早期胃癌も原則として手術であるが，最近は，腹腔鏡下手術も実施されている．

リンパ節転移がないと推測される深達度 m で，潰瘍を伴わない径 2 cm 以下の高分化型の癌は，内視鏡的に **胃粘膜切除術 endoscopic mucosal resection（EMR），胃粘膜下層剝離術 endoscopic submucosal dissection（ESD）**が行われる．高齢者や手術困難例には，相対的適応として，径 2 cm 以上の病変や未分化型の癌にも内視鏡治療が実施されることがある．

C. 腸疾患

1 急性腸炎 acute enterocolitis

病態

急性腸炎とは，臨床的に急性の下痢，腹痛などの症状を主徴とする疾患で，感染性，非感染性に分けられる．細菌性の急性感染性腸炎は，主に経口感染としての食中毒である．赤痢やコレラは減少傾向にあるが，輸入感染症として再注目されており，最近では O-157 などの病原性大腸菌による集団発生も社会問題になっている．非感染性腸炎は，食物，毒物，化学薬品，抗菌薬によるもの，およびアレルギーなどの全身疾患に伴うものである．

また，**抗生物質起因性の大腸炎は，偽膜を形成する偽膜性腸炎と偽膜を形成しない出血性腸炎 hemorrhagic colitis に分けられる．偽膜性腸炎 psendomembranous colitis は，セフェム系やリンコマイシン系薬に起因することが多く，原因菌**は *Clostridium difficile* と考えられている．**出血性腸炎は，ペニシリン系やセフェム系薬によるものの頻度が高く，原因菌は *Klebsiella oxytoca* と考えられている．**

症状

腹痛，下痢，血便や発熱などをきたす．

診断，治療

速やかに原因を明らかにし，その原因の除去，薬物治療を行う．症状が強い場合には，輸液を必要とする．止痢薬は，激しく持続する場合にのみ使用する．腹痛には鎮痙薬，感染症には抗菌薬を投与する．

2 急性虫垂炎 acute appendicitis

概念

急性虫垂炎は若年者に好発する．心窩部痛ではじまり，右下腹部痛に移行する特徴がある．特徴的な圧痛点や反跳性圧痛により診断可能であり，外科的手術の対象となる．急性腹症の中で最も頻度が高い疾患である．

病態

急性虫垂炎の原因は，粘膜下リンパ濾胞の過形成，糞石，異物，寄生虫，腫瘍などによる虫垂内腔の閉塞によると考えられており，虫垂粘膜に潰瘍が生じ，二次的に腸内細菌による感染が起こる．

病理学的にカタル性，蜂窩織炎性，壊疽性に分けられる．壊疽性虫垂炎が進行すれば，穿孔性腹膜炎を生じる．

症状

腹痛，悪心，嘔吐，発熱などである．**腹痛は，定型例では心窩部または臍周囲の疼痛にはじまり，数時間後に右下腹部に限局する．**虫垂が穿孔すると，下腹部全体に疼痛を訴える．

診断，治療

定型的な症状とともに，**マックバーニー McBurney 点**（臍と右上前腸骨棘を結ぶ線上の，右上前腸骨棘から約 1/3 の点），**ランツ Lanz 点**（左右上前腸骨棘を結ぶ線の，右・中 1/3 の境界点）などの圧痛点（図 5-13）や，**ブルンベルグ Blumberg 微候**（右下腹部を手で圧迫し急に手を離して圧を除くときに認める，虫垂の位置に限局する痛みで，腹膜への炎症の波及を意味する）などが有用である．さらに，直腸指診でのダグラス

C. 腸疾患　151

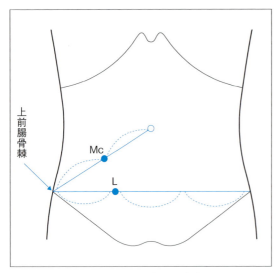

図5-13. 虫垂炎の圧痛点
Mc：マックバーニー点，L：ランツ点．

Douglas窩圧痛の証明は，きわめて有用な検査法である．

最近では，超音波検査 ultrasonography（US）により，虫垂の腫大，虫垂周囲の液体貯留などが診断でき，有用な診断法となっている．

治療は，軽症例では，抗菌薬の投与で治癒する例が少なくないが，抗菌薬により症状，局所所見が不顕性化し，手術の時期を逸する危険もある．早期に手術すれば，予後は良好である．

3 腸閉塞（イレウスileus）

概念

イレウスは，なんらかの原因で腸管内容の通過障害をきたした状態をいう．嘔吐，腹痛，排便停止が特徴的な症状である．

急性腹症 acute abdomen のひとつで，迅速かつ的確な治療を必要とする．通常，イレウス管で軽快しなければ，外科的手術の適応となる．

病態

種々の原因により腸管が閉塞し，食事内容，消化液，腸管内ガスが停滞して，肛門側への移動が円滑に行われなくなるために起こる，きわめて重篤な腸管の機能不全の状態である．狭窄，閉塞などの**機械的変化による機械的イレウス**と，腸運動の麻痺した**麻痺性イレウス**に分けられる．

機械的イレウスは，**腸管の血行障害を伴う複雑**性（絞扼性）イレウスと，それ以外の単純性（閉塞性）イレウスに分けられる．後者には，開腹手術後の腸管の癒着によるものが多い．機械的イレウスが90％以上で，そのうち単純性イレウスが50％以上を占める．

症状

機械的イレウスでは，間欠的な疝痛，悪心，嘔吐，排ガス・排便の停止が特徴的である．腸雑音は亢進し，**金属性音を聴取**する．絞扼性イレウスは重篤で，激痛，発熱，ショックなどもみられる．

一方，麻痺性イレウスは，腹部膨隆と腸雑音消失を特徴とする．

診断

腹部単純X線立位正面像においては，機械的イレウスでは，水平液面像・鏡面（ニボーniveau）が特徴的である（図5-14）．麻痺性イレウスでは，小腸，大腸に多量のガス像を認める．さらにX線造影検査で，原因となる疾患の検索を行う．

治療

機械的イレウスの場合，消化管減圧のためイレウス管を挿入して低圧持続吸引を行う．この治療で閉塞が解除することも多い．改善がない場合や絞扼性イレウスが疑われれば，外科手術が必要と

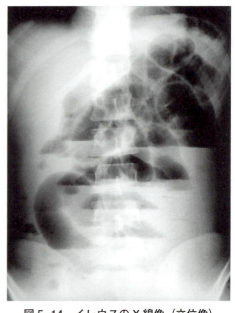

図5-14. イレウスのX線像（立位像）
拡張した小腸と多数のニボーがみられる．

なる．
　麻痺性イレウスは原疾患の治療が優先するが，消化管内減圧のためのイレウス管の挿入は有効であり，腹部温湿布や腸管運動促進薬の併用も考慮される．
　なお，腸管の癒着による単純性イレウスは，保存的治療で改善しても再発をきたすことがあり，注意が必要である．

4 腸結核 intestinal tuberculosis

病態
　腸結核は，**結核菌の感染により発症する炎症性腸疾患**である．腸管に初感染巣として発生する一次性腸結核と，主として肺結核病巣から喀痰を嚥下することにより，結核菌が腸管に進入して発病する二次性腸結核がある．**好発部位は回盲部**で，高齢者に多い．

症状
　疲労感や発熱を伴い長期にわたり**下痢，腹痛**を訴える．非活動性の腸結核では無症状のこともある．他覚的所見として，回盲部の圧痛や腫瘤を触知することもある．

診断，治療
　活動性の腸結核は，糞便あるいは生検材料から結核菌の証明が重要であり，最近では分子生物学的診断（PCR 法）も可能となっている．病理組織学的に乾酪壊死を伴う肉芽腫が証明されれば，確実である．
　X 線検査では，好発する回盲部に多発性潰瘍または瘢痕による変化，腸管の縦軸方向の短縮，ハウストラの消失を認める．内視鏡検査では，活動期のものは，下掘れのある輪状潰瘍を認める．
　治療は，抗結核薬を投与する．狭窄症状や出血の強いものは，手術の適応となる．

5 潰瘍性大腸炎 ulcerative colitis

病態
　原因不明の大腸の慢性非特異性炎症性疾患であり，免疫学的機序や心理学的要因の関与が考えられている．粘膜下層までの**潰瘍性病変が直腸より連続性，びまん性に分布する**．30 歳以下の青年に好発し，多くは急性に発症し慢性に経過する．
　臨床経過から再燃寛解型，慢性持続型，急性電撃型の病型に分けられる．

症状
　通常，**頻回の粘血便，腹痛**，種々の程度の全身症状（発熱，全身倦怠感など）を認める．貧血や体重減少を伴うこともある．

診断
　病型，病期（活動期，寛解期），重症度（軽症，中等症，重症）を分類し，病態を把握する．
　X 線検査は（図 5-15），初期では二重造影の正面像で点状のバリウム斑，側面では，棘状突起 spicula formation を認める．活動期では，大腸ハウストラの消失（鉛管像）を認め，寛解期では粘膜の顆粒状陰影，偽ポリポーシス，腸管の短縮・狭小化も生じる．内視鏡検査でも正常の血管透見像が消失し，粗糙・易出血性粘膜，多発性びらん・潰瘍，偽ポリポーシスをみる．
　生検組織で陰窩膿瘍 crypt abscess を認めれば，確診となる．
　潰瘍性大腸炎の長期経過例には，大腸癌 colitic cancer や異型組織 dysplasia が高率に発生する．そのため定期的な経過観察が必要である．

治療
　5-アミノサリチル酸（5-ASA），副腎皮質ステ

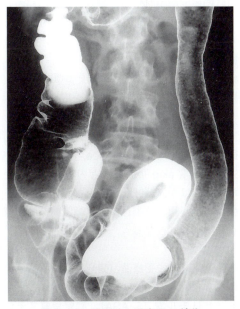

図 5-15．潰瘍性大腸炎の X 線像
病変が全大腸に及ぶ例で，下行結腸ではハウストラが消失し，点状のバリウム斑がびまん性に認められる．

ロイド，**免疫調節薬**を選択する．最近では，副腎皮質ステロイドで抑えきれない症例で，過剰な免疫反応をコントロールするため，白血球を体外に除去して炎症の軽減を図る白血球除去療法 leucocytapheresis（LCAP）や，**抗腫瘍壊死因子 tumor necrosis factor（TNF）-α 抗体製剤**などの**生物学的製剤**が臨床に用いられるようになり，効果的である．

本症は，長期経過中に中毒性巨大結腸症 toxic megacolon を合併することがある．腸管の狭窄，穿孔，出血や中毒性巨大結腸症は，外科的適応となる．

6 クローン Crohn 病

病態

原因不明で，**全消化管を非連続性に，腸壁全層**にわたっておかされ，線維化と縦走潰瘍を伴う**非特異性炎症性肉芽腫性腸疾患**である．

若い成人に多く，回盲部が好発部位である．免疫異常，遺伝的背景，心身症的要因が考えられている．

症状

腹痛，下痢，下血，発熱，体重減少，貧血，低蛋白血症などのほか，**腹部腫瘤，瘻孔，肛門部病変**（肛門周囲膿瘍，痔瘻，裂肛）などの局所合併症と関節炎，アフタ性口内炎，結節性紅斑などの全身合併症もみられる．

診断

病型（小腸型，大腸型，小腸大腸型），病期（活動期，寛解期）を分類し，病態を正しく把握することが重要である．

X 線検査および内視鏡検査で**縦走潰瘍，敷石状外観 cobble stone appearance**，管腔狭小や狭窄，**非連続性病変 skip lesion** などの特徴的所見を認める．そのほか，裂肛，瘻孔などがみられる．

生検組織で様非乾酪性類上皮細胞肉芽腫が認められれば，確診となる．

治療

第一選択は，**栄養療法（完全静脈栄養，成分栄養剤による経腸栄養）**である．薬物療法は，5-アミノサリチル酸（5-ASA），**副腎皮質ステロイド，免疫調節薬**などがあるが，最近では，**抗 TNF-α 抗体製剤**などの生物学的製剤が治療効果を上げている．再燃と寛解を繰り返す疾患であるので，外科的治療は，腸閉塞，大量出血，腸穿孔，膿瘍，瘻孔を形成した場合に限られる．

7 虚血性大腸炎 ischemic colitis

概念

虚血性大腸炎は，**動脈硬化性の基礎疾患を有する高齢者に多い．突発する腹痛，下痢，下血が三大症状**であり，**区域性の粘膜の浮腫・出血，縦走潰瘍が典型的**である．一過性型が多く，保存的治療で改善する例が多い．

病態

大腸壁の限局性の虚血により生じる病変で，壊死型，狭窄型，一過性型に分類される．2/3 は一過性型である．原因は，動脈硬化性狭窄による乏血予備状態に，便秘など管腔内圧上昇が加わり発症すると考えられている．

本症は動脈硬化症，高血圧症，糖尿病，心疾患などの基礎疾患をもつ高齢者に多い．日本人では，下行結腸，S 状結腸に発生することが多い．

症状

三大症状は，腹痛，下痢，下血である．突然発症し，左下腹部痛を訴えることが多い．通常，頑固な便秘が先行し，水様性下痢の後に下血がみられる．下血は新鮮血で，便の中に鮮血が混入していることが多い．大量に出血することは少ない．

診断

注腸 X 線検査では，腸管内面の変化として母指圧痕像，縦走潰瘍，腸管の片側性の変形や狭小化を認める．内視鏡所見は，区域性の粘膜の高度の浮腫，発赤，出血を呈する．炎症が消退するにつれて，縦走潰瘍が明らかとなる．

治療

一過性型は，安静，絶食，補液のみで軽快する．出血の著明なものや，腹膜炎症状が強く改善のないものは，手術を選択する．

8 過敏性腸症候群
irritable bowel syndrome（IBS）

病態

便通異常が持続し，種々の腹部不定愁訴を認めるも，それに対応する器質的病変が証明されない**腸管の機能的疾患**である．**本症をきたす要因とし**

ては，自律神経失調，ストレスなどが考えられている．

症状
腹痛と便通異常が主な症状で，後者は**便秘型，下痢型，および両者の交替型**に分けられる．もっとも特徴的な腹痛は左下腹部の鈍痛で，排便や排ガスで軽減する．下痢便でも血便は認めない．そのほか自律神経失調を思わせる発汗，心悸亢進などの症状を示すことがある．

診断
腸の器質的疾患を否定することが診断として重要で，X線検査や内視鏡検査，糞便検査，血液検査で異常を認めないことを前提として，特徴的な腹痛と便通異常から診断する．心身医学的検査が有用な場合もある．

治療
心身医学的治療や生活指導が中心となり，薬物療法としては，抗コリン薬，消化管運動調整薬，精神安定薬，抗うつ薬，自律神経調整薬，整腸薬などが使用される．

9 大腸ポリープ polyp of the colon

概念
大腸ポリープは大腸の**上皮性の限局性隆起性病変の総称で，腺腫が多くを占める．腺腫は癌化の可能性があり，異型を伴う病変では良・悪性の鑑別がむずかしいため，無症状でも内視鏡的摘除術（ポリペクトミー）や粘膜切除術（EMR）の適応となる．**

病態
大腸ポリープは，臨床的には一般に良性のものをいう．その形態は有茎性，亜有茎性，無茎性などさまざまである．腺腫が70〜90％を占め，大腸全域に比較的均一に分布し，約半数は多発し，癌化の可能性もある．腺腫が側方に水平発育し，最大径が10 mm以上となったものを，とくにlateral spreading tumor（LST）という．表面の性状から顆粒型と非顆粒型に分類され，非顆粒型は担癌率が高い．

症状
ポリープの主症状は，下血，血便であるが，多くは無症状である．

診断，治療
後述する大腸癌の検査と同様に進める．治療は，腺腫であれば癌化の可能性があり，異型を伴うものでは良・悪性の鑑別が困難なこともあり，**ポリペクトミーやEMRの対象**となる．非腺腫性ポリープは，症状がないかぎり積極的な治療の対象とならない．

10 大腸癌 carcinoma of the colon

病態
大腸の上皮性悪性腫瘍であり，組織学的には高分化型腺癌が多く，直腸やS状結腸に好発する．近年，**増加傾向にある癌で，早期発見のために便潜血反応によるスクリーニング検査が積極的に実施されている．**

6型の肉眼型に分けられる．0型は表在癌で，肉眼的に癌が粘膜内あるいは粘膜下層にとどまり，早期癌と推定される癌である．1〜5型は進行癌の肉眼型で，胃癌の分類に準じる．表在癌はさらに図5-16のように分類される．

大腸早期癌は深達度が組織学的に粘膜（m），粘膜下層（sm）にとどまるもので，リンパ節転移の有無は問わない．進展形式はリンパ節転移，肝転移が多い．直腸癌では，周囲への直接浸潤も多い．

大腸癌が腺腫の癌化によって起こる（腺腫癌相関説）のか，粘膜から直接発生する（*de novo*）のかは，まだ議論のあるところである．最近では，**癌遺伝子の*K-ras*，癌抑制遺伝子の*p53*，APC，DCCなどの変異が多段階に関与して発癌すると**

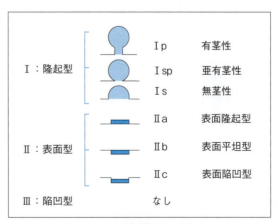

図5-16．大腸表在癌の肉眼分類

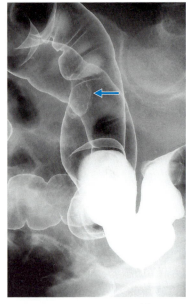
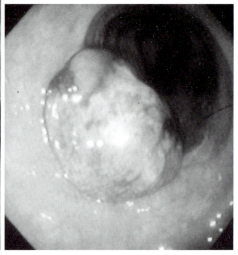

図 5-17. 早期大腸癌（I型）
左：不整な腫瘍の輪郭と不規則なバリウム斑が認められる（矢印）．
右：内視鏡像．表面粗糙で凹凸を伴う隆起型の病変．粘膜下層まで浸潤した早期癌（sm癌）である．

考えられている．

なお，大腸肉腫は，大腸癌に比べ，きわめて発生頻度は低い．比較的多いものとしては，平滑筋肉腫と悪性リンパ腫である．

症　状

早期には無症状であるが，進行すれば便通異常，腹痛，血便，粘液便，貧血などを訴える．一般的に，右側結腸癌では閉塞症状が出にくく，腹痛，腫瘤触知，貧血が主症状となり，左側結腸癌では管腔がやや狭く便が固形化するので，狭窄による慢性閉塞症状が特徴的であり，出血の頻度も高い．

診　断

便潜血反応とともに，直腸指診，大腸X線検査，大腸内視鏡検査によって診断する（図5-17）．最近では，内視鏡の進歩によって平坦型・表面陥凹型早期大腸癌が発見されるようになってきている．

治　療

早期癌の場合においては，内視鏡的摘除術（ポリペクトミー，粘膜切除術（EMR），粘膜下層剝離術（ESD））が第一選択として施行される．摘除した病変の組織学的検討により脈管侵襲陽性，未分化癌，sm浸潤（微量浸潤を除く）の所見を認めれば，外科的切除の適応となるが，腹腔鏡を用いた手術も行われる．

進行癌では，外科的切除が第一選択の治療である．切除不能例や術後再発切除不能例に対しては，化学療法，免疫療法，放射線療法が行われるが，満足できる結果は得られていない．

11 消化管ポリポーシス
gastrointestinal polyposis

病　態

消化管にポリープが多発した状態の総称であり，大きく腫瘍性ポリポーシス（家族性大腸ポリポーシス，ガードナーGardner症候群，ザンカZanca症候群）と，過誤腫性ポリポーシス（ポイツ・ジェガースPeutz-Jeghers症候群，若年性ポリポーシス）に分けられる．いずれも遺伝性，全身性，高発癌性という共通の特徴がある（表5-4）．

症　状

多くは無症状であるが，ポリープからの出血による血便，下痢，腹痛，二次的な貧血がみられることもある．また，おのおのの疾患に特有な随伴病変があり，それに伴う症状がある．とくに，ポイツ・ジェガース症候群では，全例に口唇，口腔

表 5-4. 主な消化管ポリポーシスの概要

種　類	家族性腺腫性ポリポーシス		ポイツ・ジェガーズ症候群	若年性ポリポーシス	クロンクハイト・カナダ症候群
	家族性大腸ポリポーシス	ガードナー症候群			
組織像	腺腫	腺腫	過誤腫	過誤腫	未分類
消化器外随伴病変	－	骨腫 軟部腫瘍 歯芽異常	色素斑	奇形	脱毛 爪萎縮 色素沈着
癌（危険度）	大腸（100%）	大腸（100%）	多臓器 （やや高い）	大腸 （やや高い）	－
遺伝	常染色体優性	常染色体優性	常染色体優性	常染色体優性	非遺伝性

クロンクハイト・カナダ：Cronkhite-Canada.

内や指趾に茶褐色か黒褐色の色素斑を認めるのが特徴である．ガードナー症候群では，歯に，歯性囊胞，過剰歯，歯の萌出遅滞などの異常を伴うことがある．

診　断

大腸と胃・十二指腸のX線検査や内視鏡検査および生検による組織学的な診断とともに，遺伝的因子や各疾患に特有の随伴病変から診断する（表5-4）．

治　療

腫瘍性ポリポーシスは，癌化率が100%であることから外科的な大腸全切除が必要である．ポイツ・ジェガーズ症候群では，3cmを超えるポリープは内視鏡的切除を行う．若年性ポリポーシスではポリープ摘除，ポリープ多発腸管の部分切除が行われる．しかし，大腸癌の発生リスクが高い（約10%）ため，全大腸が切除されることもある．

12 腸管の憩室

a. 小腸憩室症
diverticulum of the small intestine

病　態

腸間膜付着側の腸壁の抵抗減弱部が，腸壁外にヘルニア様に脱出するため起こる．胎生期の卵黄腸管が退化せず腸管側に一部が残存し，回腸と交通して生じるメッケルMeckel憩室（真性憩室）は多彩な合併症を起こすので，臨床的に注目される．メッケル憩室は，バウヒン弁より口側30～60cmの所に存在し，剖検でも1～2%にみられる．

症　状

メッケル憩室は無症状で経過することが多い

が，約25%は種々の異所性組織が迷入しており，胃粘膜が存在すれば消化性潰瘍や腺癌の発生もある．合併症としては，腸重積を含む腸閉塞がもっとも多く，次いで出血，潰瘍形成，穿孔，憩室炎も起こりうる．

急性虫垂炎に比して，圧痛は中央よりで移動し，便潜血が陽性である．

診　断

小腸X線検査で，憩室を証明することである．異所性胃粘膜がある場合は，$^{99m}TcO_4^-$ による腹部シンチグラフィが有用である．

治　療

合併症を起こした場合，急性腹症として発症するので外科的治療の対象となる．

b. 大腸憩室 diverticulum of the colon

病　態

大腸憩室は大腸壁の一部が管腔の外側に向かって囊状に突出した状態であり，病理学的に全層からなる憩室を真性憩室，筋層を欠くものを仮性憩室と呼ぶ．

大腸憩室の大部分は仮性憩室であり，上行結腸，次いでS状結腸に多く，高齢者，とくに男性に多発する．近年，増加傾向にある．

症　状

多くは無症状で経過する．合併症として憩室炎，憩室出血，穿孔などがある．憩室からの出血は，憩室炎を伴わなくても発生し，加齢とともに増加する．

診断，治療

大腸X線検査が，大腸内視鏡検査に優る．治療の基本は，大腸の運動亢進状態を緩和し，大腸

C. 腸疾患　157

内圧の上昇を抑えることと合併症の治療である．便通調整，残渣の多い食事，症状があれば抗コリン薬を投与する．

外科的治療の適応は，保存的治療に抵抗し，急性再発を繰り返す憩室炎や膿瘍，穿孔，腸狭窄や閉塞，大量出血などである．憩室炎をきたしたときには，腸管の安静と抗菌療法を目的に，絶食と補液，抗菌薬の投与が行われる．憩室出血時には，大腸内視鏡検査にて出血部位を確認してクリッピングなどの止血処置を実施する．

D. 消化管疾患による口腔症状

1 ポイツ・ジェガーズ Peutz-Jeghers 症候群

各論 C ⑪『消化管ポリポーシス』を参照されたい．

2 ガードナー Gardner 症候群

各論 C ⑪『消化管ポリポーシス』を参照されたい．

3 クローン Crohn 病

クローン病では，前述したように全身症状の一つとして**アフタ性口内炎**をきたすことがあり，しかも消化器症状に先立って出現することがあり，早期診断の手がかりになる．

クローン病の口腔粘膜病変は，本症の4～20%にみられる．病変は咽頭にまで及ぶことがあり，疱疹状から線状潰瘍までさまざまで，**通常経験する口腔内アフタとは鑑別が不可能なことが多い**．

線状潰瘍が癒合して残存する粘膜が浮腫状になると敷石状を呈し，これは頬粘膜にみられることが多く，歯肉と歯槽では小結節となる．線状潰瘍は，主に歯肉溝にみられる（図5-18）．

> ### 歯科関連事項
>
> **＜食道異物＞**
> ・義歯の誤嚥や歯科治療器具の一部が，治療中に誤って食道に落下することがある（図5-10）．異物の種類や形状により，消化管壁を損傷したり，消化管を閉塞したりするものや，内容物が排出した場合に人体に悪影響のあるものについては，緊急に内視鏡的摘出術が必要である．
> ・深い裂創や穿孔から縦隔炎の発症が疑われる場合は，抗菌薬の投与のほか，外科手術の適応についても考慮する必要がある．
>
> **＜NSAIDs，抗生物質による消化管の障害＞**
> ・非ステロイド抗炎症薬（NSAIDs）と，急性胃粘膜病変（AGML），胃・十二指腸潰瘍とは強く関連しているので，**NSAIDsの使用は，活動期の消化性潰瘍患者には禁忌である．潰瘍の既往のある患者にも，慎重投与が必要である．**
> ・やむをえず使用する場合は，プロトンポンプ阻害薬（PPI）などの強力な抗潰瘍薬や，プロスタグランジン製剤の併用をすべきである．
> ・最近では，消炎鎮痛作用が強く，しかも胃粘膜障害の少ないNSAIDsとして，選択的COX-2阻害薬も開発されている．
> ・抗菌薬は，最近，強力な広域スペクトラムのものが広く用いられるようになり，その薬剤耐性菌である*Clostridium difficile*が腸内で増殖して腸炎を起こす例（急性出血性大腸炎や偽膜性腸炎）が増加している．
> ・とくに，高齢者や，癌などの基礎疾患を有する患者への**抗生物質の投与中，腹痛，下痢が起こった場合には，注意する必要がある．**
> ・治療は，その抗菌薬を中止し，輸液をしなが

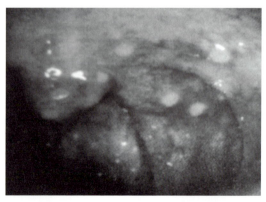

図5-18．クローン病のアフタ性口内炎

らバンコマイシンなどを投与する.
・近年，カプセル内視鏡の普及により小腸病変
が発見されるようになり，NSAIDs による小
腸粘膜病変（出血・びらん・狭窄）が注目さ
れている.

第6章 肝・胆・膵・腹膜疾患

6-1. 肝疾患

A. 肝臓の構造と機能

1 構造

　肝臓は右横隔膜下に存在し，成人では1,000〜1,500 g 程度の重量である．

　肝臓は，**肝小葉**とよばれる構造物が多数集まって構成されている．肝小葉は，肝臓上の最小単位（1〜2 mm）であり，肝細胞，クッパー Kupffer 細胞，星細胞，類洞（毛細血管），ヘリング Hering 管（胆管細胞）などによって構成されている．小葉の周囲には小葉間動脈，小葉間静脈，小葉間胆管が通るグリソン Glisson 鞘といわれる結合織がある．

　肝臓は解剖学的には肝鎌状靱帯で右葉と左葉に分けられるが，機能的には，下大静脈と胆囊窩を結ぶ線：カントリー Cantli 線によって右葉と左葉に分けている．3本の肝静脈によって分けられる4区域（外側区域，内側区域，前区域，後区域）と，尾状葉を合わせた5区域に区分することもある．さらに病変の部位を示す場合には，門脈の分枝によってS1〜S8に区分する**クイノー Couinaud 分類**を用いることが多い（図6-1）．

　肝臓に流入する血管は，**肝動脈**と**門脈**があり，流出する血管は**肝静脈**のみである．肝血流の70％が門脈血で，30％が肝動脈血である．門脈は主に消化管から吸収した栄養を肝臓に運ぶ機能血管で，肝動脈は肝臓に酸素を送る血管である．肝臓はこの二つの血管の二重支配が特徴とされている．門脈血や動脈血は，小葉間静脈や小葉間動脈から類洞に流れ込む．類洞に接する肝細胞では，さまざまな物質や酸素を取り込み，必要な物質の合成・分解を行っている．類洞に流れ込んだ血液は，中心静脈，肝静脈を経て，下大静脈へと流れていく．

2 機能

　肝臓は全身の恒常性を保っていくために，さま

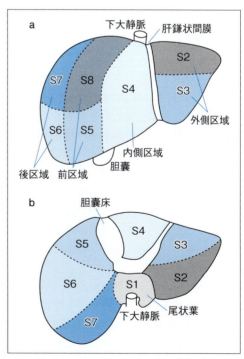

図6-1. クイノー Couinaud の肝区域
a：横隔膜面（上面）．b：臓側面（下面）．

ざまな働きをしている．消化管から吸収された栄養素を体に必要なものに変換する代謝機能や，有害物質を分解する解毒機能，免疫機能などの働きを有している．

代謝機能として，①アルブミンや凝固因子といった人体に必要なタンパク質を合成，②消化管から吸収されたグルコースをグリコーゲンとして貯蔵，③消化管から吸収された脂肪酸からコレステロールやトリグリセリドを合成，④ビタミンDの活性化，⑤エストロゲンなどのステロイドホルモンの分解，などがある．

解毒機能として，アンモニア，アルコール，薬物などの人体に有害な物質の分解・排泄を行っている．肝臓における薬物代謝は，**酸化還元反応**と**抱合反応**の2つに分けられる．体内に投与された薬物の多くは脂溶性であり，水溶性の物質に変換する必要性がある．投与された薬物は，まずはじめに肝臓のミクロソームにある**シトクロムP-450（CYP）**の作用によって酸化還元反応を受ける．この反応によって薬物作用は停止され，分子構造が変化する．その代謝産物が，グルクロン酸や硫酸グルタチオンなどによる抱合反応を受ける．水溶性物質となり，薬物を排泄しやすくしている．その代謝産物は毛細胆管に排泄，もしくは類洞に移行する．胆管に排泄されたものは胆汁を介して糞便中に排泄され，類洞に移行したものは血液中から腎臓を介して尿中に排泄される．薬物によってはシトクロムP-450活性を阻害し，ほかの薬物の代謝を阻害するものもある．ゆえに薬物を投与する場合には，各薬物の相互作用に注意する必要性がある．

そのほかにも，脂質の吸収に必要となる胆汁酸を生成し，ビリルビンなどの不要な物質とともに胆汁として，十二指腸乳頭部から排泄する胆汁生成機能や，門脈血内にある腸管からの有害物や侵入した細菌をクッパーKupffer細胞によって排除する免疫機能もある．

肝臓自体はもともと再生能が高く，予備能が大きいため，肝硬変などに進行しても機能がかなり低下するまで，臨床上問題となることが少ないが，アルブミン合成能が低下すると腹水や浮腫が出現し，アンモニア分解能が低下すれば肝性脳症が，ビリルビン代謝がわるくなれば黄疸が出現する．

B. 主要症候と病態生理

1 黄 疸 jaundice

血中ビリルビン bilirubin が上昇し，ビリルビンの組織沈着をきたし，眼球結膜や皮膚その他の臓器が黄染した状態を**黄疸**という．肝機能が低下するとビリルビンの代謝障害が起こり，血中ビリルビンが上昇する．血中ビリルビンの正常値は1.0 mg/dl以下である．2.0 mg/dl以下では外見上，黄疸がわからない場合が多いが，3.0 mg/dl以上となれば，顕性化してくることが多い．黄疸を認める場合には，同時に尿濃染や皮膚瘙痒感を伴っていることも多い．

ビリルビンは，寿命となった赤血球が脾臓などの網内系で破壊されることで生じる．ヘモグロビンが代謝され，その産物である間接（非抱合型）ビリルビンが肝臓に運ばれ，肝臓でグルコン酸抱合を受け，直接（抱合型）ビリルビンとなり，胆汁に排泄される．腸管内に排出された直接ビリルビンの多くは，腸内細菌の働きによって**ウロビリノーゲン**となり，糞便中に排泄される．一部は，**腸肝循環**により，肝臓に入り，大循環にて腎臓から排泄される．肝機能障害による黄疸の血液検査所見では，一般的に直接ビリルビンが上昇していることが多い．肝障害が進行すると間接ビリルビンも上昇してくる．

まれであるが，先天的に肝臓におけるビリルビン代謝異常によって起こる黄疸がある．これを**体質性黄疸**という（各論 I. 体質性黄疸参照）．

2 腹 水 ascites

もともと，腹腔内には生理的に少量の体液（数十ml程度）が存在するが，病的に増加・貯留した状態を腹水という．腹部膨満などの身体所見がみられることも多い．腹水は，漏出性と滲出性に区別される．原因となる疾患で最も多いのが肝疾患（漏出性）で，次いで悪性疾患（滲出性）である．肝機能が低下するとアルブミン合成能が低下し，腹水が出現する．その治療は，塩分制限，利尿薬やアルブミン製剤投与，腹水穿刺などが行われる．

3 門脈圧亢進症 portal hypertension

門脈は，消化管や脾臓からの静脈血が集合して肝臓に流入する経路である．門脈血管抵抗の上昇や流入する血液量が増大することによって門脈圧亢進症が起こる．原因としては，肝硬変（類洞性）が最も多く，そのほかに門脈血栓症（肝前性），日本住血吸虫症（前類洞性），バッド・キアリBudd-Chiari症候群（下大静脈近傍の肝静脈閉塞，肝後性）なども原因となる．門脈圧上昇が持続した病態が続くと，門脈・大循環シャントが発達し，**側副血行路**が発達する．**食道・胃静脈瘤**，**腹壁静脈怒張（メズサ（メドゥサ）の頭 caput medusae），痔核（直腸静脈瘤）**などが形成される．消化管内視鏡検査やCT，MRIといった画像診断にて，確認することができる（図6-2）．

門脈圧が亢進すると，脾臓での血液うっ滞によって**脾腫**が出現し，汎血球減少がおきる．歯科治療においても，血小板の減少によって止血が困難となり，抜歯などの歯科処置の妨げになる場合もある．

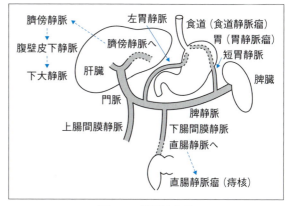

図6-2．側副血行路

4 肝性脳症 hepatic coma

重度な肝障害（肝不全）や門脈・大循環シャントにより腸内細菌が産生した**アンモニア**が，肝臓で解毒されずに脳に達すると，**意識障害**すなわち**肝性脳症**が出現する．重症度評価には，昏睡度分類を用いる．

- Ⅰ度：睡眠覚醒リズムの逆転，多幸気分となることが多い．逆に，抑うつ状態を呈することもある．
- Ⅱ度：見当識障害，異常行動をとる，ものを取り違える．羽ばたき振戦を認める．
- Ⅲ度：しばしば興奮状態またはせん妄状態となる．進行すると，傾眠傾向を呈する．
- Ⅳ度：昏睡，完全に意識がない．
- Ⅴ度：深昏睡，痛みにも反応しない．

Ⅰ度の時点で正確に診断することはむずかしく，脳症が進行してから，のちのち振り返ってⅠ度の脳症であったことが判明することも多い．Ⅱ度になれば，**羽ばたき振戦**（腕を伸ばしたり手を広げたりしたときに，粗くゆっくりとした不規則な震えのことで，あたかも鳥が羽ばたいている動作のようにみえる）や**肝性口臭**（メチオニンが肝臓で代謝できないためにメルカプタンが増加し，口臭が生じる）などの特徴的な所見があり，比較的容易に診断できる．脳症出現時の血中アンモニア値は高値となっているため，肝性脳症の診断には，血中のアンモニア値を測定する．

その治療には，分枝鎖アミノ酸製剤の点滴投与，腸内におけるアンモニア産生と吸収阻害のためのラクツロースの経口もしくは注腸投与，腸内細菌抑制のための腸管非吸収性抗菌薬（リファキシミン）の経口投与などが行われる．

C．検査法

1 身体所見

肝疾患における身体所見として，皮膚や眼球結膜の黄疸，ステロイドホルモン分解能低下によって出現する**手掌紅斑**，**くも状血管腫**（前胸部などの体幹に認める場合が多い）や**女性化乳房**，腹水貯留や肝脾腫による腹部膨満，羽ばたき振戦が挙げられる．肝疾患の場合，血液診断が主体となることが多いものの，歯科医でも黄疸や手掌紅斑，くも状血管腫などの有無を確認することは可能である．

2 血液検査

a．AST，ALT，LDH

肝細胞壊死が起こると肝細胞に含まれているさまざまな酵素が，血中に逸脱する．とくにアスパ

ラギン酸アミノ基転移酵素aspartate aminotrans-ferase（**AST**）やアラニンアミノ基転移酵素ala-nine transaminase（**ALT**）は肝逸脱酵素と呼ばれ，一般的に肝機能検査といえば，AST，ALT を示していることが多い．いずれもアミノ酸合成に関わる酵素である．AST は肝臓以外の心臓や筋などにも存在し，ALT は主に肝臓に存在する．よって ALT 値異常を示す場合のほとんどは，肝疾患である．

　以前，本邦において AST はグルタミン酸オキサロ酢酸転移酵素 glutamic oxaloacetic transami-nase（GOT），ALT はグルタミン酸ピルビン酸転移酵素 glutamic pyruvic transaminase（GPT）とよばれていたため，現在でもこの呼称が用いられることがある．

　乳酸脱水素酵素 lactate dehydrogenase（**LDH**）も肝臓以外の心筋，骨格筋，赤血球などにも存在し，肝疾患以外でも異常値となるため，その鑑別に LDH アイソザイム（4 型と 5 型が肝臓由来）を測定する．

b. ALP，γ-GTP，LAP

　胆汁うっ滞を反映した血液検査である．黄疸や AST，ALT 上昇が軽度であってもこれらの検査が異常高値の場合，胆汁うっ滞による肝障害と考えられる．アルカリホスファターゼ alkaline phosphatase（**ALP**）は肝臓以外の腎臓や骨にも存在し，肝胆膵疾患以外でも異常値となるため，その鑑別には ALP アイソザイム（1 型と 2 型が肝臓由来）を測定する．

　γ-グルタミルトランスペプチターゼ gamma-glutamyl transpeptidase（**γ-GTP**）のみが異常値高値を呈する場合，アルコールの過剰摂取による異常値であることが多い．さらに近年，動脈硬化などを引き起こす酸化ストレスの指標のひとつとなるとされ，注目されている．γ-GTP という略記を本邦では使用しているが，海外ではγ-グルタミルトランスフェラーゼ gamma-glutamyl transferase（GGT）と略記される．

　ロイシンアミノペプチダーゼ leucine amino-peptidase（**LAP**）は肝臓以外の組織にも存在するが，妊娠時を除き，異常値を呈する場合の大半が肝胆道疾患であり，ALP やγ-GTP とともに胆道系酵素と呼ばれている．

c. アルブミン，ChE，PT，HPT

　肝細胞における合成能を反映している血液検査である．アルブミン albumin は，肝臓で合成されるタンパク質で，血漿タンパクの大半を占めている．肝障害時にその合成能が低下すると，低タンパク血症となり，腹水や浮腫が出現する．

　コリンエステラーゼ cholinesterase（**ChE**）は，体内のアセチルコリンを分解するための酵素である．血清アルブミンと同様に肝臓のみで合成され，肝臓におけるタンパク合成能を反映している．Alb よりも半減期が短いため，ChE のほうが肝臓のタンパク合成能を鋭敏に反映している．

　肝臓で生成される凝固因子の活性を測定する検査として，プロトロンビン時間 prothrombin time（**PT**）やヘパプラスチンテスト hepaplastin test（**HPT**）があり，肝硬変や肝不全のときに凝固因子合成能が低下すると，異常値を示す．HPT のほうが，PT より早期に異常となる．これらの異常がある場合，止血が困難となることもあり，抜歯といった歯科処置時に問題となることもある．そのほかに肝臓における合成能が低下している場合には，総コレステロール値も低値となる．

d. Ⅳ型コラーゲン，ヒアルロン酸，M2BPGi

　肝臓への障害が継続（慢性化）すると，肝臓に線維成分が沈着し線維化をきたす．線維化が高度になると肝硬変となる．その指標としてⅣ型コラーゲンやヒアルロン酸が頻用されているが，膠原病などでも異常値を呈することが知られていた．

　近年，肝線維化をみる新しい指標として Mac-2 結合蛋白糖鎖修飾異性体（M2BPGi）という，前述した従来の線維化マーカーより高い診断能を有する糖鎖マーカーが測定されるようになっている．

e. 免疫グロブリン，TTT，ZTT

　免疫グロブリンは形質細胞から産生されるタンパクで，IgG，IgA，IgM，IgD，IgE の 5 種類がある．慢性肝疾患では形質細胞が刺激され，IgGや IgM が上昇する．これらを簡便に測定する方法がチモール混濁試験（TTT）と硫酸亜鉛試験（ZTT）である．TTT と IgM，ZTT と IgG が相関関係にある．

f. AFP，PIVKA-Ⅱ

　肝細胞癌の腫瘍マーカーにはαフェトプロテ

イン alfa-fetoprotein（**AFP**）と protein induced by vitamin K absence or antagonist Ⅱ（**PIVKA-Ⅱ**）がある．AFP は，急性肝炎や慢性肝炎，肝硬変などにおいて肝細胞壊死が強いときにも上昇することがあるため，注意が必要である．肝炎による上昇か癌による上昇なのかを鑑別するためには，より肝細胞癌に特異的な AFP-L3 分画（レクチン分画）を測定する．PIVKA-Ⅱ においては，ワルファリンや抗菌薬投与中に高値となることがあるため，注意が必要である．

g. 色素排泄試験

肝臓での物質の取り込みや排泄能をみる検査である．インドシアニングリーン試験（**ICG 試験**）とブロムサルファレン試験（BSP 試験）があるが，最近は ICG 試験を行うことが多い．ICG 試験は肝予備能をみる検査で，インドシアニングリーンという暗緑色の色素を肘静脈から静注投与し，15分後にその反対の肘静脈から採血して色素の血中消失率や 15 分停滞率を調べる検査である．静注投与された ICG は肝細胞に取り込まれたのち，胆汁中に排泄される．肝血流，肝細胞の ICG 取り込み能力，胆汁への排泄能力を反映している．15 分停滞率の正常値は 10% 未満で，肝硬変などによって肝予備能が低下している状態では高値となる．高度な黄疸や胆汁うっ滞例には，原則，禁忌である．

3 画像検査

a. 超音波検査 ultrasonography（US）

簡便に行える非侵襲的な検査であり，肝疾患のみならず，胆囊，総胆管，膵臓，脾臓，腎臓などの検査としても行われる．主な肝疾患の超音波検査所見は，① 肝囊胞：後方エコー増強を伴った低エコー腫瘤，② 肝血管腫：高エコー腫瘤，③ 肝細胞癌：周辺の低エコーや内部エコーがモザイクパターンを呈する腫瘤，である．肝硬変例では，肝細胞癌のサーベイランスのために 3～4 ヵ月ごとに 1 回の検査が推奨されている．肝腫瘍診断のために，超音波用造影剤を使用することもある．超音波検査は，診断としての検査のみならず，超音波ガイド下による胆囊炎や肝細胞癌の局所治療の際にも用いられる．また最近では，肝線維化の程度を評価できる超音波エラストグラフィーも可能となり，保険適応にもなっている．

b. CT 検査 computed tomography（コンピュータ断層撮影）

X 線を多方向から照射し，コンピュータで画像処理をすることで得られる断層画像検査である．ヨード系造影剤を急速静注して経時的に撮像（動脈相，門脈相，静脈相）するダイナミックスタディを行うことで，肝腫瘍の鑑別診断が可能となる．主な肝疾患の造影 CT 検査所見は，① 肝囊胞：動脈～静脈相までまったく造影のされない腫瘤，② 肝血管腫：動脈～静脈相まで造影（濃染）される腫瘤，③ 肝細胞癌：典型的なものは動脈相で濃染され静脈相では相対的に低吸収域を呈する腫瘤，で描出される．マルチデクター CT multi-detector CT（MDCT）で撮影した場合，短時間の息止めにて広範囲の volume data が取得可能となり，画像の再構成処理を行うことで，任意方向の断面や 3D 画像が作成できる．

c. MRI 検査 Magnetic Resonance Imaging（磁気共鳴画像）

被曝を伴わない検査で，磁気共鳴を利用した断層画像検査である．Gd-EOB-DTPA（MRI 用の造影剤）によるダイナミックスタディを行うと，腫瘍性病変の血流評価のみならず，肝細胞相といわれる時相の画像から腫瘍自体の存在診断も可能である．

また胆管，胆囊，膵管を描出する MR 胆管膵管造影検査 magnetic resonance cholangiopancreatography（MRCP）によって，非侵襲的に胆膵疾患を診断することも可能となっている．

d. 腹部血管造影検査 angiography

おもに右鼠径部より大腿動脈を穿刺して経皮的にカテーテルを挿入し，X 線透視下に目的の動脈に進め，造影剤を注入し，撮影を行う検査である．肝疾患の診断には，腹腔動脈や上腸間膜動脈などから造影する．カテーテルを入れたままで CT 検査（Angio CT）を行うこともある．検査に引き続き，肝細胞癌の治療目的にて肝動脈化学療法 transcatheter arterial infusion（**TAI**）や肝動脈化学塞栓術 transcatheter arterial chemoembolization（**TACE**）が行われることもある．

e. 腹腔鏡検査 laparoscopy

腹壁に穴をあけ，炭酸ガスにて気腹し，内視鏡

を挿入して腹腔内臓器を観察する検査である．肝疾患においては，直接，肝臓表面の観察が可能となり，必要に応じて組織をとる（肝生検）も可能である．正常肝の肉眼所見は，表面平滑で暗赤褐色の色調を呈するが，肝硬変では肝の萎縮や表面の凸凹像，脂肪肝では黄白色の色調となる．

f. 肝生検 liver biopsy

肝疾患の診断，治療方針の決定のために行われる病理組織検査である．最近は，超音波ガイド下に行われることがほとんどである．肝臓の**炎症**の程度や**肝線維化**の程度をみるため，もしくは肝腫瘍の組織診断などのために行われる．慢性肝炎の場合は，新犬山分類に基づいて壊死・炎症所見の程度（grading：A0〜A3，A3が最も壊死や炎症が強い）や，線維化の程度（staging：F0〜F4，F4が肝硬変）を分類し，診断している．基本的には安全に行える検査であるが，腹腔内出血，胆汁漏や感染症などの合併症に注意する必要性がある．高度な出血傾向，抗血小板薬や抗凝固薬内服中，もしくは高度な腹水貯留例には，原則，禁忌である．

各 論

A. 肝炎ウイルス検査

肝炎ウイルスは，アルファベットのAからEまでがある．A型肝炎とE型肝炎は食物などから経口感染するが，そのほかは血液や体液を介して感染する．患者数が多く，慢性化して肝硬変や肝癌の原因になるのはB型肝炎とC型肝炎である．

B型肝炎ウイルスはDNAウイルスで，母子感染などによってキャリアといわれる慢性感染状態が成立する．成人後は性交渉などによって感染するが慢性化する例は一部である．

HBVの遺伝子構造を示す（図6-3）．HBVは二本鎖のDNAウイルスであり，S（表面抗原），C（コア抗原：切り取られてe抗原へ），P（ポリメラーゼ），Xの4つの抗原蛋白が読み取られる．肝細胞に感染して増殖し，それらの蛋白に対する

表6-1．肝疾患の概略

肝疾患の種類
・肝炎ウイルス（A〜E）
・アルコール性肝疾患
・脂肪肝，非アルコール性脂肪肝炎
・薬剤性肝障害
・自己免疫性肝疾患（PBC，AIH）
・代謝性肝疾患（ウィルソン病など）

肝疾患の進展
・急性肝炎（A〜E型肝炎，薬剤など）
⇒ 治癒（B型，C型は慢性化も）
⇒ 一部劇症化（肝不全）
・慢性肝炎（B型，C型肝炎，NASHなど）
⇒ 肝硬変
⇒ 一部肝癌合併

肝硬変の進行
・線維化進行（アルブミン，PT低下，ビリルビン上昇）
⇒門脈圧亢進症
・代償期
⇒ 非代償期（腹水，黄疸，脳症出血性食道静脈瘤）（肝不全）

表6-2．肝炎ウイルス

型	核 酸	感染経路	疾 患	肝硬変，肝癌
A型	RNA	経口	急性	なし
B型	DNA	血液，体液	急性＋慢性	あり
C型	RNA	血液，体液	急性＋慢性	あり
D型	RNA	血液，体液	急性＋慢性	
E型	RNA	経口	急性	なし

免疫反応が肝炎を誘発すると考えられている．HBVは，HIVのようなレトロウイルスに似た複製形式をとり，いったんDNAがRNAに読まれた後，逆転写反応によって再びDNAが生成する．この際HBV-DNAの一部は宿主のDNAに組み込まれ（インテグレーション），肝癌発生の一因となる．

B型肝炎感染を示すのはHBs抗原であり，それに対する抗体（HBs抗体）はHBVに対して免疫が成立したことを意味する．ワクチン（HBs抗原）によって得られるのは，このHBs抗体である．HBVに感染後しばらくはHBe抗原が陽性であり，ウイルス量（HBV-DNA）も多く感染力も高い．その後，からだの免疫力によってHBe抗体に変わる（セロコンバージョン）と，一般にウイルス量は低下する．

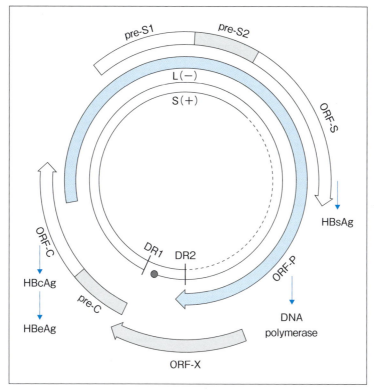

図 6-3. HBV の遺伝子構造
(SHERLOCK'S Diseases of the liver and biliary system, 12th Ed)

C 型肝炎ウイルスは一本鎖の RNA ウイルスであり，1989 年に分子クローニングによって同定された．5'側にはコア（ウイルスの芯に相当する），エンベロープ（表面蛋白）が読まれる部分があり，その後 NS3 から NS5 までのウイルス増殖に関係する蛋白が連なっている．このウイルスが同定される前は，輸血後肝炎の原因として重要であった．HBV とは異なり，成人後の感染によっても半数以上が慢性化する．診断は HCV 抗体の有無によって行う．この抗体が強陽性であれば HCV 感染を強く疑う．感染の有無は，最終的には PCR 法を用いた HCV-RNA 検査によって判定する．また HCV には日本では 1b と 2 型というサブタイプがあり，特異抗体の検出や PCR 法によって同定する．サブタイプごとに抗 HCV 薬の適応が異なる．HCV には現時点ではワクチンはない．

B. 急性ウイルス性肝炎

概 念

ALT/AST の急激な上昇によって示される急性の肝障害を，急性肝炎として総称する．そのうち A, B, C, D, E 型肝炎ウイルスなどによって起こる肝炎を，急性ウイルス性肝炎と称す．EB ウイルスの初感染も急性肝炎を起こす．これは伝染性単核球症と呼ばれ，若年者に多く，咽頭痛，発熱，リンパ節腫大を主徴とする．

原 因

A 型および E 型肝炎は，食物などを介して感染する（経口感染）．A 型肝炎は，汚染された海水で育った牡蠣の生食で感染することがある．E 型肝炎は，以前は東南アジア方面の旅行者に起こる感染症であると考えられていたがシカやイノシシ，豚レバーの生食によって起こることが近年わかった．ともに急性感染後は治癒するが，ときに劇症化することがあるので注意が必要である．

B 型肝炎は出産時の母子感染が感染の主経路で

あり，生体の免疫力が不十分のこの時期は感染後慢性化しキャリアとなりやすい．その後年齢が上がるにつれ，キャリア化の確率が減り，一過性の感染に留まるようになる．一過性の感染の場合，症状が出ずに不顕性感染にとどまる場合と急性肝炎を発症する例がある．B型肝炎は，性感染症でもある．近年，若者の性感染症による急性B型肝炎の増加が問題になっている．不特定多数との性交渉などが，急性B型肝炎のリスクを上げる．とくに欧米型の遺伝子型であるgenotype Aの感染の頻度が増えている．これは，ほかの遺伝子型に比して慢性化しやすい．

C型肝炎は1990年に同定される前は検査の手段がなく，輸血後肝炎の原因として重要であったが，その後検査法の確立に伴い，輸血後C型肝炎はほぼ消失した．またB型肝炎に比して感染力は低く，母子感染や性交渉による感染の頻度は低い．また現代では使用した注射針の再利用はないため，いわゆる医原性感染のリスクはほとんどないと考えられる．したがって，急性C型肝炎は現代きわめてまれな疾患となっている．しかし，成人が急性C型肝炎に罹患した場合，約60〜70％の確率で慢性化するので注意が必要である．しかしC型急性肝炎が劇症化する危険性は，B型に比してはるかに低い．

D型肝炎は，B型肝炎に重感染するウイルスであり，中東や地中海沿岸で多い．わが国ではほとんどない．

症 状

急性肝炎の症状は，食欲不振や倦怠感，感冒様症状，右季肋部痛などである．発熱は，A型肝炎に特徴的である．このような症状が数日続いた後，黄疸が生じ急性肝炎と気づかれる．嘔吐などの消化器症状が強く，意識障害がみられる場合は，劇症化を疑うべきである．

診 断

AST/ALTの上昇は，500 IU/lからしばしば1,000 IU/l以上に及ぶ．ALPやγ-GTPの胆道系酵素上昇を伴う．黄疸の程度は，肝障害の程度に応じてさまざまである．プロトロンビン時間（PT）の低下がみられる．

A〜E型肝炎の診断は，特異的なウイルスマーカーの検索による．A型の急性肝炎では，IgM型の抗HAV抗体が陽性となる．B型肝炎の診断はHBs抗原によるが，慢性肝炎の急性増悪と鑑別する場合はIgM型のHBc抗体の検索が必要となる．C型肝炎の診断は，HCV抗体の陽性による．しかし感染からHCV抗体が陽性になるまでは1〜3ヵ月を要するため（ウィンドウ期），急性肝炎の診断にはPCR法によるHCV-RNAの検索が必要になる．E型肝炎の診断は，IgA-HEVの検出によってなされる．

治 療

一般的に安静，補液で様子をみる．炎症を抑制するため，グリチルリチン製剤が静注で使用される．B型の急性肝炎で重症化が懸念される場合は，内服抗HBV薬が考慮される．劇症化がなく，慢性化もなければ治癒する．

C. 劇症肝炎

概 念

劇症肝炎はほぼ正常な肝臓が急に広汎な壊死に陥り，急性肝不全状態をきたす重篤な病態である．わが国では"初発症状出現後8週以内に昏睡II度（総論B. ④，p.163参照）以上の肝性脳症をきたし，プロトロンビン時間が40％以下に低下する肝炎"とされている．10日以内に脳症が出現する急性型と，それ以降にみられる亜急性型に分けられる．

原 因

わが国の劇症肝炎の原因で最も多いのはB型肝炎であり，A型ないしE型肝炎も劇症化することがある．そのほかは薬剤性の肝障害や自己免疫性肝炎が挙げられるが，原因不明のものも多い．

症 状

悪心や嘔吐などの消化器症状からはじまり，黄疸を生じる．劇症化を定義する最も重要な徴候は，肝性脳症の出現である（B. 主要症候 「意識障害」参照）．羽ばたき振戦がみられる．また脳波検査で三相波という特徴的な波形を検出する．脳浮腫とそれによる脳圧亢進は重要な所見であり，放置すれば脳ヘルニアを起こし死にいたる．

診 断

血液検査ではAST/ALT，LDHの顕著な上昇と胆道系酵素の上昇，ビリルビンの上昇がみられ

る. 脳症出現とともにアンモニアの上昇が起こる. 重要なのは, 肝細胞で作られる凝固因子の低下による出血傾向である. 播種性血管内凝固 disseminated intravascular coagulation (DIC) の合併や血小板数の低下を伴い, 重篤な消化管や脳出血を引き起こす. また低血糖や腎不全も合併する.

診断に際しては, 薬剤使用, 性交渉, 海外渡航歴など, 詳細に聴取する必要性がある. B型肝炎の診断はHBs抗原検査によるが, 激烈な免疫反応が起こるため, 発症時すでにHBs抗体が出現している場合がある. このときにはIgM型HBc抗体の出現が唯一の手がかりになる. 劇症肝炎では肝の萎縮が起こるため, CT検査による肝の容量計測が予後の予測に重要となる.

治療・予後

劇症肝炎は重篤な疾患であり, 内科的な治療のみでは急性型が40〜50%, 亜急性型が20〜30%の救命率である. 診断がつけば, ただちに肝移植の可能な施設に搬送し, 集中治療室にて厳重な全身管理を行う. 凝固因子を多量に投与できる血漿交換療法や血液ろ過透析などが行われる. 予後を左右する合併症には感染症, DIC, 脳浮腫, 腎不全がある.

また原因が明らかな場合は, それに対する治療を行う. HBVによるものであればエンテカビル, テノホビルなどの抗ウイルス薬を投与する. またステロイドパルス療法が有効な場合がある. しかしながら, 奏効しない場合も多く肝移植が唯一の救命方法となることも多い.

D. 慢性肝炎

概 念

慢性肝炎は, AST/ALTの上昇が半年以上続く疾患である. 慢性肝炎は病理組織検査の結果で表される病態であり, 肝生検の所見が病気の活動性や線維化の程度を最も反映する. 肝臓の線維化は, 慢性肝炎の進行と深く関係したものである. 肝類洞に接したディッセDisse腔に存在する星細胞(ビタミンA貯蔵細胞)が炎症によって活性化すると, コラーゲン線維の造成が起こり, 次第に肝硬変へと進行していく.

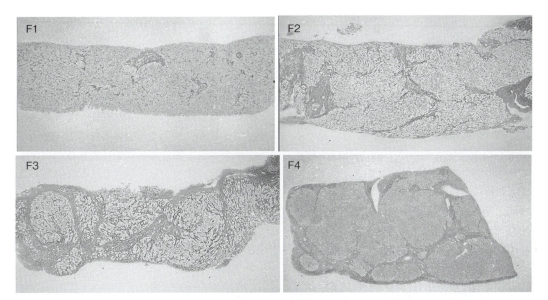

図6-4. ウイルス性慢性肝疾患の進展に伴う肝線維化の進展 (肝生検標本の銀染色像)
　　　F1：門脈域の線維化の拡大.
　　　F2：門脈域の線維化による架橋.
　　　F3：肝小葉の構造変化.
　　　F4：肝硬変, 再生結節.
　　　F1からF4へと線維化が進行する.

慢性肝炎における炎症は，肝小葉の中の門脈域を主体に起こる．リンパ球浸潤を主体とした炎症が，肝細胞を削り取るように進行していく（削り取り壊死）とともに，線維化が門脈域を架橋するように進行し，最終的には肝硬変に至る．組織学的には炎症の程度を A（Activity：活動性）Grade 0～3，F（Fibrosis：線維化）Stage 0～4，の2つの要素から評価し，A2F2 のように表す．F4 は肝硬変である．一般に，AST/ALT の上昇が長く続けば肝硬変へと進行しやすい．また飲酒も肝疾患を進行させる．F ステージの進行に従って肝細胞癌の発生率が上昇し，C 型の場合 F4 で年率 6～7％ の割合で肝細胞癌が発生する．

原　因
多くは B 型肝炎や C 型肝炎ウイルスの持続感染による．近年肝脂肪による慢性肝炎ともいえる非アルコール性脂肪肝炎 non-alcoholic steatohepatitis（NASH）が注目されている．

症　状
慢性肝炎の症状は倦怠感などであるが，軽度のAST/ALT の上昇では無症状であることがほとんどである．健康診断などの機会に，偶然 B 型肝炎や C 型肝炎陽性を指摘されて判明することが多い．家族歴や昔の輸血歴などが参考になる．

診　断
B 型，C 型肝炎の診断と治療方針の決定には，ウイルスマーカー検査の理解が必要となる．B 型肝炎の診断は，HBs 抗原の陽性で行う．母子感染などでキャリアとなる B 型慢性肝炎は，その後 HBe 抗原陽性期が続き，個人によって異なるが，おおむね若年成人のとき HBe 抗体に変化する．これをセロコンバージョンと呼ぶ．B 型肝炎ウイルスの排除には生体の免疫反応が関与するため，このときも AST/ALT の上昇で示される肝障害を伴うのが常である．HBs 抗原はこの HBe 抗原のセロコンバージョンを超えてさらに陽性が続くが，一部の症例では中年以降陰性化し，HBs 抗体に変化する．B 型肝炎のウイルス量は，PCR 法を用いた HBVDNA 測定で行う．

C 型肝炎の検査法は，HCV 抗体，遺伝子型，ウイルス量（HCV-RNA）測定の3つである．抗体が陽性であれば HCV 感染を疑い，PCR による HCV-RNA 測定で確認する．

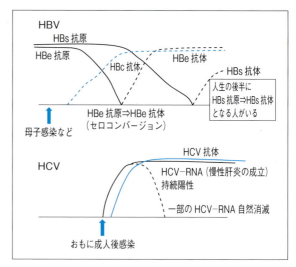

図 6-5. 臨床経過と肝炎ウイルスマーカー

慢性肝炎の画像検査には腹部超音波検査，CT，MRI 検査があるが，形態変化や脾腫の程度は肝硬変に比べて軽度である．しかしながら慢性肝炎でも肝癌を合併することがあり，定期的な画像検査が必要である．また，肝フィブロスキャン検査は肝硬度や脂肪化の定量化に有用である．

治　療
近年，効果的で副作用の少ない多くの治療薬が開発されている．

B 型肝炎では 35 歳以下で HBe 抗原陽性の場合は，セロコンバージョンを期待してインターフェロンが使用される．それ以外は，HBV-DNA 量が多い場合は経口の抗 HBV 薬（エンテカビル，テノホビル）が選択される．これは HBV の逆転写酵素の阻害薬であり効果に優れるが，ウイルスを永続的に体内から排除することは困難であるため，長期の内服が必要となる．しかしながら副作用が少なく，ウイルスの耐性変異をきたしにくいため，広く使用されている．これらの薬剤には，肝硬変への進行を防ぎ，肝癌の発生を抑制する効果が認められている．

C 型肝炎の治療薬は長年インターフェロンと経口薬のリバビリンが主体であったが，治癒に至らない症例も多く，さらに副作用が強く，高齢者や肝硬変，合併症を有する患者は治療が困難であった．しかし経口の抗 HCV 薬が開発され，2015 年からはインターフェロンを用いない経口薬のみの

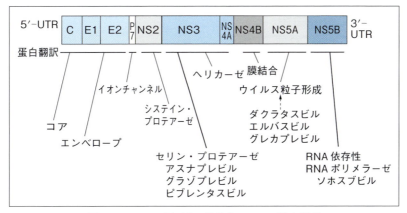

図 6-6. HCV 遺伝子の構造と DAA の阻害部位

治療薬が主体になっている．これらは直接抗ウイルス薬（DAA）direct-acting antivarals と総称され，図 6-6 に示すように HCV の増殖に関係する蛋白を特異的に阻害する分子標的薬である．最初に認可されたのはダクラタスビル＋アスナプレビルの併用療法であったが，その後さまざまな内服薬が認可されており，これらは 2 種類以上の併用療法として使われる．これらは 2，3 ヵ月の内服のみで 9 割以上の症例で HCV を体内から排除でき，しかも肝硬変例でも著効率はほぼ変わらないのが特徴である．またインターフェロンが使用できなかった高齢者やいろいろな合併症を有する患者でも使用できる．しかし，中には薬剤耐性の変異ウイルスが生じている例もあり現時点での課題である．

B 型，C 型肝炎ともにこれらの有効な治療薬の出現により，肝硬変，肝癌の発生頻度は減少した．これは医学の大きな成果といえる．

E. 薬剤性肝障害

概　念

肝臓は薬剤代謝に最も関与する臓器である．医学の発展に伴いさまざまな薬剤が開発されるが，薬剤性の肝障害は臨床的に大きな問題である．(第 14 章　中毒，物理的・環境的原因による障害，表 14-1　肝障害を起こす主な薬物・化学物質，p.409 参照) 薬剤性の肝障害はアセトアミノフェンを大量に内服したときなど，どの個人にも起こる中毒性の肝障害と，アレルギーや個々人の薬物代謝能の違いによって起こる個人特有の体質性の肝障害に分類され，ほとんどは後者に属する．アレルギー性のものは，薬物そのものや中間代謝産物がハプテンとなり，担体蛋白と結合して抗原性を獲得し，免疫反応を誘発して起こる肝障害である．

症状・診断

薬物性肝障害に特異的なものはなく，急性肝炎様の症状を呈する．皮疹がみられるときがある．しかし自覚症状がなく肝機能検査の異常のみを示すものから，急性肝不全に至るものまで多岐にわたる．AST/ALT の上昇を主体とした肝細胞障害型，ALP，γ-GTP の上昇を主体とし黄疸を呈する胆汁うっ滞型，それらの混合型，に病態は分かれる．アレルギー性のものは好酸球増加を認める．

治　療

薬物性肝障害の多くの症例は早期発見により，薬物中止によってすみやかに回復する．中には劇症化する例もあるため，注意が必要である．肝細胞障害型では，グリチルリチン製剤静注を行う．胆汁うっ滞型ではウルソデオキシコール酸がまず使用されるが，遷延すればプレドニンが使用される．

歯科関連事項

- 解熱鎮痛の目的で使用される NSAIDs は，まれではあるが主に肝細胞障害型の肝障害を合併する．
- 抗菌薬も，薬剤性肝障害の原因となる．

F. アルコール性肝障害

概念

日本酒換算で1日3合，5年の飲酒者を常習飲酒家，5合，10年を大酒家と称する．肝硬変にまで至った人の平均アルコール量は1日160g（日本酒で約6合），8年という報告がある．女性の方が少ないアルコールで肝硬変に至る．

アルコールの大部分は肝臓で代謝される．アルコールはアルコール脱水素酵素（ADH）によって，アセトアルデヒドに変換される．アセトアルデヒドが肝細胞障害を起こす．アセトアルデヒドを代謝するアルデヒド脱水素酵素（ALDH）には遺伝的多型が存在し，顔面紅潮，悪心，嘔吐などのアルコールに対する個人感受性の違いの原因となる．

アルコールの代謝系で生じたNADHが脂肪酸の合成を亢進させ，中性脂肪が蓄積し脂肪肝を誘発する．肝細胞障害に伴って肝線維化が亢進するほか，アルコールの代謝産物によっても線維化が進行しアルコール性肝線維症を形成する．

アルコール性肝障害患者が急激な飲酒により急性アルコール性肝炎という，黄疸，右上腹部痛を主徴とした急性肝炎様の病態を呈することがある．

診断

アルコール性肝障害時は，AST優位のトランスアミナーゼの上昇を呈する．これはビタミンB_6の欠乏による．またγ-GTPの上昇が特徴的である．この酵素は禁酒によって低下する．また赤血球平均容積 mean corpuscular volume（MCV）の上昇もみられる．理学所見上，腫大した肝臓を触知する．肝硬変に至ると，アルブミンの低下やγグロブリンの増加がみられる．IgAの増加が特徴的である．進行すれば腹水，黄疸，脳症が出現する．食道静脈瘤破裂がしばしば致命傷となる．

治療

アルコール性肝障害に特異的な治療はなく，禁酒が唯一の手段である．多くがアルコール依存症にあるため，家族や社会のサポートが必要となる．

G. 脂肪肝

概念

肝臓に主に中性脂肪が過剰に蓄積した状態を脂肪肝という．原因は主に肥満とアルコール多飲，糖尿病である．自覚症状はとくにない．

診断

軽度のALT/ASTの上昇がみられるが，ときに100IU/l以上になることもある．ALPやγ-GTPも上昇することがある．とくにアルコール多飲の場合，γ-GTPが上昇するのが特徴である．腹部超音波検査ではエコー輝度の上昇，肝内脈管の不明瞭化，肝腎コントラスト上昇が認められ（図3-7），CTではびまん性にCT値の低下を認める．

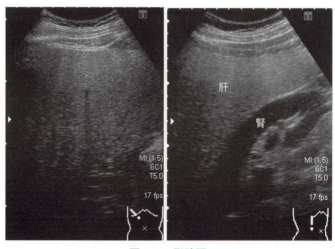

図6-7．脂肪肝
左：肝高エコー，脈管不明瞭化．脂肪肝は，高エコーとなる（白くみえる）．
右：肝腎コントラスト．脂肪の沈着のない腎との比較により，明瞭となっている．

H. 非アルコール性脂肪肝炎 (NASH)

概念および診断

　肥満や脂質異常症などに伴い，肝障害をきたすほどアルコール摂取のない脂肪肝を非アルコール性脂肪肝と総称する．この中には肝に慢性的な炎症像が認められ，それによって線維化が起こり，肝硬変に進行する病態が存在し，これは非アルコール性脂肪肝炎 non-alcoholic steatohepatitis（NASH）と呼ばれる．NASH は元来，病理学的に肝小葉の脂肪化やリンパ球浸潤，線維化などの所見があることから発した疾患単位である．

　NASH の患者は内臓肥満を有し，それに伴うインスリン抵抗性，メタボリックシンドロームと密接な関係がある．AST/ALT の上昇があり，肝硬変に進行すれば，血小板やアルブミンの低下を認める．また脂質異常症や糖尿病をしばしば合併する．近年，NASH 肝硬変に合併する肝癌が話題になっている．

I. 体質性黄疸

概念および診断

　先天的なビリルビンの代謝異常によって，黄疸をきたす疾患を体質性黄疸と称す．グルクロン酸非抱合のグルクロン酸の蓄積する疾患と，抱合型のビリルビンが蓄積するタイプに分かれる．前者にはジルベール Gilbert 症候群，クリグラー・ナジャー Crigler-Najar 症候群が，後者にはデュビン・ジョンソン Dubin-Johnson 症候群，ロター Rotor type が属する．うちジルベール症候群は最もよく遭遇するもので，一般人の 2〜5％ がこれに相当する．間接ビリルビンの増加のみがみられ，そのほかの肝機能検査は正常である．ビリルビン値は感染症や飢餓にて増強するが，生命予後には影響はない．

J. 肝硬変

概念

　肝臓は一部切除されても，すぐにまたもとの容量まで回復するという事実が示すように，肝細胞は再生能力に富んだ細胞である．一方，肝臓が持続炎症や慢性的な細胞障害にさらされると，肝細胞壊死に引き続いてこの再生が持続的に起こり，再生結節を形成する．さらに肝疾患に特徴的なことは，この過程で引き起こされる星細胞の活性化によって起こる肝の線維化である．肝硬変は持続的な肝細胞障害の中で引き起こされる肝再生と線維化の終末像であり，肝臓は固くなり，萎縮する．

病態

　慢性肝障害をきたすものはどれでも肝硬変の原因になりうる．B 型，C 型慢性肝炎，アルコール性肝障害，非アルコール性脂肪肝炎，ウィルソン病（銅の遺伝的代謝異常）などが代表的な疾患であるが，原因の同定できないものも多い．肝細胞と類洞にコラーゲン線維が蓄積すると，肝細胞への栄養や酸素供給が障害され，肝細胞の機能低下をきたす．肝線維化の進行と結節形成に伴い，門脈圧亢進をきたし，それによる門脈血流の低下は肝機能の低下に拍車をかけ，側副血行路形成や脾腫を引き起こして，門脈圧亢進症の病態を形成する．

　このように肝硬変は慢性肝疾患の終末像ともいえるが，肝臓は沈黙の臓器の名のとおり，肝硬変に至っても症状のない患者も多い．肝硬変は症状の出現によって，"代償性肝硬変" と "非代償性肝硬変" に分けられる．症状は，腹水，黄疸，脳症，出血性静脈瘤を指し，いずれかが出現したものは非代償性と位置づけられ，予後がわるい．

　日本では，肝硬変の臨床病期にチャイルド Child 分類（A〜C）やチャイルド・ピュー Child-Pugh スコア，MELD スコアなどが用いられ，予後判定や肝移植の適応決定に用いられている．

　肝硬変の予後を決定する大きな要因は，肝不全への進行とともに肝癌の合併である．とくに B 型肝炎や C 型肝炎による肝硬変は肝癌を高率に合併するため，定期的な画像診断が必要になる．

診断

　肝硬変では腹部触診上，固い肝臓を触知し，また脾腫を生ずるため脾臓も触れることがある．一般に肝の左葉が腫大し，右葉が萎縮する．皮膚所見では頸部を中心にみられるくも状血管腫，手掌紅斑が有名である．また門脈圧亢進症が顕著になると，臍傍静脈が腹壁に放射状に怒張し，"メズサの頭" という所見を呈する．

6-1. 肝疾患　173

肝硬変の診断は病理形態学なものである．従って腹腔鏡下で肝臓の表面を直接観察したり，肝生検で線維増生と再生結節を確認することが最終診断となるが，このような侵襲的な検査を行なうことのできない場合も多く，肝機能検査，画像診断検査から総合的に判断することが多い．

ALT/AST，ALP，γ-GTP 値は上昇するが，正常か軽度上昇にとどまることも多い．肝細胞でつくられる代表的な蛋白であるアルブミンは低下し，γグロブリンが上昇するため，A/G 比は低下する．肝でつくられる凝固因子を反映するプロトロンビン時間は延長する．また門脈圧亢進症に伴う脾腫の程度に比例して，血小板数の低下がみられる．肝硬変が進行すれば，ビリルビンの上昇（黄疸）がみられる．肝性脳症時は，血中アンモニアが上昇する．AFP（L3）や PIVKA-II は，肝癌の腫瘍マーカーである．

腹部超音波検査や CT，MRI 検査は形態を知ることにより肝硬変の診断にも重要であるが，さらに肝細胞癌の合併を検索するのに重要である．近年はフィブロスキャンという超音波装置を用いて肝の固さを知る機器が汎用されるようになり，病理組織学的な診断によらなくても肝硬変の診断の多くが可能になった．

内視鏡検査は食道静脈瘤の有無を知るために，肝硬変患者では必須の検査である．

治　療

以前は肝硬変の線維化は不可逆的であり，改善しないものと考えられていたが，近年の抗 HBV 薬，抗 HCV 薬の進歩によってこれらのウイルスが体内から排除され，炎症が軽減されれば線維化も改善し，肝疾患患者の予後は改善する（「慢性肝炎」参照）．アルコール性肝硬変も禁酒によって肝機能の悪化を防ぐ可能性があるが，進行した肝硬変の線維化は不可逆的である．非代償期の肝硬変の治療は肝移植しかない場合が多い．

K. 自己免疫性肝疾患

原発性胆汁性胆管炎（PBC），および自己免疫性肝炎 autoimmune hepatitis（AIH）が，自己免疫性肝疾患の範疇に含まれる．

1 原発性胆汁性胆管炎（PBC）

概　念

原発性胆汁性胆管炎 primary biliary cholangitis（PBC）は，自己免疫性の機序による慢性胆汁うっ滞を主徴とする疾患であり，一部の症例は肝硬変に移行するが，多くは肝硬変ではない．したがって近年，原発性胆汁性肝硬変 primary biliary cholangitis（PBC）という名称は，"肝硬変（Cirrhosis）"から"胆管炎（Cholangitis）"（略称は PBC で同じ）へと正式名称が変わった．これによって，肝硬変に至ってはいない多くの患者への精神的配慮がなされた．

PBC は中年以降の女性に多い疾患であり，皮膚のかゆみや黄疸を主訴とする．これらの症状のない例を無症候性 PBC と呼び，症候性と区別する．無症候性 PBC の一部が症候性 PBC，肝硬変へと進行する．

診断・治療

検査所見では ALP，γ-GTP の胆道系酵素の上昇を認め，抗ミトコンドリア抗体（AMA）が陽性となる．とくにミトコンドリア内膜の pyruvate dehydrogenase complex（E2）に対する抗体が特異的に検出される．IgM の上昇も特徴的である．早期から門脈圧亢進症の病態を呈し，食道静脈瘤を示す例がある．

PBC の病期に関しては肝の組織所見によるショイアー Sheuer の分類が有名であり，病期を1期から4期に分類している．

ウルソデオキシコール酸の内服が第一選択となる．これによって PBC 患者の予後は改善し，無症候性から症候性への移行を有意に抑えることが判明している．

難治性のかゆみに対しては，ナルフラフィンが有効である．

2 自己免疫性肝炎（AIH）

女性に多く，急性肝炎様の AST/ALT の上昇や黄疸などで発症することが多い．B 型，C 型肝炎ウイルスが陰性で，肝障害の原因となるような薬剤の服用歴がなく，抗核抗体陽性，γグロブリン高値であれば，この疾患を疑う．重症例では劇症化することもある．治療としてはプレドニンが

奏効する．AST/ALT の値をみながら減量する．多くの症例でプレドニンを中止すると再燃するため，5〜10 mg/日での長期維持投与が必要となる．

3 原発性硬化性胆管炎 (PSC)

原発性硬化性胆管炎 primary sclerosing cholangitis（PSC）は，肝外および肝内胆管の炎症性線維化により胆管の狭窄，閉塞をきたし，肝内胆汁うっ滞により末期には胆汁性肝硬変にいたる進行性難治性の疾患である．男性に多く，病因は不明である．潰瘍性大腸炎を合併することが多く，胆管癌も合併しやすい．胆道系酵素上昇と，ビリルビンの上昇が特徴である．好中球細胞質抗体が高率に検出されるが，病因としての意義は明らかではない．肝移植の適応となることが多い．

L. 肝腫瘍

概 念

1）良性腫瘍：肝原発の良性腫瘍には肝腺腫，限局性結節性過形成，肝（海綿状）血管腫などがある．このうち最も頻度が高いのは肝血管腫であり，一般成人の5〜10％にみられる．一般に無症状であり，偶然みつかることが多い．

肝嚢胞も，腹部超音波検査などで偶然発見される．腫瘍性病変ではなく，巨大なものでないかぎり無症状であり，病的意義はない．肝血管腫も肝のう胞も MRI の T2 強調画像で高信号を呈する．

2）悪性腫瘍：肝臓の悪性腫瘍には，肝臓から発生する原発性肝癌と，他の臓器の癌が転移した転移性肝癌がある．原発性肝癌には，肝細胞癌と胆管細胞癌があり，前者が大部分を占める．また肝臓は他の癌の主な転移臓器であり，転移性肝癌の頻度も多い．

疫 学

肝細胞癌は原発性肝癌の代表であり，わが国の癌死の男性4位，女性6位（2014年）を占める．HCV が最も多く，次いで HBV が多い．中国や東南アジアでは，HBV が最も多い．肝癌の大きな特徴は，約9割の例が肝硬変に合併して発生することである．HBV や HCV の持続感染による炎症と病的な肝再生によって肝硬変にいたるが，その間にさまざまな遺伝子変化が積み重なって肝

癌の発生にいたる．近年は NASH からの発癌の割合が増えており，注目されている．したがって，肝硬変など線維化が進行した患者は肝癌のハイリスク群であり，画像診断や腫瘍マーカーなどの定期検査を行い，肝癌を早期に発見することが重要となる．

診 断

画像診断として腹部超音波検査，CT 検査，MRI 検査が行われる．腹部超音波検査では，大きい肝細胞癌は辺縁にハロー halo と呼ばれる低エコーを示し，内部モザイク状パターンを呈するが，小さな肝癌の像は低エコーから高エコー像までさまざまである．血管腫は，高エコーの腫瘤として認識されることが多い．横隔膜下は，肺のガスが覆うため観察しにくい．肝細胞癌は動脈血に富むことが特徴であり，造影 CT，MRI，超音波検査が有用である．造影剤を静注後，短時間で撮像するダイナミックスタディにおいて，早期動脈相で濃染（早期濃染）し，その後抜ける（wash out）ことが特徴である．またソナゾイド造影超音波検査でも早期相で染まり，後期クッパー細胞相で陰影欠損を示す．近年 Gd-EOB-DTPA（プリモビスト）を用いた MRI 検査が広く行われ，ダイナミックスタディのほか，肝細胞相での欠損が肝細胞癌の診断の特徴的所見とされている．

肝細胞癌の腫瘍マーカーとして，癌胎児性蛋白（AFP）およびそのレクチン結合性分画（AFP-L3），PIVKA-Ⅱが用いられる．

治 療

肝癌の治療には，外科的肝部分切除，ラジオ波焼灼療法 radiofrequency ablation（RFA），経カテーテル的肝動脈化学塞栓療法 transcather arterial embolization（TACE），放射線療法，抗悪性腫瘍薬治療などがある．腫瘍数が3個以下の場合，肝予備能が良好な場合は手術が選択される．ラジオ波は周波数 450 Hz の高周波で，腫瘍に挿入した電極針に発生させた熱で病変を壊死に陥らせる．同じく3 cm の腫瘍が3個以下の場合は，RFA も第一選択となる．これらの治療が不可能な場合，TACE 療法が行われる．肝細胞癌は肝動脈のみによって栄養されるため，可能な限りカテーテルを選択的に挿入し，抗悪性腫瘍薬の動注と塞栓物質による血流遮断を行い，腫瘍を壊死に

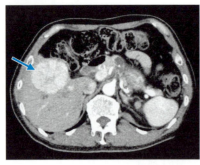 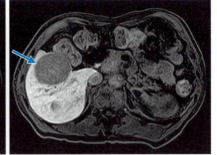

図6-8. 肝細胞癌のCT（左）とMRI画像（右）
左：ダイナミックCT動脈相．S5の肝細胞癌を示す．動脈血流が増加したため，濃染した腫瘍が示されている．
右：Gd-EOB-DTPA肝細胞相．左と同症例．プリモビストMRI肝細胞相では，抜けとして示されている．

陥らせるものである．また上記治療で治癒が困難な症例に対しては，定位放射線治療療法などが行われる．

肝細胞癌患者は，背景に肝硬変があり肝予備能の低下状態をきたしていることが多いため，治療による侵襲の大きさと，腫瘍の局在や個数などを考え合わせて治療が選択される．ひとつの治療法ではなく，複数の治療法が選択されることも多い（集学的治療）．また肝移植が行われる例もある．

M. 肝膿瘍

肝に膿瘍 abscess ができることをさす．病原菌が経胆道的に侵入する場合と，経門脈的に侵入する場合がある．起因菌としては，大腸菌などのグラム陰性菌，嫌気性菌，赤痢アメーバなどがある．

発熱や右季肋部痛が主症状である．白血球増多，CRP増加を認める．抗菌薬投与にて改善しない場合は，エコー下でのドレナージ術が必要となる．

N. 肝移植

内科的治療によっても機能回復の見込みがなくなった肝不全状態の肝臓は，提供される健康な肝臓に入れ替えなければ身体の基本的機能の維持ができなくなるため，肝移植が行われる．

わが国では，健常な成人の同意を得て行う生体肝移植は1万人近く実施されている．脳死肝移植は欧米に比しかなり遅れていたが，脳死臓器移植法案が1997年に施行されその後，数百例に及んでいる．脳死肝移植を受けるには，日本臓器移植ネットワークに登録する必要がある．

成人および小児の内科的に救命できない急性および慢性肝不全が適応となる．成人ではB型，C型肝炎ウイルスによる肝硬変，原発性胆汁性肝硬変などの，さまざまな末期肝硬変症および劇症肝炎が対象になる．また肝癌についても，単発で5cm以下か多発でも3cm以下のものが3個以下の症例（ミラノ基準）は肝移植の対象となる．小児では，胆道閉鎖症のような先天性の胆汁うっ滞性疾患が対象になることが多い．

肝移植は，倫理的にも大きな問題を内包するため，倫理委員会の十分な審査と同意を得て行われる．肝移植後は，免疫抑制薬の投与が必要になる．またHBV，HCV患者では，抗ウイルス薬投与が行われる．5年生存率は成人で6割くらい，小児で8割くらいである．

歯科関連事項

- 肝疾患は症状がないことが多いが，B型肝炎やC型肝炎感染には，注意を払う必要がある．歯科治療の手袋着用は無論のこと，口腔からの飛沫にもゴーグル装着で対処するなど，標準予防策が重要となる．患者間の感染がないよう，院内感染対策には完璧が求められる．
- B型肝炎患者からの針刺しによる感染は，ワクチン接種を行い10 mIU/ml以上のHBs抗体価があれば予防可能である．また，一度できた抗体価も自然に減衰していくので，定期的に抗体価をチェックすることは意味がある．もし万が一，感染事故を起こしてしまっ

たら，まず流水で患部を十分に洗い流すことが重要である．HBs 抗体価が 10 IU/ml 以下のとき，ワクチンの摂取にかかわらず事故後 24 時間（遅くとも 48 時間）以内に HBs 抗体高力価免疫グロブリン（HBIG）を静注したのち，ワクチンを 1 クール（3 回）行う．ワクチン未接種者であれば免疫グロブリンを 1 回静注したのち，ワクチンを 1 クール行う．

・しかし，ワクチンによって抗体のできない non-responder が 10％未満存在する．これらに関しては，ワクチンをもう 1 クール行うと 30～50％に抗体ができる．しかし，2 クールのワクチン接種で抗体ができなかった場合は non-responder として，HBV 曝露時には 2 倍量の HBIG を投与する．

・C 型肝炎における針刺し事故による感染のリスクは 1～3％である．ワクチンなどの予防法はないため，経過観察を行う．もし感染が起こり，慢性化への移行が懸念されるときは，抗 HCV 薬の投与を行う．

・肝疾患患者の歯科治療でもうひとつ注意しな ければならないのは，出血傾向である．肝硬変患者は凝固因子低下（プロトロンビン時間延長），門脈圧亢進症に伴う脾腫による血小板値低下がみられるので，出血しやすく，止血しにくいため，注意が必要である．肝硬変患者の皮膚所見に関して，眼球結膜の黄染は黄疸を示すため重要である．また頸部のくも状血管腫や手掌紅斑の存在は，肝硬変診断の手がかりになる．

・近年 HBV の再活性化が問題になっている．これは，いったんは生体の免疫作用によって封じ込められていた HBV が，ステロイドなどの免疫抑制薬や抗悪性腫瘍薬投与などによって活性化し，重篤な肝炎をきたすことを示している．これらの薬を投与する場合は HBs 抗原を測定する必要がある．そして陽性であれば，同時に抗 HBV 薬を投与することが必要になる．さらに HBs 抗原が陰性でも，HBc 抗体などが陽性の場合であれば再活性化が起こりうるため，注意が必要である．

6-2. 胆道疾患

総論

A. 胆道系の構造と機能

　肝細胞のまわりに沿って，多数の毛細胆管が存在し肝細胞で産生された胆汁が分泌される．毛細胆管が集合して小葉内胆管となり，肝内胆管，左右の肝管と次第に太い管となって**胆嚢**につながる胆嚢管と合流して**総胆管**となり，膵実質を通り十二指腸内のファーター Vater 乳頭に開口する．胆嚢は，後述する**胆汁**を貯蔵，濃縮し，さらに食後，十二指腸に排出する働きがある．以上の胆管の肝臓から十二指腸までの解剖学的な構造を総称して，**胆道系**という．

　図 6-9 は，胆道系および膵臓の構造とその解剖学的な名称を示したものである．この胆道系を流れる液体が，肝細胞で作られる胆汁と呼ばれる黄金色の液体であり 1 日に 600～1,200 ml が産生される．これはアルカリ性電解質溶液に胆汁酸塩，リン脂質，コレステロール，黄金色のビリルビンをはじめとする胆汁色素が溶け込んだものであり，脂肪をミセル化し，小腸で吸収されやすくする働きがある．胆汁成分の 90％は小腸で再吸収され肝臓に戻るが，これを腸肝循環 enterohepatic circulation という．便が黄色いのは胆汁色素によるものであり，胆道の閉塞で胆汁の小腸への流入が妨げられると便が白くなることが知られており，灰白色便と呼ばれる．

B. 主要徴候

1 黄　疸 jaundice

　黄疸とは，血中にビリルビンが増加し，眼球結膜，皮膚などが黄染することをいう．とくに眼球結膜は，早期に黄疸を発見することができる部位である．

　胆道疾患では黄疸が胆道系に閉塞が生じ，ビリルビンが血中に逆流するために生じる．これを"**閉塞性黄疸**"と呼び，腹部超音波や CT などで本来はわずかしか描出されない肝内胆管が拡張していることで診断できる（図 6-10a, b）．肝細胞の機能の低下によりビリルビンの代謝が低下することで生じる黄疸，毛細胆管へのビリルビンの排泄障害のための黄疸が生じることもあり，これらの場合には肝内胆管の拡張を生じない．

　以上の肝，胆道系に由来する黄疸では，主に直接型ビリルビンが上昇する．

2 腹　痛 abdominal pain, abdominalgia

　胆道系疾患による腹痛は，右上腹部に生じることが多く，**右季肋部痛**という．また右肩や右背部へ痛みが及ぶことが多く，放散痛と呼ばれる．

　マーフィー Murphy 徴候とは，右季肋部を圧迫しながら深呼吸をさせると痛みのために呼吸が止まることをいい，急性胆嚢炎を示唆する徴候である．

C. 検査法

1 検体検査

　肝機能を反映する生化学検査としてよく知られ

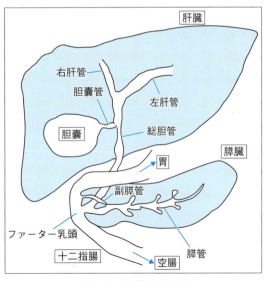

図 6-9. 胆道系の解剖

a. 肝機能障害の鑑別診断

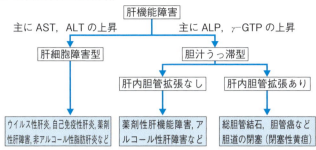

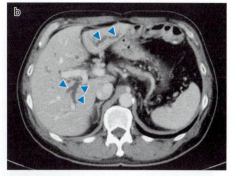

図6-10. 胆汁うっ滞性黄疸と肝細胞性黄疸の鑑別

肝機能検査のうち，ASTとALTは，肝炎などの肝実質の障害で有意に上昇する．これに対し，ALP，γ-GTPは胆道系酵素と呼ばれ，胆管炎などの胆道の閉塞や薬剤性肝炎などの肝内胆汁うっ滞で有意に上昇することが多い．
a：肝機能障害の鑑別をフローチャートとして示した．
b：閉塞性黄疸症例のCT画像．矢頭は，本来ほとんど描出されない拡張した肝内胆管であり，このような場合には結石や腫瘍などによる胆道系の閉塞を疑い，黄疸，肝機能障害の鑑別にきわめて重要である．

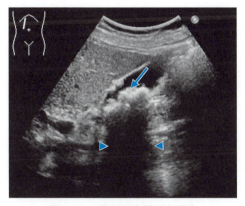

図6-11. 胆石の腹部超音波像
矢印は胆嚢内の多発する胆石であり，これにより後方の無信号陰影（音響陰影）を呈しているのがわかる（矢頭）．

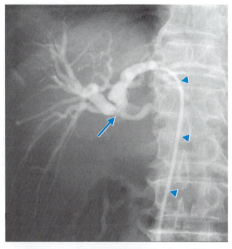

図6-12. 経皮経肝胆道ドレナージ像
肝門部胆管癌であり，矢印の部位で腫瘍による閉塞があり総胆管が描出されていない．
矢頭は体外から挿入されたドレナージチューブである．

ているものでは，肝炎などの肝臓実質の障害で主に上昇する血清トランスアミナーゼ（AST，ALT）などと，胆道系酵素と呼ばれ胆道系の閉塞などで主に上昇するアルカリホスファターゼ（ALP），γ-グルタミルトランスペプチダーゼ（γ-GTP）である．胆道系疾患では，ALPとγ-GTPが上昇することが多い．

肝臓の障害部位により肝細胞型と胆汁うっ滞型，混合型に分類されるが，鑑別方法についても，図6-10aに示した．

2 画像検査

a. 腹部超音波検査
侵襲なく簡便に体外から病変部を観察できるこ

とから，胆道系疾患にはきわめて広く使われる検査法である．とくに胆石の診断に関しては，もっとも感度が高い（図6-11）．

b. 経皮経肝胆道造影 percutaneous transhepatic cholangiography（PTC）
超音波ガイド下で経皮的に胆管を穿刺し造影することであるが，胆管の閉塞性病変において胆汁を体外に流出させる（減黄という）ことに使われることが多い（図6-12）．

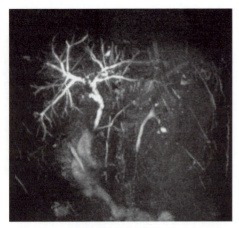
図6-13. 原発性硬化性胆管炎のMRCP像
胆管が枯れ枝状であり，典型的な所見である．

c. CT検査（computed tomography）

X線により腹部を一定の幅でスキャンし，断層像として表示する方法である．腹部超音波と異なり腸管のガスなどに左右されない情報が得られ，造影剤を用いて腫瘍の浸潤を評価することや，血管との関連を評価することができる（図6-10b）．

d. MRI検査（magnetic resonance imaging）

液体から強い信号を得ることで体内の液体の可視化が可能となることを利用して，MRIにて胆管，膵管の情報を詳細に得ることができる核磁気共鳴膵胆管造影 magnetic resonance cholangiopancreatography（MRCP）が胆道系疾患ではよく用いられる．後述のERCPを代用できることが多くなった（図6-13）．

しかし，体内に金属を有する例や心臓にペースメーカーが挿入されている例では，MRIを施行することができないことに注意すべきである．

e. 内視鏡的逆行性胆管膵管造影 endoscopic retrograde cholangiopancreatography（ERCP）

上部消化管内視鏡（側視鏡）を十二指腸まで挿入し，ファーター乳頭から胆管や膵管を造影する検査である．同時に総胆管結石の排石を行ったり，経乳頭的に内視鏡的経鼻胆管ドレナージ endoscopic naso-biliary drainage（ENBD）を挿入することや，悪性胆道狭窄に対してステントを挿入することができる（図6-14a〜c）．

各論

A. 胆石症

概念

胆石症 cholelithiasis について述べる．

胆道内に生じる結石を，胆石 gallstone という．高齢になるほど，胆石の有病率は高まる．胆石があるが無症状に経過する症例は無症候性胆石と呼ばれ，治療の適応とはならないが有症状例は胆のう摘出術の適応となる．

分類

結石の性状により分類され，コレステロール結石，色素結石（ビリルビンカルシウム石など），これらが混合した混合石などがある．

コレステロール結石は，コレステロールの過摂取によるコレステロール過飽和胆汁によって，胆汁酸塩によりミセル化されないコレステロール結晶が析出して生じるものである．

ビリルビンカルシウム石は主に胆管内に生じる結石であり，胆道感染に伴い菌体の有するβ-グルクロニダーゼ活性によって胆汁中のビリルビンが加水分解され，さらにビリルビンカルシウムが析出して胆石となったものである（図6-11）．

B. 胆道炎症性疾患

1 胆囊炎 cholecystitis

概念

胆囊内にできた胆石が嵌頓（はまり込んでしまい動かない状態）することにより胆囊の虚血と胆汁の濃縮と炎症が生じ，さらに細菌感染が起こることを胆囊炎という．

臨床症状

腹痛，とくに右季肋部痛が特徴的である．マーフィー徴候は，急性胆囊炎を示唆する重要な所見である．腹痛は胆石の嵌頓に伴い突然はじまることが多く，発熱を伴うことが多い．また胆管に炎症が及んだときには，黄疸も認められることがある．

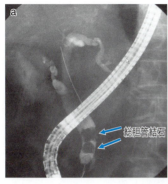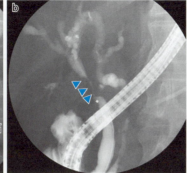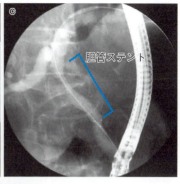

図 6-14. 総胆管結石の内視鏡的逆行性胆管造影像
a：総胆管内に 2 個の結石が認められる．
b：総胆管癌の内視鏡的逆行性胆管造影像．総胆管癌により上部胆管に全周性の狭窄を認める（矢頭）．
c：総胆管癌による閉塞に対して，胆管内にステント（矢頭）を留置した像である．

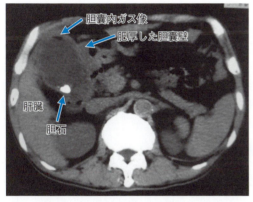

図 6-15. 急性胆囊炎の腹部 CT 像
胆囊壁が肥厚，胆囊の腫大があり胆囊内に石灰化を伴う結石を認める．嫌気性菌による感染を示唆するガス像も認める

検査所見

白血球増加，CRP の増加など，他の腹腔内の感染と同様に炎症所見が認められる．ALT，AST，ALP，γ-GTP などの肝機能検査の異常も，多くの症例で認められる．

診断

わが国では，Tokyo Guidelines 2013 が診療ガイドラインとして使われており，① 右季肋部痛，② 発熱，CRP 高値，白血球増加など炎症所見，③ 腹部超音波，腹部 CT などで胆囊の腫大と壁肥厚，胆囊頸部に嵌頓した胆石など急性胆囊炎に特徴的な画像所見（図 6-15）を認めれば診断は容易である．

鑑別診断として類似した臨床症状を呈する可能性のある心筋梗塞，消化管穿孔，急性膵炎，結腸憩室炎などを考慮すべきである．

治療

絶食とし，補液，抗菌薬などの保存的な加療にて軽快することが多い．起因菌はグラム陰性桿菌，嫌気性菌であることが多く，胆汁への移行性の良好なペニシリン系，セフェム系の抗菌薬が使用されることが多い．

原則として，急性胆囊炎に対しては胆囊摘出術 cholecystectomy が行われる．軽症例では 72 時間以内に腹腔鏡下胆囊摘出術 laparoscopic cholecystectomy，中等症では早期の腹腔鏡下胆囊摘出術が困難であればドレナージ，重症例では臓器不全の治療を行いながらドレナージを行い待機的に手術，という方針となるが早期手術が可能な施設は少なく，待機的に行われることも多い．

ドレナージ法としては経皮経肝胆囊ドレナージ percutaneus transhepatic gallbladder drainage（PTGBD），経皮経肝胆囊吸引穿刺法 percutaneus transhepatic gallbladder aspiration（PTGBA）が行われる．

2 胆管炎 cholangitis

概念

総胆管に閉塞が生じ，さらに胆汁感染を生じたものである．閉塞の原因としては胆管結石がもっとも多いが，悪性腫瘍，炎症性胆管狭窄などでも生じうる．

臨床症状

急性化膿性胆管炎などの重症胆管炎では、上腹部痛、悪寒戦慄をきたす発熱、黄疸など、シャルコー Charcot 三徴をきたすことが多く、急速に進行しショックにいたる可能性もある。

検査所見

白血球増多、CRP の増加などと同時に、肝機能障害を呈し、とくに ALP、γ-GTP などを主体とした胆道系酵素が上昇することが特徴的である。重症胆管炎では、播種性血管内凝固症候群（disseminated intravasucular coagulation；DIC）を合併することも多く、その結果、血小板数の減少、FDP の増加なども認められることがある。画像診断では、胆管の狭窄や胆管内の結石、その末梢側での肝内胆管の拡張が認められることも多い（図 6-14a）。

診断

臨床症状、採血上の炎症所見、胆道系酵素の上昇、腹部 CT や腹部超音波での総胆管内の結石の確認や、肝内胆管の拡張などで診断される。2013 年版の急性胆管炎、胆嚢炎の診療ガイドラインでは A．全身の炎症所見、B．胆汁うっ滞所見、C．胆管病変の画像所見、のうち A のいずれか＋B のいずれか＋C のいずれかを認めるものを確診としている。

治療

絶食と補液をし、胆嚢炎と同様に抗菌薬を開始する。また、中等症以上の症例では、胆管ドレナージを施行することが重要である。ドレナージの方法には 2 種類あり、超音波ガイド下に体外からドレナージチューブを肝内胆管に留置する方法（経皮経肝胆道ドレナージ percutaneous transhepatic biliary drainage（PTBD）、図 6-12）と、内視鏡的にドレナージチューブを留置する方法（内視鏡的経鼻胆管ドレナージ endoscopic nasobiliary drainage（ENBD））がある。

また総胆管結石であれば、内視鏡的に乳頭切開術などを行い、結石を砕石・採石し、取り除く必要があり、その後、再発を防止するために待機的に胆嚢摘出術を行う。

C．胆道良性腫瘍

1 胆嚢ポリープ gallbladder polyp

概念

胆嚢ポリープとは、胆嚢に生じる隆起性病変である。

診断・治療

コレステロールポリープ、腺腫などがあり、一般的には良性の疾患である。コレステロールポリープの頻度が高いが、これは粘膜固有層内に多量のコレステロールを含み泡沫状に腫大した組織球が集合して粘膜がポリープ状となったもので、10 mm 以下で多発することが多い。胆嚢ポリープは自覚症状もなく、無症状に経過する。

通常、治療の必要はなく、腹部超音波で年に 1 回程度の経過観察で十分である。しかし、大きさが 10 mm 以上の場合、増大傾向にある場合、大きさにかかわらず広基性の場合などは、早期の胆嚢癌の可能性もあり、胆嚢摘出術を考慮する必要がある。

2 胆嚢腺筋症 adenomyomatosis

概念

胆嚢腺筋症とは、胆嚢壁の粘膜の過形成、筋層の肥厚、ロキタンスキー・アショフ Rokitansky-Aschoff 洞（胆嚢粘膜上皮が壁内に陥入したもので、正常胆嚢にも存在する）の増殖により、胆嚢壁が肥厚することをいう（図 6-11）。

診断，治療

主に腹部超音波により診断される。超音波にて胆嚢壁の肥厚を認め、肥厚した胆嚢壁の嚢胞性変化と石灰化が認められることが多い。

基本的に経過観察でよい良性疾患であるが、増大傾向にあるものは胆嚢癌との鑑別が困難であり、胆嚢摘出術を検討すべき場合もある。

D．胆道悪性腫瘍

1 胆嚢癌 carcinoma of the gallbladder

概念・病因

胆嚢癌とは、胆嚢および胆嚢管から発生する癌

腫のことであり，腺癌である．

60歳以上の女性に多く，危険因子としては胆石，胆管非拡張型膵胆管合流異常が知られており，とくに胆石の合併は95%に認められる．

臨床症状

進行胆嚢癌のもっとも多い臨床症状は，右季肋部痛である．次いで悪心，嘔吐，体重減少，黄疸，食欲不振などである．

早期癌では無症状であるため，検診などで発見されることもある．

検査所見

腺癌の腫瘍マーカーであるCEA，CA19-9などが高値となることがあるが，感度の高いものではなく，これらによる早期診断は困難である．

胆管に浸潤した例では，閉塞性黄疸をきたしALP，γ-GTPをはじめとした胆道系酵素を中心とした肝機能障害をきたす．

診断

腹部超音波，腹部CTなどにより，胆嚢壁の肥厚や胆嚢内に腫瘤を認めることで診断される．

深達度，周辺臓器や脈管系への浸潤，遠隔転移などの診断には，このほかに超音波内視鏡，MRI，血管造影，ERCPなどが必要になる．

治療

悪性腫瘍であるため，治癒切除が可能な症例では治療の基本は外科的切除である．

外科的切除不能例において全身状態が良好な場合には，ゲムシタビンとシスプラスチンなどの化学療法が行われるが，長期生存の可能性は低い．

胆管への浸潤のため閉塞性黄疸をきたした例では，胆管ステントなどによる内瘻化を行い，姑息的に黄疸軽減処置を行う．

2 胆管癌 cholangiocarcinoma

概念

肝外胆管（肝臓の外に位置する胆管）に発生した癌腫のことであり，腺癌である．男性に多い．

危険因子としては，慢性的な胆管の炎症を惹起する胆管非拡張型膵胆管合流異常（先天的な合流異常であり膵液が胆管に流入して炎症を惹起する），原発性硬化性胆管炎などが知られている．2014年に印刷会社において胆管癌が多発し社会問題となり，使用されていた1,2-ジクロロプ

ロパンが原因であったことが判明したことは記憶に新しい．

臨床症状

黄疸にて発症することが圧倒的に多く，初発症状の90%が黄疸である．通常は発熱や腹痛などを欠くが，胆管炎様の症状で発症することもある．

進行癌では，黄疸のほかに体重減少，腹痛なども認めるようになる．

検査所見

肝機能障害，とくにALP，γ-GTPなどの胆道系酵素の上昇と，ビリルビン高値が特徴的である．胆管炎を合併した例では白血球の増多，CRPの上昇などの炎症反応の亢進を認める．

腫瘍マーカーはCEA，CA19-9などが高値となることがあるが，感度が高いものではない．

診断

胆管炎症状を伴わない黄疸にて発症し，肝内胆管の拡張を伴う症例では胆管癌を疑い，精査を進めるべきである．

腹部超音波は胆管の拡張や閉塞部位，腫瘍自体の描出などを非侵襲的に行うことができる．また，腹部超音波を用いて経皮経肝胆道ドレナージ（図6-12）を行うことができる．

腹部CTでは肝内胆管の拡張のみならず，腫瘍自体を描出することができる．このほかにMRI，ERCPなども必要になる．

治療

外科的切除が，唯一の根治治療である．術前に黄疸を軽減する処置を行うこともある．

また，外科的切除不能例にも，ステントと呼ばれる管で内瘻化が行われ，黄疸を軽減する処置を行うことがある（図6-14b, c）．

切除不能で全身状態が良好な症例では，胆嚢癌と同様の化学療法を行う．

3 ファーター Vater 乳頭部癌
carcinoma of the Vater papilla

概念

十二指腸壁内の胆管，膵管および共通管がOddi括約筋で囲まれた部分（ファーター乳頭部，図6-9）より発生した癌である

臨床症状

黄疸，発熱，腹痛などが主たる症状である．胆

汁の出口にできる腫瘍であるため早期から黄疸が出現することが多く，そのため早期に発見されることが比較的多い.

検査所見・診断

腹部超音波，腹部CTなどで胆管拡張があり閉塞部が総胆管の下端にあれば，乳頭部癌を疑うべきである.

通常の上部消化管内視鏡検査にて病変部を直接観察することができるため，ファーター乳頭部癌が疑われれば生検を含めた内視鏡検査を行う. 腹部CT，MRIなどで病変を確認するとともに，ERCPや症例によりPTCも必要になる.

治療

外科的切除が行われる. 胆道癌の中ではもっとも予後が良好であり，切除率が高い.

外科的切除不能例では，姑息的にステントなどを用いた内瘻化，および化学療法などが行われる.

E. 原発性硬化性胆管炎

概念

原発性硬化性胆管炎 primary sclerosing cholangitis（PSC）は，原因不明の肝内外の胆管壁の線維化による胆管壁のびまん性肥厚をきたす疾患である. 肝外胆管のみ，肝管のみと，両者ともに狭窄をきたす場合がある. 胆汁うっ滞をきたす進行性慢性炎症性疾患であり自己免疫的な機序が疑われているが，詳細な病因は不明である. 好発年齢として，20歳と70歳に二つのピークがある. 閉塞性黄疸をきたし，肝硬変に早期に進展し，予後不良の疾患である. ときに，潰瘍性大腸炎を合併する.

臨床症状・検査所見

6ヵ月以上にわたりALP，γ-GTPなどの胆道系酵素が上昇することが多く，進行すると黄疸，皮膚瘙痒感などの胆汁うっ滞による症状を呈する. 好酸球増多，抗核抗体が陽性となることもある.

診断

臨床症状とともに，ERCP，MRCPにて肝内外の胆管の帯状狭窄，数珠状の狭窄などが，診断的価値があると考えられている（図6-13）. 鑑別すべき疾患は，① 続発性硬化性胆管炎（胆道感染，胆管結石,胆道外科手術後などで生じる）および，② IgG4関連硬化性胆管炎，がある. とくにIgG4関連硬化性胆管炎は，近年IgG4関連疾患のひとつとして広く認知されるようになっており，IgG4の上昇（135 mg/dl以上），IgGの上昇（1,800 mg/dl以上），抗核抗体など自己抗体の陽性率が高い，自己免疫性膵炎の合併率が高いなどの特徴的な臨床所見がある. 副腎皮質ステロイドが著効することが多いなど，治療方針が原発性硬化性胆管炎と大きく異なるため注意すべきである.

治療

胆汁うっ滞の改善を期待して，ウルソデオキシコール酸を投与する. 胆管の狭窄をきたし胆管炎を呈した症例では，狭窄を解除するためにステントの挿入，バルーン拡張など内視鏡的処置が行われることもある.

進行し肝不全をきたしたPSCには，肝移植が唯一の効果的な治療法である.

6-3. 膵疾患

A. 膵臓の構造と機能

1 構造

膵臓は胃の後方,第1～2腰椎の前方に位置し,後腹膜に接着する重さ約100g,長さ約15cmの細長い臓器で,頭部・体部・尾部に分けられる.

腺組織から分泌された膵液の通り道である導管には**主膵管**と**副膵管**の2種類があり,主たる導管である主膵管は膵尾部から頭部まで膵臓の中央を走り,最終的には総胆管と合流して十二指腸下行脚に開口する(6-2. 総論A,図6-9参照).

2 機能

消化酵素を分泌する外分泌機能と,糖代謝において中心的な役割を担うインスリンなどのホルモンを分泌する内分泌機能とから成り立っている.膵液は膵酵素の活性化のために弱アルカリ性を保っており,消化酵素,電解質,粘液を含み,1日約1,000 ml分泌される.

消化酵素には,炭水化物分解酵素である**アミラーゼ**,脂肪分解酵素である**リパーゼ**,蛋白分解酵素である**トリプシノーゲン**,**キモトリプシノーゲン**などがある.

内分泌機能に関わるホルモンとしては,**ランゲルハンス島**の**B細胞**から分泌される**インスリン**,**A細胞**から分泌される**グルカゴン**,**D細胞**から分泌される**ソマトスタチン**があげられ,これらのホルモンの相互作用によって血糖はコントロールされている.

B. 検査法

1 生化学検査

血清アミラーゼには,**唾液腺アミラーゼ**(S)と**膵アミラーゼ**(P)がある.したがって,高アミラーゼ血症の原因としては,膵炎などによる膵酵素の血中への逸脱のほかに,唾液腺細胞の炎症や腫瘍によるものもあることを念頭に置く必要がある.

急性膵炎時などの血清アミラーゼは,12～24時間程度でピークに達し,数日中に正常値に戻る.このため,血清アミラーゼが正常値だからといって膵炎の存在を否定できるものではなく,同時に尿中アミラーゼを測定することも重要である.

血清リパーゼは膵特異性が高く,高値を示す場合は膵臓の障害が強く疑われる.膵癌の腫瘍マーカーとしては,CA19-9, CEA, Dupan-2, SPan-1 エラスターゼ1などがある.

2 画像検査

腹部単純X線検査は,急性膵炎時においては膵臓周囲の限局した空腸の麻痺性イレウス像 sentinel loop sign や,膵腫大による大腸ガスの分断像 colon cut-off sign など,特徴的な所見が認められる.また慢性膵炎時には,膵臓に一致して**石灰化像**がみられることがあり,診断的意義がある.

腹部超音波検査,**CT検査**,**MRI(MRCP)検査**は,急性膵炎に伴う膵腫大や膵周囲の炎症性変化,慢性膵炎に伴う膵管の不整拡張,膵石の存在,膵癌時の占拠性病変の大きさ,形状,浸潤の程度の診断などに有用である.MRCPは非侵襲的に

表6-3. 急性膵炎臨床診断基準(2008年改訂)

1)上腹部に,急性腹痛発作と圧痛がある
2)血中,または尿中に膵酵素の上昇がある
3)US, CTまたはMRIで膵に急性膵炎を示す異常所見がある
上記3項目中2項目以上を満たし,他の膵疾患および急性腹症を除外したものを急性膵炎とする ただし,慢性膵炎の急性発症は急性膵炎に含める 膵酵素は,膵特異性の高いもの(膵アミラーゼ,リパーゼなど)を測定することが望ましい

表6-4. 急性膵炎の重症度判定基準と重症度スコア（2008年改訂）

A. 予後因子（予後因子は各1点とする）
1. BE ≦ －3 mEq/l，またはショック（収縮期血圧 ≦ 80 mmHg）
2. Pao$_2$ ≦ 60 mmHg（room air），または呼吸不全（人工呼吸管理が必要）
3. BUN ≧ 40 mg/dl（またはCr ≧ 2 mg/dl），または乏尿（輸液後も1日尿量が400 ml以下）
4. LDH ≧ 基準値上限の2倍
5. 血小板数 ≦ 10万/mm^3
6. 総Ca ≦ 7.5 mg/dl
7. CRP ≧ 15 mg/dl
8. SIRS診断基準*における陽性項目数 ≧ 3
9. 年齢 ≧ 70歳
＊SIRS診断基準項目：(1) 体温 > 38℃または < 36℃，(2) 脈拍 > 90回/分，(3) 呼吸数 > 20回/分またはPaco$_2$ < 32 torr，(4) 白血球数 > 12,000/mm^3 か < 4,000/mm^3 または10%幼若球出現

B. 造影CT Grade
1. 炎症の膵外進展度

前腎傍腔	0点
結腸間膜根部	1点
腎下極以遠	2点

2. 膵の造影不良域
　膵を便宜的に三つの区域（膵頭部，膵体部，膵尾部）に分けて判定する．

各区域に限局している場合，または膵の周辺のみの場合	0点
二つの区域にかかる場合	1点
二つの区域全体を占める，またはそれ以上の場合	2点

1. ＋2. 合計スコア

1点以下	Grade 1
2点	Grade 2
3点以上	Grade 3

重症度の判定
① 予後因子が3点以上，または，② 造影CT Grade 2以上，の場合は重症とする．

SIRS：全身性炎症反応症候群．

（厚生労働省 難治性膵疾患に関する調査研究班，2008）

膵管を描出することが可能で，膵疾患による膵管の変化を診断する際に有用である．

内視鏡的逆行性胆管膵管造影（ERCP）は，内視鏡下にファーター乳頭からカテーテルを挿入し，膵管と胆管を造影する検査で，慢性膵炎や膵癌に伴う膵管の変化の詳細をみるのに適した検査ではあるが，きわめて侵襲的な検査であり，検査後に膵炎の合併もみられることより，その適応の判断については慎重に行うべきである．

1 急性膵炎 acute pancreatitis

概念

なんらかの原因によって活性化された膵酵素が，膵組織や周辺の組織を自己消化し，急激に浮腫，壊死，出血などの組織障害を引き起こす疾患である．

重症化すると肺や腎臓など他の重要臓器にも障害が及び，ショックや多臓器不全（MOF）に陥

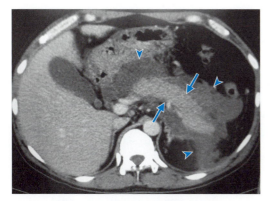

図 6-16. 急性膵炎の腹部 CT 像
膵腫大（矢印）と膵周囲の液体貯留（矢頭）を認める.

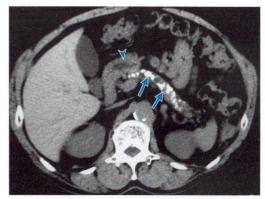

図 6-17. 慢性膵炎の腹部 CT 像
膵石（矢印）および膵管の拡張（矢頭）を認める.

り不幸な転帰をとることもある.

病因

アルコール性と**総胆管結石**によるものが，過半数を占める．ERCPに伴うもの，高脂血症，薬剤性によるものもみられるが，原因不明の膵炎も20％ある．

臨床症状

急激な強い**上腹部痛**で発症することが多い．脂肪食の摂取，過食，大量飲酒後に起こりやすく，腹痛は持続性で，しばしば**背部痛**や**悪心**，**嘔吐**も伴う．総胆管結石によるものでは，右季肋部痛や黄疸を認める．

重症例では，発熱，血圧低下，意識障害，呼吸困難など多彩な症状を認めることもある．

診断

病歴，臨床症状，アミラーゼ，リパーゼ，トリプシンなどの膵逸脱酵素の上昇および画像所見などから急性膵炎を疑った場合には，診断基準に基づき確定診断を下すとともに，重症度の判定を行うことがきわめて重要である．急性膵炎の診断と重症度の判定には，一般的に厚生労働省難治性膵疾患に関する調査研究班の「急性膵炎臨床診断基準」（表6-3），および「急性膵炎の重症度判定基準と重症度スコア」（表6-4）が用いられる．

血清**アミラーゼ**の測定は迅速かつ簡便であり，急性膵炎の診断に有用であるが，膵炎以外の疾患でも高値を示すこと，膵炎発症後速やかに血中濃度は低下することなどから，診断の際には注意が必要である．さらにアミラーゼ，リパーゼ値などの膵逸脱酵素の上昇は，診断には重要であるが，重症度を反映しないことにも注意が必要である．

画像所見としては，腹部単純X線でのsentinel loop signやcolon cut-off signなどの特徴的な所見，腹部超音波やCTでの**膵腫大**や**膵周囲の液体貯留**などの所見（表6-16）が，急性膵炎では認められる．

治療

急性膵炎に対する治療は，絶食をはじめとした膵外分泌刺激の回避，呼吸・循環動態の維持・改善，疼痛コントロール，膵局所感染などの合併症の予防が基本となる．

まず減少した循環血漿量を補正する目的で，輸液により循環動態の改善を図り，同時に電解質バランスも補正する．重症例では，感染性膵壊死，膵膿瘍などの膵局所感染の予防のため，膵移行性の高い広域スペクトラムをもつ抗菌薬の予防投与を行う．

さらに，蛋白分解酵素阻害薬の投与，選択的消化管除菌，血液浄化療法，蛋白分解酵素阻害薬・抗菌薬持続動注療法などの治療法もあげることができるが，その有効性に関しては一定の見解はない．

総胆管結石嵌頓による急性膵炎に対しては，内視鏡を用いファーター乳頭部を切開あるいは拡張して，結石を取り除く必要がある．

外科療法として壊死性膵炎や膵膿瘍に対する壊死，感染組織の除去が有効との報告もある．

表 6-5. 慢性膵炎臨床診断基準

慢性膵炎の診断項目
① 特徴的な画像所見　　　③ 反復する上腹部痛発作
② 特徴的な組織所見　　　④ 血中または尿中膵酵素値の異常
　　　　　　　　　　　　⑤ 膵外分泌障害
　　　　　　　　　　　　⑥ 1 日 80 g 以上（純エタノール換算）の持続する飲酒歴

慢性膵炎確診：a, b のいずれかが認められる
　a．① または ② の確診所見
　b．① または ② の準確診所見と，③④⑤ のうち 2 項目以上
慢性膵炎準確診：
　① または ② の準確診所見が認められる
早期慢性膵炎：
　③ 〜⑥ のいずれか 2 項目以上と早期慢性膵炎の画像所見が認められる

慢性膵炎の診断項目
① 特徴的な画像所見
　確診所見：以下のいずれかが認められる
　a．膵管内の結石
　b．膵全体に分布する複数ないしびまん性の石灰化
　c．ERCP 像で，膵全体にみられる主膵管の不整な拡張と不均等に分布する不均一かつ不規則な分枝膵管の拡張
　d．ERCP 像で，主膵管が膵石，蛋白栓などで閉塞または狭窄しているときは，乳頭側の主膵管と分枝膵管の不規則な拡張
　準確診所見：以下のいずれかが認められる
　a．MRCP において，主膵管の不整な拡張とともに膵全体に不均一に分布する分枝膵管の不規則な拡張
　b．ERCP 像において，膵全体に分布するびまん性の分枝膵管の不規則な拡張，主膵管のみの不整な拡張，蛋白栓のいずれか
　c．CT において，主膵管の不規則なびまん性の拡張とともに膵辺縁が不規則な凹凸を示す膵の明らかな変形
　d．US（EUS）において，膵内の結石または蛋白栓と思われる高エコーまたは膵管の不整な拡張を伴う辺縁が不規則な凹凸を示す膵の明らかな変形
② 特徴的な組織所見
　確診所見：膵実質の脱落と線維化が観察される．膵線維化は主に小葉間に観察され，小葉が結節状，いわゆる硬変様をなす
　準確診所見：膵実質が脱落し，線維化が小葉間または小葉間・小葉内に観察される
④ 血中または尿中膵酵素値の異常
　以下のいずれかが認められる
　a．血中膵酵素が連続して複数回にわたり正常範囲を超えて上昇あるいは正常下限未満に低下
　b．尿中膵酵素が連続して複数回にわたり正常範囲を超えて上昇
⑤ 膵外分泌障害
　BT-PABA 試験で明らかな低下を複数回認める

早期慢性膵炎画像所見
　a．b のいずれかが認められる
　a．以下に示す EUS 所見 7 項目のうち，(1)〜(4) のいずれかを含む 2 項目以上が認められる
　　(1) 蜂巣状分葉エコー（Lobularity, honeycombing type）
　　(2) 不連続な分葉エコー（Nonhoneycombing lobularity）
　　(3) 点状高エコー（Hyperechoic foci；non-shadowing）
　　(4) 索状高エコー（Stranding）
　　(5) 囊胞（Cysts）
　　(6) 分枝膵管拡張（Dilated side branches）
　　(7) 膵管辺縁高エコー（Hyperechoic MPD margin）
　b．ERCP 像で，3 本以上の分枝膵管に不規則な拡張が認められる

BT-PABA：N-ベンゾイル-L-チロシル・パラアミノ馬尿酸.

（厚生労働省難治性膵疾患に関する調査研究班，日本膵臓学会，日本消化器病学会，2009）

2 慢性膵炎 chronic pancreatitis

概念

繰り返す炎症により，膵実質の破壊と線維化が徐々に進行し，最終的には，膵外分泌および内分泌機能が低下し，糖尿病や栄養障害をもたらす難治性疾患である．男女比は 2.5:1 で，男性に多い．

病因

男性では**アルコール性**が 70% を占め，次いで原因不明の**特発性**が 13% である．女性では特発性が 45% を占め，次いで**アルコール性**（24%），**胆石性**（4.5%）によるものがみられる．

まれな原因としては，高脂血症，薬剤性，家族性などがあるが，近年，自己免疫性の慢性膵炎の存在がわかり，注目されている．

臨床症状

繰り返し出現する**上腹部痛**，**背部痛**が，多くの症例で認められる．病状が進展した非代償期においては，インスリンの分泌低下に伴う**口渇感**，**体重減少**などの糖尿病の症状，リパーゼなどの消化酵素の分泌低下による**脂肪便**などが認められる．

診断

膵外分泌と**内分泌機能の低下**，**膵石**，**膵管の拡張**など特異的な画像所見（図 6-17）の証明により，慢性膵炎と診断できる．

表 6-5 に，日本膵臓学会等による慢性膵炎臨床診断基準（2009 年）の概略を示す．

治療

アルコール性膵炎に対しては，まず禁酒を守ることが重要である．その他の膵炎についても，胆石例に対する胆石の除去など，まず原因の治療を行う．食事療法としては，低脂肪食が原則である．

疼痛および膵炎の進展予防を目的として，抗コリン薬，非ステロイド抗炎症薬，蛋白分解酵素阻害薬，消化酵素薬，H_2 受容体拮抗薬やプロトンポンプ阻害薬など胃酸分泌抑制薬の投与を行う．

慢性膵炎に伴う糖尿病治療に関しても，食事療法が重要ではあるが，血糖コントロールの不良な症例に対しては積極的にインスリン療法を導入する．

さらに，巨大あるいは感染性膵嚢胞に対する外科的あるいは内視鏡的なドレナージ術，膵石の除去に関しては，内視鏡下でのカテーテルを用いた排石術，体外衝撃波結石破砕療法 extracorporeal shock wave lithotripsy（ESWL）など，特殊な治療法もある．

3 自己免疫性膵炎 autoimmune pancreatitis

概念・病態

自己免疫性膵炎は，膵炎の中でも 1995 年に初めて提唱された比較的新しい疾患概念である．発症機序としては，何らかの免疫機能異常が起こり，リンパ球と IgG4 陽性形質細胞の膵への浸潤と線維化により膵腫大をきたす原因不明の疾患である．他の IgG4 関連疾患を合併することが知られており，歯科領域においては Mikulicz 病を含む硬化唾液腺炎との合併が重要である（第 12 章 12-1 膠原病およびリウマチ性疾患参照）．

臨床症状

通常の膵炎では強い腹痛を認めることが多いが，自己免疫性膵炎では自覚症状を認めることは少ない．炎症に伴う膵腫大により胆汁うっ滞が起こり，閉塞性黄疸をきたすことで発見される症例が多い．

診断

CT 検査，MRI 検査，超音波検査などで，膵のソーセージ様腫大，膵管の狭小化などの画像所見がみられた場合には本疾患を疑う．血液検査では，IgG4 の上昇が特徴的であり，膵生検による病理診断では，著明なリンパ球，形質細胞の浸潤と線維化，IgG4 陽性形質細胞の浸潤などの所見が重要である．

治療

自己免疫性膵炎の治療にはステロイド療法が有効である．通常，プレドニゾロンの漸減投与を行うが，投与中止により再発する症例が多く，少量のプレドニゾロンを維持投与することが望ましい．

4 膵癌 pancreatic carcinoma

概念・病態

膵癌は，外分泌組織（膵管上皮，腺房細胞）由来のものと，内分泌組織（ランゲルハンス島）由来のものとに分けられるが，大部分は膵管上皮から発生する膵管癌である．その成因としてアルコールやコーヒーの多飲，慢性膵炎，糖尿病との関

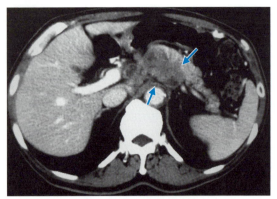

図6-18. 膵癌の腹部造影CT像
膵頭部に低吸収の腫瘤（矢印）を認める.

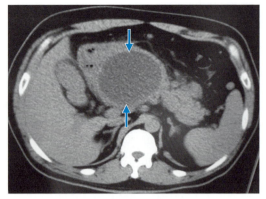

図6-19. 膵嚢胞の腹部CT像
膵頭～体部に，10cm大の仮性嚢胞（矢印）を認める.

与などが疑われているが，不明である．

膵癌は増加傾向にあり，男女比ではやや男性に多く，60～80歳での発生が多い．発生部位としては，膵頭部からのものが多く，全体の約2/3を占める．

臨床症状

かなり進行するまで，**無症状**なことが多い．進行例では，膵炎と同様に**上腹部痛**，**背部痛**，**体重減少**などが出現するが，膵頭部癌では初発症状として**黄疸**で気づくこともある．また，糖尿病の突然の発症や，急速な悪化を伴う例もみられる．

診断

上腹部不定愁訴のある高齢者においては，仮に症状が軽いものであっても膵癌を疑い，精密検査をすることが勧められる．アミラーゼ，リパーゼなどの血清膵逸脱酵素の上昇は，ときには診断の助けとなるが，低値のこともあり特異性は低い．膵癌の腫瘍マーカーとしてはCA19-9，CEA，Dupan-2などがあるが，いずれも早期診断での有用性は低い．

画像診断としては，腹部超音波，CT（図6-18），MRI（MRCP），ERCP，血管造影などがあり，腫瘍の大きさ，形状，膵後面あるいは門脈への浸潤の程度，胆管・膵管の変化，リンパ節転移の有無の診断などに有用である．

治療

根治的治療は外科療法であり，腫瘍の部位，大きさにより，膵頭十二指腸切除術，膵体尾部切除術，膵全摘術などの手術が行われる．

切除不能な進行例に対しては，姑息的療法として消化管，胆管バイパス術が行われることもある．

手術適応のない症例に対しては，化学療法あるいは放射線療法も行われているが，一般的にその効果は十分ではなく，予後は不良である．

5 膵嚢胞 pancreatic cyst

概念・病態

膵嚢胞は大きく二つに分類され，嚢胞壁の内面に固有の上皮を有する真性嚢胞と，上皮はなく器質化した肉芽組織におおわれる仮性嚢胞とがある．膵嚢胞の80～90％は仮性嚢胞で，主に膵炎や外傷後にみられる．

臨床症状

無症状なことが多く，人間ドックや健診時に偶然みつかることもある．巨大な嚢胞や細菌感染を伴うものでは，腹痛や発熱を認めることもある．

診断

嚢胞の存在に関しては，腹部超音波やCT（図6-19）で十分に診断できるが，嚢胞と膵管との交通の有無については，ERCPあるいはMRCPが有用である．

急速に増大する膵嚢胞に関しては，嚢胞腺癌などの悪性腫瘍の可能性もあるので，診断には注意する必要がある．さらに，比較的発生頻度の高い疾患として，膵管内乳頭粘液性腫瘍 intraductal papillary mucinous neoplasm（**IPMN**）があげられ，鑑別すべき疾患として重要である．

治療

無症状な嚢胞には，とくに治療は必要ない．症状が認められた場合には，経皮的あるいは内視鏡

的に嚢胞ドレナージを行う．腫瘍性嚢胞に対して
は，外科的切除を行う．

6-4. 腹膜疾患

総論

腹膜 peritoneum とは，内臓（胃，十二指腸，肝臓，腎臓など）の表面と腹壁の内側をおおう膜である．内臓側の膜を臓側腹膜，腹壁側の膜を壁側腹膜と呼び，これらに囲まれた空間を腹腔内と称する．腹腔内は，生理的状態では，無菌状態に保たれている．

各論

1 急性腹膜炎 acute peritonitis

概念

通常は無菌の腹腔内に細菌感染が生じたり，化学的な刺激が加わったりすることにより炎症が惹起された病態を，腹膜炎という．

代表的な原因としては消化管穿孔があるが，そのほかに急性虫垂炎，消化管吻合術後の縫合不全，外傷による腸管損傷などでも生じる．

臨床症状

激しい腹痛，悪心，嘔吐，発熱などがある．
腹部の触診では，腹膜炎のときに特徴的な所見が得られる．腹壁が固くなる筋性防御 muscular defense という状態や，腹壁をゆっくり押し，手を離したときに，押したときよりも強い痛みがあるブルンベルグ Blumberg 徴候（反跳痛）などが認められ，これらを腹膜刺激症状と呼ぶ．

これらの所見を認めた場合には，緊急手術の可能性を念頭に置き，早急に CT など画像診断を行い，外科医とも連携して治療方針を決定すべきである．

検査・診断

以下，もっとも頻度の高い，消化管穿孔による腹膜炎の場合について述べる．

消化管穿孔の場合，胸部立位 X 線にて横隔膜下に腹腔内遊離ガス free air を認め，診断できることが多い．重要なことは，腹部 X 線よりも胸部立位 X 線のほうが遊離ガスの検出感度がはるかに高いということである．腹部骨盤 CT ではより少量の free air が検出され，また穿孔した部位を推定することができる．

腹腔内には，正常な状態では遊離ガスを認めることはありえないため，遊離ガスがあり，さらに高度な腹痛があれば，消化管穿孔による腹膜炎であると診断できる（図 6-20）．

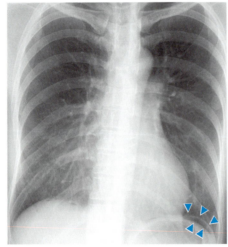
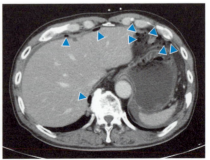

図 6-20. 消化管穿孔時の胸部単純 X 線像（左），腹部骨盤 CT 像（右）
矢頭は，正常な状態では存在しない腹腔内遊離ガスである．

治療

　胃，十二指腸などの上部消化管の穿孔では，穿孔部位が小さい場合には外科的な手術を行わずに禁食，補液，抗菌薬の投与とし，酸分泌抑制薬（プロトンポンプ阻害薬など）にて軽快することが多い．穿孔部位が大きい場合や高度な炎症を呈している場合には，開腹または腹腔鏡下で大網による充填術が行われる．

　大腸などの下部消化管の穿孔では，外科的な手術を行い，穿孔部位を縫合または切除し，腹腔内を生理食塩水で洗浄した後，ドレーンを留置する必要がある．外科的処置の遅れが全身状態の増悪を招くため，早急な手術が必要である．生命予後は不良で，下部消化管穿孔の死亡率は半数に及ぶ．

2 癌性腹膜炎

概念

　癌細胞が腹膜に播種（直接散布されること），または血行性，リンパ行性に腹膜に転移した状態をいう．原発巣としては，胃癌，大腸癌，膵臓癌，胆道癌，肺癌，乳癌，卵巣癌などが多い．急激に腹水が増大する場合には，卵巣癌であることも多い．これらの癌の終末像といってもよい病態である．

臨床症状

　腹膜刺激症状を伴う腹痛や，腹水による腹部膨満感が症状として認められる．

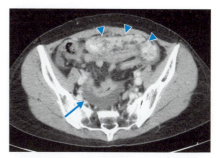

図6-21．癌性腹膜炎のCT画像
矢頭は癌の腹膜播種による肥厚した大網，矢印は腹水である．

検査・診断

　CTでは腹膜の結節や肥厚，腹水が認められることが多い（図6-21）．腹水中に癌細胞が検出されることや，手術で切除した腹膜播種巣から癌細胞が検出され原発巣の組織型と一致することで，確定診断が得られる．

治療

　癌が腹膜に転移した状態であり一般的には根治することはできないが，全身状態や検査所見が許せば，化学療法が行われることが多い．化学療法については，原発巣に応じて選択される．

第7章 内分泌疾患

A. ホルモンの分泌と生理作用

1 ホルモンと内分泌系の定義とその変遷

スターリング Starling が1905年,「内分泌腺で作られた物質が血流を介して運搬され標的細胞を刺激する化学物質」をホルモンと命名した. 内分泌腺から分泌されたホルモンが血液中に分泌され, 遠隔の標的細胞に運搬されて, その特異的な受容体(レセプター)に結合して, その作用を発揮する生体内情報伝達系を内分泌系という. 内分泌腺は外分泌腺と異なり解剖学的に導管をもたない.

内分泌系は基本的に, ① 内分泌腺, ② 内分泌腺から分泌されるホルモン, ③ 血流, ④ 受容体を有する標的細胞, ⑤ ホルモンと受容体が結合した後の標的細胞内での作用発現機構, の5つの要素からなる(図7-1a).

その一方で, 血流を介さず, ホルモンが分泌された近傍の細胞に作用するパラクライン paracrine(図7-1b), 分泌細胞自身に作用するオートクライン autocrine(図7-1c), ホルモンが分泌されず, そのままホルモン産生細胞内で作用するイントラクライン intracrine(図7-1d)の重要性が明らかにされている.

また心臓から分泌されるNa利尿ペプチドファミリーや血管内皮細胞から分泌される血管を収縮させ血圧を上昇させるエンドセリン, 脂肪細胞から分泌されるレプチン, アディポネクチン, パイ・ワン plasminogen activator inhibitor-1(PAI-1)や腫瘍壊死因子α tumor necrosis factor-α(TNF-α), 胃から分泌されるグレリンの発見および, 小腸から分泌され膵からインスリン分泌を促進するインクレチンの糖尿病治療への臨床応用などは内分泌系のとらえ方を新しくしている.

2 ホルモンの役割

内分泌系は生体の恒常性維持, 種の保存のためのシステムであり, ① 生殖, ② 成長, ③ 内部環境の維持, ④ エネルギーの産生, 利用, 貯蔵などに作用する.

3 内分泌腺とホルモンの種類

ヒトの主な内分泌腺は視床下部・下垂体, 甲状腺, 副甲状腺, 膵島(膵ランゲルハンス Langerhans 島), 副腎(皮質と髄質), 性腺, 消化管がある. 主な内分泌腺と産生されるホルモンおよび, その作用を表にまとめる(表7-1).

4 ホルモンの生合成

ホルモンは化学構造から3つに大別される. ① ペプチドホルモン, ② ステロイドホルモン, ③ アミノ酸ホルモン, である.

a. ペプチドホルモン

一般的な蛋白質と同様にホルモンをコードする遺伝子が転写されメッセンジャーRNA(mRNA)が生成される. mRNAは粗面小胞体上で翻訳を受けて, プレ・プロ・ホルモンとなる. プレ・プロ・ホルモンは小胞体の内腔に分離されゴルジ装置に輸送され, 濃縮されてプロ・ホルモンとして分泌顆粒に貯蔵される. 分泌顆粒が細胞外に放出される過程は開口分泌と呼ばれるが, このときにプロ・ホルモンは蛋白分解酵素により切断されホ

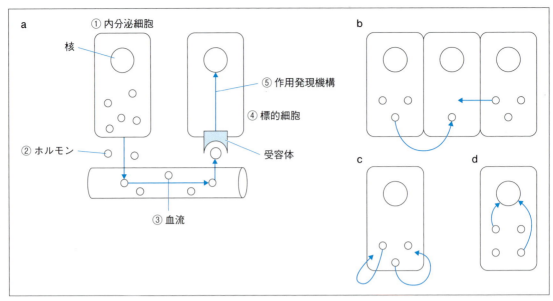

図7-1. 液性因子による生体内情報伝達系
a：内分泌 endocrine：①内分泌腺，②内分泌腺から分泌されるホルモン，③血流，④受容体を有する標的細胞，⑤ホルモンと受容体が結合した後の標的細胞内での作用発現機構，の5つの要素からなる．
b：パラクライン paracrine.
c：オートクライン autocrine.
d：イントラクライン intracrine.

ルモンとなる．
　たとえば，副腎皮質刺激ホルモン adrenocorticotropic hormone（ACTH）はプレ・プロ・ホルモンであるプロオピオメラノコルチン pro-opiomelanocortin（POMC）からさまざまな蛋白分解酵素により切断され ACTH となるが，その過程で切断されたペプチド鎖にメラニン産生細胞を刺激するメラニン産生細胞刺激ホルモン melanocyte stimulating hormone（MSH）が産生される．したがって，ACTH が過剰に産生され高値となる疾患では MSH も高値となるので，口腔粘膜を含めた粘膜皮膚に色素沈着を認める（各論 H. ①クッシング病，クッシング症候群，同 ②アジソン病を参照）．

b．ステロイドホルモン
　ステロイドホルモンを産生するのは主に副腎皮質と性腺である．ステロイドホルモンは，ミトコンドリアと滑面小胞体でシトクロム P450 をはじめとする多くの酵素によりコレステロールから合成される脂溶性ホルモンである．ステロイドホルモンは，とくに電解質代謝活性の強いミネラルコルチコイド（電解質コルチコイド），糖代謝活性の強いグルココルチコイド（糖質コルチコイド），生殖や二次性徴発現に関与する性ホルモン，の3種類に大別される．

c．アミノ酸ホルモン
　アミノ酸であるチロシンから合成されるホルモンにカテコラミンと甲状腺ホルモンがある．カテコラミンはチロシンが合成酵素によりドパ，ドパミンを経て，ノルアドレナリン，アドレナリンに合成される．甲状腺ホルモンは甲状腺濾胞内のサイログロブリンに存在するチロシンにヨードが結合することにより合成される（それぞれ，各論 D-2．副腎髄質，B．甲状腺疾患を参照）．

5 ホルモン受容体の機能と種類
　ホルモン受容体は，①ホルモンが結合できること，②ホルモン結合によりホルモンの作用が発現できること，以上の2つの機能が必要である．
　ホルモン受容体は，①細胞膜に存在する膜受容体，②核内にある核内受容体，に大別される．膜受容体にホルモンが結合すると**セカンドメッセ**

表7-1. ホルモンの種類と主な作用 (1)

分泌場所			ホルモンの名称 (英語名)	主要作用
視床下部	前葉ホルモン放出ホルモン		成長ホルモン放出ホルモン growth hormone-releasing hormone (GHRH, GRH)	GH の分泌を刺激
			プロラクチン放出ホルモン prolactin-releasing hormone (PRH)*	prolactin の分泌を刺激
			甲状腺刺激ホルモン放出ホルモン TSH-releasing hormone (TRH)	TSH の分泌を刺激
			副腎皮質刺激ホルモン放出ホルモン corticotropin-releasing hormone (CRH)	ACTH の分泌を刺激
			ゴナドトロピン放出ホルモン gonadotropin-releasing hormone (GnRH), または黄体形成ホルモン放出ホルモン luteinizing hormone-releasing hormone (LHRH)	LH と FSH の分泌を刺激
	前葉ホルモン	抑制ホルモン	成長ホルモン抑制ホルモン (ソマトスタチン) somatostatin (SS)	GH の分泌を抑制
			プロラクチン抑制ホルモン (ソマトスタチン) prolactin-inhiniting hormone (PIH)*, ドーパミン dopamine (DA)	prolactin の分泌を抑制
下垂体	前葉		成長ホルモン growth hormone (GH)	肝から IGF-1 分泌を刺激することにより身体成長促進
			プロラクチン prolactin (PRL)	乳汁分泌と母性行動を刺激 齧歯類では黄体維持作用
			甲状腺刺激ホルモン thyroid-stimulating hormone (TSH)	甲状腺の成長と T_4 分泌を刺激
			副腎皮質刺激ホルモン adrenocorticotropic hormone (ACTH)	副腎皮質の成長と分泌を刺激
		ゴナドトロピン (性腺刺激ホルモン)	卵胞刺激ホルモン follicle-stimulating hormone (FSH)	女性：卵胞の発育を刺激 男性：精子形成を刺激
			黄体形成ホルモン luteinizing hormone (LH)	女性：排卵の誘起と卵胞の黄体化 男性：アンドロジェンの分泌を刺激
	後葉		バゾプレッシン vasopressin (VP), または抗利尿ホルモン antidiuretic hormone (ADH)	水分保持を促進
			オキシトシン oxytocin (OXY)	子宮筋の収縮, 乳汁射出
甲状腺	濾胞細胞		サイロキシン thyroxine, tetraiodothyronine (T_4)	熱量産生作用と酸素消費増加
			トリヨードサイロニン triiodothyronine (T_3)	
	傍濾胞細胞		カルシトニン calcitonin (CT)	骨の再吸収抑制, 血中 Ca^{2+} の低下
副甲状腺			副甲状腺ホルモン parathyroid hormone (PTH)	骨の再吸収促進, 血中 Ca^{2+} の増加, P の低下, ビタミン D_3 活性化
心臓	心房		心房性 Na 利尿ペプチド atrial natriuretic polypeptide (ANP)	腎遠位尿細管の Na 再吸収抑制, 血管拡張
	心室		脳性 Na 利尿ペプチド brain natriuretic polypeptide (BNP)	
血管内皮			エンドセリン endothellin (ET)	血管収縮作用

*プロラクチン放出ホルモン (PRH) とプロラクチン抑制ホルモン (PIH) は現在のところ特定の物質名ではなく, プロラクチン分泌を刺激, あるいは抑制するホルモンの総称として使われている.

A. ホルモンの分泌と生理作用　197

表7-1. ホルモンの種類と主な作用 (2)

分泌場所		ホルモンの名称 (英語名)	主要作用
消化管	胃	ガストリン gastrin	ペプシンと塩酸の分泌を刺激, 胃運動を亢進
		グレリン ghrelin	成長ホルモン分泌促進, 摂食促進
	小腸	コレシストキニン cholecystokinin (CCK)	胆嚢を収縮, 膵液 (酵素) 分泌を刺激
		セクレチン secretin	膵液 (重曹水) の分泌を刺激
		VIP vasoactive intestinal peptide	血管拡張, 胃液分泌抑制
		モチリン motilin	胃腸管運動促進
		インクレチン incretin (gastric inhibitory polypeptide, GIP および glucagon-like peptide-1, GLP-1)	インスリン分泌の刺激
膵ランゲルハンス島	A細胞	グルカゴン glucagon	血糖上昇
	B細胞	インスリン insulin	血糖低下
	D細胞	ソマトスタチン somatostatin	グリカゴン, インスリンの分泌を抑制
	F細胞	膵ポリペプチド pancreatic polypeptide (PP)	膵酵素分泌抑制, 胆嚢拡張
肝臓		インスリン様成長因子-1 insulin like growth factor-1 (IGF-1)	骨芽細胞を刺激する
		アンジオテンシノーゲン	レニンによってアンジオテンシンIになる
白色脂肪組織		レプチン leptin	摂食抑制, エネルギー消費亢進
		アディポネクチン adiponectin	筋で脂肪燃焼作用, インスリン感受性上昇
		パイワン plasminogen activator inhibitor-1 (PAI-1)	動脈硬化促進
		腫瘍壊死因子 tumor necrosis factor-α (TNF-α)	インスリン抵抗性を増加
副腎	皮質	電解質コルチコイド mineralocorticoid (アルドステロン aldosterone など)	Na$^+$の保持とK$^+$の排出促進, 細胞外液量を増加, 血圧上昇
		糖質コルチコイド glucocorticoid (コルチゾル cortisol, コルチコステロン corticosterone など)	肝の糖新生促進, 血糖上昇タンパク・脂肪分解, 水利用促進
		アンドロジェン (デヒドロエピアンドロステロン), エストロジェン	
	髄質	アドレナリン adrenalin (epinephrine)	心機能亢進, 血糖上昇
		ノルアドレナリン noradrenalin (norepinephrine)	末梢血管収縮による血圧上昇
		アドレノメデュリン adrenomedullin (AM)	血管拡張, 降圧
腎臓		レニン renin, ビタミンD$_3$	アンジオテンシン生成を刺激してアルドステロンの分泌を刺激
		エリスロポエチン erythropoietin (EPO)	骨髄の赤血球生成を誘発
生殖腺	卵巣 (女性)	卵胞ホルモン (エストロジェン) estrogen (estradiol, estriol, estrone など)	卵胞の発育, 子宮内膜の増殖, 乳腺細胞の発育, 女性二次性徴
		黄体ホルモン (プロジェスチン) progestin (progesterone など)	妊娠の成立維持, 乳腺細胞の発育
		アンドロジェンも少量分泌	
	精巣 (男性)	男性ホルモン (アンドロジェン) androgen (testosterone など)	男性二次性徴, 性行動を促進
胎盤		ヒト絨毛性ゴナドトロピン human chorionic gonadotropin (hCG)	LH作用に類似, 妊娠黄体の生成誘発と維持
		ヒト絨毛性乳腺刺激ホルモン human chorionic somatomammotropin (hCS)	泌乳作用, 弱い成長促進作用
		エストロジェン, プロジェステロンを多量に分泌, レニン, リラキシン, アンドロジェンも分泌	

(シンプル生理学, 7版, 南江堂)

ンジャーを介して作用が発現する．脂溶性ホルモン（ステロイドホルモン，ビタミンDなど）および甲状腺ホルモンは細胞内に入り，核内受容体と結合し転写因子として作用し標的遺伝子の発現を介して作用発現が起こる．

a．膜受容体

以下の2つに大別される．

1）G蛋白共役型受容体：細胞膜を7回貫通する構造で，ホルモンが受容体に結合すると，グアノシン三リン酸 guanosine triphosphate（GTP）がホルモン受容体複合体に結合しGTP結合蛋白（G蛋白）を活性化し，さらにアデニル酸シクラーゼを活性化する．この酵素はアデノシン三リン酸 adenosine triphosphate（ATP）から**セカンドメッセンジャー**として知られるサイクリックアデノシン一リン酸 cyclic adenosine monophosphate（cAMP）を合成する．cAMPはプロテインキナーゼAを活性化し，さらに標的酵素や蛋白質のリン酸化をとおして細胞応答を引き起こす（図7-2a-1）．

2）プロテインキナーゼ型受容体：インスリンなど成長因子は受容体自体がチロシンキナーゼをはじめとしたプロテインキナーゼであり，細胞膜を1回貫通する構造で，ホルモンが結合すると細胞内ドメインのプロテインキナーゼが受容体自身を自己リン酸化して，さらにいくつかのプロテインキナーゼを活性化する（図7-2a-2）．

b．核内受容体

ステロイドホルモンと甲状腺ホルモンは標的細胞の細胞膜を通過し，核内に存在する受容体と結合する．ホルモンが受容体に結合し，ホルモン受容体複合体が形成されると，他の共役因子とともにDNAに結合し転写因子として作用する．そして，mRNAの転写，蛋白質への翻訳をとおして

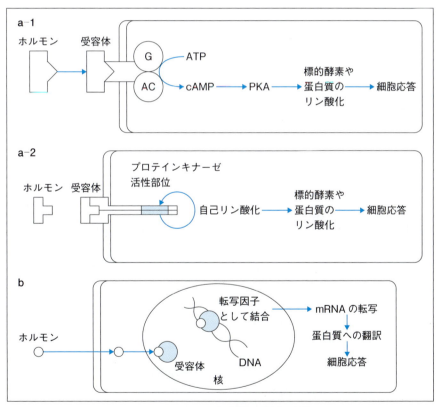

図7-2．ホルモン受容体の機能と種類
G：G蛋白，AC：アデニル酸シクラーゼ，ATP：アデノシン三リン酸，cAMP：サイクリックアデノシン一リン酸，PKA：プロテイン・キナーゼA．
a-1：G蛋白共役型受容体．a-2：プロテインキナーゼ型受容体．b：核内受容体．

A．ホルモンの分泌と生理作用

遺伝子作用を発現する（図7-2b）．

6 ホルモンの分泌機構の特徴

ホルモンの分泌機構には，フィードバック機構とバイオリズム（日内変動）といった2つの特徴がある．

a. フィードバック機構

フィードバック機構はもともと物理工学上の考え方である．これを内分泌系の調節に当てはめると（図7-3），ある目標値を達成するために，内分泌腺（制御装置に相当）が分泌するホルモンが標的細胞（制御対象に相当）を刺激して，代謝の変化や他のホルモン分泌を起こさせるとき，その結果としての代謝物やホルモン血中濃度（出力に相当）は内分泌腺（制御装置に相当）自体によって検知される．そして，それが入力である目標値に等しいか否かが比較され，ある目標値との違い（制御偏差に相当）があればそれに応じて内分泌腺（制御装置に相当）がホルモン分泌量（操作量に相当）を変えて修正操作を加える，ということである．つまり，ホルモンの効果はその標的臓器からホルモンを分泌した内分泌腺にフィードバックされるということである．

フィードバックにはネガティブ・フィードバック negative feedback とポジティブ・フィードバック positive feedback がある．ネガティブ・フィードバックは内分泌腺からのホルモン分泌を抑制し，ポジティブ・フィードバックは内分泌腺からのホルモン分泌を促進する．あるホルモンの血中濃度を一定にするのに重要なのはネガティブ・フィードバックである．

b. バイオリズム（日内変動）

多くのホルモンの分泌は季節変化，明暗周期，睡眠，食事，ストレスなどにより変動する．これは環境変化に適応するためである．たとえばコルチゾールには日内変動があり，早朝に高値となり，夕方から夜間にかけて低下するバイオリズムがある．このコルチゾールのバイオリズム消失を診断の根拠とすることがある（各論A. ②c. D-1. ③a．クッシング病，クッシング症候群を参照）．

B. 内分泌疾患の分類

内分泌疾患は，①ホルモン分泌低下，②ホルモン分泌過剰，③ホルモン受容体の異常，④ホルモン値に変動がない内分泌疾患，などに分類され，それぞれ病因が異なる．

1 ホルモン分泌低下

内分泌腺の機能低下症ともいう．原因は多岐にわたり，先天的な内分泌腺低形成，ホルモン遺伝子異常などがあるが，後天的にはホルモン材料の不足（甲状腺疾患におけるヨウ素不足など）および自己免疫疾患，腫瘍，感染，循環障害，手術による摘出，外傷，放射線など内分泌腺に細胞傷害をきたすものすべてが病因となる．

2 ホルモン分泌過剰

内分泌腺の機能亢進症ともいう．機能亢進症の原因は甲状腺臓器特異的自己免疫疾患であるバセドウ Basedow 病を除けば，大部分が内分泌腺に発生した腺腫または過形成であり，これらが自律的にホルモンを産生し，ホルモン分泌過剰となる．後述する，下垂体前葉，副甲状腺，副腎などに発生し，ホルモンを産生する腫瘍がこれに相当する．

3 ホルモン受容体の異常

ホルモン受容体の異常には持続的活性化を示す

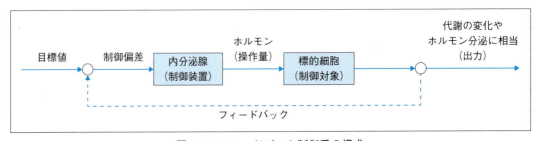

図7-3．フィードバック制御系の構成

機能獲得型の異常とホルモン応答の低下を示す機能喪失型の異常がある．**機能獲得型の異常はマッキューン・オルブライト McCune-Albright 症候群**が相当し，**機能喪失型の異常は偽性副甲状腺機能低下症**が相当する（後述）．

4 ホルモン値に変動がない内分泌疾患

下垂体腺腫，甲状腺腫瘍，副腎腫瘍などでホルモン産生能がない非機能性腫瘍や，内分泌腺細胞に対する自己抗体が陽性であっても内分泌腺細胞の細胞傷害がない場合がこれに相当する．

C. 内分泌疾患の診断

1 臨床症状および一般検査

内分泌疾患の臨床症状は全身倦怠感，体重減少や増加，動悸，息切れ，浮腫といった非特異的なものが多いので，注意深い診察と「内分泌疾患を疑う」ことが重要である．血液検査で貧血の有無，電解質異常，糖代謝異常，脂質異常症，LDH，CK，ALP，AST，ALT など各種酵素値の異常など末梢血検査，生化学検査の異常値から内分泌疾患の存在を疑う必要がある．

2 ホルモン濃度測定

a. ホルモン基礎値の測定

内分泌疾患の診断ではホルモン濃度測定が機能亢進症や機能低下症の診断に重要である．ホルモン濃度測定は，抗原抗体反応を利用した電気化学発光免疫測定法 electro-chemiluminescence immunoassay（ECLIA）などにより高感度の測定がほぼすべてのホルモンで可能となっている．

ホルモンは血液中で，その結合蛋白質に結合し存在していることがある．ホルモン活性を有するのは結合蛋白質に結合している結合型ではなく結合蛋白質から遊離している遊離型であるので，血中ホルモンを測定する場合には遊離型ホルモンの測定がすすめられる．具体例としては，甲状腺ホルモンのひとつであるサイロキシンを測定するときには，サイロキシン結合グロブリンに結合しているサイロキシンを含めて測定される総サイロキシンではなく，遊離サイロキシンを測定すること

が推奨される．

また日内変動が大きいホルモンは24時間蓄尿し，尿中ホルモン値を測定すれば日内変動による誤差を除外できる．具体例としては早朝に血中濃度が高く夜間睡眠時にかけて血中濃度が低下するコルチゾールは24時間蓄尿を行い，尿中コルチゾールを測定すれば1日産生量の総和を評価できる．

b. 負荷試験

内分泌疾患が疑われるが，ホルモン値の評価がむずかしい場合に，種々の負荷試験を行う．負荷試験には分泌刺激試験と分泌抑制試験がある．

1）分泌刺激試験：機能低下症が疑われる場合，標的内分泌腺のホルモン分泌刺激薬剤を投与して標的内分泌腺のホルモン分泌能を評価する．ホルモン分泌の上昇がない場合には機能低下症と診断できる．

2）分泌抑制試験：機能亢進症が疑われる場合，ホルモン分泌抑制薬剤を投与して，ネガティブ・フィードバックによりホルモン分泌が抑制されるか評価する．ホルモン分泌の抑制がない場合には機能亢進症と診断できる．

3 画像検査

画像検査法として，超音波検査，コンピューター断層撮影法 computed tomography（CT），磁気共鳴画像 magnetic resonance imaging（MRI）が内分泌腺の形態学的評価に有用であり，ホルモン分泌過剰の原因となる内分泌腺腫瘍の検出が可能である．放射性同位元素（アイソトープ）を用いた核医学検査は内分泌腺のホルモン合成能といった機能的評価が可能であり，甲状腺疾患，副甲状腺疾患，副腎疾患の診断に有用である．

4 静脈サンプリング

ホルモン産生腫瘍によるホルモン過剰症を診断する場合に，ホルモン産生腫瘍から還流する静脈にカテーテルを挿入，静脈採血をし，ホルモン測定を行う．ホルモン高値であればホルモン産生腫瘍の確定診断と局在診断が可能となる．クッシング Cushing 病診断のための下錐体静脈洞サンプリングや原発性アルドステロン症診断のための副腎静脈サンプリングがこれに相当する．

C. 内分泌疾患の診断　201

各論

A. 視床下部・下垂体疾患

1 解剖と生理

　視床下部は視床の下部，下垂体の上部に位置する．視床下部には神経細胞と内分泌細胞の両方の性質を併せ持つ**神経内分泌細胞**といわれる細胞があり，神経系と内分泌系を結びつけている．視床下部は下垂体前葉ホルモン合成や分泌調節に関与するペプチドホルモンや下垂体後葉ホルモンを産生している．ヒトの下垂体は前葉と後葉に分かれる．下垂体前葉と下垂体後葉は発生学的にまったく異なる構造である．視床下部と下垂体前葉を結ぶ血管は特殊な門脈系を形成し，これを**下垂体門脈**という．下垂体前葉から分泌されるホルモンは成長ホルモン growth hormone（GH），プロラクチン prolactin（PRL），甲状腺刺激ホルモン thyroid stimulating hormone（TSH），副腎皮質刺激ホルモン adrenocorticotropic hormone（ACTH），卵胞刺激ホルモン follicle stimulating hormone（FSH），黄体形成ホルモン luteinizing hormone（LH）の 6 種類あるが，これらホルモンの標的細胞はすべて内分泌腺細胞である．つまり視床下部－下垂体前葉－標的内分泌腺といった階層とネガティブ・フィードバック機構を形成するのが特徴である．

　視床下部の一部の神経内分泌細胞は，その軸索を下垂体後葉に伸ばし，その末端からホルモン分泌を行っている．つまり下垂体後葉ホルモンである**抗利尿ホルモン** antidiuretic hormone（ADH）**とオキシトシンは視床下部で産生され軸索を通って下垂体後葉に運搬され，そこから分泌される神経内分泌ホルモンである．**

　視床下部・下垂体前葉・下垂体後葉から分泌されるホルモンとその作用は，表 7-1 を参照すること．

2 下垂体前葉疾患

　ここでは，下垂体前葉ホルモン分泌過剰症の原因疾患として先端巨大症，下垂体性巨人症，およびクッシング病と，下垂体前葉機能低下症について述べる．

a. 先端巨大症

概念

　骨端線閉鎖後に発症した成長ホルモン（GH）の分泌過剰により特有の顔貌，体型，代謝異常をきたす疾患である．

原因

　下垂体前葉に発生した GH 産生下垂体腺腫が原因の大部分である．GH は肝臓を刺激しインスリン様成長因子-1 insulin like growth factor-1（IGF-1）産生を促進し，IGF-1 を介して作用を発現する．

症状

　GH 分泌過剰による症状と，GH 産生下垂体腺腫の増大による周囲組織圧迫による症状に大別される．

　1）**GH 分泌過剰による症状**：GH の作用は，ほとんど IGF-1 を介して発現される．IGF-1 は主に肝臓で産生され，細胞増殖因子として作用する．それ以外に GH の脂肪細胞，軟骨細胞，筋肉細胞の分化誘導という直接作用もある．そのため骨，軟骨，軟部組織，内臓の肥大変形が促進される．下顎，眉弓部，頬骨などの突出，鼻，口唇の肥大，歯列間隙の拡大，巨大舌を呈し，そのために特異的な顔貌を呈し，**先端巨大症様顔貌**といわれる（図7-4）．四肢末端は肥大し手足の容積は大きくなり，軟部組織肥大による気道狭窄のため閉塞型睡眠時無呼吸症候群を起こすことがある．骨端線閉鎖後なので身長は伸びない．GH 高値のため糖尿病，高血圧，脂質異常症になることがある．

　2）**下垂体腺腫による症状**：下垂体腺腫の増大

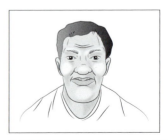

図 7-4．先端巨大症に認める特徴的な顔貌
下顎，眉弓部，頬骨などの突出，鼻，口唇の肥大といった特徴的な顔貌を呈する．

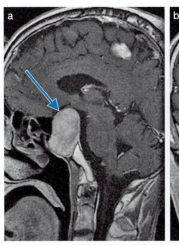 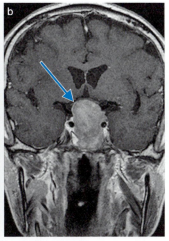

図 7-5. 下垂体腺腫　造影 MRI 像
a：冠状面．b：矢状面．
矢印は，下垂体腺腫を示す．

により頭痛，視野・視力障害を起こす．

一般検査所見
GH 高値のため高血圧，高血糖，脂質異常症を認めることがある．

内分泌検査所見
GH および IGF-1 高値を認める．GH 分泌抑制試験である 75 g ブドウ糖負荷試験で GH 分泌が抑制されない．

画像検査所見
頭部 MRI や頭部 CT で下垂体腺腫を認める．GH 産生下垂体腺腫の MRI 所見を示す（図7-5a, b）．画像検査で下垂体腺腫を認め，特徴的な身体所見と GH および IGF-1 高値を認めることができれば診断可能である．

治療
第一選択は経蝶形骨洞下垂体腺腫摘出術であり，この術式は開発者の名前をとってハーディ Hardy 法といわれる．下垂体腺腫摘出が困難な場合には GH 分泌抑制作用があるソマトスタチン誘導体やドパミン作動薬，または GH 受容体拮抗薬による薬物療法を行う．手術や薬物療法が有効でない場合には定位的放射線治療を行う．

b. 下垂体性巨人症
思春期以前の骨端線閉鎖前に GH 産生下垂体腺腫が発生すると高身長となるので，下垂体性巨人症と呼ばれる．検査所見，治療は先端巨大症と同じである．

> **歯科関連事項**
> ・先端巨大症は，下顎突出の原因となり口唇の肥大や巨大舌を認める．歯列間隙の拡大や歯列不正の原因となる．気道の軟部組織の肥大により閉塞型睡眠時無呼吸症候群の原因となりうる．
> ・GH 高値のため糖尿病，高血圧，心肥大などの心血管疾患を合併することが多く，歯科治療時には，これら合併症に対する注意を要する．

c. クッシング Cushing 病
概念
副腎皮質刺激ホルモン adrenocorticotropic hormone（ACTH）産生下垂体腺腫が原因による ACTH 分泌過剰の結果，副腎皮質が過剰刺激を受けることによりコルチゾールが慢性的に過剰となる状態をクッシング病という．

原因
前述のように下垂体前葉に発生した ACTH 産生下垂体腺腫が原因である．下垂体前葉以外に発生した腫瘍が異所性に ACTH を産生しコルチゾ

ール慢性過剰状態になった場合にはクッシング症候群といわれ，区別される（D．③副腎皮質機能亢進，E．異所性ホルモン産生腫瘍を参照）．

症　状

満月様顔貌 moon face，水牛様脂肪沈着 buffalo hump，体幹部の脂肪沈着による中心性肥満 central obesity，皮膚の伸展性赤紫色側腹皮膚線条，皮膚菲薄化および皮下出血，近位筋萎縮による筋力低下を特徴とし，これらの身体的特徴をあわせて**クッシング徴候**という（図7-6）．高血圧や糖尿病，月経異常，骨粗鬆症，多毛，抑うつ状態などの精神症状を示すことも多い．

ACTH は，プレ・プロ・ホルモンであるPOMC から産生される過程で MSH が合成されるため，ACTH 高値となるクッシング病ではメラニン産生細胞が過剰刺激を受けるので口腔粘膜を含む粘膜皮膚に色素沈着を認める（ホルモンの生合成を参照）．

一般検査所見

コルチゾールの過剰により高血圧，糖尿病，脂質異常症，低 K 血症，白血球数増加，好中球数増加，リンパ球減少，好酸球減少，骨粗鬆症，尿路結石を認める．

内分泌検査所見

ACTH 高値とコルチゾール高値を認める．1晩少量デキサメサゾン抑制試験（0.5 mg から 1 mg のデキサメサゾン内服）で，血中コルチゾールが抑制されない．夜間睡眠時にコルチゾールが高値を示し，コルチゾールの日内変動消失を認める．下錐体静脈洞サンプリングで下垂体近傍での採血を行い，末梢血と比べて ACTH 高値を認める．

画像検査所見

頭部 MRI，頭部 CT で下垂体腺腫を認める．ただし ACTH 産生下垂体腺腫は径 10 mm 以下の微小腺腫である場合が多く，この場合，頭部 MRI，頭部 CT では検出できないことがある．この場合には，前述した下錐体静脈洞サンプリングの検査所見が診断に重要である．

治　療

経蝶形骨洞下垂体腺腫摘出術（Hardy 法）よる ACTH 産生下垂体腺腫摘出が第一選択である．手術による摘出が困難な場合にはステロイドホルモン合成阻害剤で高コルチゾール血症の是正をは

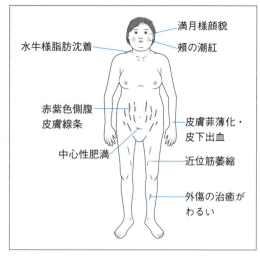

図7-6．Cushing 徴候

かる（クッシング症候群をあわせて参照）．

歯科関連事項

- ACTH の産生時に同時に産生される MSH により口腔粘膜に色素沈着を認める．またコルチゾール高値のため糖尿病，高血圧，心肥大などの心血管疾患を合併することが多く，これら合併症に対する注意を要する．
- リンパ球減少による免疫抑制状態のため易感染性が高くなり，また骨粗鬆症のためビスホスホネート製剤を内服していることがあるので，歯科治療時には注意が必要である．

---

a．下垂体前葉機能低下症

概　念

下垂体前葉から分泌されるホルモンの一部またはすべてが十分に分泌できなくなり欠乏した状態のことをいう．原因不明の特発性と，細胞傷害の原因となる腫瘍，出血，外傷などによる続発性がある．

病　態

下垂体前葉からは GH，ACTH，TSH，FSH，LH，PRL が分泌されるので，欠乏するホルモンの種類によって臨床症状が異なる．

1）成長ホルモン分泌不全性低身長症：成長期

にGH分泌が低下し，身長が伸びない低身長症のことをいう．低身長症とは標準身長の−2.0標準偏差 standard deviation（SD）以下の場合をいう．暦年齢に比べ骨年齢の遅延がある．低身長あるいは身長の伸び率の低下を認め，GH分泌不全があれば診断できる．治療はGH補充である．

2）続発性（中枢性）副腎皮質機能低下症：ACTH産生細胞に対する細胞傷害で生じる．コルチゾール産生および分泌低下により副腎皮質機能低下症となる．副腎皮質機能低下症を参照すること．

3）続発性（中枢性）甲状腺機能低下症：TSH産生細胞に対する細胞傷害で生じる．甲状腺ホルモン産生および分泌低下により甲状腺機能低下症となる（B. ②甲状腺機能低下症を参照）．

4）続発性（中枢性）性腺機能低下症：ゴナドトロピン（LHとFSH）産生細胞に対する細胞傷害で生じる．ゴナドトロピン分泌低下により二次性徴発現不全など性腺機能低下症となる．

③ 下垂体後葉疾患

下垂体後葉からは抗利尿ホルモン antidiuretic hormone（ADH）とオキシトシンが分泌される．ここでは，ADH分泌異常症である，中枢性尿崩症と抗利尿ホルモン不適合分泌症候群について述べる．

a. 中枢性尿崩症

下垂体後葉から分泌されるADH分泌が低下した状態のことをいう．ADHは腎集合管での水再吸収を促進するので，ADH分泌低下により尿中への水排泄が増加することによる多尿と，それによる脱水症のため口渇，多飲が出現する．原因不明の特発性と脳腫瘍など原因がある続発性に分類される．治療はADHの補充療法を行う．

b. 抗利尿ホルモン不適合分泌症候群

ADHが必要以上に過剰分泌される状態のことをいう．腎集合管での水再吸収が亢進するので低Na血症を認める．原因不明の特発性と異所性ADH産生腫瘍による続発性がある（E. 異所性ホルモン産生腫瘍を参照）．

B. 甲状腺疾患

① 甲状腺の解剖と生理

甲状腺は，甲状腺濾胞上皮細胞に囲まれた濾胞と間質から構成される．濾胞内にはサイログロブリンを中心としたコロイドが貯蔵されている．甲状腺濾胞上皮細胞が甲状腺ホルモンの合成と分泌を行う．間質には傍濾胞細胞（C細胞）が散在しカルシトニンを産生する．つまり，甲状腺自体は甲状腺ホルモンとカルシトニンの2種類のホルモンを分泌するが，甲状腺ホルモンといった場合には通常，後述するトリヨードサイロニン triiodo-thyronine（T_3）とサイロキシン thyroxine（T_4），を指す．甲状腺の存在部位と組織像を示す（図7-7）．

甲状腺ホルモンはヨウ素化アミノ酸（チロシン）であり，3個のヨードが結合したT_3と4個のヨードが結合したT_4, リバースT_3 reverse T_3（rT_3）がある．下垂体前葉から分泌されるTSHが甲状腺濾胞上皮細胞表面に存在するTSH受容体に結合し，T_4の合成と分泌が促進される．甲状腺から分泌されたT_4は末梢組織で生理活性がT_4より4〜8倍強いT_3に変換される．rT_3はホルモン活性がない．

カルシトニンの基本的な作用は破骨細胞の抑制であるが，血中Ca濃度が正常範囲内の場合にはカルシトニンにはCa低下作用はなく，ヒトにおける生理作用は不明である．

a. 甲状腺ホルモンの分泌調節

視床下部ホルモンである甲状腺刺激ホルモン放出ホルモン thyroid stimulating hormone releasing hormone（TRH）は，下垂体前葉を刺激して甲状腺刺激ホルモン thyroid stimulating hormone（TSH）の合成，分泌を促進する．TSHは甲状腺濾胞上皮細胞を刺激して甲状腺ホルモンの合成，分泌を促進する．日常の甲状腺ホルモン分泌および血中濃度は，TRHによる下垂体前葉TSH産生細胞への刺激とTSH分泌による甲状腺刺激，それによるT_3, T_4の産生，T_3, T_4によるTSHとTRHへのネガティブ・フィードバック機構によって一定に維持されている（図7-8）．TRH，TSH，T_3およびT_4は視床下部−下垂体前

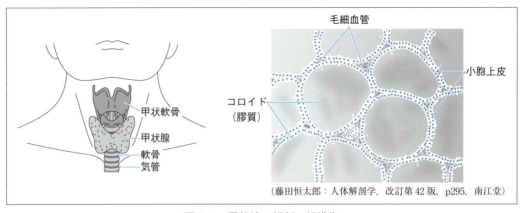

図7-7. 甲状腺の解剖・組織像
甲状腺の存在部位（左）と組織像（右）を示す．

葉-標的内分泌腺の階層とネガティブ・フィードバック機構を形成する代表例のひとつである（A. 視床下部・下垂体疾患①構造と機能を参照）．

b. 甲状腺ホルモンの生理作用

甲状腺ホルモンの標的組織は広範で，その作用は全身の組織，臓器に及ぶ．主な作用は，成長や成熟を促し，基礎代謝率を維持，促進することである．

1）熱産生，酸素消費の増加作用：基礎代謝率を高めることによりカロリー消費を促す．

2）蛋白質代謝作用：とくに肝臓や筋肉における種々の酵素などの遺伝子発現を増減する．

3）糖代謝作用：腸管からの糖の吸収を促進し，インスリン分泌を低下させ，食後の急激な血糖値上昇を示すことがある．

4）脂質代謝作用：肝臓での低比重リポ蛋白質 low density lipoprotein（LDL）受容体を増加させるとともに，コレステロール合成を低下させるので血中コレステロール値は低下する．

5）心血管系に対する作用：心血管組織のβ受容体の数を増加させ，アドレナリンによる収縮力増強と心拍数増加作用を増強する．

6）皮膚への作用：ムコ多糖の皮下組織への沈着を抑制する．この作用が低下する甲状腺機能低下症では皮下組織にムコ多糖が沈着するため，四肢での圧痕の残らない浮腫や，**巨大舌**の原因となる．

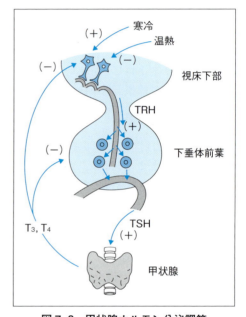

図7-8. 甲状腺ホルモン分泌調節
TRH，TSH，T_3およびT_4は，視床下部-下垂体前葉-標的内分泌腺（甲状腺）の階層とネガティブ・フィードバック機構を形成する．

2 甲状腺疾患

a. 甲状腺機能亢進症

概　念

甲状腺ホルモンが高値となり，おもに基礎代謝率亢進による動悸，多汗，体重減少，全身倦怠感，手指振戦，頻脈など，さまざまな臨床症状を呈する疾患の総称である．甲状腺機能亢進症は，原発

性と続発性（中枢性）に分類される.

原発性甲状腺機能亢進症は，甲状腺ホルモン高値のために TSH が低値を示すのが特徴である. 甲状腺が自律的に甲状腺ホルモンを産生する場合と，甲状腺組織の破壊のため内部に貯蔵されている甲状腺ホルモンが血中の漏出による血中甲状腺ホルモン高値と TSH 低値を示し，甲状腺ホルモン高値による臨床症状を呈するが，実際には甲状腺破壊のため，甲状腺ホルモン合成能は低下している場合があるので注意を要する. 甲状腺が自律的に甲状腺ホルモンを産生する疾患としてバセドウ Basedow 病と甲状腺ホルモン産生甲状腺腫瘍（プランマー Plummer 病）があり，甲状腺が破壊され血中甲状腺ホルモンが高値になる疾患に無痛性甲状腺炎と亜急性甲状腺炎がある.

続発性（中枢性）甲状腺機能亢進症は，TSH を産生する下垂体腺腫が原因疾患の代表である. したがって，TSH が高値となるので甲状腺ホルモン合成が亢進し，血中甲状腺ホルモン高値になる.

頻度が最も高く臨床的に重要な甲状腺機能亢進症は，バセドウ病による原発性甲状腺機能亢進症である.

甲状腺クリーゼ

コントロールが不良な甲状腺機能亢進症の状態に過度のストレスが加わると，**甲状腺機能亢進症の代償機構が破綻し，意識障害，心不全，消化器症状，高熱，ショック**などが出現するきわめて重度で死亡率が高い甲状腺機能亢進症となることがあり，**甲状腺クリーゼ**といわれる.

甲状腺クリーゼの原因となる過度のストレスとして感染，外傷，手術などがあるが，**抜歯が甲状腺クリーゼの原因となりうるので注意を要する.**

1. バセドウ Basedow 病

概 念

甲状腺濾胞上皮細胞表面に発現している TSH 受容体に対する自己抗体である抗 TSH 受容体抗体産生により，TSH 受容体が持続的に刺激を受け，サイロキシンを産生し分泌する甲状腺臓器特異的自己免疫疾患である. 甲状腺機能亢進症の原因疾患として最多である.

疫 学

15～50 歳女性に多く，男女比は約 1：7～10 といわれる.

症 状

動悸，多汗，体重減少，全身倦怠感，手指振戦，びまん性甲状腺腫，頻脈，眼球突出などを示す. 眼球突出の発症は，甲状腺ホルモン高値のみでなく自己免疫機序が関与する. ① **甲状腺腫**，② **頻脈**，③ **眼球突出，をあわせてメルゼブルク Merseburg 三徴**という. 甲状腺ホルモン高値による心拍出量増加と頻脈のため高血圧，高拍出性心不全となることがある. 甲状腺ホルモンは腸管からのブドウ糖吸収を促進するので高血糖を示すことがあり，また骨代謝亢進から骨粗鬆症の危険因子となる.

一般検査

血液生化学検査でコレステロール低値，ALP 高値や AST と ALT の軽度上昇，高血糖を認める. 心電図検査で洞性頻脈や心房細動を認めることがある.

内分泌検査所見

血中 T_4 と T_3 は大部分が血中サイロキシン結合グロブリンと結合して存在しているが，生理活性をもつのは血中サイロキシン結合グロブリンと結合していない遊離型なので，血中遊離型 T_4（free T_4）および遊離型 T_3（free T_3）を測定することが推奨される.

甲状腺機能検査で free T_3 高値，free T_4 高値，ネガティブ・フィードバックによる TSH 抑制による低値，抗 TSH 受容体抗体陽性を認めれば，バセドウ病による原発性甲状腺機能亢進症と診断できる.

画像検査所見

超音波検査で甲状腺腫大と，カラードプラ法で甲状腺内の血流増大を認める. 必要であれば核医学検査を施行し，放射性ヨード（^{123}I）または放射性テクネシウム（^{99m}Tc）の甲状腺摂取率上昇を認める. 放射性テクネシウムの甲状腺摂取率が上昇した画像を示す（図 7-9）.

治 療

バセドウ病の治療法には，① 抗甲状腺薬内服による内科治療，② アイソトープ治療，③ 手術療法，の 3 つがある. それぞれに長所と短所がある. 日本では抗甲状腺薬による内科治療を選択することが圧倒的に多い.

B. 甲状腺疾患　207

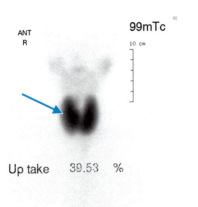

図7-9. バセドウ病の放射性テクネシウム
（99mTc）所見
核種が甲状腺にびまん性に取り込まれている（矢印）.
摂取率の基準値は0.5〜4%であり，本症例の39.53%
は著明な亢進である．

抗甲状腺薬にはチアマゾールとプロピルチオウラシルの2種類があり甲状腺ホルモン合成を抑制し，甲状腺ホルモンを低下させる．抗甲状腺薬による内科治療は簡便性が高いが，寛解までに時間がかかり，副作用が起こりうる．副作用は投与開始後，2〜3ヵ月以内に生じることが多い．しばしばみられるのは蕁麻疹である．重篤な副作用として無顆粒球症と肝機能障害がある．無顆粒球症は突然，発症し高熱と激しい咽頭痛が出現するのですみやかに白血球数を測定し，無顆粒球症と診断されたら直ちに抗甲状腺薬を中止する．

アイソトープ治療は放射性ヨード（^{131}I）を内服する治療であり，放射性ヨード（^{131}I）が甲状腺濾胞上皮細胞を破壊する．甲状腺ホルモン低下作用は確実だが，時間の経過とともに甲状腺機能低下症となり，その後は生涯にわたる甲状腺ホルモン製剤の内服が必要となる．また妊婦，授乳期女性，成長期の小児には施行できない．

手術療法は，かつては甲状腺亜全出摘術が行われていたが，現在は甲状腺全摘出術が主流である．甲状腺ホルモン低下作用は確実であるが甲状腺全摘出術を施行した場合，その後，生涯にわたる甲状腺ホルモン製剤の内服が必要となる．全身麻酔下にバセドウ病のため充血した甲状腺を摘出するので，出血や反回神経の損傷などの危険性がある．

> **歯科関連事項**
>
> ・甲状腺機能亢進症の状態が正常化し，頻脈や高拍出性心不全など心合併症がコントロールされてから歯科治療を開始する．
> ・**アドレナリン添加局所麻酔薬は甲状腺機能亢進症では原則禁忌**であり，甲状腺機能正常化を確認後，使用の適否を検討する．
> ・**甲状腺機能亢進症の状態での抜歯は甲状腺クリーゼの誘因**となりうるので注意を要する．
> ・バセドウ病に対し抗甲状腺薬を内服中であっても甲状腺機能が正常にコントロールされている場合には抜歯を含めた歯科治療は可能である．
> ・甲状腺機能亢進症の合併症に心房細動がありうるので，心房細動がある場合には抗凝固療法の有無を確認し，必要であれば内科にプロトロンビン時間国際標準比 prothrombin time–international normalized ratio（PT-INR）を問い合わせる．

b. 甲状腺機能低下症

概　念

甲状腺ホルモンが低値となる状態で，原因は多岐にわたる．甲状腺自体に障害がある場合の原発性甲状腺機能低下症と，視床下部・下垂体に障害がありTSHの分泌が低値になり甲状腺ホルモンが低値となる続発性（中枢性）甲状腺機能低下症がある．原因としては，慢性甲状腺炎による原発性甲状腺機能低下症が最も多い．

症　状

甲状腺ホルモン低値による基礎代謝率の低下により全身倦怠感，寒がり，体重増加，動作緩慢，傾眠，記憶力低下，抑うつ状態，便秘，筋肉のこむらがえり，皮膚の乾燥，徐脈，低血圧，心拍出量の減少による心不全などが認められる．ムコ多糖の代謝低下のためムコ多糖が沈着し，顔面や下肢の浮腫を認めることがある．この浮腫は水分過剰による浮腫とは異なり，圧力を加えても圧痕が残らないのが特徴であり，粘液水腫といわれる．ムコ多糖の沈着により**口唇肥大や巨大舌**を認めることがあり，粘液水腫様顔貌といわれる．

一般検査所見

甲状腺ホルモン低値による異常は原発性と続発性（中枢性）に共通である．造血障害による貧血，コレステロール高値，中性脂肪高値，AST，ALT，CK の上昇を認めることがある．心電図では徐脈，低電位を認めることがあり，心不全のため胸部X線で心拡大や胸水を認めることがある．

内分泌検査所見

甲状腺機能検査で free T_3 および free T_4 が低下し TSH が上昇している場合には，原発性甲状腺機能低下症と診断される．free T_3 および free T_4 が低下し TSH が低下している場合には，続発性（中枢性）甲状腺機能低下症と診断される．

治療

甲状腺ホルモン製剤（レボサイロキシン・ナトリウム）の補充療法を行う．少量（1 日に 25～50 μg）から開始し，少しずつ増量するのが原則である．TSH，free T_3，free T_4 が基準値内になった量を維持量（1 日に 50～150 μg 程度）とする．初回より多量に投与すると，徐脈が急速に改善し心臓の仕事量が増加することにより心筋酸素必要量が増加するので，虚血性心疾患を誘発する危険性があるからである．

続発性（中枢性）甲状腺機能低下症では，ACTH 分泌低下による続発性（中枢性）副腎皮質機能低下症を合併していることがある．その場合には副腎皮質ステロイドの投与を優先する．甲状腺ホルモン製剤を先行投与すると副腎皮質ステロイドが代謝分解され，副腎皮質機能低下症が増悪するためである．

歯科関連事項

・ムコ多糖沈着による**口唇肥厚や巨大舌を認める粘液水腫様顔貌**を認めることがある．
・歯科治療は，原則として適切な甲状腺ホルモン補充療法により甲状腺機能が正常化してから行う．

---

1. 慢性甲状腺炎（橋本病）

概念

甲状腺特異的自己免疫疾患のひとつである．甲状腺特異的自己抗体の産生と甲状腺濾胞上皮細胞の傷害が特徴である．病理組織学的には甲状腺への高度のリンパ球浸潤とリンパ濾胞の形成，甲状腺濾胞の萎縮と間質の線維化を認める．**橋本策によりはじめて報告されたので別名，橋本病といわれる．原発性甲状腺機能低下症の原因疾患として最多である**ので臨床上，重要である．

疫学

20～50 歳女性に多く，加齢とともに増加する．男女比は，1：10～20 である．

臨床症状

びまん性の硬く，圧痛のない甲状腺腫を触知することが多い．慢性甲状腺炎であっても甲状腺機能は正常の場合が多いが，自己免疫機序による甲状腺濾胞上皮細胞傷害が進行することにより，甲状腺ホルモン産生能が低下し，甲状腺ホルモンが低値となると原発性甲状腺機能低下症となる．この場合，甲状腺機能低下症と共通の臨床症状と一般検査所見の異常が出現する（甲状腺機能低下症を参照）．

内分泌検査所見

甲状腺特異的自己抗体である，抗甲状腺ペルオキシダーゼ抗体 anti-thyroid peroxidase antibody（抗 TPO 抗体），抗サイログロブリン抗体 anti-thyroglobulin antibody（抗 Tg 抗体）が陽性となる．原発性甲状腺機能低下症となった場合には，free T_3 および free T_4 は低値，TSH は高値を示す．

治療

甲状腺ホルモン値が基準値内であれば，経過観察のみで十分である．原発性甲状腺機能低下症となった場合には適切な用量の甲状腺ホルモン製剤（レボサイロキシン・ナトリウム）を投与する．

歯科関連事項

・適切な量の甲状腺ホルモン製剤が投与され甲状腺ホルモン値が基準値内であれば，歯科治療に支障はない．
・**慢性甲状腺炎と同じ自己免疫疾患であるシェーグレン Sjögren 症候群を合併する**ことがあり，唾液分泌減少による口腔内乾燥と，それによる口腔粘膜の萎縮，う歯の多発，歯肉炎，

B．甲状腺疾患　**209**

歯周病を認めることがある（第12章各論 E. シェーグレン症候群を参照）.

2. クレチン症

概　念

生下時から高度の甲状腺機能低下症があり，ムコ多糖沈着のため口からはみ出るような巨大舌を呈し，独特の顔貌と，とくに四肢が短い低身長，知能低下をきたしたものをいう．治療は，適切な量の甲状腺ホルモン製剤を投与することである.

C. 副甲状腺

1 解剖と生理

副甲状腺は通常，甲状腺両葉の上・下極背面に計4腺存在する．副甲状腺は長楕円形で，大きさは米粒大（約 $30\sim50$ mg）である.

副甲状腺ホルモン parathyroid hormone（PTH）分泌は，血清 Ca^{2+} により厳密な抑制的調節を受ける．副甲状腺細胞膜には血清 Ca^{2+} を感知する Ca 感知受容体が存在し，血清 Ca^{2+} がこの受容体に結合すると PTH の分泌が抑制され，血清 Ca^{2+} が低下すると PTH の分泌が促進される．**PTH の標的臓器は腎と骨**である.

PTH は腎尿細管での Ca^{2+} 再吸収とリン排泄を促進する．その結果，血清 Ca^{2+} は上昇し血中リンは低下する．また PTH は腎尿細管でのビタミン D 活性化を促進する．つまり**PTH の腎への作用は，① 腎尿細管での Ca^{2+} 再吸収促進と，② 腎尿細管でのビタミン D 活性化促進の2つであり**，これらの作用で血清 Ca^{2+} 濃度を維持している.

PTH は骨吸収を促進し骨からの Ca^{2+} の血中への動員を促進する．PTH 受容体は骨芽細胞に存在し，PTH は骨芽細胞を介して破骨細胞前駆細胞を破骨細胞に成熟させる．破骨細胞前駆細胞を成熟させる機構のひとつに receptor activator of nuclear factor–kB （RANK）という受容体と，それに結合する receptor activator of nuclear factor–kB ligand （RANKL）の機構がある．PTH が骨芽細胞に作用すると骨芽細胞が RANKL を分泌する．それが破骨細胞前駆細胞膜

上の受容体である RANK に結合すると破骨細胞前駆細胞が破骨細胞に成熟し，骨吸収が促進される.

カルシウムは骨の主要構成成分として骨の構造，強度の維持のために重要であるのみではなく，細胞機能の調節やシグナル伝達に必須の役割を果たしている．成人の体内には約 1,000 g のカルシウムが存在するが，その99%は骨中にハイドロキシアパタイトとして，残りの大部分は細胞内に分布している．血中にはわずかに 0.1% が存在しているにすぎない．血中カルシウム濃度は 8.5 から 10.0 mg/dl の狭い範囲に維持されている．この血中カルシウムの約半分はアルブミンなど蛋白質に結合しており，残りの大部分が Ca^{2+} として存在する．Ca^{2+} は自由に血管壁を通して移動することができる．陸上で生息する動物は骨にカルシウムを蓄積し，必要に応じてこれを動員するとともに，腸管からのカルシウム吸収，腎での尿中カルシウム再吸収を行い，血清 Ca^{2+} 濃度およびカルシウム代謝平衡を維持している.

ヒトにおけるカルシウム代謝は，PTH および活性型ビタミン D_3（1,25（OH）$_2D_3$）という2つのホルモンの腎，骨，腸管への作用により調節されている．7–デヒドロコレステロール 7–dehydrocholesterol が皮膚で紫外線を受けるとビタミン D_3 となる．ビタミン D_3 は肝臓で水酸化され，25–ヒドロキシコレカルシフェロール（25（OH）D_3）になり，その後，腎近位尿細管で水酸化され活性型ビタミン D_3（1,25（OH）$_2D_3$）になる．PTH はこの腎近位尿細管での活性型ビタミン D_3 産生を促進させる．活性型ビタミン D_3 はステロイドホルモンや甲状腺ホルモンと同じように，核内受容体に結合し，転写因子として作用するので，ステロイドホルモンのひとつと考えられている.

活性型ビタミン D_3 の主要な作用部位は腸管で，経口摂取されたカルシウムの吸収を促進する．また骨にも作用し生理的濃度でカルシウムの骨への沈着を促進する．腎臓にも作用し尿中カルシウムの再吸収を促進するが，その作用は弱い（図7–10）.

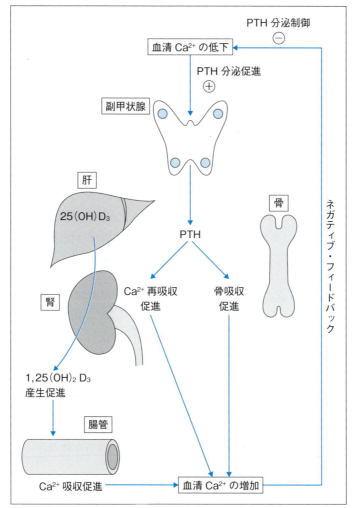

図7-10. カルシウム代謝とそれを制御するホルモン
血清 Ca^{2+}, PTH, 活性型ビタミン D_3 の関係を示す.

歯科関連事項

- RANKL の作用を阻害すれば破骨細胞の機能を抑制し, 結果として骨吸収を抑制することができる. このために抗 RANKL 抗体が骨粗鬆症や癌の骨転移に対して用いられることがある.
- 抗 RANKL 抗体の副作用に顎骨壊死と顎骨髄炎があるので, 歯科治療開始時にはビスホスホネート製剤と同様の注意を要する.

2 副甲状腺疾患

a. 副甲状腺機能亢進症

分 類

原発性と続発性（二次性）がある. 原発性は副甲状腺自体に異常があり PTH 分泌が過剰となり, 続発性は他の基礎疾患により血清 Ca^{2+} が低下したため PTH 分泌持続し過剰となる場合をいう.

1. 原発性副甲状腺機能亢進症

概 念

副甲状腺に発生した腺腫または過形成が自律的に PTH を産生する結果, PTH 高値となる. PTH 分泌過剰により高カルシウム血症と低リン

血症が引き起こされる．高カルシウム血症は
PTH が骨吸収を促進し，骨からの Ca^{2+} 動員を増
加させること，腎尿細管で Ca^{2+} 再吸収を促進さ
せること，そして腎尿細管での活性型ビタミン D
の産生を促進し，腸管からの Ca^{2+} 吸収が増加す
ることに起因する．高カルシウム血症のため
Ca^{2+} 糸球体濾過率が増加し，これが PTH の Ca^{2+}
再吸収促進能を上回るため高カルシウム尿症とな
る．低リン血症は，PTH が腎尿細管からの P 再
吸収を抑制し P の尿中への排泄を促進するため
である．

症　状

高カルシウム血症による症状は非特異的なもの
が多く，軽度の高カルシウム血症ではほとんど自
覚症状がないために長期間放置されていることが
多い．しかし，血中カルシウム値が 12 mg/dl を
超えてくると腎の尿濃縮力低下により多尿，口渇，
脱水を起こすことがある．また消化管運動の低下
により悪心，嘔吐，便秘，消化性潰瘍，膵炎を起
こすことがある．

原発性副甲状腺機能亢進症は，**臨床病型から
① 骨型，② 腎型，③ 生化学型，に分類**される．
骨型は，皮質骨優位の骨量減少により骨粗鬆症や
汎発性線維性骨炎をきたし，骨折の危険性が上が
る病型である．**顎骨では歯槽硬板が吸収され菲薄
化または消失する**．腎型は，尿中カルシウムが高
値になるため腎結石や尿管結石を起こしやすくな
る．生化学型は，軽度の高カルシウム血症を認め
るが自覚症状がないものをいう．

一般検査所見

高カルシウム血症，低リン血症を認める．骨吸
収の亢進のため ALP が高値となる．高カルシウ
ム血症のため心電図上，QT 時間が短縮する．

内分泌検査所見

血中 PTH が高値を示す．血中 PTH が高値で
高カルシウム血症を認めれば，原発性副甲状腺機
能亢進症と診断できる．

画像検査所見

原因の大部分が副甲状腺の腺腫ないしは過形成
なので，超音波検査，頸部 CT，頸部 MRI で甲
状腺背部に腫瘤性病変がないかを確認する．核医
学検査として放射性テクネシウム（^{99m}Tc）・メト
キシ・イソブチル・イソニトリル methoxy

isobutyl isonitrile（MIBI）シンチグラフィを行い，
副甲状腺への核種集積像の確認をする．

治　療

副甲状腺腺腫の場合は，根治治療は摘出手術で
ある．過形成の場合には亜全摘または全摘出後，
一部を皮下に自家移植するのが標準である．手術
が不可能な場合には Ca^{2+} 受容体作動薬により
PTH 分泌を抑制する．

> **歯科関連事項**
>
> ・PTH 高値による骨吸収の結果，**顎骨の骨密度
> 低下や歯槽硬板消失**を認めることがあるので
> 注意を要する．

2．二次性（続発性）副甲状腺機能亢進症

概　念

ビタミン D 不足や活性化障害，基礎疾患によ
る血清カルシウム低値により，PTH 分泌が持続
し過剰となる場合である．原因疾患としては人工
透析療法を必要とする慢性腎不全によるものが大
部分である．**慢性腎不全のため腎でのビタミン
D_3 活性化障害と低カルシウム血症が PTH 持続分
泌の原因**として考えられているが，不明な点が多
い．

b． 副甲状腺機能低下症

分　類

原因不明の特発性と続発性（二次性），そして
PTH 受容体の機能喪失型変異による偽性副甲状
腺機能低下症がある．

1．特発性副甲状腺機能低下症

概　念

原因不明で PTH 分泌低下を示すものとされて
きたが，一部は副甲状腺に対する自己免疫機序の
関与が考えられている．特発性副甲状腺機能低下
症は，PTH 分泌低下により低カルシウム血症と
高リン血症が引き起こされる．低カルシウム血症
は，骨吸収の低下により骨からの Ca^{2+} 動員が低
下すること，腎尿細管で Ca^{2+} 再吸収が低下する
こと，そして腎尿細管での活性型ビタミン D の
合成が低下し，腸管からの Ca^{2+} 吸収が低下する
ことに起因する．一方，高リン血症は，PTH 分

泌低下により腎尿細管からのＰ再吸収を促進することに起因する．

症　状

低カルシウム血症では，主に神経，筋の興奮性による症状が出現する．テタニー tetany 発作，全身けいれん発作，四肢末梢のしびれ，全身倦怠感，不安，抑うつ状態などがみられる．テタニー発作は典型的な症状で，指先のピリピリしたしびれや口唇周囲のしびれからはじまり，次第に手指が硬直し，助産婦手位（産科医の手）といわれる手位をとる．低カルシウム血症を疑う場合には，トルソー Trousseau 徴候やクボステック Chvostek 徴候が有用な所見となる．

1）**テタニー発作（助産婦の手位）**：手指は伸展した状態で手首はやや屈曲する．母指は内転し，他の 4 指は手の中心に向かって寄り合い，手掌がくぼんだ形をとる．この手位を助産婦の手位という（図 7-11）．

2）**トルソー Trousseau 徴候**：テタニー発作を認めない状態で上腕に血圧計のマンシェットを巻き，橈骨動脈の拍動が触れなくなるまで加圧圧迫し上腕動脈を閉塞した状態にする．潜在性テタニー発作では神経筋接合部の興奮が起こり，3 分間以内にテタニー発作特有の助産婦の手位が出現する．

3）**クボステック Chvostek 徴候**：手指で軽く耳下腺の前縁，下顎角付近を叩いて顔面神経を刺激すると，その側の顔面筋のけいれんが起こり，口角が引っ張られる現象が起こる（図 7-12）．

一般検査所見

低カルシウム血症と高リン血症を認める．低カルシウム血症のため心電図上，QT 時間は延長する．

内分泌検査所見

PTH が低値を示す．PTH 低値かつ低カルシウム血症を認めれば，診断ができる．

治　療

低カルシウム血症を是正することによりテタニー発作や痙攣発作を防止する．生涯にわたり活性型ビタミン D を投与する．重症低カルシウム血症の場合はカルシウム製剤を併用する．

自己免疫性多内分泌腺症候群 1 型

自己免疫を調節する遺伝子である autoimmune regulator（AIRE）遺伝子の異常による**多臓器自己免疫疾患**である．自己免疫による特発性副甲状腺機能低下症，アジソン病，粘膜皮膚カンジダ症の合併を，副甲状腺機能低下症（hypoparathyroidism），アジソン（Addison）病，粘膜皮膚カンジダ症（mucocutaneous candidosis）の頭文字をとって **HAM 症候群**という．**粘膜皮膚カンジダ症は口腔粘膜に出現することがあり，そのほかに歯エナメル質形成不全を認めることがある**．世界的にまれな疾患であり，AIRE 遺伝子異常によって同一個体に複数の内分泌腺に自己免疫疾患が発症すると考えられている．

> **歯科関連事項**
>
> ・発症は口腔を含む慢性カンジダ症からはじまり，また歯エナメル質形成不全を認めることがあるので，注意を要する．

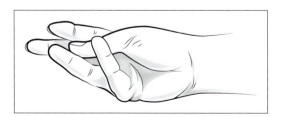

図 7-11．テタニー発作（助産婦の手位）

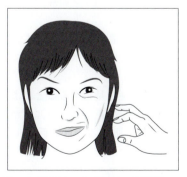

図 7-12．クボステック Chvostek 徴候
手指で軽く耳下腺の前縁，下顎角付近を叩いて顔面神経を刺激すると，その側の顔面筋のけいれんが起こり，口角が引っ張られる現象が起こる．

2. 続発性副甲状腺機能低下症

概　念

頸部手術や食道癌手術の際に副甲状腺を合併して全摘出した場合や，頸部に対する放射線治療後の副甲状腺機能低下症をいう．PTH の欠損のため低カルシウム血症と高リン血症を示し，自覚症状や他覚症状は特発性副甲状腺機能低下症と同じである．治療は生涯にわたる活性型ビタミン D 内服である．

歯科関連事項

・テタニー発作が口唇周囲のしびれからはじまることがあり，また**歯科治療時にクボステック Chvostek 徴候**を認めることがある．
・骨吸収の低下から**歯槽硬板の肥厚**を認めることがある．

---

3. 偽性副甲状腺機能低下症

概　念

PTH 受容体の機能喪失型変異のため，副甲状腺から PTH が十分に分泌されているにもかかわらず PTH の作用発現が消失する結果，低カルシウム血症を呈する疾患である．

臨床症状

低カルシウム血症による症状は特発性副甲状腺機能低下症と共通であるが，**低身長，円形顔貌，四肢の短縮化や歯牙発育異常**を認めることがある．

一般検査成績

低カルシウム血症と高リン血症を認める．

内分泌検査所見

血中 PTH 値が正常から高値を示すとともに，低カルシウム血症を認めれば診断可能である．

治　療

低カルシウム血症を是正することによりテタニー発作や痙攣発作を防止する．生涯にわたり活性型ビタミン D を内服する．重症低カルシウム血症の場合はカルシウム製剤を併用する．

D. 副腎疾患

副腎皮質と副腎髄質に分けて述べる．

D-1. 副腎皮質疾患

1 副腎皮質の解剖と生理

副腎は左右にある腎上極に接する三角形の内分泌腺である．副腎皮質と副腎髄質に分かれるが，副腎全体の90％は副腎皮質が占める．副腎皮質は組織学的に3層の細胞から構成されており，外側から内側にかけて，球状層，束状層，網状層が存在する．球状層は，ミネラルコルチコイドであるアルドステロンを産生する．束状層は，グルココルチコイドであるコルチゾールを産生する．網状層は，副腎アンドロゲンを産生する（図7-13）．

2 副腎皮質ステロイドの作用

a. ミネラルコルチコイド（電解質コルチコイド）の作用

ミネラルコルチコイドの代表がアルドステロンである．そのおもな標的臓器は腎臓で，基本的な作用はミネラルコルチコイド受容体を介して腎において Na^+ と水を再吸収し，K^+ と H^+ を排泄することである．アルドステロン分泌を促進させる最も重要なものはレニン・アンジオテンシン系である．レニンは腎臓の輸入細動脈が糸球体へと移行していくところにある傍糸球体装置から分泌され，血中アンジオテンシノーゲンをアンジオテンシン I に変換する．アンジオテンシン I は肺などの血管内皮細胞に存在するアンジオテンシン変換酵素によりアンジオテンシン II となる．アンジオテンシン II は副腎皮質球状層を刺激しアルドステロン分泌を促進するとともに血管を収縮させる．レニンは細胞外液量の減少，血圧低下，交感神経の興奮などにより分泌が促進され，その場合にはアルドステロン分泌も促進される．そのほかに ACTH および血清カリウム上昇はアルドステロン分泌を促進する（図7-14）．

b. グルココルチコイド（糖質コルチコイド）の作用

グルココルチコイドの代表がコルチゾールである．グルココルチコイドはブドウ糖代謝調節作用を有し，血中ブドウ糖値を上昇させることから名付けられたが，そのほかにも多彩な作用がある．

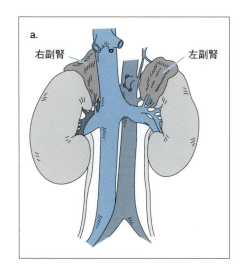
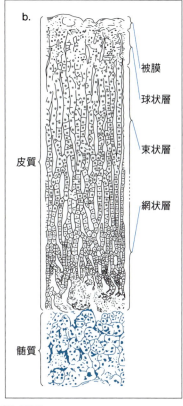

図7-13. 副腎皮質と髄質
a：副腎．b：正常副腎の組織像．
副腎皮質は組織学的に三層の細胞から構成されており外側から内側にかけて，球状層，束状層，網状層が存在する．球状層はミネラルコルチコイドであるアルドステロンを産生する．束状層はグルココルチコイドであるコルチゾールを産生する．網状層は副腎アンドロゲンを産生する．

免疫抑制作用，抗炎症作用，リンパ球減少作用，好酸球減少作用があるが，好中球増加作用があるので総白血球数は増加する．また，水・電解質に対する作用，蛋白質分解作用，脂肪分解作用，ストレスから生体を防御する生命維持に必須の作用などがある．コルチゾール分泌促進で最も重要なのは ACTH である．視床下部ホルモンの副腎皮質刺激ホルモン放出ホルモン corticotropine-releasing hormone（CRH）の刺激により，ACTH は下垂体前葉から分泌される．これを CRH-ACTH-グルココルチコイド系といい，視床下部－下垂体前葉－標的内分泌腺の階層とネガティブ・フィードバック機構を形成する代表例のひとつである（総論 A．視床下部・下垂体疾患，1 解剖と生理を参照）．

c. 副腎アンドロゲンの作用

副腎アンドロゲンは男性ホルモンの作用を持ち，ACTH の刺激で分泌される．副腎アンドロゲンの作用は精巣から分泌されるテストステロンより弱く，1/20 程度である．

3 副腎皮質機能亢進症

副腎皮質束状層から分泌されるコルチゾール過剰症であるクッシング症候群と，副腎皮質球状層から分泌されるアルドステロン過剰症であるアルドステロン症について述べる．

a. クッシング Cushing 症候群

概念

グルココルチコイドの病的で慢性的な過剰により発症する全身性疾患で，身体所見上，クッシン

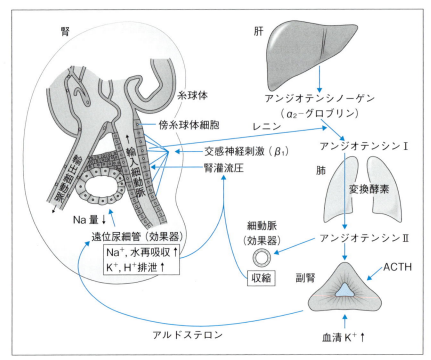

図7-14. レニン・アンジオテンシン・アルドステロン系によるアルドステロン分泌調節

グ徴候を特徴とする.

分 類

機能的分類として，ACTH依存性とACTH非依存性に大別される．ACTH依存性は，ACTH産生下垂体腺腫によるものと異所性ACTH産生腫瘍によるものがある．ACTH産生下垂体腺腫によるグルココルチコイド過剰症をクッシング病という（A. 2 c. クッシング病を参照）.

ACTH非依存性の原因疾患は，コルチゾール産生副腎皮質腺腫が代表である．また，悪性リンパ腫をはじめとする血液疾患，アレルギー膠原病，ネフローゼ症候群などの腎疾患の治療目的や，臓器移植後の免疫抑制療法を目的として副腎皮質ステロイド（グルココルチコイド）を長期投与することがありクッシング症候群の原因となる（表7-2）.

臨床症状

満月様顔貌 moon face，水牛様脂肪沈着 buffalo hump．体幹部の脂肪沈着と四肢骨格筋の萎縮を特徴とする中心性肥満 central obesity を特徴とし，これらをあわせてクッシング徴候という．ク

表7-2. Cushing症候群の分類

1. ACTH依存性
① ACTH産生下垂体腺腫（Cushing病）
② 異所性ACTH産生腫瘍
2. ACTH非依存性
① コルチゾール産生副腎皮質腺腫
3. 副腎皮質ステロイド（グルココルチコイド）の投与

ッシング病を参照すること．ACTH依存性クッシング症候群では口腔粘膜を含む粘膜皮膚の色素沈着を認めるが，ACTH非依存性クッシング症候群では粘膜皮膚の色素沈着を認めない．

一般検査所見

コルチゾールの過剰により高血圧，糖尿病，脂質異常症，低カリウム血症，白血球数増加，好中球数増加，リンパ球減少，好酸球減少，骨粗鬆症，尿路結石を認める．

内分泌検査所見

コルチゾール高値を認め，ACTH高値であればACTH依存性クッシング症候群の可能性を考え，ACTH低値であればACTH非依存性クッシ

ング症候群の可能性を考える．1晩少量デキサメサゾン抑制試験（0.5 mg～1 mg のデキサメサゾン内服）で，血中コルチゾールが抑制されない．夜間睡眠時にコルチゾールが高値を示し，コルチゾールの日内変動消失を認める．

画像検査所見

ACTH 依存性クッシング症候群の可能性があり，ACTH 産生下垂体腺腫の診断をするためには頭部 CT や MRI 検査を施行する（A. ②c. クッシング病を参照）．

異所性 ACTH 産生腫瘍の診断をするためには，可能性の高い肺小細胞癌の精査のため胸部 X 線や CT を施行するが，全身の検索が必要となることも多い．ACTH 非依存性クッシング症候群では，コルチゾール産生副腎皮質腺腫を検査するため副腎 CT や副腎 MRI を施行する．

治療

原因疾患の治療が基本である．原因疾患の治療が困難な場合には，ステロイドホルモン合成阻害剤で高コルチゾール血症の是正をはかる．

b. アルドステロン症

概念

副腎皮質球状層からのアルドステロン分泌過剰のことである．アルドステロンは腎の遠位尿細管と集合管に作用し，Na^+ と水の再吸収と K^+ と H^+ の排泄を促進する．そのために Na^+ と水の貯留により循環血液量が増加するとともに，K^+ と H^+ の排泄が促進するため低カリウム血症と代謝性アルカローシスになる．

分類

副腎皮質から自律的にアルドステロンが分泌され，ネガティブ・フィードバックによりレニンが低下する**原発性アルドステロン症**と，レニンが高値になるためアルドステロン分泌が促進される**続発性アルドステロン症**がある．

1. 原発性アルドステロン症

概念

アルドステロン産生副腎皮質腺腫が原因の大部分を占め，アルドステロンが自律的に分泌されるので，高アルドステロン血症，低レニン血症，高血圧，低カリウム血症，代謝性アルカローシスとなる．

症状

多くの場合，高血圧が主な症状である．そのため後頭部痛，頭重感，めまい，動悸などを訴えることがある．低カリウム血症では四肢の筋力低下，多尿，多飲を認めることがある．代謝性アルカローシスの症状として手指や口唇にテタニーが出現することがある．

一般検査所見

低カリウム血症と H^+ 排泄亢進に伴う代謝性アルカローシスが特徴的な所見である．

内分泌検査所見

血中アルドステロン高値，血中レニン低値の所見が最も重要である．原発性アルドステロン症を疑った場合，カプトプリル負荷試験やフロセミド立位試験が行われることがある．これらはアルドステロン分泌抑制試験なので，アルドステロン分泌が抑制されなければアルドステロンの自律的産生と判断することができる．

画像検査所見

原因の多くがアルドステロン産生副腎皮質腺腫なので，腹部 CT や MRI で副腎皮質腺腫の確認をする．腺腫が小さい場合，また両側性に腺腫が存在する場合には，アルドステロン産生部位の機能的局在診断としてはカテーテルを両側副腎静脈に挿入し採血を行う副腎静脈サンプリング検査が最も有用な検査である．

治療

アルドステロン産生副腎皮質腺腫が片側性に存在するのであれば摘出手術を行う．腹腔鏡下副腎皮質腺腫摘出術が侵襲性の少ない標準手術となっている．両側性の場合，局在診断が不可能な場合，アルドステロン産生副腎皮質腺腫が悪性腫瘍などで手術適応がない場合には抗アルドステロン薬を中心とした降圧療法と低カリウム血症の補正を行う．

2. 続発性アルドステロン症

概念

レニン・アンジオテンシン系が活性化されてアルドステロン分泌促進が起こる状態のこと．原因は，体液量減少および腎血流量減少による腎傍糸球体装置における還流圧の低下のためレニン分泌が増加することによる．代表的な原因疾患として腎血管性高血圧がある．腎血管性高血圧は腎動脈

D. 副腎疾患　217

の狭窄により腎動脈血流量が減少するため腎傍糸球体装置における還流圧が低下するのでレニン分泌が増加し，アルドステロン分泌促進が起こり，高血圧と低カリウム血症を示す．

歯科関連事項

・アルドステロン症の主な臨床症状は，高血圧と低カリウム血症による症状である．また糖尿病を合併することがあるので，高血圧と糖尿病を合併する歯科治療と同じ注意を要する（p.84, 歯科関連事項を参照）．

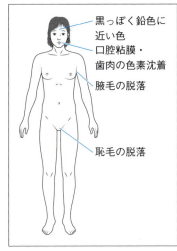

図7-15．アジソン病の身体所見

4 副腎皮質機能低下症

分類

原因により原発性と続発性（中枢性）に，経過により慢性と急性に分類される．

a. 原発性慢性副腎皮質機能低下症（アジソンAddison病）

概念

副腎に原発した病変による慢性の副腎皮質機能低下症を，発見者にちなんでアジソン病という．ミネラルコルチコイド，グルココルチコイド，副腎アンドロゲンの複合的な欠損症状を示す．アジソン病の原因として，かつては結核が多いとされていたが，結核が減少したことから，自己免疫機序により副腎皮質が障害を受ける特発性が増加している．それぞれ結核性アジソン病，特発性アジソン病といわれることがある．副腎皮質は90％以上が破壊されないと機能低下症は起こらないと考えられており，副腎皮質機能障害が慢性に進行し，軽度の時期には無症状である．

コルチゾール欠乏のため低血糖が起こるとともに，下垂体前葉に対するネガティブ・フィードバックが減弱しACTH分泌が促進される．ACTHは合成過程でMSHが産生されるので，粘膜皮膚に色素沈着が起こる．アルドステロン欠乏のため腎の遠位尿細管と腎集合管でのNa$^+$と水の再吸収とK$^+$とH$^+$の排泄が低下するため，細胞外液量が減少し，血圧が低下し高カリウム血症と代謝性アシドーシスを認める．副腎アンドロゲン欠乏により腋毛や恥毛の脱落が起こる．

症状

副腎皮質ホルモンの欠乏により全身倦怠感，食欲不振，悪心，嘔吐，体重減少，低血圧，低血糖症状をおこすが非特異的な症状が多い．MSH産生亢進により口腔粘膜を含めた粘膜皮膚に色素沈着が起こる．全体的にやせの傾向を示し，腋毛や恥毛の脱落を認める．身体所見の特徴を図に示す（図7-15）．

一般検査所見

貧血，白血球数減少，好中球減少，好酸球増加，リンパ球増加，低ナトリウム血症，高カリウム血症，低血糖，代謝性アシドーシスなどを認める．自己免疫機序によりアジソン病を発症した場合には抗副腎皮質抗体を認めることがある．

内分泌検査所見

コルチゾール，アルドステロン，副腎アンドロゲンは低値でACTHは高値となる．

画像検査所見

副腎結核が原因でアジソン病を発症した場合，石灰化した結核腫によりX線，CT，MRIで副腎の石灰化や腫大を認めることがある．

治療

成人のコルチゾール1日分泌量に相当する20 mg程度のヒドロコルチゾンを生涯にわたり補充する．

感染，発熱，外傷，手術，抜歯などのストレス

が加わるときにはコルチゾールの必要量が増加するので，ヒドロコルチゾンの投与量を通常の2～3倍まで増量する．この**ストレス時のヒドロコルチゾン増量をステロイドカバー**という．

合併症

特発性副甲状腺機能低下症の項で述べた自己免疫性多内分泌症候群1型の部分症としてアジソン病を認めることがある（C. ②b. 1. 自己免疫性多内分泌腺症候群1型を参照）．

b. 続発性（中枢性）慢性副腎皮質機能低下症

概 念

視床下部・下垂体疾患によりCRHまたはACTHの分泌障害が起こり，副腎皮質からグルココルチコイドが分泌されなくなった状態をいう．

臨床像や検査所見はアジソン病にきわめて類似するが，ACTHが産生されないのでMSHも産生されず，粘膜皮膚に色素沈着が起こらない．

c. 急性副腎皮質機能低下症（副腎クリーゼ）

概 念

副腎皮質機能が急激に低下した結果，ステロイドホルモンが急激に欠乏し放置すれば致命的になる状態のことをいう．副腎クリーゼ adrenal crisis ということもある．

原因としてアジソン病の急性増悪，副腎出血，副腎皮質ステロイド療法中の突然の副腎皮質ステロイド中止，コルチゾール産生副腎皮質腺腫摘出後などがある．播種性血管内凝固など凝固異常による出血傾向がある場合には副腎出血の可能性を考えておく（第10章各論C. ②出血性素因を参照）．

歯科関連事項

・副腎皮質機能低下症の診断がなされ，すでにグルココルチコイド投与が行われていても，歯科治療を含むストレスが加わるときにはグルココルチコイドの必要量が増加するので，グルココルチコイドの増量を行わないと副腎クリーゼとなることがあり，注意を要する．また悪性リンパ腫をはじめとする血液疾患，アレルギー膠原病，ネフローゼ症候群などの腎疾患で副腎皮質ステロイドを長期間内服することがあり，この場合にも歯科治療を含む

ストレスが加わるときにはグルココルチコイドの必要量が増加するので注意を要する．
・ストレス時のグルココルチコイド増量をステロイドカバーという．
・アジソン病では，ACTHが上昇するときに同時産生されるMSHにより口腔粘膜を含む粘膜皮膚に色素沈着を75%以上の症例に認めるので，注意を要する．ただし，ACTHが上昇しない中枢性副腎皮質機能低下症で粘膜皮膚の色素沈着を認めない．

D-2. 副腎髄質

1 副腎髄質の解剖と生理

副腎髄質は交感神経節とともに交感神経・副腎系を構成する内分泌臓器でありカテコラミンを分泌する．カテコラミンはチロシンから合成されるアミノ酸ホルモンである．一連の酵素反応により，チロシン→ドパ（DOPA）→ドパミン→ノルアドレナリン→アドレナリンへと進行していく．

アドレナリンとノルアドレナリンは標的細胞の細胞膜上のアドレナリン受容体を介して作用する．アドレナリン受容体はG蛋白質共役型受容体で，α受容体とβ受容体が存在する．α受容体はα_1とα_2，β受容体はβ_1，β_2，β_3に分類される．同一組織に2種類以上の受容体が発現し，その作用が相反することも多い．カテコラミンに対する組織の反応は，発現している受容体の種類により異なる．

2 カテコラミンの生理作用

① 循環系作用：アドレナリンは強力な昇圧作用を有する．
② 内臓平滑筋作用：消化管平滑筋はカテコラミンのα刺激およびβ_2刺激により弛緩する．血管平滑筋はカテコラミンのα刺激により収縮し，β_2刺激により弛緩する．気管平滑筋はカテコラミンのβ_2刺激により弛緩する．
③ エネルギー代謝：肝臓でグリコーゲン分解と糖新生を促し血糖を上昇させる．

3 副腎髄質疾患

副腎髄質に発生する，知っておくべき疾患は褐色細胞腫のみである．

a. 褐色細胞腫

概 念

副腎髄質や交感神経節のカテコラミン産生細胞に由来するカテコラミン産生腫瘍を褐色細胞腫という．

症 状

高血圧 hypertension，高血糖 hyperglycemia，代謝亢進 hypermetabolic，頭痛 headache，発汗過多 hyperhidrosis である．それぞれの頭文字をとって"褐色細胞腫の5H"といわれる．代謝亢進により体重減少を認めることがある．カテコラミン高値による頻脈をはじめとした不整脈を認める．

褐色細胞腫の大部分は副腎髄質原発であり，孤発性，片側性，良性であるが，"10%病"ともいわれ，褐色細胞腫症例の10%が副腎外，遺伝性，両側性，悪性，小児期発症と考えられている．

内分泌検査所見

血中アドレナリン，血中ノルアドレナリンは高値を示す．アドレナリン代謝産物であるメタネフリンやノルアドレナリン代謝産物であるノルメタネフリンの尿中排泄量が増加する．

画像検査所見

腫瘍の局在診断には超音波検査，CT，MRI が有用である．褐色細胞腫が副腎外に発生し，部位が不明な場合には放射性ヨード（^{123}I）・メタヨードベンジルグアニジン metaiodobenzylguanidine（MIBG）シンチグラムや，ポジトロン断層法 positron emission tomography（PET）が有用である．

治 療

α遮断薬を中心とした降圧薬による高血圧治療を行う．脱水症を伴っていることが多いので十分な輸液を行った後，褐色細胞腫の摘出手術を行うのが原則である．

歯科関連事項

・褐色細胞腫の高血圧はきわめて危険なので，

褐色細胞腫摘出手術が行われるまでは歯科治療は待機的に行う．

E. 異所性ホルモン産生腫瘍

概 念

異所性ホルモン産生腫瘍は発生母地となる臓器では本来，産生されない生物活性があるホルモンを産生し分泌する腫瘍のことをいう．そのためにホルモン分泌過剰による症状が出現する．異所性に産生されるホルモンの大部分はペプチドホルモンである．

病 因

神経内分泌細胞を発生母地とする腫瘍が多い．小細胞癌やカルチノイドといわれている腫瘍もこの概念に包括される．

分 類

異所性に産生されるホルモンの代表にACTH，ADH，PTH 関連ペプチドがある．

1）異所性ACTH 産生腫瘍

原因となる腫瘍は肺小細胞癌が最も多い．ACTH 分泌過剰のため副腎皮質が過剰に刺激され慢性的なコルチゾール過剰から ACTH 依存性クッシング症候群となるのでクッシング徴候をはじめとした臨床症状が出現する．過剰に産生される ACTH と同時に MSH が過剰に産生されるので粘膜皮膚に色素沈着が出現する．

2）異所性ADH 産生腫瘍

原因となる腫瘍は肺小細胞癌が最も多い．ADH 分泌過剰のため ADH 不適合分泌症候群となり，腎集合管での水再吸収が亢進するので低ナトリウム血症となる．

3）PTH 関連ペプチド産生腫瘍

PTH 関連ペプチド PTH-related peptide（PTHrP）は PTH のアミノ酸配列と完全に同一ではないが，一部が同一であり PTH ときわめて類似した生物活性を発揮する．PTHrP は骨吸収の促進と腎尿細管での Ca 再吸収を促進し，高カルシウム血症となる．高カルシウム血症によるネガティブ・フィードバックのため PTH は低値となる．**原因となる悪性腫瘍は口腔，頭頸部，肺，皮膚に発生した扁平上皮癌が多い**．

治療

原因となる異所性ホルモン産生腫瘍の治療が原則であるが，治療困難なことが多く，その場合には対症療法が中心となる．

歯科関連事項

- 異所性 ACTH 産生腫瘍では，ACTH と同時に産生される MSH により口腔粘膜の色素沈着を認める．
- PTHrP 産生腫瘍は，口腔原発を含めた扁平上皮癌が多い．

F. 性分化異常

概　念

性腺（卵巣・精巣）や性器の発育が非典型的な状態のことをいう．ヒトは雌雄異体で，おのおの特徴的な身体構造を有し，生殖において役割分担をしている．このような性腺と性器を含む身体構造の分化を性分化という．この過程に異常があり，性腺，性器の分化が非典型的であり不一致を生じたものを性分化異常という．染色体の性は受精時に決定され，男性の染色体核型は 46XY であり，女性の染色体核型は 46XX であるが，性分化異常は性染色体異常によるものが多く，女性ではターナー Turner 症候群が，男性ではクラインフェルター Klinefelter 症候群が代表である．

1 ターナー Turner 症候群

概　念

典型的な染色体核型は 45X0 であり，1 本の X 染色体を欠損している．女性の性分化過程の障害である．

症　状

外性器は女性型である．翼状肩，外反肘，手背あるいは足背のリンパ性浮腫といった低身長，原発性卵巣機能低下症（原発性無月経と二次性徴発現不全）を主症状とし，これをターナー身体徴候という．

検査所見

エストロゲン低値と LH，FSH 高値を認める．

染色体検査で確定診断を行う．

治　療

低身長に対して GH 補充療法が，原発性卵巣機能低下症に対しては女性ホルモン補充療法が行われる．

2 クラインフェルター Klinefelter 症候群

概　念

染色体核型 47XXY もしくは 48XXXY で特徴づけられる．過剰な X 染色体による男性の性分化過程の障害である．

症　状

外性器は男性型である．高身長，女性化乳房，長い手足，小精巣と精子形成の欠如，男性の二次性徴発現不全と高度の男性不妊を認める．

検査所見

テストステロン低値と LH，FSH 高値を認める．染色体検査で確定診断を行う．

治　療

男性ホルモン補充療法を行う．二次性徴の発現と維持を促進する．

G. マッキューン・オルブライト McCune–Albright 症候群

概　念

① 皮膚の色素斑（カフェオレ斑 café au lait spot），② 多発性線維性骨異形成症，③ 思春期早発症を三徴とする症候群．皮膚のカフェオレ斑は出生時より認める．

病　因

ペプチドホルモン受容体の大部分は G 蛋白共役型受容体であるが，アデニル酸シクラーゼを活性化して ATP から cAMP を増加させる G 蛋白に機能獲得型変異が起こりアデニル酸シクラーゼが自動的に活性化されるため，cAMP が持続的に産生されるので発症する．このために，皮膚の色素斑，多発性線維性骨異形成症，および思春期早発症をはじめとしたさまざまな内分泌腺の機能亢進症を起こす（総論 B．③ ホルモン受容体の異常を参照）．

症　状

10 歳以下の小児期に発症し，出生早期に症状

が出現することも多い. 皮膚のカフェオレ斑（café au lait spot），多発性線維性骨異形成症，思春期早発症を三徴とする. 出生時より徴候が明らかな場合と，徐々に臨床症状が現れる場合があり，三徴がすべてそろわないこともある.

多発性線維性骨異形成症により身体の左右差や変形（とくに顔面），易骨折性を示す. 顔面の骨変形により頭痛，聴神経の圧迫による難聴を示すことがある. またさまざまな内分泌腺のペプチドホルモン受容体機能獲得型変異のため，甲状腺機能亢進症，副甲状腺機能亢進症，クッシング症候群，下垂体性巨人症などのホルモン過剰症を示す.

治療

多発性線維性骨異形成症は骨変形，易骨折性をきたし進行性のことが多い. 外科的処置が必要なこともある. 骨痛にはビスホスホネート製剤がある程度，有効である. 骨病変の進行の程度が予後に大きく影響する. 皮膚カフェオレ斑は治療困難である. 思春期早発症は治療対象とならないことがある.

歯科関連事項

・まれな疾患であるが，多発性線維性骨異形成症により身体の左右差やとくに顔面の変形を認める.
・ペプチドホルモン受容体の機能獲得型変異のため，甲状腺機能亢進症，副甲状腺機能亢進症，クッシング症候群，下垂体性巨人症などのホルモン過剰症を発症し，それぞれに特有の口腔症状を認めることがある（甲状腺機能亢進症，副甲状腺機能亢進症，クッシング症候群，下垂体性巨人症の各項目を参照）.

H. 内分泌疾患の顔面・口腔症状

1 クッシング病および ACTH 依存性クッシング症候群

ACTH 産生下垂体腺腫および異所性 ACTH 産生腫瘍により ACTH が産生されるときに，MSH が同時に産生されるため口腔粘膜を含めた粘膜皮膚に色素沈着が起こる.

2 アジソン病

原発性副腎皮質機能低下症のためにグルココルチコイドが欠乏し ACTH が高値となる. ACTH が産生されるときに MSH が同時に産生されるため，口腔粘膜を含めた粘膜皮膚に色素沈着が起こる. グルココルチコイド補充が必要となるが，適量のグルココルチコイド補充が行われていても，抜歯などのストレスが加わるときにはグルココルチコイドの必要量が通常の補充量の2～3倍に増加するのでグルココルチコイドを増量する必要があり，このグルココルチコイドの増量をステロイドカバーという. グルココルチコイド増量を行わないと副腎クリーゼの危険性が増大する.

3 先端巨大症

GH 産生下垂体腺腫による過剰な GH のため，下顎前突，歯列不正，巨大舌が生じる.

4 甲状腺機能亢進症

カテコラミンに対する感受性が亢進しているためアドレナリン添加局所麻酔剤は原則禁忌となる. また，甲状腺機能亢進症のコントロールが十分でないときに抜歯を行うと，ストレスにより甲状腺クリーゼを発症することがありうるので注意を要する. 手指振戦とともに舌振戦を認めることがある. 甲状腺ホルモン高値のため頭蓋骨や顎骨を含めた骨粗鬆症を発症することがある.

5 甲状腺機能低下症

甲状腺ホルモン低値によりムコ多糖の代謝が低下するため，全身にムコ多糖が沈着する. ムコ多糖が舌に沈着した場合には巨大舌を認めることがある.

6 副甲状腺機能亢進症

PTH 高値のため骨吸収が促進するので，歯槽硬板の消失や骨粗鬆症を認めることがある. 原因は，大部分が副甲状腺に発生した PTH を産生する腺腫または過形成である.

7 高血圧と糖尿病

ホルモン過剰症の多くは高血圧，高血糖を伴うことがある．これはインスリン以外の大部分のホルモンは共通して血圧上昇作用，血糖上昇作用があるからである．したがって，各種ホルモン過剰症と高血圧，糖尿病の既往歴を有する場合には，高血圧と糖尿病に対する共通した注意が必要である（p.84, 歯科関連事項参照）．

8 内分泌疾患と骨粗鬆症

副甲状腺機能亢進症，クッシング病を含めたク

ッシング症候群，甲状腺機能亢進症，性腺機能低下症などの内分泌疾患は骨粗鬆症の原因となる．骨粗鬆症による大腿骨頸部骨折や多発性椎体圧迫骨折は生命予後を悪化させるので，現在は積極的に骨粗鬆症に対してビスホスホネート製剤や抗RANKL抗体を使用することが多い．歯科治療に際しては，ビスホスホネート製剤や抗RANKL抗体の副作用としての顎骨壊死を念頭に置き，既往歴と現在使用中の薬剤を慎重に聴取する必要がある．

第8章 代謝疾患

総論

A. 代謝と代謝疾患

　生物が生命維持や成長に必要な物質（栄養素）を体内に取り入れ，これを材料として身体成分を合成したりエネルギーを産生する過程（化学反応）を代謝 metabolism という．ヒトは代謝に必要な物質を外界から摂取し生命活動に利用していくが，この過程を栄養 nutrition と呼ぶ．実際には，摂取した物質に限らず身体成分も常に代謝を受け，細胞や組織はつくりかえられている（新陳代謝）．このように，体内における物質の合成・分解は化学反応であり，その反応に伴うエネルギーの産生・消費をエネルギー代謝という．代謝 metabolism は，体内のさまざまな物質を分解してエネルギーを産生する異化 catabolism と生体物質の合成過程である同化 anabolism に区分される．

　摂取された栄養素は，体内で異化されたり同化されたりすることで，体内で利用される．この代謝過程に異常が生じたり，栄養素の摂取に過剰・不足が生じることが原因となり発症する疾患が，代謝疾患である．

B. 代謝・栄養疾患の原因

　体内の栄養素の必要量と摂取量の不均衡から生じる状態に，栄養不足と栄養過多がある．各栄養素間のアンバランスも問題となり，ある栄養素は過剰だが，別の栄養素は不足している状態も起こりうる．わが国でも栄養素の不足による疾患が重要視された時期があったが，現在では社会の発展と生活様式，食生活の多様化によって栄養不足による疾患は減り，栄養過多による肥満，2型糖尿病・脂質異常症，高尿酸血症・痛風などの代謝疾患の増加が著しい．

　代謝疾患のうち，体内での栄養素の代謝過程に異常があるため発症する疾患の中には，代謝に関わる遺伝子が関与しているものがある．代謝異常の成立に遺伝子が関与していても，その遺伝子配列異常だけでは十分でなく，その発現調節が問題になるとも考えられている．遺伝子の異常で発症し，常染色体優性遺伝である家族性高コレステロール血症では，LDL 受容体をコードする単一遺伝子の異常により高 LDL コレステロール血症をきたす．一方，2型糖尿病や高血圧症などの生活習慣病でも，遺伝の関与があると考えられているが，すべての患者に共通した遺伝子異常は知られておらず，複数の遺伝子の変異に加えて，環境因子が加わって発症にいたる多因子疾患であると考えられている．

C. 三大栄養素の代謝

　エネルギーに変換できる栄養素は，糖質（炭水化物 carbohydrate）・脂質 fat・蛋白質 protein の3つで，これを三大栄養素という．三大栄養素は身体構成成分でもあり，生物はほかの生物からこれを摂取し，その代謝によって得られる物質やエネルギーによって生命活動を営んでいる．さらにビタミン vitamin と無機質 mineral，水も代謝には重要である．消化・吸収された栄養素は肝臓・筋肉などで代謝され，全身の細胞生成に利用されるほか，グリコーゲンや脂肪として貯蔵されるが，エネルギーが必要になると動員され，血液循環によって全身に運ばれ，最終的にはミトコンドリア

内で起こる TCA 回路（クエン酸回路，クレブス回路）に入って ATP などエネルギー産生にあずかる．

1 糖 質

糖質は，最もエネルギーに変換しやすい栄養素で，脳・筋肉・赤血球などのエネルギー源として利用される．とくに，中枢神経系においてはブドウ糖（グルコース）が唯一のエネルギー源であり，血中グルコース濃度の低下は，中枢神経細胞の機能低下〜死をもたらす．逆に，血中濃度の高値が持続する状態は糖尿病とよばれ，ほぼ全身の臓器・組織におけるさまざまな異常を引き起こす．生体内では糖蛋白質あるいは糖脂質の形で存在し，組織や細胞の主要構成成分をなす．ただし，エネルギー源として利用可能な糖質の蓄えは約 400 g（グリコーゲンは筋に約 250 g，肝臓に約 150 g，グルコースは体液に約 20 g）と少なく，残りは中性脂肪の形で肝臓や脂肪組織に貯蔵される．

食物に含まれる糖質（炭水化物）の大部分はデンプンなどの多糖類であり，小腸でグルコース（ブドウ糖），ガラクトース，フルクトース（果糖）

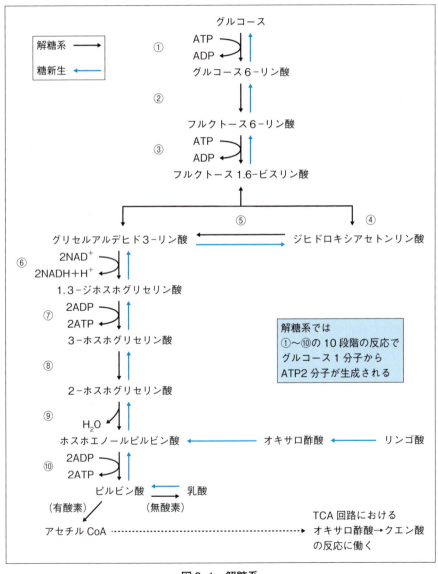

図 8-1. 解糖系

などの単糖類に分解・吸収され，門脈を経て肝臓に入り血液中に放出され，全身に供給されるが，残りのグルコースはグリコーゲンや中性脂肪に変換されて貯蔵される．全身に供給されたブドウ糖はそれぞれの組織や細胞での主なエネルギー源となる．

a. 解糖系（図8-1）

細胞質において，グルコースやグリコーゲンを分解（異化）し，ピルビン酸とATPを産生する過程を解糖系という．解糖の代謝経路は生物によって異なるが，ヒトではエムデン・マイヤーホフ Embden-Meyerhof(EM)経路とよばれる経路で，グルコースからピルビン酸生成まで10段階の反応によりグルコース1分子から2分子のATPが生成される．この経路はもっとも原始的な経路と考えられ，酸素の存在なしに，嫌気的反応のみで最終産物であるピルビン酸まで変換される．酸素不足状態ではピルビン酸が乳酸やエタノールに変換され（発酵），筋肉内では乳酸が蓄積する．この過程は嫌気的リン酸化とよばれ，酸素不足状態におけるエネルギー供給に重要である．一方，有酸素条件では，ピルビン酸からアセチルCoAとなり，TCA回路に入る．

b. TCA回路（クエン酸回路，クレブス回路）（図8-2）

TCA回路は有酸素（好気的）条件下における糖質代謝経路で，解糖や脂肪酸のβ酸化などで生成されるアセチルCoAがこの回路に入ることで

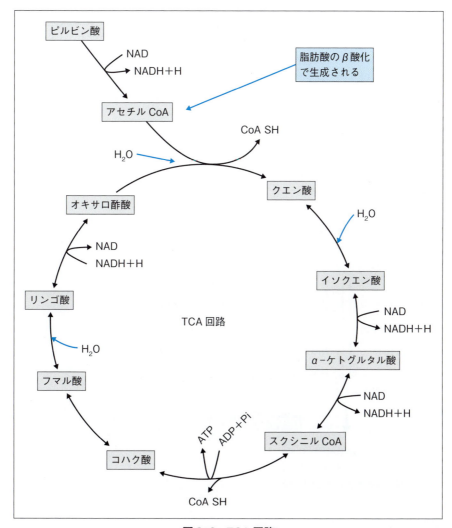

図8-2. TCA回路

始動し，クエン酸回路の反応がミトコンドリアの電子伝達系に移行することで多量のATPが合成される（酸化的リン酸化）．

解糖系およびTCA回路で利用しきれないブドウ糖は，五炭糖リン酸回路およびグリコーゲン合成・ウロン酸回路で利用される．五炭糖リン酸回路では，G6Pがグルコン酸-6-リン酸を経て，核酸やヌクレオチドの原料の供給，および脂質合成，糖新生に用いられ，アミノ酸合成に必要なNADPH2を供給する．グリコーゲン合成系・ウロン酸回路では，G6Pがグルコース-1-リン酸を経てUDPグルコースとなり，それぞれグリコーゲンの糖鎖および解毒抱合物質が生成される．

2 脂 質

a. 脂質とその役割

脂質 lipid は，生体内では中性脂質（トリグリセリドとコレステロールエステル），遊離脂肪酸，リン脂質，コレステロールとして存在する．極性基をもたない脂溶性の中性脂質と，リン酸などの極性基がついて多少親水性になった極性脂質（複合脂質）とに分類される．通常「脂肪」という場合は，トリグリセリド（グリセロールと脂肪酸3分子がエステル結合した化合物）であり，必要に応じて代謝され，エネルギー源となる脂肪酸を遊離する．一方極性脂質は，結合する脂質の種類によって，リン脂質，糖脂質，スフィンゴ脂質などがある．リン脂質やコレステロールは細胞膜の構成成分であり，コレステロールはステロイドホルモン（副腎皮質ホルモン，テストステロン，エストロゲン）や胆汁酸の原料となる．胆汁酸はコレステロールの最終代謝産物であるため，コレステロールは胆汁となって排泄される．

トリグリセリドは生体にとってエネルギーの貯蔵のために存在し，主として脂肪細胞中に大量に貯蔵されており，糖代謝によるエネルギーが不足すると脂肪組織内のリパーゼによって脂肪酸とグリセロールに加水分解され，エネルギー源となる．脂肪酸はアシルCoAに変換された後，細胞のミトコンドリアでβ酸化を受けてアセチルCoAが生成され，ここからTCA回路に入ってエネルギー産生に働く．一方，グリセロールは解糖系に回収され，TCA回路および糖新生に関与する（図8-4）．

b. 血漿脂質とリポ蛋白

リポ蛋白 lipoprotein は，トリグリセリド，コ

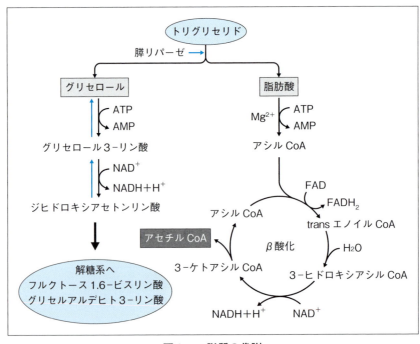

図8-4．脂質の代謝

レステロール，脂溶性ビタミンといった疎水性脂質を，血漿，間質液，リンパ液といった体液を介して，組織と体液の間を運搬する高分子複合体である．リポ蛋白は食事由来のコレステロール，トリグリセリド，長鎖脂肪酸，脂溶性ビタミンの吸収，これらの脂質の肝臓から末梢組織への輸送，逆に末梢組織から肝臓へのコレステロールの運搬に重要である．

トリグリセリドやコレステロールエステルは脂溶性で水とは親和性がないため，リポ蛋白として存在する．リポ蛋白の基本構造は，図8-5に示したように球状の粒子で，脂溶性のトリグリセリドとコレステロールエステルが中核の部分に存在し，比較的親水性のリン脂質と遊離コレステロールからなる一層の膜でこれらを包み，さらに両親媒性の蛋白質（アポリポ蛋白，アポ蛋白）がついて，安定な球状の粒子の形で血液中を流れている．リポ蛋白の表層部分であるリン脂質は，主としてレシチン（ホスファチジルコリン）とスフィンゴミエリンからなり，細胞膜の外層と同様である．

血漿リポ蛋白は長時間の超遠心分離を行うことによって，その比重により，カイロミクロン，超低比重リポ蛋白 very low density lipoprotein（VLDL），中間比重リポ蛋白 intermediate density lipoprotein（IDL），低比重リポ蛋白 low density lipoprotein（LDL），高比重リポ蛋白 high density lipoprotein（HDL）の5つに分類され，HDLはさらに，より大きく軽いHDL$_2$と，より小さく重いHDL$_3$に分けられる（表8-1）．それぞれのリポ蛋白は，比重，大きさ，そして蛋白構

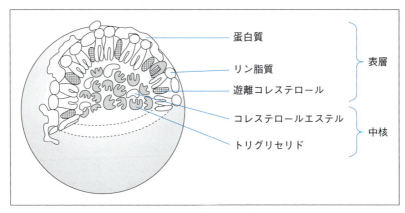

図8-5．リポ蛋白の模式図

表8-1．リポ蛋白の種類と組成

	カイロミクロン	超低比重（VLDL）	中間比重（IDL）	低比重（LDL）	高比重（HDL) HDL$_2$	高比重（HDL） HDL$_3$
比重（g/ml）	<0.96	0.96〜1.006	1.006〜1.019	1.019〜1.063	1.063〜1.125	1.125〜1.21
電気泳動	原点	pre β	midband	β	α	
直径（nm）	80〜1,000	30〜75	22〜30	19〜22	85〜100	70〜85
組成（%）						
トリグリセリド	85〜90	55〜60	24〜40	10	5	4
コレステロールエステル	5	12	33	37	18	12
遊離コレステロール	1〜2	7	13	8	6	3
リン脂質	3〜6	18	12〜20	15〜22	29	23
蛋白質（%）（アポ蛋白）	2	8〜10	10〜18	23〜25	42	58
その他のアポ蛋白	B-48, A-I, A-II, C-II, C-III, E	B-100, C-II, C-III	B-100, C-II, C-III, E	B-100	A-I, A-II, C-II, C-III, E	A-I, A-II, C-II, C-III, E

成がわずかに異なる粒子群として構成されている．リポ蛋白の比重は，粒子あたりの脂質の量によって決まる．HDL は最も小型で高比重のリポ蛋白粒子であり，カイロミクロンと VLDL は最も大型で低比重のリポ蛋白である．血漿コレステロールの多くはコレステロールエステルとしてLDL や HDL によって運搬される．

c. 食事由来の脂質の輸送（外因性経路）

　脂質の大部分は，中性脂肪として摂取される．リン脂質とコレステロールはそのまま小腸で吸収されるが，食事由来の中性脂肪は小腸内腔で胆汁によって乳化された後，膵リパーゼによって脂肪酸とグリセロールに分解されて，小腸近位部で吸収される．長鎖脂肪酸（12 炭素以上）はトリグリセリドに組み込まれ，コレステロールやリン脂質とともに，径 $1\,\mu m$ 未満のカイロミクロン（リポ蛋白質粒子）を形成し，リンパ管から血管に入る．カイロミクロンは肝臓に至り，VLDL に再合成されて血液中に出る．VLDL に含まれる中性脂肪の大半は脂肪組織に運ばれ，内臓脂肪や皮下脂肪として貯蔵されるが，必要に応じて動員され，解糖系〜TCA 回路に加わってエネルギー産生に利用される．カイロミクロンは，トリグリセリドを多く含む外因性リポ蛋白であり，通常は食後一時的に血中に出現し，血管壁にあるリポ蛋白リパーゼによってカイロミクロンレムナントとなり，肝臓に取り込まれ，すみやかに血中から消失する．

d. 肝臓由来の脂質の輸送（内因性経路）

　内因性リポ蛋白代謝は，肝臓からのアポ蛋白 B 含有リポ蛋白の分泌と，その後の末梢組織におけるトリグリセリドに富むリポ蛋白の代謝からなる．VLDL は肝臓から分泌される内因性のリポ蛋白であり，VLDL の中性脂肪がはずれて脂肪組織に取り込まれると，コレステロールの割合の高いLDL となる．コレステロールは細胞膜やステロイドホルモンの材料となる脂質で，LDL は主としてLDL 受容体を介して肝細胞に取り込まれるが，ホルモン産生などで組織のコレステロールの需要が高まると肝臓以外の細胞でも LDL 受容体の発現数が増え，組織へのコレステロールの供給源となる．過剰になると動脈硬化のリスクが高まるため，悪玉コレステロールともよばれる．

e. HDL 代謝とコレステロール逆転送系

　肝臓では HDL が合成され，血液中に入る．HDL はコレステロールの割合が低く，動脈壁など末梢からの余剰なコレステロールを集めて胆汁へ排泄するために肝臓へ取り込まれ，コレステロール逆転送の役割を担う．動脈硬化の予防につながるとされ，善玉コレステロールとも呼ばれる．（図 8-6）．

3 蛋白質

　蛋白質は，アミノ酸がペプチド結合によって重合したポリペプチドを基本としている．蛋白質の中のアミノ酸配列は，遺伝子の塩基配列によって20 種類のアミノ酸から合成される．そのうち体内で合成できない 8 種類（バリン，ロイシン，イソロイシン，スレオニン，リジン，メチオニン，フェニルアラニン，トリプトファン）と，合成が不十分な 2 種類（ヒスチジン，スレオニン）をあわせた 10 種類のアミノ酸を必須アミノ酸という．食事として摂取された蛋白質はアミノ酸まで分解されたのち，小腸から吸収される．吸収されたアミノ酸は，多様な物質の合成に回される．

　蛋白質は，炭水化物，脂質とならんで三大栄養素のひとつであるが，蛋白質は体内に特定の貯蔵形態をもたず，酵素，受容体，ホルモン，細胞内線維，抗体，コラーゲンなどの形で存在する．したがって，過剰に摂取された蛋白質は分解され，アミノ酸を除去されたのちエネルギー源として利用され，その余剰はほかの 2 つの栄養素と同様に脂質として貯蔵される．また，生体内で蛋白質はいつまでも同じ形では存在せず，それぞれ決まった期間で更新される．たとえば赤血球中のヘモグロビンを構成するグロビン蛋白は，赤血球が寿命（120 日）を迎え，肝臓や脾臓などでマクロファージによって壊されるときにアミノ酸に分解され，再利用される．アミノ酸は，窒素を含む物質の合成に用いられる．また，糖新生やケトン体合成の反応でエネルギー源となるためにアミノ酸が酸化されると，アミノ基（$-NH_2$）はアンモニアとして除去され，残りの炭素骨格がミトコンドリア内のＴＣＡ回路に入る．生じたアンモニアは細胞毒性を持つため，肝臓で尿素に変換されて尿中に排泄され，炭素は二酸化炭素として排出される．

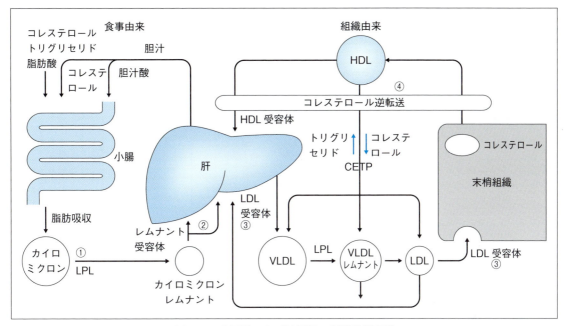

図 8-6. 内因性および外因性の脂質代謝経路
(「日本動脈硬化学会編：動脈硬化性疾患予防のための脂質異常症治療ガイド 2013 年版 改訂版, p.12, 2013.」より許諾を得て改変して転載)

健康な成人では，蛋白質の総量は一定に保たれる．

A. 糖尿病

1 糖尿病の概念

糖尿病は，インスリン作用の不足による慢性の高血糖状態を主徴とする代謝疾患群である．この疾患群の共通の特徴はインスリン効果の不足であり，それにより糖，脂質，蛋白質を含むほとんどすべての代謝系に異常をきたす．インスリンは，血糖値を低下させる唯一のホルモンである．インスリン作用不足の原因は，インスリン分泌不足とインスリン抵抗性に分けることができる．

インスリンは膵ランゲルハンス島β細胞で生成・分泌され，門脈を通り肝臓に達し，肝静脈を経て全身の組織に送られる．そして，インスリン感受性のある肝臓，筋肉や脂肪組織などで細胞膜上のインスリン受容体に結合し，ブドウ糖の細胞内への取り込み，エネルギー利用や貯蔵，蛋白質の合成，細胞の増殖などを促進する．

糖尿病の原因は多様であり，その発症には遺伝因子と環境因子がともに関与する（図 8-7）．インスリン分泌不全は，膵ランゲルハンス島β細胞の量が破壊などによって減少したり，膵β細胞自体に内在する機能不全によって起こる．またインスリン抵抗性は，インスリン拮抗物質の存在，インスリン受容体の減少，インスリン受容体を介した情報伝達能力の低下などにより，血中のインスリン濃度に見合ったインスリン作用が得られなくなり起こる．

2 症状

a. 高血糖による症状

糖尿病患者の代謝異常は，軽度であればほとんど自覚症状を現さないため，患者は糖尿病の存在を自覚せず，そのため長期間放置されることがある．高血糖の状態では口渇，多飲，多尿，体重減少がみられる．重症化するとケトアシドーシスや著しい高浸透圧・高血糖状態をきたし，ときには意識障害，さらに昏睡にいたり，効果的な治療が

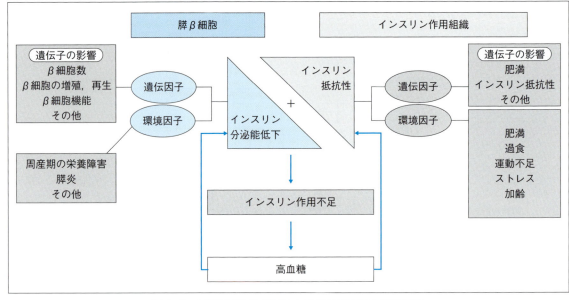

図8-7. 2型糖尿病の成因における遺伝因子と環境因子

行われなければ死にいたることもある．

b. 合併症による症状

代謝異常が長く続くと，糖尿病特有の合併症が出現する．網膜，腎，神経を代表とする多くの臓器に機能・形態の異常をきたす．これらの合併症に共通するのは細い血管の異常であり，進展すれば視力障害，ときには失明，腎不全，下肢の壊疽などの重大な結果をもたらす可能性がある．また糖尿病は動脈硬化を促進し，心筋梗塞，脳卒中，下肢の閉塞性動脈硬化症などの原因となり，生命をもおびやかす．歯周病も，糖尿病合併症の一つであり，さらに糖尿病のリスク因子でもある．

c. 糖尿病による口腔乾燥

高血糖は，尿糖による浸透圧利尿を介して，水分や電解質の喪失をきたし，この結果，皮膚や粘膜の乾燥をきたす．また高血糖による唾液分泌の低下に伴う口腔乾燥により，歯肉に炎症が起こりやすくなる．口腔乾燥は口腔内の衛生状態を悪化させ，感染症を増悪させる原因ともなることから，口腔乾燥を主訴として歯科を受診する患者においては，糖尿病が原因となっていないか考慮する必要がある．

3 分 類

糖尿病は成因と病態の両面から分類されるが，ここでは成因分類について述べ（表8-2），1型糖尿病と2型糖尿病の鑑別の要点を，表8-3に示す．

a. 1型糖尿病

インスリンを合成・分泌する膵ランゲルハンス島β細胞の破壊・消失が，インスリン作用不足の主要な原因である．比較的若年者に多く，家族歴はない場合が多い．HLAなどの遺伝因子にウイルス感染などのなんらかの誘因・環境因子が加わって起こる．自己免疫機序が発症に関与し，抗グルタミン酸脱炭酸酵素抗体（GAD抗体），インスリン自己抗体（IAA），抗膵島抗体（ICA），インスリノーマ関連抗原2（IA-2抗体），ZnT8抗体などの，膵島関連自己抗体の陽性率が高い．自己免疫機序が証明されないものは，特発性に分類される．一度発症すると，インスリン投与がほぼ必須である．

b. 2型糖尿病

糖尿病全体の90％以上を占める．インスリン分泌低下やインスリン抵抗性をきたす素因を含む複数の遺伝因子に，過食（とくに高脂肪食），運動不足，肥満，ストレスなどの環境因子および加齢が加わり発症する．家族歴が認められることが多く，多くは中年以降に緩徐に発症する．肥満があるか，過去に肥満歴を有する者が多い．初期に

表 8-2. 糖尿病と糖代謝異常*の成因分類

Ⅰ. 1型　β細胞の破壊, 通常は絶対的インスリン欠乏に至る
A. 自己免疫性
B. 特発性
Ⅱ. 2型　インスリン分泌低下を主体とするものと, インスリン抵抗性が主体で, それにインスリンの相対的不足を伴うものなどがある
Ⅲ. その他の特定の機序, 疾患によるもの
A. 遺伝因子として遺伝子異常が同定されたもの
① 膵β細胞機能にかかわる遺伝子異常
② インスリン作用の伝達機構に関わる遺伝子異常
B. 他の疾患, 条件に伴うもの
① 膵外分泌疾患　　　② 内分泌疾患
③ 肝疾患　　　　　　④ 薬剤や化学物質によるもの
⑤ 感染症　　　　　　⑥ 免疫機序によるまれな病態
⑦ その他の遺伝的症候群で糖尿病を伴うことの多いもの
Ⅳ. 妊娠糖尿病

注:現時点では上記のいずれにも分類できないものは分類不能とする.
*一部には, 糖尿病特有の合併症を来たすかどうかが確認されていないものも含まれる.

（「日本糖尿病学会糖尿病診断基準に関する調査検討委員会:糖尿病の分類と診断基準に関する委員会報告（国際標準化対応版）. 糖尿病 55:490, 2012」より許諾を得て転載）

表 8-3. 1型糖尿病と2型糖尿病の比較

糖尿病の分類	1型	2型
発症機構	主に自己免疫を基礎とした膵β細胞破壊. HLAなどの遺伝因子に何らかの誘因・環境因子が加わって起こる. 他の自己免疫疾患（甲状腺疾患など）の合併が少なくない	インスリン分泌の低下やインスリン抵抗性をきたす複数の遺伝因子に過食（とくに高脂肪食）, 運動不足などの環境因子が加わってインスリン作用不足を生じて発症する
家族歴	家系内の糖尿病は2型の場合より少ない	家系内血縁者にしばしば糖尿病がある
発症年齢	小児〜思春期に多い. 中高年でも認められる	40歳以上に多い. 若年発症も増加している
肥満度	肥満とは関係がない	肥満または肥満の既往が多い
自己抗体	GAD抗体, IAA, ICA, IA-2抗体, ZnT8抗体などの陽性率が高い	陰性

HLA:human leukocyte antigen.　　　ICA:islet cell antibody.
GAD:glutamic acid decarboxylase.　　IA-2:insulinoma-associated antigen-2.
IAA:insulin autoantibody.　　　　　ZnT8:zinc transporter 8.

（「日本糖尿病学会編・著:糖尿病治療ガイド 2016-2017, p.14, 2016. 文光堂」より許諾を得て転載）

は食後高血糖を認め, さらに進行すると空腹時も高血糖を示す. 高血糖は糖毒性によりさらにインスリン分泌能を低下させ, 抵抗性を増大し糖尿病を悪化させる. 自己抗体は陰性である.

c. その他の糖尿病

ほかの内分泌疾患, 肝疾患, 感染症, 副腎皮質ステロイドなどが原因となって起こるものと, 遺伝因子として遺伝子異常が同定された二次性の糖尿病である.

d. 妊娠糖尿病

「妊娠中にはじめて発見または発症した糖尿病に至っていない糖代謝異常」をいう. 診断基準は, 非妊娠時とは異なる.

4 診 断

糖尿病の診断には, 慢性高血糖を確認することが不可欠である. 図8-8に, 空腹時血糖値, 75g経口ブドウ糖負荷試験 oral glucose tolerance test（OGTT）2時間後血糖値の判定基準を示す.

A. 糖尿病　　233

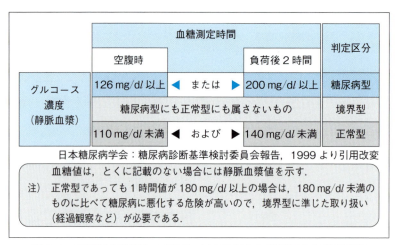

図8-8. 空腹時血糖値および75 gOGTTによる判断区分と判定基準
(「日本糖尿病学会編・著：糖尿病治療ガイド2016-2017, p.19, 2016. 文光堂」を改変)

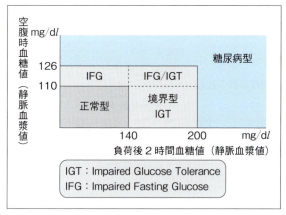

図8-9. 空腹時血糖値および75 gOGTTによる判定区分
(「日本糖尿病学会編・著：糖尿病治療ガイド2016-2017, p.23, 2016. 文光堂」を改変)

75 gOGTTは糖尿病の診断に必須ではないが、境界型と空腹時血糖異常を判別できる（図8-9）。空腹時血糖値とは前夜から10時間以上絶食し（飲水は可），朝食前に測定したものをいう．随時血糖値では，食事と採血時間との時間関係を問わない．2010年の日本糖尿病学会で示された新しい診断基準では，血糖値とHbA1cを同時測定し，ともに糖尿病型が確認されれば，初回検査のみで糖尿病と診断できるようになった（図8-10）．

HbA1cは，国際的にも糖尿病治療上の重要な指標として汎用されているが，わが国で使用されてきたJapan Diabetes Society（JDS）値で表記されてきたHbA1cは，他国のほとんどで使用されているNational Glycohemoglobin Standardization Program（NGSP）値と比較すると約0.4％低値であるという問題があった．そこで日本糖尿病学会では，従来のHbA1c（JDS）値に0.4％を加えた新しいHbA1c（NGSP）値に表記法を変更することを決定し，これを「国際基準値」とよぶこととした．しばらく両者が混在していたが，2014年4月1日以降は，NGSP値のみを用いることになった．

a. コントロールの指標と検査

血糖コントロールの指標ではHbA1c値を重視し，主要な判定はこれによって行う．これはヘモグロビンに結合する糖化蛋白であり，HbA1c値は患者の過去1,2ヵ月間の平均血糖値を反映する指標で，ひとりの患者での値のばらつきが少なく，血糖コントロール状態の最も重要な指標である（表8-4）．

血糖値は，HbA1c値を補完する重要な代謝指標である．患者の代謝状態は，HbA1c値，空腹時血糖値，食後2時間血糖値，随時血糖値などを勘案して総合的に判断することが望まれる．

血糖コントロールの指標には，HbA1c値以外に，グリコアルブミン（GA，基準値：11〜16％），1,5アンヒドログルシトール（1,5AG，基準値：14.0 μg/ml以上）がある．

尿検査では尿糖の有無がスクリーニングに有用であり，また，ケトン体については1型糖尿病の病期決定や病態把握のために有用であるが，尿糖

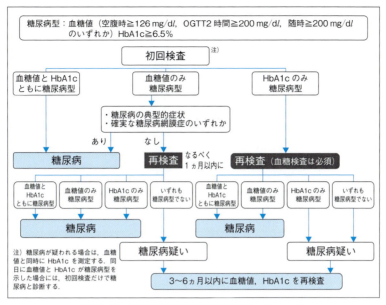

図 8-10. 糖尿病の臨床診断のフローチャート
(「日本糖尿病学会編・著:糖尿病治療ガイド 2016-2017, p.21, 2016. 文光堂」より許諾を得て転載)

表 8-4. 血糖コントロール目標（65 歳以上の高齢者については「高齢者糖尿病の血糖コントロール目標」を参照）

目標	血糖正常化を目指す際の目標[注1]	合併症予防のための目標[注2]	治療強化が困難な際の目標[注3]
	コントロール目標値[注4]		
HbA1c（%）	6.0 未満	7.0 未満	8.0 未満

治療目標は年齢，罹病期間，臓器障害，低血糖の危険性，サポート体制などを考慮して個別に設定する．

注1) 適切な食事療法や運動療法だけで達成可能な場合，または薬物療法中でも低血糖などの副作用なく達成可能な場合の目標とする．
注2) 合併症予防の観点から HbA1c の目標値を 7% 未満とする．対応する血糖値としては，空腹時血糖値 130 mg/dl 未満，食後 2 時間血糖値 180 mg/dl 未満をおおよその目安とする．
注3) 低血糖などの副作用,その他の理由で治療の強化が難しい場合の目標とする．
注4) いずれも成人に対しての目標値であり，また妊娠例は除くものとする．

(「日本糖尿病学会編・著:糖尿病治療ガイド 2016-2017, p.27, 2016. 文光堂」より許諾を得て転載)

やケトン体は糖尿病とは無関係な疾患でも尿中に現れるので注意が必要である．また，尿中蛋白・アルブミンの測定は，腎症の病期判定に必須である．空腹時血中Cペプチド値，24 時間蓄尿による尿中Cペプチド排泄量などはインスリン分泌の指標として用いられる．

近年高齢化社会を迎え，高齢者糖尿病は増加の一途をたどっている．高齢者には特有の問題点があり，心身機能の個人差が著しい．そのような現状を背景に，2015 年 4 月「高齢者糖尿病の血糖コントロール目標」も作成された（表 8-5）．

5 糖尿病の合併症

糖尿病合併症には，高度のインスリン作用不足によって起こる急性合併症と，長年の高血糖によって起こる慢性合併症があり，いずれも患者の

表 8-5. 高齢者糖尿病の血糖コントロール目標

患者の特徴・健康状態[注1]		カテゴリーⅠ ① 認知機能正常 かつ ② ADL 自立		カテゴリーⅡ ① 軽度認知障害～軽度 認知症 または ② 手段的 ADL 低下，基 本的 ADL 自立	カテゴリーⅢ ① 中等度以上の認知症 または ② 基本的 ADL 低下 または ③ 多くの併存疾患や機 能障害
重症低血糖が危惧される薬剤（インスリン製剤，SU薬，グリニド薬など）の使用	なし[注2]	7.0%未満		7.0%未満	8.0%未満
	あり[注3]	65 歳以上 75 歳未満 7.5%未満 （下限6.5%）	75 歳以上 8.0%未満 （下限7.0%）	8.0%未満 （下限7.0%）	8.5%未満 （下限7.5%）

治療目標は，年齢，罹病期間，低血糖の危険性，サポート体制などに加え，高齢者では認知機能や基本的ADL，手段的 ADL，併存疾患なども考慮して個別に設定する．ただし，加齢に伴って重症低血糖の危険性が高くなることに十分注意する．

注1) 認知機能や基本的 ADL（着衣，移動，入浴，トイレの使用など），手段的 ADL（IADL：買い物，食事の準備，服薬管理，金銭管理など）の評価に関しては，日本老年医学会のホームページ（http://www.jpn-geriat-soc.or.jp/）を参照する．エンドオブライフの状態では，著しい高血圧を防止し，それに伴う脱水や急性合併症を予防する治療を優先する．

注2) 高齢者糖尿病においても，合併症予防のための目標は7.0%未満である．ただし，適切な食事療法や運動療法だけで達成可能な場合，または薬物療法の副作用なく達成可能な場合の目標を6.0%未満，治療の強化が難しい場合の目標を8.0%未満とする．下限を設けない．カテゴリーⅢに該当する状態で，多剤併用による有害作用が懸念される場合や，重篤な併存疾患を有し，社会的サポートが乏しい場合などには，8.5%未満を目標とすることも許容される．

注3) 糖尿病罹病期間も考慮し，合併症発症・進展阻止が優先される場合には，重症低血糖を予防する対策を講じつつ，個々の高齢者ごとに個別の目標や下限を設定してもよい．65 歳未満からこれらの薬剤を用いて治療中であり，かつ血糖コントロール状態が図の目標や下限を下回る場合には，基本的に現状を維持するが，重症低血糖に十分注意する．グリニド薬は，種類・使用量・血糖値などを勘案し，重症低血糖が危惧されない薬剤に分類される場合もある．

【重要な注意事項】糖尿病治療薬の使用にあたっては，日本老年医学会編「高齢者の安全な薬物療法ガイドライン」を参照すること．薬剤使用時には多剤併用を避け，副作用の出現に十分注意する．

（「日本老年医学会・日本糖尿病学会編・著：高齢者糖尿病診療ガイドライン 2017，p.46，南江堂，2017」より許諾を得て転載）

QOL，生命予後を悪化させる．それらの発症予防と進展阻止が，糖尿病治療の目標である．

a. 急性合併症

1. 糖尿病ケトアシドーシス

極度のインスリン欠乏と，コルチゾールやアドレナリンなどインスリン拮抗ホルモンの増加により，高血糖，高ケトン血症，アシドーシスをきたした状態である．クスマウル Kussmaul の大呼吸（大きく速い呼吸）がみられ，呼気はアセトン臭となる．

2. 高血糖高浸透圧症候群

従来，非ケトン性高浸透圧性昏睡と呼称されていた．著しい高血糖と高度な脱水に基づく高浸透

圧血症により，循環不全をきたした状態だが，アシドーシスは認めない．高齢の2型糖尿病患者が，感染症，脳血管障害，手術，高カロリー輸液，利尿薬やグルココルチコイド投与により高血糖をきたした場合に発症しやすく，発症まで数日の期間がある．

両者とも，発症初期に適切な治療ができるか否かが予後を決める．

3. 感染症

糖尿病患者は感染症にかかりやすい．肺結核もまれではなく，尿路感染症や皮膚感染症もみられ，とくに足の皮膚感染症は壊疽の原因になりうる．また，糖尿病患者が手術（抜歯を含む）を受ける

際には，十分な感染症対策が望まれる．

b.　慢性合併症

　長期間持続する高血糖・脂質異常を含む代謝障害と，高血圧などの血管障害因子によって起こる全身の血管を中心とした組織の変性・機能の喪失である．これらの合併症は糖尿病発症後10年くらいから顕性化し，長期化するとともに複数の合併症が併存するようになり，病態は多彩である．細小血管症である網膜症，腎症，神経障害は，糖尿病の三大合併症といわれ，患者のQOLに及ぼす影響も大きい．大血管症は動脈硬化性疾患であり，脳卒中，虚血性心疾患，足病変などが主なものである．

1.　微小血管障害 microangiopathy
　三大合併症といわれる．

　1）糖尿病性網膜症：糖尿病に特異的な合併症で長期間血糖コントロールが不十分な場合に出現する．網膜の血管新生・出血をきたし，進行することにより失明に至る．成人の失明の最大の原因である．治療としてレーザーによる光凝固が行われる

　2）糖尿病性腎症：初期に微量アルブミン尿が出現し，持続性の蛋白尿を呈する顕性腎症期を経て，末期腎不全となり透析療法に至る．糖尿病の増加に伴い，透析導入原因疾患の第1位である．蛋白尿の程度と腎機能から第1～5期に病期分類される．

　3）糖尿病性神経障害：多発神経障害（広汎性左右対称性の神経障害）と単神経障害（外眼筋麻痺や顔面神経麻痺が多い）があり，臨床的には多発神経障害の頻度が高い．ただし，糖尿病以外の原因による神経障害との鑑別が必要である．高血糖の持続により発症・進展し，主として両足の感覚・運動神経障害と自律神経の症状を呈する．進行すると知覚が低下し，足潰瘍や足壊疽の原因となる．臨床症状はきわめて多彩である．感覚運動神経の徴候として注意するのは，両側性で足趾の先端あるいは足底から出現し徐々に中枢側へ進展することで，左右対称性なことである．身体所見としては，アキレス腱反射の低下や振動覚域値の低下がみられる．自律神経機能検査には，R-R感覚変動係数の低下や起立試験が汎用されている．自律神経症状として起立性低血圧，消化管運動の低下，感覚神経障害（無痛性心筋梗塞，無自覚性低血糖）などが認められる．高血糖に起因するポリオール代謝活性の亢進などが一因と考えられており，アルドース還元酵素阻害薬が治療薬として用いられている．

2.　大血管障害 macroangiopathy
　動脈硬化性疾患である．

　1）冠動脈疾患（狭心症・心筋梗塞）：糖尿病患者が冠動脈疾患を起こすリスクは高く，欧米では糖尿病患者の40～50％で心筋梗塞が直接死因となっている．無症候性のことが多い．発症時に冠動脈の多枝病変を有するなど，すでに病変の進行した例が多い．

　2）脳血管障害：脳出血より脳梗塞が多い．糖尿病は脳梗塞の独立した危険因子であり，非糖尿病患者の2～4倍高頻度である．

　3）末梢動脈疾患 peripheral arterial disease （PAD）：糖尿病症例に特有ではないが，糖尿病患者では10～15％と高頻度に合併する．下肢皮膚温の低下，足背および後脛骨動脈の拍動減弱・消失・左右差などが診断の参考になる．足関節と上腕の収縮期血圧比 ankle-brachial pressure index（ABI）が0.9以下では，本症の存在を示唆する．膝下病変が多く，しびれや間歇性跛行，進行すると安静時でも疼痛をきたす．治療には，末梢血管拡張薬 prostaglandin E1（PGE1）や血小板凝集抑制薬が使用される．重症例では，経皮経管的血管形成術 percutaneous transluminal angioplasty（PTA）や，外科的血行再建術が行われる．

3.　糖尿病足病変
　足趾間や爪の白癬症，足や足趾の変形や胼胝，足潰瘍や足壊疽まで幅広い状態が含まれる．リスクの高い患者にはフットケアを指導する．

4.　骨病変
　骨質の低下による骨折リスクの増加が認められる．

5.　手の病変
　腱鞘炎，手根管症候群，デュピュイトラン Dupuytren 拘縮などがある．

6.　歯周病
　グラム陰性嫌気性菌である，*Porphyromonas gingivalis* などの歯周病病原菌の感染による歯周

組織の慢性炎症で，糖尿病の重大な合併症のひとつである．主因は，生体の感染防御能としてのマクロファージ機能や好中球の細菌貪食能が高血糖や虚血によって低下し，歯周病原菌の増殖を制御できないことにあると考えられている．血糖コントロールの不良が歯周病を増悪させ，とくに高齢者，喫煙者，肥満者，免疫不全者では罹患率が高い．また，歯周病が重症であるほど血糖コントロールは不良となる．歯周病治療によって歯周組織の慢性炎症が改善すると，インスリン抵抗性が軽減し，血糖コントロール状態も改善することが報告されている．このため定期的な歯周状態のチェックが糖尿病の治療指針に含まれている．歯周病はさらに，心筋梗塞などの動脈硬化性疾患などの誘因になる可能性が指摘されており，予防と治療が重要である．

7. 認知症

高齢糖尿病患者の認知症は，糖尿病のコントロールを悪化させるとともに，ケアのうえでも大きな問題となっている．

6 治 療

糖尿病治療の目標は，血糖，体重，血圧，血清脂質の良好なコントロール状態を維持することにより，合併症の発症，進展を阻止し，健康な人と変わらない日常生活の質（QOL）の維持，健康な人と変わらない寿命を確保することである．高血糖に伴う口渇などの自覚症状の改善のみを目標としてはならない．また，血糖コントロールだけが糖尿病の治療目標ではない．糖尿病は自己管理の疾患であり，合併症を見据えた定期的なメディカルチェックと，コメディカルとともに進める患者教育が重要である．

a. 食事療法

食事療法は糖尿病治療の基本である．性，年齢，肥満度，身体活動量，血糖値，合併症の有無などを考慮し，エネルギー摂取量を決定する．治療開始時の目安とするエネルギー摂取量の算出方法は，**エネルギー摂取量＝標準体重×身体活動量**で求める．

標準体重の計算には，body mass index（BMI：体重〔kg〕／身長〔m〕^{2} が用いられる．身体活動量は体を動かす程度によって決まるエネルギー必要量で，標準体重 1 kg 当たりの目安は以下のようである．

・軽労作（デスクワークが多い職業など）：
　25〜30 kcal/kg 標準体重
・普通の労作（立ち仕事が多い職業など）：
　30〜35 kcal/kg 標準体重
・重い労作（力仕事が多い職業など）　　：
　35〜　　kcal/kg 標準体重

肥満した 2 型糖尿病では，体重減少を早く図るため，上記よりさらに少なくすることがある．一般には指示エネルギー量の 50〜60％を炭水化物から摂取し，さらに食物繊維が豊富な食物を選択する．蛋白質は 20％までとして，残りを脂質とするが，25％を超える場合は脂肪酸組成に配慮する．食事指導には，「糖尿病食事療法のための食品交換表」（日本糖尿病協会編）を用いると，一定の指示エネルギーを守りながらバラエティに富んだ食品を選ぶことができて便利である．

b. 運動療法

運動療法の最大の目的は，インスリン抵抗性の改善である．運動の種類は有酸素運動とレジスタンス運動に分類される．運動によるエネルギー消費の増加は肥満の改善，脂質代謝の改善に寄与する．たとえ体重減少がなくても，運動はインスリン抵抗性を改善する．ただし，ケトーシス，眼底出血の可能性のある網膜症，腎不全の状態にある例などでは制限したほうがよい場合があるので，指導前にメディカルチェックが必要である．

c. 薬物療法

生活習慣の見直しと食事療法，運動療法を行っても十分に血糖コントロールが得られない場合に，患者の病態，合併症，薬剤の作用特性などを考慮して薬剤を選択する．

1. 経口薬

経口薬はインスリン抵抗性改善系，インスリン分泌促進系，糖吸収・排泄調節系の，3 種類に分けられる（図 8-6）．

1）ビグアナイド薬：肝臓での糖新生の抑制のほか，消化管からの糖吸収の抑制，末梢組織でのインスリン感受性の改善などさまざまな膵外作用により，血糖値を改善する．体重が増加しにくいので，肥満 2 型糖尿病では第一選択となるが，非肥満者にも有効である．単独使用では低血糖をき

図 8-6. 病態に合わせた経口血糖降下薬の選択

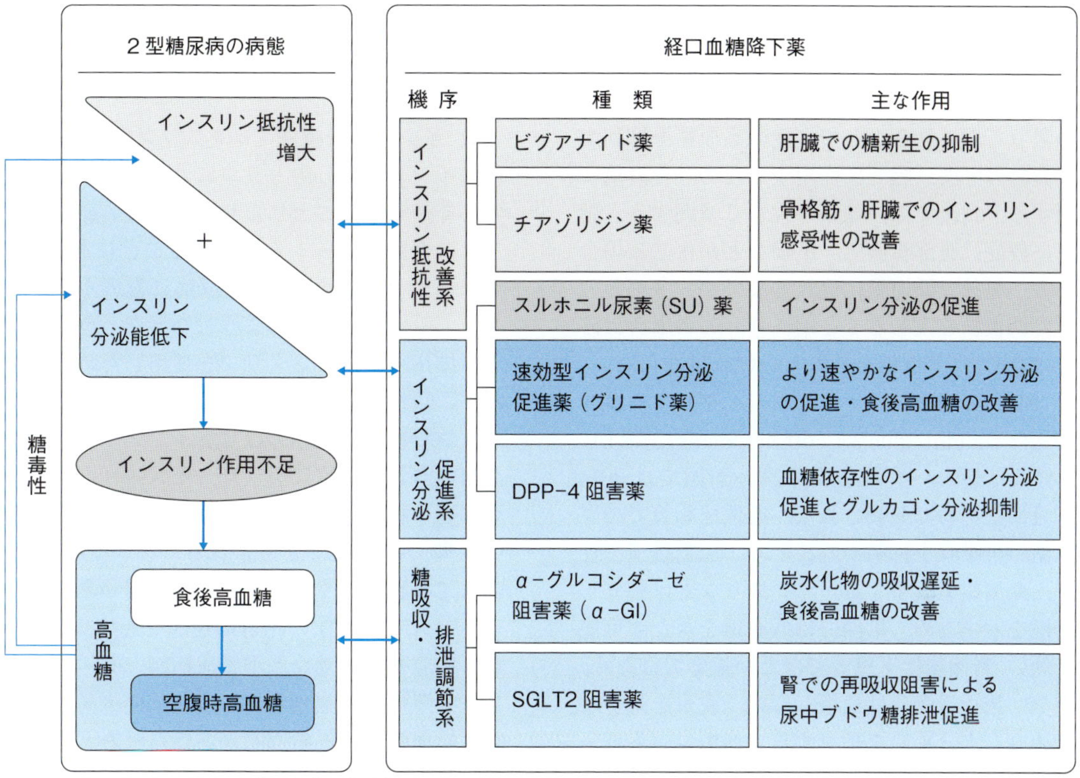

（「日本糖尿病学会編・著：糖尿病治療ガイド 2016-2017, p.31, 2016. 文光堂」より許諾を得て転載）

たす可能性はきわめて低い．重篤な副作用として乳酸アシドーシスがある．肝・腎・心・肺機能障害のある患者，大量飲酒者，手術前後，インスリンの絶対適応のある患者，下垂体・副腎機能不全者などには使用しない．また，ヨード造影剤投与前は投与を中止し，検査後 48 時間は投与を再開しない．

2) **チアゾリジン薬**：インスリン抵抗性改善薬であり，主に脂肪組織に作用して血糖値を改善する．インスリン抵抗性のある肥満 2 型糖尿病に有効な薬剤である．単独ではインスリン分泌を刺激しないので，低血糖のリスクはほとんどない．浮腫，水分貯留傾向があるため，心不全患者や心不全既往者には使用しない．肝障害にも注意が必要である．

3) **スルホニル尿素薬（SU 薬）**：膵 β 細胞膜上の sulfonylurea（SU）受容体に結合し，インスリン分泌を促進する．SU 薬は，経口血糖降下薬の中では最も確実な血糖降下作用を有することから，低血糖発症への注意と，体重増加，二次無効

（投与継続中に効果がなくなること）には注意が必要である．

4) **速効型インスリン分泌促進薬**：膵 β 細胞膜上の SU 受容体に結合しインスリン分泌を促進するが，SU 薬と異なるのはその速効性である．吸収および血中からの消失が早く，食後血糖上昇を制御することから，2 型糖尿病における食後高血糖の改善に用いる．1 日 3 回，必ず食直前に投与する．

5) **DPP-4 阻害薬**：ジペプチジル・ペプチダーゼ dipeptidyl peptidase（DPP）-4 とは摂食時に腸管より血中に分泌されるインクレチンを分解する酵素である．この酵素を選択的に阻害して活性型グルカゴン様ペプチド glucagon-like peptide（GLP）-1 濃度，活性型グルコース依存性インスリン分泌刺激ポリペプチド glucose-dependent insulinotropic polypeptide（GIP）濃度を高め，血糖値を改善する．血糖依存的にインスリン分泌を促進しグルカゴン分泌を抑制するため，単独投与では低血糖の可能性は少ないが，

A. 糖尿病　239

SU薬との併用で重篤な低血糖を起こす症例が報告されている．

6) α-グルコシダーゼ阻害薬：小腸に存在する二単糖分解酵素のα-グルコシダーゼを阻害し，糖の吸収を遅らせることで食後の高血糖を抑制する．食物の分解，吸収に作用するため，食直前に服用する．食後では，効果が大きく減弱する．副作用に放屁，腹部膨満感，下痢などが生じる場合がある．単独で低血糖にはならないが，多剤との併用で低血糖を生じることがあり，この場合は砂糖ではなく，ブドウ糖を摂取しなければならない．

7) SGLT2阻害薬：ナトリウム・グルコース共役輸送体 sodium/glucose cotransporter (SGLT) 2阻害薬は新しい薬剤であり，わが国では2014年4月にはじめて発売された．近位尿細管でのブドウ糖の再吸収を抑制することで，尿糖排泄を促進し，血糖値を改善する．インスリンとは独立した作用を示すため，単独では低血糖をきたす可能性は低い．腎機能低下患者ではよい適応ではなく，腎不全，透析患者には使用しない．脱水を防ぐため，適度な水分補給を指導する．血糖コントロールが良好であっても尿糖陽性を示すため，尿糖，1,5-anhydro-D-glucitol（1,5-AG）の検査結果は血糖コントロールの参考とならない．

2. 注射薬

1) インスリン療法：インスリン療法の基本は，基礎インスリン分泌と食事による追加インスリン分泌を補充することにより，健常者の血中インスリンの変動パターンを再現することにある．1型糖尿病のみならず，2型糖尿病にも広く治療手段として受け入れられるようになった．ウシやブタから抽出されたインスリンを使用した時代があったが，現在使用されているインスリンはヒトインスリンである．近年ではヒトインスリンアナログも用いられるようになった．インスリン製剤は作用時間や特性から，超速効型，速効型，混合型，中間型，持続型に分類される（図8-7）．必要に応じて単独もしくは組み合わせて用いる．

インスリン療法の絶対的適応として，1型糖尿病，内服薬が無効な2型糖尿病例，肝・腎障害があり食事療法が無効な例，重症感染症・外科手術時，糖尿病合併妊娠などがあげられる．血糖のより厳格なコントロールを目的として，インスリン製剤を組み合わせて1日3～4回注射するインスリン強化療法や，小型のポンプを用いて持続性皮下インスリン注入療法 continuous subcutaneous insulin infusion（CSII）を行うことがある．

患者が血糖値を自分で測定する，自己血糖測定 self-monitoring of blood glucose（SMBG）が普及している．食事や運動の効果を自覚するのに役立つだけでなく，低血糖を疑ったり，発熱，下痢，嘔吐などのために食事ができないシックデイ sick day 対応にも，自己血糖測定は必須である．

2) インスリン以外の注射薬——GLP-1受容体作動薬：膵細胞膜上のGLP-1受容体に結合し，血糖依存的にインスリン分泌促進作用を有する．さらにグルカゴン分泌抑制作用も有する．空腹時と食後血糖値の両方を低下させる．食欲抑制作用があり，非肥満，肥満症例にかかわらず，体重の低下作用がある．単独では低血糖はきたしにくい．1型糖尿病などインスリン依存状態での適応はない．

d. その他の治療

膵島移植，膵腎移植，人工膵などがある．

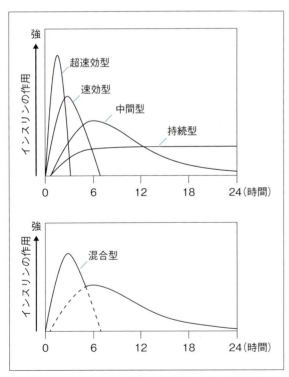

図8-7．インスリン製剤の種類と作用時間の例

e. 患者の自己管理へのサポート

　糖尿病は一律的な指導や治療では効果が得られにくい場合も多いため，個々の患者の背景に応じた教育を行い，患者自身が問題点に気づいて改善を試みるよう，自己管理をサポートすることの重要性が指摘され，実践されつつある．

f. 治療中の合併症（低血糖）

　低血糖は，糖尿病治療中にみられる頻度の高い緊急事態である．経口血糖降下薬やインスリン使用中の患者に起こりうる．スルホニル尿素（SU）薬による低血糖は遷延しやすく，とくに注意が必要である．血糖値が正常の範囲を超えて急速に低下すると，交感神経刺激症状（発汗，不安，動悸，頻脈，手指振戦，顔面蒼白など）がみられる．血糖値が 50 mg/dl 程度に低下すると中枢神経症状（頭痛，眼のかすみ，空腹感，眠気，生あくびなど）がみられ，50 mg/dl 以下ではさらに意識レベルの低下，異常行動，痙攣などが出現して昏睡に陥る．自律神経障害のために症状が欠如する場合など，低血糖の前兆がないまま昏睡に陥ることがあるので注意を要する（無自覚低血糖）．

　低血糖の誘因には，薬物の種類や量の誤り，食事が遅れたり，食事量または炭水化物の摂取が少ない場合や，運動後，飲酒，入浴などがある．

　ブドウ糖あるいはそれに代わるものを必ず携行し，低血糖と感じたらただちに内服するよう指導する．患者に意識のない場合，ブドウ糖の注射やグルカゴンの注射を施行する．

歯科関連事項

・とくに血糖降下薬を使用している患者で，口腔の痛みなどで食事が十分摂れない場合，抜歯等により近時の食事摂取ができない場合などに発症しやすいので注意する．

B. 脂質異常症

1 概　念

　脂質異常症とは血清リポ蛋白の代謝異常によって血中脂質の量的・質的異常をきたした状態のことを指し，従来の高脂血症〔高 LDL-C 血症，高トリグリセリド（TG）血症〕のほか，低 HDL-C 血症を含む．脂質異常症は冠動脈疾患や脳卒中を引き起こす動脈硬化症の重要な危険因子である．

2 血清脂質と脂質異常症

　血液中では脂質はリポ蛋白により輸送される．血清中にはコレステロール，トリグリセリド（中性脂肪），リン脂質などがリポ蛋白の形で，遊離脂肪酸はアルブミンと結合して存在している．リポ蛋白のうち LDL-C は動脈硬化に促進的に，HDL-C は抑制的に働くことが知られている．ヒトでは LDL のアポ B-100 に線溶系のプラスミノゲンと類似の構造をもつ Lp（a）と呼ばれるリポ蛋白が存在し，血栓溶解を抑制するため血栓形成や動脈硬化の進展につながると考えられている．Lp（a）は，動脈硬化性疾患の患者で増加がみられる．

3 分　類

　リポ蛋白の増加状態により，表（8-8）のように分類される．臨床的に頻度が高いのはⅡa，Ⅱb，Ⅳ型である．

表 8-8.　脂質異常症と表現型分類

表現型	Ⅰ	Ⅱa	Ⅱb	Ⅲ	Ⅳ	Ⅴ
増加するリポ蛋白分画	カイロミクロン	LDL	LDL VLDL	レムナント	VLDL	カイロミクロン VLDL
コレステロール	→	↑～↑↑↑	↑～↑↑	↑↑	→または↑	↑
トリグリセリド	↑↑↑	→	↑↑	↑↑	↑↑	↑↑↑

（「日本動脈硬化学会編：動脈硬化性疾患予防のための脂質異常症治療ガイド 2013 年版 改訂版，p.14，2013.」より許諾を得て転載）

表 8-9. 原発性脂質異常症の分類

原発性高脂血症	原発性高カイロミクロン血症	家族性リポ蛋白リパーゼ（LPL）欠損症 GPIHBP1 欠損症 LMF1 欠損症 アポ蛋白 A-V 欠損症 アポ蛋白 C-II 欠損症 原発性 V 型高脂血症 その他
	原発性高コレステロール血症	家族性高コレステロール血症 （LDL 受容体異常症，PCSK9 異常症，家族性アポ B100 異常症， LDLRAP1 異常症（常染色体劣性高コレステロール血症），その他） 　家族性高コレステロール血症ホモ接合体 　家族性高コレステロール血症ヘテロ接合体 多遺伝子性高コレステロール血症 家族性複合型高脂血症
	家族性 III 型高脂血症	アポ蛋白 E 異常症 アポ蛋白 E 欠損症
	原発性高トリグリセライド血症	家族性 IV 型高脂血症
	原発性高 HDL コレステロール血症	CETP 欠損症 HL 欠損症 その他
原発性低脂血症	無β リポ蛋白血症（MTP 異常症）	
	家族性低β リポ蛋白血症（アポ B または PCSK9 異常症）	
	家族性低 HDL 血症	Tangier 病 家族性 LCAT 欠損症・魚眼病 アポ蛋白 A-I 欠損症 アポ蛋白 A-I 異常症 その他
その他の 脂質異常症	シトステロール血症，脳腱黄色腫症	

（「日本動脈硬化学会編：動脈硬化性疾患ガイドライン 2017 年版，p.126，2017.」より許諾を得て転載）

4 病因による分類

脂質異常症を病因により分けると，原発性（一次性）と続発性（二次性）に大別される．このうち二次性脂質異常症をきたす主な病態としては，① 糖尿病，② クッシング Cushing 症候群，③ ネフローゼ症候群，④ 過食・肥満，⑤ 甲状腺機能低下症，⑥ 薬剤（コルチコステロイド，β遮断薬，利尿薬など），があげられる．したがって脂質異常症患者をみたらこのような疾患をまず否定する必要がある．

5 原発性脂質異常症の意義

病的意義としては，① 血清リポ蛋白値が高値であること，② 若年期より脂質異常を示すため血管障害が進んでおり，粥状動脈硬化症を生じやすいこと，③ 多くは生活習慣改善や原因疾患の治療では病態の改善を期待できないため，早期に薬物療法を講じる必要があること，があげられる．

6 原発性脂質異常症の分類

原発性脂質異常症は，表 8-9 のように分類される．このうち早発性粥状動脈硬化をきたす疾患としてとくに重要なのが，① 家族性高コレステロール血症，② 家族性複合型高脂血症，③ 家族性 III 型高脂血症，である．

a. 家族性高コレステロール血症

家族性高コレステロール血症 familial hypercholesterolemia（FH）は，LDL 受容体遺伝子の変異によって発症する常染色体優性遺伝の重篤な

242　第8章　代謝疾患

表 8-10. 脂質異常症のスクリーニングのための診断基準（空腹時採血）*

LDL コレステロール	140 mg/d*l* 以上	高 LDL コレステロール血症
	120〜139 mg/d*l*	境界域高 LDL コレステロール血症**
HDL コレステロール	40 mg/d*l* 未満	低 HDL コレステロール血症
トリグリセライド	150 mg/d*l* 以上	高トリグリセライド血症
Non-HDL コレステロール	170 mg/d*l* 以上	高 non-HDL コレステロール血症
	150〜169 mg/d*l*	境界域高 non-HDL コレステロール血症**

＊10 時間以上の絶食を「空腹時」とする．ただし水やお茶などカロリーのない水分の摂取は可とする．

＊＊スクリーニングで境界域高 LDL-C 血症，境界域高 non-HDL-C 血症を示した場合は，高リスク病態がないか検討し，治療の必要性を考慮する．

・LDL-C は Friedewald 式（TC-HDL-C-TG/5）または直接法で求める．

・TG が 400 mg/d*l* 以上や食後採血の場合は non-HDL-C（TC-HDL-C）か LDL-C 直接法を使用する．ただしスクリーニング時の高 TG 血症を伴わない場合は LDL-C との差が＋30 mg/d*l* より小さくなる可能性を念頭においてリスクを評価する．

（「日本動脈硬化学会編：動脈硬化性疾患ガイドライン 2017 年版，p.14，2017．」より許諾を得て転載）

脂質異常症である．著しい高コレステロール血症と眼瞼黄色腫やアキレス腱黄色腫，若年性冠動脈硬化症などを臨床的特徴とする．ヘテロ接合体患者は 500 人に 1 人と高頻度で，血清総コレステロールは 300 mg/d*l* 以上となり，虚血性心疾患の頻度が高い．ホモ接合体患者は 100 万人に 1 人とまれであるが，血清 LDL-C は 500 mg/d*l*（総コレステロールは 600 mg/d*l* 以上）程度にも達し，若年性に虚血性心疾患が必発する．このため動脈硬化性疾患予防ガイドライン 2012 では，本疾患を一般の脂質異常症とは別に扱い，LDL-C の管理目標値を 100 mg/d*l* 未満，あるいは治療前値の 50% 未満と定められた．ホモ接合体の治療は LDL アフェレーシスであり，ヘテロ接合体では薬物治療が主体となる．

b. 家族性複合型高脂血症

家族性複合型高脂血症 familial combined hyperlipidemia（FCHL）は，Ⅱb 型を基盤とするが，食事などの影響でⅡa 型やⅣ型にも変動する．家族に存在する脂質異常症も一定のタイプを示さず，Ⅱa，Ⅱb，Ⅳ型の種々の表現型を呈しうる遺伝性脂質異常症である．食事療法への反応性がよいことが特徴であるが，虚血性心疾患のリスクは FH ほどではないが高い．

c. 家族性Ⅲ型高脂血症

家族性Ⅲ型高脂血症 familial type Ⅲ hyperlipidemia は，遺伝性の脂質異常症で，冠動脈疾患や閉塞性動脈硬化症などの全身性の動脈硬化性疾患の合併が多い．アポリポ蛋白 E（アポ E）の異常が存在し，レムナントリポ蛋白（VLDL レムナント（IDL など）やカイロミクロンレムナント）の上昇をみる．電気泳動で LDL のピークが低下し，LDL と VLDL のピークが結合して broadβ バンドがみられることが特徴である．アポリポ蛋白 E の異常のため，リポ蛋白が LDL 受容体と結合しにくくなり，この状態に糖尿病，肥満などの後天的因子が加わって発症する．治療は食事中の脂肪制限が必須であり，その効果も大きい．本症は食事，運動といった生活習慣の改善によく反応するので，早期診断，早期治療が大切である．

7 診断基準

脂質異常症の診断基準は，表 8-10 のようになる．これはスクリーニングのための診断基準であり，疫学調査より「将来，動脈硬化疾患，特に冠動脈疾患の発症を促進させる危険性の高い病的脂質レベル」として設定されている．この基準値はスクリーニングのためのもので，薬物療法を開始するための値ではない．

8 管理目標値

脂質異常症と診断された際の治療介入については，個々の患者の背景（冠動脈疾患の既往，高リスク病態，性別，年齢，危険因子の数と程度）により，動脈硬化性疾患の発症リスクが大きく異なるので，管理区分（カテゴリー分類）に従い管理

B. 脂質異常症

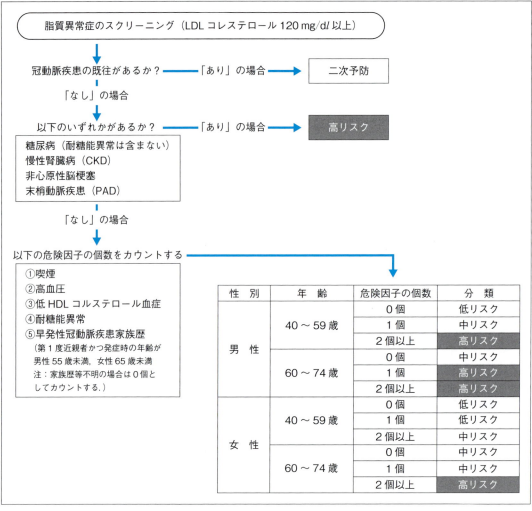

図8-11. 冠動脈疾患予防からみたLDLコレステロール管理目標設定のためのフローチャート（危険因子を用いた簡易版）

(「日本動脈硬化学会編：動脈硬化性疾患ガイドライン2017年版，p.16，2017.」より許諾を得て転載)

目標を設定する必要がある．

「動脈硬化性疾患予防ガイドライン2017年版」では，吹田スコアに基づき絶対リスクに応じた層別化が行われた．吹田スコアの算出は煩雑であるため，日常診療で容易に使用できるように，カテゴリー分類を行うためのアプリの作成とともに，性・年齢・危険因子の個数による層別化のチャートも作成された（図8-11）．このカテゴリー分類に基づいて，脂質の管理目標値が設定される（表8-11）．LDL-Cの管理目標値は，まず一次予防なのか二次予防なのかによって分けられる．さらに，一次予防の場合は，危険因子の数などによっ

て低リスク，中リスク，高リスクの3つのカテゴリーに分類され，これに基づいて脂質の管理目標値が設定される．HDL-C，TGについては，カテゴリー分類にかかわらず，管理目標値は同一である．なお，家族性高コレステロール血症および家族性Ⅲ型高脂血症の場合には，より厳格な管理を考慮すべきであり，上記の基準を適用しない．

9 治 療

脂質異常症の治療の目的は，「冠動脈疾患や脳卒中をはじめとした動脈硬化疾患の予防や進展の抑制」であり，血清脂質の異常値の正常化が最終

表 8-11. リスク区分別脂質管理目標値

治療方針の原則	管理区分	脂質管理目標値（mg/dl）			
		LDL-C	Non-HDL-C	TG	HDL-C
一次予防 まず生活習慣の改善を行った後 薬物療法の適用を考慮する	低リスク	＜160	＜190	＜150	≧40
	中リスク	＜140	＜170		
	高リスク	＜120	＜150		
二次予防 生活習慣の是正とともに 薬物治療を考慮する	冠動脈疾患の既往	＜100 （＜70）*	＜130 （＜100）*		

*家族性高コレステロール血症，急性冠症候群の時に考慮する．糖尿病でも他の高リスク病態（非心原性脳梗塞，末梢動脈疾患，慢性腎臓病，メタボリックシンドローム，主要危険因子の重複，喫煙）を合併する時はこれに準ずる．
・一次予防における管理目標達成の手段は非薬物療法が基本であるが，低リスクにおいても LDL-C が 180 mg/dl 以上の場合は薬物治療を考慮するとともに，家族性高コレステロール血症の可能性を念頭においておくこと（出典の第 5 章参照）
・まず LDL-C の管理目標値を達成し，その後 non-HDL-C の達成を目指す．
・これらの値はあくまでも到達努力目標値であり，一次予防（低・中リスク）においては LDL-C 低下率 20～30％，二次予防においては LDL-C 低下率 50％以上も目標値となり得る．
・高齢者（75 歳以上）については出典の第 7 章参照．
（「日本動脈硬化学会編：動脈硬化性疾患ガイドライン 2017 年版，p.54，2017.」より許諾を得て改変して転載）

目標ではない．よって管理目標値は前述のように症例ごとのリスク評価によって決められる．

　具体的な治療としては，食生活や運動，禁煙を含めた生活習慣の是正を行い，管理目標値にまで至らない場合は薬物療法の適応を検討する．

a. 一般療法

　食事療法が基本となる．肥満を伴う場合は総カロリーを制限して減量する．1 日のコレステロールの摂取量は，300 mg 以下（できれば 200 mg 以下）に制限する．一般に飽和脂肪酸 saturated fatty acid（S：動物性脂肪）の制限と多価不飽和脂肪酸 polyunsaturated fatty acid（P）の補充を行い，P/S 比を 1 以上とする．低 HDL-C 血症の改善には，禁煙や適度の運動も有効である．

b. 薬物療法

1. 主として LDL-C 値を低下させる薬剤

1）HMG-CoA 還元酵素阻害薬（スタチン系薬）：コレステロール低下薬の中で最も強力な LDL-C 低下作用を持ち，高 LDL-C 血症治療薬の第一選択薬である．コレステロール生合成過程において，HMG-CoA からメバロン酸へ変換する HMG-CoA 還元酵素を阻害することで，おもに肝臓でのコレステロール合成を抑制する．その結果，肝細胞内のコレステロール含有が低下するため LDL 受容体活性が亢進し，血中から肝細胞への LDL-C の取り込みが増加するため，血中 LDL-C 値を低下させる．副作用としてまれに横紋筋融解症がみられ，フィブラート系薬との併用では腎機能悪化を伴う横紋筋融解症が起こりやすいため，腎機能障害患者では原則併用しない．

2）陰イオン交換樹脂：小腸で胆汁酸と結合して再吸収の抑制，便中への排泄を促進し腸肝循環を阻害することで肝内の胆汁酸濃度を低下，コレステロールを利用した胆汁酸合成が高まることでコレステロール濃度を低下させる．肝臓でのコレステロール濃度が低下することで LDL 受容体の発現が亢進し，LDL-C が低下する．LDL-C 低下作用はスタチン系薬には及ばないが，この薬剤は体内に吸収されないため安全性の高い薬剤である．ワルファリンなど酸性薬物は作用が減弱するため，投与の際に注意が必要である．

3）小腸コレステロールトランスポーター阻害薬：小腸細胞壁においてコレステロールトランスポーターである NPC1N1 を介して，小腸におけるコレステロール吸収を阻害することにより LDL-C を低下させる．スタチン系薬で LDL-C 低下が不十分な場合や，肥満などコレステロール吸収が増大している高 LDL-C 血症患者に有用である．

4）プロブコール：コレステロールは肝臓にお

B. 脂質異常症　245

いて水酸化されることで胆汁酸に代謝される．プロブコールはコレステロールから胆汁酸への代謝を促進することにより，腸管への分泌・排泄を促進する．抗酸化作用を持っているため抗動脈硬化作用を示す．

2. 主として TG 値を低下させる薬剤

1）フィブラート系薬：ペルオキシソーム増殖因子活性化受容体 peroxisome proliferator-activated receptor α（PPARα）に結合し，リポ蛋白質リパーゼ lipoprotein lipase（LPL）の活性を高めることで，トリグリセリド triglyceride（TG）の加水分解を促進させる．また肝細胞における脂肪酸の β 酸化を促進することで，TG 合成を低下させる．肥満合併 2 型糖尿病患者に特徴的な高 TG 血症，低 HDL-C 血症に対して有効である．副作用に横紋筋融解症があり，スタチン系薬との併用や腎障害のある患者で起こることが多い．

2）ニコチン酸誘導体：脂肪組織のアデニル酸シクラーゼを阻害することで cyclic AMP（cAMP）の産生を抑制し，脂肪細胞からの遊離脂肪酸を減少させる．その結果 VLDL が減少し，LDL も低下する．末梢毛細血管上における LPL 活性を上昇させ，VLDL 中の TG を脂肪酸とグリセロールに変えることにより，TG を減少させる．LDL-C，TG を低下させ HDL-C を上昇させる．

3）エイコサペンタエン酸エチル（EPA 製剤）：ミトコンドリアにおける脂肪酸の β 酸化亢進を介した脂肪酸・TG の合成低下により，TG 値を低下させる．抗血小板作凝集作用をもつので，冠動脈疾患や脳血管疾患を合併した患者に有効な薬剤である．近年わが国で行われた大規模臨床研究 Japan EPA Lipid Intervention Study（JELIS）で，スタチン系薬の投与患者に EPA を併用すれば，動脈硬化性疾患の二次予防に有効とされている．

4）PCSK9 阻害薬：proprotein convertase subtilisin/kexin type 9（PCSK9）は，細胞外で LDL 受容体と結合し，LDL 受容体の分解を促すことで，LDL 受容体を減少させる．したがって PCSK9 の抑制は LDL 受容体を増加させ，LDL コレステロールを低下させる．近年わが国でも承認され，月 1〜2 回の皮下投与で著明な LDL-C の低下を示し，スタチン系薬と併用するとさらに LDL-C の低下が認められる．難治性の家族性高コレステロール血症には，特効薬としてその効果が期待されている．

5）MTP 阻害薬：ホモ接合体家族性高コレステロール血症（FH）の新薬である．microsomal triglyceride transfer protein（MTP）は肝臓で VLDL 構築に必須の蛋白であるため，MTP の作用を抑制すると VLDL の生成が抑制され，VLDL 代謝産物である VLDL の濃度も低下する．

c. その他

血漿交換療法，とくに血中の LDL を特異的に吸着除去する **LDL アフェレーシス**は HDL をほとんど減少させず，アルブミンやほかの血漿成分をまったく補う必要がないので，長期にわたる継続治療が可能である．ホモ FH では，LDL アフェレーシスが絶対的適応である．

C. 高尿酸血症・痛風

1 疾患概念・疫学

尿酸は，核酸を合成するアデニン，グアニンなどのプリン塩基（プリン体）の最終代謝産物である．主に肝臓で合成され，約 2/3 が腎から，残りは便として消化管から排泄される．ヒトでは，プリン体は尿素よりも高分子の尿酸までしか分解されないため，とくにプリン体の分解で尿酸が増加することになる．尿酸は正常でも血中に存在するが，水に溶けにくく，腎臓からの排出も尿素に比べて低いため，核酸の過剰摂取やプリン体の過剰崩壊があると組織中への尿酸塩蓄積を生じる．血清尿酸値は，尿酸の生成と排泄のバランスにより変動するが，性別・年齢を問わず 7.0 mg/dl を超える状態を **高尿酸血症** という．また，高尿酸血症により尿酸の結晶が組織に蓄積することによって引き起こされる一連の病的状態を，**痛風** という．

高尿酸血症は男性に多く，成人男性の約 20% に認められる．年齢別では 20 歳代で徐々に頻度が上昇し，30 歳代で最も多く，その後は徐々に減少傾向となる．女性では頻度は低く，成人女性の 1% にも満たない．閉経期以降で血清尿酸値が上昇することから，高尿酸血症の頻度は 50 歳未満では 1% 程度で，50 歳代以上では約 4% 程度に認められるようになる．血清尿酸値は，人種，年

齢，性，体格により異なる．若年発症の痛風患者ほど，肥満傾向，高エネルギー，高脂肪，高プリン体の摂取傾向があり，痛風の若年化の主要な要因はアルコールを含む食事にあるといえる．

大部分は無症候性であるが，高尿酸血症が持続すると尿酸塩結晶が関節や皮膚などに沈着し，痛風関節炎や痛風結節など障害を引き起こす（痛風）．また高尿酸血症により，尿路結石の合併が多いことが知られている．最近の日本人の疫学調査では，30歳以上の成人男性の痛風の有病率は約1.7％と報告されている．また，最近の疫学研究では，高尿酸血症は高血圧の発症，腎障害の進展や心血管疾患の合併と関連することが報告されている．高尿酸血症はその成因の違いにより産生過剰型，排泄低下型，混合型に分類される．

2 高尿酸血症の分類

a. 産生過剰型

プリン体には食事摂取による外因性のものと，体内のATPやDNA，RNAから産生される内因性のものとがある．プリン体の多く含まれる食事（動物性蛋白質，レバーなどの内臓，豆類，ビールなど）を大量に摂取すると，尿酸の産生量が増加する．また，遺伝性代謝疾患であるレッシュ・ナイハン Lesch-Nyhan 症候群は，ヒポキサンチン・グアニンホスホリボシルトランスフェラーゼ（HGPRT）欠損によるプリン異化亢進とプリン de novo 合成亢進によって，高尿酸血症を呈する．一方，悪性腫瘍の際にみられる腫瘍崩壊症候群や横紋筋融解症では組織，細胞の崩壊により大量の核酸が血中に放出され，尿酸産生が亢進して高尿酸血症を引き起こす．

b. 排泄低下型

尿酸は主に尿として体外に排泄される．腎機能が低下すると尿酸排泄は低下し，排泄低下型高尿酸血症を呈する．また，肥満や高インスリン血症は尿酸再吸収を促進させて，高尿酸血症をきたすことが知られている．利尿薬の投与や，脱水も尿酸排泄を低下させ高尿酸血症となる．

c. 混合型

尿酸産生過剰と排泄低下の両者の混在したものは，混合型に分類される．糖原病1型では，ATPが欠乏しアデニンヌクレオチドの分解亢進による尿酸産生過剰の機序と，高乳酸血症による尿酸再吸収促進の結果起こる尿酸排泄低下の機序により，混合型高尿酸血症を呈する．飲酒は，エタノール代謝に伴うATP分解亢進や，ビールに含有されているプリン体摂取による産生過剰の機序と，高乳酸血症による尿酸再吸収促進の結果起こる尿酸排泄低下の機序により，混合型高尿酸血症となる．

3 症 状

症状は，炎症性の再発性関節炎，痛風結節，尿酸結石である．血清尿酸値が7.0 mg/dl 以上になると，痛風発作を起こすリスクがある．約70％が，第一中足趾関節に起こる単関節炎である．そのほか足趾関節，足関節，膝関節が好発部位であり，上肢の関節が侵されることは比較的まれである．発赤，疼痛，腫脹が強く，歩行困難になる．1週間程度で症状は改善するが，無治療が続くと再発を繰り返す．そして頻回の関節炎により，痛風結節とよばれる尿酸塩による肉芽組織が出現する．痛風結節は耳介，足趾，肘頭などに生じ，無痛性である．尿路結石や痛風腎は症状として重要で，とくに腎髄質への尿酸塩結晶の沈着による間質障害は緩徐に腎機能を障害する．高尿酸血症は痛風発作を起こす原因となるが，高尿酸血症の人すべてが痛風となるわけではない．さらに，肥満や高

表8-12. 痛風関節炎の診断基準

1　尿酸塩結晶が関節液中に存在すること
2　痛風結節の証明
3　以下の項目のうち6項目以上を満たすこと
a）2回以上の急性関節炎に既往がある
b）24時間以内に炎症がピークに達する
c）単関節炎である
d）関節の発赤がある
e）第一MTP関節の疼痛または腫脹がある
f）片側の第一MTP関節の病変である
g）片側の足関節の病変である
h）痛風結節（確診または疑診）がある
i）血清尿酸値の上昇がある
j）X線上の非対称性腫脹がある
k）発作の完全な寛解がある

・1，2，3のいずれか1つ証明すれば痛風と診断できる
（「Wallace SL, Robinson H, Masi AT, et al：Preliminary criteria for the classification of the acute arthritis of primary gout. Arthritis Rheum 20：pp.895-900, 1977」より引用）

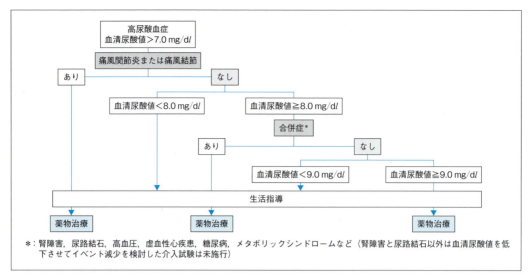

図8-13. 高尿酸血症の治療指針
(「日本痛風・核酸代謝学会ガイドライン改訂委員会編：高尿酸血症・痛風の治療ガイドライン，第2版，p.80, 2010. メディカルレビュー社」より引用)

脂血症，高血圧，動脈硬化，高尿酸ナトリウム塩の結晶が炎症反応の引き金となるが，高尿酸血症と炎症反応との間には多くの因子が関与している．痛風では高血圧，耐糖能異常，脂質異常症の合併が多く，その発症にはインスリン抵抗性や内臓脂肪蓄積などの肥満の関与が大きいと考えられている．

4 診断・検査 (表8-12)

痛風関節炎の最も確実な診断は，関節液中で尿酸塩の結晶を確認することである．しかし，痛風関節炎は小関節に好発することもあって，関節穿刺をすべての患者で行うことは困難であり，臨床像から診断するのが実際的である．男性優位，第1中足趾関節を主とする下肢関節の罹患，自然寛解を伴う急性単関節炎などの特徴を認識していれば，痛風関節炎の診断は容易である．

発作中の血清尿酸値は必ずしも高値を示さないので注意が必要である．また，関節リウマチ，偽痛風，化膿性関節炎などの他の関節炎との鑑別は重要である．

5 治療 (図8-13)

高尿酸血症，痛風の治療は痛風関節炎に関する治療と，高尿酸血症に対する尿酸降下療法の2つに分けられる．痛風関節炎は，短期間ではあるが疼痛が激しいため，治療目標はこの痛みを取り除くことにある．高尿酸血症の治療目標は，体組織への尿酸塩沈着を解消し，痛風関節炎や腎障害などを回避することである．また，肥満，高血圧，糖・脂質代謝異常などの合併症についても配慮し，生活習慣を改善して，心血管イベントのリスクが高い高尿酸血症・痛風の生命予後の改善を図ることが最終的な治療目標となる．

まず生活指導として食事療法，飲酒に関する具体的指導，運動療法を行う．生活習慣の改善は，①1日のプリン体摂取を400 mg以下（動物の内臓，魚の干物，乾物など高プリン体食の食品を避ける），②飲酒制限（日本酒1合，ビール500 ml，ウイスキー 60 ml 程度），③運動（毎日継続が可能な軽い有酸素運動），④飲水の励行（1日2l程度），を行うことが重要である．

次に高尿酸血症の原因に沿った薬物を選択し，必要に応じて薬物療法を行う．痛風発作の前兆期や発作が頻発する場合の予防には，コルヒチンを経口投与する．痛風発作の極期には，非ステロイド抗炎症薬 nonsteroidal anti-inflammatory drugs (NSAIDs) を短期間だけ比較的大量に投与して，炎症を鎮静化させる方法が一般的である．慢性期関節炎では，プレドニゾロン少量を投与せざるを

表 8-13. 肥満判定と肥満症の診断基準

肥満の定義
脂肪組織に脂肪が過剰に蓄積した状態で，体格指数（BMI= 体重〔kg〕/身長〔m〕^{2}）≧25 のもの

肥満の判定
身長あたりのBMI をもとに右表のごとく判定する

肥満症の定義
肥満症とは肥満に起因ないし関連する健康障害を合併するか，その合併が予測される場合で，医学的に減量を必要とする病態をいい，疾患単位として取り扱う

肥満症の診断
肥満と判定されたもの（BMI ≧25）のうち，以下のいずれかの条件を満たすもの
1）肥満に起因ないし関連し，減量を要する（減量により改善する，または進展が防止される）健康障害を有するもの
2）健康障害を伴いやすい高リスク肥満
　ウエスト周囲長のスクリーニングより内臓脂肪蓄積を疑われ，腹部CT 検査によって確定診断された内臓脂肪型肥満

表　肥満度分類

BMI（kg/m^2）	判定	WHO 基準
＜18.5	低体重	Underweight
18.5≦～＜25	普通体重	Normal range
25 ≦～＜30	肥満（1 度）	Pre-obese
30 ≦～＜35	肥満（2 度）	Obese class Ⅰ
35 ≦～＜40	肥満（3 度）	Obese class Ⅱ
40 ≦	肥満（4 度）	Obese class Ⅲ

注1) ただし，肥満（BMI ≧ 25）は，医学的に減量を要する状態とは限らない．
　なお，標準体重（理想体重）はもっとも疾病の少ない BMI22 を基準として，標準体重（kg）= 身長（m）^{2}×22 で計算された値とする．
注2) BMI ≧ 35 を高度肥満と定義する

（「日本肥満学会編. 肥満症診療ガイドライン 2016. p.xii. 2016. ライフサイエンス社」より引用）

えない場合もある（保険適用外）．痛風発作や痛風結節のある症例では，発作が鎮静化してから約 2 週間後より尿酸降下薬の投与を開始する．尿酸降下薬により血清尿酸値を急激に低下させると痛風関節炎をしばしば誘発させるため，血清尿酸値はゆっくり下げる必要がある．

D. 肥 満 症

　食生活や環境の変化に伴い，摂取エネルギーと消費エネルギーのアンバランスが恒常化し，肥満者が増加してきた．内臓脂肪の蓄積は，高血圧，脂質異常症，糖尿病，高尿酸血症を合併したメタボリックシンドロームの基盤になると考えられている．これまで余分な脂肪を蓄えることだけがその役割だと考えられてきた脂肪細胞が，レプチンやアディポネクチンなど，アディポサイトカインと総称される種々の生理活性物質を分泌していることが明らかになり，近年肥満の研究は飛躍的に進歩している．

1 肥満と肥満症

　肥満と肥満症は区別されている．肥満とは「脂肪組織に脂肪が過剰に蓄積した状態で，体格指数 body mass index（BMI＝体重〔kg〕/身長〔m〕^{2}）

≧ 25 のもの」と定義されている．肥満は，身長あたりのBMI をもとに判定する（表 8-13）．WHO の診断基準では BMI30 以上を肥満と定義しているが，日本肥満学会の診断基準では BMI25 以上を肥満としている．わが国での肥満者は，BMI30 以上のものは欧米に比して少ないにもかかわらず，肥満に合併する糖尿病などの頻度が相対的に高いことが知られている．これは，肥満の程度が比較的軽い段階で肥満関連疾患が発症することを意味している．実際に高血圧，高コレステロール血症，低 HDL-C 血症，高トリグリセリド血症，高血糖の出現率は BMI と正の相関があり，BMI25 付近からいずれも有意に増加しはじめる．以上に基づいてわが国では，BMI ≧ 25 kg/m^2 の場合を肥満と判定する．

　肥満症とは「肥満に起因ないしは関連して発症する健康障害の予防および治療に医学的に減量が必要である状態」と定義され，疾患単位として扱われる．これは肥満者の中から医学的に減量を必要とする者を選別することを意図している．肥満関連疾患としては，表 8-14 のような疾患があげられている．2011 年より，肥満関連腎臓病が新たに追加された．

D. 肥 満 症

表 8-14. 肥満に起因ないし関連し，減量に要する健康障害

1. 肥満症の診断基準に必須な健康障害
    1）耐糖能障害（2 型糖尿病・耐糖能異常など）
    2）脂質異常症
    3）高血圧
    4）高尿酸血症・痛風
    5）冠動脈疾患：心筋梗塞・狭心症
    6）脳梗塞：脳血栓症・一過性脳虚血発作（TIA）
    7）非アルコール性脂肪性肝疾患（NAFLD）
    8）月経異常・不妊
    9）閉塞性睡眠時無呼吸症候群（OSAS）・肥満低換気症候群
    10）運動器疾患：変形性関節症（膝・股関節）・変形性脊椎症，手指の変形性関節症
    11）肥満関連腎臓病
2. 診断基準には含めないが，肥満に関連する健康障害
    1）悪性疾患：大腸がん，食道がん（線がん），子宮体がん，膵臓がん，腎臓がん，乳がん，肝臓がん
    2）良性疾患：胆石症，静脈血栓症，肺塞栓症，気管支喘息，皮膚疾患，男性不妊，胃食道逆流症，精神疾患
3. 高度肥満症の注意すべき健康障害
    1）心不全
    2）呼吸不全
    3）静脈血栓
    4）閉塞性睡眠時無呼吸症候群（OSAS）
    5）肥満低換気症候群
    6）運動器疾患

（「日本肥満学会編. 肥満症診療ガイドライン 2016. p.xii. 2016. ライフサイエンス社」より許諾を得て転載）

表 8-15. 二次性肥満（症候性肥満）の分類と疾患

二次性肥満
    1）内分泌性肥満
        ① Cushing 症候群
        ② 甲状腺機能低下症
        ③ 偽性副甲状腺機能低下症
        ④ インスリノーマ
        ⑤ 性腺機能低下症
        ⑥ Stein-Leventhal 症候群
    2）遺伝性肥満（先天異常症候群）
        ① Bardet-Biedl 症候群
        ② Prader-Willi 症候群
    3）眼床下部性肥満
        ① 間脳腫瘍
        ② Frölich 症候群
        ③ Empty sella 症候群
    4）薬物による肥満
        ① 向精神薬
        ② 副腎皮質ホルモン

（「日本肥満学会編. 肥満症診療ガイドライン 2016. p.xii. 2016. ライフサイエンス社」より許諾を得て改変して転載）

2 肥満の分類

a. 成因による分類

肥満は，① 基礎疾患がなく原因不明の原発性肥満，② 肥満を一症候とする基礎疾患が存在する二次性肥満（症候性肥満），に分類される．二次性肥満は肥満全体の約 10％程度であり，内分泌性肥満，遺伝性肥満，視床下部性肥満，薬剤性肥満に分類される（表 8-15）．

原発性肥満の成因としては，エネルギー代謝の制御に関わる遺伝的要因と，過食や運動不足をもたらす環境要因が考えられる．近年の肥満の増加の主因は過食と運動不足であり，摂取エネルギーが消費エネルギーを上回ることにより体脂肪量が増加する．

b. 体脂肪分布による分類

体脂肪の蓄積状態により，主に皮下脂肪が多い皮下脂肪型肥満と，内臓脂肪が増える内臓脂肪型肥満とに分類される．内臓脂肪型肥満は合併症を有する率が高い．

c. 体型による分類

形態から，① 上半身（リンゴ型）肥満：ウエストとヒップの比（W/H 比）が男性で 1.0 以上，女性で 0.9 以上，② 下半身（洋ナシ型）肥満：W/H 比が低い皮下脂肪が多いタイプ，に分類される．

③ 体脂肪量の測定

体脂肪量の厳密な測定は，水中にて計測した体比重（体密度）を利用した体密度法，超音波脂厚測定法，骨密度検査 dual-energy X-ray absorptiometry（DEXA）法，生体インピーダンス法，臍レベル CT 断面像，MRI 検査などがある．

④ 適正体重

体脂肪量の測定は時間や経費がかかり容易でないため，身長と体重から肥満を判定するさまざまな指数が用いられていたが，現在では体格指数（BMI）が国際的に用いられている．わが国では，疾病合併率が最も低い BMI22 kg/m^2 を標準体重としている．

⑤ 治 療

肥満症の治療は蓄積した脂肪量を減少させ，合併する肥満関連疾患を改善させることである．減量の指標として体脂肪量を直接測定して評価することが理想的であるが，現状では一般的に体重の変化で評価される．

治療法としては，① 食事療法，② 運動療法，③ 薬物療法，④ 行動療法，⑤ 外科治療，があるが，肥満の主たる原因が過食にあることを考えると食事療法が基盤になる．

二次性肥満においては，原因疾患に対する治療が優先される．以下に，簡単に各治療法について述べる．

a. 食事療法

摂取するカロリーを，消費するカロリーより少なくする．一般に，食事療法の1日摂取エネルギーは標準体重で，年齢による基礎代謝の変化，職種，身体活動量の差異を考慮して，症例ごとに決定する．摂取カロリーのほか，栄養素のバランスにも配慮する必要がある．

b. 運動療法

有酸素運動を中心に行い，高齢者ではレジスタンス運動も併用する．

c. 薬物療法

摂食は，視床下部の満腹中枢と摂食中枢で調節される．わが国では，摂食抑制に関わるノルアドレナリンの再吸収阻害薬であるマジンドールが，

肥満度＋70％以上または BMI が 35 以上の高度肥満患者に対して期間を限定して使用されているが，副作用には注意を要する．脂肪吸収抑制薬であるセチリスタットは BMI25 以上で糖尿病，脂質異常を合併している場合に保険適応となっている．ほかに，リパーゼ阻害による消化管からの脂肪吸収阻害薬であるオルリスタットが販売されている．

d. 行動療法

行動療法は患者の治療的主体性を高め，治療動機水準を強化し，減量とその長期維持を目的として行う療法である．リバウンド防止に効果がある．

e. 外科治療

BMI ≧ 40 ないし，35 ≦ BMI < 40 で重篤な肥満関連疾患を合併した症例で考慮する．ただし，精神科疾患を合併した症例は除外することが一般的である．肥満外科治療は，① 胃縮小術，② 胆膵バイパス術などの消化吸収抑制術，③ 胃縮小術＋消化吸収抑制術，④ 内視鏡手術（胃内バルーン留置術），などに大別される．

⑥ メタボリックシンドロームと特定健診・特定保健指導

脳梗塞や心筋梗塞といった動脈硬化性疾患は，日本人の死因の上位を占めている．心血管病の危険因子は，肥満，耐糖能異常，高血圧症，脂質異常症（高脂血症）などの生活習慣病であるが，複数の危険因子が同一の個体に重なると，動脈硬化性疾患の発症リスクがきわめて高くなることが注目されるようになった．それは単に偶然に集積しているのではなく，共通の病態を背景に生じていると考えられるようになり，「メタボリックシンドローム metabolic syndrome」，あるいは「メタボリック症候群」という疾患概念が生まれてきた．

2005 年 4 月に日本内科学会および関連 8 学会により，メタボリックシンドロームの診断基準が定められた（第 2 章，図 2-1，p.23 参照）．肥満，とくに内臓脂肪蓄積を基盤とし，内臓脂肪蓄積を簡便に評価できる指標として腹囲（臍周囲長）を採用し，腹囲が男性で 85 cm 以上，女性で 90 cm 以上を必須項目としている．また，心血管イベントの発症予防のため，血圧も正常値圧高値を基準とし，また耐糖能異常を項目としており，生活習

慣病がいわゆる予備軍の段階にあってもその重積により心血管イベントの大きなリスクになることを示している．

厚生労働省は40歳から75歳未満を対象に，メタボリックシンドロームに着目した「特定健診」と「特定保健指導」を市町村や企業の健康組合に義務付けた．「特定健診」は，メタボリックシンドロームの早期発見を目的にした健康診断のことで，今までの健康診断に加えて腹囲計測などを行う．「特定保健指導」では，特定健診の結果からメタボリックシンドロームの該当者の予備軍を抽出したうえで生活習慣病のリスクを評価し，保健指導レベルの高い人に対して保健師などが生活習慣改善に向けて指導・サポートを行う．

E. るいそう

1 単純性やせ，症候性やせ

るいそう（やせ）は，脂肪組織だけでなく筋肉などの除脂肪組織も減少した状態であって，肥満の区分と必ずしも同一ではない．一般に，体格指数 body mass index（BMI）が 18.5 kg/m^2 未満を低体重（やせ型）と定義しているが，17 kg/m^2 未満の中等度，16 kg/m^2 未満の重度のやせの基準を設けている．実際には，標準体重の80%以下（BMI 17.6 kg/m^2 以下）を「やせ」あるいは「るいそう」と考える．低体重であっても，体

重がほぼ一定で日常生活になんら支障のない場合は病的疾患とはみなされないが（単純性やせ），高度のやせはなんらかの器質的原因を伴うことが多い（症候性やせ）．

a. やせの原因疾患

他の症状を伴うことが多いやせ，あるいは体重減少は，多様な疾患の部分症状として現れる．やせをきたす原因疾患を，（表8-16）に示す．

b. 診　断

やせの鑑別には，その程度とともに経過が重要である．体重減少の進行速度，随伴症状（食欲や食事量の変化，嚥下困難，下痢や嘔吐，発熱や多尿など）の有無，その他の病歴や身体所見をとる．現代社会においてはストレスが不眠や食欲不振・体重減少をもたらすため，患者の心理社会的背景も重要である．臨床検査では，まずスクリーニング検査を行い，各腫瘍マーカーの検索や，胃・十二指腸の造影や内視鏡による検査も極力行う．さらなる検査は，疾患に応じて必要になる．食欲亢進があるにもかかわらず体重減少がある場合には，甲状腺機能，耐糖能，吸収不良について検討する．

c. 治　療

原因疾患を特定し，その治療を行うことが原則である．単純性やせで他の疾患が除外されていれば，とくに治療は行わない．症候性やせが高度である場合には，病態を考慮した適切な栄養療法（経腸栄養や経静脈栄養）を行う．やせの原因が一様

表8-16. やせの原因疾患

食物摂取量の不足	飢餓，食欲不振（神経性食思不振症，うつ病，統合失調症など），脳腫瘍，胃炎，消化性潰瘍，肝炎，消化器疾患による通過障害（口腔・咽喉頭疾患，食道癌，胃癌），脳血管障害などによる嚥下障害，薬物中毒（鉛，アルコール，麻薬など）など
栄養素の消化・吸収の障害	胃・腸切除，膵炎，潰瘍性大腸炎，クローン Crohn 病，吸収不良症候群など
栄養素の利用あるいは貯蔵の障害	糖尿病，アジソン Addison 病，下垂体機能低下症，肝硬変，慢性肝炎など
代謝の亢進	発熱（感染症），努力性呼吸（慢性閉塞性肺疾患（COPD）），悪性腫瘍（癌，悪性リンパ腫など），内分泌疾患（甲状腺機能亢進症，褐色細胞腫など），薬物（甲状腺ホルモン製剤，覚醒剤）など
栄養素の喪失	滲出液（熱傷），失血（外傷，手術），尿細管異常（ファンコニ Fanconi 症候群），腸管寄生虫（条虫症）など

第8章　代謝疾患

ではないことから，それぞれ予後も治療も異なる．

2 神経性食思不振症

心理的な要因で食行動異常を呈する中枢性摂食異常症の一つである．神経性食思不振症 anorexia nervosa には，小食でやせを維持する制限型と，過食しながらやせを維持するため嘔吐や下剤，利尿薬を乱用する大食/排泄型がある．95％は女性，多くは 10 歳代の女子であるが，男性症例もある．先進諸国では，100 人の思春期女性に 1 人くらいの頻度とされる．高い死亡率を示す精神疾患のひとつでもあり，合併症による死亡率は約 6％と推定されている．死因は電解質異常に伴う心停止，自殺が多い．

a. 症 状

臨床症状ではやせと無月経が必発で，重症では体重が 30 kg 以下になる．半数は減量のためのダイエットを契機に発症するが，病識に乏しく，医療的な処置を求めないことが多い．不食でやせているときには空腹や疲労を訴えることはほとんどなく，むしろ活動的で種々の運動をしていることもある．むちゃ食いがはじまると，体重を減らそうと自己嘔吐や利尿薬，緩下薬の過剰使用や浣腸などを繰り返し，次第に集中力や判断力が低下し，抑うつ，不安が出現する．低代謝状態となり，徐脈，軽度の低体温，低血圧がみられることがある．性ホルモンは最小限維持されるため，腋毛，陰毛や乳腺は比較的保たれ，低体温状態への代償機構として四肢，背部のうぶ毛が多くなることがある．自己嘔吐例では，唾液腺の腫脹が認められることがある．1 型糖尿病患者に発症することもあり，その場合には血糖コントロールはより不良となり，合併症の頻度も高くなる．

b. 診断・治療

厚生労働省難治性疾患克服研究事業「中枢性摂食異常症に関する研究班調査」（2007 年）では，① 標準体重の −20％以上のやせ，② 食行動の異常（不食，大食，隠れ食いなど），③ 体重や体型についてのゆがんだ認識（体重増加に対する極端な恐怖など），④ 発症年齢が 30 歳以下，⑤（女性ならば）無月経，⑥ やせの原因と考えられる器質性疾患がない，の 6 項目を満たすものと定められている．やせや無月経をきたす器質的疾患を除外することが重要である．

高度のやせ（標準体重の 55％以下），全身衰弱，自殺願望，重度の医学的あるいは精神的併発疾患を抱えている患者には，入院治療が必要となる．栄養不足の改善のため，一時的に中心静脈栄養や経管栄養を要する．数多くの向精神薬も試されたが十分に有効とはいえず，精神科医，臨床心理士，一般医，栄養士によるチームアプローチが治療の標準となる．

F. ビタミン欠乏症・過剰症

ビタミン vitamin は，「微量で体内の代謝に重要な働きをしているにもかかわらず，自分でつくることができない化合物」と定義される．ビタミンは 13 種類あり，生物の生存・生育に必要な栄養素のうち，炭水化物や蛋白質，脂質，ミネラル以外の栄養素であり，微量ではあるが生理作用を円滑に行うために必須な有機化合物の総称である．ビタミン異常症には，ビタミン欠乏症，過剰症および依存症がある．

1 脂溶性ビタミン

脂溶性ビタミン異常症では，欠乏症および過剰症について注意しなければならない．

a. ビタミン A

ビタミン A 欠乏によってレチナールが関係する夜盲症，さらに皮膚の粗造化，角膜の乾燥，気道の易感染，消化管の吸収障害，尿路系の結石形成，胎児の奇形などが発生する．ビタミン A 過剰症は嘔吐を伴う頭蓋内圧の上昇，頭痛，意識混濁，うっ血乳頭として現れる．また，成人では頭痛，嘔吐，めまい，かすみ目，皮膚の脱落などの症状がみられる．

b. ビタミン D

ビタミン D は食物中のプロビタミン D として摂取され，小腸下部から吸収される．紫外線によりビタミン D に変換され，肝ミクロソームで 25 −水酸化ビタミン D に代謝され，近位尿細管細胞のミトコンドリアで活性型の 1,25−水酸化ビタミン D になる．これは小腸でのカルシウムおよびリン再吸収の促進，副甲状腺ホルモン産生抑制などカルシウム・リン代謝および骨代謝調節作用

を有している．乳幼児，小児のビタミンD欠乏症は**くる病**，成人の場合は**骨軟化症**になる．くる病では，関節部が肥大して二重関節を呈する．さらに，体重負荷はO脚やX脚となり，重症になると痛みで立つことができなくなる．ビタミンD不足は不適当な食事摂取でみられ，ビタミンDの補給で容易に治癒する．ビタミンD過剰症はビタミンDを過剰投与した場合に生じ，食欲不振，体重減少，尿意頻繁，嘔吐，不機嫌などとして現れる．ひどくなると，各組織，とくに腎臓や動脈にカルシウムが沈着して異常石灰化を起こし，死に至ることもある．

c. ビタミンE

生体内のほぼ全組織の生体膜機能調節作用を示す．膜脂質の過酸化を防止して，血管障害を予防する．また，プロスタグランジン代謝にも影響し，血管壁での血小板凝集抑制作用や血管拡張作用を低下させる．このようなビタミンEの抗酸化作用は，活性酸素や脂質過酸化による発癌，老化，虚血性心疾患などを予防して，ヒトの健康を維持する作用があると考えられている．ビタミンE欠乏症は，歩行障害，腱反射消失，振動感覚消失，眼球運動麻痺，網膜症を発現する．フリーラジカル補捉障害と考えられる溶血性貧血，乳児皮膚硬化症および血小板凝集能の異常などもある．ビタミンE過剰症は知られていない．

d. ビタミンK

ビタミンK$_1$は緑色植物や種々の植物油に含まれる．ビタミンK$_2$は腐敗植物や肝，魚粉，納豆などに含まれ，腸内細菌によっても産生される．ビタミンKは凝固因子のうちII，VII，IX，X因子の活性化に必要であり，ビタミンKが欠乏すると，異常プロトロンビン症であるPIVKA-IIが血液中に増加して出血傾向がみられる．ビタミンK欠乏症は肝疾患やクマリン誘導療法，胆道閉塞，腸管疾患による吸収不全により起こり，**出血傾向**を示す．歯肉や口腔粘膜からの出血，紫斑などの症状がみられる．また，ビタミンKは骨粗鬆症の予防や治療を目的としても使用されている．ビタミンK過剰症は知られていない．

2 水溶性ビタミン

水溶性ビタミン異常症の大部分は，欠乏症であ

る．栄養素の摂取が著しく偏っていたり，手術後の吸収障害や，薬剤によって引き起こされることがある．

a. ビタミンB$_1$

ビタミンB$_1$は糖代謝などの補酵素として作用し，エネルギー産生や神経活動電位の発生や神経伝導に関与する．ビタミンB$_1$が欠乏する原因として食事や成長のほか，ストレス，透析，静脈栄養，アルコール依存症がある．とくに大量の糖質はB$_1$の消費を亢進させる．欠乏が長期に進行し，筋力の減弱，知覚異常，麻痺などを呈した病態が**脚気 beriberi**である．アルコール依存症では，ビタミンB$_1$不足とアルコール性心筋症により心不全になる．ビタミンB$_1$欠乏による乳酸アシドーシスでは，ピルビン酸脱水素酵素活性の低下によってウェルニッケWernicke脳症，脚気心beriberi heartといわれる心不全をきたす．

b. ビタミンB$_2$

ビタミンB$_2$の大部分は，エネルギー産生に関与する電子伝達系酵素の補酵素として重要な役割を果たす．ビタミンB$_2$欠乏の典型的な症状は**舌炎**，**口角炎**，鼻・唇溝・陰嚢・外陰部における皮膚炎，眼症状（羞明，異物感，角膜血管新生，硝子体の混濁）などである．

c. ビタミンB$_6$

ビタミンB$_6$はピリドキシンとよばれ，アミノ基転移のアミノトランスフェラーゼ，グルタミン酸デカルボキシラーゼの補酵素としての作用がある．ビタミンB$_6$が欠乏すると食欲不振，全身倦怠感，悪心・嘔吐，下痢，口唇炎，口角炎，ペラグラ様皮膚炎，多発性神経炎，**貧血**，痙攣などを示す．また，ビタミンB$_6$依存症として，痙攣，シスタチオニン尿症，ホモシスチン尿症，キサンツレン酸尿症，貧血などが知られている．

d. ナイアシン欠乏症

ナイアシンはニコチン酸およびニコチンアミドの総称名であり，植物性食品ではニコチン酸の形で，動物性食品ではニコチンアミドの形で存在している．ナイアシン欠乏症では，低栄養の大酒家に**ペラグラ pellagra**が認められ，症状は皮膚炎，下痢，認知症である．皮膚炎は左右対称にみられ，かゆくかつ刺激性である．下痢もひどく，一般の止瀉薬は無効であり，ニコチン酸類のみ有効であ

254　第8章　代謝疾患

る.

e. ビタミン B_{12}

ビタミン B_{12} は，核酸代謝，メチル基移転反応に必要で欠乏すると**悪性貧血**を発症する．症状は巨赤芽球の出現，白血球および血小板の形成障害，ハンター Hunter 舌炎，発育不良を示す．また頭髪の白髪化，深部感覚障害などを伴う．ビタミン B_{12} の吸収障害は胃切除術後，内因子に対する自己抗体の存在によって起こる．

f. 葉 酸

葉酸は核酸合成に必要で，欠乏すると**巨赤芽球性貧血**をきたす．妊婦は葉酸欠乏になりやすく，溶血性貧血，悪性腫瘍，抗痙攣薬服用，慢性アルコール摂取でも葉酸欠乏を起こす．葉酸は食品中に広範囲に含まれているが，レバーや新鮮な野菜も供給源となる．

g. ビタミン C

ビタミン C 欠乏症である**壊血病**の症状は，全身の点状・斑状出血，歯肉の腫脹・出血，シェーグレン Schögren 症候群様の症状（口腔内乾燥，乾燥性角結膜炎，唾液腺腫脹），消化管出血，骨膜下出血がみられる．小児では歯の発育がわるく，骨折を起こしやすく，メーラー・バーロー Möller-Barlow 病とよばれている．

G. 代謝性骨疾患

1 骨粗鬆症

骨粗鬆症は，骨強度が低下して骨折リスクが高まった病態である．骨強度は骨密度と骨質の両者を反映し，骨質は骨の微細構造，石灰化度，コラーゲン架橋成分，微小骨折などの影響を受ける（図8-14）．骨粗鬆症は閉経後の女性によく認められるが，骨の脱石灰化を引き起こす基礎疾患や主要な危険因子をもつ男女にも発症する．骨折はいかなる部位にも発生するが，主な臨床徴候は脊椎椎体骨折 vertebral fracture と，大腿骨頸部骨折 hip fracture である．

a. 発症機序

骨では，常に新陳代謝が行われている．古い骨は破骨細胞によって吸収され，その後新しい骨が骨芽細胞によって形成されることで，骨リモデリングが起こる．骨吸収が骨形成を凌駕した結果，骨量が減少し骨粗鬆症となる．閉経後エストロゲンが低下すると，おもに骨吸収と骨代謝回転の亢進による骨粗鬆症をきたす．高齢者，慢性肝疾患，慢性腎疾患を有する患者では，ビタミン D の欠乏から続発性副甲状腺機能亢進症をきたし，骨粗鬆症の重要な危険因子となる．

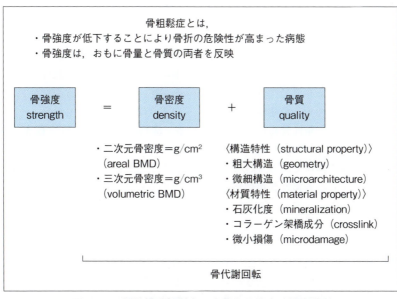

図 8-14. 原発性骨粗鬆症の定義と骨強度の規定因子
(NIH Consensus Development Panel, JAMA 285: 785-795, 2001)

表8-17. 骨粗鬆症の分類

原発性骨粗鬆症
1. 閉経後骨粗鬆症
2. 男性骨粗鬆症
3. 特発性骨粗鬆症
若年性骨粗鬆症
妊娠後骨粗鬆症

続発性骨粗鬆症
1. ステロイド性骨粗鬆症
Cushing 症候群
ステロイド薬長期投与
2. 不動性骨粗鬆症
長期臥床
宇宙微小重力環境
3. 内分泌疾患に伴うもの
性腺機能不全症
副甲状腺機能亢進症
甲状腺機能亢進症
4. 炎症性疾患に伴うもの
関節リウマチ
5. 肝胆道疾患に伴うもの
原発性胆汁性肝硬変
6. 消化管疾患に伴うもの
胃切除後
吸収不良症候群
7. 代謝・栄養障害に伴うもの
ビタミンC欠乏（壊血病）
糖尿病1型〜
8. 先天性結合織疾患に伴うもの
骨形成不全症
Marfan 症候群
9. 不動性骨粗鬆症
薬剤性など

b. 分　類

　骨粗鬆症はその発症原因により原発性骨粗鬆症と，他の基礎疾患や薬物に起因する続発性骨粗鬆症に分類される（表8-17）．原発性骨粗鬆症の大部分は，閉経後女性にみられる閉経後骨粗鬆症と，高齢男性にみられる男性骨粗鬆症である．ほかに，まれではあるが若年者に生じる若年性骨粗鬆症がある．

c. 診　断

　骨粗鬆症の最も高頻度にみられる合併症は骨折であり，骨折防止の観点から治療適応を念頭に置いて診断を進める必要がある．原発性骨粗鬆症の診断基準では，続発性骨粗鬆症の鑑別診断，骨粗鬆症と類似した疾患（骨軟化症，原発性副甲状腺

機能亢進症など）の除外診断の後に，脆弱性骨折を認める場合には原発性骨粗鬆症と診断する．骨折なしの場合でも，骨密度が若年成人平均値young adult mean（YAM）の70％未満であれば，骨粗鬆症と診断する（表8-18）．

d. 治　療

　骨粗鬆症治療の最大の目的は，脆弱性骨折の防止である．骨粗鬆症は，骨折をきたしてはじめて症状を呈するようになる．軽微な外力，転倒などにより骨折を起こしうるため，まず家庭内の環境整備および転倒防止対策を講じる必要がある．適度な運動負荷は骨強度および筋力維持に有効であり，患者の状態を把握したうえで，それぞれに応じた運動やリハビリテーションを継続させる．日光浴などによるビタミンD不足の解消や，乳製品などCaの豊富な食事によるCa摂取の促進に努める．薬物治療はさまざまなものがある（表8-19）．図8-15に，薬物療法開始基準を示す．高い骨折予防のエビデンスのある薬は，強力な骨吸収抑制剤であるビスホスホネート系薬とデノスマブ，骨形成促進剤であるテリパラチドである．一般にわが国ではCa，ビタミンDともに摂取量が少ないとされており，治療にあたってはビスホスホネート系薬やラロキシフェンに加え，活性型ビタミンDであるアルファカルシドールの併用が勧められてきた．椎体をはじめとする骨折予防効果が示されている．ビタミンKはわが国でのみ認可されている治療薬であるが，骨への作用機序は不明で，骨折防止効果は証明されていない．カルシトニンは破骨細胞に直接作用し，骨吸収抑制作用を示す．わが国では骨粗鬆症による疼痛の緩和にかぎり保険適用されている．

e. 歯科治療における注意点

　ビスホスホネート系薬は強力な骨吸収抑制作用を有する薬剤で，骨粗鬆症の治療をはじめとして，固形癌の骨転移や多発骨髄腫などに使用されている．近年，ビスホスホネート系薬の副作用として「ビスホスホネート関連顎骨壊死 bisphosphonate-related osteonecrosis of the jaw（BRONJ）」が報告されている．とくに本薬剤を投与されている患者が抜歯などの骨に至る侵襲的歯科治療を受けた場合に頻度が高くなるため，服薬中の薬剤について十分考慮して治療方針を決定する必要があ

表 8-18. 原発性骨粗鬆症の診断基準（2012 年改訂版）

原発性骨粗鬆症の診断は，低骨量をきたす骨粗鬆症以外の疾患，または続発性骨粗鬆症の原因を認めないことを前提とし下記の診断基準を適応して行う
I. 脆弱性骨折[*1] あり 1. 椎体骨折[*2] または大腿骨近位部骨折あり 2. その他の脆弱性骨折[*3] あり，骨密度[*4] が YAM の 80％未満
II. 脆弱性骨折[*1] なし 骨密度[*4] が YAM の 70％以下または－2.5SD 以下

YAM：若年成人平均値（腰椎では 20～44 歳，大腿骨近位部では 20～29 歳）.

[*1]：軽微な外力によって発生した非外傷性骨折．軽微な外力とは，立った姿勢からの転倒か，それ以下の外力をさす.

[*2]：形態椎体骨折のうち，3 分の 2 は無症候性であることに留意するとともに，鑑別診断の観点からも脊椎 X 線像を確認することが望ましい.

[*3]：その他の脆弱性骨折：軽微な外力によって発生した非外傷性骨折で，骨折部位は肋骨，骨盤（恥骨，坐骨，仙骨を含む），上腕骨近位部，橈骨遠位端，下腿骨.

[*4]：骨密度は原則として腰椎または大腿骨近位部骨密度とする．また，複数部位で測定した場合にはより低い％または SD 値を採用することとする．腰椎においては L1～L4 または L2～L4 を基準値とする．ただし，高齢者において，脊椎変形などのために腰椎骨密度の測定が困難な場合には大腿骨近位部骨密度とする．大腿骨近位部骨密度には頸部または total hip（total proximal femur）を用いる．これらの測定が困難な場合は橈骨，第二中手骨の骨密度とするが，この場合は％のみ使用する（末巻付表 1 の日本人における骨密度のカットオフ値）.

追記：骨量減少（骨減少）[low bone mass（osteopenia）]：骨密度が－2.5SD より大きく－1.0SD 未満の場合を骨量減少とする.

（「宗圓聰，福永仁夫，杉本利嗣ほか：原発性骨粗鬆症の診断基準(2012 年度改定版)．Osteoporos Japan；21；p.10，2013」より引用）

表 8-19. 骨粗鬆症治療薬の種類

カルシウム薬	L-アスパラギン酸カルシウム リン酸水素カルシウム
女性ホルモン薬	エストリオール 結合型エストロゲン エストラジオール
ビタミン D₃ 薬	アルファカルシドール カルシトリオール エルデカルシトール
ビタミン K₂ 薬	メナテトレノン
ビスホスホネート系薬	エチドロン酸二ナトリウム アレンドロン酸ナトリウム リセドロン酸ナトリウム ゾレドロン酸 ミノドロン酸 パミドロン酸二ナトリウム イバンドロン酸ナトリウム
抗 RANKL 抗体	デノスマブ
選択的エストロゲン 受容体モジュレーター	ラロキシフェン塩酸塩 バセドキシフェン酢酸塩
カルシトニン薬	エルカトニン サケカルシトニン
副甲状腺ホルモン薬	テリパラチド酢酸塩
イソフラボン製剤	イプリフラボン

る．正確な発症頻度は不明であるが，注射用ビスホスホネート系薬投与患者における BRONJ の発症頻度は，経口ビスホスホネート系薬投与患者における BRONJ 発生頻度に比べて高いことが，欧米の調査報告により知られている．はじめての報告が無血管性骨壊死とされていたため BRONJ と命名されたが，現在では顎骨骨髄炎の腐骨形成期・分離期であることが想定され，「ビスホスホネート関連顎骨骨髄炎 bisphosphonate-related osteomyelitis of the jaw（BROMJ）とすべきとの報告もみられている．さらに，もうひとつの強力な骨吸収抑制薬であるデノスマブでも顎骨壊死の発生が報告されており，最近では BRONJ という呼称に代わり「骨吸収抑制剤関連顎骨壊死 anti-resorbtive-related osteonecrosis of the jaw（ARONJ）」と呼ばれるようになってきている．

したがって，歯科治療をはじめる際には，患者に骨粗鬆症の治療や癌の骨転移の有無を確認する必要がある．ビスホスホネート系薬やデノスマブを投与されている場合は，休薬のメリット，デメリットをよく説明する必要がある．ビスホスホネート系薬の休薬に関しては，日本でもポジションペーパーが発表されている.

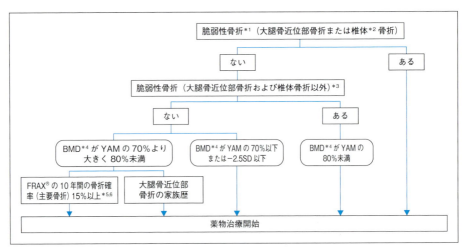

図 8–15. 原発性骨粗鬆症の薬物治療開始基準

*1：軽微な外力によって発生した非外傷性骨折．軽微な外力とは，立った姿勢からの転倒か，それ以下の外力をさす．

*2：形態椎体骨折のうち，3 分の 2 は無症候性であることに留意するとともに，鑑別診断の観点からも脊椎エックス線像を確認することが望ましい．

*3：その他の脆弱性骨折：軽微な外力によって発生した非外傷性骨折で，骨折部位は肋骨，骨盤（恥骨，坐骨，仙骨を含む），上腕骨近位部，橈骨遠位端，下腿骨．

*4：骨密度は原則として腰椎または大腿骨近位部骨密度とする．また，複数部位で測定した場合にはより低い％値または SD 値を採用することとする．腰椎においては L1～L4 または L2～L4 を基準値とする．ただし，高齢者において，脊椎変形などのために腰椎骨密度の測定が困難な場合には大腿骨近位部骨密度とする．大腿骨近位部骨密度には頸部または total hip (total proximal femur) を用いる．これらの測定が困難な場合は橈骨，第二中手骨の骨密度とするが，この場合は％のみ使用する．

*5：75 歳未満で適用する．また，50 歳代を中心とする世代においては，より低いカットオフ値を用いた場合でも，現行の診断基準に基づいて薬物治療が推奨される集団を部分的にしかカバーしないなどの限界も明らかになっている．

*6：この薬物治療開始基準は原発性骨粗鬆症に関するものであるため，FRAX® の項目のうち糖質コルチコイド，関節リウマチ，続発性骨粗鬆症にあてはまる者には適用されない．すなわち，これらの項目がすべて「なし」である症例に限って適用される．

（「骨粗鬆症の予防と治療ガイドライン作成委員会編．骨粗鬆症の予防と治療ガイドライン 2015 年版．p.63. 2015．ライフサイエンス社」より引用）

2 骨軟化症

骨の石灰化障害により，非石灰化骨基質（類骨）が増加した病態である．骨軟化症 osteoporosis は，骨端線の閉鎖後に発症したものであり，骨痛や筋力低下などを主症状とする．

骨端線の閉鎖前に石灰化障害を発症するものを「くる病 rickets」といい，骨の成長障害や骨・軟骨部の変形を伴う．

大部分の骨軟化症では，慢性の低リン血症が認められる．原因としては，おもにビタミン D 作用障害，腎尿細管障害，FGF23 関連低リン血症性くる病/骨軟化症，リン欠乏があげられる．小児では，ビタミン D 欠乏で低リン血症よりは低カルシウム血症を主体とする例や，低リン血症は認めないまま石灰化障害をきたす病態などがある．

3 大理石病

大理石病 osteopetrosis は，破骨細胞による骨吸収の重篤な障害によって起こる疾患のひとつと考えられている．marble bone disease（病変を生じた骨格が濃淡のない X 線像を呈することによる），アルベルス シェーンベルク Albers Schönberg 病（常染色体優性大理石骨病 II 型として知

られる，より軽症な大理石病）と呼ばれることも多い．

常染色体劣性遺伝性の重篤な大理石病の発症率は，20〜50万人に1人とまれである．骨や軟骨のリモデリング障害のため，神経孔が狭小化して脳神経の麻痺が起こることがある．また，髄腔の形成が不完全となり，脾機能亢進と汎血球減少を伴う髄外造血を起こす．破骨細胞による骨吸収が欠損するため，乳児や小児では低カルシウム血症が起こる．未治療の乳児は致命的で，5歳未満で死亡することが多い．

成人型（良性）大理石病は，常染色体優性遺伝病であり，骨折の評価にX線検査を行った成人で診断される場合が多い．発生率は10〜50万人に1人である．失明，難聴，精神運動遅滞，下顎骨髄炎や，通常は若年性でみられる他の合併症を伴うこともあるため，経過は常に良性であるとは限らない．不完全浸透であるために世代を飛び越えた発症がみられる家系もあれば，良性疾患の家系から重症の小児が生まれることもある．

X線検査では，皮質骨および海綿骨の肥厚を伴う全身性で対称性の骨量増加を認める．骨幹と骨幹端が拡大し，縞状の模様が腸骨稜，長管骨の末端，椎体にみられる．頭蓋骨，とくに頭蓋底が肥厚し，副鼻腔や乳突蜂巣の含気が減少する．

検査所見で有意なのは，破骨細胞由来の酒石酸抵抗性酸性ホスファターゼ tartrate-resistant acid phosphatase および脳型クレアチニンキナーゼの血中濃度の上昇だけである．血清カルシウムは重症疾患では低下し，副甲状腺ホルモン parathyroid hormone（PTH）や1,25-ヒドロキシビタミンD（1,25（OH）2D）が上昇する．

4 骨ページェット病

骨ページェット Paget 病は限局性の骨リモデリング異常で，まず過剰な骨吸収を生じ，続いて骨新生の代償的増加を認める疾患で，構造的に無秩序でモザイク状の線維状骨と層板状骨を生じる．骨は膨隆しやすく，緻密性に劣り，血管が豊富なため，変形や骨折を起こしやすい．西欧の人々で高頻度である．発生率は男性で多く，加齢によって上昇する．病因は不明であるが，遺伝子とウイルスの両者が病因に関わっていると考えられて

いる．おもな異常は，破骨細胞の増加と活性の亢進と考えられ，破骨細胞は大きく，数は10〜100倍に増加している．血液検査でALPの上昇や，他の目的で撮影された骨X線像の異常によって診断されることが多い．血清カルシウムとリン酸は，骨ページェット病では正常である．基本的に無症状であるが，前頭骨突出を伴う肥大した頭蓋骨，四肢の弯曲，類人猿のような姿勢の低身長といった所見により，診断される．骨の変形や関節炎より，皮膚温の上昇や圧痛を認める．治療薬として骨吸収を抑制し，二次的な骨吸収を減少させるため，合併症のリスクのある無症候性患者にもビスホスホネート系薬が用いられる．

H．アミロイドーシス

概 念

アミロイドーシスとは，アミロイドと呼ばれる線維性の糖蛋白が全身諸臓器の細胞外に沈着し，臓器の機能障害を起こす疾患群である．

原因・分類

アミロイド細線維は，蛋白構造学的に多くの部分が特有のβシート構造を有しており，このため不溶性で蛋白分解酵素の作用を受けにくく，体内から除去されにくいため，沈殿物として組織に沈着しやすいという特徴を持つ．

全身諸臓器にアミロイドが沈着する**全身性アミロイドーシス**と，ある臓器に限局した沈着をを示す**限局性アミロイドーシス**とに分類される．全身性アミロイドーシスの中には，骨髄腫に合併するものや，関節リウマチなどの慢性疾患に続発する**続発性アミロイドーシス**，10年以上の長期透析患者に出現する透析関連アミロイドーシスなどがある．

臨床症状

アミロイドーシスの症状として注意すべきものは，腎臓，心臓，消化管，神経の症状である．

① アミロイド腎：蛋白尿，浮腫．
② アミロイド心：動悸，呼吸困難，浮腫など心不全症状．
③ 消化管障害：食欲不振，嚥下障害，下痢，便秘．
④ 神経障害：下肢のしびれ感，筋力低下，立ち

くらみ，発汗異常，排尿障害，インポテンス．

検査・診断

確定診断は，生検によりアミロイド沈着を証明する．アミロイドは病理学的にコンゴーレッドcongo-red 染色で橙赤色に染まり，偏光顕微鏡下で緑色を呈する物質として同定される．

治療

① 沈着したアミロイドに対しての治療，② アミロイド沈着臓器の障害に対する対症療法，を組み合わせて行う．骨髄腫や慢性炎症性疾患などの原因がある場合は，原疾患の治療を行う．

第9章 神経・筋肉疾患

総論

A. 神経系の構造と機能

　神経系は，中枢神経系と末梢神経系に大別される．中枢神経系は，脳と脊髄で構成されるが，脳はさらに大脳，小脳，脳幹に分けられ，脳幹は中脳，橋，延髄に細分される．大脳は左右の大脳半球からなり，脳の表面近くの大脳皮質には神経細胞体が多く存在し，肉眼的な色調から灰白質とも呼ばれる．同様の見方から白質と呼ばれる大脳深部には無数の神経線維の連絡回路が存在する．大脳皮質には複数の溝（脳溝）が存在し，区分けされた表面部分を脳回と呼び，特定の脳溝を指標に，両大脳半球とも，前頭葉，頭頂葉，側頭葉，後頭葉の4領域に分けられる．

　解剖学的には，神経系に血液の灌流をもたらす動静脈と一般組織のリンパ系に相当する脳脊髄液の循環についての理解が病態を把握するためには重要である．とくに，中枢神経の代表的疾患である脳血管障害の病態の理解には，脳を栄養する動脈の解剖の理解が必須である（図9-1）．すなわち，頸動脈系では，総頸動脈，内頸動脈，前大脳動脈，中大脳動脈，前交通動脈があり，椎骨脳底動脈系としては，椎骨動脈，脳底動脈，後下小脳動脈，前下小脳動脈，上小脳動脈，後大脳動脈，後交通動脈が主要な血管である．

　中枢神経と末梢神経を結ぶ神経伝導の代表は，運動系伝導路と感覚系伝導路である．運動系伝導路としては，前頭葉の中心前回に存在する運動前野から脳神経運動核への伝導路である皮質延髄路と，運動前野から脊髄前核への伝導路である皮質脊髄路（狭義の錐体路）が存在し，両者を併せて錐体路（広義）という．これらの伝導路はそれぞれ橋あるいは延髄で交叉し，交叉部より中枢側の障害では反対側の筋力低下を生じ，脳血管障害の後遺症としてよく認められる片麻痺を呈する．脳血管障害での頻度は少ないが，交叉部より末梢側の錐体路が障害されると病巣側の筋力低下が起きる．

　一方，感覚路は末梢の感覚受容器から中枢への伝導路となる．顔面知覚の感覚路は三叉神経であり，体部知覚は脊髄視床路として，感覚の二次中枢である視床に投射する．また，感覚路は3系統4種類の経路が存在し，温痛覚，触覚（識別性および粗大），位置覚を伝え，その経路は解剖学的に分離されているため，延髄外側梗塞のように，障害される部位によっては，三系統の一部のみの症状を呈することがある．

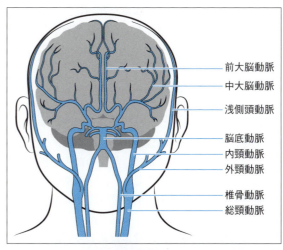

図9-1．脳循環で重要な役割を果たす動脈

B. 主要症候と病態生理

1 構音障害と失語・高次脳機能障害

中枢神経の障害による代表的症候は，言語障害である．言語障害は，その成因により，構音障害と失語に大別される．構音障害とは発語をもたらす運動器の障害によって生じるもので，神経の異常のほかに，舌や口唇などの構音器自体の障害でも起こる．一般に「呂律（ろれつ）がまわらない」という表現が用いられることが多い．なお，呂律（りょりつ）はもともと雅楽の言葉で，呂と律という音階が合わないことを呂律が回らないと言っていたものが，言葉がはっきりしないことを意味するようになったとされる．

一方の失語は，「言葉が出てこない」「簡単な言葉が分からない」という，言語の作成過程や理解という高次脳機能の障害である．失語症は，基本的に優位半球症状であり，利き手が右手であれば左大脳半球の障害で生じる．言語の作成は運動言語野である前頭葉のブローカ Broca 領域が中枢であり，言語理解は感覚言語野である側頭葉のウェルニッケ Wernicke 領域が担当する．また，優位半球の対側半球（右利きでは右半球）は劣位半球と称されるが，劣位大脳半球の皮質症状（高次脳機能障害）として，障害部位の反対側にみえているはずのものが認識できない（視覚失認）という症状，すなわち左側の半側空間無視を呈する．

大脳皮質の障害によって生じるその他の認知機能の障害としては，運動麻痺などの運動障害がなく，しかも行うべき動作とか行為なども十分わかっているのに行うことができない，という失行症がある．また，対象を認識できないという失認症としては，視覚失認や聴覚失認，触覚失認などの特定の感覚の認識障害のほかに，自己の特定の身体部分を認識できない身体失認や，自己の病気の状態を認識できない病態失認などもある．また，これら認識の障害のほかに，記憶の障害や感情の障害，注意障害なども生じる．高次脳機能障害は脳血管障害や頭部外傷，脳腫瘍などで大脳皮質に損傷が起こると生じるが，交通事故などで若年者に生じた頭部外傷では，身体機能の障害がないか軽症であるにもかかわらず，記憶障害や感情障害，注意障害，遂行機能障害，社会的行動障害を生じる場合があり，他者から病状を理解されにくく，「行政的な高次脳機能障害」として支援事業が行われている．

2 脳神経障害

12種存在する脳神経の障害による特徴的な神経症候として，視神経の障害による視野欠損はしばしば遭遇する．網膜から後頭葉の視覚野までの経路での障害で生じるが，視交叉以後の障害では反対側の視野が左右両眼で欠損するという同名半盲を呈する．動眼神経，滑車神経，外転神経の障害では一側の眼球運動に異常を生じるため，物が二重にみえる複視を呈する．三叉神経は，顔面の感覚を司り，口腔内の痛覚を伝える，歯科領域で重要な脳神経である．また，顔面神経は顔面の筋肉の運動と味覚を伝える重要な脳神経である．眼裂の開大，鼻唇溝の消失，口角の低下などが顔面神経麻痺による運動障害の主症状である．顔面神経は，脳幹の橋に神経核を有し，中枢性顔面神経麻痺は，脳血管障害などによって神経核より中枢側の障害を生じるものであり，外傷やウイルス感染などで神経核とその末梢が障害されると，前頭部のしわの消失や閉眼困難（兎眼）などの強い麻痺を呈する末梢性顔面神経麻痺を示す．舌咽神経と迷走神経は共同して作用しており，これらの麻痺が生じると，口腔内で，口蓋縫線と口蓋垂が健側に偏倚し，軟口蓋弓が健側のみ挙上し，咽頭後壁が健側に引き上げられるというカーテン徴候が認められる．

3 運動障害

中枢神経障害で生じる四肢の麻痺を分布で分類すると，前述した一側錐体路障害による片麻痺が最も頻度が多いが，障害部位が限局されることで一肢のみの脱力である単麻痺を呈することもある．また，脊髄の横断性の障害が胸部以下で生じると両下肢の麻痺，すなわち対麻痺となる．また，頸部脊髄以上の中枢側で両側性の錐体路が障害されると，四肢麻痺を呈する．下肢優位の四肢麻痺を両麻痺と呼ぶことがあるが，あまり使用されない．

神経疾患の特徴的な姿勢として，パーキンソン

病では，前傾気味となり，歩行時の手の振りがなくなる（図9-2上）．また，上肢，とくに手が小刻みに震える振戦を呈する．また脳卒中後の片麻痺の姿勢は，上肢が屈曲位，下肢が伸展位になり，ウェルニッケ・マン Wernicke-Mann 肢位と称される（図9-2下）．

不随意運動 involuntary movement は，運動過多が基本の異常運動で，基底核の病変で起こり，錐体路である運動神経の働きを調整する錐体外路の障害である．睡眠時に休止するのが特徴的で，感情的刺激で増強する．

振戦 tremor は最も多い不随意運動であり，比較的律動的な運動である．パーキンソン病では四肢に安静時に認めるが，頭，下顎，舌に起こることもある．

口部ジスキネジア oral dyskinesia は，絶え間ない舌の捻転，舌を前後左右に動かす，もぐもぐと嚙む，口唇を動かす，などの不随運動で，老年者にみられるが，向精神薬やパーキンソン病治療薬の副作用としても生じることに注意が必要である．そのほか，舞踏運動 choreic movement や慢性化したチック tic も不随意運動である．

C. 神経疾患の診察法

病歴の詳細な聴取が内科疾患の中でも最も重要である．とくに機能的な疾患である片頭痛やてんかん，また脳血管障害の一型である一過性脳虚血発作では，診察時に異常を認めないことから，診断は適切な病歴聴取にかかっている．いわゆる神経学的診察は，下記の順に診察を進めていくのが系統的である．

① 精神状態，意識．
② 言語，高次脳機能．
③ 脳神経．
④ 運動（麻痺，失調，トーヌス，歩行）．
⑤ 感覚（三系統）．
⑥ 反射．
⑦ 病状に特異的な検査（髄膜刺激症状など）．

1 意識障害

中枢神経の機能障害の範囲が広くなると，意識レベルの低下，すなわち意識障害を呈する．意識

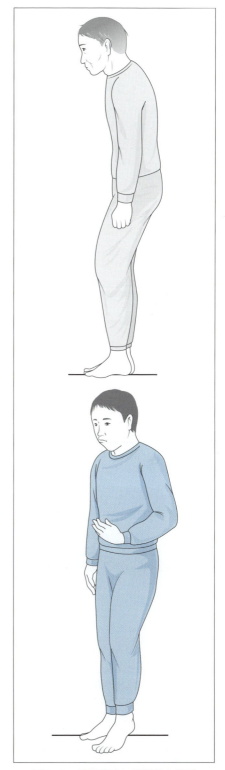

図9-2．神経疾患に特徴的な姿勢
上：パーキンソン病に特徴的な，腕の振りがない前傾姿勢．
下：片麻痺患者のウェルニッケ・マン Wernicke-Mann 肢位．

障害は損傷が大きいほど程度が強くなるが，電解質異常や肝障害などの代謝異常などでも可逆的な意識障害を生じる．意識障害が強くなると，容易に閉眼して眠るようになる傾眠状態 somnolent から，刺激に対しても覚醒しない，昏睡 coma まで進行する．意識レベルの重症度を半定量的に評価する方法が提唱されており，わが国で使用されているのは，グラスゴー・コーマ・スケール Glasgow coma scale とジャパン・コーマ・スケール Japan Coma Scale（JCS）であるが，救急救命士など医療人一般で頻用されているのは後者である（第2章F．表2-3, p.22 参照）．

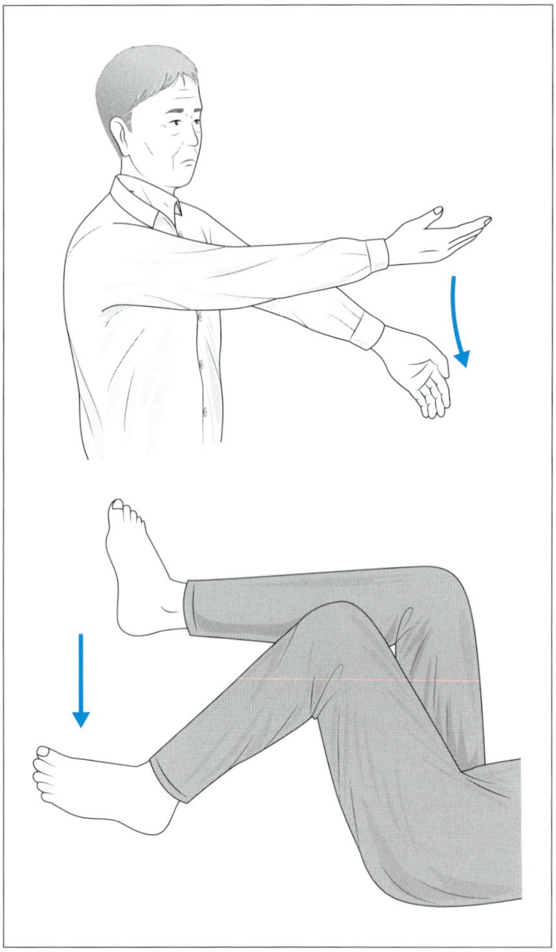

2 運動障害

軽い片麻痺の見方として，上肢ではバレー Barré 徴候が，下肢ではミンガッチーニ Mingazzini 試験がよく用いられる（図9-3）．

運動失調 ataxia の見方として，上肢では指鼻指試験 finger-nose-finger test が用いられる（図9-4）．

3 反 射

病的反射の見方としては，上肢ではホッフマン反射 Hoffmann reflex が，下肢ではバビンスキー反射 Babinski reflex が比較的容易に施行できる（図9-5）．

D. 検査法

脳神経疾患の診察・検査では，ペンライトや筆，ハンマーなどを用いてベッドサイドで容易に行え

図9-3. 軽度の麻痺の見方
上：バレー Barré 徴候．両腕を水平に挙上させ，両手掌を上に向け，指を閉じた状態で閉眼させる．軽度の麻痺では麻痺側の上肢が軽度低下し，肘が屈曲する．さらに軽度の場合は低下がみられず，前腕の回内あるいは第5指が第4指から離れる．
下：ミンガッチーニ Mingazzini 試験．仰臥位で膝を90度屈曲させた状態で下腿を水平位に維持させる．麻痺側では徐々に足が低下する．

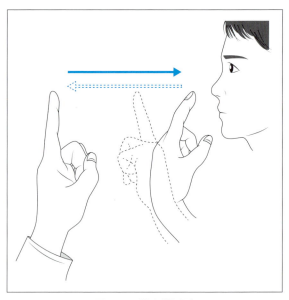

図9-4. 指鼻指試験
finger-nose-finger test. 被検者の指先を，検者の指先と被検者の鼻の頭の間で往復させる．このとき，被検者の腕が十分伸びるように，検者の指先を離れた位置に置いて行う．失調があると，被検者の手の動きに動揺がみられる．

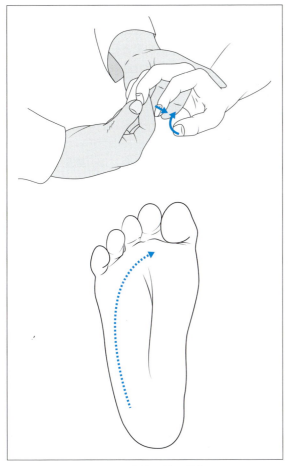

図9-5. 病的反射の見方
上：ホッフマン Hoffmann 反射．被検者の中指の爪を検者の母指ではじくと，錐体路障害のあるものでは，母指の内屈あるいは指全体の屈曲を生じる．
下：バビンスキー Babinski 反射．被検者の測定部の外側を，かかと側からゆっくりと先端が丸い棒などで第5趾の基部方向へ，さらに母趾基部に向けてこすると，錐体路障害のあるものでは母趾が背屈し，他の足趾が開き（開扇），バビンスキー反射陽性と診断する．

る神経学的診察により，その病態と局在病変の診断がおおむね可能である．しかし，脳（内）出血と脳梗塞の鑑別など，正確な診断を迅速に行う必要がある場合など，補助検査として，コンピュータ断層撮影（CT）や磁気共鳴画像（MRI）などの画像検査を用いることが多い．一方，感染性疾患などでは，やや侵襲的となる腰椎穿刺による脳脊髄液の検査も必要となる．また，てんかん性疾患では，生理学的検査である脳波検査による解析

が診断と治療に不可欠である．神経原性と筋原性の鑑別などには，筋電図などの生理検査も重要である．

各論

A. 脳血管障害

脳血管障害は，脳血管の障害により，神経・精神症状を呈する病態である．脳だけでなく，心臓，全身の血管，血液凝固の状態も把握・管理する必要があり，とくに脳血管の解剖の理解が重要である．脳血管障害はわが国の主要死因であり，第二次世界大戦後のしばらくは第1位を占めていた．高血圧の管理などにより，昭和40年代以降徐々に死亡率は減少し，平成23年に肺炎に次ぐ第4位となっているが，救命された患者は後遺症に悩むことになり，現在の寝たきり患者・要介護者の原疾患の第1位を占め，依然国民病としての地位は揺らがない．

1 脳梗塞 brain infarction

概念

脳梗塞は脳血管障害の7割を占めている．現在では脳梗塞の臨床病型として，高血圧性細動脈硬化病変によるラクナ梗塞 lacunar infarction，粥状動脈硬化病変によるアテローム血栓性脳梗塞 atherothrombotic infarction，心疾患に由来する心原性脳塞栓症 cardioembolic infarction，その他の原因による脳梗塞，原因不明の脳梗塞，に分類している．これは，脳梗塞は異なる機序で発症することが明らかになり，各病型に応じた急性期治療および慢性期の再発予防を行う必要があるためである．とくに慢性期に使用する抗血栓薬の種類は病型によって異なるため，臨床病型の診断・確認が重要である．

病態

1）ラクナ梗塞：中大脳動脈起始部や脳底動脈などから分枝した脳深部を栄養する細い穿通動脈に，高血圧による細動脈硬化病変が進行し，穿通

A．脳血管障害　265

動脈の閉塞を生じたものが本態である（図9-6）．病理解剖あるいは頭部CT/MRIなどの画像で，穿通動脈の支配領域に認める直径15 mm未満の小梗塞をラクナ梗塞と診断する．

脳血管障害の再発は，多くが同型再発であるが，ラクナ梗塞の再発では，同型のラクナ梗塞の35％に次いで脳出血が18％と多く，注意を要する．これは，病理学的に高血圧による細動脈硬化がラクナ梗塞と脳出血の共通基盤であるため，脳出血患者のみならず，慢性期ラクナ梗塞患者の再発予防においても，高血圧の管理が最重要である．また，ラクナ梗塞の再発予防にアスピリンなどの通常の抗血小板薬を使用すると，脳出血の発症時に，血腫拡大を引き起こすため，抗血栓薬としては内皮への作用が主体のシロスタゾールを用いる．

2) **アテローム血栓性脳梗塞** atherothrombotic infarction：高血圧よりも高LDLコレステロール血症や糖尿病の合併症として生じる全身の粥状動脈硬化 atheroma の一型として，頸動脈や脳の主幹動脈に生じた粥状動脈硬化病変に由来する血栓による脳梗塞である．病変として最も多いのは内頸動脈起始部に生じる粥状動脈硬化病変であり，同部のプラークの破綻から急速に閉塞を生じたり，表面に生じた血栓が遠位部に流れて閉塞を生じる動脈原性塞栓 artery-to artery-embolism をもたらす（図9-7）．

主幹動脈病変が高度の場合には，頸動脈内膜剥離術などの外科的治療を行うこともある．発生する血栓は動脈に生じる血小板血栓が主体であるため，慢性期の抗血栓薬としては，アスピリンやクロピドグレルなどの抗血小板薬を用いる．また，基礎となる高LDLコレステロール血症や糖尿病のコントロールとともに，同様の病理基盤で生じる虚血性心疾患や閉塞性動脈硬化症を合併することが多いため，それらの診断と治療も生命予後に重要である．

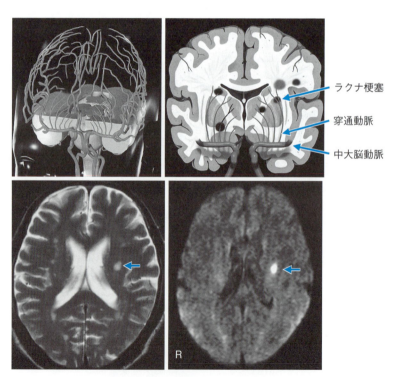

図9-6．穿通動脈とラクナ梗塞の関係
上：頭蓋内の動脈（上左），穿通動脈とラクナ梗塞（上右）を示す．中大脳動脈起始部などから脳深部に分枝した細い穿通動脈の閉塞により，小梗塞が生じ，ラクナ梗塞となる．
下：MRI T2強調画像（下左）および拡散強調画像（下右）で，左放線冠に直径15 mm未満の小梗塞を認める．拡散強調画像では，新鮮な脳梗塞のみが高信号を呈する．

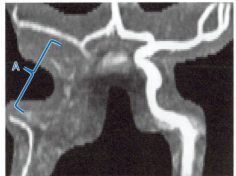

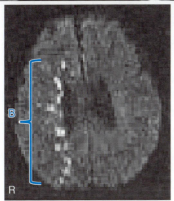

図 9-7. アテローム血栓性脳梗塞の MR 画像
上：MR 血管画像（MRA）で，右内頸動脈の描出が不良（A）である．
下：MRI 拡散強調画像で，中大脳動脈と前大脳動脈の境界に沿って，線状の高信号（B）を認める．

3) **心原性脳塞栓症** cardioembolic infarction：心内膜の異常や異物の存在，よどみを生じる不整脈などを有する心疾患では，フィブリン血栓を心内に形成し，全身に塞栓症を生じうる．血流の多い脳にはとくに塞栓症を生じやすく，心臓に原因を有する塞栓症を心原性脳塞栓症と定義している．細菌性心内膜炎にも高率に合併する．超高齢者社会のわが国では，弁膜症を有しない状態で発症する心房細動（非弁膜症性心房細動）を原因とするものが最も多くなっている．活動中に突然意識障害や片麻痺などの神経症状が出現し，突発完成型を呈する．皮質を含む広汎な病変となることが多い（図 9-8）が，多発性病変を示すことも少なくない．また，半数で出血性梗塞を生じる．最も死亡率が高く，後遺症が重篤となる脳梗塞の病型である．

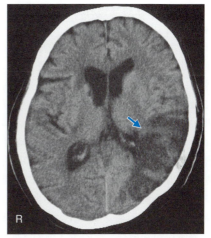

図 9-8. 心原性脳塞栓症の CT 画像
頭部 CT 画像で，左中大脳動脈領域の側頭葉から後頭葉にかけて，くさび形の低吸収域（矢印）を認める．

治 療

1) **脳梗塞の急性期治療**：脳梗塞の急性期治療には，脳血管に存在する血栓を縮小させる目的で種々の抗血栓薬が使用される．注射製剤としてはトロンボキサン A_2 合成酵素阻害薬（オザグレル）や抗トロンビン薬（アルガトロバン）が，心原性脳塞栓症以外の脳梗塞に使用される．また，経口の抗血小板薬であるアスピリンとクロピドグレルの併用療法も，急性期に使用される．脳浮腫の強い心原性脳塞栓症などでは，抗浮腫薬のグリセロールや活性酸素除去効果のあるエダラボンも有用である．

局所の血栓に対して線溶作用を有する組み替え組織プラスミノーゲンアクチベーター recombinant tissue plasminogen activator（rtPA）であるアルテプラーゼが，発症 3 時間以内の脳梗塞超急性期に有効であることが証明され，1996 年の米国での認可に遅れて，わが国でも 2005 年に使用が認可された．脳虚血の程度などによって適応に制限はあるものの，著効例も多く，2012 年には発症 4.5 時間以内の使用も可能となっている．

近年の血管内治療デバイスの進歩により，2010 年より主幹動脈病変閉塞例に対して血管内治療を行うことが可能となったが，ステント型のデバイスを用いた治療成績が 2015 年の国際的な試験で評価され，発症 6〜8 時間以内の主幹動脈閉塞例での積極的な治療が勧められている．

2）脳梗塞の慢性期薬物治療：合併する高血圧や糖尿病，高LDLコレステロール血症のコントロールが基本であるが，脳梗塞の臨床病型に応じた抗血栓薬の選択が重要である．すなわち，ラクナ梗塞ではシロスタゾール，アテローム血栓性脳梗塞では抗血小板薬，心原性脳塞栓症では抗凝固薬を用いる（表9-1）．抗凝固薬としては長くワルファリンが用いられ，プロトロンビン時間（PT-INR）を至適（通常2～3，70歳以上の非弁膜症性心房細動では1.6～2.6）になるように定期的にモニターする必要があったが，2010年に50年振りに新規経口抗凝固薬ダビガトラン（第II凝固因子阻害薬）が登場し，その後3種のXa凝固因子阻害薬（リバーロキサバン，アピキサバン，エドキサバン）が使用可能になり，脳出血などの出血性合併症が少ない利点が評価されている．

3）慢性期脳梗塞の外科治療：アテローム血栓性脳梗塞や一過性脳虚血発作の原因となる内頸動脈狭窄症に対しては，外科的治療として頸動脈内膜剝離術 carotid endarterectomy（CEA）が考慮される．頸動脈の狭窄した内膜部を手術により除去するもので，症候性狭窄では直径50％以上の狭窄，無症候性狭窄例では60％以上の狭窄の場合に検討される．近年のデバイスの進歩により，手術困難例を中心に頸動脈ステント留置術 carotid artery stenting（CAS）も施行される．動脈狭窄部へのステント療法であり，手術の危険因子を有する例に，症候性狭窄では直径50％以上の狭窄，無症候性狭窄では80％以上の狭窄の場合に検討される．

2 一過性脳虚血発作

一過性脳虚血発作 transient ischemic attack は脳虚血によって，短時間で回復する一過性の局所神経症候を生じるが，その後は症候が改善する疾患である．頸動脈のプラークや心臓からの微小塞栓，ラクナ梗塞の発症初期の病態を示している場合が多く，90日以内に6～15％の頻度で脳梗塞を発症するため，症状が消失していても，画像診断や危険因子の評価をすみやかに行うべき疾患である．動脈硬化の危険因子や主幹動脈病変，心房細動を有することが多い．内頸動脈の分枝である眼動脈領域に頸動脈からの塞栓を生じる場合は，一側の視野が一過性に欠如し，一過性黒内障と診断されるが，一過性脳虚血発作と同様の病態として検査と加療を行う．

3 脳（内）出血

脳（内）出血 brain hemorrhage では，高血圧による細小動脈硬化で生じた血管病変の破綻で生じる出血が主因である（図9-9）．部位別の頻度は被殻40％，視床30％，皮質下10％，橋5％，小脳5％とされる．血腫除去術の適応があるのは皮質下出血と小脳出血である．高齢者の皮質下出

表9-1．脳梗塞慢性期に病型別に使用する抗血栓薬

病　型	薬　剤
ラクナ梗塞	<抗血小板薬> 　シロスタゾール
アテローム血栓性脳梗塞	<抗血小板薬> 　アスピリン 　クロピドグレル 　チクロピジン 　シロスタゾール
心原性脳塞栓症	<抗凝固薬> 　ワルファリン 　ダビガトラン 　リバーロキサバン 　アピキサバン 　エドキサバン

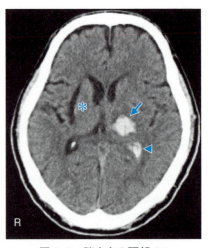

図9-9．脳出血の頭部CT
左視床の高吸収域（矢印）は新鮮な脳出血の所見であり，側脳室内への穿破（矢頭）を伴っている．右被殻部分のスリット状の低吸収域（＊）は，陳旧性脳出血の所見である．

血では，別の血管病変であるアミロイドアンギオパチー（脳の小血管にアミロイド物質が沈着し，脳出血を繰り返す）によることがあり，手術適応などに注意を要する．

4 くも膜下出血

くも膜下出血 subarachnoid hemorrhage (SAH) は，くも膜下に存在する脳動脈瘤の破裂によって生じる．突然の激しい頭痛で発症し，死亡率が50％と高く，生存者の寝たきり度も50％にのぼる．再出血の頻度は24時間以内が多い．出血後1～2週間に脳血管攣縮（spasm）を生じることが多く，その1/3に脳梗塞を合併する．頭部CTでは脳周囲に高吸収域がみられる（図9-10）が，ときに脳実質内にも血腫を形成する．動脈瘤に対して手術（clipping）あるいは血管内治療が行われる．

5 脳静脈洞血栓症

脳静脈洞血栓症 cerebral venous sinus thrombosis は，脳静脈（洞）の血栓性閉塞によって生じる．若年者では，血液凝固異常を有する例に起こりやすい．脳圧亢進による頭痛が初発症状であることが多い．初期には，頭部CTでは異常が描出しにくく，MRI（とくに静脈撮影 MR venography）が有用である．進行すると，浮腫と出血が明らかになる（図9-11）．

歯科関連事項

- 慢性期脳梗塞患者に対する歯科治療においては，抗血栓薬が処方されていることを前提に，その種類と量を確認する必要がある．
- 抜歯などの小手術を行う場合には，抗血栓薬が単剤の場合は，休薬せずに行うことが推奨されているが，ワルファリン服用例ではプロトロンビン時間が治療域（PT-INR＜3.0）にあることを確認する必要がある．
- 脳血管障害患者の多くが高血圧症を合併しており，歯科治療による血圧の上昇にも注意を要する．血圧値が180/110 mmHg以上であれば，緊急処置以外は行わずに，内科医に紹介すべきである．
- 糖尿病の長期合併例では，神経症によって起立性低血圧を生じやすいため，治療中の他動的頭部挙上（チェアの挙上）の際の気分不良や意識障害の出現に注意する．

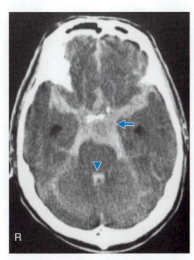

図9-10．くも膜下出血の頭部CT画像
脳実質の周囲組織に，高吸収域を認める．脳槽（矢印）や脳室内（矢頭）の血腫を示している

B. 脳腫瘍

頭蓋内に発生する腫瘍を脳腫瘍といい，80％が原発性脳腫瘍で，20％が他の部位の悪性腫瘍からの転移である転移性脳腫瘍である．原発性脳腫瘍としては，神経膠細胞から発生する神経膠腫と髄膜から発生する髄膜腫，下垂体に生じる下垂体腺腫の3種が7割を占める．発生部位の局所神経症状のほか，痙攣発作や頭蓋内圧亢進症状（頭痛・嘔吐・乳頭浮腫）を生じる．

治療の基本は摘出手術であるが，脳深部の小腫瘍などでは定位放射線治療（ガンマナイフなど）を行う場合もある．

C. 脳・髄膜の感染症

脳・髄膜の感染症として，髄膜炎 meningitis，脳炎 encephalitis について述べる．

髄膜炎は発熱，頭痛で発症し，髄膜刺激症状を呈する．脳の炎症が主体のものは局所症状や痙攣，

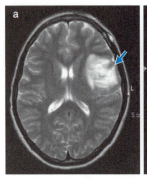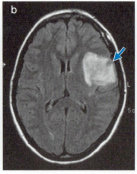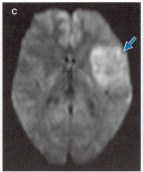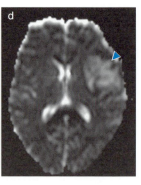

図 9-11. 脳静脈洞血栓症の頭部 MRI 画像
頭部 MRI の T2 強調画像（a），FLAIR 画像（b），拡散強調画像（c）で認める高信号部分（矢印）は，ADC 画像（d）でも高信号（矢頭）を示し，血管性浮腫が主体であることを示している．

意識障害を呈する脳炎となる．髄膜刺激症状としては，項部硬直，ケルニッヒ Kernig 徴候，ブルジンスキー Brudsinski 徴候などがある．診断に必要なのは，脳脊髄液検査（腰椎穿刺）であり，髄膜炎では高度の炎症所見を示し，ウイルス性では単球優位，細菌性では好中球優位の細胞増多が認められる．脳炎では細胞増多は軽度から中等度である．さらに，脳脊髄液の性状や PCR・培養検査などから，原因診断を行う．免疫異常を生じている場合などでは，真菌や結核菌，寄生虫が原因となる場合もある．脳実質症状を示す脳炎では MRI で病変が認められる．原因に応じて投薬（細菌性の場合は抗菌薬）を行うが，ウイルス性の場合は単純ヘルペスや水痘帯状疱疹ウイルスを疑って，PCR などで診断が確定する前に抗ウイルス薬を早期から投与することが多い．

D. 外傷性脳疾患

慢性硬膜下血腫 chronic subdural hemorrhage について述べる．

軽微な外傷によって硬膜下の架橋静脈が損傷し，硬膜下腔に出血したもので，脳萎縮が進んだ高齢者では，しりもち程度の頭部の振動でも生じる（図 9-12）．皮膜形成を生じて増大するため，受傷後 3 週間から 2 ヵ月後に神経症候を呈する．10～15％は両側性である．

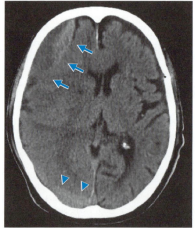
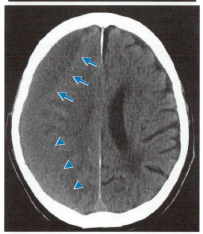

図 9-12. 慢性硬膜下血腫の頭部 CT 画像
右前頭部に，高吸収域から低吸収域までが混在した紡錘状の硬膜下血腫（矢印）を認める．
右後頭部では，脳表の境界が不明瞭となり，その外側に高吸収域の血腫（矢頭）が存在する．右大脳半球は，左方に圧排されている．

E. 認 知 症

以前は痴呆という病名が使用されていたが，認知機能の障害を発症するという意味で，認知症Dementia という診断名に変更された．一度正常に発達した認知機能が後天的な脳の障害により低下し，日常生活や社会生活に支障をきたすようになった状態，と定義される．種々の病因で生じ，超高齢化社会を迎えているわが国では今後もさらに有病者が増加することが予想され，その対策が重要な問題となっている．以下が代表的な疾患である．

1 アルツハイマー病

アルツハイマー病 Alzheimer disease（アルツハイマー型認知症）は，アミロイド前駆体タンパク amyloid precursor protein（APP）から切断されたアミロイドβと過剰にリン酸化されたタウが高度に蓄積することによって，神経細胞が変性することが病因とされる．組織学的には老人斑，神経原線維変化を特徴とし，側頭葉内側（海馬），頭頂葉を主体に脳萎縮を生じる．早期には記銘力低下ではじまり，失見当識，感情の動揺がみられるが，人格の中心は保たれ笑顔もみられる．次第に頭頂葉症状である地誌的見当識障害が目立つようになり，道に迷いやすくなる．失認，失行も出現し，徘徊や夜間せん妄も出現してくる．最終的に運動障害が出現し，小刻み歩行，前屈姿勢もみられ，寝たきりとなる．治療薬として，早期にはアセチルコリンエステラーゼ阻害薬が記銘力障害に対して有効な場合がある．

2 レビー小体型認知症
dementia with Lewy bodies

神経細胞にびまん性に細胞質内封入体であるレビー Lewy 小体が出現する病態である．比較的最近明らかになった病態で，欧米では認知症としてはアルツハイマー病に次いで多い．α-シヌクレインを主な構成蛋白とするレビー小体が出現する点で，パーキンソン病も同一の病態であり，両者を併せてレビー小体病とされる．ほとんどの例でパーキンソン症状を呈する．パーキンソン病と診断された経過中に認知症症状を呈する場合と，初

老期に健忘で発症後に認知症症状とパーキンソン症状を呈してくる場合がある．幻視が高頻度に出現することが特徴である．

3 脳血管性認知症 vascular dementia

脳卒中や無症候性脳梗塞，細小動脈硬化による白質障害などによって生じる．両側性のラクナ梗塞の多発や白質にびまん性灌流不全がある状態では，基底核が障害されるため，小刻み歩行，仮性球麻痺，パーキンソン症状がみられる．

4 認知症に伴う行動・心理症状 bihavioral psychological symptom of dementia（BPSD）

介護者にとっての認知症患者における最大の問題は，中核症状である記憶障害（健忘）よりも，周辺症状とされる行動・心理症状としての易刺激性・興奮や幻覚，妄想，徘徊，夜間せん妄，異食などの異常行動などである．患者の不安を軽減するような治療者・介護者の適切なアプローチが重要であり，不適切な治療・介護が行われると，暴言・暴行を生じやすい．しばしば抗精神病薬などの薬物療法を行われている場合もあり，その副作用としてのパーキンソン症状にも注意が必要である．

F. パーキンソン病と類縁疾患

パーキンソン病とその類縁疾患では，大脳基底核を中心とする大脳皮質との神経回路（錐体外路），とくにドパミン性神経に異常を生じ，不随意運動，筋トーヌス異常，姿勢異常（姿勢反射障害），随意運動障害（動作緩慢）を生じる．

1 パーキンソン病 Parkinson disease

中脳黒質のドパミン性神経細胞の変性によって生じる．有病率は 10 万人当たり 100 人と，変性疾患の中では多い疾患である．50〜70 歳頃の発症が多い．初発症状は，一側上肢からはじまる安静時振戦（tremor）か歩行障害（小刻み歩行）が多い．動作が緩慢になり，起き上がりや寝返りが困難になる（無動 akinesia）．声は小さく，表情が乏しくなる（仮面様顔貌 masked face）．唾

液の産生量は増加しないが，しばしば流涎を示す．診察所見として，四肢の振戦とともに，筋の固縮（rigidity），とくにがくがくと断続的な歯車様の抵抗（cogwheel rigidity）が特徴的（図9-13）で，姿勢反射障害も認められる．

黒質から線条体に投射したドパミン性神経の作用低下を補うため，ドパミンの働きを促進する投薬が治療の主体であり，変性疾患の中では投薬が有効性を示す数少ない疾患である．線条体で相補的に増加するアセチルコリンの阻害薬も補助的に使用されてきたが，高齢者では副作用のため使用しにくい．投薬治療は，初期には有効性を示すが，神経変性の進行に伴い，徐々に症候の増悪を示すため，当薬の増量や治療の追加が必要となる．また，投薬の副作用である悪性症候群や，幻覚・幻視，口腔ジスキネジアなどの出現に注意が必要である．

2 パーキンソン症候群
Parkinson syndrome

パーキンソン症状（パーキンソニズム）を呈するパーキンソン病以外の病態で，とくに重要なのは，副作用として生じる薬剤性パーキンソニズムであり，投薬の中断で改善する．脳血管性パーキンソニズムは，多発ラクナやビンスワンガー白質脳症（Binswanger病，白質の高度の細小動脈硬化による灌流不全）で生じ，下肢の症状が強く，安静時振戦はまれである．ドパミン製剤の効果は乏しい．多系統萎縮症（オリーブ橋小脳萎縮症，線条体黒質変性症，シャイ・ドレーガー Shy-Drager症候群）は小脳失調・自立神経障害も呈する変性疾患で，ドパミン製剤の効果がない．本症では髄鞘を形成するオリゴデンドログリアの細胞質内に過剰にリン酸化されたα-シヌクレインが凝集した封入体が存在することが明らかになっている．

G. 脊髄小脳変性症

運動失調を主な症状とする変性疾患である脊髄小脳変性症 spinocerebellar degeneration の有病率は30人/10万人で，弧発性が2/3，遺伝性が1/3で，運動失調を主体とする純粋小脳型と小脳以外の症状が目立つ非純粋小脳型がある．遺伝性に多いのは，CAGリピートの異常伸長によるグルタミン鎖の蓄積が関与するとされる（ポリグルタミン病）．また，弧発性の大多数は多系統萎縮症（オリーブ橋小脳萎縮症，線条体黒質変性症，シャイ・ドレーガー症候群）である．

H. 脱髄疾患・中枢性自己免疫疾患

1 多発性硬化症 multiple sclerosis (MS)

中枢神経（脳および脊髄）の髄鞘に対する自己

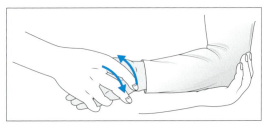

図9-13. 上肢の固縮の診察
被検者の手首を左右に回転させ，抵抗をみる．パーキンソン病患者では，がくがくとした歯車用の抵抗を感じる．

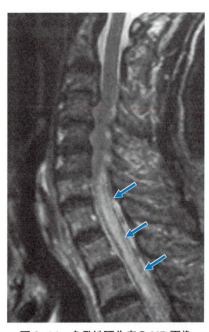

図9-14. 多発性硬化症のMR画像
脊髄MRI（T2強調画像）で，頸髄下部から胸髄に高信号病変（矢印）を認める

免疫性の炎症病変を生じる（図9-14）がいまだ病因は不明である．白人に多いが日本人には少ない（有病率で8人/10万人）．20歳代後半から30歳代前半の女性に初発する．異なった病巣への再発を繰り返すのが特徴である．急性増悪時には，ステロイドを早期に投与する．近年，免疫系を修飾する新薬の有効性が期待されている．

2 急性散在性脳脊髄炎 acute disseminated encephalomyelopathy（ADEM）

種々の原因で中枢神経に散在性に生じる炎症性脱髄である（図9-15）．ウイルス感染やワクチン，投薬を契機に生じるものと原因不明の特発性のものがある．発症急性期にステロイドパルス治療や血漿交換療法，免疫グロブリン大量療法などが行われる．

3 可逆性後部白質脳症症候群

可逆性後部白質脳症症候群 reversible posterior leukoencephalopathy syndrome（RPLS）またはposterior reversible encephalopathy syndrome（PRES）は，周産期や血圧上昇，薬物（シクロスポリンなどの免疫抑制薬，化学療法）などで生じる散在性の炎症である．頭部CT，MRIで，後頭葉優位の可逆性白質病変として認められる（図9-16）．血管透過性亢進による浮腫が，主な病態である．高血圧性脳症の病態も，類似である．

I. 脊髄疾患

脊髄疾患のうち，変形性脊椎症 spondylosis deformans は，加齢などによる脊椎の退行性変化のため，脊髄や脊髄神経根が圧迫されて神経症状を呈する疾患である．頸部（変形性頸椎症）と腰部（変形性腰椎症）の病変で生じやすい．姿勢変化や運動で，増悪が認められる．痛み（頸部痛，腰痛）からはじまるのが特徴である．進行すると脱力や筋萎縮を生じる．軽症では牽引療法やビタミン B_{12} 投与が有効であることが多い．脊髄神経根症は神経根が椎間孔で圧迫されて起こり，疼痛

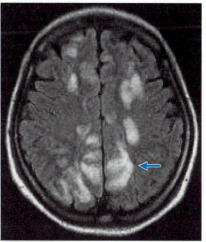

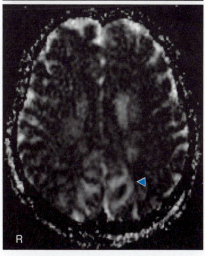

図9-16．可逆性後部白質脳症症候群の頭部MR画像
FLAIR画像（上）の高信号部分の多く（矢印）は，ADC画像（下）でも高信号（矢頭）を示し，血管性浮腫の所見を呈している．

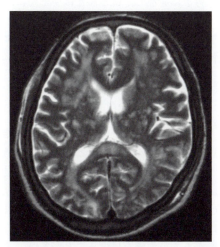

図9-15．急性散在性脳脊髄炎の頭部MR画像
頭部MRI（T2強調画像）で，白質を中心に，散在性に高信号病変を認める．

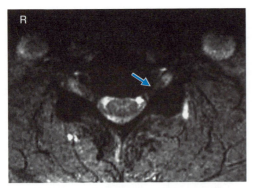

図 9-17. 頸椎神経根症の脊椎 MR 画像
頸椎 MRI で，左椎間孔の狭小化（矢印）を認める．

や感覚障害を生じるもので，進行すると脱力と腱反射低下を呈する（図 9-17）．脊髄症は脊柱管内での脊髄への圧迫で起こり，下肢の感覚障害を生じるもので，進行すると脱力と腱反射亢進を呈する．

J. 末梢神経疾患

1 多発ニューロパチー

全身の代謝性疾患や薬物などにより，四肢末梢を中心とした神経障害，多発ニューロパチー polyneuropathy（多発神経炎 polyneuritis）をきたす場合がある．特徴的な分布は，手袋靴下型 glove and stocking type と表される．糖尿病神経症の頻度が最も多い．感覚障害を呈するものが多く，腱反射は低下する．

2 ギラン・バレー症候群

ギラン・バレー症候群 Guillain-Barré syndrome（GBS）は，感染症の後に自己抗体が産生されて生じる，アレルギー性の多発神経炎である．感染症後 1～3 週くらいで四肢を中心とした筋力低下が徐々に出現し，重症例では呼吸管理が必要になる．多くは自然回復するが，後遺症を残す場合もある．*Campylobacter jejuni* 感染によるものが最も多く，鳥の刺身，レバーの刺身に存在する同菌の感染により，下痢・腹痛・嘔吐を生じた後，しばらくして発症するので，病歴聴取に注意が必要である．

K. 運動ニューロン変性疾患

筋萎縮性側索硬化症 amyotrophic lateral sclerosis（ALS）について述べる．

40～50 歳代から徐々に運動神経が変性し，全身の筋力低下，筋萎縮が生じる疾患である．原因はいまだ不明で，有病率は約 5 人/10 万人とまれではない．顔面や呼吸器の筋肉も傷害され，最終的に人工呼吸器が必要になる．他覚的には，筋萎縮と線維束性収縮（fasciculation：ピクピクと収縮）を認める．以下の 3 系統の神経系の異常が出現する．

① 球麻痺所見：舌の麻痺，萎縮，線維束性収縮，構音障害，嚥下障害．
② 上位ニューロン徴候（錐体路徴候）：痙縮，腱反射亢進，病的反射．
③ 下位ニューロン徴候（前角細胞徴候）：筋萎縮，筋力低下，線維束性収縮．

L. 筋肉疾患

筋原性疾患について述べる．

1 筋ジストロフィー muscular dystrophy

遺伝性に筋肉の変性が徐々に起こる疾患である．デュシェンヌ Duchenne 型が最も頻度が高く，有病率は約 4 人/10 万人である．X 連鎖劣性遺伝により男子に発症し，ほとんどは小児期に診断される．ガワーズ Gowers 徴候や登攀性起立といった，下肢筋力の低下を上肢で補う徴候を示すことで気付かれる．

2 ミトコンドリア脳筋症 mitochondria encephalomyopathy

ミトコンドリア遺伝子の異常（点変異）で生じる疾患で，母系遺伝がほとんどである．脳卒中様発作と乳酸アシドーシス，糖尿病，難聴を呈する MELAS（mitochondria encephalomyopathy, lactic acidosis and stroke-like episodes）が病型としては最も多く，糖尿病で難聴を示す場合には疑う必要がある．痙攣を呈することが多い．

M. 重症筋無力症

重症筋無力症 myasthenia gravis（MG）の有病率は，約5人/10万人である．骨格筋の神経接合部に存在するアセチルコリン受容体に対する自己免疫疾患が病因である．外眼筋が好発部位のため，眼瞼下垂や複視を呈しやすい．運動で増悪し，休息で改善するのが特徴である．1〜2割に胸腺腫を伴っており，摘出は治療に有効である．

N. 代謝性・栄養性・中毒性疾患

代謝性神経疾患で最も多いのは，糖尿病性神経症で，両下肢先端からはじまる手袋靴下型の末梢性神経障害を呈する．代謝性神経異常では通常，左右対称に障害を呈するが，糖尿病では一側の眼神経麻痺なども生じる．また，重度の肝硬変などの肝不全による代謝障害では，意識障害や羽ばたき振戦を呈し，肝性脳症と診断される．また，重度の腎不全により代謝物質が腎臓から排泄されない尿毒症状態でも，意識障害を呈する．

ウェルニッケ Wernicke 脳症は，ビタミン B_1 欠乏による脳症であり，意識障害，眼球運動障害，運動失調を呈する．多くはアルコール依存症で発症する．食事摂取が不良の患者に，ビタミン B_1 未補充の状態で中心静脈栄養や糖質のみの点滴などの医療行為を行った場合に生じることもあり，注意を要する．しばしば後述のコルサコフ症候群を合併する．

コルサコフ Korsakoff 症候群は健忘，見当識障害，作話が三徴であり，ウェルニッケ脳症に続発し，多くはアルコール依存症患者に生じる．ビタミン B_1，葉酸が低値で，末梢神経障害も合併する．8割は回復しないとされる．

亜急性連合性脊髄変性症はビタミン B_{12} 欠乏による脊髄障害であり，亜急性に脊髄後索・側索が障害される．痙性麻痺，圧覚・振動覚・位置覚の障害を呈する．悪性貧血を伴うことが多い．

重金属や化学物質には神経毒性を有するものがあり，少量の摂取で急性症状を呈する場合や摂取・蓄積した量に応じて慢性の症状を呈する場合がある．工場から排泄されたメチル水銀を蓄積した魚を摂取することで種々の神経症状を生じた公害病の水俣病も，中毒性神経疾患である．

O. 機能性障害（てんかん・片頭痛）

1 てんかん epilepsy

概　念

てんかんとは，種々の病因による大脳神経細胞の過剰な興奮に由来する反復性の神経発作（てんかん発作）を呈する，慢性の脳疾患である．脳の障害部位が明らかなものを「症候性てんかん」，種々の検査で病巣が明らかにならないものを「特発性てんかん」と分類する．3歳以下の発病が多いが，高齢者では，脳血管障害や外傷などによる脳の損傷に続発するため，発生頻度が上昇し，有病率は1%と比較的多い．

病　態

脳神経の突然の異常興奮により種々の神経の過活動を生じ，一側上肢の痙攣のような運動障害や視野異常などの感覚障害をもたらす．異常神経活動が脳の一部に限局しているものであれば「部分発作」，脳全体の異常を示す場合を「全般発作」という．部分発作が全般化（二次性全般化）することもある．また，意識障害を生じなければ「単純発作」，生じれば「複雑発作」という．発作時に周囲が驚かされるため，てんかん発作の典型と認識されている強直間代発作は，突然の急激な強直性筋収縮と意識障害を生じて転倒し，間代発作（律動的な筋収縮の反復）を呈するものである．脳波検査により，てんかん性放電や局在性徐波を認めると診断できる（図9-18）．

発作は通常数分以内で治まり，その後に眠ることも多いが，発作が短時間に繰り返す「重積」を起こした場合は，救急治療が必要である．発作時にはジアゼパムの静注を行い痙攣を終息させ，その後に抗てんかん薬を投与して発作を予防する．

2 片頭痛 migraine

前兆（aura：ぎらぎらした光の中心部分が暗くみえる閃輝暗点や半身の感覚障害が多い）に続いて，拍動性の頭痛が生じるのが古典的片頭痛である．しかし，前兆を伴わない片頭痛のほうが一般的である．悪心を伴うことが多く，若い女性，家

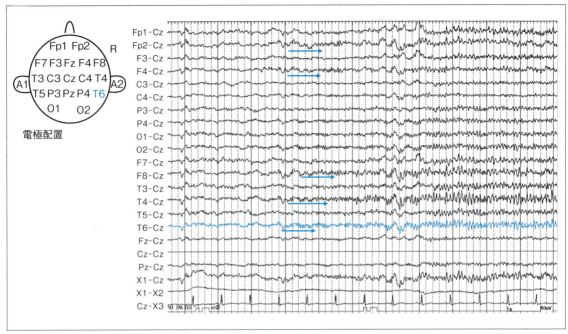

図 9-18. てんかん患者の発作時の脳波
正中中心部 (Cz) を基準とした脳波記録で焦点部分から (右側頭 T6：赤) 周囲に (矢印) 発作波 (棘波) が広がっている．

族歴がある人に生じやすい．通常の鎮痛薬で改善しない人でもセロトニン受容体作動薬が著効することが多い．表 9-2 の診断基準が使用される．

P. 摂食嚥下障害

嚥下に関わる運動神経（皮質延髄路）の一次中枢は大脳皮質に存在し，二次中枢は延髄に存在する．延髄の神経核からの神経は直接嚥下に関わる筋の運動を支配するため，延髄の障害により嚥下障害を生じ，延髄の呼称（球部）から球麻痺と呼ばれる．延髄は呼吸や心血管機能の中枢でもあるため，広汎な延髄の障害では生存が困難となるが，舌運動や嚥下運動の神経核は延髄背外側に存在するため，ワレンベルグ Wallenberg 症候群（後下小脳動脈閉塞による延髄背外側の脳梗塞）のような同部の限局的な障害の場合には，球麻痺を生じる．また，嚥下機能は重要な機能であるため，延髄のこれらの二次中枢は両側の皮質延髄路からの支配を受けており，一側の皮質延髄路の障害では一過性の軽度の嚥下機能障害に留まり，嚥下障害の後遺症は残しにくい．しかし，脳血管障害の再発や多発性病変により両側の皮質延髄路が障害されると，嚥下障害が顕著となる．この病態が仮性球麻痺であり，脳血管障害や認知症，神経変性疾患などで生じ，嚥下障害の原因の多くを占める．脳血管障害の場合は発作を繰り返すごとに階段状に増悪し，アルツハイマー型認知症やレビー小体型認知症などの変性疾患では神経障害の進行とともに緩徐に増悪する．脳血管障害後遺症患者や認

表 9-2. 片頭痛の診断

A. 過去に B～D を満たす頭痛が 5 回以上の発作があった
B. 頭痛発作が 4～72 時間持続する
C. 次のうち，少なくとも 2 項目を満たす
　1. 片側の頭痛
　2. 拍動性の（ずきんずきんする）頭痛
　3. かなり強い頭痛（日常生活が妨げられる）
　4. 階段の昇降など日常的な動作により頭痛が増悪する
D. 発作中，次のうち 1 項目を満たす
　1. 吐き気または嘔吐
　2. 光過敏と音過敏
E. 二次性頭痛を否定できる
　「前兆を伴う片頭痛」の場合は閃輝暗点が 2 回以上あれば片頭痛と診断できる

［国際頭痛分類第 3 版 beta 版より改変］

表9-3. 嚥下障害のスクリーニング試験

反復唾液嚥下試験 repetitive saliva swallowing test
＜方法＞
口腔内を湿らせた後に30秒間に何回空（から）嚥下ができるかを，触診による喉頭挙上運動の確認によって測定する
＜判定＞
3回以下を異常と判定する
改訂水飲みテスト modified water swallowing test
＜方法＞
冷水3mLを嚥下してもらい，その反応を評価する
＜判定＞
1：嚥下（−），むせ（＋）あるいは呼吸変化（＋）
2：嚥下（＋），呼吸変化（＋）
3：嚥下（＋），むせ（＋）あるいは湿性嗄声（＋），呼吸変化（−）
4：嚥下（＋），むせ（−），湿性嗄声（−），呼吸変化（−）
5：4点に加え，追加空嚥下が30秒以内で2回以上可能
判定不能：口から出す，無反応
3点以下を異常と判定する

知症患者の増加とともに，嚥下障害による誤嚥性肺炎も増加の一途をたどっているため，平成23年より肺炎がわが国の死亡原因の第3位に上昇し，口腔管理などの歯科医療による誤嚥性肺炎の予防が求められている．

ベッドサイドや訪問診療時に施行される嚥下障害のスクリーニング検査としては，反復唾液嚥下試験 repetitive saliva swallowing test（RSST）と改訂水飲みテスト modified water swallowing test（MWST）がある（表9-3）．

スクリーニングテストなどで嚥下障害が疑われる場合には，さらに嚥下内視鏡検査（videoendoscopic examination of swallowing（VE）検査）や，嚥下造影検査（videofluoroscopic examination of swallowing（VF）検査）を行い，その程度によって嚥下機能訓練や食事形態の調整を行う．

第10章 血液・造血器疾患

A. 血液と造血

1 血液の組成（表10-1）

血液の量は，体重の約8％を占め，成人ではおよそ4.5～5.5 l である．その比重は1.05～1.06で，pHは7.35～7.45である．

血液は，約45％の細胞成分（血球）と約55％の液体成分（血漿 plasma）からなる．血球のほとんどは赤血球（約99％）が占め，白血球と血小板は約1％にすぎない．血漿の約91％は水であり，蛋白質（アルブミン，グロブリン，フィブリノーゲンなど），脂質（コレステロール，中性脂肪など），糖質（ブドウ糖など）などの有機成分が約8％，電解質（Na，Caなど）などの無機成分が約1％である．抗凝固剤を加えずに放置すると，凝固因子の作用により血液が凝固し，血餅と血清に分離される．

2 血液の働き（表10-1）

a. **物質の運搬**
酸素，二酸化炭素，栄養素，ホルモン，老廃物などを運搬する．

b. **内部環境の維持**
体温，pH，電解質濃度などを調節する．

c. **生体防御**
白血球や免疫グロブリンなどにより，感染防御や免疫応答を行う．

d. **止血**
血小板や凝固因子により，止血凝固させる．

3 造血組織（図10-1）

血液細胞の産生（造血）は，胎生期はまず卵黄嚢ではじまり，次いで肝臓あるいは脾臓において造血が行われる．その後，骨髄 bone marrow での造血がはじまり，出生後は骨髄で造血が行われる．

出生直後はほとんどの骨の骨髄で造血が行われるが，次第に長管骨（大腿骨など）での造血は減少し，椎骨や骨盤などの体幹部の扁平骨が造血の中心となる．造血を行う骨髄を赤色髄，脂肪が蓄積し造血を行わない骨髄（長管骨など）を黄色髄という．

骨髄には，骨髄芽球，前骨髄球，骨髄球，後骨髄球などの幼若な顆粒球系細胞と，前赤芽球，好塩基性赤芽球，多染性赤芽球，正染性赤芽球，網

表 10-1．血液の組成と働き

血 球	
＜組成＞	＜働き＞
赤血球	：O_2とCO_2の運搬
白血球	：生体防御（感染防御，免疫応答）
血小板	：止血

血 漿	
＜組成＞	＜働き＞
水（91％）	：溶媒，体温の分散
蛋白質（7％）	：膠質浸透圧の維持
アルブミン	：ホルモンや脂肪酸の輸送
グロブリン	：抗体（生体防御），脂質の輸送
フィブリノーゲン	：血液凝固（止血）
電解質（1％）	：酸塩基の調節，細胞機能の調節
その他（有機物の運搬）	
栄養素	：グルコース，アミノ酸，脂質，ビタミン
情報伝達物質など	：ホルモン，サイトカイン，酵素
老廃物	：尿素，尿酸，クレアチニン

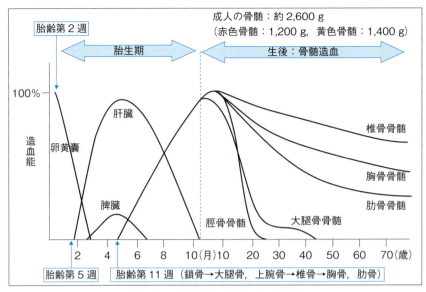

図 10-1. 胎生期と生後の造血組織

状赤血球などの幼若な赤血球系細胞，血小板を産生する巨核球などが存在する．

4 脾　臓 spleen

脾臓は重さ100～150 g くらいの臓器で，表面を被膜でおおわれ，実質は白脾髄と赤脾髄からなる．白脾髄には，B細胞からなる脾小節とT細胞からなるリンパ性動脈周囲鞘が存在する．

赤脾髄は，洞様血管からなる脾洞と細網組織からなる脾索とで構成されている．変形能の低下した老化赤血球は，脾索のマクロファージによって貪食され破壊される．

5 胸　腺 thymus

胸腺は思春期には30～40 g になるが，その後は加齢とともに萎縮する．胸腺には皮質と髄質があり，未分化のT細胞は皮質から髄質に移動するあいだに成熟したT細胞となる．

未分化のT細胞（プレT細胞）は，分化の過程で自己MHC（major histocompatibility complex：主要組織適合抗原複合体）を弱く認識するT細胞受容体 T cell receptor（TCR）を発現するもののみが生存し（正の選択），さらに，自己抗原を認識するものは死滅する（負の選択）．

6 リンパ節 lymph node

リンパ節の皮質には，リンパ濾胞が存在する．リンパ濾胞は主にB細胞で構成されており，濾胞間にはT細胞が多い．抗原刺激を受けると，濾胞に大リンパ球が増加して胚中心と呼ばれる明るい領域が形成され，小リンパ球が密集する周辺の暗い領域はマントル帯と呼ばれる．胚中心のない濾胞を一次濾胞，胚中心のある濾胞を二次濾胞と呼ぶ．

B細胞は胚中心において，抗体産生細胞（形質細胞）へと分化する．

7 粘膜関連リンパ組織 mucosa-associated lymphoid tissue（MALT）

消化管や気道などの粘膜固有層にはリンパ小節が存在し，粘膜から直接侵入した抗原に対する免疫応答に関与する．

活性化されたB細胞からIgAが産生され，分泌型IgAとなって粘液中に分泌され，抗原の侵入を防御する．

8 血液細胞の産生（造血） hematopoiesis（図10-2）

骨髄の造血組織は，多能性造血幹細胞を含むさまざまな分化段階の血液細胞と，それらを支持す

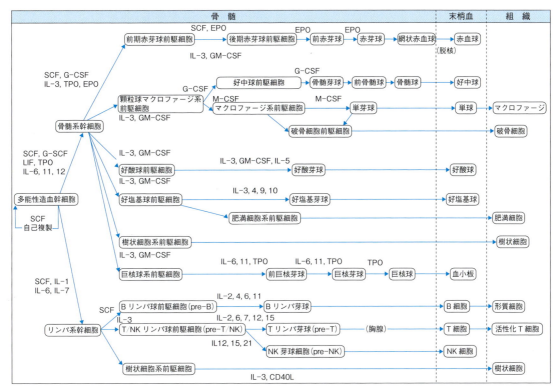

図 10-2. 血液細胞の分化と成熟

図 10-2 の略語の説明

略　語	欧　文	和　文
EPO	erythropoietin	エリスロポエチン
G-CSF	granulocyte colony-stimulating factor	顆粒球コロニー刺激因子
GM-CSF	granulocyte macrophage colony-stimulating factor	顆粒球マクロファージコロニー刺激因子
IL	interleukin	インターロイキン
LIF	leukemia inhibitory factor	白血病阻止因子
M-CSF	macrophage colony-stimulating factor	マクロファージコロニー刺激因子
NK	natural killer	ナチュラルキラー
SCF	stem cell factor	幹細胞因子
TPO	thrombopoietin	トロンボポエチン

る間質細胞（ストローマ細胞）からなる．多能性造血幹細胞は，自己複製能力と，さまざまな血液細胞に分化する能力とを併せ持つ．造血幹細胞を維持するのに適した微小環境は，造血幹細胞ニッチと呼ばれ，骨芽細胞や血管内皮細胞が重要な働きをしている．

多能性造血幹細胞から骨髄系幹細胞とリンパ系幹細胞が産生され，骨髄系幹細胞からはさらに赤血球，好中球，単球，好酸球，好塩基球，巨核球のそれぞれの前駆細胞が，また，リンパ球系幹細胞からはB細胞，T細胞，NK細胞のそれぞれの前駆細胞が産生され，血球に分化する．

血球の増殖分化には造血因子と総称されるさまざまなサイトカインが関与し，赤血球系ではエリスロポエチン（EPO），好中球では顆粒球コロニー刺激因子（G-CSF），単球・マクロファージ系ではマクロファージコロニー刺激因子（M-CSF），巨核球系ではトロンボポエチン（TPO）などが作用する．

9 血 球 blood cell

a. 赤血球 red blood cell（RBC）, erythrocyte

　直径 7〜8μm，厚さ約 2μm で，中央が凹んだ円盤形をしている．通常，血液中の赤血球には核はないが，網（状）赤血球 reticulocyte と呼ばれる網目状の構造物（主に RNA）を有する幼若な赤血球が 1％程度みられる．赤血球の寿命は，約 120 日である．老化した赤血球は，主に脾臓で破壊され，マクロファージによって貪食される．

　血液中の赤血球数は，成人では男性 450〜550 万/μl，女性 400〜500 万/μl くらいで，ヘマトクリット（血液中の赤血球の容積の割合）は，男性 45〜50％，女性 40〜45％くらいである．赤血球の成分は，水分約 60％，ヘモグロビン（血色素）約 35％であり，血液中のヘモグロビン濃度は，男性 14〜16 g/dl，女性 13〜15 g/dl くらいである．

　赤血球の主要な機能は，ヘモグロビンによる肺から全身の組織への酸素の運搬，および末梢組織から肺への二酸化炭素の運搬である．ヘモグロビンの酸素解離曲線は S 字状を呈し，酸素分圧の高い肺ではより多くの酸素と結合し，酸素分圧の低い末梢組織ではより多くの酸素を放出する．

b. 白血球 white blood cell（WBC）, leukocyte

　成人の白血球数は 4,000〜8,000/μl で，性差はない．白血球は，好中球（40〜60％），好酸球（2〜4％），好塩基球（1〜2％），リンパ球（30〜40％），単球（数％）に分類される．

1. 好中球 neutrophile

　直径約 10μm で，中性色素に染まる小型の顆粒を有する．核の形状により，やや幼若な桿状核球（数％程度）と成熟した分葉核球に分類される．機能としては，食作用に優れており，細菌などを貪食して活性酸素によって殺菌する．

　好中球は血管内から炎症組織に移行し，2〜3 日以内に死滅する．細菌感染などの炎症性疾患において増加し，核の左方移動（桿状核球などの幼若な細胞の増加）がみられる．

2. 好酸球 eosinophile

　好中球よりやや大きく（直径 9〜12μm），酸性色素に染まる大型の顆粒を有する．核は，2 分葉のものが多い．

　消化管や気管などの粘膜に多く存在し，アレル

ギー疾患や寄生虫感染で増加する．

3. 好塩基球 basophile

　大きさは好中球とほぼ同じで，塩基性色素に染まる大型の顆粒を有する．組織に存在する肥満細胞とよく似ており，IgE によって活性化されると脱顆粒を起こしてヒスタミンなどの化学伝達物質を放出し，即時型アレルギー反応を引き起こす．

4. リンパ球 lymphocyte

　直径 6μm くらいの小リンパ球と，直径 10μm あるいはそれ以上の大リンパ球とに分けられるが，ほとんどは小リンパ球である．機能的に B 細胞，T 細胞に分類され，B 細胞は抗体産生に，T 細胞は B 細胞の抗体産生の補助や標的細胞の傷害作用に働く．

　また，大きな顆粒をもつ NK（ナチュラルキラー）細胞と呼ばれる大型リンパ球が存在し，T 細胞とは異なるメカニズムによる細胞傷害作用を有する．

5. 単球 monocyte

　直径 10〜15μm で，白血球の中でもっとも大きい．核にはくびれがあり，細胞質には顆粒は少ない．血管内から組織に移行して，マクロファージに分化する．

　食作用を有し，細菌やウィルス感染細胞などを貪食してその抗原を細胞表面に提示することにより，免疫応答を惹起する．

6. 血小板 platelet

　骨髄に存在する巨核球の細胞質がちぎれてできたもので，大きさは 2〜4μm くらいで核はない．成人の血小板数は 15〜40 万/μl 程度である．

　血小板の寿命は，8〜10 日くらいである．α 顆粒と濃染顆粒と呼ばれる血小板特有の顆粒を有している．止血において重要な働きをする（各論 C『出血性素因』参照）．

c. 鉄代謝

　成人男性では，体内におよそ 3〜4 g の鉄が存在し，そのうち約 2/3 がヘモグロビン鉄である．また約 1 g の鉄は，フェリチンあるいはヘモジデリンとして組織に存在する貯蔵鉄である．

　フェリチンは 24 個のサブユニットから構成され内部に数千の鉄原子を貯蔵する可溶性蛋白であり，ヘモジデリンはフェリチンが重合・変性したもので不溶性である．そのほか，筋肉のミオグロ

ビンやチトクローム c などの含鉄酵素中に数%の鉄が存在する．トランスフェリンに結合して血液中に存在する血清鉄は，約 3〜4 mg にすぎない．ヘモグロビン合成に必要な鉄は 1 日 20〜30 mg であるが，食事から摂取される鉄は 1 日 1〜2 mg 程度であり，ほとんどは老化し破壊された赤血球に由来するヘモグロビン鉄の再利用である．

食事中には 1 日約 10〜20 mg の鉄が含まれているが，腸で吸収されるのは 5〜10％程度である．鉄は十二指腸および空腸上部の腸上皮細胞によって吸収され，一部はフェリチンとして貯蔵され，残りはトランスフェリンと結合して血清鉄となる．また，便や尿などに排泄される鉄の量も，1 日に 1〜2 mg 程度である．

鉄は，血液中ではトランスフェリンと結合した状態で存在する．1 分子のトランスフェリンには，2 原子の鉄が結合できる．血液中のトランスフェリン濃度は，結合可能な鉄の量で表され，総鉄結合能（TIBC）と呼ばれる．また，鉄が結合していない部分のトランスフェリンの量は不飽和鉄結合能（UIBC）と呼ばれ，血清鉄＋UIBC＝TIBC，という関係にある．トランスフェリンは赤芽球上に存在するトランスフェリン受容体と結合して細胞内に取り込まれ，細胞内で鉄が分離されミトコンドリアにおいてヘム合成に利用される．鉄顆粒を含む赤芽球 erythroblast は鉄染色で染まり，鉄芽球 sideroblast と呼ばれる．ヘム合成に異常のある鉄芽球性貧血では，ミトコンドリアに大量の鉄が蓄積し，核周囲に環状に存在するため環状鉄芽球 ringed sideroblast と呼ばれる．

貯蔵鉄の指標として，血清フェリチンが用いられる．鉄欠乏状態（鉄欠乏性貧血など）では血清フェリチンは低値となり，鉄過剰状態（ヘモクロマトーシスなど）では高値となる．

d. ヘモグロビン（Hb）

ヘモグロビン 1 分子は，α 様グロビンサブユニット（α 鎖，ζ 鎖）2 個と，β 様グロビンサブユニット（β 鎖，γ 鎖，δ 鎖，ε 鎖）2 個の，計 4 個のサブユニットから構成される四量体であり，それぞれのグロビンサブユニットはヘム 1 個と結合する．ヘムは赤芽球のミトコンドリアで合成され，中心に鉄原子が存在し，酸素と可逆的に結合する．ヘモグロビンは血色素とも呼ばれ，酸素が結合すると鮮紅色を呈する．

出生前は α 鎖と γ 鎖で構成される HbF（$\alpha_2\gamma_2$）が多いが，出生後は α 鎖と β 鎖からなる HbA（$\alpha_2\beta_2$）が主体となり，α 鎖と δ 鎖からなる HbA_2（$\alpha_2\delta_2$）も産生される．成人では HbA が 97％を占め，HbA_2 は 2％，HbF は 1％以下となる．

e. 血液型

血液型は赤血球の膜表面抗原によって規定されており，代表的なものとして ABO 式血液型と Rh 式血液型があるが，それ以外にも多くの血液型が存在する．

1. ABO 式血液型

ABO 式血液型が他の血液型と大きく違う点は，血液中に自己の血液型と異なる抗原に対する抗体が存在することである．したがって，ABO 式血液型を判定するにはオモテ検査（赤血球表面の A 抗原あるいは B 抗原の有無を調べる）と，ウラ検査（血清中の抗 A 抗体あるいは抗 B 抗体の有無を調べる）が必要となる．

すなわち，A 型では赤血球表面に A 抗原を有し，血清中には抗 B 抗体が存在する．B 型では赤血球表面に B 抗原を有し，血清中には抗 A 抗体が存在する．AB 型では赤血球表面に A 抗原および B 抗原を有し，血清中には抗 A 抗体あるいは抗 B 抗体は存在しない．O 型では赤血球表面に A 抗原あるいは B 抗原を有さず，血清中には抗 A，B 抗体（A 抗原と B 抗原の共通部分に対する抗体）が存在する．

ABO 式血液型は，A，B，O の各対立遺伝子により支配されており，O 遺伝子は A および B 遺伝子に対して劣性である．すなわち，遺伝子型 AO は A 型，BO は B 型となる．

2. Rh 式血液型

Rh 式血液型には，C，D，E の三つの対立遺伝子が存在し，そのうち D 抗原がもっとも免疫原性が強く，D 抗原の有無により Rh 陽性あるいは Rh 陰性に分類される．日本人は約 99％が Rh 陽性で，Rh 陰性は 1％にすぎないが，欧米人では約 15％が Rh 陰性である．

通常，抗 Rh 抗体は血液中に存在しないが，Rh 陰性の人にのみ後天的に抗 Rh 抗体が産生される場合があり，新生児溶血性疾患の原因となる．

3. 不規則抗体

Rh式血液型における抗Rh抗体のように，通常存在しないが不適合輸血や妊娠などによって後天的に産生される抗体を，不規則抗体と呼ぶ．輸血の際には交差適合試験（主試験：患者血清と供血者赤血球，副試験：患者赤血球と供血者血清）とともに，患者血液中の不規則抗体の検査も行い，不規則抗体が存在する場合には対応抗原の存在しない供血者の血液を輸血する．

B. 止血機序

各論C．出血性素因・血栓性素因で，詳細に述べる．

C. 主要症候と病態生理

1 貧 血 anemia

末梢血液中の赤血球数やヘモグロビン量が不足し，眼瞼や口腔の粘膜が蒼白となり，動悸，息切れ，頭痛，めまいなどの脳・循環系の症状が出現する．

2 出血傾向 hemorrhagic tendency

いったん出血すると容易に止血しにくい状態で，血小板減少，血小板機能異常，凝固因子異常，血管壁の脆弱性などによる．

3 発 熱 fever

血液疾患で悪性リンパ腫の腫瘍熱以外では一次性に発熱することは少ないが，貧血や多血症では微熱をきたすことがある．白血病などによる成熟白血球数減少時の易感染性亢進に伴う二次感染の場合は高熱をきたす．

4 易感染性

通常は感染症を引き起こさない弱毒菌または常在菌や微量の細菌で，容易に重篤な感染症を発症する病態である．白血病，再生不良性貧血，無顆粒球症などでの好中球減少症（とくに$500/\mu l$以下）や好中球機能異常症で頻発し，敗血症になりやすい．また，リンパ球機能異常症（AIDSなど）でもこの病態になる．

5 脾 腫 splenomegaly

血液の貯留，造血の調節，感染防御作用などを司っている脾臓は，血液の異常うっ滞，血球破壊の亢進，異所性造血などにより腫大する．

6 リンパ節腫脹 lymphnode swelling

主に白血病と悪性リンパ腫でリンパ節腫脹を認め，ともに頸部リンパ節が好発部位である．顔面浮腫，頸動脈怒張，呼吸困難，咳，痰，胸水，浮腫，腹水など，深在性リンパ節腫脹による圧排症状をきたすことがある．

7 黄 疸 jaundice

溶血性貧血，巨赤芽球性貧血などで赤血球の崩壊が亢進し，血中の非抱合型ビリルビン（間接ビリルビン）の増加により，黄疸を生じることがある．

D. 臨床検査法

血液・造血器疾患の診断や経過観察には，以下の検査が重要である．

1 末梢血液検査

赤血球数，血色素量，ヘマトクリット値，白血球数，血小板数の算定，血球の形態と染色上の変化の観察を行う．

2 骨髄検査

骨髄液を採取するために，胸骨あるいは腸骨を穿刺針により穿刺し，骨髄液を吸引する（骨髄穿刺）．骨髄穿刺後，有核細胞数と巨核球数と細胞形態の観察を行い，染色体分析を行う．吸引困難な例では，骨髄生検を行う．

3 電子顕微鏡検査

電顕的にミエロペルオキシダーゼ（MPO）や血小板ペルオキシダーゼ（PPO）の確認が，FAB分類（後述）のM0，M7に有用である．

4 細胞表面マーカー

フローサイトメトリーにより，白血病細胞やリ

ンパ腫細胞の血球系列や分化程度の判定に有用である.

5 染色体分析

白血病細胞やリンパ腫細胞の病型分類に有用である.

6 遺伝子検査

サザンブロッティング法やPCR法による遺伝子再構成（IgおよびTCR遺伝子再構成またはbcr-abl融合遺伝子など）の判定を行う.

7 生化学的検査

肝・腎機能検査，蛋白免疫電気泳動，リゾチームや尿酸の測定などを行う.

8 画像診断

各種X線，CT，MRI，Gaシンチグラフィ検査などを行うことがある.

9 造血能検査

血清鉄値，鉄結合能，ビタミンB_{12}，葉酸値の測定や鉄代謝の測定などを行う.

10 溶血検査

浸透圧脆弱性試験，自己溶血試験，ハムHam試験，クームスCoombs試験などを行う.

11 出血性素因についての検査

各論C. 出血性素因・血栓性素因で，詳細に述べる.

E. 輸 血

1 赤血球輸血

赤血球輸血は，貧血により末梢循環系に十分な酸素が供給されない場合に行われる.

慢性貧血の場合には，Hb 6〜7 g/dl以下が輸血の目安となるが，全身状態や臨床経過なども考慮して判断する. 一般に，1〜2単位/日の輸血量とし，Hb 10 g/dl以上にする必要はない. 貧血の原因となる疾患（消化管出血，鉄欠乏，ビタミンB_{12}

欠乏，葉酸欠乏，自己免疫性溶血性貧血など）の診断が必要であり，原疾患に対する治療も行う.

急性出血の場合には，一般にHb 6 g/dl以下では輸血が必要であるが，Hb 6〜10 g/dlでは全身状態などを考慮して輸血を行う.

体重60 kgの成人に2単位の輸血を行うと，Hb値は約1.5 g/dl上昇すると予測される.

通常の赤血球輸血に用いられる**赤血球液-LR**（白血球除去）は，血液（200 ml=1単位，400 ml=2単位）から白血球および血漿の大部分を除去したものに赤血球保存用添加液（MAP）を混和したもので，有効期間は採血後21日間（冷蔵）である.

洗浄赤血球液-LRは，血液から白血球および血漿の大部分を除去した後，生理食塩液で洗浄したもので，血漿成分などによるアレルギーを避けるために用いられ，有効期間は製造後48時間（冷蔵）である.

2 血小板輸血

血小板輸血は，血小板減少による出血傾向に対して出血を防ぐために行われる.

血小板数が5万/μl以上では，血小板輸血は不要である. 血小板数2〜5万/μlで止血困難な場合には，血小板輸血が考慮される. 血小板数2万/μl以下では重篤な出血を生じることがあるため，血小板輸血が行われる. ただし，慢性的な血小板減少症（再生不良性貧血，特発性血小板減少性紫斑病など）では，出血症状がなければ血小板輸血はなるべく避ける.

体重60 kgの成人に10単位の血小板輸血を行うと，血小板数は約3万/μl上昇すると予測される.

通常の血小板輸血に用いられる**濃厚血小板-LR**は，血液成分採血により採取した血小板であり，有効期間は採血後4日間（20〜24℃で振とう）である. 通常，10〜20単位の製剤が用いられる.

3 新鮮凍結血漿（FFP）

新鮮凍結血漿 fresh frozen plasma（FFP）は，凝固因子の補充による治療的投与を主目的とし，特定の血液凝固因子製剤がない場合にのみ使用され，肝障害や播種性血管内凝固 disseminated intravascular coagulation（DIC）のため複数の凝

固因子活性が低下し出血傾向のある場合や，血漿交換療法などに用いられる．

新鮮凍結血漿-LR120 は血液 200 m*l*，新鮮凍結血漿-LR240 は血液 400 m*l* から分離した血漿製剤であり，有効期間は採血後 1 年間（凍結）である．

4 輸血の副作用・合併症

a. 輸血後感染症

血液製剤は，B 型肝炎ウイルス，C 型肝炎ウイルス，ヒト免疫不全ウイルス human immunodeficiency virus（HIV），ヒトリンパ球向性ウイルス 1 型 human T-lymphotropic virus type 1（HTLV-1），ヒトパルボウイルス B19，梅毒についての検査が行われている．B 型肝炎ウイルス，C 型肝炎ウイルス，HIV については，核酸増幅検査 nucleic acid amplification（NAT）により高感度にウイルスを検出している．しかし，感染初期の血液ではウイルス量が微量のため検査で検出できない期間（**ウインドウ・ピリオド**）が存在するため，感染の可能性はゼロではない．

b. ABO 血液型不適合輸血

ABO 血液型不適合輸血では溶血を生じる．とくに，O 型の（抗 A 抗体および抗 B 抗体を持つ）患者に A 型，B 型，AB 型の輸血を行った場合に，輸血開始後数分で悪寒，発熱，呼吸困難，腹痛などの症状を呈し，腎不全や DIC を合併して死に至ることもある．

c. 輸血関連急性肺障害 transfusion-related acute lung injury（TRALI）

輸血後 6 時間以内に呼吸困難，低酸素血症をきたす非心原性肺水腫であり，血液製剤あるいは患者血液中に存在する抗 HLA 抗体や抗顆粒球抗体などが原因と考えられる．TRALI が疑われる場合には，輸血を中止するとともに人工呼吸管理を含む適切な全身管理が必要となる．

d. 輸血関連循環過負荷 transfusion-associated circulatory overload（TACO）

大量輸血により心原性肺水腫をきたし，浮腫，呼吸困難，起坐呼吸などうっ血性心不全の症状が認められる．

e. アレルギー反応

発熱，蕁麻疹，血管浮腫，掻痒感，皮膚紅潮な

どの症状がみられ，アナフィラキシーショックを生じることもある．血液製剤中の血漿蛋白と患者血液中の抗体との反応が原因と考えられる．赤血球製剤は血漿がほとんど除去されているが，血小板製剤は血漿を含むため発生頻度が高い．アレルギー反応の予防には，洗浄赤血球あるいは洗浄血小板製剤を用いる．

f. 遅発性溶血性輸血副作用 delayed hemolytic transfusion reaction（DHTR）

過去に輸血を受けた患者に再び輸血を行った場合に，輸血後 1～数日後に不規則抗体の産生により溶血を生じることがある．

g. 輸血後移植片対宿主病 post transfusion-graft versus host disease（PT-GVHD）

血液製剤中に含まれるリンパ球が患者の体内で拒絶されず増殖し，患者の細胞・組織を攻撃することにより，発熱，紅斑，下痢などの症状をきたす．さらに，肝障害，汎血球減少症，出血傾向，感染症を合併し，多臓器不全のため死に至ることもある．PT-GVHD を予防するために，新鮮凍結血漿を除く輸血用血液製剤は，放射線照射により血液製剤中のリンパ球が不活化されている．（新鮮凍結血漿は凍結によりリンパ球が壊れるため，放射線照射は不要である．）

5 自己血輸血

自己血輸血は，待機的手術の場合に術前に患者自身から血液を採取して保存し，術中あるいは術後に必要に応じて輸血する方法であり，同種血輸血による感染症や免疫反応などの副作用・合併症を避けることができる．通常，自己血採取は 1 回に 400 m*l* を上限とし，間隔は 1 週間以上空け，手術予定日の 1 週間前までに採取をおえる．自己血の取り違えや保存中に細菌が繁殖することのないように，注意が必要である．

6 造血幹細胞移植

造血幹細胞移植 hematopoietic stem cell transplantation（HSCT）とは，大量の抗悪性腫瘍薬や放射線治療を行って白血病などの悪性腫瘍細胞を根絶し，その後にドナーからの（**同種移植**），あるいは，あらかじめ採取しておいた患者自身の

（**自家移植**）造血幹細胞を移植して，骨髄の造血能を回復する治療法である．同種移植の場合には，移植細胞による抗腫瘍効果が期待される一方，移植細胞に対する拒絶（生着不全）や，**移植片対宿主病 graft versus host disease（GVHD）**を生じることがある（口絵11参照）．

造血幹細胞の採取方法により，ドナーの骨髄液を採取して移植する**骨髄移植 bone marrow transplantation（BMT）**，ドナー，あるいは，患者本人の末梢血から採取する**末梢血幹細胞移植 peripheral blood stem cell transplantation（PBSCT）**，臍帯から血液を採取する**臍帯血移植 cord blood transplantation（CBT）**に分類される．同種移植の場合，ドナーの選択に当たってはヒト白血球抗原 human leukocyte antigen（HLA）の適合性が重要であり，血縁者の中にHLA適合ドナーが得られない場合には骨髄バンクからHLA適合ドナーを検索する．

移植後の合併症である移植片対宿主病（GVHD）には急性型と慢性型があり，**急性 GVHD** は通常，移植後100日以内に発症し，皮疹（丘疹，紅斑，水疱，全身性紅皮症など），肝障害（黄疸，高ビリルビン血症など），消化管障害（下痢，腹痛など）がみられる．**慢性 GVHD** は通常，移植後100日以降に発症し，皮膚硬化病変，口腔扁平苔癬様病変，口腔乾燥，歯肉出血，乾燥性角結膜炎，食道狭窄，閉塞性細気管支炎，関節拘縮，筋膜炎など，さまざまな症状がみられる．

A．赤血球系の異常

1 貧　血 anemia

末梢血液中のヘモグロビン濃度が低下した状態である．

病因としては，① 出血による貧血，② 赤血球の産生低下と成熟過程の異常による貧血，③ 溶血による貧血，の3群に大別される．

a．**出血による貧血**
出血により，貧血となることがある．

b．**骨髄中での赤血球産生低下と成熟過程の異常による貧血**
① 幹細胞もしくは前駆細胞の異常による貧血：再生不良性貧血，鉄芽球性貧血，発作性夜間ヘモグロビン尿症，白血病，骨髄異形成症候群，赤芽球癆など．
② DNA合成障害による貧血：巨赤芽球性貧血など．
③ ヘモグロビン合成障害による貧血：鉄欠乏性貧血，サラセミア，異常ヘモグロビン症など．

c．**溶血による貧血**
① 赤血球に原因があるもの：遺伝性球状赤血球症，遺伝性楕円赤血球症，発作性夜間ヘモグロビン尿症など．
② 赤血球以外に原因があるもの：自己免疫性溶血性貧血，細血管障害性溶血性貧血など．

d．**血液分布異常**
巨大脾腫を伴う疾患（特発性門脈圧亢進症など）．

e．**赤血球恒数による分類**
赤血球恒数（表10-2）により，大球性貧血，小球性低色素性貧血，正球性正色素性貧血の3群にも分類される．病因分類との対応を，表10-3に示す．

f．**貧血に共通の症状**
すべての貧血には，共通の二大一般症状がある．
① 酸素供給障害に伴う組織の酸素濃度低下による症状：とくにもっとも鋭敏な脳の酸素濃度低下による，めまい，耳鳴り，頭痛，記憶減弱，失神など．
② 酸素を全身供給するための代償的血流量増大要求は，心臓の過剰負担をきたす．その結果としての心血管系機能障害による症状：全身倦怠感，動悸，息切れ，呼吸困難，胸部圧迫感など．

1-1　小球性低色素性貧血

鉄欠乏性貧血が，代表的疾患である．

鉄欠乏性貧血では，血清鉄と貯蔵鉄（フェリチン）が低下し，不飽和鉄結合能（UIBC）は増加する．

表 10-2. 赤血球恒数

$$\text{平均赤血球容積 mean corpuscular volume (MCV) } (fl) = \frac{\text{Hct}(\%)}{\text{RBC}(\times 10^4/\mu l)} \times 1,000$$

$$\text{平均赤血球ヘモグロビン mean corpuscular hemoglobin (MCH) } (\text{pg}) = \frac{\text{Hb}(g/dl)}{\text{RBC}(\times 10^4/\mu l)} \times 1,000$$

$$\text{平均赤血球ヘモグロビン濃度 mean corpuscular hemoglobin concentration (MCHC) } (g/dl) = \frac{\text{Hb}(g/dl)}{\text{Hct}(\%)} \times 1,000$$

$fl : 10^{-15}l$, pg : 10^{-12}g.

表 10-3. 赤血球恒数による貧血の分類

1. 大球性貧血 MCV > 100 f*l* MCHC > 30 g/d*l*	1）巨赤芽球性貧血 　a）ビタミンB$_{12}$欠乏によるもの：悪性貧血，胃全摘後吸収不良症候群，盲係蹄症候群 　b）葉酸欠乏症：アルコール中毒，妊娠貧血，吸収不良症候群，盲係蹄症候群，葉酸吸収阻害薬（抗痙攣薬，経口避妊薬），葉酸拮抗薬（メトトレキサート） 　c）抗白血病薬：シトシンアラビノシド，メルカプトプリン 　d）赤白血病など 2）その他の大球性貧血 　a）肝障害など 　b）甲状腺機能低下症など
2. 正球性正色素性貧血 MCV：80〜100 f*l* MCHC：30〜35 g/d*l*	1）急性出血 2）溶血性貧血 3）再生不良性貧血，赤芽球癆 4）二次性貧血（慢性疾患に伴う貧血，腎性貧血など） 5）白血病，骨髄異形成症候群など
3. 小球性低色素性貧血 MCV < 80 f*l* MCHC < 30 g/d*l*	1）鉄欠乏性貧血 2）無トランスフェリン血症 3）鉄芽球性貧血 4）サラセミアなど

a. 鉄欠乏性貧血 iron deficiency anemia

病因・病態

① 鉄摂取不足，② 胃腸よりの鉄吸収不良，③ 妊娠などによる体内での鉄必要量の増大，④ 月経や消化管出血などによる鉄喪失，が病因の多くを占める．鉄欠乏状態は貯蔵鉄の不足にはじまり，次いで血清鉄の減少が生じ，ヘモグロビン合成が低下して貧血となる．

症　状

緩慢に進行し，症状は一般に軽度である．酸素運搬能低下による易疲労性，動悸，耳鳴り，頭痛，頻脈，舌乳頭萎縮による舌痛などがみられる．**鉄欠乏性貧血に舌炎と嚥下困難を合併したものを，プランマー・ビンソン Plummer-Vinson 症候群**という（口絵2）．爪の変形（**さじ状爪**），月経異常や土，氷，糊などを口にする異食症 pica も，ときにみられる．

進行すると脳や運動機能の低下，角化不全性の口腔や頬部上皮の薄皮化，感染に対する反応性の低下などの症状もみられることがある．

検査所見

赤血球数に比し，ヘモグロビン，ヘマトクリット値が著しく低下する小球性低色素性貧血で，変形，大小不同，菲薄化を伴う．白血球系には，著変はない．血小板数は，増加することが多い．骨髄は有核細胞数が多く，とくに赤芽球の増殖性過形成をみるが，鉄芽球はほとんどみられない．

生化学検査では血清鉄の減少，フェリチンの減少，不飽和鉄結合能の増加を認める．慢性疾患に伴う貧血では，血清鉄は減少するがフェリチンは高値となることが多いため，鑑別できる．

治　療

原疾患のある場合には，その治療を第一に行う．出血を疑う場合には，出血源の検索を必ず行う．一般に経口による鉄剤投与を行うが，副作用（胃腸障害）が強いときや急速に鉄補給が必要なときは，経静脈的に補給する．

歯科関連事項

・鉄欠乏性貧血に萎縮性舌炎と嚥下困難を合併した病態を，プランマー・ビンソン Plummer-Vinson 症候群という．萎縮性舌炎の特徴は，舌乳頭が萎縮し平滑化し，発赤と疼痛を伴う（口絵2参照）．
・プランマー・ビンソン症候群の患者は，舌痛，味覚異常や嚥下困難を主訴に歯科外来を初診することが多く，歯科領域でもっとも重要な内科疾患のひとつである．
・口内炎や口角炎，口腔や頰上皮の薄皮化などの口腔症状・所見もきたし，舌癌の罹患率も高い．

---

b.　鉄芽球性貧血 sideroblastic anemia

病因・病態

ミトコンドリア内のヘム合成障害により発症する小球性低色素性貧血で，骨髄赤芽球および血清鉄の増加を認める．遺伝性，骨髄異形成症候群，およびビタミン B_6 欠乏や薬剤などによる二次性鉄芽球性貧血がある．

赤芽球は鉄を取り入れるが，ヘム合成酵素の障害によりヘモグロビンを合成しえず，鉄を蓄積したまま（**環状鉄芽球 ringed sideroblast**），崩壊する（**無効造血**）．

症　状

易疲労性，動悸や耳鳴りなどの貧血の一般症状がみられる．

検査所見

二相性貧血（正常の赤血球と，小球性の赤血球の混在）がみられる．

血清鉄，フェリチンの増加と不飽和鉄結合能の低下および網状赤血球減少がみられ，骨髄では赤芽球の増殖と環状鉄芽球を認める．

治　療

ピリドキシン（ビタミン B_6）が有効な場合がある．薬剤性のものは，原因薬剤の中止により回復する．

1-2　大球性貧血

巨赤芽球性貧血と非巨赤芽球性大球性貧血の，大きく二つに分類される．

a.　巨赤芽球性貧血 megaloblastic anemia

ビタミン B_{12} や葉酸などの欠乏によって惹起される DNA 合成障害による骨髄造血細胞の形態学的機能的異常の総称である．巨赤芽球 megaloblast が骨髄に出現し，末梢血は大球性貧血と，好中球の過分葉（5 葉以上）や後骨髄球の出現が特徴的である．

各種抗悪性腫瘍薬投与を受けている患者や，先天性代謝疾患でも認められる．

a-1.　悪性貧血 pernicious anemia

病因・病態

ビタミン B_{12}（VB_{12}）は胃壁細胞で産生される糖蛋白である内因子の作用を介し，回腸より吸収される．吸収された VB_{12} は，運搬蛋白であるトランスコバラミンと結合し諸臓器へと輸送され，大部分は肝に貯蔵される．

VB_{12} の 1 日の必要量は，2〜5 μg と考えられている．通常，日本人は 1 日約 5〜30 μg の VB_{12} を食物から摂取するが，1〜5 μg が吸収されるにすぎない．しかし，正常人の貯蔵量は 2,000〜5,000 μg で，まったく吸収されなくなっても，その欠乏症が生じるのは数年後である．

VB_{12} は DNA 合成に関連する酵素の補酵素として働き，VB_{12} の欠乏は DNA 合成障害をきたし，赤血球のみならずすべての血球の成熟障害をも引き起こす．

萎縮性胃炎により胃壁細胞の減少に伴う内因子の分泌障害，または抗内因子抗体による VB_{12} の吸収不全により発症する．悪性貧血患者の血清や胃液中には胃壁細胞に対する抗体が約 90％，内因子に対する抗体が約 60％ と，高率に証明される．抗内因子抗体は，阻止抗体（Ⅰ型抗体）と結合抗体（Ⅱ型抗体）とが知られている．遺伝的要因とともに慢性甲状腺炎（橋本病）などの自己免疫疾患の合併頻度が高く，自己免疫疾患の一つと

A.　赤血球系の異常　　289

も考えられている.

症　状

40歳以降,とくに60〜70歳代に好発し,倦怠感,動悸,息切れ,四肢の冷感などの貧血による症状と,口内炎や食欲不振などの消化器症状がみられる.とくにハンター Hunter 舌炎という,平滑で発赤をきたし疼痛を伴う舌炎がみられる(口絵3参照).悪性貧血では VB_{12} 欠乏による神経症状を伴うことが特徴で,手足のしびれ感や疼痛などにはじまり,深部知覚(位置覚,振動覚)の低下,歩行障害,運動失調,異常反射の出現,視力障害,見当識障害,知能障害などをきたし(亜急性連合脊髄変性症),さらには精神疾患と誤られる病態(megaloblastic madness)も出現してくる.

検査所見

末梢血は大球性貧血で,楕円赤血球や大小不同などの赤血球形態異常や,核の断片であるハウエル・ジョリー Howell-Jolly 小体などが認められる.進行すると,白血球数減少と血小板数減少を伴う汎血球減少症 pancytopenia をきたす.

骨髄は赤芽球系細胞の過形成を示し,DNA合成阻害による核と細胞質の成熟の解離と核の染色質間が透けてみえる赤芽球,すなわち巨赤芽球の増殖を認める(口絵4参照).これらの形態変化は,後骨髄球や巨核球などでもみられる.

血清 VB_{12} 値はきわめて低いが,血清葉酸は低下を示さない.放射性標識 VB_{12} 吸収排泄試験(シリング Shilling 試験)を行うことにより,診断は確定できる.血清 LDH は著増し,尿中メチルマロン酸排泄増加も認められ,また,血清中抗内因子抗体の検出は診断に重要である.

治　療

血清 VB_{12} を筋肉注射にて投与し,貧血の改善を得た後も1〜3ヵ月に1回の割合で,生涯にわたり継続投与する.

VB_{12} 投与を続けていると,DNA合成の改善に伴う鉄需要の急速な増加により鉄欠乏が生じ,貧血の回復が遅滞しはじめるので,鉄剤を同時投与することが必要となる.

ヘモグロビン値が著しく低下している高齢患者には,輸血療法が行われる.

歯科関連事項

・ハンター Hunter 舌炎といわれる萎縮性舌炎をきたし,歯科を受診することがある.
・舌痛,舌の知覚過敏や知覚障害をきたすことがある.
・汎血球減少症をきたした症例では,歯周病や歯肉炎が難治性となる.また出血傾向が出現するので,抜歯などの歯科観血処置に注意が必要である.

a-2.　その他の VB_{12} 欠乏性巨赤芽球性貧血

胃切除手術後には内因子分泌が欠如するため,数年後に巨赤芽球性貧血を生じる.この場合,鉄欠乏も合併しやすいので,典型的な大球性貧血を呈さないことがある.

VB_{12} 吸収部位である小腸の病変(小腸炎など)や,盲係蹄症候群などにおける腸内細菌の異常増殖による VB_{12} の過剰消費によっても,巨赤芽球性貧血がみられる.

a-3.　葉酸欠乏性巨赤芽球性貧血

病因・病態

成人では1日50〜100 μg の葉酸摂取が必要であり,体内に5〜10 mg 貯蔵されている.緑色野菜に多く含まれているが,加熱処理によって破壊される.

葉酸が摂取されないと,数ヵ月後に葉酸欠乏症を生じる.葉酸欠乏の原因は,未熟児や高齢者にみられる栄養障害や,アルコール依存症による摂取不足が主である.そのほか,広範囲の小腸切除や薬剤(抗痙攣薬など)による吸収障害,妊娠や溶血性貧血などでの造血亢進や悪性腫瘍などでの葉酸必要量の増大,メトトレキサートなどの葉酸拮抗薬による葉酸代謝障害などでみられる.

葉酸は,種々の生体内酵素反応の補酵素として働き,その欠乏は dUMP より dTMP を合成する経路を障害し DNA合成障害が生じ,巨赤芽球性貧血を発症する.

症　状

VB_{12} 欠乏性貧血にみられる神経症状はみられないが,その他の症状は,VB_{12} 欠乏性貧血と同様である.

検査所見

末梢血検査所見や骨髄所見は，VB_{12}欠乏性貧血とほぼ同様である．葉酸欠乏症に特徴的な異常所見は，血清葉酸値の低下である．

治療

吸収障害によるもの以外は，1日5～15mgの葉酸を経口投与する．

a-4. その他の巨赤芽球性大球性貧血

核酸合成障害を生じる抗悪性腫瘍薬（プリン代謝拮抗薬やピリミジン代謝拮抗薬など）の投与や，遺伝性オロチン酸尿症などの先天性代謝異常疾患で，巨赤芽球性貧血が発症する．赤白血病や骨髄異形成症候群でも，巨赤芽球性貧血がみられることがある．

b. 非巨赤芽球性大球性貧血

骨髄に巨赤芽球がみられない大球性貧血は，抗悪性腫瘍薬の投与，肝疾患などに伴う二次性貧血の一部にみられる．

1-3 正球性正色素性貧血

再生不良性貧血と溶血性貧血が，代表的疾患である．

白血病，悪性リンパ腫や骨髄腫などの造血器悪性腫瘍，癌の骨髄転移や慢性疾患に伴う貧血も，この型をとることが多い．

a. 再生不良性貧血 aplastic anemia

病因・病態

骨髄は脂肪髄となり，全造血細胞の著明な低形成により汎血球減少症（正球性正色素性貧血，絶対的好中球減少，血小板減少）をきたすが，異常細胞の出現を認めない疾患である．

特定の原因がなく発症する特発性のものと，薬剤や放射線などにより生じる二次性のものとがある．遺伝性のものとして，乳幼児に骨髄機能不全が発症し，腎や骨の形成不全，小頭症，精神遅滞などの異常を伴うファンコーニFanconi貧血がある．特殊型として，肝炎後再生不良性貧血や再生不良性貧血-発作性夜間ヘモグロビン尿症症候群がある．

赤血球系のみの低形成の場合があり，赤血球癆pure red cell aplasiaと呼ばれる．

病因としては，造血幹細胞自体の異常と免疫学的機序による造血抑制の二つが考えられている．

症状

貧血に伴う動悸，息切れや顔面蒼白，白血球減少による易感染性，血小板減少による点状出血，歯肉出血や鼻出血など，汎血球減少に起因する症状をきたす．

再生不良性貧血に合併した感染症は難治性で，病初期には細菌感染症，その後，長期の抗生物質投与により真菌感染症が生じることが多い．

検査所見

末梢血では正球性正色素性貧血，絶対的好中球減少症と血小板減少症の汎血球減少症が認められる．骨髄の造血細胞は減少し，脂肪を多く含み造血部位が島状に散在していることがあり，骨髄穿刺のみではなく骨髄生検を必要とする．

末梢血および骨髄に異常細胞の増殖や出現を認めない．血清鉄の上昇と不飽和鉄結合能の低下，エリスロポエチンの著しい上昇が認められる．

治療

支持療法として，必要最小限の輸血（白血球除去赤血球，血小板）を行う．薬剤による治療としては，蛋白同化ホルモン，造血因子（エリスロポエチン，G-CSF）あるいは免疫抑制療法（シクロスポリン，抗胸腺細胞グロブリン（ATG）など）が行われる．45歳以下でHLA適合ドナーがある場合には，骨髄移植も行われる．

歯科関連事項

- 難治性歯周病や難治性歯肉炎を合併しやすく，これらが髄膜炎や敗血症の病因になりうるので，十分な注意が必要である．
- 止血困難な歯肉出血，抜歯後出血などの口腔出血が出現する．

---

b. 溶血性貧血 hemolytic anemia

赤血球の崩壊（溶血）と，骨髄の赤芽球過形成をきたす疾患群の総称で，遺伝性（赤血球自身の欠陥）または非遺伝性（赤血球外の環境因子）の病因により発症する．

A. 赤血球系の異常

b-1. 赤血球自身の異常による溶血性貧血

1. 遺伝性球状赤血球症
hereditary spherocytosis（HS）

病因・病態

主に常染色体優性遺伝により赤血球が小球状を呈し，脾臓で崩壊して溶血性貧血を生ずる．わが国における先天性溶血性貧血の約70%を占める．

赤血球膜のアンキリン，スペクトリンなどの膜蛋白の量的あるいは質的異常により膜の脂質が失われて小型の球状を呈し，脾洞の内皮細胞間隙を通り抜けることができず，マクロファージにより貪食され溶血する．

症状

貧血，黄疸，脾腫，胆石が主要所見であるが，HS患者の約25%は代償された軽度の溶血を示すのみで，貧血を認めない．

検査所見

正球性正色素性貧血で，塗抹標本で小球状赤血球がみられるのが特徴である．骨髄は赤芽球過形成を示し，末梢血では網赤血球の著増を認める．間接ビリルビンが増加し，ハプトグロビンは低下する．赤血球浸透圧脆弱性は，亢進している．

治療

赤血球破壊の主な部位である脾臓の摘出術（摘脾）が行われる．摘脾は，根本的な赤血球の膜異常を治療するわけではないが，貧血の改善，黄疸の消失などの臨床的治癒が得られる．

2. 酵素異常による先天性溶血性疾患

病因・病態

赤血球内酵素の遺伝的異常により，溶血性貧血症状を呈する疾患群である．多くの酵素異常疾患が認められているが，非常にまれな疾患群であり，その中ではグルコース-6-リン酸脱水素酵素（G6PD）欠乏症と，ピルビン酸キナーゼ（PK）欠乏症が多い．

解糖系などの酵素の異常により，赤血球の代謝が障害され溶血すると考えられる．

G6PD欠乏症は伴性遺伝で男性にほぼ限られ，黒人，地中海沿岸，東南アジアなどに比較的多くみられるが，わが国ではまれな疾患である．通常は貧血を認めないことが多いが，熱性疾患やソラマメ摂取後あるいは，アミノピリンなどの解熱薬やマラリア治療薬などの服用に際し，急性溶血発作を起こす．

PK欠乏症は常染色体劣性遺伝であり，貧血症状はさまざまで，輸血を要する例から日常生活に支障のない例まである．

治療

根本的治療はなく，摘脾の適応も限られる．

3. 発作性夜間ヘモグロビン尿症 paroxysmal nocturnal hemoglobinuria（PNH）

病因・病態

赤血球は，膜蛋白異常のために補体を介した傷害に対して非常に感受性が高く，夜間睡眠中に血管内溶血（末梢血管内での赤血球の崩壊）が亢進し，早朝にヘモグロビン尿が出現する．造血幹細胞の突然変異に起因する，まれな後天性溶血性貧血である．

PIG-A遺伝子の変異により，GPIアンカー型膜蛋白が細胞膜上に発現できなくなる．補体制御蛋白のDAFやCD59はGPIアンカー型膜蛋白であり，それらの欠損により補体感受性が異常に亢進する．

再生不良性貧血が先行し，後にPNHに移行する場合もある．また，骨髄異形成症候群や急性白血病に移行する場合もある．

症状・検査所見

汎血球減少が認められる．早朝に黒色のヘモジデリン尿やヘモグロビン尿がみられ，尿からの鉄分喪失により血清鉄が減少し，鉄欠乏性貧血類似の所見がみられることもある．嘔吐，腹痛などの消化器症状，出血傾向，あるいは血栓症などの症状を認める．

軽度の酸性状態で患者赤血球が補体により溶血される現象をみるハムHam試験が陽性となる．また新鮮正常血清を砂糖水によって希釈すると古典的補体経路が活性化され，それにより患者赤血球が溶血されることをみるショ糖溶血試験が陽性となる．DAF，CD59などの欠損が，フローサイトメトリーで認められる．

治療

貧血に対しては，補体を除去した洗浄赤血球輸血を行う．根治法として，骨髄移植がある．

b-2. 赤血球以外の要因による溶血性貧血

1. 脾機能亢進症 hypersplenism

門脈圧亢進症（特発性門脈圧亢進症や肝硬変な

ど），悪性リンパ腫，白血病，などの基礎疾患による脾腫により，脾機能が亢進して正常赤血球が破壊され，溶血性貧血をきたすことがある．

2. 物理的損傷による溶血：赤血球破砕症候群
red cell fragmentation syndrome

長時間の激しい運動（行進やランニングなど）に伴う赤血球への物理的傷害により，一過性の血管内溶血が起こる行軍ヘモグロビン尿症や，心臓弁膜や大血管の異常による破砕性溶血が起こることがある．末梢血液中に多数の断片化赤血球を認め，ハプトグロビンの低値，LDH の高値，ヘモグロビン尿などがみられる．

また，播種性血管内凝固（DIC），血管炎や腎不全などによる微小血栓形成や，海綿状血管腫などによる微小血管の血流障害は破砕性溶血を発症し，これらを微小血管症性溶血性貧血 microangiopathic hemolytic anemia（MHA）と称する．

3. 自己免疫性溶血性貧血
autoimmune hemolytic anemia（AIHA）

赤血球に対する自己抗体の産生によって引き起こされる溶血性貧血である．

1）温式自己抗体による AIHA：37℃で活性を示す自己抗体（IgG）により溶血が生じる疾患で，原因が不明な場合を特発性，リンパ性白血病や全身性エリテマトーデス（SLE）などの疾患に合併する場合を続発性と分類する．AIHA の約8割を占め，自己抗体と結合した赤血球が，マクロファージに捕捉，貪食される病態である．

症状は緩徐に進行し，貧血症状のみを主訴とすることが多いが，ときに発熱などの急性感染症様の症状や腹痛などを訴えることもある．血小板減少を合併することがあり，これはエバンス Evans 症候群と呼ばれ，膠原病や悪性疾患に続発することが多い．

溶血性貧血の所見があり，クームス Coombs 試験（直接クームス試験は赤血球に結合している抗体，間接クームス試験は血清中に存在する抗体の検査法）が陽性であることにより診断される．治療は，副腎皮質ステロイドやアザチオプリンなどの免疫抑制薬を使用するが，摘脾により約50％に寛解が得られる．

2）冷式自己抗体による AIHA

a）寒冷凝集素症 cold agglutinin disease：低温

で活性を示す寒冷凝集素（IgM）により赤血球の凝集および溶血をきたす疾患で，AIHA の約2割を占める．高齢者では特発性，あるいは悪性リンパ腫などの造血器腫瘍に合併する慢性型が多く，若年者ではマイコプラズマなどの感染後にみられる急性型が多い．貧血，レイノー Raynaud 現象や知覚鈍麻などがみられ，身体を低温に曝さないことが予防法となる．

b）発作性寒冷ヘモグロビン尿症 paroxysmal cold hemoglobinuria：ドナース・ランドシュタイナー Donath-Landsteiner 抗体と呼ばれる IgG（低温で赤血球に結合し，37℃で補体による溶血を生じる）の産生により発症し，寒冷曝露後に悪寒戦慄，高熱，頭痛，腹痛，ヘモグロビン尿が出現する．梅毒やウイルス感染に合併することが多い．副腎皮質ステロイドや免疫抑制薬は無効であり，摘脾の効果も期待できない．

4. 同種抗体による免疫性溶血性貧血
新生児溶血性疾患や，血液型不適合輸血がある．

5. 薬剤による免疫性溶血性貧血

三つの機序が考えられ，ハプテン型（ペニシリンなど），自己抗体産生型（メチルドパなど），免疫複合体型（キニジンなど）がある．薬剤の中止により，通常1～2週間で軽快する．

c. ヘモグロビンの異常：異常ヘモグロビン症 hemoglobinopathy

異常ヘモグロビン症は遺伝性疾患であり，グロビン遺伝子あるいはその近傍の変異によりグロビン鎖の構造や合成率が変化して発症する．グロビンのアミノ酸組成に異常があるものを構造的異常ヘモグロビン症，グロビン合成の量的異常によるものをサラセミアという．

c-1. 構造的異常ヘモグロビン症

1. 鎌状赤血球貧血 sickle cell anemia

病因・病態

β グロビンの6番目のアミノ酸がグルタミン酸からバリンに変換される突然変異により，ヘモグロビン S（HbS）が産生される．ホモ接合体のみ症状がみられ，ヘテロ接合体では通常無症状である．ヘテロ接合体はマラリア抵抗性を有し，中央アフリカなどのマラリア多発地域で頻度が高い．

臨床症状

ホモ接合体では，酸素分圧の低い状態でヘモグ

A. 赤血球系の異常　293

ロビンがゲル化して赤血球は鎌状型となり，血管の閉塞や脾臓での溶血が起こる．血管閉塞による疼痛，脾，腎などの梗塞，感染症による抵抗力低下などがみられる．

検査所見

末梢血に鎌状赤血球が認められる．ヘモグロビン電気泳動により，HbS が検出される．

治療

水分を十分に与え酸素を供給し痛みを除くような保存的な治療が行われるが，根治療法はなく，多くは小児期に死亡する．

2. 不安定ヘモグロビン症
unstable hemoglobinopathy

病因・病態

グロビンのアミノ酸置換によりヘモグロビン分子が変性しやすくなり，溶血性貧血を生じる．

症状と検査所見

溶血性貧血により黄疸と脾腫をきたし，感染症や薬剤により溶血が誘発される．赤血球内に異常ヘモグロビンが変性したハインツ Heinz 小体を認める．また異常ヘモグロビンは熱変性試験などにより検出できる．

治療

サルファ剤などの酸化剤の服用を避け，感染症に注意する．

3. メトヘモグロビン血症
methemoglobinemia

病因・病態

メトヘモグロビンは，ヘム鉄が酸化され3価になったもので，酸素結合能のない状態である．遺伝性のメトヘモグロビン血症として，ヘモグロビンM症などの異常ヘモグロビン症があり，後天性のものとしては，硝酸塩などの酸化的薬剤によるものが多い．HbM はヘテロ接合体のみが発見されており，ホモ接合体は生存できないと考えられる．

症状，検査所見

チアノーゼが特徴的所見であるが，動脈血酸素飽和度は正常である．

治療

アスコルビン酸やメチレンブルーを投与する．

c-2. サラセミア thalassemia

概念

グロビン遺伝子の異常により，グロビンの合成減少あるいは欠損によって引き起こされる遺伝性疾患で，小球性低色素性貧血を生じる．

1）α サラセミア：α グロビンの合成が減少する疾患である．α グロビン遺伝子は16番染色体上に2対（四つ）存在し，欠損する数により四つに分類される．

① 一つ欠損：無症状である．

② 二つ欠損：軽度の貧血が認められる（軽症型 α-thalassemia minor）．

③ 三つ欠損：新生児期には HbBarts（γ_4），その後は HbH（β_4）が蓄積し，ハインツ Heinz 小体を形成して溶血性貧血を生じる（ヘモグロビン H（HbH）病）．

④ 四つ欠損：HbBarts（γ_4）のみが産生され，胎児水腫を起こして死産するか，生後1時間以内に死亡する（重症型）．

2）β-サラセミア：β グロビン遺伝子の異常により β グロビン合成が低下し，α グロビンが蓄積するため無効造血や溶血が生じる．ヘテロ接合体では，HbA$_2$（$\alpha_2\delta_2$）や，HbF（$\alpha_2\gamma_2$）が増加し，軽度の小球性低色素性貧血がみられる（軽症型）．ホモ接合体では生後数ヵ月ごろから貧血症状が顕著になり，頻回輸血によるヘモジデローシス，心不全，感染症などにより，成人までに死亡することが多い（重症型 Cooley 貧血）．

d. 二次性（続発性）貧血 secondary anemia

他の疾患に起因する貧血を二次性貧血と称し，発生頻度は少なくない．

1）**慢性疾患に伴う貧血** anemia of chronic disorder（ACD）：慢性感染症（結核など），慢性炎症性疾患（膠原病など），悪性腫瘍などに合併し，鉄の利用障害，造血抑制，赤血球寿命の短縮などにより正球性正色素性貧血を生じる．鉄の利用障害が強い場合には，小球性低色素性貧血を呈する．鉄欠乏性貧血と異なり，血清鉄と総鉄結合能は低値であるがフェリチンは高値となる．

2）**腎性貧血**：腎不全では，腎におけるエリスロポエチン産生が低下するために，正球性正色素性貧血をきたす．エリスロポエチン投与が有効である．

3) **肝疾患に伴う貧血**：慢性肝炎や肝硬変症では正球性あるいは大球性貧血をみることが多く，標的赤血球などの異常赤血球も出現する．

4) **内分泌疾患に伴う貧血**：下垂体機能低下症，甲状腺機能低下症，副腎皮質機能低下症などで正球性あるいは大球性貧血を認め，とくに甲状腺機能低下症においては，酸素消費の減少によるエリスロポエチン産生低下が病因と考えられる．

2 赤血球増加症 erythrocytosis

赤血球増加症には，絶対的赤血球増加症と相対的赤血球増加症があり，後者は血管内の血漿量の減少により見かけ上ヘマトクリット値が上昇する（脱水状態，ストレス赤血球増加症など）．絶対的赤血球増加症には，真性と二次性がある．

②-1 真性赤血球増加症
（真性多血症 polycythemia vera）

病因・病態

多能性幹細胞の腫瘍性クローンの増殖性疾患である．赤血球幹細胞の増殖による循環赤血球量の著明な増加が慢性的に起こり，白血球増加，血小板増加および脾腫を伴う．中高年に多い．

JAK2遺伝子変異が認められることが多い．

症状

血球数増多により血液粘稠度が亢進し血液がうっ滞するため，頭痛，めまい，顔面紅潮，高血圧，脾腫，皮膚瘙痒感，消化性潰瘍，また血栓症や出血傾向もみられる．一部の例では，急性白血病に転化することもある．

検査所見

末梢血は，赤血球数が著増し，小球性低色素性を示すことも多い．好中球と好塩基球が増加し，血小板数の増加も認める．

骨髄は赤芽球系，骨髄球系，巨核球系すべての系統の過形成が認められ，生化学検査では，好中球アルカリホスファターゼ（NAP）スコアの上昇と，高尿酸血症が認められる．エリスロポエチンは低値となる．

治療

瀉血（ヘマトクリット値を45〜50％以下に保つ），ヒドロキシウレア（抗悪性腫瘍薬）投与，抗血栓療法などを行う．

②-2 二次性赤血球増加症

病因・病態

エリスロポエチンの増加をきたす種々の基礎疾患による，絶対的赤血球増加症の総称である．

動脈血酸素飽和度低下に伴う組織の酸素欠乏により，エリスロポエチンの産生増加が生じる．二次性赤血球増加症をきたす疾患としては，①喫煙者に代表される一酸化炭素ヘモグロビン血症，②酸素親和性の高い異常ヘモグロビン症，③肺気腫，肺線維症，先天性心疾患などの心肺疾患などがある．

腎癌，肝癌，小脳血管芽細胞腫などのエリスロポエチン産生腫瘍や腎疾患（水腎症，腎囊胞など）によるエリスロポエチン産生亢進によっても，赤血球増加症を発症する．

症状

顔面紅潮，チアノーゼ，頭重感，耳鳴りなどの赤血球増加による症状と，原因疾患の症状の両者が認められる．

検査所見

赤血球数は増加するが，白血球数，血小板数は通常増加しない．血中および尿中エリスロポエチン量が増加している．

治療

禁煙，酸素療法や，エリスロポエチン産生腫瘍の外科的除去などの原疾患の治療を行い，ときに瀉血を行うこともある．

B. 白血球系の異常

1 白血球増加症 leukocytosis

末梢血中の白血球数が1万/μl以上の状態である．増加する白血球の種類により分類される．

a. 好中球増加症 neutrophilia

末梢血中の好中球数が7,500/μl以上の状態である．原因としては細菌感染症が最も多いが，重篤な細菌感染症では逆に好中球が減少することもある．副腎皮質ホルモン（薬剤性，クッシングCushing症候群）によっても好中球増加が生じる．また，慢性骨髄性白血病では著明な好中球増加（10万/μl以上）がみられる．重症感染症や癌の骨髄転移などにより幼若白血球（杆状核球や後骨髄球

など）の増加がみられる場合を，**類白血病反応 leukemoid reaction** という．

b. リンパ球増加症 lymphocytosis

末梢血中のリンパ球数が 4,000/μl 以上の状態をいう．ウイルス感染症でみられることが多く，百日咳や結核でもみられる．また，腫瘍性（リンパ性白血病など）の場合もある．

c. 単球増加症 monocytosis

末梢血中の単球数が 800/μl 以上の状態をいう．結核，自己免疫疾患，腫瘍（単球性白血病，骨髄異形成症候群など），抗悪性腫瘍薬治療の回復期などにみられる．

d. 好酸球増加症 eosinophilia

末梢血中の好酸球数が 500/μl 以上の状態をいう．原因としては，気管支喘息やアトピー性皮膚炎などのアレルギー性疾患や，寄生虫疾患が多いが，まれに腫瘍性の場合もある．

e. 好塩基球増加症 basophilia

腫瘍性（慢性骨髄性白血病など）や，炎症性腸疾患などでみられる．

② 白血球減少症 leukopenia

末梢血中の白血球数が 3,000/μl 以下の状態をいう．

a. 好中球減少症 neutropenia

末梢血中の好中球数が 1,500/μl 以下の状態をいう．とくに，好中球数が 500/μl 以下の状態を**無顆粒球症 agranulocytosis** と呼び，重症感染症を合併しやすい．原因としては，造血器疾患（急性白血病，再生不良性貧血など），薬剤起因性，自己免疫性，周期性好中球減少症などがある．

b. リンパ球減少症 lymphopenia

末梢血中のリンパ球が 1,000/μl 以下の状態をいう．細菌感染症，免疫抑制薬（副腎皮質ホルモンなど），悪性腫瘍などが原因となる．HIV 感染症では，CD4 陽性 T 細胞数が減少する．

③ 好中球機能異常症

a. 慢性肉芽腫症

スーパーオキシド産生酵素の異常のために好中球の殺菌能が障害され，重症の細菌および真菌感染症を繰り返す．

b. チェディアック・東 Chédiak-Higashi 症候群

リソソームの輸送制御タンパクの異常のため，好中球の脱顆粒や遊走能が障害され，感染症やリンパ増殖性疾患がみられる．

④ 伝染性単核球症 infectious mononucleosis

病因・病態

伝染性単核球症（感染性単核球増加症）は，**エプスタイン・バー Epstein-Barr（EB）ウイルス**の初感染により生じ，約 6 週間の潜伏期間後に発熱，咽頭痛，頸部リンパ節腫脹を三主徴として発症する．白血球（リンパ球）増加，異型リンパ球がみられるが，通常 1〜3 ヵ月で治癒する．EB ウイルス以外のウイルス感染（サイトメガロウイルス，アデノウイルスなど）でも類似の症状がみられることがあり，**伝染性単核球症様疾患**と呼ばれる．

症　状

発熱は，38℃ 以上の高熱が 1〜2 週間続く．頸部リンパ節腫張は，ほぼ全例にみられる．咽頭痛は扁桃炎によって生じ，約 1/3 の症例で溶血性連鎖球菌感染を合併する．肝脾腫がみられることもある．

検査所見

白血球数は 1 万〜2 万/μl 以上に増加し，白血球分類ではリンパ球が増加する．大型の異型リンパ球がみられる．肝機能障害がみられることが多い．

EB ウイルス特異的抗体検査では，まず抗 VCA-IgM 抗体が陽性になり，次いで抗 VCA-IgG 抗体および抗 EA 抗体が陽性になり，約 6 ヵ月後に抗 EBNA 抗体が陽性となる．

治　療

EB ウイルスに有効な薬はなく，対症療法のみである．細菌性咽頭炎を疑ってアンピシリン（ペニシリン系抗生物質）を投与すると，アレルギー（発疹）を生じるので投与を避ける．通常は予後良好だが，慢性活動性 EB ウイルス感染症を生じることがある．

5 急性骨髄性白血病（AML）

病因・病態

急性骨髄性白血病 acute myeloid leukemia（AML）は，分化・成熟が障害された幼若な骨髄系細胞がクローン性に増殖し，骨髄における正常な造血が阻害され，貧血，（正常な）白血球減少，血小板減少を生じるため，感染症や出血症状などにより致死的となる．

AML に特異的な遺伝子異常が近年明らかにされており，t（8；21）（q22；q22）による融合遺伝子 *RUNX1-RUNX1T1*，t（15；17）（q22；q12）による融合遺伝子 *PML-RARA*，t（9；11）（q22；q23）による融合遺伝子 *MLLT3-MLL* などが知られている．

分類

急性白血病の分類として，以前からよく用いられているものに **FAB 分類**があり，骨髄中に芽球が 30％以上ある場合を急性白血病，そのうち芽球のペルオキシダーゼ染色陽性率が 3％以上あれば AML と診断する．さらに，細胞形態学的所見，特殊染色，電子顕微鏡所見により，AML は M0～M7 に分類される（表 10-4）．

新しい **WHO 分類**では，芽球が 20％以上で AML と診断し，遺伝子異常を持つものを独立した分類としている．また，骨髄異形成を伴うものや，抗悪性腫瘍薬や放射線治療に関連するものも分類されている．

症状

貧血によるふらつき，全身倦怠感，頭痛などの症状がみられる．また，（正常な）白血球減少による免疫力低下のため，感染症（細菌，真菌など）に罹りやすくなり，発熱もみられる．また，血小板減少により出血傾向がみられる．とくに急性前骨髄球性白血病（M3）では，播種性血管内凝固（DIC）を合併して重篤な出血を生じやすい．

また，白血病細胞（とくに単球系白血病細胞）はさまざまな臓器に浸潤することがあり，肝脾腫，皮疹，歯肉腫脹などを生じる（口絵 7，8 参照）．

検査所見

1）末梢血：末梢血中の白血球数は必ずしも増加するとは限らず，減少する場合もある．また，末梢血中に白血病細胞（芽球）を認めることが多いが，認めないこともある．幼若な芽球と成熟好中球だけがみられ，中間の分化段階の骨髄系細胞がみられない状態を**白血病裂孔**という（口絵 5 参照）．後述の慢性骨髄性白血病 chronic myeloid leukemia（CML）では白血病裂孔を認めない．

とくに急性前骨髄球性白血病（M3）では，アウエル Auer 小体（アズール顆粒が融合して棒状になったもの）がしばしばみられる．

正常な造血が障害されるため，貧血（正球性正色素性），成熟好中球減少，血小板減少がみられる．

生化学検査では，LDH や尿酸が高値になる．単球性白血病ではリゾチームが高値になる．また，感染症を合併すると CRP が高値になる．DIC を合併すると，PT，APTT の延長，D-ダイマーの増加が見られる．

2）骨髄：骨髄では，芽球が 20％以上（WHO 分類）に増加し，ペルオキシダーゼ陽性細胞が 3％以上認められる．特殊染色（通常の染色はメイ・ギムザ May-Giemsa 染色）として，特異的エステラーゼ染色（好中球が染まる），非特異的エステラーゼ染色（単球が染まる），PAS 染色（赤芽球が染まる）が用いられる．

また，骨髄液を用いて染色体分析や遺伝子学的検査も行われる．

表 10-4. 急性骨髄性白血病（AML）の FAB 分類

M0	最も未分化な芽球（電子顕微鏡でミエロペルオキシダーゼ陽性）
M1	成熟傾向のない骨髄芽球
M2	成熟傾向のある骨髄芽球
M3	前骨髄球性
M4	骨髄単球性（骨髄球系と単球系の両方の分化を示す）
M5	単球性（M5a：未分化型，M5b：分化型）
M6	赤白血病（赤芽球が 50％以上）
M7	巨核芽球性（電子顕微鏡で血小板ペルオキシダーゼ陽性）

B. 白血球系の異常

治　療

治療としては，多剤併用化学療法が行われる．寛解導入療法（初回治療）としては，シタラビンとアントラサイクリン系抗悪性腫瘍薬（ダウノルビシン，イダルビシンなど）の併用が行われる．寛解導入療法により完全寛解（骨髄中の芽球が5%未満の状態）が得られた場合，地固め療法としてシタラビン大量療法，ミトザントロン，エトポシド，ビンクリスチンなどを用いた多剤併用療法などを数回行い，白血病細胞の根絶を目指す．ただし，予後不良な遺伝子異常（*RPN1-EVI1*，*DEK-NUP214*，*MLLT3-MLL*，*FLT3* 変異など）がある場合には，地固め療法後に同種造血幹細胞移植が行われる．

急性前骨髄性白血病（M3）に対しては，ビタミンA誘導体の全トランス型レチノイン酸（ATRA）が特異的に有効である．

治療抵抗性，あるいは，完全寛解後に再発した場合には，サルベージ療法として異なる抗悪性腫瘍薬による多剤併用療法を行い，白血病細胞をできるだけ減らしてから同種骨髄幹細胞移植を行う．高齢者では治療関連死亡率が高くなるため，抗悪性腫瘍薬の量を減らして治療を行う．

化学療法中には高度の白血球減少や血小板減少がみられるため，感染症や出血傾向に対する支持療法（抗生物質，G-CSF，血小板輸血など）が行われる．

歯科関連事項

- 歯肉や口蓋などに，白血病細胞（とくに単球系白血病）の浸潤による腫瘤形成がみられることがある．
- 血小板減少による歯肉出血を初発症状として，歯科を受診することもある．
- 易感染性のため，難治性の歯周炎を合併しやすい．

---

6 骨髄増殖性腫瘍（MPN）

慢性骨髄性白血病（CML）は，真性赤血球増加症 polycythemia vera（PV），本態性血小板血症 essential thrombocythemia（ET），原発性骨髄線維症 primary myelofibrosis（PMF）などとともに骨髄増殖性腫瘍 myeloproliferative neoplasms（MPN）として分類されている（表10-5）．このうち，真性赤血球増加症（PV）は赤血球系の異常，本態性血小板血症（ET）は出血性素因の項で述べられる．

a. 慢性骨髄性白血病（CML）

病因・病態

慢性骨髄性白血病 chronic myeloid leukemia（CML）は，造血幹細胞レベルの未分化な細胞の腫瘍であるが，骨髄芽球から分葉核好中球までの種々の分化段階の顆粒球系細胞が増加し，急性骨髄性白血病と異なり白血病裂孔を認めない（口絵9参照）．9番染色体と22番染色体の相互転座 t(9；22)(q34；q11)がみられ，相互転座により形成される22q-染色体を**フィラデルフィア（Ph）染色体**という（口絵10，図10-3）．Ph染色体では，22番染色体の*BCR*遺伝子と9番染色体の*ABL*遺伝子が融合し*BCR-ABL*融合遺伝子が形成される．ABLはチロシンリン酸化酵素であるが，BCR-ABLは恒常的に活性化されたチロシンリン酸化酵素となり，CMLの発症に関与する．

症　状

CMLの病期は，慢性期，移行期，急性転化期に分けられる．

① 慢性期：早期には自覚症状に乏しく，健診などで発見されることが多い．進行とともに，全身倦怠感，脾腫による腹部膨満感，皮膚掻痒感などがみられる．

② 移行期：骨髄芽球10〜20%，好塩基球20%以上，血小板数10万/μl未満もしくは100万/μl以上，付加的染色体異常，脾腫の増大などがみられる．

表10-5. 骨髄増殖性腫瘍（MPN）のWHO分類

1）慢性骨髄性白血病 chronic myeloid leukemia（CML）
2）慢性好中球性白血病
3）真性赤血球増加症 polycythemia vera（PV）
4）原発性骨髄線維症 primary myelofibrosis（PMF）
5）本態性血小板血症 essential thrombocythemia（ET）
6）特異的遺伝子異常のない慢性好酸球性白血病
7）分類不能型

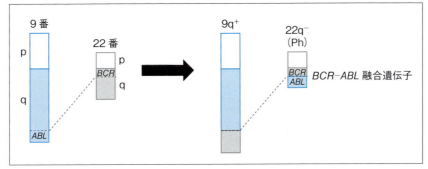

図 10-3. フィラデルフィア (Ph) 染色体の模式図
相互転座 t (9 ; 22) (q34 ; q11).

③ 急性転化期：骨髄芽球20%以上，骨髄以外での芽球の増殖による病変などがみられる．CML細胞は分化能を失い，芽球が増加する．芽球は通常骨髄球系であるが，リンパ球（ほとんどはB細胞）系の場合もある．

検査所見

Ph染色体の検出は，骨髄液を用いた染色体分析（G-バンド法）による．BCR-ABL融合遺伝子は，RT-PCR法あるいはfluorescence in situ hybridization（FISH）法により，末梢血でも検出可能である．

末梢血白血球数は10万/μl以上に著増することも多く，種々の分化段階の顆粒球系細胞の増加が認められる．好中球アルカリホスファターゼ活性（NAPスコア）は低値になる．好塩基球も増加し，好酸球もしばしば増加する．貧血は軽度にみられ，血小板数は増加することも多い．骨髄検査では，骨髄球系細胞の著しい過形成がみられ，骨髄の線維化が認められることも多い．生化学検査では，LDH，尿酸，ビタミンB_{12}などが高値になる．

治療

以前用いられたブスルファンやヒドロキシウレアでは血球数のコントロールしかできず，また，インターフェロンαでは一部の症例しか有効でなかったため，骨髄移植が唯一CMLの治癒可能な治療法であったが，長期生存率は慢性期では70～80%，移行期では40～50%，急性転化期では20%程度であった．2000年代に臨床導入されたBCR-ABL特異的阻害薬イマチニブにより，慢性期CMLの治療成績は顕著に改善した．ただ

し，移行期，急性転化期におけるBCR-ABL特異的阻害薬の効果は低下する．最近では，第二世代のBCR-ABL特異的阻害薬（ニロチニブ，ダサチニブ）が臨床導入され，さらに治療成績が向上している．

b. 原発性骨髄線維症（PMF）

病因・病態

原発性骨髄線維症 primary myelofibrosis（PMF）では，造血幹細胞（とくに巨核球系）の異常により，二次的に骨髄の線維化（線維芽細胞の異常増殖）が生じる．肝臓や脾臓での髄外造血がみられ，末梢血には異常な血球が出現する．JAK2（チロシンキナーゼ）やMPL（トロンボポエチン受容体）などの遺伝子変異がみられる．まれな疾患で，高齢者に多い．

症状

貧血症状，肝脾腫に伴う腹部膨満感，発熱，骨痛などがみられる．

検査所見

末梢血では，正色素性貧血，変形赤血球（涙滴状赤血球など），幼若顆粒球や赤芽球の出現（白赤芽球症）などがみられる．白血球数は増加することが多い．血小板の変形も著明であり，巨大血小板もみられる．

骨髄検査としては，骨髄穿刺では骨髄液が吸引できない（dry tapという）ため，骨髄生検が必要となる．生検組織では，骨髄の広範な線維化や異型性の強い巨核球の増殖が認められる．

治療

根治的治療法は同種造血幹細胞移植であるが，高齢のため適応例は少ない．薬物治療としては，

蛋白同化ホルモン，サリドマイドなどが用いられる．最近では，JAK阻害薬のルキソリチニブが使用されている．

7　骨髄異形成症候群（MDS）

病因・病態

　骨髄異形成症候群 myelodysplastic syndrome（MDS）は，骨髄における血液細胞の異形成・無効造血を特徴とし，造血幹細胞の異常が原因と考えられる．従来，通常の貧血の治療に反応しない貧血は不応性貧血と呼ばれていたが，WHO分類ではMDSは表10-6のように分類されている．

　MDSの原因として，放射線治療や抗悪性腫瘍薬（とくにアルキル化薬やトポイソメラーゼⅡ阻害薬）治療後に発症する場合がある．染色体異常としては，$5q^-$（5番染色体長腕部欠失），$7q^-$，+8などがみられる．

症　状

　血球減少により，貧血，感染症，出血傾向などがみられる．

検査所見

　1）末梢血：血球減少がみられる．貧血は正球性あるいは大球性のことが多い．芽球は通常みられないか1%以下であるが，芽球が2%以上に増加する場合はMDS with excess blasts（MDS-EB）と分類される．

　2）骨　髄：通常，正形成～過形成であるが，低形成の場合もあり，再生不良性貧血との鑑別が必要になる．MDSでは血球の形態異常がみられるのが特徴であり，赤血球では巨赤芽球様変化，環状鉄芽球，好中球では核の分葉異常，顆粒の減少，血小板では巨大血小板などがみられる．

　3）生化学検査：無効造血のため，血清鉄高値，

不飽和鉄結合能の低下，血清フェリチン高値，LDH高値，エリスロポエチン高値などが認められる．

治　療

　骨髄での芽球の割合，染色体異常，血球減少の系統などによりリスクを判定する．低リスクの場合には，対症療法（貧血に対する赤血球輸血，血小板減少に対する血小板輸血，感染症治療など）を主に行う．$5q^-$を伴うMDSに対しては，レナリドミド（サリドマイドの誘導体）が有効である．高リスクの場合には，化学療法や造血幹細胞移植が行われる．ただし，MDSは高齢者に多いため強力な化学療法は困難である場合が多い．

歯科関連事項

・血小板減少により，歯肉出血や抜歯後の止血困難がみられる．
・易感染性のため，難治性の歯周炎がみられる．

8　急性リンパ性白血病（ALL）

病因・病態

　リンパ球系腫瘍はWHO分類では表10-7のように分類されており，急性リンパ性白血病 acute lymphoblastic leukemia（ALL）は前駆リンパ球系腫瘍として分類されている．

　ALLはリンパ系幹細胞（リンパ芽球）の腫瘍性増殖による疾患である．WHO分類ではリンパ芽球性リンパ腫 lymphoblastic lymphoma（LBL）と同一細胞の腫瘍として分類され，骨髄中のリンパ芽球が25%以上の場合をALL，25%未満の場

表10-6．骨髄異形成症候群（MDS）のWHO分類

1. 1系統の異形成を伴うMDS
2. 多系統の異形成を伴うMDS
3. 環状鉄芽球を伴うMDS
4. 5番染色体長腕部欠失（$5q^-$）を伴うMDS
5. 芽球増加を伴うMDS（MDS-EB）
　　1）MDS-EB-1：骨髄で芽球5～9%，または，末梢血で芽球2～4%
　　1）MDS-EB-2：骨髄で芽球10～19%，または，末梢血で芽球5～19%
6. 分類不能型
7. 小児の不応性血球減少

合を LBL としている．大きく B リンパ芽球性と T リンパ芽球性に分類され，B リンパ芽球性のものはさらに遺伝子異常により分類されている．従来の FAB 分類では，小細胞型（L1），大細胞型（L2），バーキット Burkitt 型（L3）に分類されていた（表 10-8）が，WHO 分類ではバーキットリンパ腫は成熟 B 細胞腫瘍として分類されている．

遺伝子変異としては，CML と同様の融合遺伝子 *BCR-ABL* がみられる場合は予後不良だが，融合遺伝子 *ETV6-RUNX1* が見られる場合は予後良好である．

症　状

貧血，好中球減少による易感染性，血小板減少に伴う出血傾向などがみられる．また，リンパ球の浸潤によるリンパ節腫脹，肝脾腫や中枢神経浸潤などを生じる．

検査所見

1）末梢血：正球性正色素性貧血，血小板減少がみられる．白血球数は増加することが多いが，減少することもある．芽球がみられることも多い．

2）骨　髄：ミエロペルオキシダーゼ陰性の芽球の増加を認める．細胞表面抗原の検査により，B リンパ芽球性あるいは T リンパ芽球性に分類する．

治　療

多剤併用化学療法が行われる．寛解導入療法としては，リンパ系腫瘍に感受性の高いビンクリスチンや副腎皮質ホルモンを含むプロトコールが用いられる．地固め療法ではシタラビン（大量）やメトトレキサートが使用される．維持療法には 6－メルカプトプリンとメトトレキサートの内服が

表 10-7. リンパ球系腫瘍の WHO 分類（概略）

1）前駆リンパ球系腫瘍
2）成熟 B 細胞腫瘍
3）成熟 T 細胞・NK 細胞腫瘍
4）ホジキン Hodgkin リンパ腫
5）組織球性・樹状細胞腫瘍
6）免疫不全関連リンパ増殖性疾患

表 10-8. 急性リンパ性白血病（ALL）の FAB 分類

L1	小型で均一，核小体不明瞭，細胞質はごくわずか
L2	大型で不均一，核小体明瞭
L3	大型で均一，空胞形成著明，Burkitt 型

用いられる．中枢神経浸潤予防のため，メトトレキサートの髄腔内注射が行われる．

BCR-ABL 陽性 ALL に対しては，CML と同様に *BCR-ABL* 特異的阻害薬の使用により治療成績が向上している．予後不良 ALL に対しては，第一寛解期に同種造血幹細胞移植が行われる．

9 慢性リンパ性白血病（CLL）

病因・病態

慢性リンパ性白血病 chronic lymphocytic leukemia（CLL）は，末梢血中に成熟小型リンパ球（B 細胞）がクローン性に増加する疾患であり，WHO 分類では成熟 B 細胞腫瘍に分類されている．高齢者に多く，通常，進行は緩徐である．欧米では成人白血病の約 30％を占めるが，日本では少なく 2〜3％程度である．遺伝的要因が関与し，さまざまな染色体異常や遺伝子異常が報告されている．

症　状

初期には無症状で，健診でみつかることが多い．進行すると，体重減少，発熱，貧血，リンパ節腫脹，脾腫などがみられる．

検査所見

末梢血に成熟小型リンパ球が 5,000/μl 以上に増加する．表面マーカーでは B 細胞マーカーの CD19/20/23 と，本来は T 細胞マーカーの CD5 が陽性となる．

骨髄やリンパ節に腫瘍細胞の浸潤が認められる．

治　療

通常進行は緩徐であり，無治療でも長期生存が可能であるが，急速に進行する場合もある．治療薬としては，シクロホスファミド，フルダラビン（プリンアナログ）やリツキシマブ（抗 CD20 モノクローナル抗体）などが用いられる．

10 ホジキンリンパ腫（HL）

病因・病態

ホジキンリンパ腫 Hodgkin lymphoma（HL）は，特徴的な巨細胞（ホジキン細胞，リード・シュテルンベルク Reed-Sternberg 細胞）がみられる悪性リンパ腫の一型であり，WHO 分類ではリンパ球系腫瘍のひとつとして分類されている（表 10-7）．巨細胞は成熟 B 細胞由来と考えられており，

B．白血球系の異常

EBウイルスの関与も示唆される．欧米では悪性リンパ腫の約30%を占めるが，日本では少なく10%以下である．

症状

無痛性の表在リンパ節腫脹を初発症状とすることが多く，とくに頸部リンパ節が多い．全身症状として，38℃以上の発熱，盗汗（寝汗），体重減少などがみられる．

検査所見

血液検査では貧血（正球性正色素性），白血球（好中球）増加，CRP高値，LDH高値，可溶性インターロイキン2受容体（sIL-2R）高値などがみられる．

リンパ節生検による病理組織検査で，単核のホジキン細胞，多核のリード・シュテルンベルク細胞が認められる（口絵12参照）．とくに，2核で鏡面像を呈するリード・シュテルンベルク細胞が典型的である．

胸腔内，腹腔内リンパ節腫脹の診断には，CT検査が行われる．悪性リンパ腫の臨床病期分類としてアナーバー Ann Arbor 分類（表10-9）が用いられる．

治療

化学療法および放射線療法が有効であり，臨床病期診断に基づき治療法が選択される．化学療法としては，ABVD療法（アドリアマイシン，ブレオマイシン，ビンクリスチン，ダカルバジン），C-MOPP療法（シクロホスファミド，オンコビン，プロカルバジン，プレドニゾロン）などが行われる．難治性や再発の場合には，自家あるいは同種造血幹細胞移植も行われる．

11 非ホジキンリンパ腫（NHL）

病因・病態

ホジキンリンパ腫以外の悪性リンパ腫を総称して非ホジキンリンパ腫 non-Hodgkin lymphoma（NHL）という．WHO分類では成熟B細胞腫瘍や成熟T細胞・NK細胞腫瘍として分類されており，それぞれ腫瘍細胞の由来や特徴などから多くの分類がなされている．

日本では悪性リンパ腫の90%以上が非ホジキンリンパ腫であり，その多くはB細胞リンパ腫である．欧米と比べ，予後良好な濾胞性（B細胞）リンパ腫の頻度が低く，予後不良なT細胞リンパ腫が多い．

染色体異常としては，免疫グロブリン重鎖の遺伝子座である14q32とアポトーシス阻害作用を持つBCL-2の遺伝子座である18q21の相互転座などが知られている．また，EBウイルス（バーキット Burkitt リンパ腫），HTLV-1（成人T細胞白血病/リンパ腫），HHV-8などのウイルスが関与するリンパ腫も知られている．

症状

頸部，腋窩などの表在リンパ節の腫脹がみられる．通常，リンパ節腫脹は無痛性である．腹腔内や縦隔などの深部リンパ節腫脹では，腹痛，腰背部痛，腹水貯留や咳，呼吸困難などの症状がみられる．

また，進行例では発熱，盗汗（寝汗），体重減少などもみられる．

検査所見

血液検査では，LDH，CRP，可溶性インターロイキン2受容体（sIL-2R）などが高値となる．

確定診断は，リンパ節生検による病理組織検査や染色体・遺伝子検査などによる．細胞表面マーカーとして，B細胞はCD20，T細胞はCD3やCD4，NK細胞はCD56などを用いて腫瘍細胞の由来を調べる．

病変の広がりは，CT，骨髄検査，消化管内視鏡検査などで調べる．陽電子放射型断層撮影 positron emission tomography（PET）検査では1cm以下の小さい病変の検出も可能であり，有

表10-9. 悪性リンパ腫のアナーバー Ann Arbor 臨床病期分類

Ⅰ期	1ヵ所のリンパ節あるいはリンパ系組織（脾臓，胸腺，Waldeyer輪）の病変
Ⅱ期	横隔膜の上下いずれか一方の2ヵ所以上のリンパ節の病変
Ⅲ期	横隔膜の上下にわたる2ヵ所以上のリンパ節の病変
Ⅳ期	びまん性あるいは播種性のリンパ節外病変

各病期において，全身症状（6ヵ月以内に10%以上の体重減少，38℃以上の発熱，盗汗）がないものをA，全身症状があるものをBとする．

用である．臨床病期分類としては，アナーバー Ann Arbor 分類（表10-9）が用いられる．

治　療

悪性度や病期などに応じて治療を選択する．

化学療法としては，CHOP療法（シクロホスファミド，ドキソルビシン，ビンクリスチン，プレドニゾロン）が標準的治療法である．B細胞リンパ腫に対しては，リツキシマブ（キメラ型抗CD20抗体）を併用したR-CHOP療法が行われる．

低悪性度リンパ腫のⅠ期，Ⅱ期に対しては，放射線治療が選択される．

難治・再発例では，大量化学療法後に自家造血幹細胞移植が行われる．

歯科関連事項

・口腔内に，悪性リンパ腫による腫瘤形成がみられることも多い．
・頭頸部領域の悪性リンパ腫は，予後のよいB細胞リンパ腫が多い．

---

12 成人T細胞白血病/リンパ腫（ATL）

病因・病態

成人T細胞白血病/リンパ腫 adult T-cell leukemia/lymphoma（ATL）は，1977年に京都大学医学部の研究グループから最初に報告された疾患であり，レトロウイルスの一種であるヒトTリンパ球向性ウイルス1型 human T-lymphotropic virus type 1（HTLV-1）の感染により生じる．WHO分類では，成熟T細胞・NK細胞腫瘍のひとつとして分類されている．

HTLV-1感染者は日本，中南米，中央アフリカなどに多く，日本では西南日本（とくに九州）沿岸部に多い．感染経路は，おもに母乳を介した母児感染と考えられており，断乳により母児感染率は低下している．HTLV-1感染者のうち発症するのは数％であり，中高年で発症することが多い．

症　状

くすぶり型，慢性型，リンパ腫型，急性型に分類される．くすぶり型や慢性型では，無症状で健診などの末梢血液検査でみつかることが多い．リンパ腫型では，全身のリンパ節腫脹がみられるが，末梢血には異常リンパ球はあまりみられない．急性型では，末梢血に特徴的な異常リンパ球が多数みられ，リンパ節腫脹，肝脾腫，皮膚病変（紅皮症，丘疹，結節）などもみられる．また，しばしば高カルシウム血症を生じ，全身倦怠感，口渇，多飲多尿，意識障害などがみられる．

検査所見

末梢血では，特徴的な異常リンパ球（花冠状の核を有する）が認められ，とくに急性型や慢性型で著増するが，リンパ腫型ではあまりみられない．細胞表面マーカー検査では，$CD3^+$，$CD4^+$，$CD8^-$，$CD25^+$，$CCR4^+$を示す．また，LDHや可溶性インターロイキン2受容体（sIL-2R）が高値となる．

ウイルス抗体検査では，抗HTLV-1抗体が陽性となる．サザンブロット法などによりHTLV-1遺伝子のDNAへの単クローン性の組み込みが認められる．

治　療

急性型やリンパ腫型では治療が必要となるが，非ホジキンリンパ腫の標準的治療であるCHOP療法などの通常の化学療法には抵抗性であり，難治性である．最近では，同種造血幹細胞移植が行われ治癒も期待できる．

くすぶり型や慢性型では症状がなければ無治療で経過を観察するが，急性型に移行すると予後不良である．

13 悪性リンパ腫類縁疾患

a. キャッスルマン Castleman 病

単発性と多発性があり，単発性のものは主に縦隔の孤立性リンパ節腫脹がみられ，予後は良好である．多発性のものは，全身のリンパ節腫脹と発熱，全身倦怠感，貧血などがみられ，予後は不良である．リンパ節の病理組織検査では，形質細胞の多クローン性の増生が認められ，血液検査では，多クローン性高ガンマグロブリン血症，CRP高値などがみられる．治療は，単発性のものは外科的切除や放射線治療，多発性のものは悪性リンパ腫に準じた化学療法が行われる．

b. 亜急性壊死性リンパ節炎（菊池病）

病因は明らかではないが，病理組織学的にリン

B．白血球系の異常　303

パ節の壊死性病変が認められ，大型リンパ球と組織球の増殖がみられるが，好中球はみられないのが特徴である．おもに頸部の表在性リンパ節腫脹が認められるが，深部リンパ節腫脹はみられない．末梢血では白血球（好中球）数が減少することが多い．多くは3ヵ月以内に自然治癒する．

14 多発性骨髄腫（MM）

病因・病態

多発性骨髄腫 multiple myeloma（MM）は，形質細胞の単クローン性増殖により，単クローン性ガンマグロブリン（M蛋白）血症を呈し，骨痛，骨折，貧血，腎機能障害などの症状がみられる疾患である．加齢とともに罹患率が上昇し，高齢者に多い．WHO分類では，成熟B細胞腫瘍のひとつとして分類されている．

M蛋白量が少なく（3 g/dl 未満）無症状の場合，monoclonal gammopathy of undetermined significance（MGUS：意義不明の単クローン性ガンマグロブリン血症）と呼ばれる．また，単クローン性のIgMが増加する場合は**原発性マクログロブリン血症**と呼ばれる（次項）．

症状

骨痛（背部，腰，肋骨など），病的骨折（胸腰椎の圧迫骨折など）がしばしばみられる．M蛋白（軽鎖）による腎障害（骨髄腫腎）や貧血もみられる．高度のM蛋白により，**過粘稠度症候群**（頭痛，眩暈，精神神経症状など）がみられることがある．また，高カルシウム血症をきたすと，悪心・嘔吐，口渇，多尿，意識障害などを生じる．**アミロイドーシス**（AL型）を合併することがあり，末梢神経障害，手根管症候群，巨舌などがみられる．

検査所見

末梢血では，貧血（正球性正色素性），赤血球の連銭形成（赤血球がつながってみえる像）がみられる．形質細胞白血病では形質細胞が末梢血中に多数認められる．骨髄では，異型性のある形質細胞を認める（口絵13参照）．正常の形質細胞ではCD19が陽性であるが，骨髄腫細胞はCD19が陰性であることが多い．染色体検査では，免疫グロブリン重鎖遺伝子座の14q32を含む相互転座がしばしば認められる．

生化学検査では，血清総蛋白高値，アルブミン低値で，血清蛋白電気泳動法によりγグロブリン分画にMピークを認める（図10-4）．免疫グロブリンの定量検査や特異血清を用いた免疫電気泳動法により，M蛋白の種類を同定する．また，尿検査では**ベンスジョーンズ Bence Jones 蛋白**（免疫グロブリン軽鎖の二量体）がみられる．

全身の骨のX線写真では，骨融解像（打ち抜き像 punched-out lesion）（口絵14参照），病的骨折などの骨病変が認められる．また，高カルシウム血症や，腎障害によるクレアチニン高値もしばしばみられる．

治療

無症候性の場合はMGUSと同様に治療の必要はなく，経過観察とする．孤立性（骨の孤立性病変）や髄外性（骨髄，骨以外の臓器の病変）の場合には，局所的に放射線治療を行う．症候性骨髄腫に対しては多剤併用化学療法を行い，適応があれば自家造血幹細胞移植も行われる．化学療法としては，メルファラン，プレドニゾロン，ボルテゾミブ（プロテアソーム阻害薬）併用（MPB）

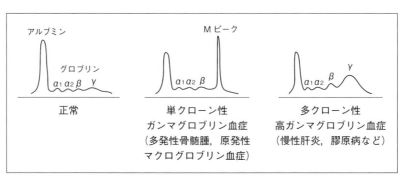

図10-4．血清蛋白電気泳動像の模式図

療法が標準療法であるが，自家造血幹細胞移植の適応症例にはメルファランを除いた BD（ボルテゾミブ，デキサメタゾン）療法が用いられる．再発・難治例にはレナリドミド（サリドマイド誘導体）などの薬剤も使用される．

骨病変や高カルシウム血症に対しては**ビスホスホネート薬**（注射）が有効である．ただし，ビスホスホネート薬の副作用として歯科関連では**顎骨壊死**を生じることがあり，とくに抜歯などの治療の際には注意が必要である．

歯科関連事項

・顎骨に腫瘤（骨髄腫）を形成したり，骨融解による顎骨痛を生じたりすることがある．
・アミロイドーシスによる巨舌を生じることがある．

---

15 原発性マクログロブリン血症

病因・病態

原発性マクログロブリン血症 primary macro-globulinemia は，単クローン性の IgM の増加がみられるリンパ形質細胞腫瘍である．

症状

無症状で，健診などの血液検査で偶然みつかることも多い．多発性骨髄腫と異なり，骨病変や高カルシウム血症はあまりみられないが，**過粘稠度症候群**がみられることが多く，全身倦怠感，頭痛，眩暈，精神神経症状，視力障害，出血傾向などの症状がみられる．

検査所見

血清生化学検査で総蛋白高値，IgM 高値が認められ，血清蛋白電気泳動で $\beta \sim \gamma$ グロブリン領域に M ピークが認められる．

治療

経過は緩徐であり，無症状の場合には治療を必要としない．過粘稠度症候群に対しては，血漿交換が行われることもある．化学療法としては，フルダラビンやリツキシマブ（抗 CD20 モノクローナル抗体）などが用いられる．

16 血球貪食症候群（HPS）

病因・病態

血球貪食症候群 hemophagocytic syndrome（HPS）は，骨髄や肝臓などの組織でのマクロファージの増殖，および，マクロファージによる赤血球や白血球などの貪食がみられる疾患の総称であり，一次性（遺伝性）と二次性（反応性）に分類される．一次性のものとしては家族性血球貪食性リンパ組織球症などがあり，遺伝子異常による細胞障害性 T 細胞や NK 細胞などの機能低下のため病原体を処理できず，炎症性サイトカインが持続的に高値となる．二次性のものとしては，ウイルス関連血球貪食症候群 virus-associated hemophagocytic syndrome（VAHS）が最も多く，ウイルス以外の感染症や悪性リンパ腫などの悪性腫瘍などにも合併する．

症状

発熱（38.5℃以上），脾腫，リンパ節腫脹，皮疹などがみられる．重症例では，痙攣や意識障害もみられる．

検査所見

2 系統以上の血球減少（Hb $<$ 9 g/dl，好中球 $<$ 1,000/μl，血小板 $<$ 10 万/μl），および，血球貪食像（骨髄，肝臓，脾臓，リンパ節）が認められる．CRP 高値，LDH 高値，トリグリセリド高値，フィブリノゲン低値，フェリチン高値，可溶性インターロイキン 2 受容体（sIL-2R）高値などもみられる．

治療

一次性の場合は，同種造血幹細胞移植が行われる．二次性の場合には，まず副腎皮質ホルモン，シクロスポリン（免疫抑制薬），エトポシド（抗悪性腫瘍薬）の 3 剤併用治療を行い，難治性の場合には造血幹細胞移植も考慮される．

C. 出血性素因・血栓性素因

1 止血機序

外傷などで出血しても，健常な生体では短時間内に止血する．血液は生体に不可欠な物質を運ぶため，生体ではさまざまな因子やシステムにより

出血と血栓のバランスをとることによって，常に血液循環状態は正常に保たれる．血管壁，血流やさまざまな血液成分の作用により，血管内では血液は固まらず，血管外に出た血液は固まる．外傷などにより出血した場合，止血血栓は過剰な出血を防止するとともに，外部からの病原体が体内に侵入するのを防ぐ（感染防御）という役割も担う．このシステムに異常が生じバランスが崩れると，血管外に流出した血液は固まらず出血傾向となり，逆に血管内で血液が固まれば血栓症となる（図10-5）．

概　念（図10-6）

健康人において外傷などで出血した際に止血目的で形成される血栓（正常止血血栓）は，血小板血栓（一次血栓，白色血栓）とフィブリン網よりなるフィブリン血栓（二次血栓，赤色血栓）である．

① 血管が障害されると血管内皮下組織（コラーゲンなど）に血小板がフォン ウィルブランド von Willebrand因子（vWF）を介して粘着する（血小板粘着）．

② 粘着した血小板は活性化し，アデノシン二リン酸（ADP）などの血小板活性化物質を放出することにより近隣の血小板を活性化する．活性化血小板同士が結合し（血小板凝集），凝集塊（血小板血栓）を形成する．

③ 同時に，障害された血管内皮細胞などの細胞膜表面に組織因子（TF）が発現し，凝固因子が活性化されトロンビンが産生される（凝固反応）．

④ トロンビンによって大量のフィブリンが形成され，フィブリン同士が重合しフィブリン網を形成する．フィブリン網は近傍の赤血球，白血球，血小板を巻き込んで，より緻密な血栓を形成する（フィブリン血栓）．

⑤ 過剰な止血血栓の形成を阻止するため，アンチトロンビン（AT）などの凝固制御因子が凝固反応をコントロールする．

⑥ フィブリン血栓は血餅収縮を起こすことにより，強固な血栓となる（血餅退縮）．

⑦ 血栓（フィブリン）上で，プラスミノゲン（Plg）と組織プラスミノゲンアクチベータ（tPA）が反応し，プラスミンが生成される．プラスミンはその酵素作用で，フィブリンを小分子のフィブリン分解産物（FDP）などに分解する（線維素溶解反応：線溶反応）．

⑧ 過剰な線溶反応は，プラスミノゲンアクチベータインヒビター（PAI）-1やα_2-プラスミンインヒビター（α_2PI）などの線溶系抑制因子でコントロールされる．

a. 血小板の構造と機能

1. 血小板構造（図10-7）

血小板は，骨髄巨核球の細胞質がちぎれて血中に放出されたものであり，直径2～4μmの円盤状の細胞である．核は存在せず，微小管により形態が維持されている．血小板の膜表面には糖鎖が存在し，通常では血管内皮細胞に結合せず，粘着・凝集は起こらない．出血時には，血小板内で産生

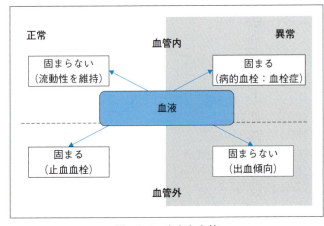

図10-5．出血と血栓

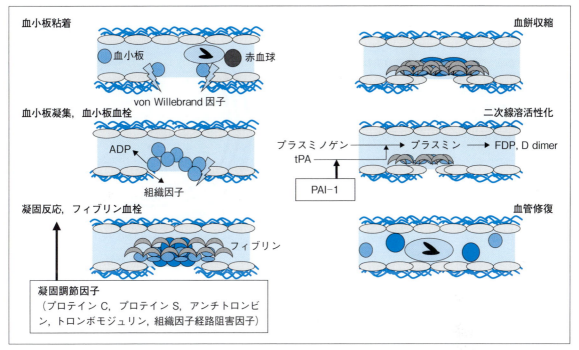

図10-6. 正常止血血栓の形成と消退
(家子正裕：凝固反応の基礎，VTEジャーナル3：176-182，メディカルレビュー社，2012より許諾を得て改変して転載)

されたトロンボキサン A_2（TXA_2）などにより血小板細胞骨格系が変化し，多数の突起（偽足）を出し，金平糖様になる．同時に，血小板上に新たに細胞接着因子（GP IIb/IIIaなど）の受容体が出現し，血小板の活性化が起こる．

血小板には，濃染顆粒とα顆粒が存在し，濃染顆粒にはADP，アデノシン三リン酸（ATP），セロトニン，Ca^{2+}が，α顆粒にはフィブリノゲン（Fbg），vWF，凝固第V因子，血小板第4因子（PF4）などが含まれている．これらは，血小板膜が陥入した開放小管系を介して細胞外と通じている．さらに，血小板にはミトコンドリアとグリコーゲン顆粒が存在し，ADP，ATPの生成を行っている．

2. 血小板機能（図10-8）

障害血管では，断裂した血管の内圧の低下と血管収縮により断裂部位が狭細化する．障害血管（内皮下）部位に露出したコラーゲン，ビトロネクチンなどがvWFと結合し，vWFの構造を変化させる．vWFは血小板の膜糖蛋白GP Ib/V/IX複合体と結合し，血小板はvWFを介して障害血管部位に結合する（血小板粘着）．粘着した血小板では，血小板活性化シグナルが血小板の細胞内に伝達され，血小板は形態変化し偽足を出すことにより血小板同士の可逆的な結合を促す（血小板一次凝集）．活性化した血小板はADPやセロトニンなどの血小板内顆粒物質を放出（脱顆粒）するとともに，血小板膜上に Ca^{2+} を介して血小板膜糖蛋白GP IIb/IIIa複合体を形成する．ADPは活性化血小板の膜受容体P2Y12に作用し，GP IIb/IIIaとFbgを結合させることにより血小板同士の結合（血小板二次凝集）を引き起こす．これが一次止血血栓であり，出血部位を応急的に止血する．

また，二次凝集した血小板および活性化血小板より放出されたマイクロパーティクル（血小板由来MP）は，その表面に多量の陰性荷電リン脂質が露出しており，凝固反応の場を提供することにより，さらなるトロンビン産生に寄与する．

b. 凝固反応と二次血栓

血小板血栓はもろく，血流によって部分的に解離するため，血小板血栓を補強するシステムが必要となる．血管内皮細胞および内皮下組織が障害を受けることにより血液凝固因子を主体とした凝

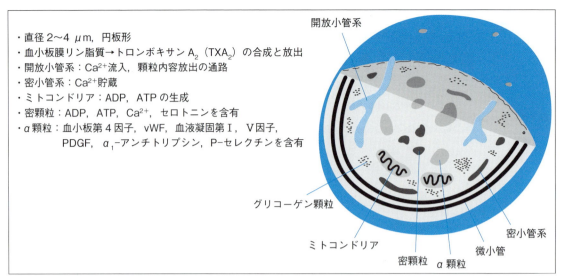

図10-7. 血小板の構造

PDGF：platelet-derived growth factor，血小板由来成長因子．
（山本一彦：Ⅶ血液・免疫・内分泌．人体の正常構造と機能，坂井建雄，河野克雄（編），日本医事新報社，東京，p16，2002より改変）

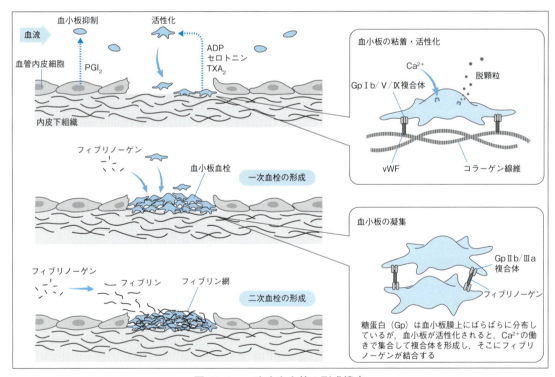

図10-8. 一次止血血栓の形成機序

（山本一彦：Ⅶ血液・免疫・内分泌，人体の正常構造と機能，坂井建雄，河野克雄（編），日本医事新報社，東京，p17，2002より引用）

固反応が惹起され，フィブリン網を形成する．このフィブリン網が血小板血栓を取り囲み，より強固なフィブリン血栓となる．

凝固反応は，プロテアーゼ前駆体と補助因子からなる凝固因子（表10-11）が，基質である別の因子を順次に活性化しながら迅速に進行する（図

10-9).凝固カスケード coagulation cascade と呼ばれる.

1. 内因系（接触相を含む）凝固反応

接触因子（凝固第 XII 因子（F XII），F XI，高分子キニノゲン（HMW-Kg），プレカリクレイン（PKK））から F IX の活性化を経て F X の活性化に至る経路を示す.内皮細胞障害による内皮下組織コラーゲンの露出，細菌や活性化血小板からのポリリン酸放出などによって陰性荷電が曝露された際に，F XII が活性化され，活性化 F XII（F XIIa）は HMW-Kg-PKK 複合体，HMW-Kg-F XI 複合体を活性化し，血漿カリクレインやブラジキニンを生成することにより炎症反応に影響する.同時に，F XIIa は F XI を活性化し，F XIa は活性化血小板膜上のリン脂質を場として F X を F Xa に変換する.その際，F VIIIa が補因子として作用する.FXa はやはり陰性荷電リン脂質上で，F Va の補因子作用のもとで F II（プロトロンビン）をトロンビンに変換し，トロンビンの作用により Fbg（凝固第 I 因子）からフィブリンが生成される.この際に形成されるフィブリンは血液中に溶けているフィブリン（可溶性フィブリン）で，可溶性フィブリンは Ca^{2+}

と F XIIIa の存在下で不溶性となり，血中に析出しフィブリン網を形成する（安定化フィブリン）.接触系因子および F XI，FIX，F VIII は内因系凝固因子に分類され，F X，F V，F II，Fbg は共通系凝固因子に分類される（表 10-11）.

2. 外因系凝固反応

血管外傷による通常の止血機序は，外因系凝固反応から開始される.血管内皮細胞や単球に障害などの刺激が加われば，細胞膜表面に組織因子（TF）の発現が誘導される.大量に発現した TF は F VII または F VIIa と複合体を形成し，直接 F X を活性化する.一方，TF が乏しい状況では，細胞膜リン脂質（とくにホスファチジルセリン）と Ca^{2+} 存在下で F IX を活性化し，結果として F X の活性化を引き起こす.形成された F Xa は，内因系凝固反応の際と同様に，最終的にはフィブリン形成を引き起こす.F VII は，外因系凝固因子に分類される（表 10-11）.

c. 凝固制御機構（図 10-10）

生体では，さまざまな凝固刺激によって常時トロンビン産生が引き起こされている.トロンビンは，血栓形成に寄与するだけではなく，炎症や線溶反応のコントロール，細胞増殖，血管新生など

表 10-11. 血液凝固因子とその特徴

因　子	慣用名	血漿中含有量	分子量	機能分類	備　考
I	フィブリノゲン	200～400 mg/dl	340,000	機能蛋白質	共通系
II	プロトロンビン	150～200 μg/ml	72,000	プロテアーゼ前駆体	共通系
III	組織因子 （組織トロンボプラスチン）	－	44,000	補助因子	－
IV	（カルシウムイオン）	－	－	－	－
V	不安定因子	25 μg/ml	300,000	補助因子	共通系
VI	（欠番）	－	－	－	－
VII	安定因子	0.5 μg/ml	48,000	プロテアーゼ前駆体	外因系
VIII	抗血友病因子	0.01 μg/ml	265,000	補助因子	内因系
IX	クリスマス因子	3.4 μg/ml	55,000	プロテアーゼ前駆体	内因系
X	スチュアート因子	7.5 mg/ml	55,000	プロテアーゼ前駆体	共通系
XI	PTA （血漿トロンボプラスチン前駆物質）	5 μg/ml	143,000	プロテアーゼ前駆体	内因系 （接触因子）
XII	ハーゲマン因子	25 μg/ml	74,000	プロテアーゼ前駆体	内因系 （接触因子）
XIII	フィブリン安定化因子	10～20 μg/ml	310,000	トランスグルタミナーゼ	－

（家子正裕：Q6 凝固反応. 徹底ガイド DIC のすべて―基礎と医療の最前線―, 丸藤　哲（編）, 救急・集中治療　22：1395-1401, 2010 より引用）

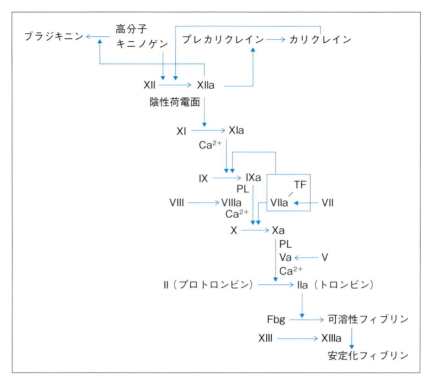

図 10-9. 凝固カスケード

PL：リン脂質．
(家子正裕：凝固反応の基礎，VTE ジャーナル 3：176-182，メディカルレビュー社，2012 より許諾を得て改変して転載)

さまざまな生理機能に影響する．生体内にはこのトロンビン産生をコントロールする生理的インヒビター（凝固制御因子）が存在しており，血栓症に至らないトロンビン産生が行われる．代表的な凝固制御因子は，アンチトロンビン（AT），プロテイン C（PC），プロテイン S（PS），トロンボモジュリン（TM）および組織因子経路抑制因子（TFPI）である．AT は，血管内皮細胞や単球膜表面に存在するヘパリン様物質（ヘパラン硫酸：HS）や，薬物として投与されたヘパリン類を補酵素として，主にトロンビンや F Xa を阻害する．また，産生されたトロンビンは，血管内皮細胞や末梢血単球上にある TM と結合することにより凝固促進作用を失い，トロンビン-TM 複合体は PC を活性化する．活性化 PC（APC）は，PS を補酵素として F VIIIa および F Va を不活化する．トロンビン-TM 複合体は線溶抑制，抗炎症作用や血管新生促進作用なども有する．TFPI は，F Xa と複合体を形成することにより F Xa を失活させ，TFPI-F Xa 複合体は，TF-F VIIa 複合体と結合しその活性を阻害する．

d. 血餅退縮

フィブリン血栓は時間とともに徐々に収縮し，より強固な止血血栓を形成する（血餅退縮）とともに，血管の切断端を引き寄せる作用を有する．血餅退縮は，フィブリン線維が血小板表面上の受容体（インテグリン）に結合し，その内側に連結したアクトミオシンが収縮することによって起こると考えられている．血餅退縮には，F XIIIa や Fbg も関与する．

e. 線維素溶解反応（図 10-11）

止血血栓も，過剰にならないようにコントロールされる．血栓（フィブリン）上で組織プラスミノゲンアクチベータ（tPA）がプラスミノゲン（Plg）に作用し，プラスミンを形成する（二次線溶反応）．プラスミンは，その酵素作用でフィブリンを低分子のフィブリン分解産物（FDP）や D ダイマーに分解し，体外に排出する．この線溶反応が血管内皮細胞の再生以前に引き起こされると再出血をきたすため，プラスミノゲンアクチベ

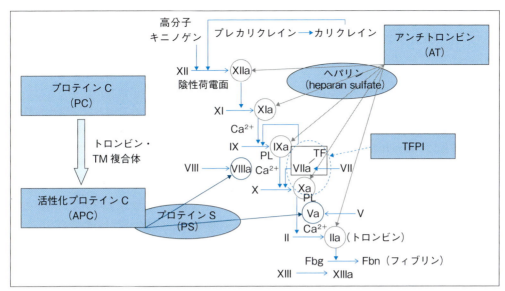

図 10-10. 凝固制御因子

PL：リン脂質．TM：トロンボモジュリン．
（家子正裕：凝固反応の基礎．VTE ジャーナル 3：176-182，メディカルレビュー社，2012 より許諾を得て改変して転載）

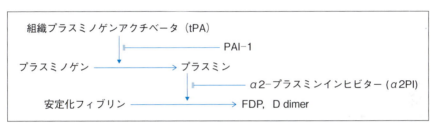

図 10-11. 線溶反応の活性化

ータインヒビター（PAI）-1 や α_2-プラスミンインヒビター（α_2PI）などの線溶系インヒビターがコントロールする．

過剰なプラスミンが産生されると，血中の Fbg も分解し，フィブリノゲン分解産物（FgDP）を産生することがある．一次線溶反応と呼ばれ，線溶活性が強い特殊な病態で検出される．

f. 凝血学的検査

1．一次止血機能検査

1）**血小板数**：10 万/μl 未満を，血小板減少症と判断する．

2）**出血時間**：耳朶にメスで切れ目を入れ，止血するまでの時間を測定するデューク Duke 法が一般的である．1〜3 分が基準値であり，出血時間の延長は血小板数や血小板機能の低下，血管壁の脆弱性を示唆する．血小板機能検査の代替え検査として行われるが，再現性は低い．

3）**毛細血管抵抗試験**：陽圧法（ルンペル・レーデ Rumpel-Leede 法）が一般的で，血圧計を用いて中間血圧で 5 分間駆血した後に，皮下に現れる点状出血数で判断する．血管脆弱性の代表的な検査であるが，血小板数や血小板機能低下でも異常値を示すことがある．

2．二次止血機能検査

1）**プロトロンビン時間（PT）**：外因系凝固因子量のスクリーニング検査である．共通系凝固因子量も反映する．患者 PT／コントロール PT に各 PT 試薬の国際感受性指標（ISI）を乗じて換算した国際標準比（INR）は，ワルファリン療法のモニタリング検査として用いられる．

2）**活性化部分トロンボプラスチン時間（APTT）**：内因系凝固因子量のスクリーニング検査である．

ヘパリン療法のモニタリング検査にも用いられるが，試薬間差が大きい．血栓リスク因子のひとつであるループスアンチコアグラント（LA）のスクリーニング検査でもある．

3）トロンボテスト（TT）：ビタミンK依存性凝固因子であるFⅡ，FⅦおよびFⅩの因子量を測定する検査であり，ワルファリン療法のモニタリング検査として使われる．TTは，肝障害もある程度反映するほか，protein induced by vitamin K antagonist（PIVKA）増加でも低価を示す．

4）ヘパプラスチンテスト（FPT）：肝障害によって合成低下が起こる凝固因子（FⅡ，FⅦ，FⅩ）量の総合的な検査法である．凝固因子の阻害作用をもつPIVKAの影響を受けずに凝固因子を反映する．肝臓における凝固因子産生を純粋に反映するので，肝機能検査として用いることもある．

5）各凝固因子量：内因系凝固因子量は，APTT試薬と測定対象となる凝固因子の欠乏血漿を用いて測定する．外因系凝固因子およびFbg以外の共通系凝固因子量は，PT試薬と対象凝固因子の欠乏血漿を用いて測定する．Fbgは，トロンビンを添加して凝血塊ができるまでの時間で測定するクラウスClaus法が一般的である．FⅩⅢは，血漿トランスグルタミナーゼ活性を合成基質法で測定する．

6）その他：フォン ウィルブランド因子（vWF）活性，vWF抗原量（凝固第Ⅷ因子関連抗原：FⅧR：Ag），AT活性，PC活性，PS活性などが一般的に測定される．

凝固亢進マーカーとしては，トロンビン–AT複合体（TAT）や可溶性フィブリン（SFまたはFMC）が測定される．

3．線溶系機能の検査

1）プラスミン産生検査：線溶系の活性化を示唆するマーカーとして，プラスミン–α_2PI複合体（PICまたはPPI）が測定される．

2）二次線溶亢進検査：FDPおよびDダイマーが測定される．播種性血管内凝固（DIC）では，FDP，Dダイマーが増加する．Dダイマーは，一次線溶亢進では増加しない．

3）線溶系インヒビター検査：α_2PIやPAI-1が測定される．

2 出血性素因

出血傾向とは，「外傷や潰瘍形成などの明確な誘因がなく皮下出血や臓器出血をきたす場合」および「出血に伴い正常な止血ができない状況」をいう．先天性出血性素因と後天性出血性素因がある．その診断には，家族歴，臨床症状（症状出現時期など），随伴症状などが大切で，詳細な問診が重要である．

概 念
① 出血機序はさまざまであり，治療の判断のためには正確な診断が必要である．
② 出血性素因はその原因によって分類される（表10-12）．ⓐ血管壁の異常，ⓑ血液成分（血小板，凝固因子）の異常，ⓒ線溶系の異常，が出血機序の原因としてあげられ，これらの異常がひとつまたは複数存在したときに出血傾向を示す．一般的には，血小板や凝固因子などの血液成分の異常に伴う出血性素因が強い出血傾向を示す．
③ 先天性出血性素因では乳幼児期から出血傾向が目立ち，家族歴が証明されることが多く，後天性出血性素因では既往歴にも家族歴にもない突然の出血傾向が特徴である．
④ 出血性素因の診断には凝血学的な臨床検査が重要であり，ⓐ血小板数，ⓑPT，APTT，ⓒ出血時間，ⓓ貧血の有無，ⓔFbg低下の有無，を確認することが必要となる（図10-12）．

a. 出血の原因

表10-12に，原因別の主な出血性疾患をまとめた．血管壁異常として，先天性ではオスラーOsler病，後天性ではアレルギー性紫斑病（ヘノッホ・シェーンラインHenoch–Schönlein紫斑病）が代表的である．血液成分の異常では，血小板異常として特発性血小板減少性紫斑病（ITP）などの血小板減少症やベルナール・スーリエBernard–Soulier症候群などの血小板機能異常症が，また凝固因子異常として血友病Aなどの先天性疾患や，後天性血友病Aなどの後天性疾患がある．線溶反応の異常では，プラスミンの生理的インヒビターであるα_2PIの先天的な欠損症（先天性α_2PI欠乏症）や，急性白血病などに認められる播

表 10-12. 出血性疾患の分類

原因	主な出血性疾患（出血病態）
1. 血管壁の異常	遺伝性出血性毛細血管拡張症（Osler病） アレルギー性紫斑病（Henoch-Schönlein 紫斑病） 老人性紫斑病，単純性紫斑病，壊血病
2. 血小板の異常	1）数の減少：特発性血小板減少性紫斑病 　　　　　　　先天性無巨核球性血小板減少症 　　　　　　　脾機能亢進症（肝障害） 2）機能低下：血小板無力症 thromboasthenia 　　　　　　　Bernard-Soulier 症候群
3. 凝固因子異常	血友病A，血友病B，先天性フィブリノゲン欠損症， von Willebrand 病，後天性血友病 A
4. 線溶反応異常	先天性 α_2 プラスミンインヒビター欠乏症 播種性血管内凝固（DIC），白血病

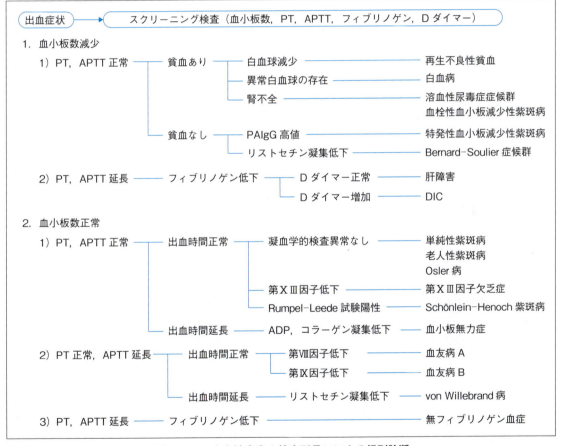

図 10-12. 出血性疾患の検査所見にによる鑑別診断
（家子正裕：点状出血・紫斑．症状から診る内科疾患，渡辺純夫，澤田賢一（編），メジカルビュー社，2005 より引用）

種性血管内凝固（DIC）がある．

b. 血管壁異常による出血

1. IgA 血管炎

概念

IgA 血管炎（アレルギー性紫斑病，ヘノッホ・シェーンライン Henoch–Schönlein 紫斑病）は，軽度に膨隆し触知できる紫斑に加え，腎炎，腹痛，関節痛を認めることがある血管性紫斑病のひとつである．IgA の関与が推察されている．小児に多く，上気道などの先行感染を認める．腎障害の程度が予後を決定する．

疫学

3～7歳の幼児に多いが，成人にも発症する．約60％に先行感染を認め，ウイルスや細菌感染後1～3週間で発症することが多い．

病因・病態

自己免疫機序による全身性のアレルギー性血管炎に起因し，IgA を中心とした免疫複合体の血管壁への沈着が病態形成に影響していると考えられている．

臨床症状

特徴的な紫斑，関節症状，腹部症状，腎障害を主徴とする．紫斑は鮮紅色～紫色のやや膨隆した点状出血斑であり，典型的には左右対称性で下腹部，臀部，下腿の伸展部に好発する．1～2週間で消退し瘢痕は残さない．関節症状は，紫斑に次いで頻度が高い．腹痛は腹部疝痛が多く，嘔吐や血便をきたすこともある．腎障害としては，一過性の顕微鏡的血尿が約40％に認められ，その半数に蛋白尿を認める．成人では，慢性糸球体腎炎から腎不全に移行する場合もある．

臨床検査

血小板数，出血時間を含め，すべての凝血学的検査で異常を認めないが，腹部症状の強いときには F XIII が消費性の低下を認めることがある．

治療

腎炎に対する治療が基本であり，腎障害の程度が予後を規定する．重篤な腎炎には methylprednisolone のパルス療法や免疫抑制剤治療を行う．

2. 遺伝性出血性毛細血管拡張症

遺伝性出血性毛細血管拡張症 hereditary hemorrhagic telangiectasia（HHT）（オスラー Osler 病，オスラー・ウェーバー・ランデュ Osler–Weber–Rendu 症候群）は，血管構造の奇形による血管性紫斑病であり，反復する鼻出血，皮膚粘膜の末梢血管拡張，内臓病変（動静脈奇形），常染色体優性遺伝を4徴候とする全身性血管疾患である．幼少時期から皮膚，粘膜に多発性の毛細血管拡張症をきたし，鼻出血や炎症部位などからの出血を特徴とする．毛細血管の拡張は鼻粘膜に多く，口腔や気道，さらには顔面や指先などにも認められる．全身臓器に動静脈奇形を認めることがあり，とくに脳動脈奇形は10～20％に認められる．凝血学的検査では異常を認めない．有病率は5,000～10,000人に1人と報告されている．治療は一般的な止血処置を行うが，重症例ではレーザー治療が行われる．

3. カサバッハ・メリット症候群

カサバッハ・メリット Kasabach–Merritt 症候群は，血管構造異常により小児期から巨大海綿状血管腫を形成する症候群である．血管腫に合併して起こる血小板減少，貧血および凝固異常を呈する．とくに，著しい血小板減少が特徴であり，紫斑などの出血症状を示す．播種性血管内凝固（DIC）を合併し，出血や多臓器不全などで致命的になることもある．

4. エーラース・ダンロス症候群

エーラース・ダンロス Ehlers–Danlos 症候群は，コラーゲン遺伝子やコラーゲン修飾遺伝子の異常に起因し，結合組織の異常を呈する症候群であり，皮膚の脆弱性や過伸展，多発性斑状出血，関節の過伸展などが特徴である．

5. 壊血病

壊血病 scurvy では，ビタミンC欠乏によりコラーゲンの脆弱性や三重螺旋構造の異常を生じ，血管脆弱性や創傷治癒遅延をきたす．全身の皮下，歯肉，関節内で出血が起こりやすくなり，全身の倦怠感や関節痛が現れる．消化管出血や尿路出血もきたす．生後6～12ヵ月の人工栄養の乳児では，ビタミンC欠乏により歯や骨の発育不全を起こし，骨折しやすくなる（メーラー・バーロー Möller–Barlow 病）．

6. 老人性紫斑病

老人性紫斑病 senile purpura は，加齢や長期の日光曝露により結合組織が損傷し，血管の脆弱性が増すために生じる手および前腕伸側面の濃紫色の持続性斑状出血である．数日かかって消退す

るが，ヘモジデリンの沈着により皮膚の変色が残る場合もある．治療対象とならないことが多い．

c. 血小板異常による出血

概　念

① 血小板異常による出血性素因には，血小板数の減少に伴う出血傾向と，血小板機能の低下に伴う出血傾向がある（表10-13）.

② 血小板減少とは，血小板数 $10 \times 10^4/\mu l$ 未満をいう．

③ 血小板数と出血傾向の相関は明確ではない．慢性的な血小板減少症では外傷などで大量出血や止血困難になるが，自然出血を起こすことは少ない．ただし，短期間の急激な血小板減少は著しい出血傾向を示し，自然出血もある．

④ 血小板数減少には，ⓐ 血小板産生低下，ⓑ 血小板の破壊，ⓒ 血小板の消費，があり，検査所見や治療方法も異なる．

1. 血小板数異常に伴う出血傾向

1）骨髄での血小板産生低下

a）巨核球低形成による血小板減少症：先天性骨髄不全症候群（先天性無巨核球性血小板減少症，ファンコニ Fanconi 貧血など），再生不良性貧血，白血病および癌の骨髄転移では巨核球が低形成となり，血小板産生が低下する．同様に，放射線照射や薬剤（抗悪性腫瘍薬，サイアザイド系利尿薬，アンジオテンシン変換酵素（ACE）阻害薬など）でも，骨髄における巨核球産生障害により，血小板減少をきたすことがある．

b）巨核球の無効造血による血小板減少症：骨髄異形成症候群（MDS）などでは骨髄で無効造血が起こり，血小板産生が低下する．

2）末梢血管での血小板破壊による血小板減少

a）特発性血小板減少性紫斑病（ITP）

概　念

特発性血小板減少性紫斑病 idiopathic thrombocytopenic purpura では，抗血小板自己抗体よって血小板破壊が亢進し，血小板減少による出血傾向をきたす．II型アレルギーに属する後天性の自己免疫疾患である．近年，その病態から免疫性血小板減少症 immune thrombocytopenia（ITP）と呼ぶことが提唱されている．小児に好発する急性 ITP と，成人女性を中心とする慢性 ITP に分類される．皮下出血，月経過多など多様な出血傾向を示し，血小板結合抗体（PA-IgG）が診断の参考となる．治療はステロイド療法が主体で，難治例ではトロンボポエチン受容体作動薬の投与や脾摘が行われる．

疫　学

わが国には有病者数約2万人で，年間発症率は人口10万人あたり約2.16人とされている．

分　類 （表10-14）

① 急性 ITP は小児に多く認められ，ウイルス感染を主とする先行感染を伴うことが多く，6ヵ月以内に自然緩解する．

② 慢性 ITP は 20～40 歳代の成人女性に多く，次いで 60～80 歳代に小ピークを認める．その発症や伸展に，ヘリコバクター・ピロリ菌 *Helicobacter pylori* 感染の関与が指摘されている．

表10-13. 血小板異常による出血傾向

原　因	機　序	代表的疾患
血小板数の減少	1. 血小板産生低下 　1）骨髄での巨核球減少 　2）骨髄無効造血	先天性無巨核球性血小板減少症，Fanconi 貧血，再生不良性貧血，白血病，癌の骨髄転移 骨髄異形成症候群
	2. 血小板の破壊	特発性血小板減少性紫斑病（ITP），脾機能亢進症 薬剤起因性血小板減少症
	3. 血小板の消費	播種性血管内凝固（DIC）， 血栓性血小板減少性紫斑病（TTP）
血小板機能の低下	1. 先天性疾患	von Willebrand 病，Bernard-Soulier 症候群，storage-pool 病，血小板無力症
	2. 後天性疾患	抗炎症薬

表 10-14. 特発性血小板減少性紫斑病 (ITP) の分類

	急性 ITP	慢性 ITP
好発年齢	2〜5 歳	20〜40 歳, 60〜80 歳
性差	なし	若年者：男：女＝1：3, 高齢者：なし
好発時期	冬〜春	なし
発症様式	急性発症 発症時期が比較的明確	発症時期不明 健康診断などで偶然発見されることがある
先行事象	ウイルス感染 予防接種	なし
出血症状	強い	症状を欠く場合もある
経過	6 ヵ月以内に緩解	慢性に経過 (6 ヵ月以上)*

＊1 年以上を慢性 ITP とする意見もある.

(冨山佳昭：輸血 49：1298, 2008 より引用)

病因

抗血小板自己抗体（主に IgG）による血小板の破壊亢進による. 血小板膜 GP IIb/IIIa や GP Ib/IX などに対する自己抗体に感作された血小板が, 血管内や脾臓などの網内系においてマクロファージに捕捉・破壊されて血小板減少をきたす. 自己抗体の産生部位および主な血小板破壊部位は脾臓である. 血小板抗体は骨髄巨核球の成熟障害もきたし, 血小板産生も障害される.

臨床症状

皮下出血, 歯肉出血, 鼻出血, 性器出血など (口絵 15, 図 10-13). 点状出血などの皮膚粘膜出血が主症状であるが, 血尿, 消化管出血, 吐血, 網膜出血を認めることもある. 重症例では頭蓋内出血をきたすことがあり, 予後に関わる. 早急な治療が必要となる.

検査所見

① 血小板数：10 万/μl 未満. 赤血球や白血球数に異常を認めない.
② 骨髄巨核球数：正常〜やや増加
③ 血小板関連 IgG platelet-associated IgG (PA-IgG)：疾患感受性は高いが, 血小板破壊抗体ではない非特異的血小板結合 IgG も測定している.

診断

血小板数 10 万/μl 未満で, 他の血小板減少をきたす疾患を除外できる場合に ITP と診断する.

鑑別診断

① EDTA 依存性偽性血小板減少症 EDTA-dependent pseudothrombocytopenia：採血管

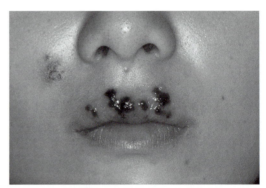

図 10-13. 特発性血小板減少性紫斑病にみられた口唇血腫

内の抗凝固薬 EDTA-2K に反応する EDTA 依存性抗体により, 採血管内で血小板が凝集し, みかけ上血小板が減少する. ヘパリンやクエン酸を抗凝固薬としている採血管を用いて再検査, または塗抹標本で血小板を確認する.

② 二次性 ITP：全身性エリテマトーデス systemic lupus erythematosus (SLE) などの膠原病の血小板減少も, 免疫機序で血小板減少をきたす（二次性 ITP）が, 本来 ITP とは診断・治療で区別される.

③ 消費性血小板減少症：DIC, 抗リン脂質抗体症候群 antiphospholipid syndrome (APS), ヘパリン起因性血小板減少症 heparin-induced thrombocytopenia (HIT) など. それぞれ, FDP や D-ダイマー, 抗リン脂質抗体, HIT 抗体の測定が鑑別の参考となる.

治　療

　急性 ITP は自然治癒することが多い．慢性 ITP の場合は，まず *Helicobacter. pylori* 感染者では除菌療法を行う．非感染者では，プレドニゾロン 1 mg/kg のステロイド療法を行う．重症例ではパルス療法やγグロブリン大量療法を行う．ステロイド療法が無効な場合は，摘脾を考慮する．また難治例では，トロンボポエチン受容体作動薬を試みる．ITP では血小板数が 3 万/μl 以下で，死亡率が増加する．したがって，血小板数を 3 万/μl 以上にコントロールすることが望まれる．

> #### 歯科関連事項
>
> ・急性 ITP は必要のない限り，血小板数の回復をまって歯科治療を考慮する．
> ・慢性 ITP では，歯科処置の程度にもよるが，観血的な処置は血小板数 2〜3 万/μl 以上で歯科治療を考慮する．
> ・外科的侵襲を最小限にするように注意深く行い，局所止血は十分に行う．
> ・とくに，出血症状がある場合や血小板数 1 万/μl 以下での観血的な処置は，γグロブリン大量療法や濃縮血小板輸血などで血小板数の増加を確認後に行うことが推奨される．

　b）脾機能亢進症：脾機能亢進症 hypersplenism は，あらゆる原因の脾腫で誘発される．脾臓の本来の働きは古くなった血球を壊すことであり，脾臓が肥大することで古い血球だけでなく正常な血球まで破壊するようになる．その結果，血液中の赤血球，白血球，血小板が減少（汎血球減少症）し，貧血や出血を起こす．血球減少により，代償性の骨髄過形成が起こる．

　c）薬剤起因性血小板減少症：薬剤使用歴があり，一定期間を経て血小板減少症が出現した場合に本症を疑う．ヘパリン，キニジン，キニン，ジギタリス製剤，金製剤，サルファ薬などは，血小板抗体産生を誘発する代表的な薬剤である．本疾患を疑った場合は，投薬を中止する．また，代謝拮抗薬，サイアザイド系利尿薬，エストロゲン製剤などの薬剤は，骨髄巨核球の低形成を起こし血

小板産生が低下する場合もある．

3）血小板消費による血小板減少症

　a）血栓性血小板減少性紫斑病：血栓性血小板減少性紫斑病 thrombotic thrombocytopenic purpura（TTP）は，妊娠，薬剤（経口避妊薬，抗悪性腫瘍薬など），膠原病，感染症などが原因となり，フォン ウィルブランド因子（vWF）切断酵素である ADAMTS13 に対する自己抗体が産生され，ADAMTS13 酵素活性が低下する．その結果，高活性の巨大 vWF が出現することにより血小板血栓が多発する疾患である．溶血性尿毒症症候群 hemolytic uremic syndrome（HUS）とならぶ血栓性微小血管症 thrombotic microangiopathy（TMA）の代表的な疾患である．①血小板減少，②溶血性貧血，③精神神経症状，④腎障害，⑤発熱，が 5 主徴であり，血小板減少は血小板の消費亢進によるが，出血傾向を示すこともある．治療は血漿交換が第一選択であり，ADAMTS13 に対する自己抗体を除去し，正常な酵素を含む新鮮凍結血漿を輸血する．

　b）播種性血管内凝固 disseminated intravascular coagulation（DIC）：e-1 を参照．

2. 血小板機能異常による出血傾向

　1）血小板無力症 Glanzmann thromboasthenia：常染色体劣性遺伝の稀な血小板機能異常症である．血小板膜糖蛋白 GP IIb/IIIa（インテグリン αII bβ3）の量的，質的異常により，血小板活性化刺激に対応できず出血傾向をきたす．一般的には血小板数は正常であり，出血時間の延長，ADP またはコラーゲン誘発血小板凝集が欠如するが，リストセチン誘発血小板凝集は正常に保たれる．血小板凝集は，血小板表面の GP IIb/IIIa にフィブリノゲンが結合し血小板相互間を架橋することによって起こるが，本症では血小板相互架橋が起こらず，一次止血の障害により主に粘膜出血や皮下出血などの止血困難，出血傾向を招く．

　2）ベルナール・スーリエ症候群 Bernard-Soulier syndrome：血小板膜蛋白 GP Ib/IX/V 複合体の量的，質的異常による血小板機能異常症であり，常染色体劣性遺伝形式をとる．vWF の受容体である血小板膜糖蛋白 GP Ib/IX/V 複合体が減少し，血管内皮下組織コラーゲンへの血小板粘着が低下するため出血時間が著明に延長する．小

C．出血性素因・血栓性素因　　317

児期からの皮下出血や鼻出血，歯肉出血などの出血症状で発症するが，重症の出血により致命的な場合もある．検査所見では，出血時間の延長と軽度の血小板減少が認められ，末梢血塗抹標本では巨大血小板を認める．骨髄巨核球数は正常だが，血小板機能検査ではリストセチン誘発血小板凝集が欠如または低下する．

3) ストレージ・プール病 storage-pool disease：α顆粒の欠乏（α-storage-pool disease, gray platelets yndrome：α-SPD），濃染顆粒の欠乏（δ-SPD）および両顆粒の欠乏（α, δ-SPD）などを示す血小板顆粒異常症の総称である．血小板機能における二次凝集が欠如する．

d. 凝固因子異常による出血
　概　念
① 幼少時期からの出血傾向は先天性出血性素因を，突如発症する出血傾向では後天性出血性素因を考慮する．
② 凝固因子は必要量の数倍から10倍存在しており，凝固因子が1/10になっても，ただちには出血しない．
③ 凝固因子活性が著しく低下（5％未満）している場合は出血傾向を示すが，軽度の低下では自然出血はきたさないことが多い．しかし，外科的処置や外傷では出血傾向，止血困難，血腫形成を引き起こすことがあるので，注意を要する．
④ 複数の凝固因子活性が低下（60％未満）した場合にも，出血傾向を示すことがある．
⑤ 診断には臨床検査が有用であり，診断結果により治療方針も異なる．

1. 先天性凝固因子異常による出血性素因
1）血友病
　概　念
　血友病 hemophilia は，代表的な遺伝性出血性素因である．原則的に X 染色体連鎖性劣性遺伝により，血友病 A は凝固第 VIII 因子（F VIII）が，血友病 B では F IX が欠乏し，二次止血機能障害により出血傾向をきたす．幼少時から発症する関節や筋肉などにおける深部出血が特徴で，治療には欠損している凝固因子製剤を補充する．

　疫　学
　わが国の発症率は，男児5,000～10,000人あたり1人とされ，先天性凝固障害症の中で最も頻度は高い．血友病 A と血友病 B の割合は5：1である．

　病因・分類
　X 染色体連鎖劣性遺伝で，通常，患者は男児に発症し，ヘテロ接合体の女性は保因者になる（図10-14）．ただし，きわめてまれではあるが，女性の血友病患者も存在する．家族歴のない弧発例も約30％に存在する．凝固因子活性に応じて分類される．F VIII または F IX 活性が＜1％を重症，1～5％を中等症，＞5％（～＜40％）を軽症と分類する．

　臨床症状
① 皮下出血：乳幼児期から斑状の皮下出血をきたし，ときに皮下血腫を形成する．
② 関節内出血：本症で特徴的な臨床症状であり，足，膝および肘関節が多い．急性期の関節内出血は，関節の違和感から激しい疼痛と腫脹をきたすとともに，関節の可動域が大きく制

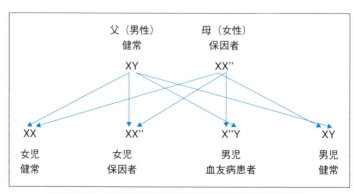

図10-14．X 染色体連鎖性劣性遺伝（血友病の場合）

限され運動障害を起こす．関節内出血を繰り返すと，関節滑膜の変性や炎症が進行し，慢性化することにより不可逆的な骨の変形や破壊が進み，血友病性関節症となる．

③ 筋肉内出血：一般に腓腹筋，ヒラメ筋，大腿筋などの下肢筋肉などに発症しやすく，腫脹，疼痛，運動障害をきたす．腸腰筋出血では，特徴的な股関節の屈曲位をとり psoas position と呼ばれる．

④ 口腔内出血（口絵 16，図 10-15）：小さな切傷や咬傷により歯肉，舌などから出血することが多い．歯周囲炎や乳歯，永久歯の萌芽時期も口腔内出血の原因になりやすい．口腔内粘膜は線溶活性が強いため止血困難や再出血をきたしやすく，適切な処置や補充療法が必要となる．

⑤ その他の出血症状：頭蓋内出血は中枢神経系の出血で最も頻度が高く，血友病における最大の死因である．外傷をきっかけとして発症することが多いが，自然出血例もある．腹腔内出血は著しい貧血を招くことがある．腸管壁内出血では強い腹痛を訴え，イレウスを起こすことがある．

診断・検査所見

スクリーニング検査としては APTT が延長するが，PT や血小板数は正常である．F VIII または F IX 活性の低下を確認することが，確定診断になる．除外診断のために，vWF 活性が正常であることを確認する．また，後天性血友病 A を除外するため，抗第 VIII 因子抗体活性を測定し，抗体が存在していないことを確認する．

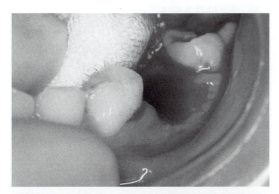

図 10-15．血友病 A における抜歯後の遷延性出血

インヒビター保有血友病

凝固因子製剤の補充療法の結果，凝固因子製剤中の F VIII や F IX に対する同種抗体（インヒビター）が発生することがある．血友病 A では約 30％に，血友病 B では約 3％にインヒビターが出現し，投与された製剤を無効化するため，定期的にインヒビター検査を行う．インヒビターの力価はベセスダ Bethesda 法（100％の因子活性を 50％に減弱するインヒビター活性を 1 BU/ml と定義する）で測定し，5 BU/ml 以上を高力価，5 BU/ml 未満を低力価のインヒビターと呼ぶ．

治　療

欠乏凝固因子を補充する治療が主体となる．現在，血漿由来製剤の加熱処理や遺伝子組換え製剤が使用される．

① 血液製剤の補充療法：血友病 A に対しては F VIII 製剤，血友病 B には F IX 製剤が投与される．出血時補充療法，定期的補充療法，予備的補充療法があるが，現在は血友病性関節症の予防のためにも定期補充療法が広く行われている．半減期の長い製剤を用いて，週 2～3 回定期的に製剤を補充する．一方，予備的補充療法では，出血リスクが高いイベント（運動会など）時に前もって輸注する．口腔内出血では，F VIII 活性の目標レベルを 20～40％として補充療法を行う．

② 酢酸デスモプレシン（DDAVP）：中枢性尿崩症の治療薬である DDAVP は，血管内皮細胞からの vWF を放出させ，同時に F VIII 血中濃度を一時的に上昇させる．軽症から中等症の血友病 A 患者における抜歯などの処置時に使用されることが多い．連続投与で効果が減弱する．

③ インヒビター保有血友病に対する治療：インヒビター力価の低い症例では，インヒビター消失を目的とし大量の製剤を投与する免疫寛容導入 immune tolerance induction（ITI）療法が行われる．一般的には，止血を目的としたバイパス療法が行われる．欠乏している凝固因子を回避する凝固反応（外因系凝固反応）で止血する方法である．

予　後

血液凝固因子製剤の安全向上に伴い，生命予後

は良好である。2大死因は，重篤出血と，過去に投与された血液製剤により感染したC型肝炎ウイルス hepatitis C virus（HCV）による肝疾患である。ヒト免疫不全ウイルス human immunodeficiency virus（HIV）感染症により，エイズ関連合併症での死亡も少なくない。

歯科関連事項

・歯周囲炎や乳歯，永久歯の萌芽時期も，口腔内出血の原因になりやすい。
・小さな切傷や咬傷から持続出血する場合もある。
・止血困難や再出血をきたしやすいので，適切な処置や補充療法が必要となる。
・補充療法では，F VIII 活性が20〜40％となるように行う。原則1回の投与となるが，止血困難であれば止血するまで12〜24時間おきに補充する。
・舌の出血や口蓋裂傷では，F VIII 活性40〜60％を目標レベルとする。

2）フォン ウィルブランド病

疾患概念

フォン ウィルブランド病 von Willebrand disease（vWD）は，フォン ウィルブランド因子（vWF）の量的，質的異常をきたす常染色体遺伝性出血性素因で，大部分は常染色体優性遺伝形式を示す。vWF は血管内皮細胞および骨髄巨核球で合成される高分子の糖蛋白質で，一次止血においてきわめて重要で，血管損傷部位において血小板を内皮下結合組織へ粘着させる。vWF は大小さまざまなマルチマー multimer として存在するが，高分子量のマルチマーほど止血能が高い。また vWF は F VIII と結合し血漿中の F VIII を安定化させる機能も有するため，本症では二次的に FVIII 活性も低下する。

臨床症状

一次止血機能障害として，皮膚，粘膜出血を特徴とする。繰り返す紫斑，口腔内出血，抜歯後止血困難，月経過多，分娩時の異常出血，排卵時出血などを呈する。いったん止血した後の再出血で診断される場合もある。血友病にみられる様な深部出血は稀である。

診断・検査所見

スクリーニング検査では，出血時間の延長，APTT 延長を認める。確定診断および病型診断には，vWF 抗原量（旧検査名は第 VIII 因子関連抗原量），vWF 活性（リストセチンコファクター活性），F VIII 活性およびリストセチン誘発血小板凝集能検査が必要となる。

治療

出血時の止血または予防的止血を目的に，vWF を含む第 VIII 因子濃縮製剤を補充する。抜歯などの軽処置時には，デスモプレシン（DDAVP）も有用である。トラネキサム酸の抗プラスミン作用が有用な場合もある。

歯科関連事項

・vWD は，歯科医が発見する頻度が最も高い先天性出血性疾患といわれている。
・したがって，抜歯などの歯科処置時の止血困難や再出血を求めた場合には，本疾患を念頭に置いて対処する。
・本疾患の診断が確定している患者の歯科的処置の際には，DDAVP や vWF 含有第 VIII 因子濃縮製剤の前投与が考慮される。
・鼻腔粘膜や口腔粘膜は線溶活性が強いので，処置後に出血が想定される場合はトラネキサム酸の投与も考慮される。

2. 後天性凝固因子異常による出血性素因
1）後天性血友病 A

概念

後天性血友病 A acquired hemophilia A は，F VIII に対する特異的な自己抗体（インヒビター）が出現し，F VIII 活性が低下することにより突発的に重大な出血傾向をきたす自己免疫疾患である。高齢者に多く，さまざまな基礎疾患に伴い発症する。治療法はバイパス製剤による止血療法と，インヒビター消失を目的とした免疫抑制療法が行われる。ときに致死的な出血症状をきたすが，死因の多くは治療として行った免疫抑制療法に合併

する感染症である．再発例も少なくない．

疫学・病態

発症頻度は 100 万人あたり 1.5 人とされているが，徐々に増加傾向を認めている．後天性凝固因子インヒビター症例の中では，F VIII に対するインヒビターが最も多い．50～70 歳代の高齢者に多いが，20～30 歳代に妊娠，分娩に伴い発症する女性中心の小ピークを認める．基礎疾患は50～75％に認められ，SLE，関節リウマチなどの自己免疫疾患や胃癌，大腸癌などの悪性腫瘍が多い．そのほか，糖尿病，分娩，薬剤性などが報告されている．

出現するインヒビターは患者自身の F VIII に対する自己抗体で，先天性血友病 A における F VIII 製剤補充療法に伴い検出されるインヒビター（同種抗体）とは異なる．

臨床症状

家族歴や既往歴に出血症状を認めない患者に突如発症する出血症状で，広範囲な皮下出血，筋肉内出血が多く，先天性血友病で特徴的な関節内出血はほとんどない．血尿，消化管出血，口腔内出血など出血症状は多彩であり，ときに頭蓋内出血などの重篤な出血症状も認める．著しい貧血を合併することも多い．

診断・検査所見

スクリーニング検査では，血小板数や PT が正常で APTT のみ延長を示した場合に本症を疑う．vWF 活性が正常で，F VIII 活性低下かつ 1 BU/mℓ 以上の F VIII インヒビター活性で確定診断できる．

治療・予後

後天性血友病 A の治療は，止血療法と免疫抑制療法に大別される．

① 止血療法：貧血を伴う出血や頭蓋内出血などの重篤な出血傾向には，止血を目的に活性化プロトロンビン複合体や遺伝子組換え活性化 F VII 製剤などのバイパス療法が行われる．F VIII 製剤による中和療法は，軽症例を除いて無効であることが多いので，推奨されていない．

② 免疫抑制療法：インヒビター除去を目的として行われるが，後天性血友病 A の診断がつけば早急に行う．プレドニゾロンやシクロホ

スファミドが投与されるが，年齢や基礎疾患を考慮しながら投与する．

免疫抑制療法により 70～90％の症例で緩解が得られるが，20％以上の再発例がある．

2）後天性フォン ウィルブランド症候群

さまざまな基礎疾患に合併して，先天性の vWD に類似した出血傾向を示す場合があり，後天性フォン ウィルブランド症候群 acquired von Willebrand syndrome（AWS）と呼ばれる．vWD と同様に皮下出血や粘膜出血が認められ，ときに消化管出血をきたすこともある．vWF 活性低下の成因には，① vWF に対する自己抗体，② 血流の乱れに伴う ADAMTS13 の過剰活性化，③ vWF の血小板，組織，腫瘍細胞への吸着，が推定されている．① は自己免疫性疾患や骨髄腫などのリンパ増殖性疾患に多く認められ，② は大動脈弁狭窄症などの心血管疾患にみられる．③ は本態性血小板血症（ET）などの骨髄増殖性疾患や悪性腫瘍でみられる．

e. 線溶機能異常による出血

概念

線溶活性が強ければ止血血栓が十分に形成されず，出血傾向や止血困難をきたす．原因としては，① 血栓（フィブリン）形成に伴い活性化される二次線溶活性が原因となる出血傾向，② 生理的線溶系阻害因子の欠損による出血傾向，を認める場合がある．

1．播種性血管内凝固

概念 （図 10-16）

播種性血管内凝固 disseminated intravascular coagulation（DIC）では，基礎疾患に伴って凝固系が異常に活性化され，全身の微小血管に血栓が多発することにより多臓器障害を起こす．同時に，血小板や凝固因子の消費に加え，微小血栓（フィブリン）上で二次線溶が活性化されることにより，出血傾向をきたす症候群である．早期に診断し，適切な治療を行わないと致死的になる重篤な病態である．

病態・分類

基礎疾患（表 10-15）により DIC の発症機序は異なるが，中心的な役割を演じているのが組織因子（TF）である．急性白血病や固形癌では，腫瘍細胞の TF が血中に流入することにより凝固

C．出血性素因・血栓性素因 　321

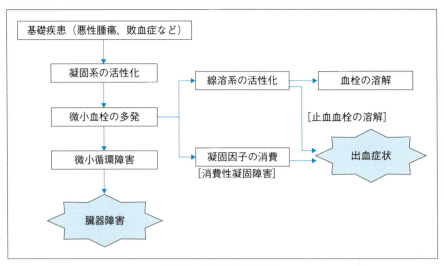

図 10-16. DIC の病態

(朝倉英策：播種性血管内凝固．血液科研修ノート，永井良三（総監修），診断と治療社，p387-395, 2016 より引用)

表 10-15. DIC の基礎疾患

1. 感染症 ・敗血症 ・その他の重症感染症（呼吸器，尿路など）	6. 血管関連疾患 ・胸部，腹部大動脈瘤 ・巨大血管腫 ・血管関連腫瘍 ・膠原病（血管炎合併例） ・その他の血管関連疾患
2. 造血器悪性腫瘍 ・急性前骨髄性白血病（APL，M3） ・その他の急性白血病 ・非ホジキンリンパ腫 ・その他の造血器腫瘍	7. 産科合併症 ・常位胎盤早期剥離 ・羊水塞栓 ・子癇 ・その他の産科合併症
3. 固形癌（特に転移を伴った進行癌）	
4. 外傷，熱傷，熱中症，横紋筋融解症	8. 急性膵炎
5. 手術後	9. その他：溶血，蛇咬傷，低体温など

(朝倉英策：播種性血管内凝固．血液科研修ノート，永井良三（総監修），診断と治療社，p387-395, 2016 より引用)

系が活性化されて DIC を発症する．敗血症では，リポ多糖類（LPS）や腫瘍壊死因子（TNF）などの炎症性サイトカインの作用により単球，マクロファージや血管内皮細胞に大量の TF 発現が起こり著しい凝固活性化を引き起こす．

基礎疾患により線溶活性の強さが異なり，線溶抑制型（敗血症など），線溶均衡型（固形癌など），線溶亢進型（腹部大動脈瘤，急性前骨髄性白血病など）に分類される．線溶活性が強いほど，出血症状は顕著である．

診断・検査所見

診断には，診療科ごとに提唱されている DIC 診断基準を利用する．一般的には旧厚生省 DIC 診断基準が有用であるが，敗血症など感染症に伴う DIC は急性期 DIC 診断基準が用いられる（表 10-16）．

診断の際には，血小板数，Fbg，フィブリン分解産物（FDP），プロトロンビン時間（PT）の測定は必須である．アンチトロンビン(AT)の低下，D ダイマー増加，プラスミン-α_2プラスミンインヒビター複合体（PIC）や可溶性フィブリン（SF

表 10-16. DIC の診断基準

	旧厚生省 DIC 診断基準	ISTH overt-DIC 診断基準	急性期 DIC 診断基準
基礎疾患, 臨床症状	・基礎疾患あり：1 点 ・出血症状あり：1 点 ・臓器症状あり：1 点	・基礎疾患は必須項目 ・臨床症状は考慮されていない	・基礎疾患は必須項目 ・要除外診断 ・SIRS（3 項目以上）：1 点
血小板数 （$\times 10^4/\mu l$）	＞8, ≦12：1 点 ＞5, ≦8：2 点 ≦5：3 点	5～10：1 点 ＜5：2 点	≧8, ＜12 or 30%以上減少/24 時間：1 点 ＜8 or 50%以上減少/24 時間：3 点
フィブリン分解産物	FDP（$\mu g/ml$）： ≧10, ＜20：1 点 ≧20, ＜40：2 点 ≧40：3 点	FDP, D-ダイマー, SF 中等度増加：2 点 著明増加：3 点	FDP（$\mu g/ml$）： ≧10, ＜25：1 点 ≧25：3 点 D-ダイマーも FDP との換算表により使用可能
フィブリノゲン （mg/dl）	＞100, ≦150：1 点 ≦100：2 点	＜100：1 点	－
PT	PT 比： ≧1.25, ＜1.67：1 点 ≧1.67：2 点	PT 秒： 3～6 秒延長：1 点 6 秒以上延長：2 点	PT 比： ≧1.2：1 点
DIC 診断	7 点以上 （白血病群では, 出血症状と血小板数を除いて 4 点以上）	5 点以上 （白血病群には適応できない）	4 点以上 （白血病群には適応できない）

ISTH：国際血栓止血学会. overt-DIC. 顕性播種性血管内凝固症候群. SIRS：全身性炎症反応症候群. FDP：フィブリン・フィブリノゲン分解産物. PT：プロトロンビン.

（「朝倉英策：播種性血管内凝固症候群, 血液専門医テキスト 第 2 版（日本血液学会編）, p.380, 2015. 南江堂」より引用）

または FMC）の増加も参考となる.

治療

基礎疾患の治療と並行して, ヘパリンや低分子ヘパリンを用いた抗凝固療法を行う. 線溶活性が亢進しているタイプでは, 合成プロテアーゼ阻害薬（メシル酸ガベキサートなど）を投与することもある. AT 低下例では, AT 製剤とヘパリンを併用する. 抗炎症作用と抗凝固作用をあわせもつ遺伝子組換えトロンボモジュリン製剤は, 感染症に伴う DIC を中心に使われる. 血小板や凝固因子が著しく低下しており出血傾向がみられる場合は, 抗凝固療法下で濃厚血小板または新鮮凍結血漿による補充療法を行う.

2. α_2 プラスミンインヒビター欠損症

先天性 α_2 プラスミンインヒビター α_2-plasimin inhibitor deficiency（α_2PI）欠損症は, 常染色体劣性遺伝性の重度の出血性素因である. α_2PI はプラスミノーゲンの阻害剤として働くが, SERPINF2 遺伝子の変異により α_2PI が欠乏すると, 線維素溶解作用が増加し, 止血血栓ができても血栓が容易に溶かされてしまい異常出血を起こす.

f. その他の出血傾向

1. 肝障害に伴う出血傾向

ほとんどの凝固因子は肝臓で産生される. したがって, 肝臓の蛋白合成能が低下すれば凝固因子産生も低下する. 慢性肝疾患で出血傾向を認めやすいのは, 脾機能亢進症で血小板減少をきたすとともに, 肝臓での凝固因子産生が低下するためである. 肝不全ではほとんどすべての凝固因子の産生が低下し, スクリーニング検査の PT, APTT ともに延長する.

2. ビタミン K 欠乏症

脂溶性ビタミンであるビタミン K は腸内細菌叢でつくられ, 肝臓での凝固因子（F II, VII, IX および X）生成やオステオカルシンを活性化し骨形成を促進している. ① 未発達な新生児・乳児, ② 食事摂取量の低下, ③ 抗菌薬の投与, ④ 閉塞性黄疸, では体内でビタミン K が欠乏することがある. ビタミン K 欠乏症では易傷性があり, 粘膜出血（とくに鼻出血, 消化管出血, 月経過多, 血尿）や, 穿刺部位などからしみ出るような出血 oozing を起こすことがある. 母乳で育てられた乳児では, ビタミン K 欠乏から頭蓋内出血を起

C. 出血性素因・血栓性素因　323

こしやすく，特発性乳児ビタミン K 欠乏性出血症と呼ばれる．

また，クマリン系抗凝固薬（ワルファリン）は，血中のビタミン K に拮抗し，肝臓におけるビタミン K 依存性凝固因子（FII，FVII，FIX，FX）の生合成を阻害する．凝固活性の維持に必須である Gla ドメイン構成を阻害し，凝固活性のない蛋白（PIVKA）を生成する．したがって，ビタミン K 欠乏症が疑われた場合には，PIVKA-II を測定する．治療はビタミン K を補充する．

3．その他

1）甲状腺機能低下症：クッシング症候群，甲状腺機能低下症，原発性副甲状腺機能亢進症，巨人症，下垂体前葉機能低下症などの内分泌疾患では凝固線溶異常がみられることが知られている．とくに，甲状腺機能低下症は後天性フォン ウィルブランド症候群の原因となり出血傾向をきたす．甲状腺ホルモンによる補充療法で改善する．

2）ネフローゼ症候群：ネフローゼ症候群では血栓傾向が知られているが，まれに凝固機能の低下を認め大量出血を起こすことがある．とくに，ワルファリン療法中では注意を要する．

3）薬　剤：出血傾向をきたす薬剤は多い．非ステロイド抗炎症薬（NSAIDs）は，抗血小板作用を有する場合がある．抗菌薬では凝固因子産生に影響する場合がある．そのほか，まれではあるが，カルシウム拮抗受容体拮抗薬，H_2受容体拮抗薬，抗痙攣薬などの服用時に出血傾向の報告がある．

3 血栓性素因と血栓症

概　念

正常な止血血栓とは異なり，なんらかの病的な血栓形成機序（血栓性素因）で血管内に病的血栓が形成されると，血流が遮断され血管支配領域の梗塞を起こす（血栓症）．また，血栓が血管から遊離し，血管内腔の狭いところで詰まり梗塞を引き起こす場合もある（塞栓症）．血栓・塞栓症は心筋梗塞，脳梗塞，肺梗塞などの重篤な病態を招くことが多い．血栓性素因にはさまざまあるが，凝固反応をコントロールしている凝固制御因子の先天的・後天的な活性低下による場合が多い．治療は抗凝固薬や抗血小板薬であり，わが国でも近年の血栓症増加に伴いこれらの抗血栓薬服用者が増加している．

a．血栓症の原因

正常止血血栓は，出血時に止血と血液循環を維持するための生理的な血栓である．同時に，障害部位の過剰な血栓形成を避け，健常血管での血栓形成を阻止するために，凝固反応や血小板活性化がさまざまなシステムでコントロールされる．とくに凝固反応の生理的阻害因子である凝固制御因子が障害されると，病的血栓が形成される．

血管内皮細胞の膜表面には通常，ヘパリン様物質（ヘパラン硫酸（HS）），トロンボモジュリン（TM）が発現しており，アンチトロンビン（AT），プロテイン C（PC），プロテイン S（PS）や組織因子経路阻害因子（TFPI）などの凝固制御因子の機能発現の場になっている（図 10-10）．生体内で凝固制御因子量は必要最低限であり，いずれかひとつの因子が低下すると凝固反応のコントロールができなくなり，病的血栓の原因となる．この血管内皮細胞に物理的刺激やエンドトキシン，サイトカインなどの凝固促進刺激が加わると，内皮細胞は変化を起こし（活性化），HS や TM の発現が低下し，組織因子（TF）の発現が促進される．凝固制御因子の機能低下に加え凝固反応惹起因子である TF の発現増加で血栓形成が進む．一方，凝固制御因子の先天的な欠乏は，最も血栓症を起こしやすい病態といわれ，女性では妊娠契機や動脈硬化進行で血栓症を認めることが多い．とくにわが国では，先天性プロテイン S 欠乏症が多いとされる．

日本人は血栓症の少ない人種とされてきたが，近年増加傾向をしている．日本人における血栓性素因および血栓リスクを，表 10-17 にまとめた．

b．主な血栓症

1．先天性血栓性素因

疫　学

先天性アンチトロンビン（AT）欠乏症，先天性プロテイン S（PS）欠乏症および先天性プロテイン C（PC）欠乏症は，常染色体優性遺伝形式をとり，日本人における頻度は，それぞれ 0.15%，0.13% および 1.12% と報告されている．とくに PS 分子異常症である PS Tokushima 変異（PS Lys196Glu）ヘテロ接合体は，日本人の約 55 人

表 10-17. 血栓性素因（血栓症の原因となる病態）

A. 先天性血栓性素因	
1. アンチトロンビン（AT）欠損症	5. プラスミノゲン（Plg）欠損症
2. プロテインS（PS）欠損症	6. ヘパリンコファクターII欠損症
3. プロテインC（PC）欠損症	7. ホモシスチン尿症
4. フィブリノゲン（Fbg）異常症	

B. 後天性血栓塞栓形成素因	
1. 抗リン脂質抗体症候群（APS）	4. 溶血性尿毒症性症候群（HUS）
2. 播種性血管内凝固（DIC）	5. ヘパリン起因性血小板減少症（HIT）
3. 血栓性血小板減少性紫斑病（TTP）	

C. 血栓塞栓症の危険因子および病態（続発性血栓性素因）		
1. 動脈硬化症	7. ネフローゼ症候群	13. 薬剤（経口避妊薬など）
2. 糖尿病	8. 過粘稠度症候群	14. その他
3. 脂質異常症	9. 骨髄増殖性疾患	
4. 喫煙	（本態性血小板血症など）	
5. 血管炎	10. 発作性夜間血色素尿症	
6. 心疾患（人工弁	11. 悪性新生物	
心不全, 心房細動）	12. 外傷, 妊娠, 手術	

に1人の割合で検出される. 深部静脈血栓症 deep vein thrombosis（DVT）発症頻度は, 比較的高い.

診断

診断には, 血栓症状の確認またはDダイマーなどの血栓マーカーの検出と, AT, PC, PC活性の低下の確認が必須である.

臨床症状

先天性AT, PCおよびPS欠乏症の臨床症状はほぼ同様で, 静脈血栓症が主体となる. 下肢のDVTが最も多く, 次いで肺血栓塞栓症 pulmonary thromboembolism（PTE）, 脳静脈洞血栓症, 腸間膜静脈血栓症などが認められる. 半数以上に妊娠・出産, 経口避妊薬, 外傷, 手術などの発症誘発要因が存在する. 初回の発症年齢は20歳代であり, 幼少時に血栓症をきたすことはきわめてまれである.

治療

① 急性期：tPAなどによる血栓溶解療法や, ヘパリン類による抗凝固療法が主体となる.

② 慢性期（一次予防, 二次予防）：喫煙等の生活改善を行うとともに, 血栓症の引き金となる環境要因（経口避妊薬, 長期座位など）を避ける. 遅くとも20歳代後半には抗凝固療法を行う. とくに, 血栓症の既往や家族歴のある場合は, 早期からの抗凝固療法を考慮する.

2. 後天性血栓性素因

1）血栓性血小板減少性紫斑病 thrombotic thrombocytopenic purpura（TTP）：（出血性素因, 血小板異常による出血, c. 1. 3）参照）.

2）抗リン脂質抗体症候群

概念

抗リン脂質抗体症候群 antiphospholipid syndrome（APS）は, 抗リン脂質抗体（aPL）が血中に証明され, 動静脈血栓症や妊娠合併症を臨床症状とする患者群の総称である. 術後血栓症の危険因子として, 最も注意を要する.

臨床所見

深部静脈血栓症（DVT）が最も多く, 次いで脳梗塞（一過性脳虚血発作も含む）, 血小板減少症, 妊娠合併症を認める. 急性心筋梗塞は比較的少ない. 妊娠合併症としては習慣流死産などの不育症や子癇を認める. 血小板減少症などの抗リン脂質抗体関連症状も多い.

診断

APS分類基準に従って, 動静脈血栓症や妊娠合併症の確認と12週間以上離れて2回以上確認される抗リン脂質抗体（aPL）が認められた場合に, APSと診断する. 抗リン脂質抗体には, 抗カルジオリピン抗体, 抗β_2-glycoprotein I抗体およびループスアンチコアグラントがある.

C. 出血性素因・血栓性素因

治　療

　動脈血栓症では抗血小板薬を，静脈血栓症ではワルファリンなどの抗凝固薬を投与する．APSは再発率が高いので，aPL が検出される間は二次予防として抗凝固薬を継続する．

3）ヘパリン起因性血小板減少症

　ヘパリン起因性血小板減少症 heparin-induced thrombocytopenia（HIT）は，生命予後に関わるヘパリンの重篤な副作用である．投与されたヘパリン類により感作されて，自己抗体（HIT 抗体）が産生される．HIT 抗体がトロンビンの過剰産生を引き起こし，それに伴い血小板減少症や血栓塞栓症を発症すると推定される．血小板減少症による出血はまれである．静脈血栓症や動脈血栓症を発症し，治療は即時にヘパリン投与を中止し，抗トロンビン薬もしくは Xa 阻害薬による抗凝固療法を行う．

3．血栓症リスク因子

　血栓症リスク因子 risk factors for thrombosis について，以下に述べる．

　1）動脈硬化症 atherosclerosis：動脈硬化は，老化による動脈の弾力性消失や動脈内沈着物質による血管狭窄で血流が滞る病態を指す．粥状硬化，細動脈硬化および中膜硬化に分類される．粥状硬化では大動脈，冠動脈などの比較的太い動脈の内膜にコレステロールなどの脂肪からなる粥腫（アテローム）ができ，動脈内腔が狭くなる．粥腫が破れると血栓がつくられ，動脈は完全に閉塞する．脂質異常症，高血圧，糖尿病，喫煙などは動脈硬化の危険因子であり，治療はまず，これらの危険因子を改善することからはじめる．

　動脈硬化により，脳梗塞・脳出血などの脳卒中，狭心症・心筋梗塞などの虚血性心疾患，大動脈瘤，腎硬化症などを高頻度にきたす．

　2）心房細動：心房細動 atrial fibrillation（Af）により心房内に血栓ができやすくなり，とくに左房内血栓は血流に乗り脳動脈を閉塞し重篤な脳卒中を起こす（心原性脳塞栓症）．予防的にワルファリンや直接経口抗凝固薬 direct oral anticoagulant（DOAC）などが投与される．

歯科関連事項

- 近年，わが国においても，経口抗凝固薬を服用している患者数が増加してきている．
- 安易に観血学的な処置を行うと，重大な出血や持続する止血困難に陥る可能性がある．
- 重要なのは問診であり，本人や家族から経口抗凝固薬を服用しているか否かを十分に確認することである．
- ワルファリン療法では PT-INR を確認し，異常域（高齢者では 2.7 以上，その他では 3.1 以上）なら歯科治療などを中止し，ワルファリンコントロールを優先する．
- まずは抗凝固薬を処方している主治医との情報交換が必要である．

---

c．経口抗凝固療法

　経口抗凝固療法はワルファリン療法が主流であったが，近年 4 種類の直接経口抗凝固薬（DOAC）が開発され，使用されている．ワルファリンは血栓材料となる凝固因子量を減らし，強い抗凝固作用を示す．モニター検査（PT-INR）による容量調節が可能であるが，出血（とくに頭蓋内出血）のリスクが高い．一方，DOAC は活性化凝固因子（トロンビンおよび F Xa）を直接阻害することにより，凝固反応を抑制する．常用量と減量基準に従った低用量しかないが，短い半減期が特徴で，腎機能低下患者や定期的な服薬が守られない認知症患者ではむずかしい．手術や観血的処置のさいには，服用している抗凝固薬の種類や服用からの経過時間などを考慮しなければならない．

第11章 腎・泌尿器疾患

総論

　腎臓は，血液の老廃物ならびに薬物を除去し，体液量・血圧や電解質・酸塩基調節を行う臓器として，中心的な役割を果たしている．さらに，腎臓では骨髄において赤血球産生を刺激するホルモンであるエリスロポエチンや，骨・歯代謝で重要な役割を占めるカルシウムの調節因子であるビタミンDの代謝を司っている．このような重要な機能を有する腎臓で種々の障害が生じ，最終的には末期腎不全となる結果，腎代替療法（透析，腎移植など）を必要とすることになる．

　2016年末の時点で，わが国では，約33万人が透析を必要としており，医療面のみならず医療経済においても，大きな問題となっている．さらに，近年，糖尿病による腎症が増加し，末期腎不全による透析導入疾患の第1位を占めているが，慢性腎臓病 chronic kidney disease（CKD）に伴う心血管疾患の発症を糖尿病が助長させることより，糖尿病をいかに扱うかが問題点となっている．

A. 腎臓の構造

　腎臓（図11-1, 2）は第12胸椎から第3腰椎付近の椎体左右に位置し，右腎はやや足側に存在する．ソラマメ状の形態で120〜150 g，長径は約11 cm，短径5〜6 cm，厚さ3 cm程度の大きさである．内部の肉眼構造は，皮質と髄質に分けられ，前者には糸球体と尿細管，血管系，後者には尿細管と血管系が含まれる．組織学的にみると，腎の機能構造体であるネフロンが左右約100万個

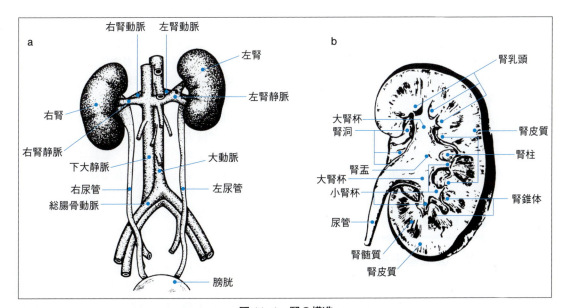

図 11-1. 腎の構造
a：上部尿路．b：腎盂・腎杯．

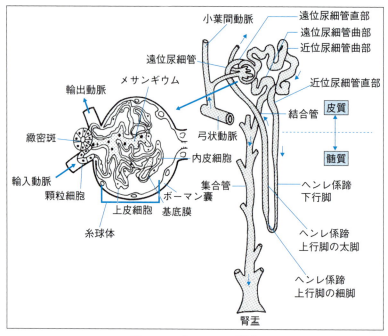

図 11-2. ネフロンの構造

ずつ存在し、糸球体、ボーマン Bowman 囊ならびに尿細管（近位尿細管、ヘンレ Henle 係蹄、遠位尿細管、集合管）が血液濾過、尿の生成に関与する．

血液の供給面からみると、腎動脈から分岐した葉間動脈が髄質を通過したのち、髄質と皮質の境界を弓状動脈として走行したのち、腎皮質内を小葉間動脈として表層に向かって走行する．その間に多数の輸入細動脈を分岐する．輸入細動脈は、その後糸球体に接合し輸出細動脈として流出する．その後、尿細管周囲毛細血管として、あるいは髄質付近の糸球体（傍髄質糸球体）から出た輸出細動脈は直血管となり、尿濃縮に関与する．その後、小葉間静脈、弓状静脈、葉間静脈となり、腎静脈を形成し下大静脈へと流出する．

B. 腎臓の機能

1 水、電解質、酸塩基平衡

腎臓（図 11-2）は心拍出量の約 25% の血液の供給を受けている．これにより、血液の濾過を行い、また水体液電解質、酸塩基平衡の調節を行っている．前者の血液濾過は糸球体で行われているが、その内圧は輸入細動脈、輸出細動脈の抵抗を調節することで、正常では 40〜50 mmHg とほぼ一定に保持され、また、腎臓全体として、腎血流量や糸球体濾過量も一定である．糸球体内圧は血液濾過を行う原動力となっているが、糖尿病や、蛋白尿を呈する慢性腎臓病では、慢性的に糸球体内圧が上昇しており、これが腎機能悪化の一因とされている．正常では、腎血流量は 1〜1.2 l/min（腎血漿流量として、600 ml/min）、糸球体濾過量は 100〜120 ml/min であるが、糖尿病の初期では糸球体濾過量が増加する（糸球体過剰濾過）．

糸球体で濾過された成分（原尿）は、その後尿細管を通過することにより、最終的な尿となる．まず、濾過の場である糸球体では、水や電解質、ブドウ糖などの小分子は自由に濾過されるが、蛋白などの成分は、基底膜ならびに上皮細胞により透過性が制限されている．濾過された原尿には、少量のアルブミンやアミノ酸、ブドウ糖が含まれるが、そのほとんどが近位尿細管で再吸収を受ける．また、近位尿細管では、NaCl、水の 80% 程度、ならびに重炭酸、Ca、Mg、リン酸などが吸収される．逆に H イオンが分泌され、酸塩基平衡調

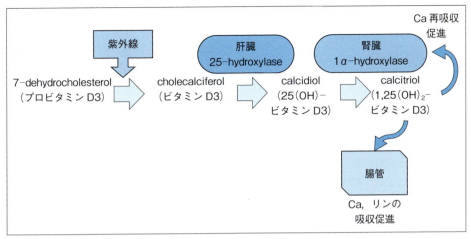

図 11-3. ビタミン D 代謝

節に関与する．

　ヘンレ係蹄では，尿素，水の透過性を介して，尿の濃縮希釈を行い，さらに上行脚では Na, K, Cl の再吸収が能動的に行われている．遠位尿細管では，アルドステロンを主としたホルモンにより NaCl の再吸収，ならびに K の分泌が行われ，アンモニア分泌により酸塩基平衡調節に関与している．集合管では，抗利尿ホルモン（バソプレシン）により水の再吸収ならびに H イオン分泌による酸塩基平衡調節が行われる．

　糸球体で濾過された生成された原尿 150 l/日のうち，最終的に 1% に当たる 1.5 l/日が尿として排泄される．

2 骨代謝

　腎臓では，骨代謝（図 11-3）に重要な役割をはたすビタミン D の活性化を行う機能を有している．活性型ビタミン D (1,25-水酸化ビタミン D) は，腸管での Ca ならびにリンの吸収を促進させる作用があり，その結果，骨ならびに歯の成長を促す．一方ビタミン D は，肝臓で 1-水酸化を受けるが，腎臓での 25-水酸化により，はじめて活性型となる．この酵素は近位尿細管に存在するため，近位尿細管の機能異常であるファンコニ Fanconi 症候群では低 Ca 低リン血症を呈する．また，進行した慢性腎臓病でも低 Ca 血症となる．

3 造　血

　尿細管周囲に存在する腎間質細胞では，骨髄に作用して赤血球産生を促すホルモンであるエリスロポエチンを合成している．したがって，慢性腎臓病に進行とともに貧血を呈するが，現在ではエリスロポエチン製剤の使用が可能となっている．

4 血　圧

　水，NaCl 調節障害による体液量の増加の結果，高血圧を呈する．この機序のほかに，腎臓内には，血管収縮ホルモンあるいは拡張因子が産生されている．輸入細動脈が糸球体に流入する終末部ならびにその近傍には，傍糸球体細胞が存在し，そこで強力な血管収縮ホルモンであるアンジオテンシン II の生成に関与するホルモンであるレニンが合成されている．腎動脈狭窄症では，狭窄部以遠の傍糸球体細胞で圧の低下を感知し，レニンが分泌される結果，高血圧を呈する．

　一方，尿細管細胞では，血管拡張作用ならびに Na 排泄作用を有するプロスタグランジンの産生を行っている．非ステロイド抗炎症薬ではプロスタグランジン合成系酵素を阻害するため，副作用として高血圧ならびに浮腫を生じる．

C. 主要症候

1 尿量・排泄の異常

通常の尿量ならびに尿回数は，それぞれ1,000～1,500 ml/日，6～7回/日程度である．1日尿量が3,000 ml/日以上を，多尿と定義する．抗利尿ホルモンの作用不足による尿崩症，糖尿病による浸透圧利尿，慢性腎臓病初期あるいは急性腎障害 acute kidney injury（AKI）回復期の尿濃縮力障害，心因性多尿などがあげられる．一方，乏尿は400 ml/日以下，無尿は100 ml/日以下を指す．急性腎障害，脱水などでみられる．また，前立腺肥大・癌，下部尿路結石による尿路閉塞でも尿量の減少がみられる．

頻尿は，1日10回以上の排尿回数の場合を指す．膀胱炎，前立腺炎，過活動膀胱などでみられる．

2 尿性状の異常

蛋白尿は，主として糸球体疾患で観察される．糖尿病，腎炎のほかに，ネフローゼ症候群を呈する微少変化群，膜性腎症や，尿細管・間質疾患での間質性腎炎がある．

血尿は，尿中に赤血球が混入する場合で，通常は沈査で5個/強拡大以上を示す（表11-1）．試験紙法では，溶血によるヘモグロビン尿や横紋筋溶解によるミオグロビン尿でも尿潜血反応が陽性となる．血尿の原因は，内科的疾患と泌尿器科的疾患に分けられる．内科的疾患では，糸球体腎炎，間質性腎炎，腎梗塞が主な疾患である．腎炎では，蛋白尿を合併することがほとんどである．一方，糖尿病性腎症，腎硬化症では血尿の頻度は少ない．泌尿器科的疾患では，尿路系の結石，癌，感染症などである．

着色尿は，肝疾患でみられるビリルビン尿やウロビリン尿（褐色），センノシド，ダイオウを含む下剤（黄褐色），ビタミン剤（黄色），降圧薬であるアルファメチルドパ（黒色），抗結核薬のリファンピシン（橙赤色）などによる着色尿などが有名である．

混濁尿は，尿路感染症のほかに，尿酸塩，シュウ酸塩，リン酸塩などの結晶によることがある．

3 尿毒症

腎不全が進行すると，生体内の恒常性を維持すべく機能する腎機能の障害により，体液量や酸塩基平衡障害，電解質調節障害が出現する．一方で，体内に種々の老廃物が蓄積することにより，諸臓器への影響が認められる．臨床的には，血中尿素窒素が増加するが，これは体内における蛋白質の代謝異常を示している．また，インドキシル硫酸，フェノールなどの蓄積により，動脈硬化など種々

表11-1．尿潜血反応異常

	尿赤血球	尿潜血反応	原　因	特徴など
赤血球尿	＋	＋		
糸球体性			糸球体腎炎	内科的血尿
非糸球体性			尿細管・間質性腎炎	
			尿路結石	泌尿器科的血尿
			尿路感染症	
			尿路系悪性腫瘍	
ヘモグロビン尿	－	＋	溶血性貧血	
ミオグロビン尿	－	＋	横紋筋融解症	
着色尿	－	－		
ビリルビン尿 ウロビリン尿			肝疾患	
ポリフィリン尿			ポルフィリン症	
薬剤			センノシド，ダイオウ	下剤
			アルファメチルドパ	降圧薬
			リファンピシン	抗結核薬

の障害に関与する.

尿毒症の症状は，末期腎不全になりようやく出現することが多い．代表的な症状，所見として，嘔吐，食欲不振，胃びらんなどの消化器症状，心不全，心外膜炎，浮腫などの循環器症状，貧血，血小板機能低下による出血傾向，リンパ球減少などの血液異常，ビタミンD代謝障害，二次性副甲状腺機能亢進などによる骨代謝異常，末梢神経障害による神経系異常，かゆみなどの皮膚症状などがある.

4 浮　腫

組織間質に水分が過度に貯留し，皮下が腫脹した状態を指す．全身性浮腫と局所性浮腫に分けて診断を行う．発症機序として，毛細血管内圧の上昇，静脈・リンパ管灌流低下や，血漿浸透圧の低下，血管透過性の亢進がある.

全身性浮腫は，主として心不全，腎不全による毛細管内圧上昇，ネフローゼ症候群，低栄養状態，肝硬変による血漿浸透圧低下，中毒診などによる血管透過性の亢進などが考えられる．全身性浮腫の判定は，下腿脛骨部の皮膚を5〜10秒間指先で圧迫し，その圧痕をみる．一方，甲状腺機能低下症でみられる浮腫は，圧迫しても明確な境界を示す圧迫痕を認識できないことが特徴である.

局所性浮腫は，熱傷，局所アレルギーなどによる血管透過性亢進，Ca拮抗薬による毛細血管内圧上昇が考えられる.

5 高血圧

収縮期血圧が140 mmHg以上，あるいは拡張期血圧が90 mmHg以上の場合と定義される．血圧は，体液量・心拍出量と末梢血管抵抗により規定されるが，腎臓疾患では，体液量の過剰貯留による因子と，腎臓内レニン亢進による因子が組み合わさって高血圧が発症する.

高血圧の原因疾患で約90％は，遺伝性が認められるがひとつの因子として特定できない本態性高血圧である．一方，原因が明らかである二次性高血圧のなかで，最も多い疾患は腎性高血圧であり，さらに腎実質性高血圧と腎血管性高血圧に分けられる．腎炎などの腎実質性疾患では，その進行に伴って降圧系である腎プロスタグランジン産生低下の結果，ナトリウム排泄障害が生じる．さらに糖尿病性腎症では，インスリン抵抗性により上昇した高インスリン血症が，腎では体液貯留を促進させるとともに，動脈硬化による血管内皮障害によって血管抵抗の上昇をもたらす．一方，腎動脈狭窄による腎血管性高血圧では，レニン・アンジオテンシン系の亢進により末梢血管収縮をもたらす．慢性腎臓病の進行期では，体液・ナトリウムの貯留と腎不全による動脈硬化の進展により高血圧をきたす.

6 その他の症状

腎被膜の急激な進展や炎症による刺激が，腎臓付近の背部痛をもたらす．尿路結石では，側腹部から鼠径部にかけての疼痛が出現する．他覚所見として，当該部の叩打痛を認める．同様に，急性腎盂腎炎や腎梗塞でも罹患部の背部で疼痛を自覚し，発熱を伴う．膀胱炎では，頻尿，排尿時痛，残尿感，下腹部痛を認めるが，通常発熱は認めない．腎臓癌では，被膜の伸展あるいは刺激により疼痛を感じることがある.

D. 病態生理

1 体液の組成

体重に対する体液量の割合は，成人男性で60％，女性で55％であり，細胞内に2/3，細胞外に1/3の割合で存在する．細胞外の分布は，血管外（組織間質）に3/4，血管内に1/4の割合で存在し，血漿浸透圧は285〜295 mOsm/kgと一定に保持されている.

体液の構成因子は，Na^+，K^+，Cl^-，重炭酸イオン（HCO_3^-）が中心であり，成分割合は細胞外液と細胞内液とで異なる（図11-4）．細胞外液の主要なイオンは，Na^+，Cl^-，HCO_3^-，細胞内液は，K^+，リン酸塩，蛋白である．細胞破壊が起こると，高K血症ならびに高リン血症とそれに続く低Ca血症をもたらす.

2 水代謝調節

水代謝調節は，体液量と浸透圧調節の両者が関与する．血漿浸透圧にわずかな上昇が起こると，

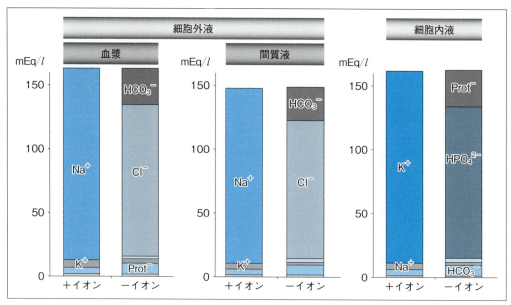

図 11-4. 体液組成成分

視床下部の口渇中枢の刺激により飲水行動を誘発し，また抗利尿ホルモン（バソプレシン）を分泌し腎集合管での水再吸収を刺激することによって，浸透圧を厳密に調節する．細胞外液量の減少でも口渇中枢を刺激するが，その調節は浸透圧ほど厳密ではない．

バソプレシンの過剰状態は，バソプレシン分泌異常症候群 syndrome of inappropriate antidiuretic hormone secretion（SIADH）として，種々の薬剤や悪性腫瘍，肺炎，中枢神経疾患などで起こり，水の再吸収過剰となり，低 Na 血症となる．逆に，バソプレシンの分泌低下状態は，視床下部の腫瘍性病変や薬剤で起こり，尿崩症となり多尿，脱水状態を呈する．

3 Na 代謝調節

日本人の塩分摂取量は平均 11 g/日であり，摂取した Na はほぼ等量が尿に排泄される．腎臓では，糸球体で濾過された Na は尿細管で 99% が再吸収される．Na 再吸収は，体液量減少によるアンジオテンシン II の増加，アルドステロン，インスリンなどにより亢進する．逆に，尿細管間質性腎炎などによる尿細管障害や，各種利尿薬では Na 再吸収が低下する．

低 Na 血症は，体液水分量に比し Na 量が少ない状態を示し，体液量が増加している病態，ほぼ正常の状態，低下している状態に分類される．体液量が増加している状態は，腎不全，心不全，ネフローゼ症候群，肝硬変で認められる．体液量がほぼ正常の場合は，SIADH，甲状腺機能低下症，副腎不全，心因性多飲で観察される．体液量が低下している場合は，塩分摂取不足，利尿薬などで認められる．

高 Na 血症は，中枢性や腎性尿崩症による水再吸収障害や，糖尿病などによる浸透圧利尿，嘔吐・下痢などによる水分喪失と，クッシング Cushing 症候群や原発性アルドステロン症による Na 再吸収増加が考えられる．

4 K 代謝調節

K は 98% が細胞内に存在する．通常，細胞外 K 濃度の調節は腎での排泄ならびに細胞内外のバランスで維持されている．腎臓では集合管における K 分泌や尿量，ならびに細胞内外の K バランスを調節する Na-K-ATPase 機能，酸塩基平衡が血清 K 値を規定する主な因子である．

高 K 血症は，腎不全における K 分泌障害，アルドステロン拮抗薬による K 分泌抑制，β 遮断薬やジギタリス製剤による Na-K-ATPase 機能抑制，アシドーシスによる細胞外への流出，異化亢

表 11-2. Ca 代謝異常

分　類	原　因	症　状
＜高 Ca 血症＞ 内分泌疾患	原発性副甲状腺機能亢進症	易疲労性，情緒不安定，傾眠，筋力低下
	甲状腺機能亢進症，副腎不全	食欲低下，悪心，嘔吐，便秘，膵炎，消化性潰瘍
肉芽腫性疾患	サルコイドーシス，結核腫	多尿，尿路結石，腎石灰化，口渇，多飲
悪性疾患	悪性腫瘍骨転移，多発性骨髄腫	
	悪性腫瘍随伴性高 Ca 血症	結膜・角膜石灰化
薬剤	ビタミン D 製剤，ビタミン A 中毒	ECG にて QT 短縮，高血圧
	サイアザイド系利尿薬	
＜低 Ca 血症＞ 内分泌疾患	副甲状腺機能低下症	不眠，抑うつ，しびれ，テタニー，痙攣，筋力低下
腎疾患	慢性腎不全，ファンコニ症候群	齲歯，エナメル質欠損，歯根欠損
骨疾患	くる病，骨軟化症	ECG にて QT 延長，低血圧，不整脈
消化器疾患	吸収不良症候群，急性膵炎	下痢，便秘
薬剤	抗痙攣薬，シスプラチン	

進，細胞融解（横紋筋融解症など）が考えられる．

低 K 血症は，下痢・嘔吐のほかに，利尿薬，バーター Bartter 症候群・ギテルマン Gitelman 症候群，原発性アルドステロン症，クッシング症候群などで観察される．

5 Ca 代謝調節（表 11-2）

体内 Ca のほとんどは，骨・歯牙組織に存在する．血液中の Ca 濃度は 8.4～10.3 mg/dl に維持されている．その 40％程度は血清アルブミンと結合し，残りはイオン化 Ca（Ca^{2+}）として，生体内シグナル伝達系として重要な役割を果たしている．血清 Ca レベルの調節は，血清アルブミン量と Ca イオンを通して調節される．したがって，ネフローゼ症候群など低アルブミン血症の状態では，血清 Ca 濃度は低下する．一方，原発性副甲状腺機能亢進症や癌の骨転移，多発性骨髄腫，悪性腫瘍に伴う高 Ca 血症では血清 Ca 濃度ならびに Ca イオンの上昇がみられる．また，医原性としてよく観察される事例として，骨粗鬆症に対するビタミン D 投与，高血圧に対するサイアザイド系利尿薬などが経験される．Ca イオンの低下を伴う低 Ca 血症は，慢性腎不全，副甲状腺機能低下症などでみられる．

6 P 代謝調節（表 11-3）

体内 P のほとんどは Ca と同様，骨組織に存在する．血中では 85％の無機リンが糸球体で濾過され，主として近位尿細管で再吸収を受ける．

慢性腎不全では，濾過低下により血清 P の上昇が起こる．副甲状腺機能低下症，先端肥大症，横紋筋融解症でも観察される．

低 P 血症は，原発性副甲状腺機能亢進症，吸収不良症候群，骨軟化症，くる病で観察される．

7 酸塩基平衡

血液の pH は，肺，血液，腎臓の機能により，7.35～7.45 にほぼ一定に保持される．とくに腎臓では，尿細管におけるアンモニアならびに H イオン分泌やリン酸塩，硫黄化合物分泌により酸分泌が行われている．

代謝性アシドーシスでは，糖尿病ケトアシドーシスなどにおけるケトン体や尿毒症におけるリン酸塩，硫黄化合物などの酸の蓄積，下痢による重炭酸イオンの喪失，早期腎不全における尿細管での重炭酸イオン再吸収障害などがある．

代謝性アルカローシスは，嘔吐による酸の喪失や，ミネラルコルチコイド過剰やギテルマン症候群，バーター症候群，利尿薬における尿細管からの K 喪失などが原因としてあげられる．呼吸性アシドーシスは，肺気腫などにおける炭酸ガスの貯留に，呼吸性アルカローシスは，過呼吸症候群やアスピリン過剰などによることが考えられる．

D．病態生理

表 11-3. P 代謝異常

分 類	原 因	症 状
＜高 P 血症＞ 内分泌疾患	副甲状腺機能低下症	テタニー 腎石灰化 結膜・角膜石灰化 不整脈，低血圧
	甲状腺機能亢進症，先端巨大症	
腎疾患	慢性腎不全，急性腎不全	
悪性疾患	悪性腫瘍骨転移，多発性骨髄腫	
筋疾患	横紋筋融解症	
薬剤	ビタミン D 製剤，リン含有製剤	
＜低 P 血症＞ 内分泌疾患	原発性副甲状腺機能亢進症	易刺激性，昏睡，筋力低下，痙攣 貧血，血小板機能不全 低血圧，心不全 食欲不振，嚥下困難
腎疾患	尿細管性アシドーシス，ファンコ ニ症候群	
骨疾患	くる病，骨軟化症	
消化器疾患	吸収不良症候群	
薬剤	制酸薬，ニコチン酸製剤	

8 腎における内分泌機能

a. レニン・アンジオテンシン系

輸入細動脈が糸球体に移行する直近の輸入細動脈終末部には，傍糸球体細胞が存在し，内部でレニンが合成されている．輸入細動脈内圧の低下に反応し，レニン合成分泌が刺激されるが，これによりアンジオテンシノゲンからアンジオテンシン I が生成される．その後，アンジオテンシン変換酵素により生成されたアンジオテンシン II は，血管収縮や，腎尿細管での Na 再吸収亢進，副腎皮質に対してアルドステロン産生を促す．アルドステロンは，腎集合管において，Na 再吸収を介して血圧上昇に関与し，また K 排泄を刺激する．

極端な脱水あるいは利尿薬の使用，低血圧，悪性腎硬化症，腎動脈狭窄症では，レニン分泌が亢進する．逆に，原発性アルドステロン症や糖尿病，高齢者ではレニン値が低下する．

b. エリスロポエチン

腎皮質内層から髄質外層にかけての尿細管周囲の間質部には，骨髄で赤血球造成を刺激するホルモンであるエリスロポエチンを産生する線維芽細胞が存在する（腎エリスロポエチン産生細胞）．この細胞が，種々の障害により筋線維芽細胞 myofibroblast に形質転換すると，エリスロポエチン産生能を喪失するため，貧血をきたす（腎性貧血）．急性間質性腎炎，糖尿病では，比較的早期に貧血

が出現する．

c. ビタミン D

近位尿細管細胞は，活性型ビタミン D を産生する 1α 水酸化酵素を有する．ビタミン D の前駆体が紫外線によりビタミン D となり，その後，肝臓において 25 水酸化を受け，最終段階として，腎で 1,25 水酸化ビタミン D となり，生物活性を獲得する．活性型ビタミン D は，腸管での Ca, リン吸収を促進するが，腎不全によりビタミン活性化が障害されると，低 Ca 血症傾向となる．ちなみに，リンは，腎不全では腎排泄障害が優位のため，高リン血症となる．

E. 検 査

1 尿検査

健常人では，蛋白尿排泄量は 150 mg/日以下である．ただし，起立性蛋白尿，運動後，発熱などでも一過性に蛋白尿が出現する（生理的蛋白尿）．病的蛋白尿は，腎前性として，異常蛋白血症で出現するベンス ジョーンズ Bence Jones 蛋白，溶血によるヘモグロビン尿，横紋筋融解によるミオグロビン尿がある．腎性蛋白尿は，ネフローゼ症候群，糸球体腎炎，糖尿病性腎症など糸球体での血清蛋白漏出亢進による蛋白尿，薬剤性腎障害，腎硬化症などによる尿細管での再吸収能の低下に

よる尿細管性蛋白尿（β_2ミクログロブリン，α_1ミクログロブリン，微量アルブミン）に分けられる．腎後性蛋白尿は，膀胱炎や膀胱癌などで観察される．

尿潜血は，糸球体性と非糸球体性由来に分けられる．糸球体性は，糸球体腎炎などで出現し，尿中赤血球の変形が著しい．一方，非糸球体性では，腎以後の尿路から由来するため，尿中赤血球の変形は軽度である．

糖は，糸球体で自由に濾過され，その後近位尿細管で再吸収される．通常は，血糖値が160〜180 mg/dlを超えると再吸収能力を超えるため，尿糖として出現する．ただし，糖再吸収障害がある場合（ファンコニ症候群）や，近年臨床使用されるようになった糖尿病薬であるナトリウム・グルコース共輸送体2（SGLT2）阻害薬では，尿細管での糖吸収を抑制するため，尿糖が出現する．

尿沈査は，運動や発熱後に一過性に硝子円柱が出現する．糸球体腎炎では赤血球円柱，慢性腎不全では顆粒円柱，腎盂腎炎，尿細管間質性腎炎では白血球円柱が出現する．また，尿路結石があると，それぞれの結晶が認められる．

2 血液生化学的検査

a. 尿素窒素，クレアチニン，尿酸

腎機能低下の伴い，尿素窒素，クレアチニン，尿酸などの物質が蓄積する．ただし，その上昇は腎機能と必ずしも正比例せず，中等度異常の障害となってはじめて出現することに注意を要する（図11-5）．尿素窒素は腎機能低下以外に，脱水，消化管出血，蛋白異化亢進状態（副腎皮質ステロイド，テトラサイクリン系抗菌薬）でも上昇する．尿酸は腎機能の低下による排泄低下のみならず，尿酸排泄低下の体質，食事，インスリン抵抗性状態，薬剤（リファンピシン：抗結核薬，ニコチン酸など）で上昇する．

b. 血清蛋白・脂質

ネフローゼ症候群では，血清アルブミンならびにグロブリンの尿中への漏出により低下する．それに伴い，血清総コレステロール，LDLコレステロールが上昇する．多発性骨髄腫，良性単クローン性高γグロブリン血症では，腎障害あるいはネフローゼ症候群を呈する可能性があるが，血清蛋白分画にMピークがみられる．

c. 電解質

「D. 病態生理」を参照されたい．

3 免疫学的検査

急性感染後糸球体腎炎では，血清補体値（CH_{50}，C3）の低下，高ストレプトキナーゼO（ASO）の上昇がみられる．全身性エリテマトーデスでは，血清補体値（CH_{50}，C3，C4）の低下や，抗核抗体，

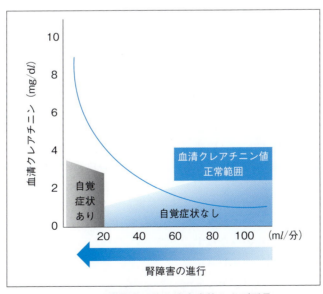

図11-5．腎臓病に伴う臨床症状および所見

とくに抗二本鎖 DNA 抗体が陽性となる．膜性増殖性糸球体腎炎では，血清補体値が低下する．血清 IgA は，IgA 腎症や紫斑性腎炎で上昇することがある．

半月体形成性糸球体腎炎では，急速進行性の腎機能低下が認められるが，抗好中球細胞質抗体 anti-neutrophil cytoplasmic antibody（ANCA）が陽性となる．ANCA には P-ANCA と C-ANCA があるが，それぞれ myeloperoxidase，proteinase C に対する抗体である．

4 腎機能検査

腎血漿流量 renal plasma flow（RPF）は，パラアミノ馬尿酸 para-aminohippuric acid（PAH）クリアランスで測定される．腎血流量は，RPF×100/（100-ヘマトクリット）で計算する．糸球体濾過量 glomerular filtration rate（GFR）は，内因性クレアチニンクリアランスや，より正確にはイヌリンクリアランス法により算出される．しかし，イヌリンクリアランスや内因性クレアチニンクリアランスの測定が困難な場合には，推算糸球体濾過量 estimated GFR（eGFR）が用いられる．

5 画像検査

a. 腹部単純撮影

腎サイズ，左右差などを，その輪郭で判定する．そのほか，結石の有無も判読可能である．

b. 超音波検査

ベッドサイドでも行える，簡便かつ診断能力の高い画像検査である．腎サイズ，左右差，囊胞，結石の有無，腎占領性腫瘍のみならず，腎髄質の画像より慢性腎臓病の診断も可能である．尿路結石に伴う水腎症の発見にも役立つ．さらに，腎血流超音波検査も行うことが可能であり，腎動脈狭窄症の診断に有用である．泌尿器的には，膀胱，前立腺の腫瘍性病変や，前立腺肥大の診断にも有用である．

c. CT 検査

近年では，診断能力の高い検査として頻繁に使用される．腹部の横断面，矢状断面のみならず，三次元への構築が可能であり，視覚的な判断にきわめて有効な手法である．造影剤を用いることにより，動脈の三次元撮影から腎動脈狭窄の有無の判断が可能である．ただし，造影剤使用により，急性腎障害を起こすことに注意を要する．とくに，すでに腎機能が低下している例や，糖尿病，高齢者，脱水状態，異常蛋白血症では起こしやすい．

d. MRI

CT による形態診断に加えて，軟部組織の診断能力が高いこと，腫瘍の性質診断も可能である．放射線やヨード剤を使用しないメリットがあるが，一方で，体内に心ペースメーカや，金属物が埋め込まれている場合は不可である．また，撮影時間が長いこと（20 分程度），腎不全例では，ガドリニウム造影剤の使用で腎性全身性線維症 nephrogenic systemic fibrosis を誘発する可能性が高くなるため，造影剤の使用は禁忌である．

e. 血管造影

主として，大腿動脈からカテーテルを挿入し，大動脈，腎動脈，副腎動脈など腹部血管造影を行う．大動脈瘤，腎動脈狭窄，腎梗塞，腎細胞癌の診断に用いる．また，血管造影後，経カテーテル的に血管拡張術や，血管ステント留置，血管塞栓術など，治療面でのメリットがある．ただし，造影剤を使用すること，血管操作による観血的手法であることに留意する．

f. ラジオアイソトープ

腎の形態と機能を同時に評価することが可能であるが，アイソトープを用いるため，施設の問題やアイソトープの入手に伴う検査日程の問題が課題である．腎シンチグラムでは，左右差や排泄時間による，腎動脈狭窄に診断に用いられる．

g. 腎生検

蛋白尿，血尿を有する患者に対する評価法として，最終の診断方法である．腎実質性病変の診断にきわめて有用であり，とくに糸球体腎炎や間質性腎炎の診断，予後判定に重要な検査法である．一般には，エコーガイド下で腎生検針を背部から挿入し腎皮質の組織を採取する．観血的手法であり，事前に出血傾向や高血圧，腎感染症（腎盂腎炎）の有無に注意する．

A. 腎不全

腎機能障害による種々の障害が生じた病態であり，急性と慢性に分類される．

1 急性腎障害

概念

急性腎不全として，急性に腎機能障害が発症し，通常回復するが，原疾患の病態により，非可逆性のこともある．近年では，早期の腎機能障害に対応すべく，血清クレアチニン値の増加ならびに尿量の変化の程度により，急性腎障害 acute kidney injury（AKI）と診断されるようになった（表11-4）．また，急性腎障害の既往が慢性腎臓病のリスク因子として認識されており，その発症を予防することが重要である．

臨床分類

腎前性，腎性，腎後性に分類される（表11-5）．

1）**腎前性**：実質あるいは機能的な腎血流減少により，糸球体濾過が低下する病態．脱水，出血，火傷，外科手術後や，心不全，ネフローゼ症候群などが原因となる．

2）**腎性**：腎実質障害により糸球体濾過の低下を生じる．糸球体腎炎や急性尿細管壊死，急性尿細管間質性腎炎などで生じる．

3）**腎後性**：前立腺肥大，両側尿管閉塞，神経因性膀胱など，尿路系の排泄障害により生じる．

臨床症状

乏尿，浮腫や体液貯留による高血圧，心不全，ならびに食欲不振，悪心などの尿毒症症状が出現する．急激かつ重症例では，意識障害，痙攣なども発症する．

検査所見では，急性の腎機能障害による血中尿素窒素，血清クレアチニン，カリウム，リンの上昇，代謝性アシドーシスがみられる．一般に，腎機能が完全に途絶すれば，血清クレアチニンは1日当たり 0.5〜1.0 mg/dl の上昇が認められる．

治療

腎前性では，体液の補正，あるいは機能的な腎血流減少に対してはその原因の除去に努める．腎後性では，尿路閉塞の原因の解除を行う．

腎性の場合には，薬剤性では中止，場合により副腎皮質ステロイドの投与，急速進行性糸球体腎炎では免疫抑制療法を行う．いずれの場合も，改善の見込みがなければ透析療法を行う．腎前性，腎後性の場合には，その原因の除去により，腎機能の改善がみられる．腎性の場合には，薬剤性では比較的改善がみられるが，そのほかの原因では，腎機能障害が残ることが多い．近年，急性腎不全が回復した場合でも，将来の慢性腎臓病へのリスク因子と考えられるようになった．

表 11-4．急性腎障害

定　義
1. $\Delta Cr \geq 0.3$ mg/dl（48時間以内）
2. sCr の基準値から 1.5 倍上昇（7日以内）
3. 尿量　0.5 ml/kg/時間以下が 6 時間以上持続

	sCr 基準	尿量基準
Stage 1	$\Delta Cr \geq 0.3$ mg/dl or sCr 1.5〜1.9 倍上昇	0.5 ml/kg/時間以下が 6 時間以上
Stage 2	sCr 2.0〜2.9 倍上昇	0.5 ml/kg/時間以下が 12 時間以上
Stage 3	sCr 3.0 倍以上上昇 or sCr > 4.9 mg/dl までの上昇 or 腎代替療法開始	0.5 ml/kg/時間以下が 24 時間以上 or 12 時間以上の無尿

sCr：血清クレアチニン値．KDIGO guideline による診断基準を示す．

2 慢性腎臓病

概　念

慢性腎臓病 chronic kidney disease（CKD）は，腎機能低下，尿異常，腎形態異常が3ヵ月以上持続する場合と定義されている．尿異常とは，蛋白尿，尿潜血，円柱尿を指し，腎形態異常は，腎萎縮のみならず，腎変形，片腎を含む．一般に，慢性糸球体腎炎，糖尿病性腎症，腎硬化症，多発性嚢胞腎が原因として多い．腎機能低下は，eGFRが 60 ml/分/1.73 m^2 未満の場合を示す．

表 11-5.　急性腎障害の分類

	腎前性	腎　性	腎後性
機序	機能的腎血流低下	腎実質障害	尿路排泄障害
原因	ショック 脱水，出血 火傷，術後 心不全 ネフローゼ症候群	糸球体腎炎 急性尿細管壊死 間質性腎炎 悪性高血圧	前立腺肥大症 両側尿管閉塞 神経因性膀胱

臨床分類

日本腎臓学会 CKD 診療ガイドラインでは，表11-6のように腎機能のステージを定義している．さらに，蛋白尿の程度ならびに原因疾患をあわせて表記する．蛋白尿陰性群に比し，陽性群のほうが，慢性腎臓病に伴う心血管障害の程度が大きいとされている．

臨床症状，所見は，早期ステージではほとんど認められないが，血圧上昇が認められることがある．ステージ3（30 ≦ eGFR < 60）になると，腎濃縮力低下による夜間尿が認められることがある．eGFR が 30 程度になると，貧血，血清カリウム，リン値の上昇が認められるようになる．eGFR が 15 以下になると，浮腫，食欲低下，皮膚瘙痒が認められることが多い．

治　療

原因疾患の治療，ならびに慢性腎臓病としての治療に分類される．原因疾患の治療は，糖尿病，高血圧の管理であり，糸球体腎炎では免疫抑制療法となる．これと並行して，各因子の治療となる．

表 11-6.　慢性腎臓病のステージ

原疾患	尿蛋白区分		A1	A2	A3
糖尿病	尿アルブミン定量 （mg/日）		正常	微量アルブミン尿	顕性アルブミン尿
	尿アルブミン/Cr 比 （mg/gCr）		30 未満	30〜299	300 以上
高血圧 腎炎 多発性嚢胞腎 不明 その他	尿蛋白定量 （g/日）		正常	軽度蛋白尿	高度蛋白尿
	尿蛋白/Cr 比 （g/gCr）		0.15 未満	0.15〜0.49	0.50 以上
GFR （ml/分/ 1.73 m^2）	G1	正常または 高値	>90		
	G2	軽度低下	60〜89		
	G3a	軽度〜 中等度低下	45〜59		
	G3b	中等度〜 高度低下	30〜44		
	G4	高度低下	15〜29		
	G5	腎不全	<15		

心血管リスク

（「日本腎臓学会編：CKD 診療ガイド 2012, p.3, 2012. 東京医学社」より引用）

まず食事制限として，塩分，蛋白制限を行い，また，血清カリウム値に合わせてカリウム摂取制限を追加し，場合により陽イオン交換樹脂を投与する．

高血圧の治療として，蛋白尿を伴う場合には，第一選択薬として，レニン・アンジオテンシン系抑制薬（アンジオテンシン変換酵素（ACE）阻害薬，アンジオテンシン受容体拮抗薬）を用いる．蛋白尿陰性の場合には，レニン・アンジオテンシン系抑制薬，Ca拮抗薬，利尿薬のいずれかを使用する．腎不全で上昇する尿毒素物質とされるクレゾール，インドキシル硫酸などを吸着する経口活性炭製剤，腎性貧血に対してエリスロポエチン製剤，代謝性アシドーシスに対して重炭酸ナトリウムを投与する．

これらの異常値は，腎不全に伴って現れる異常所見であるが，最近ではこれらの異常データがさらに腎不全を悪化させることが示されており，積極的な治療対象である．また腎障害に伴い尿酸値の上昇がみられるが，近年，血清尿酸値の高値が心血管障害や腎障害の進行に関与する可能性が示唆されており，治療を行う傾向になりつつある．

腎代替療法

末期腎不全では，生体恒常性を維持すべく腎代替療法が必要になる．透析，腎移植のいずれかを選択する．

1）血液透析：半透膜から構成された中空糸を集合した透析器を用いて，血液と透析液との間の拡散現象により体内老廃物を除去し，異常高値となった電解質を補正する．さらに，回路内の静水圧を制御することで，余剰の体液量を除去する．血液を体外に取り出すため，表在の静脈を動脈と端側吻合し（内シャント），大量に血液が流入する静脈側に穿刺針を挿入し，ヘパリンなどの抗凝固薬を持続注入しながら体外循環を行う．出血傾向あるいはそのおそれがある場合には，ヘパリンに代わって低分子ヘパリンを用い，また術後など出血による危険が強い場合にはメシル酸ナファモスタットを用いる．体外循環を行うため，心負荷を考慮しておかなければならない．実際の透析は，週3回，1回あたり4時間程度行う．

2）腹膜透析：腹腔に腹膜透析液を注入し，腹膜を介して血液と透析液との物質交換を行う．血液側の貯留した物質は，濃度勾配によって透析液側に拡散する．いっぽう，余剰の体液は，腹膜透析液に含有する高濃度ブドウ糖あるいはイコデキストリンにより浸透圧較差を用いて除去を行う．通常，1.5〜2l程度の透析液を腹腔に注入し，1日3〜4回程度，連日で施行する．持続的に行うため，心負荷は軽微であるが，患者自身で行う必要がある．

3）腎移植：自己腎機能の廃絶に代わって，生体腎移植あるいは献腎移植により腎機能の回復を行う．ドナーから提供された腎は，通常，右腸骨窩に留置し，患者の腎臓は残したままとする．近年の免疫抑制療法の進歩により，生着率は飛躍的に向上している（5年で90%程度）．ABO血液型不適合においても移植が可能となってきている．わが国では，ドナー数により，年間腎移植数は約1,500件と欧米に比べてきわめて少ない．

4）透析合併症：透析療法の進歩により，維持透析の成績が改善しており，平均生存年数は13年となった．長期の慢性腎不全に曝されることで，合併症が問題となっている．おもな合併症による死因は，心不全，感染症，脳血管障害，悪性腫瘍などである．

a）**循環器疾患**：心不全，虚血性心疾患，高血圧，不整脈，脳血管障害（脳出血，脳梗塞）など多くの合併症を起こす．さらに，カルシウム・リン代謝異常による血管石灰化，動脈硬化をもたらす．内シャント閉塞やシャント感染，シャント部の静脈高血圧など，シャントに関連する病態も，今後の透析の継続治療にとって重要である．

b）**感染症**：シャント感染以外に，肺炎，結核，尿路感染症など，透析患者の易感染性により頻度が比較的高い．

c）**腎性骨異栄養症**：慢性腎不全によるカルシウム・リン・ビタミンD代謝異常，二次性副甲状腺機能亢進症などの要因により，易骨折性，腰椎圧迫骨折などの骨異常をもたらす．高リン血症が重要なきっかけとなるため，蛋白摂取制限とともに，炭酸カルシウムや，その他のリン吸着薬を用いる．低カルシウム血症対しては，活性型ビタミンDを投与する．二次性副甲状腺機能亢進症に対して，カルシウム感受性受容体刺激薬を使用する．

A. 腎不全

d）腎性貧血：腎で産生されるエリスロポエチンの相対的欠乏，透析による赤血球の機械的破壊とそれに続く Fe 欠乏ならびに腎不全に伴うサイトカインによる造血抑制などの原因により貧血をきたす．Fe 補充ならびにエリスロポエチン製剤を使用する．

e）透析アミロイドーシス：長期透析患者では，血中の中分子蛋白である β_2 ミクログロブリンが上昇し，終末糖化産物 advance glycation end-products（AGE）化する結果，関節，骨，手根管に蓄積し，骨破壊や，神経症をきたす．ハイパフォーマンス透析膜の使用や血液濾過透析などの手法で発症頻度が軽減する．

f）その他の合併症：尿毒素ならびにカルシウム・リン沈着による刺激，あるいは皮膚乾燥によって皮膚の瘙痒が出現する．歯科的な問題として，口内乾燥感，味覚異常，齲歯が出現する．また，二次性副甲状腺機能亢進症による歯槽硬線の消失，歯槽骨の吸収が現れる．

歯科関連事項

・血液透析患者において歯科治療を行う場合には，可能な限り非透析日に行う．
・易感染性，易出血性であることに留意する．
・抗菌薬の使用に関しても，透析性の有無ならびに肝代謝の有無を考慮して投与量を決定する．

B. 糸球体疾患

血液濾過の重要な場である糸球体の障害により，蛋白尿，血尿，ならびに腎機能低下による浮腫，高血圧をきたす．臨床的経過より，急性腎炎症候群，急速進行性腎炎，慢性糸球体腎炎，ネフローゼ症候群，反復性・持続性血尿症候群に分類される．組織学的には，微小変化群，巣状糸球体硬化症，膜性腎症，メサンギウム増殖性糸球体腎炎，管内増殖性糸球体腎炎，膜性増殖性糸球体腎炎，半月体形成性糸球体腎炎などに分類される．

1 急性糸球体腎炎症候群

概念

急性の発症で，蛋白尿，血尿，浮腫，高血圧，腎機能障害等をもたらす病態を指す．溶血連鎖球菌感染後糸球体腎炎 post-streptococcal acute glomerulonephritis（PSAGN）のほかに，非 PSAGN として，溶血連鎖球菌以外の細菌や，ウィルス，真菌などによっても引き起こされる．

臨床症状

A 群 β 溶血連鎖球菌の細胞壁 M 蛋白（抗原）に対する抗体産生の結果，抗原抗体反応の結果免疫複合体を形成し，糸球体に沈着し管内増殖性糸球体腎炎を引き起こす．小児に多く，完全寛解することが大多数であるが，成人での発症もあり，その場合には慢性化する比率が高くなる．

上気道感染後，あるいは皮膚感染後 1〜3 週間（多くは 10 日程度）の経過で，蛋白尿，血尿，浮腫，乏尿，高血圧を呈し，体液貯留が高度となると心不全を呈することがある．

診断

抗ストレプトリジン O 抗体（ASO），抗ストレプトキナーゼ抗体（ASK）の上昇が 4 週間をピークとして，数ヵ月後に正常化する．抗原抗体反応に伴い，血清補体価（CH_{50}）や C3 の低下が認められ，約 6 週間で正常化する．咽頭あるいは皮膚細菌培養で菌の確認を行う．

治療

腎炎に対しては，減塩，安静ならびに対症療法として，利尿薬や降圧薬を用いる．咽頭あるいは皮膚培養で菌が持続していれば，抗菌薬の使用を考慮するが，これ自体は腎炎の経過に影響を与えない．

2 急速進行性糸球体腎炎

血尿，蛋白尿，腎機能障害を認め，数週から数ヵ月で腎不全を呈する病態を示す．発熱，上気道感染などの炎症所見と腎機能障害の進行がみられれば，この病態を疑い，早期に診断を行う．病理学的には，半月体形成性糸球体腎炎が多く，診断のマーカーとして，抗好中球細胞質抗体（p-ANCA，c-ANCA）や抗糸球体基底膜抗体が陽性となる．腎生検にて診断後，副腎皮質ステロイ

ド，免疫抑制薬を使用し，場合によっては血漿交換を行う．

3 慢性糸球体腎炎

a. メサンギウム増殖性糸球体腎炎

わが国では，慢性糸球体腎炎のなかで最も頻度が高く，そのなかでも，IgA腎症が多い．扁桃腺や腸管などの粘膜刺激と関連し，その機序のひとつとして抗原と変性IgAがメサンギウムに沈着するため腎炎を起こす．血清IgAは，約半数で高値を示す．

IgA腎症の腎予後は，以前想定されていた以上に不良で，とくに蛋白尿1g/日以上では，腎機能障害が進行しやすい．一般に，20年で40%の割合で腎不全となるため，蛋白尿多量群では，腎組織所見を加味して積極的治療の対象となっている．扁桃腺摘出とともに，副腎皮質ステロイドの投与，レニン・アンジオテンシン系抑制薬，抗血小板薬などが使用される．

b. 膜性増殖性糸球体腎炎

糸球体メサンギウム細胞の増殖とメサンギウム基質の増加，毛細血管内皮から糸球体基底膜への免疫複合体の沈着により係蹄壁の肥厚，基底膜の二重膜構造化を呈する．持続性の血清補体価の低下を伴うネフローゼ症候群を呈することが多く予後不良であるが，副腎皮質ステロイドと免疫抑制薬との併用で改善がみられることがある．

c. 巣状糸球体硬化症

一部の糸球体が分節状に硬化性病変を呈し，とくに腎髄質部に近い糸球体より病変がみられることが多い．硬化病変領域にIgM，C3の沈着やみられる．病態の進行に伴い，ネフローゼ症候群を呈し，組織学的にも分節性から全節性に，巣状からびまん性へと進行する．治療抵抗性であり，腎予後は不良である．

d. 微小変化群

光学顕微鏡所見では，ほとんど異常を認めず，電子顕微鏡で糸球体上皮の足突起の癒合がみられる．小児に多いが，成人でもネフローゼ症候群の原因疾患の第2位を占める．典型的な発症様式は，突然の進行性の浮腫であり，高度のことが多い．副腎皮質ステロイドに反応性のことが多いが，再発も約半数程度ある．

e. 膜性腎症

糸球体上皮細胞と基底膜との間隙に免疫複合体が沈着するため，係蹄壁のびまん性肥厚を呈し，PAM染色で係蹄壁にスパイク状構造がみられる．ネフローゼ症候群を呈することが多く，副腎皮質ステロイドで一部改善する．癌やリンパ腫などに伴い発症することがあるため，十分な精査を行うことを考慮する．

歯科関連事項

・抗血小板薬の使用が行われている場合には，歯科治療に伴う出血に注意が必要である．
・レニン・アンジオテンシン系抑制薬の使用や腎機能障害がある場合には，非ステロイド抗炎症薬の投与には十分な配慮を払う．

---

4 ネフローゼ症候群

概 念

種々の原疾患により，多量の蛋白尿，低アルブミン血症を主とした病態を呈する症候群である．糸球体上皮細胞（足細胞）の異常により，蛋白尿が基底膜を通過するようになる．糸球体疾患による一次性ネフローゼ症候群と，代謝性疾患や血管炎など他の原疾患を有する二次性ネフローゼ症候群に分類される．小児の90%，成人の70〜80%が一次性ネフローゼ症候群である．

腎組織学的分類 （表11-7）

小児のネフローゼ症候群のほとんどが微小変化群であり，発症時期も特定できる程度に明確なことが一般的である．加齢とともに，一次性ネフローゼ症候群の組織像は，微小変化群の比率が減少し膜性腎症が増加するようになり，中高年では半数が膜性腎症である．膜性腎症では徐々に蛋白尿が増加する特徴がある．

二次性ネフローゼ症候群では，近年増加の一途をたどっている糖尿病性腎症が際立っている．

臨床症状・検査

糸球体基底膜ならびに上皮の障害によりアルブミンを主体とした蛋白が尿中に喪失する結果，低アルブミン血症を呈する．それに伴い血漿浸透圧

B. 糸球体疾患

表11-7. ネフローゼ症候群を呈する原因疾患

1. 一次性ネフローゼ症候群
a. 微小変化群
b. 巣状分節性糸球体硬化症
c. 膜性腎症
d. 増殖性糸球体腎炎
・メサンギウム増殖性糸球体腎炎
・管内増殖性糸球体腎炎
・膜性増殖性糸球体腎炎
・半月体形成性糸球体腎炎

2. 二次性ネフローゼ症候群
a. 自己免疫性疾患：ループス腎炎，紫斑病性腎炎，血管炎
b. 代謝性疾患：糖尿病性腎症，リポ蛋白腎症
c. パラプロテイン血症：アミロイドーシス，クリオグロブリン血症，重鎖沈着症，軽鎖沈着症
d. 感染症：溶連菌，ブドウ球菌感染，B型・C型肝炎ウィルス，HIV，パルボウィルスB19，梅毒，寄生虫（マラリア，シストゾミア）
e. アレルギー・過敏性疾患：花粉，蜂毒，ブユ刺虫症，蛇毒，予防接種
f. 腫瘍：固形癌，多発性骨髄腫，悪性リンパ腫，白血病
g. 薬剤：ブシラミン，D-ペニシラミン，金製剤，NSAIDs
h. その他：妊娠高血圧腎症，放射線腎症，移植腎，collagenofibrotic glomerulopathy
i. 遺伝性疾患：アルポートAlport症候群，ファブリーFabry病，先天性ネフローゼ症候群

（Russo LM et al：Kidney Int 71：504-513, 2007 より引用，一部改変）

が低下するため，血管内から組織間質への水の移行が起こり浮腫を呈する．また，血漿アルブミン値の低下を補足するべく，肝でのアルブミン合成が亢進するが，これに伴いリポ蛋白合成亢進と，異化障害によるLDL，VLDLの増加がみられる．

血中フィブリノーゲンの上昇や，凝固抑制作用を有するアンチトロンビンⅢの低下などにより，凝固亢進傾向に傾く．臨床的に，下肢静脈血栓症や肺塞栓，脳梗塞を起こすことがある．

診断（表11-8）

3.5 g/日以上の蛋白尿，低アルブミン血症（3 g/dl以下），あるいは低蛋白血症（6 g/dl以下）が必須項目である．そのほか，参考項目として脂質異常症，浮腫を合併する．組織診断によりネフローゼ症候群のサブタイプを決定し，治療方針につなげる．

治療

食事療法として，減塩ならびに蛋白制限を行う．組織型によって副腎皮質ステロイドの投与量を決定する．微小変化群では，副腎皮質ステロイドに対する反応は良好で1週間程度で効果が現れるこ

表11-8. ネフローゼ症候群の診断基準

1. 蛋白尿：3.5 g/日以上が持続する（随時尿において尿蛋白/尿クレアチニン比が3.5 g/gCr以上の場合もこれに準ずる）
2. 低アルブミン血症：血清アルブミン値 3.0 g/dl 以下．血清総蛋白量 6.0 g/dl 以下も参考になる
3. 浮腫
4. 脂質異常症（高LDLコレステロール血症）

注）①上記の尿蛋白量，低アルブミン血症（低蛋白血症）の両所見を認めることが本症候群の診断の必須条件である．
②浮腫は本症候群の必須条件ではないが，重要な所見である．
③脂質異常症は本症候群の必須条件ではない．
④卵円形脂肪体は本症候群の診断の参考となる．

とが多いが，減量とともに再燃あるいは再発する可能性が高い．その場合には，副腎皮質ステロイドの増量あるいは再投与とともに，ほかの免疫抑制薬（サイクロスポリンAなど）の追加を考慮する．膜性腎症も，副腎皮質ステロイドに反応する場合が多いが，その反応は緩徐である．膜性増殖性腎炎，巣状糸球体硬化症では，副腎皮質ステ

ロイドに対する反応は限定的であり，腎機能障害が進行することがほとんどである．

浮腫が顕著な場合には，利尿薬を用いるが，腎機能低下例では，ループ利尿薬を用いる（フロセミドなど）．持続する脂質異常症に対しては，スタチンなどの使用を考慮する．血栓傾向に対して，抗凝固薬，抗血小板薬を使用する．

歯科関連事項

・歯科治療と関連して，薬剤の投薬内容を確認する．
・抗血小板薬や抗凝固薬による出血傾向や，副腎皮質ステロイドによる感染傾向ならびに血糖上昇作用は，歯肉炎を悪化させる可能性がある．
・副腎皮質ステロイドによる骨粗鬆症を予防する目的でビスホスホネート製剤が投与されるが，顎骨壊死などの報告がある．
・シクロスポリンＡや，降圧薬として使用されるジヒドロピリジン系カルシウム拮抗薬では，歯肉腫脹の副作用が報告されているので，定期的観察が必要である．

---

5 遺伝性腎炎

アルポート Alport 症候群は，Ⅳ型コラーゲンα鎖の遺伝子異常により糸球体基底膜のびまん性菲薄化をきたす．一方，同様のコラーゲン異常で家族性に血尿をきたすが腎機能障害を認めないものを，良性家族性血尿とされている．

アルポート症候群では，蛋白尿，血尿をきたし，腎機能障害が進行する．そのほか，両側感音性難聴，円錐水晶体などを合併する．一般に，女性では軽症のことが多い．レニン・アンジオテンシン系抑制薬ならびに減塩で対応する．

C. 尿細管間質障害

1 急性・慢性腎盂腎炎

細菌感染が腎盂，腎杯に発症し，腎実質への波及する結果，発熱，腰背部痛，膿尿を呈する．急性腎盂腎炎の80％以上は大腸菌が原因菌であり，逆行性尿路感染がほとんどである．検尿では，細菌尿，膿尿，白血球尿，血尿を認め，尿培養で $10^5/ml$ 以上の細菌が原因菌とされる．血液では炎症反応（白血球増加，CRP上昇）を認める．治療は，水分補充，抗菌薬を行う．

膀胱炎，膀胱尿管逆流などで繰り返す炎症の持続により慢性腎盂腎炎へと進行し，間質の炎症ならびに糸球体硬化をきたし腎機能障害を呈するようになる．

2 尿細管間質性腎炎

尿細管ならびに間質に炎症の主体がある腎炎で，腎機能障害をきたす疾患とされる．自己免疫，薬剤，細菌・ウイルス感染など，種々の原因で発症する（表11-9）．尿中尿細管マーカー（β_2 ミクログロブリン，N アセチルグルコサミニダーゼ（NAG））の増加などが観察され，ガリウムシンチで陽性となる．少量のアルブミン尿にもかかわらず腎機能障害が認められる場合に疑う．急性発症の場合には，発熱，皮疹，関節痛，白血球尿，血液ならびに尿中好酸球増加，尿中白血球増加が認められる．

3 ファンコニ症候群

近位尿細管の機能障害により，尿糖，汎アミノ酸尿の出現，ならびにカリウム，リン，重炭酸の再吸収障害が出現する．代謝性アシドーシス，骨代謝障害などをきたす．原因は，システイン症などの先天性代謝障害や，多発性骨髄腫，アミロイドーシス，シェーグレン Sjögren 症候群などの後天的疾患，カドミウム，鉛などの金属中毒，シスプラチン，アミノグリコシド系抗生剤，変性テトラサイクリンなどの薬剤等で出現する．

4 尿細管性アシドーシス

糸球体濾過が正常か軽度の低下の状況で，尿細管における尿Ｈイオン分泌あるいは重炭酸吸収障害による代謝性アシドーシスをもたらす病態と定義される．近位尿細管障害による2型と，遠位尿細管障害による1型に分類される．

C. 尿細管間質障害 343

表 11-9. 尿細管間質性腎炎の分類

1）感染性疾患
急性および慢性腎盂腎炎，全身性感染に伴うもの，特異的炎症によるもの（結核，らい病，梅毒など）
2）薬剤性尿細管間質性腎炎
急性中毒性尿細管傷害，薬剤性過敏性尿細管間質性腎炎，慢性薬剤性尿細管間質性腎炎
3）免疫疾患に伴う尿細管間質性腎炎
抗尿細管抗体によるもの，内因性および外因性抗原抗体複合物によるもの，細胞性免疫によるもの，即時型（IgE）過敏反応によるもの
4）閉塞型腎障害
逆流性腎症
5）腎乳頭壊死を伴う尿細管間質性腎炎
糖尿病，鎮痛剤，閉塞性腎障害
6）重金属による尿細管傷害および尿細管間質障害
鉛，水銀
7）急性尿細管傷害/壊死
中毒性，虚血性，圧挫症候群，熱傷，敗血症，ミオグロビン尿
8）代謝異常による尿細管間質障害
高カルシウム血症，低カリウム血症，高尿酸血症，シスチン尿症
9）遺伝性尿細管間質障害
家族性若年性ネフロン癆
10）腫瘍性疾患に伴う尿細管間質性腎炎
骨髄腫腎，軽鎖病
11）その他
放射線性腎症，バルカン Balkan 腎症，サルコイド腎症

a. 近位尿細管性アシドーシス

近位尿細管における重炭酸イオンの再吸収障害によるが，その原因は原発性や炭酸脱水素酵素阻害薬投与のほか，尿細管間質性腎炎や異常蛋白血症，薬剤などがあげられる．

b. 遠位尿細管性アシドーシス

遠位尿細管での H イオン分泌障害により生じる．原因として，原発性のほか，糖尿病，シェーグレン症候群，クリオグロブリン血症や，鎮痛消炎薬，スピロノラクトンなどがあげられる．

5 腎性尿崩症

先天性あるいは後天性に集合管におけるバソプレシンに対する反応が低下し尿濃縮能が抑制されるため，低張尿，多尿をきたす．その結果として，脱水，高ナトリウム血症をきたす．原因は，先天性として，バソプレシン V_2 受容体の遺伝子異常によるシグナル伝達障害，後天性として，嚢胞腎，慢性腎不全，尿管閉塞などの多くの腎障害，低カリウム血症，高カルシウム血症，ならびに，リチウム，アムホテリシン B などの薬剤がある．

6 バーター症候群

ヘンレ係蹄上行脚の Na-K-2Cl 共輸送体の機能異常（低下）のため，遠位尿細管への尿中 Na 負荷増加により K 排泄増加，低カリウム血症，代謝性アルカローシシスをきたす．利尿薬，下剤乱用や神経性食思不振症でも類似の病態を呈し，偽性バーター pseudo-Bartter 症候群と呼ばれている．

7 ギテルマン症候群

遠位尿細管の Na-Cl 共輸送体異常により，バーター症候群と同様の低カリウム血症，代謝性アルカローシスをきたす．さらに，低 Mg 血症，高 Ca 血症，尿 Mg 排泄増加が特徴である．

8 リドル症候群

リドル Liddle 症候群では，高血圧，代謝性アルカローシス，低 K 血症，血中レニン・アルドステロンの低値を認める．遠位尿細管の上皮性 Na チャネルの遺伝子異常あるいは機能異常による．

D. 全身性疾患による腎障害

1 糖尿病性腎症

概 念

糖尿病に伴う 3 大合併症のひとつで，心血管疾患から生命予後に影響を与える合併症である．さらに，透析導入患者の第 1 位を占め，顕性蛋白尿が出現すると，5〜7 年の期間で透析療法が必要な末期腎不全状態となることが多い．腎障害の発症・進展に，高血糖による代謝異常，酸化ストレス，糸球体過剰濾過など，種々の因子が関与することが示唆されている．

臨床症状

臨床病期として，糸球体過剰濾過から，微量アルブミン尿に出現へと進行し，顕性蛋白尿へと進展する．その頃より糸球体濾過の低下，血清クレアチニン値の上昇が認められるようになり，進行的に末期腎不全へと進展する（図11-6）．一般に，非糖尿病性腎症よりも，浮腫や貧血が出現しやすく，進行も速い．

診 断

通常，糖尿病の存在下で糖尿病性網膜症の存在ならびに微量アルブミン尿（≧ 30 mg/g Cr）が出現すれば，診断する．血尿は一般的でない．その場合には，腹部超音波検査にて尿路系のチェックならびに尿細胞診を行う．

治 療

血糖管理とともに，進行因子である血圧，脂質の管理を行う．血圧管理では，レニン・アンジオテンシン系抑制薬を第一選択薬とする．そのほか，食事療法（摂取カロリー，塩分，蛋白の制限），体重管理，禁煙を指導する．

2 膠原病および近縁疾患による腎障害

a. 全身性エリテマトーデス

全身性エリテマトーデス systemic lupus erythematosus（SLE）では，自己抗体の産生と免疫複合体の血管系への沈着による炎症惹起に伴い，関節痛，発熱，皮疹をきたす．20〜40歳の若年女性に好発し，抗DNA抗体と補体が重要な役割を果たす．

腎臓では，糸球体腎炎，尿細管・間質性腎炎，血管障害などを生じ，糸球体病変は，微小変化，メサンジウム増殖，巣状分節性，びまん性，膜性など多彩な変化が観察される．泌尿器科的には，間質性膀胱炎を起こすことがある．

b. 関節リウマチ

関節リウマチ rheumatoid arthritis（RA）は，多発性の対称性の関節炎を特徴とする．腎臓では，非ステロイド抗炎症薬，抗リウマチ薬など薬剤による腎障害の頻度が比較的高いが，そのほか，アミロイドーシス，メサンギウム増殖性糸球体糸球

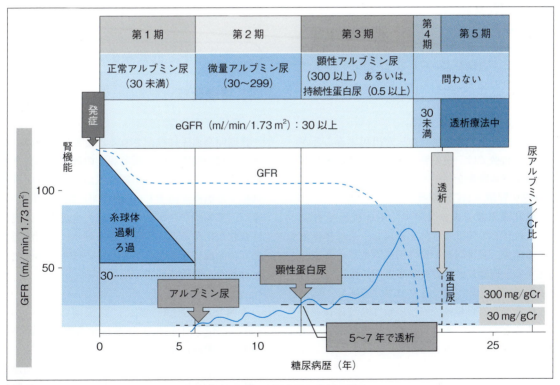

図11-6．糖尿病性腎症の進行過程
（槙野博史：糖尿病性腎症：発症・進展機序と治療，診断と治療社，1999，p.192より引用，改変）

体腎炎，尿細管間質性腎炎などが認められる．

c. シェーグレン症候群

シェーグレン Sjögren 症候群では，自己免疫機序により，耳下腺，顎下腺，涙腺などの外分泌腺の炎症をもたらす．高齢女性の罹患頻度が高く，原発性のみならず他の膠原病疾患にも合併する．

腎病変として，尿細管間質性腎炎，遠位尿細管アシドーシスなどが認められる．

③ 腎アミロイドーシス

アミロイド蛋白が腎臓に沈着することで腎障害をきたす疾患である．AL 蛋白の沈着する原発性アミロイドーシスならびに骨髄腫に伴うアミロイドーシスと，関節リウマチなど慢性炎症性疾患などで AA 蛋白の沈着する続発性アミロイドーシス，家族性アミロイドーシス，透析アミロイドーシスに分類される．多くの場合，蛋白尿が初発症状で，ネフローゼ症候群を呈することが多い．腎機能障害が進行するにもかかわらず，腎サイズは腫大している．

④ 肝疾患に伴う腎障害

a. 肝腎症候群

肝硬変患者で急性腎障害を呈する病態である．高ビリルビン血症が認められることが多い．有効循環血液量の減少が認められ，腎前性腎不全の特徴を有するが，輸液は有効でない．

b. 肝性糸球体硬化症

肝硬変や肝炎で蛋白尿，血尿が出現することがある．腎組織では，IgA 腎症類似のメサンギウム増殖性糸球体腎炎を呈する．

c. HBV 腎症・HCV 腎症

B 型肝炎患者やキャリアで，HBs 抗原や HBe 抗原と抗体との免疫複合体を形成し，糸球体に沈着する結果，膜性腎症や膜性増殖性糸球体腎炎を惹起する．同様に，C 型肝炎患者で，蛋白尿，顕微鏡的血尿を認め，クリオグロブリン血症，低補体血症を呈し，腎組織で膜性増殖性糸球体腎炎を認めることがある．膜性腎症やメサンギウム増殖性腎炎を呈することもある．

E. 中毒性腎症

腎臓が血液濾過の場であることより，化学薬品，薬剤などに曝露され，さらに尿の濃縮とともに高濃度となり，腎障害を惹起する．中毒性腎症は，大きく薬剤用量依存性と薬剤過敏性の 2 群に分類される．

腎毒性の各種抗菌薬（アミノグリコシド系，セフェム系，カルバペネム系，バンコマイシン，アムホテリシン B）や抗悪性腫瘍薬（シスプラチン，メトトレキセート）では，腎排泄性のため，腎障害時には，腎障害の増悪をもたらすため，注意を有する．ヨード造影剤では，急性腎障害を起こすが，投与前の腎機能低下が発症に関連する．非ステロイド抗炎症薬では，血管収縮，尿 Na 排泄低下を起こし，急性腎障害ならびに浮腫，血圧上昇をもたらすが，投与前の腎機能障害が危険因子となる．双極性障害に用いられるリチウム製剤は，腎性尿崩症，尿細管間質性腎炎を起こす．

β ラクタム系抗菌薬，ニューキノロン系抗菌薬，アロプリノールなどは，急性尿細管間質性腎炎を起こす．

F. 血管系の疾患

① 腎硬化症

a. 良性腎硬化症

長期間高血圧に曝露されることで，腎内の小動脈（小葉間動脈，輸入細動脈）の硬化性病変をもたらす．その結果，輸出細動脈から尿細管間質へ供給する血流が減少し，尿細管間質障害を生じる．また，細動脈が狭小化した一部の糸球体では硬化性変化が生じると，残存する糸球体に過剰濾過，糸球体高血圧をもたらし，ついには糸球体硬化へと進行し，腎機能障害が進展する．

b. 悪性腎硬化症

著明な高血圧（一般に，拡張期血圧が120〜130 mmHg 以上）により進行する腎機能障害，心不全，眼底出血ならびに乳頭浮腫，脳浮腫をもたらす．比較的急速に発症し，臨床的には加速型−悪性高血圧と呼ばれる．腎組織では，小葉間動脈内腔に玉ねぎ様病変，小・細動脈のフィブリノ

イド壊死などが観察される．その結果，輸入細動脈終末部の傍糸球体細胞の虚血により，レニン・アンジオテンシン系が亢進する．レニン・アンジオテンシン系抑制薬とCa拮抗薬で対応する．

2 腎動脈狭窄症

　一側あるいは両側の腎動脈狭窄による灌流圧低下により，輸入細動脈終末部に存在する傍糸球体細胞からレニンが分泌される結果，強力な血管収縮ホルモンであるアンジオテンシンⅡの増加をきたし高血圧を惹起する疾患である．狭窄の原因は，高齢者では粥状動脈硬化が多く，若年者では線維筋性異形成，大動脈炎が多く，とくに女性に発症しやすい．血中レニン値の増加，高アルドステロン血症が認められ，腎ドプラー超音波検査，造影MDCTやMRアンギオグラフィーで確認後，血管造影で確定診断を行う．

　内科的に血圧管理を行う手法として，レニン・アンジオテンシン系抑制薬が有効である．狭窄部の治療として，経皮経管的腎動脈形成術が行われる．線維筋性異形成では持続的な有効性が確認されているが，動脈硬化が原因の場合には，その選択に十分な議論を行う．

G. 尿路感染症

1 急性・慢性腎盂腎炎

　前述，p.343を参照されたい．

2 膀胱炎

　急性膀胱炎では，尿路系に基礎疾患のない状態で細菌感染が生じて発症する．約80％は大腸菌が原因菌である．尿路系に基礎疾患を有する場合に続発すれば，慢性膀胱炎を生じ，再発を繰り返す．

3 尿道炎

　大腸菌のほか，淋菌，クラミジアにより，排尿時痛，尿道分泌過多を認める．

4 腎・膀胱結核

　結核菌が肺に感染した後，血行性に腎に到達する．腎実質では，腎乳頭，腎盂腎杯で結核結節や空洞化をもたらし，尿中に排泄された菌は，さらに尿管，膀胱へと病変が進展する．一般細菌培養では陰性であることより，無菌性膿尿といわれている．尿結核菌培養，塗抹染色，PCR法により診断する．

H. 囊胞性腎疾患

1 多発性囊胞腎

　両側腎の腎実質に多数の囊胞を形成する遺伝性腎疾患である．常染色体優性（PKD1遺伝子：第16染色体短腕に存在，PKD2：第4染色体長腕に存在），常染色体劣性（PKHD1：第6染色体）の形式で遺伝するが，なかには遺伝歴が明らかでないこともある（25％程度）．

　腎臓以外に，肝臓，膵臓にも囊胞を形成する．

臨床症状

　常染色体優性形式の場合，20〜40歳代に血尿や腎囊胞の指摘を受けることが多い．初期には，蛋白尿は少ない．その後，進行性に，腎囊胞の腫大，腎機能障害が進行し70歳代に末期腎不全となる．経過中に囊胞壁の機械的刺激により血尿や，囊胞内感染を合併することがある．また，高血圧を合併しやすく，囊胞伸展による輸入細動脈の変形でレニン・アンジオテンシン系が亢進する機序の関与もある．

　腎囊胞形成以外の重要な所見は，脳動脈瘤，心臓弁膜症（大動脈弁閉鎖不全，僧房弁閉鎖不全），大腸憩室の合併に注意する．

診断

　家族歴を有する場合，腹部エコーで両腎にそれぞれ3個以上，CTで5個以上観察されること，家族歴が不明の場合，腹部エコー，CTで両腎にそれぞれ5個以上観察され，多発性単純性腎囊胞，腎尿細管性アシドーシス，若年性ネフロン癆，後天性囊胞性腎疾患などが除外されることである．

治療

　バソプレシンが囊胞形成の進行を促進することより，飲水摂取励行によるバソプレシン抑制や，薬剤としてバソプレシン受容体拮抗薬を用いることがある．降圧薬として，レニン・アンジオテン

シン抑制薬を中心に使用する.

2 単純性腎嚢胞

腎実質に発生する孤立性の腎嚢胞で,多発する場合もある.遺伝性はなく,加齢とともに増加することがある.腎機能には影響せず,原則治療の必要はない.

3 後天性嚢胞性疾患

末期腎不全で萎縮した腎臓に発生する.透析患者では増加傾向を示すことが多い.腎癌の合併もあり,定期的観察を行う.

I. 妊娠と高血圧

概　念

妊娠とともに,腎臓は腫大する.通常の妊娠では,糸球体濾過量,腎血漿流量は増加する.浮腫は出現するが,血圧は妊娠中期に低下傾向を示す.妊娠第2期での拡張期血圧が75 mmHg,あるいは第3期で85 mmHg以上の場合には注意を要する.血清クレアチニン値,血中尿素窒素ならびに血清尿酸値は低下する.

1 妊娠高血圧

妊娠20週以後,分娩後12週以内で高血圧(収縮期血圧≧140 mmHg または拡張期血圧≧90 mmHg)を発症する病態である.蛋白尿は陰性と定義する.

2 妊娠高血圧腎症

妊娠20週以後に発現する高血圧ならびに蛋白尿を有する病態である.

3 加重型妊娠高血圧腎症

妊娠前あるいは妊娠20週以前にすでに高血圧や腎疾患を有する場合に,蛋白尿・高血圧のさらなる出現や増悪がみられた場合に加重型妊娠高血圧腎症と定義する.二次性高血圧による血圧上昇の可能性もあり,注意が必要である.

治　療

通常,降圧薬治療の開始は160/110 mmHg以上あるいは蛋白尿2 g/日(あるいは定性反応で3+が持続)以上とされている.薬剤はメチルドパ,ラベタロールを用い,管理不十分の場合には,十分な了解を得たのち Ca 拮抗薬を使用する.ACE阻害薬やアンジオテンシン受容体拮抗薬は禁忌である.利尿薬は,妊娠高血圧腎症の病態として循環血漿量低下があることより,その使用が胎盤血流量を低下させる可能性が高い.したがって,妊娠高血圧腎症の患者には,肺水腫や心不全徴候がない限り,原則として利尿薬を使用しない.子癇に使用される硫酸マグネシウムは血圧降下作用を有するが,単独での作用は強力でなく,ほかの降圧薬と併用すべきとされている.

腎疾患と妊娠

すでに腎疾患を有する患者では,腎機能障害の程度と蛋白尿により妊娠許可を決定する.GFRが70 ml/min 以下あるいは尿蛋白1 g以上では,原則勧められない.

妊娠と尿路感染症

妊娠時には,尿路感染症を起こしやすく,大部分は,大腸菌が原因菌である.ペニシリン製剤は使用可能とされている.

J. 水　腎　症

尿路のいずれかの部位で器質的狭窄・閉塞,あるいは機能的閉塞が起こると,その上部で尿の停滞が発生し,腎盂,腎杯の拡張が生じる.原因として,尿路結石,尿路系の癌,後腹膜線維症,前立腺肥大症などの器質的疾患,ならびに抗コリン作用を有する薬剤,糖尿病などで合併する神経因性膀胱などがある.

K. 尿路結石

尿路では,大量の物質が排泄される一方で,大量の水が再吸収される.したがって,ある濃度以上では尿路内で結晶化し,結石を生成する.シュウ酸 Ca 結石,尿酸結石や,尿路感染症と関連するリン酸マグネシウムアンモニウム結石がある.背部痛,側腹部痛,血尿で結石発作を発症する.診断には,腹部骨盤 X 線,超音波検査,あるいは CT を行う.

表 11-10. 神経因性膀胱をきたしうる疾患

分　類	疾　患
脳疾患	脳血管障害, 脳性まひ, 脳外傷, 脳腫瘍
神経変性疾患	パーキンソン病, 多発性硬化症
脊髄疾患	腫瘍, 頸部脊椎症, 脊椎間狭窄症, 多発性硬化症 HTLV-1 関連脊髄症
末梢神経疾患	糖尿病, ビタミン欠乏症, ギラン・バレー症候群, 骨盤内手術

L. 腎腫瘍

1 腎細胞癌

　主として腎近位尿細管から発生する腺癌で, 腎実質腫瘍の 90 % を占める. 60 歳代を中心に男性の頻度が高い. 第3染色体短腕に存在する VHL 遺伝子に異常が認められることがある. また, 長期維持透析患者の後天性嚢胞性腎にも合併しやすい. 腹部腫瘤, 血尿, 疼痛の3症状が出そろうことは 20 % 程度であり, 逆に無症状で, 画像検査で発見されることが多くなってきている. 発熱, CRP 高値なども認められる.

　腹部超音波検査, CT, MRI などの画像検査と尿細胞診を行う.

2 腎盂・尿管癌

　尿路上皮から発生する癌で, 組織的には移行上皮癌がほとんどである. 化学物質 (芳香族アミンなど), 喫煙, コーヒーとの関連が指摘されている.

　無症候性血尿がきっかけで発見され, 尿細胞診と画像検査 (CT, MRI) で診断されるが, 確定できない場合には尿管鏡を行う. 尿路上皮癌では, 膀胱癌と同様に, 腎盂, 尿管, 膀胱に多発することがある.

3 膀胱癌

　尿路上皮から発生する移行上皮癌で, 腎盂・尿管癌と同様に, ベンゼンなどの化学物質や喫煙がリスク因子である. 50～60 歳代の男性に好発する. 無症候性血尿が多く, ときに, 膀胱炎症状を呈する. 尿細胞診とともに, 超音波検査, 排泄性尿路造影を行う. 治療は, 経尿道的膀胱腫瘍摘出術で, 進行例では膀胱摘出を行う.

M. 下部尿路疾患

1 神経因性膀胱

　通常, 膀胱内に 200 ml 程度の尿がたまると, 求心性神経により尿意を感じるが, 下部尿路の器質的異常や機能的異常により排尿障害を生じる. 神経因性膀胱は, 神経系の機能異常により生じる (表 11-10). 近年増加している糖尿病では, 神経症を合併するが, 高齢者では, さらに薬剤による排尿障害を助長しやすいため注意を要する.

2 前立腺肥大症

　前立腺は年齢とともに腫大傾向を示し, 50 歳代で約 50 %, 80 歳代では 90 % に前立腺結節が認められる. 頻尿, 尿意切迫, 夜間頻尿や下部尿路閉塞症状 (排尿困難, 残尿) が認められる. 直腸診による腫瘤の触診, 前立腺超音波検査で診断する. 治療は, α_1 交感神経受容体遮断薬, 抗男性ホルモン薬を用いるが, 尿閉や尿路感染を繰り返す場合には, 手術を行う.

3 前立腺癌

　年齢とともに発症頻度が増加するが, そのほかのリスク因子として, 人種 (黒色人種＞白色人種＞アジア人), 遺伝, 高脂肪食なども指摘されている. 診断には, 直腸診, 超音波検査, MRI による画像検査とともに, prostate-specific antigen (PSA) の上昇が参考となる. 最終的には, 前立腺生検により確定診断を行う. 治療は, 手術, 放射線療法, ホルモン療法, 化学療法が行われる.

第12章 膠原病およびリウマチ性疾患，アレルギー疾患

12-1 膠原病およびリウマチ性疾患

　1942年に米国の病理学者のクレンペラーKlempererらは，結合組織にフィブリノイド変形という共通した病理組織学的所見を呈する疾患群を総称して「膠原病」と命名し，具体的な疾患としては関節リウマチ rheumatoid arthritis (RA)，全身性エリテマトーデス systemic lupus erythematosus (SLE)，全身性強皮症 systemic sclerosis (SSc)，多発性筋炎/皮膚筋炎 polymyositis/dermatomyositis (PM/DM)，結節性多発動脈炎 polyarteritis nodosa (PN)，リウマチ熱の名前をあげた．

　しかし，医学の進歩に伴い，病理学的変化が膠原線維にとどまらず結合組織全体に及ぶことがわかり，膠原病は結合組織病に分類されるようになった．また，臨床的には関節，骨，筋肉，腱などの運動器の症状を伴うことが多いため，リウマチ性疾患として取り扱われるようになった．さらに，多くの膠原病で細胞を構成する物質に対する自己抗体が検出されることから，自己免疫疾患としても扱われるようになった．

　したがって，現在では膠原病は図12-1のごとく，臨床的にはリウマチ性疾患，病理学的には結合組織疾患，病因的には自己免疫性疾患のカテゴリーのそれぞれ一部を占める疾患と位置づけられるようになり，クレンペラーらが提唱した疾患以外にシェーグレン症候群 Sjögren's syndrome (SS)，ベーチェット病 Behçet's disease (BD)，各種血管炎などさまざまな疾患が膠原病に含まれるようになった（表12-1）．一方，リウマチ熱は剖検所見でフィブリノイド変性が認められることから古典的膠原病に含まれていたが，病因がβ溶連菌感染であることが判明し，最近では膠原病として扱わないことが多い．

　膠原病の病因はいまだ不明である．RAやSLEの一卵性双生児の発症一致率は二卵性双生児の発症一致率より5～10倍高いことから，発症に遺伝的素因が関与していると想定されている．しかし，遺伝子がすべて一致している一卵性双生児でも発症一致率は100％でないことより，感染，薬物，紫外線，妊娠などの環境因子，性ホルモン，加齢などの多因子が複雑にからみ合って発症すると考えられている．

　本来，免疫とは自己と非自己を識別し，非自己と認識した抗原のみに反応する機構である．自己の抗原に反応するリンパ球の大半は胸腺における「負の選択」で排除されるが，末梢血中に自己反応性リンパ球はごくわずかに存在する．しかし，これら自己反応性リンパ球を制御する機構が存在

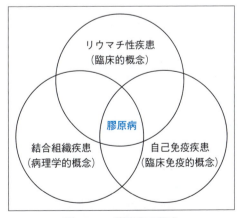

図12-1．膠原病の概念

表 12-1. 主な膠原病疾患

1. 関節リウマチ 　 rheumatoid arthritis（RA） 2. 全身性エリテマトーデス 　 systemic lupus erythematosus（SLE） 3. 全身性強皮症 　 systemic sclerosis（SSc） 4. 多発性筋炎・皮膚筋炎 　 polymyositis/dermatomyositis（PM/DM） 5. シェーグレン症候群 　 Sjögren's syndrome（SS） 6. 混合性結合組織病 　 mixed connective tissue disease（MCTD） 7. ベーチェット病 　 Behçet's disease（BD）	8. 全身性血管炎 　 systemic vasculitis 　 高安動脈炎 　　 Takayasu arteritis（TA） 　 巨細胞性動脈炎 　　 giant cell arteritis（GCA） 　 結節性多発動脈炎 　　 polyarteritis nodosa（PN） 　 顕微鏡的多発血管炎 　　 microscopic polyangiitis（MPA） 　 多発血管炎性肉芽腫症 　　 granulomatosis with polyangiitis（GPA） 　 好酸球性多発血管炎性肉芽腫症 　　 eosinophilic granulomatosis with polyangiitis（EGPA）

し，通常は自己に対する無反応が維持されている（免疫寛容）．ひとたびこの制御機構が障害されると免疫寛容の破綻が生じて，自己反応性リンパ球が自己組織を障害して膠原病が発症する可能性が想定されている．

A. 臨床上の特徴

膠原病は疾患によって有病率，性差，発症年齢はさまざまであるが，次のような共通する特徴を有する．
① 発熱，体重減少，倦怠感などの全身症状を伴う（全身性炎症性疾患）．
② 種々の自己抗体が検出され，免疫機構の異常がみられる（自己免疫疾患）．
③ 関節痛や筋肉痛などの関節・筋症状がみられる（リウマチ性疾患）．
④ 複数の臓器が障害される（多臓器障害性疾患）．

B. 主要症状

1 皮膚粘膜症状

膠原病では，実に多彩な皮膚病変が初期あるいは経過中にみられる．そのなかには診断的価値のある典型疹もある．

a. 頭部の病変

SLE では，lupus hair と呼ばれる脱毛がみられる．

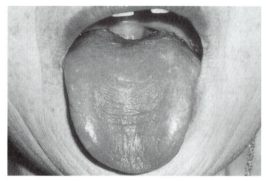

図 12-2. シェーグレン症候群の平滑舌

b. 顔面の病変

SLE の両頬部の蝶形紅斑と円板状紅斑，皮膚筋炎のヘリオトロープ heliotrope 疹（眼瞼部の紫紅色浮腫性紅斑），BD の結節性紅斑様皮疹と毛囊炎様皮疹は診断価値が高い．また，SS では，辺縁隆起性の環状紅斑がみられる．SSc では皮膚硬化に伴い，仮面様顔貌や口囲のしわがみられる．

c. 口腔内の病変

SLE ではしばしば無痛性の口腔内潰瘍がみられる．BD では，ほぼ全例で口腔粘膜の有痛性の再発性アフタ性潰瘍が出現する．SS では口腔乾燥に伴い舌乳頭の萎縮がみられ，平滑舌となる（口絵17，図 12-2）．

d. 体幹の病変

SSc のびまん皮膚硬化型では，肘や膝を超えて中枢側に皮膚硬化がみられ，体幹にまで及ぶことがある．また，皮膚筋炎ではかゆみの強い浮腫性

紅斑がみられる．

e. 四肢の病変
膠原病の血管炎を伴う病態では，網目状の紅斑である網状皮疹や皮膚潰瘍がみられる．

f. 手指の病変
SLE，SSc，混合性結合組織病 mixed connective tissue disease（MCTD）では高率に寒冷刺激等で手指・足趾が白・紫・赤の三相性の色調変化を示すレイノー Raynaud 現象がみられる（口絵 18，図 12-3）．SSc では手指硬化がみられ，しばしば指先に潰瘍が出現する．DM でみられるゴットロン Gottron 徴候（手指関節背面の紫紅色浮腫性紅斑または丘疹）は，ヘリオトロープ疹と同様に診断価値が高い．MCTD では手指全体のソーセージ様腫脹が特徴的である．

2 関節病変
関節痛は，ほとんどの膠原病の初発や経過中にみられる症状であり，しばしば関節炎を伴う．多くは一過性で，変形をきたすことは少ない．RA では，初発症状として手指の朝のこわばりがみられ，進行すると関節の変形や強直をきたす．SSc では，皮膚硬化と腱の可動障害による関節拘縮をきたす．

3 眼病変
膠原病ではさまざまな眼病変を合併する．BD ではぶどう膜炎を，RA と血管炎症候群では強膜炎を，SS ではドライアイによる角結膜炎を生じる．また，網膜病変は SLE，BD，高安動脈炎でみられる．

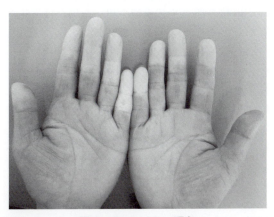

図 12-3．レイノー現象

4 筋症状
リウマチ性多発筋痛症では，起床時に強い頸部，肩甲帯，骨盤帯の筋肉のこわばりと疼痛を生じる．PM/DM や MCTD では体幹や四肢近位筋，頸筋，咽頭筋などの筋力低下を認める．SSc では皮膚硬化の進行と共に筋委縮が起こる．

5 神経症状

a. 中枢神経症状
SLE や BD では中枢神経が障害される病型がある．SLE では神経・精神系障害 neuropsychiatric systemic lupus erythematosus（NPSLE）の中枢神経病変であり，BD 病では神経ベーチェットと呼称される．血管炎による脳血管障害（出血や梗塞）や，白質の脱髄変化による多発性硬化症様の症状，髄膜の炎症により髄膜炎症状（頭痛や発熱）が出現する．また，幻覚，妄想，人格変化などの精神症状を生じることがあり，器質的精神疾患との鑑別を要する．

b. 末梢神経障害
膠原病に伴う血管炎により末梢神経を栄養している血管の障害による多発性末梢神経炎をきたし，しびれの自覚や感覚障害，運動障害などが出現する．RA では，手関節の変形や腱鞘炎で手根管症候群を生じると正中神経障害による手指の知覚運動障害が起こる．

6 循環器症状
SLE や PN では冠動脈の血管炎が原因で心筋梗塞を起こす．PM/DM，MCTD，SLE では心筋炎により，SSc では心筋の線維化により心筋障害をきたす．心筋障害が生じると心不全に至り，頻脈や呼吸困難が出現する．また，SLE，RA，MCTD では心外膜炎により心嚢液が貯留する．高安動脈炎では血管の狭窄により血流障害が生じ，とくに橈骨動脈が触れにくくなることが多い．また，PN，高安動脈炎，BD などで腎動脈の炎症性狭窄が生じると，腎血管性高血圧を起こす．

7 呼吸器症状
SLE や RA では，胸膜炎により胸水が貯留する．

RA，SSc，PM/DM，抗好中球細胞質抗体 anti-neutrophil cytoplasmic antibody（ANCA）関連血管炎では間質性肺炎を合併することが多く，乾性咳嗽や労作時呼吸困難などが出現する．細動脈や毛細血管の血管炎が生じる SLE，ANCA 関連血管炎では，肺胞出血を起こす．MCTD や SSc では，肺動脈性肺高血圧症 pulmonary arterial hypertension（PAH）の合併に注意が必要である．

8 消化器症状

SSc では，食道や腸管の蠕動運動の低下による嚥下障害や吸収不良症候群が起こる．BD では口腔内と同様に腸管にも潰瘍を生じるが，回盲部が好発部位である．血管炎症候群では腸管の壊死や穿孔などの重篤な症状を呈する．SLE でも，腸間膜動脈の血管炎による腸管の壊死や穿孔を起こす．脾腫は成人スティル Still 病や SLE でみられる．

9 腎症状

SLE や ANCA 関連血管炎は高率に糸球体腎炎を合併し，腎不全に至る場合がある．まれではあるが，SS では間質性腎炎による尿細管アシドーシスを起こす．RA のような慢性炎症性疾患ではアミロイドと呼ばれる蛋白質が臓器に沈着することがあり，腎臓への沈着により腎障害が生じる．SSc では血管内皮障害による急速進行性の腎障害が出現することがあり，強皮症腎と呼ばれる．

C. 検査所見

1 一般検査

a. 急性期反応物質
炎症が強い場合は，C 反応蛋白 C-reactive protein（CRP），血清アミロイド A，フィブリノーゲンなどの血清蛋白が上昇する．赤血球沈降速度 erythrocyte sedimentation rate（ESR）も急性期反応を反映する検査で，フィブリノーゲン増加，貧血，アルブミン低下などを反映する．

b. 末梢血球一般検査・生化学検査
膠原病では一般に，慢性炎症に伴う貧血がみられる．また，SLE などで自己免疫性溶血性貧血を合併すると高度の貧血を呈し，直接ビリルビンや LDH の上昇，ハプトグロビンの低下，直接クームス Coombs 試験の陽性化がみられる．RA や血管炎症候群などの炎症病態が中心の膠原病では白血球が上昇するが，好酸球性多発血管炎性肉芽腫症では，とくに好酸球の上昇がみられる．一方，SLE では白血球の低下を示すことが多く，免疫性血小板減少性紫斑病様の病態が合併すると，血小板も著明に低下する．凝固系では，抗リン脂質抗体症候群で APTT が延長するため，スクリーニングに有用である．筋炎の合併では，AST，LDH，CK，アルドラーゼなどの筋由来の酵素（筋原性酵素）が上昇する．

c. 尿検査
SLE や ANCA 関連血管炎などで持続的蛋白尿，顕微鏡的血尿，病的円柱等の出現は，腎障害の合併を示唆する．

2 免疫学的検査

a. 自己抗体
膠原病では多彩な自己抗体が検出される（図 12-4）．これら自己抗体の中には疾患特異性が高い疾患標識抗体，疾患の活動性とよく相関する抗体，臓器特性が高い抗体が含まれる．したがって，自己抗体は診断，臓器障害や予後予測，活動性評価に広く活用される（表 12-2）．

1. 抗核抗体
抗核抗体 antinuclear antibody（ANA）は，核構成成分に対する自己抗体の総称で，種々の膠原病で陽性となる．一般にヒト培養細胞を基質とした間接蛍光抗体法で，40 倍希釈した検体血清を倍々希釈した系列を用いて，半定量的な評価を行う．40 倍希釈の検体血清を用いた場合は，健常者でも 20% 程度陽性になることから，通常は 160 倍以上陽性で膠原病を疑う．抗核抗体の染色パターンには均質型（homogeneous：核全体が均一に染色される），辺縁型（peripheral：核の周辺部が染色される），斑紋型（speckled：核が斑状に染色される），散在斑紋型（discrete speckled：核のセントロメアが染色される），核小体型（nucleolar：核の核小体が染色される）がある．この染色パターンは自己抗原の細胞内局在を反映するため，染色パターンで特異自己抗体をある程度予測することが可能である．たとえば，抗 DNA 抗

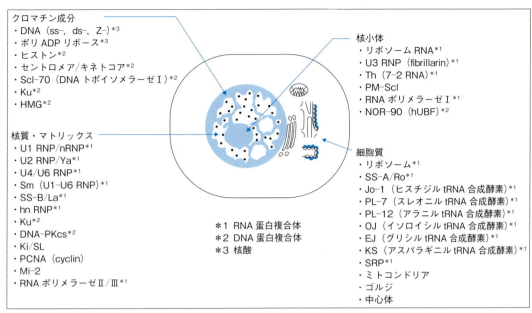

図 12-4. 自己抗体対応抗原の分類と細胞内局在
(三森経世：抗核抗体研究の進歩：自己抗体が認識する核および細胞質蛋白の構造と機能. リウマチ 32：366-378, 1992)

表 12-2. 自己抗体と臨床的意義

自己抗体	臨床的意義
抗核抗体	核構成成分に対する自己抗体の総称 種々の膠原病で陽性
抗 ds-DNA 抗体	SLE の活動期に特異的に検出され，疾患の活動性の指標に有用
抗 Sm 抗体	SLE の 20～30％で陽性 SLE に特異性が高いため診断に有用
抗 U1-RNP 抗体	MCTD で 100％陽性 レイノー現象，肺動脈性肺高血圧症と関連
抗 SS-A 抗体	シェーグレン症候群の 70％で，SLE の 30％で陽性 新生児ループスと関連
抗 SS-B 抗体	シェーグレン症候群の 30-40％で陽性で，疾患特異性が高い
抗 Scl-70 抗体	びまん皮膚硬化型全身性強皮症，間質性肺炎，手指潰瘍と関連
抗 RNA ポリメラーゼⅢ抗体	びまん皮膚硬化型全身性強皮症，腎クリーゼと関連
抗セントロメア抗体	限局皮膚硬化型全身性強皮症，肺動脈性肺高血圧症と関連
抗 Jo-1 抗体	筋炎，関節炎，間質性肺炎と関連
抗 MDA-5 抗体	筋炎所見の乏しい皮膚筋炎，急速進行性間質性肺炎と関連
リウマチ因子	関節リウマチの 80％で陽性 シェーグレン症候群などでも陽性となる
抗ＣＣＰ抗体	関節リウマチに特異性が高い
好中球細胞質抗体（ANCA）	顕微鏡的多発血管炎，多発血管炎性肉芽腫症，好酸球性多発血管炎性肉芽腫症と関連

体は均質型や辺縁型，抗 Sm 抗体，抗 U1-RNP 抗体，抗 SS-A 抗体，抗 SS-B 抗体は斑紋型，抗 Scl-70 抗体は斑紋型＋核小体型の染色パターンと呈することが多い．また，散在斑紋型の場合は抗セントロメア抗体が陽性と考えてよい．一方，抗核抗体ではないが，間接蛍光抗体法を用いた検

査では細胞質が染色されることがあり，その場合は抗 Jo-1 抗体を代表とする抗アミノアシル tRNA 合成酵素抗体，抗 MDA-5 抗体，抗ミトコンドリア抗体，抗 SS-A 抗体の存在を疑う．

2. 特異自己抗体

1) **抗 DNA 抗体**：抗 DNA 抗体には，一本鎖 DNA と反応する抗 ss-DNA 抗体と，二本鎖 DNA と反応する抗 ds-DNA 抗体が存在する．抗 ds-DNA 抗体は SLE の活動期に特異的に検出され，疾患の活動性の指標に有用である．

2) **抗 Sm 抗体・抗 U1-RNP 抗体**：対応抗原の特性により，抗 Sm 抗体陽性のほぼ全例が抗 U1-RNP 抗体が陽性である．しかし，抗 U1-RNP 抗体陽性例は必ずしも抗 Sm 抗体陽性ではない．SLE での抗 Sm 抗体陽性率は 20〜30％程度にすぎないが，SLE に特異性が高いため診断に有用である．抗 U1-RNP 抗体は SLE でも陽性になるが，MCTD の診断では抗 U1-RNP 抗体が陽性であることが前提であるために 100％陽性である．

3) **抗 SS-A 抗体・抗 SS-B 抗体**：抗 SS-A 抗体，抗 SS-B 抗体は SS の診断に有用な抗体であるが，抗 SS-B 抗体陽性のほぼ全例が抗 SS-A 抗体を併存する．抗 SS-A 抗体が陽性の女性が妊娠すると，胎児の心伝導障害や環状紅斑がみられることがある（新生児ループス）．

4) **全身性強皮症関連自己抗体**：全身性強皮症と関連する主な自己抗体としては抗トポイソメラーゼⅠ抗体（抗 Scl-70 抗体），抗 RNA ポリメラーゼⅢ抗体，抗セントロメア抗体が知られている．抗 Scl-70 抗体は間質性肺炎および手指潰瘍と，抗 RNA ポリメラーゼⅢ抗体は急速な腎障害をきたす強皮症腎クリーゼと，抗セントロメア抗体は肺動脈性肺高血圧症と関連が深い．

5) **PM/DM 関連自己抗体**：PM/DM では，抗 Jo-1 抗体を代表とする種々の抗アミノアシル tRNA 合成酵素抗体が検出されることがある．抗 MDA-5 抗体も検出されるが，急速に呼吸不全が進行して致死的となる急速進行性間質性肺炎と関連が深い．

6) **リウマトイド因子・抗 CCP 抗体**：リウマトイド因子は，変性した IgG の Fc 部分に対する IgM 型の自己抗体である．RA の 80％で陽性となるが，SS をはじめとする他の膠原病疾患でも陽性となることがある．抗 CCP 抗体は，シトルリンを含んだペプチドを人工的に環状化して作成した抗原に対する自己抗体であり，RA に特異性が高く診断に役立つ．

7) **抗好中球細胞質抗体（ANCA）**：ANCA は好中球の細胞質に特異的に反応する自己抗体で，対応抗原が明確で血管炎症候群と関連する抗体として PR3-ANCA と MPO-ANCA の 2 つが知られている．PR3-ANCA は多発血管炎性肉芽腫症と関連が強く，MPO-ANCA は顕微鏡的多発血管炎および好酸球性多発血管炎性肉芽腫症と関連が強い．

b. その他

1) **補 体**：血清 C3，C4 濃度，感作ヒツジ赤血球に対する溶血活性を評価する血清補体価（CH50）を測定する．SLE の急性期では補体の消費により補体の低下がみられることがあり，疾患活動性の指標となる．一方，慢性炎症をきたす関節リウマチなどの疾患では，補体の産生が亢進して増加する．

2) **免疫グロブリン**：免疫グロブリンは IgG，IgA，IgM，IgD，IgE の 5 つのクラスに分類されるが，膠原病では IgG，IgA，IgM のポリクローナルな増加がみられることが多い．IgG4 関連疾患では，IgG のサブクラスである IgG4 が高率に増加する．IgE はアレルギー疾患で上昇するが，好酸球性多発血管炎性肉芽腫症で上昇することが多い．

③ 画像検査

RA の診断には関節単純 X 線が有用であるが，典型的な骨破壊がみられない初期では，滑膜炎をとらえる関節 MRI や関節超音波が有用である．膠原病疾患ではさまざまな肺病変を合併するが，精査には胸部単純 X 線や胸部 CT を施行する．PAH のスクリーニングには，心臓超音波検査が有用である．筋肉の MRI で筋炎の評価が可能である．

④ 病理組織学的検査

膠原病は複数の臓器が障害されることが多いため，皮膚（血管や脂肪を含む），筋肉，肺，滑膜，

神経，唾液腺，消化管などのさまざまな部位の生検を行い病理学的精査をすることがあり，しばしば診断や病型把握に有用である．

A．関節リウマチ

概念

関節リウマチ rheumatoid arthritis（RA）の主要病態は多発性で持続性の関節滑膜炎で，放置すると関節破壊をきたす可能性がきわめて高い関節炎である．わが国の推定患者数は70～80万人で，一般に女性の罹患は男性の3～4倍である．発症年齢のピークは40歳代であるが，どの年代でも発症しうる．RAの病因は不明であるが，しばしば家族内発症がみられ，発症には遺伝的背景があると考えられる．また，リウマチ因子や抗CCP抗体が高率に検出される．

臨床症状

1）**関節症状**：初発症状は，関節痛や関節のこわばり感である．手指における朝のこわばりが30分以上持続する場合には，関節炎の存在が疑われる．疼痛，腫脹，発赤，熱感を伴った関節炎は，手指関節，足趾関節を中心として対称に生じるのが特徴的であるが，手，肘，肩，足，膝，股関節などの大関節にも関節炎が生じる．頻度は低いが顎関節炎を発症することもあり，開口障害や咀嚼時の疼痛がみられる．関節炎が持続すると，軟骨の吸収，骨びらん，関節周囲の軟部組織の脆弱に伴う関節破壊が進行し，関節変形に陥る．

手指の変形では，第2～5指が中手指節関節で尺側に偏位する尺側偏位，近位指節間 proximal interphalangeal（PIP）関節の過伸展と遠位指節間 distal interphalangeal（DIP）関節の屈曲によるスワンネック変形，逆に PIP 関節の屈曲とDIP 関節の過伸展によるボタン穴変形が特徴的である．足趾の場合は，母趾が外転する外反母趾や小趾が内転する内反小趾，DIP 関節が過伸展する槌趾や DIP 関節が屈曲する鷲爪趾となる．

2）**関節外症状**：わが国では，血管炎を含む関節外症状が前景に立った RA を悪性関節リウマチと呼称し，わが国の疾患調査対象となっている．
① 皮下結節：リウマチ結節と呼ばれる無痛性の皮下結節であるが，机などとの擦過が生じやすい肘の伸側前腕部分に最も生じやすい．
② 肺病変：間質性肺炎，気管支拡張症，胸膜炎を伴うことがある．またリウマチ結節が肺，胸膜にみれることもある．
③ 血管炎：小動脈の血管炎により皮膚潰瘍や多発単神経炎による神経障害が出現する．また，中動脈の血管炎では手指や足趾の壊疽や諸臓器の梗塞が生じる．
④ 神経症状：手関節の関節炎や変形により手根管が狭窄すると，正中神経領域の知覚異常，疼痛，筋萎縮が起こる（手根管症候群）．第1頸椎と第2頸椎を結ぶ環軸関節が亜脱臼を起こすと，眩暈，後頸部痛，知覚運動麻痺が出現する．
⑤ 眼病変：ぶどう膜炎の合併がみられる．

検査所見

1）**血液検査**：活動期には赤沈亢進，CRP 上昇がみられ，慢性炎症を反映して貧血がみられる．また，滑膜細胞から産生される MMP-3 が高値を示す．免疫学的検査では，リウマトイド因子や抗CCP 抗体の測定が診断に役立つ．

2）**関節液検査**：活動期には強い混濁がみられ，粘稠度は低下する．白血球数は多核白血球を中心に 2,000～7,500/μl 程度に増加するが，10,000/μl 以上の場合は感染を疑う．

3）**画像検査**

a）関節単純 X 線検査：関節破壊の初期には，軟骨破壊を反映して関節裂隙の狭小化がみられる．さらに進行すると，骨破壊が出現し，骨びらんや関節の変形がみられる．最終的に，関節を形成している骨が癒合する強直がみられることがある．

b）関節 MRI 検査：ガドリニウムによる造影を行うと，さらに情報が増える．MRI では，滑膜炎，腱鞘滑膜炎，滑液包炎などの軟部組織の炎症のみならず，骨炎（骨髄浮腫）も検出することができる．

c）関節超音波検査：関節 MRI と同様に，単純

X線では検出困難である軟部組織の炎症を評価することができるが，MRIより簡便に施行できる点から，広く普及してきている．滑膜の腫脹，滑液貯留，骨びらんが検出できる．さらにドプラDoppler超音波を用いると，活動期の滑膜炎において新生血管を描出できる．

治療・予後

RAは関節炎を放置すると，軟骨・骨の破壊が進行して関節破壊が生じ，生活の質quality of life（QOL）が低下する．ひとたび破壊した関節は自然にもとに戻ることがないため，関節が破壊する前の早期に診断して，すみやかに薬物治療を開始することが重要である．当初は従来型合成抗リウマチ薬の投与が一般的であるが，とくにメトトレキサートを中心とした治療が推奨されている．十分量のメトトレキサート投与でも効果が不十分である場合は，生物学的製剤の使用を検討する．生物学的製剤には抗TNFαモノクローナル製剤，TNF受容体-IgGFc融合蛋白製剤，抗IL-6受容体モノクローナル製剤，ペグ化抗TNFαFb製剤，CTLA4-IgGFc融合蛋白製剤などがあり，皮下注射と静脈内点滴の二つの投与方法がある．いずれの生物学的製剤も効果と安全性が確認されているが，それぞれの製剤の特徴を理解したうえで製剤を選択する必要がある．最近では新規の経口抗リウマチ薬としてJAK阻害薬のトファシチニブ，バリシチニブが登場し，生物学的製剤と同等の効果が期待されている．また，薬物療法と並行して，関節機能の維持と改善を期待してリハビリテーションを行うことがある．さらに，進行した関節破壊に対しては人工関節置換等の外科的治療を考慮する．

B. 全身性エリテマトーデス

概念

全身性エリテマトーデスsystemic lupus erythematosus（SLE）は膠原病を代表する疾患で，多彩な自己抗体の産生により多臓器を障害する．「lupus」とはラテン語で「狼」を意味し，SLEの特徴的な症状のひとつである頬部紅斑が，あたかも狼に噛まれた痕に似ていることに由来する．好発年齢は20～40歳で，とくに20歳代が全体の40％を占める．男女比は1：20前後で圧倒的に女性に多く，疾患特異抗体として抗DNA抗体，抗Sm抗体が検出されることがある．わが国の有病率は10万人あたり100人程度と推定されている．

SLEの真の病因はいまだ不明であるが，遺伝的素因に複数の環境因子が加わって発症すると推測されている．環境因子としてはいくつか報告されているが，性周期を有する女性の発症が多く，出産後に増悪することがあるため，女性ホルモンとの関連も推定されている．そのほか紫外線，細菌・ウイルス感染症，ある種の薬物がSLEを誘発することは明らかであるが，真の環境要因はいまだ同定されていない．

病態はきわめて多彩で，治療を要さない症例から生命を脅かす重症例まで存在するが，腎病変の合併は生命予後に影響する．

臨床症状

1）皮膚粘膜症状：SLEに最も特徴的な皮疹は頬部紅斑で，皮疹の形状から蝶形紅斑とも呼ばれる．しばしば初発症状として出現し，鼻背部を中心に両側頬部にほぼ対称的にみられる浮腫状紅斑で，一般的に鼻唇溝より内側には健常皮膚が残存する（口絵19，図12-5）．もうひとつの特異疹として，円板状紅斑があげられる．角化性の鱗屑が付着する紅斑で，頭部，顔面，耳介，手指背側などの露光部に好発する．この皮疹が慢性に経過し，全身症状を欠くものを円板状ループスdiscoid lupus erythematosus（DLE）と呼ぶ．SLEの皮疹は日光や紫外線照射で悪化することが多く

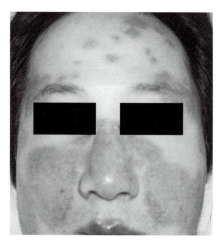

図12-5．全身性エリテマトーデスの蝶形紅斑

（光線過敏症），日焼け止めや日傘などで日光を避ける指導が必要である．また，寒冷刺激等で手指・足趾が白・紫・赤の三相性の色調変化を示すレイノー現象や，脱毛が出現する．口腔内潰瘍もしばしばみられるが，硬口蓋に好発し，無痛性であるのが特徴である．

2）骨・関節症状：関節腫脹・熱感・疼痛を伴う関節炎が出現することがあり，多発性で数週間で部位が移動する特徴がある．関節周囲組織の弛緩に伴い関節変形をきたすこともあるが，関節リウマチ（RA）の関節炎と異なり非破壊性であり，一般的に他動的整復で関節変形を一時的に矯正することが可能である（ジャクーJaccoud 変形）．また，副腎皮質ステロイド投与を受けたSLE 患者，とくに若年者は骨の無菌性壊死がみられることがあり，好発部位は大腿骨頭である．

3）呼吸器・循環器症状：漿膜の炎症で無菌性の胸膜炎・心膜炎が起こり，吸気時の胸痛，呼吸困難，発熱を伴うことがある．心筋炎が起こると，心電図で非特異的なST-T 変化や不整脈が出現する．肺病変としては，胸膜炎に加え，間質性肺炎や肺胞出血が活動期に出現することがある．また，肺動脈性肺高血圧症を合併することがあり，生命予後を規定する重要な因子のひとつである．

4）腎症状：SLE に伴う腎症はループス腎炎と呼ばれ，SLE 患者の約半数に認める．ネフローゼ症候群や腎不全に至るまで浮腫などの自覚症状は認めないが，蛋白尿，赤血球・白血球尿，円柱尿などの尿検査異常は早期から出現する．透析を必要とする例も少なくない．

5）精神・神経症状：SLE に伴う神経・精神系障害を neuropsychiatric systemic lupus erythematosus（NPSLE）と呼ぶ．神経障害は多彩で，中枢神経，末梢神経，自律神経のいずれの症状も出現しうる．中枢神経障害は，無菌性髄膜炎，脳血管障害，脱髄疾患，頭痛，痙攣などの神経症状と，混迷，神経症，抑うつおよび統合失調症様症状が含まれる．血管炎，血栓・塞栓および脳炎などの病態に伴い，片麻痺などの脳梗塞の症状や脳神経障害に伴う視力障害，耳鳴，眼瞼下垂，顔面神経麻痺などが出現することがある．多発神経炎などの末梢神経障害を伴うと運動障害，感覚障害がみられる．

6）消化器症状：漿膜の炎症で腹膜炎が起こり，腹痛や腹水貯留をきたす．腸間膜動脈の血管炎は腸管虚血を引き起こし，腸管の梗塞，潰瘍，出血を起こし，腸閉塞の原因にもなりうる（ループス腸炎）．

検査所見

1）炎症反応：SLE の活動期には赤沈の亢進，血清γグロブリンの増加を認めるが，通常はCRP の著しい上昇は認められない．CRP が強陽性の時は関節炎，漿膜炎，血管炎，感染症の存在を疑う必要がある．

2）血液学的検査：SLE の活動期では，3系統（白血球・赤血球・血小板）すべての血球が減少しうる．白血球の中でも，リンパ球の減少が主体である．赤血球は慢性炎症に伴い軽度減少することがあるが，赤血球に対する自己抗体産生に伴う自己免疫性溶血性貧血を起こすと，著明な赤血球低下とハプトグロビン値低下，関節ビリルビン上昇，クームス試験陽性などがみられる．血小板の低下は，血小板産生低下や抗血小板抗体による末梢での血小板破壊が原因であることが多いが，後述する抗リン脂質抗体症候群合併症例でも血小板減少を伴うことがある．

3）免疫学的検査：SLE ではほぼ100％の症例で抗核抗体（ANA）が陽性となる．ANA のうちSLE の疾患特異抗体として，抗 ds-DNA 抗体と抗 Sm 抗体が知られているが，抗 ds-DNA 抗体は疾患活動性の指標にも使用される．SLE の活動期に血清免疫複合体の増加，血清補体価の低下を示す症例もある．また，カルジオリピンに対する抗体やループスアンチコアグラントが陽性のSLE では，①動静脈血栓症，②習慣流産，③血小板減少，を生じやすく，抗リン脂質抗体症候群と呼ばれる（第10章 血液・造血器疾患 C. 出血性素因・血栓性素因）2-2抗リン脂質抗体症候群」参照）．さらに，抗カルジオリピン抗体の存在は，ガラス板法や緒方法による血清梅毒反応が陽性となるが，梅毒トレポネーマ Treponema pallidum を抗原とする梅毒血球凝集反応（TPHA 法）で陰性となる，解離現象を引き起こすことがあり，梅毒反応の生物学的偽陽性と呼ばれる．

4）腎機能検査・尿検査：ループス腎炎を合併

12-1　膠原病およびリウマチ性疾患

すると尿蛋白が持続的に陽性となり，腎炎活動期には赤血球円柱や白血球円柱を認める．また，腎障害が進行すると血清クレアチニンや BUN が上昇して，腎不全に陥る．

治療・予後

SLE の治療の中心は副腎皮質ステロイド療法であるが，副腎皮質ステロイドの投与量は① 疾患活動性，② 障害臓器の種類と重症度，③ 合併症，などを勘案して決定される．関節炎や皮疹などの軽症例に対しては少量の副腎皮質ステロイド（プレドニゾロン換算でく 20 mg/日程度）を，胸膜炎，心膜炎，一部の血球減少などの中等症例では中等量（プレドニゾロン換算で 30～40 mg/日程度）を，難治性ループス腎炎，肺胞出血，著明な溶血性貧血などの重症例では大量（プレドニゾロン換算で 60 mg/日程度）を用いる．初期投与量を 2 週間程度継続し，効果が確認できたら 2 週間前後で少しずつ減量していく．副腎皮質ステロイド減量困難例では，免疫抑制薬を併用するが，難治性ループス腎炎の治療では免疫抑制薬の有効性が確立しており，積極的な併用が望まれる．

C. 全身性強皮症

概　念

全身性強皮症 systemic sclerosis（SSc）は，皮膚や食道・腸・肺などの内臓諸臓器の線維化病変と，レイノー現象（口絵 18 参照）や指尖潰瘍に代表される末梢循環障害を主徴とする結合組織疾患である．わが国の患者数は 2 万人以上と推定されており，男女比は 1:12 と圧倒的に女性に多く，好発年齢は 30～50 歳代である．

SSc は皮膚硬化の範囲から 2 つの病型に分類される．すなわち，皮膚硬化が膝，肘の遠位にとどまる：限局皮膚硬化型 limited cutaneous SSc（lcSSc）と皮膚硬化が膝，肘の近位に及ぶ：びまん皮膚硬化型 diffuse cutaneous SSc（dcSSc）である．一般的に lcSSc は dcSSc より予後はよいが，肺動脈性肺高血圧症（PAH）の合併に注意が必要である．抗 Scl-70 抗体と抗 RNA ポリメラーゼⅢ抗体は dcSSc で陽性になることが多いが，抗セントロメア抗体と抗 U1-RNP 抗体は lcSSc で検出されることが多い．いずれの病型において

も，間質性肺病変や PAH の存在が生命予後に影響する．

臨床症状

1) **末梢血管病変**：レイノー現象は SSc の初発症状として最も多くみられる症状である．寒冷曝露や精神的緊張により動脈の一過性の収縮が誘発されるため，手指や足趾の皮膚の色調が蒼白（虚血）となり，続いて紫（チアノーゼ）に変わり，回復期には紅潮（再疎通）する現象である．末梢循環障害の著しい例では，指趾先端の難治性皮膚潰瘍や壊死を生じることがある．

2) **皮膚病変**：発症初期の浮腫期では，皮膚硬化というより手指がむくんだようになる（ソーセージ様手指）．進行すると皮膚は硬くなり光沢を帯びて，毛細血管拡張や色素沈着も合併することがあり，dcSSc では皮膚硬化が全身に及ぶ（硬化期）．皮膚硬化がピークに達した後はゆっくりと皮膚硬化が改善し（萎縮期），完全に消失する例もある．

3) **関節・筋肉病変**：関節炎の合併が 20％前後に認められる．腱隣接組織の炎症と線維化により腱の可動障害が生じ，皮膚硬化の進行と共に関節拘縮や筋萎縮が起こる．

4) **口腔病変**：顔面の皮膚硬化が著しい症例では，口周囲の皮膚硬化と顎関節の可動域障害のため開口障害が起こる．また舌小帯の短縮，肥厚のため舌の動きが制限される．口腔粘膜の萎縮，毛細血管拡張も認められる．

5) **消化器病変**：食道下部の硬化に伴う蠕動能運動の低下による嚥下障害，胸やけ，悪心がみられ，消化器病変としては最も多い合併症である．小腸，大腸にも同様の病変がみられることがあるが，小腸の蠕動運動低下に伴い腸内細菌の異常増殖が生じ，吸収不良症候群を呈する例もある．まれな病態として，腸内ガスが菲薄化した大腸壁内または腹腔内に流入して腸壁嚢胞状気腫を引き起こすことがある．

6) **呼吸器病変**：間質性肺病変は SSc の 60％前後に認め，進行すると肺線維症に至り，生命予後に関わる重要な合併症である．初発症状としては乾性咳，労作時呼吸困難があり，胸部単純 X 線や胸部 CT で診断される．肺の線維化が進行すると呼吸不全に至るだけでなく，心不全の誘因にも

なりうる．また，SSc の約 10％に PAH の合併が
みられ，こちらも生命予後を規定する重要な合併
症である．

7）心病変：肺線維症や PAH に伴う二次的な
心不全の合併のみならず，冠動脈末梢の内腔狭窄
や心筋そのものの線維化に伴い，刺激伝導障害や
心筋障害が起こることがある．

8）腎病変：従来の血管障害に加えて突然の腎
動脈の収縮により著しい腎血流低下が生じて，腎
機能障害が進行する例があり，強皮症腎クリーゼ
と呼ばれて抗 RNA ポリメラーゼ III 抗体陽性例に
発症することが多い．強皮症腎クリーゼのほとん
どの症例で進行する高血圧症状がみられるが，正
常血圧の例もあり正常血圧強皮症腎と呼ばれる．

検査所見

1）血液検査：赤沈や CRP などの炎症反応の
異常は，通常認めない．免疫血清学的検査では，
50〜90％の症例で ANA が検出される．疾患特異
抗体としては，抗 Scl-70 抗体，抗セントロメア
抗体，抗 U1-RNP 抗体がみられることがあるが，
抗 Scl-70 抗体と抗 RNA ポリメラーゼ III 抗体は
dcSSc と，抗セントロメア抗体と抗 U1-RNP 抗
体は lcSSc と，関連が深い．

2）X 線検査：SSc では骨 X 線所見として，手
指末節骨吸収像や皮下の石灰沈着がみられること
がある．消化管造影 X 検査では下部食道の蠕動
能低下と拡張が，胸部単純 X 線では線状陰影や
網状陰影などの間質性肺疾患を示唆する所見が得
られる．

治療・予後

根本治療はなく対症療法が基本であるが，寒冷
を避けて指先を保護したり，禁煙を勧めるなどの
生活指導も重要である．レイノー現象や皮膚潰瘍
には末梢血管拡張薬（カルシウム拮抗薬，プロス
タノイド）が，食道蠕動能低下による胃食道逆流
症には制酸薬（プロトンポンプ阻害薬）や消化管
運動促進薬（モサプリド）などが用いられる．
PAH に対しては肺動脈拡張薬（ベラプロスト，
ホスホジエステラーゼ 5 阻害薬，エンドセリン受
容体阻害薬）が，強皮症腎クリーゼにはアンギオ
テンシン変換酵素（ACE）阻害薬が使用される．
最近では難治性皮膚潰瘍に対して，エンドセリン
受容体阻害薬のひとつであるボセンタンが使用可

能となった．

経過としては，dcSSc では発症後 3〜5 年間で
皮膚硬化が急速に進行するが，ピークを過ぎると
ゆっくり改善する例が多い．一方，lcSS では皮
膚硬化は長期にわたり，軽度で変化に乏しい．死
因として間質性肺病変の進行に伴うものが最多
で，次いで PAH が多く，これら肺病変は死因の
約半数を占める．

D. 多発性筋炎/皮膚筋炎

概　念

多発性筋炎 polymyositis（PM）は横紋筋を広
範囲に障害する慢性炎症性筋疾患で，症状は体幹
や四肢近位筋，頸部筋，咽頭筋などの筋力低下で
ある．筋炎症状に加えて，ヘリオトロープ Helio-
trope 疹，ゴットロン Gottron 徴候などの特徴的
な皮膚症状を伴う場合には皮膚筋炎 dermatomy-
ositis（DM）と呼ばれ，とくに高齢の DM 患者
では悪性腫瘍の合併に注意が必要である．間質性
肺炎，関節炎，消化管障害，心筋障害などの筋以
外の多臓器障害も合併し，抗 Jo-1 抗体などの疾
患特異抗体が検出されることがある．

臨床症状

障害臓器に由来する症状のほかに，発熱，全身
倦怠感，易疲労感，食欲不振，体重減少などの全
身症状を伴うことがある．また，筋炎症状に乏し
く，皮膚症状が主体の皮膚筋炎もある．

1）筋症状：体幹，四肢近位筋，頸部筋，咽頭
筋の筋力低下が左右対称性に緩徐に進行し，階段
昇降，しゃがみ立ち，重いものの持ち上げ，仰臥
位での頭部の拳上が困難となる．咽頭喉頭筋の障
害が強くなると，嚥下障害や構音障害が現れる．

2）皮膚症状：両側または片側の眼瞼部の紫紅
色浮腫性紅斑はヘリオトロープ疹，手指関節背面
の角質増殖や皮膚萎縮を伴う紫紅色浮腫性紅斑ま
たは丘疹はゴットロン徴候と呼ばれる．また，肘
や膝などの伸側に出現するゴットロン徴候に類似
のした皮疹も，DM に特徴的な皮膚所見である．

3）呼吸器症状：間質性肺病変は PM/DM の患
者には高頻度に合併し，CT 画像検査では約半数
の症例に認められる．自覚症状は，乾性咳嗽や労
作時呼吸困難であるが，一部の症例では呼吸不全

に陥る．とくに筋炎症状の乏しい DM 症例では，間質性肺炎が急速に進行し致命的になることがあるため，注意が必要である．

4）関節症状：多関節痛や多関節炎を伴うこともあるが，関節リウマチと異なり骨びらんをきたすことはなく，原則として骨破壊による関節変形は残さない．

5）その他：自覚症状は乏しいが，心筋炎に伴う心電図上の不整脈や伝導障害，心臓超音波検査上の心機能異常がみられることがある．また，PM/DM の患者は悪性腫瘍を伴うことが多く，とくに 50 歳以上では注意が必要である．悪性腫瘍の種類は特定のものに偏ることはなく，消化器，肺，乳腺，生殖器などの癌種が PM/DM の診断前後 2 年程度に発症することがある．

検査所見

1）血液検査：筋破壊に伴い筋組織構成成分が血中に漏出し，筋原性酵素である CK，アルドラーゼ，AST，ALT，LDH，ミオグロビンなどが高値となる．また，心筋障害が存在すると CK-MB や心筋トロポニンが上昇する．発熱を伴う症例では，炎症を反映して白血球増多や CRP 上昇を認める．免疫血清学的検査では，約 8 割の症例で ANA が検出される．疾患特異抗体としては，抗 Jo-1 抗体を代表とする抗アミノアシル tRNA 合成酵素抗体が知られているが，検出率は 10～20％程度と低い．抗 MDA-5 抗体も疾患特異抗体であり，20～30％の症例で陽性となるが，急速に呼吸不全が進行して致死的となる急速進行性間質性肺炎と関連が深い．

2）筋電図：線維自発電位や陽性鋭波などの安静時活動が規則的周期をもって出現することが筋炎罹患筋の特徴である．随時収縮時には，いわゆる筋原性変化といわれる低振幅で短持続時間の運動単位電位が認められ，診断に有用である．

3）MRI：筋組織内の炎症性変化による浮腫のほか，線維化や脂肪化などの筋組織の質的診断が可能である．非侵襲的検査の MRI は，診断および治療効果判定に有用である．

4）筋生検：筋炎罹患筋では，炎症性細胞浸潤，筋線維の壊死や再生，筋線維の大小不同などの所見がみられ，確定診断に重要である．

治療・予後

症状が皮膚のみの場合は，皮膚への露光を避けることを推奨し，副腎皮質ステロイド外用薬などが使用される．筋症状に対しては，急性期には安静が必要だが，病勢が安定したのちは積極的にリハビリテーションを行い，筋力の回復を図る．薬物療法としては，大量の副腎皮質ステロイド（プレドニゾロン換算で 60 mg/日程度）で初期治療を行い，病勢をみながら漸減していく．副腎皮質ステロイド単独投与無効例や副腎皮質ステロイド減量困難例では，免疫抑制薬を併用する．また，難治性の筋炎にγグロブリン大量療法を行うことがある．急速進行性間質性肺炎合併例も大量の副腎皮質ステロイドで初期治療を行い，場合によってはさらに高用量の副腎皮質ステロイドを点滴静注投与するステロイドパルス療法を行ってもよい．とくに抗 MDA-5 抗体陽性例では，間質性肺炎で致死的になる可能性が高いため，免疫抑制薬の積極的な併用が望まれる．

E. シェーグレン症候群

概念

シェーグレン症候群 Sjögren's syndrome（SS）は，涙腺や唾液腺を中心にリンパ球浸潤を主とした慢性炎症と腺組織の破壊が生じ，涙液分泌低下に伴う眼乾燥と唾液分泌低下に伴う口腔乾燥を主症状とする疾患である．原因はいまだ不明であるが，抗 SS-A 抗体，抗 SS-B 抗体，リウマトイド因子などの多彩な自己抗体の出現や高γグロブリン血症をきたすことから自己免疫疾患と考えられ，中年期の女性に好発する．

SS は他の自己免疫疾患を合併しない一次性と，RA や SLE などの自己免疫疾患を合併する二次性に分けられ，一次性は涙腺と唾液腺に病変が限局する腺型と，活動性の病変が他臓器に及ぶ腺外型に分けられる．治療は眼乾燥と口腔乾燥に対する対症療法が中心であるが，腺外病変に対しては副腎皮質ステロイドや免疫抑制薬の投与が必要なことがある．

臨床症状

1）口腔乾燥：唾液分泌の低下により口腔内は乾燥する．舌乳頭の萎縮がみられ，平滑舌となる

（口絵 17 参照）．また，唾液による口腔内浄化作用が減少するため，う歯が多発する．

2）眼乾燥：涙液分泌の低下により乾燥性角結膜炎が起こり，眼の乾燥感のみならず，異物感，熱感，充血が起こる．

3）腺外症状

a）関節炎：一次性 SS でも多関節炎が合併することがある．しかし，RA のような関節破壊を伴うことはほとんどない．

b）リンパ系悪性腫瘍：SS では悪性リンパ腫の頻度が健常人より明らかに高い．また，粘膜関連リンパ組織型節外性濾胞辺縁帯リンパ腫（MALT リンパ腫）の頻度も高く，とくに唾液腺に多いとされる．

c）皮膚病変：環状紅斑，レイノー現象，高 γ グロブリン血症やクリオグロブリン血症に伴う紫斑などがみられることがある．

d）臓器病変：SS ではしばしば慢性甲状腺炎（橋本病）やバセドウ Basedow 病などの自己免疫性甲状腺疾患の合併がみられる．頻度は低いが間質性肺炎が合併することがあり，咳や呼吸困難などの症状を認めることがある．腎病変としては，間質性腎炎に基づく尿細管性アシドーシスを合併することがある．また，まれではあるが原発性胆汁性肝硬変の合併が認められる．末梢神経障害を合併すると，知覚障害やしびれを自覚する．

検査所見

1）血液検査：高 γ グロブリン血症を高率に認め，IgG の上昇がみられる．また，高 γ グロブリン血症に伴い血沈亢進がみられるが，CRP の上昇はまれである．自己抗体としては抗核抗体が 80％〜90％ に検出される．抗 SS-A 抗体と抗 SS-B 抗体も陽性であることが多いが，抗 SS-A 抗体より抗 SS-B 抗体の方が SS に特異性が高い．

2）眼科的検査：涙液分泌減少はシルマー Schirmer 試験（涙液による濾紙の濡れが 5 分で 5 mm 以下）で，乾燥性角結膜炎はローズベンガル染色やフルオレセイン染色で評価する．

3）唾液腺機能検査：唾液分泌減少はガムテスト（10 分間ガムを噛み唾液量を測定：10 ml 以下）やサクソン Saxon テスト（2 分間ガーゼを噛み重量の増加を測定：2 g 以下）にて判定する．以前は唾液腺造影を行い唾液腺の構造的変化を観察し

ていたが，疼痛や感染などの問題のために最近では行われなくなってきている．唾液腺機能の評価には，$^{99m}TcO_4$ を用いた唾液腺シンチグラムが有用である．軽症例では耳下腺，顎下腺への集積がみられるが，高度の唾液腺障害では，集積がほとんどみられない．

4）小唾液腺生検・涙腺生検：小唾液腺が分布する下口唇や涙腺の生検で，唾液腺や涙腺の導管周囲にリンパ球浸潤が観察される．

治療・予後

重篤な腺外病変の合併がなければ，基本的には対症療法が中心となる．涙液減少に対しては人工涙液点眼薬が，唾液減少に対しては人工唾液を使用する．M3 型ムスカリン性アセチルコリン受容体刺激薬が唾液分泌に有効であることが多いが，多汗の副作用が高率に出現するため，少量からの投与開始が望ましい．高度の間質性肺炎や悪性リンパ腫などの重篤な腺外病変の合併以外は，原則として生命を脅かされることは少なく，予後はよい．

F. ミクリッツ病

ミクリッツ病 Mikulicz's disease は唾液腺，涙腺の炎症に伴う持続性の腫脹を呈する疾患である．腫大した腺組織には著明な単核球の浸潤が認められることから，以前はシェーグレン症候群（SS）の一亜系と考えられていた．しかし，典型的な SS は女性に多いのに対して，ミクリッツ病は男性に多い．さらに，ミクリッツ病は腺腫脹が著明である割には乾燥症状が軽く，副腎皮質ステロイド療法への反応が良好であるのも SS と異なる点であった．その後，ミクリッツ病では血清 IgG4 が上昇していることが多く，涙腺・唾液腺組織には IgG4 産生形質細胞がみられることがわかり，今では IgG4 関連疾患に含まれる．IgG4 関連疾患で障害される臓器・組織病変を表 12-3 に示す．

G. 混合性結合組織病

概念

混合性結合組織病 mixed connective tissue dis-

表 12-3. IgG4 関連疾患に含まれる臓器／組織病変

臓器/組織	疾　患
膵臓	自己免疫性膵炎
涙腺/眼科領域	涙腺炎（ミクリッツ病），眼窩部炎症（IgG4 関連眼疾患）
唾液腺	唾液腺炎（ミクリッツ病），Küttner 腫瘍
動脈	炎症性大動脈瘤，大動脈周囲炎，動脈炎
腎/後腹膜	尿細管間質性腎炎，後腹膜線維症
前立腺	前立腺炎
硬膜/下垂体/甲状腺	肥厚性硬膜炎，自己免疫性下垂体炎，Riedel 甲状腺炎
肺/縦隔	IgG4 関連肺疾患，炎症性偽腫瘍，縦隔線維症
肝・胆道系	硬化性胆管炎，IgG4 関連肝障害
リンパ節	IgG4 関連リンパ節症

ease（MCTD）は，臨床的に全身性エリテマトーデス（SLE）様所見，全身性強皮症（SSc）様所見，多発性筋炎（PM）様所見の3つのうち2つ以上を持ち合わせ，血清学的に抗 U1-RNP 抗体高力価単独陽性を特徴とする．男女比は1：13〜16と女性が圧倒的に多く，好発年齢は30〜40歳代である．肺動脈性高血圧症（PAH）は予後を左右する重要な合併症である．

臨床症状

ほぼ全例にレイノー現象と手指のソーセージ様腫脹がみられるのが特徴的である．SLE 様症状としては多発関節炎，リンパ節腫脹，顔面紅斑が，SSc 様症状としては手指の皮膚硬化，間質性肺炎から来る咳や息切れ，食道蠕動能低下から来る胸やけが，PM 様症状としては筋力低下がみられる．

検査所見

1）**血液検査**：SLE 様所見として白血球減少や血小板減少がみられ，PM 様所見として AST，LDH，CK，アルドラーゼなどの筋由来の酵素（筋原性酵素）が上昇する．

2）**その他の検査**：SLE 様所見の胸膜炎や SSc 様所見の間質性肺炎の精査では，胸部単純 X 線，胸部 CT，呼吸機能検査が行われる．PM 様所見の精査では，針筋電図や筋肉の MRI が行われる．PAH のスクリーニングには，経胸壁心臓超音波が有用である．

治療・予後

間質性肺炎，胸膜炎，筋炎，著明な血球減少に対しては副腎皮質ステロイドや免疫抑制薬が使用される．PAH に対しては肺動脈拡張剤が用いら

れるが，難治性であることが多く，予後を大きく左右する．

H.　ベーチェット病

概　念

ベーチェット病 Behçet's disease（BD）は，トルコの医師ベーチェット（Behçet）によって提唱された多臓器侵襲性の難治性疾患で，① 再発性アフタ性潰瘍，② 皮膚症状（結節性紅斑様皮疹や毛囊炎様皮疹など），③ ぶどう膜炎，④ 外陰部潰瘍，を主症状とし，急性炎症性発作を繰り返す．主症状の中では，眼病変であるぶどう膜炎による視力障害が最も問題となるが，消化器病変，血管病変，神経病変などの特殊病変では臓器障害をきたす．病因はいまだ不明であるが，HLA-B51 との強い相関が認められることから，遺伝素因になんらかの環境因子が加わって，発症に至ると考えられている．環境因子としては，微量化学物質や口腔内常在菌の関与が想定されている．かつてのシルクロード沿いに患者は集積しており，わが国の推定患者数は約2万人で，発症のピークは30歳代，男女比は1：1である．

臨床症状

1）**口腔粘膜の再発性アフタ性潰瘍**：ほぼ必発で，しばしば初発症状となる．口唇粘膜，頬粘膜，歯肉部粘膜，舌に辺縁明瞭な円形の浅い有痛性潰瘍が出現，多発することもある．1週間ほどで瘢痕を残さず治癒するが，再発を繰り返す．

2）**皮膚症状**：有痛性で皮下に結節を触れる結

節性紅斑様皮疹や，有痛性の索状物として触れる表在性血栓性静脈炎は，下腿に好発する．ニキビのような痤瘡様皮疹や毛嚢炎様皮疹は顔面，頸部，背部などにみられる．男性の髭剃り負けや採血や注射部位が強く発赤するのは皮膚の被刺激性亢進を反映し，検査上は針反応として検出される．

3）眼病変：虹彩毛様体炎（前眼部型）や網膜ぶどう膜炎（眼底型）を，発作性に繰り返す．前眼部型の発作時には羞明，結膜充血，眼痛などがみられ，典型例では前房蓄膿虹彩炎をきたす．眼底型の発作時には霧視，視力低下をきたし，視力予後に影響する．

4）外陰部潰瘍：有痛性の境界鮮明な抜き打ち型の潰瘍で，男性では陰嚢や陰茎に，女性では大小陰唇に好発し，治癒後に瘢痕を残すこともある．

5）関節炎：膝，肘，肩などの四肢の大関節に一過性に発赤，疼痛，腫脹が出現し，数週間で消失する．

6）副睾丸炎：一過性で再発性の睾丸部の腫脹，疼痛が出現する．出現頻度は低いが，BD に特異性が高い．

7）消化器病変：腸管ベーチェットでは，消化管に抜き打ち型の潰瘍性病変がみられる．病変は食道から直腸に至るいずれの部位でも生じうるが，回盲部が好発部位で，腹痛，下血，下痢が主な症状である．

8）血管病変：血管ベーチェットでは，血管のサイズを問わず動脈でも静脈でも血管炎を生じうるが，頻度的には下肢深部静脈血栓などの静脈病変が多い．侵される部位により大動脈瘤，脳循環障害，上大静脈症候群，バッド・キアリ Budd-Chiari 症候群など多彩の病態を呈する．

9）中枢神経障害：神経ベーチェットは，急性型と慢性進行型に大別される．急性型は，髄膜炎や脳幹脳炎として発症する．慢性進行型は，より難治性で，白質の軟化，壊死，脱髄による片麻痺，小脳症状，構音嚥下障害などの神経症状に加えて，徐々に進行する性格変化や認知症が問題となる．

検査所見

1）血液検査：活動期には，赤沈亢進，CRP 亢進，白血球増加がみられる．診断確定に至る疾患特異抗体などはみつかっていないが，HLA-B*51，A*26 の保有が参考になることがある．

2）その他の検査：腸管病変，皮膚病変に対してはしばしば生検を行い，病理学的精査が行われる．また，血管病変や中枢神経病変の精査には，CT や MRI が有用である．

治療・予後

口腔アフタ性潰瘍，外陰部潰瘍，皮膚病変の対しては，副腎皮質ステロイド外用を中心とした局所療法で対応する．関節炎や副睾丸炎などに対しては，非ステロイド抗炎症薬が用いられる．一方，重篤な視力障害を残しうる眼病変や生命予後に影響を及ぼす特殊病型（腸管・血管・神経ベーチェット）に対しては，ステロイドや免疫抑制薬の全身投与などの積極的な治療が必要がある．近年，BD の難治性ぶどう膜炎，腸管・血管・神経ベーチェットに対して生物学的製剤である抗 TNF-α 抗体が使用されるようになり，予後の改善が期待されている．

I. 全身性血管炎

概念

全身性血管炎は血管壁を炎症の場とし，障害血管の支配領域の臓器が障害され，それが原因で臨床的な症候を引き起こす疾患である．病理的には血管壁の破壊を伴う炎症性細胞浸潤やフィブリノイド変性を認め，壊死性血管炎と呼ばれる．全身性血管炎は，障害される血管のサイズによって起こりうる症候が異なってくる．大動脈などの比較的大きな血管の炎症では，動脈瘤の形成はみられても閉塞することはまれである．しかし，脾動脈や腎動脈のような臓器を栄養している中型血管に炎症が生じると，狭窄や閉塞を起こして，支配臓器の広範囲な虚血や梗塞が生じることがある．さらに小型の血管の炎症でも狭窄や閉塞は起こるが，血管の支配領域が狭いために臓器梗塞は起こりにくい．しかし，血管の破綻が生じやすく，肺胞出血などの出血を生じることがある．このような理由から，全身性血管炎の分類は障害される血管のサイズごとに分類されることが多い（図12-6）．

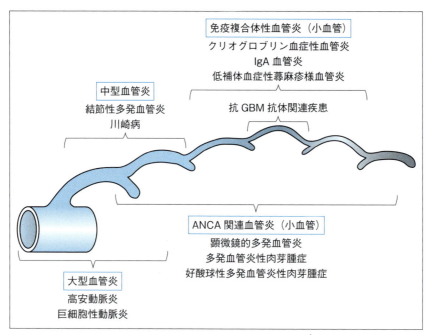

図12-6. 大型血管炎，中型血管炎，小型血管炎の病変分布
GBM：糸球体基底膜 glomerular basement membrane.
〔Jennette JC et al：Arthritis Rheum, 2012 より改変〕

1 大型血管炎

a. 高安動脈炎

高安動脈炎 Takayasu arteritis (TA) は，若年女性に好発する大動脈やその分枝の大型弾性動脈の血管炎で，鎖骨下動脈の狭窄が生じると橈骨動脈の脈が触れにくくなることから，通称「脈なし病」とも言われている．症状は発熱や倦怠感に加えて，頭部や四肢の乏血症状としてめまい，頭痛，四肢の易疲労感がみられる．診断には造影CT，MRアンギオグラフィが有用である．治療は副腎皮質ステロイドが中心となるが，免疫抑制剤を併用することもある．

b. 巨細胞性動脈炎

巨細胞性動脈炎 giant cell arteritis (GCA) は，高齢者に好発する大動脈とその分枝の中〜大型動脈領域に起こる血管炎で，組織学的特徴として肉芽腫内に多核の巨細胞を認めるために巨細胞性動脈炎と命名された．頭蓋外動脈が好発部位だが，浅側頭動脈炎を生じた場合は「側頭動脈炎」と呼ばれる．炎症が眼動脈に及ぶと失明することもある．症状としては，体重減少，発熱，拍動性の頭痛，顎跛行（咀嚼時の易疲労感）などがみられる．また，本疾患の約30％はリウマチ性多発筋痛症を合併し，首から肩にかけての疼痛を訴える．治療は副腎皮質ステロイドが中心となる．

2 中型血管炎

a. 結節性多発動脈炎

結節性多発動脈炎 polyarteritis nodosa (PN) は中型血管炎の代表的な疾患で，若・中年の男性に好発し，中型の筋性動脈に壊死性血管炎が生じる．中型動脈の多くは皮膚，神経，内臓などを栄養する主要動脈とその分枝であるため，病変は皮膚，腸管，神経，腎臓など多臓器に及ぶことが多い．したがって，症状も発熱，倦怠感，関節痛などの非特異的な症状に加えて，皮膚症状（潰瘍，網状皮斑，皮下結節），消化器症状（腹痛，下血），末梢神経症状（しびれ，運動障害，感覚障害），腎症状（高血圧，浮腫）などときわめて多彩である．全身性血管炎の中でも予後のわるい疾患であるため，早期診断・治療が必要で，治療は大量の副腎皮質ステロイドに加えて免疫抑制薬を早期から併用する．

3 小型血管炎

顕微鏡的多発血管炎，多発血管炎性肉芽腫症，好酸球性多発血管炎性肉芽腫症は，いずれも抗好中球細胞質抗体（ANCA）が検出されることが多いことから，この3つの疾患を総称してANCA関連血管炎と呼ぶ．細動脈・毛細血管・細静脈などの小型の血管が障害されるため，糸球体腎炎，末梢神経障害，間質性肺炎を生じることが多く，血管が破綻すると肺胞出血を合併することもある．

a. 顕微鏡的多発血管炎

顕微鏡的多発血管炎 microscopic polyangiitis（MPA）は，高齢者の好発し，主に肺と腎臓を中心とする細動脈・毛細血管・細静脈に壊死性血管炎が生じる．しばしば，急速に腎機能が悪化する急速進行性糸球体腎炎や，間質性肺炎・肺胞出血が出現する．症状は発熱，倦怠感，関節痛などの非特異的な症状に加えて，肺症状（咳，喀血），腎症状（浮腫），末梢神経症状（しびれ，運動障害，感覚障害），皮膚症状（紫斑，皮下出血）などがみられる．MPO-ANCAとの関連が強く，診断に役立つ．治療は副腎皮質ステロイドと免疫抑制薬が用いられる．

b. 多発血管炎性肉芽腫症

多発血管炎性肉芽腫症 granulomatosis with polyangiitis（GPA）は，上気道（鼻腔，副鼻腔），下気道（肺），腎臓に肉芽腫を伴う壊死性血管炎を起こす疾患である．上気道症状しての鼻炎や副鼻腔炎のために鼻出血，膿性鼻汁，鼻粘膜潰瘍がみられ，鼻軟骨が障害されると鼻根部が陥没して鞍鼻となる．下気道症状としては間質性肺炎のために咳，息切れ，血痰などがみられ，画像的には肉芽腫形成のために肺結節がみられる．腎症状としては急速進行性糸球体腎炎のために浮腫が出現し，腎病変の程度は予後と強く関連する．PR3-ANCAとの関連が強く，ほかのANCA関連血管炎と同様に紫斑，末梢神経障害，消化管出血がみられることもある．治療は副腎皮質ステロイドが中心となるが，シクロホスファミドの併用が有効なことが多い．

c. 好酸球性多発血管炎性肉芽腫症

好酸球性多発血管炎性肉芽腫症 eosinophilic granulomatosis with polyangiitis（EGPA）は30～60歳代の中高年に好発し，先行症状として気管支喘息やアレルギー性鼻炎がみられる．病理学的には，細動脈の壊死性血管炎と血管外肉芽腫が特徴的である．糸球体腎炎の合併はまれであるが，多発性単神経炎による末梢神経障害はほぼ全例でみられる．症状は，非特異的な血管炎症状に加えて，肺症状（咳，喀血），末梢神経症状（しびれ，運動障害，感覚障害），皮膚症状（紫斑，皮下出血）などが出現する．血液検査ではIgEや好酸球の増加がみられるが，顕微鏡的多発血管炎と同様にMPO-ANCAとの関連が強く，診断に役立つ．副腎皮質ステロイドや免疫抑制薬への反応は比較的良好であるが，難治性の末梢神経障害に対しては，γグロブリン大量投与が有効なことがある．

歯科関連事項

- 膠原病疾患の存在が疑われる口腔内病変に注意すべきである．
  無痛性口腔内潰瘍：全身性エリテマトーデス
  口腔粘膜の再発性有痛性アフタ性潰瘍：ベーチェット病
  平滑舌：シェーグレン症候群
  舌小帯の短縮・肥厚：全身性強皮症
- メトトレキサートで加療中の関節リウマチ患者に難治性口腔内潰瘍を認めた場合は，メトトレキサートの副作用を鑑別に挙げるべきである．

12-1　膠原病およびリウマチ性疾患　367

12-2 アレルギー疾患

A. アレルギーとは

1 アレルギーの定義・歴史

アレルギーとは，通常は免疫応答を惹起しない抗原に対する過剰な反応であり，生体に有害となる異常な過敏反応である．

免疫反応とは本来「疫病を免れる」生体防御システムであり，ある感染症に罹患した個体は同じ感染症に対して抵抗性を持つという概念から，天然痘，ジフテリア，破傷風などに対する予防や治療が確立されてきた．しかし，1890年から1900年代にかけて，これまでの概念とは異なる生体の病的反応が報告されるようになった（2回目以降の破傷風の抗毒素投与後の発疹，発熱，ショックなどの症状，ウマ血清を反復投与されたウサギの皮膚における発赤や潰瘍（アルサス Arthus 反応）など）．そして1906年，天然痘のワクチンを投与された患者に再投与を行うと過剰反応がみられることを見出した，オーストリア，ウィーン大学小児科教授のピルケー Clemens Freiherr von Pirquet は，異種物質が最初に体内に侵入したときとは異なる反応を示すこの現象を，other reaction, すなわちギリシャ語で表して allos（other）＋ ergon（action）＝ allergy と名付け，新たな概念として提唱した．その後，1921年にはプラウスニッツ Prausnitz とキュストネル Kustner が，患者血中に存在する抗体（レアギン）が外来抗原に反応することにより過敏反応が起こることを示唆し，さらに1966年には石坂がこの抗体（レアギン）が IgE であることを発見したことにより，その後のアレルギーの病態解明は急速に進んだ．

1963年，アレルギー反応はクームス Cooms とゲル Gell により I 型（即時型），II 型（細胞傷害型），

表 12-4. アレルギーの分類

Coombs 分類	I 型	II 型	III 型	IV 型
反応	アナフィラキシー反応（即時型）	細胞溶解性反応（細胞傷害型）	免疫複合体反応（免疫複合体型）	細胞性免疫反応（遅延型）
関与する抗体	IgE	IgG, IgM	IgG, IgM	―
関与する細胞	肥満細胞　好塩基球	細胞傷害性 T 細胞　マクロファージ	多核白血球，マクロファージ	感作 T 細胞，マクロファージ
補体の必要性	なし	あり	あり	なし
標的組織，細胞	皮膚，肺，腸管	皮膚，赤血球，白血球，血小板	皮膚，血管，関節，腎，肺	皮膚，肺，甲状腺，中枢神経など
主な疾患	蕁麻疹，薬疹，花粉症，気管支喘息，アナフィラキシーショック	水疱性類天疱瘡，溶血性貧血，血小板減少性紫斑病，TEN 型薬疹，不適合輸血	皮膚小血管性血管炎，血清病，糸球体腎炎，ループス腎炎	アレルギー性接触皮膚炎，硬結性紅斑，GVHD
反応の模式図	Fc レセプター／抗原／IgE　ヒスタミンなどの化学伝達物質の遊離	細胞傷害性 T 細胞　IgG あるいは IgM　補体　IgG　細胞溶解　細胞表面抗原	免疫複合体の沈着　補体　多核白血球　組織	抗原　感作された T 細胞　抗原提示細胞　サイトカインの放出　IFN-γ など　活性化マクロファージ

（清水　宏：あたらしい皮膚科学，第2版，中山書店 p.35, 2011）

III型（免疫複合体型），IV型（遅延型, 細胞免疫型），の4型に分類された（表12-4）．この古典的アレルギー分類は，複雑なアレルギー反応を理解するうえで有用な概念として，現在でも広く用いられている．その後の免疫学研究の進歩により，アレルギー反応はこのような枠組みでは単純に分類できない，より複雑なものであることがわかってきた．本項では，このCooms & Gellの古典的4分類を中心に概説し，さらに，この分類では説明できないアレルギー反応をいくつか紹介する．

2 Cooms & Gell の古典的アレルギー分類

a. I型アレルギー

　I型アレルギー（即時型 immediate type）は，肥満細胞または好塩基球が主体となり，抗原（アレルゲン）と，それに特異的なIgE抗体が関与することによって発生するアレルギー反応である．抗原（アレルゲン）の刺激後5～15分という短時間で反応が起こるため，即時型反応と呼ばれる．肥満細胞は外界に接する組織（呼吸器，消化器，皮膚）に豊富な単核の細胞であり，炎症反応，とくにアレルギー反応において大きな役割を果たしている．好塩基球は末梢血中に存在するが，数の少ない（通常1%未満）顆粒細胞の1種であり，近年，アレルギー反応への関与が明らかになってきた．I型アレルギーは，肥満細胞または好塩基球の細胞膜表面にある高親和性IgE受容体（FCεRI）にIgEが結合し，さらに抗原（アレルゲン）が結合することにより，FCεRIが2分子架橋されることで，受容体からのシグナル伝達が起こる．その結果，肥満細胞，好塩基球が活性化され，顆粒内に貯蔵されているヒスタミン，ロイコトリエン，プロスタグランジンなどの化学伝達物質（ケミカルメディエーター）が放出される（脱顆粒）．これらの化学伝達物質は，血管拡張，血管透過性の亢進，粘液分泌亢進，気道や消化管の平滑筋収縮などを惹起する．その結果，皮膚では掻痒感を伴う膨疹や紅斑を生じ，そのほか，くしゃみ，鼻汁，咳嗽などの症状をきたす．

　代表疾患としては，じんま疹，アレルギー性鼻炎，気管支喘息，アトピー性皮膚炎，食物アレルギー，アナフィラキシーなどがあげられる．

b. II型アレルギー

　II型アレルギー（細胞傷害型 immediate type または細胞融解型 cytolytic type）は，主にIgG抗体，IgM抗体，補体と，マクロファージ，ナチュラルキラー natural killer（NK）細胞などが関与する．血液中の赤血球，好中球，血小板，各臓器の腺組織，粘膜上皮，組織基底膜などの細胞表面抗原や細胞外基質抗原を標的としてIgGやIgMが結合し，さらにそこへ補体が結合，活性化することによりマクロファージや好中球による細胞貪食，細胞膜侵襲複合体の形成による細胞破壊，IgG-Fc受容体を介したNK細胞，マクロファージによる細胞傷害など一連の免疫反応が起こり，標的細胞の傷害または融解をきたす．

　代表疾患としてはABO不適合輸血による溶血性貧血，自己免疫性溶血性貧血，特発性血小板減少性紫斑病，薬剤性溶血性貧血，Rh因子不適合妊娠，グッドパスチャー Goodpasture 症候群，水疱性類天疱瘡，天疱瘡などがあげられる．歯科領域ではとくに，良性粘膜類天疱瘡，粘膜優位型天疱瘡などが重要である．これらの粘膜疾患では，蛍光抗体検査においてIgG抗体や補体C3の沈着が認められることが診断の根拠となる．

c. III型アレルギー

　III型アレルギー（免疫複合体型 immune complex-mediated type）では生体内の可溶性抗原と，それに対するIgG抗体が結合して形成される免疫複合体が関与する免疫反応である．通常は免疫複合体が形成されると好中球，マクロファージなどにより処理されるが，その処理能力を上回る産生が起こると，除去されなかった免疫複合体が各組織に沈着する．組織に沈着した免疫複合体により補体の活性化が起こり，局所において好中球の浸潤や血小板の凝集が誘導される．浸潤してきた好中球は免疫複合体を貪食し，蛋白分解酵素や活性酸素を放出することにより組織傷害をきたす．また，血小板の凝集による血栓形成により局所の虚血を起こし，組織の壊死をきたす．前述のアルサス反応はIII型アレルギーの代表的な反応として知られており，反復投与された抗原に感作された個体に，抗原を投与すると2～8時間後に発赤や潰瘍が認められる．

　代表疾患としては，皮膚小血管性血管炎，溶連

12-2　アレルギー疾患　369

菌感染後糸球体腎炎，血清病，過敏性肺臓炎，ルー
プス腎炎などがあげられる．

d. Ⅳ型アレルギー

Ⅳ型アレルギー（遅延型 delayed type または
細胞免疫型 cell-mediated type）は，抗原に曝露
されて症状が出現するまでに 24 ～ 48 時間を要す
ることから遅延型アレルギーと呼ばれる．Ⅳ型ア
レルギー反応には，抗原に特異的に反応する T
細胞である記憶 T 細胞（メモリー T 細胞）が重
要な役割を果たしており，その反応過程は感作相
sensitization phase と惹起相 elicitation phase と
に分けられる．感作相では，最初に体内に侵入し
た抗原が抗原提示細胞に取り込まれ，T 細胞へ提
示される．抗原提示を受けた T 細胞は活性化さ
れ，一連の免疫反応に関わる各種サイトカインを
放出する．この活性化された T 細胞の一部はメ
モリー T 細胞として生体内に長期間残存し（感
作 T 細胞），感作が成立する．惹起相は，ふたた
び同じ抗原が体内に侵入したことにより起こる．
抗原が侵入すると抗原提示細胞により，感作され
たメモリー T 細胞に情報が伝達され，ふたたび
活性化される．活性化した T 細胞は炎症性サイ
トカイン，ケモカインを放出し，マクロファージ，
細胞傷害性 T 細胞などの集積を促し，組織の炎
症反応が進むことになる．

Ⅳ型アレルギー反応の代表例としては，アレル
ギー性接触皮膚炎があげられる．アレルギー性接
触皮膚炎では，皮膚に侵入した抗原が，皮膚に局
在する抗原提示細胞であるランゲルハンス Lang-
erhans 細胞に取り込まれ，抗原特異的 T 細胞に
提示され，T 細胞を活性化させる．活性化 T 細
胞は炎症性サイトカインを放出し皮膚炎を惹起す
る．これら一連の免疫反応は抗原との接触後，24
～ 48 時間で最高潮に達し，皮膚炎症状が最も強
くなる．このため，接触皮膚炎の検査として用い
られるパッチテスト（後述）では，検査開始 48
時間後から判定を行う．

3 Cooms & Gell のアレルギー分類に当てはまらないアレルギー反応

a. Ⅰ型アレルギーにおける遅発相反応

Ⅰ型アレルギー反応は，抗原侵入後にごく短時
間で反応がみられる即時型反応とされているが，

最初の反応が起こって 2 ～ 4 時間経過した後に発
症し，24 時間後に最大となる遅発相反応 late
phase reaction と呼ばれる反応が起こることが知
られている．この遅発相反応には，抗原と抗原特
異的 IgE により活性化された肥満細胞から産生
される TNF-α などのサイトカイン，CCL11 な
どのケモカインが関与し，反応の局所では好酸球，
好中球に加えて 2 型ヘルパー T 細胞（Th2 細胞）
が関わると考えられている．

b. アトピー性皮膚炎における IgE 依存性遅延型アレルギー反応

アトピー性皮膚炎患者では高頻度に IgE が上
昇し，ダニ，ハウスダストなどの各種アレルゲン
に対する特異的 IgE が高値を示す．したがって，
これらのアレルゲンと IgE 抗体が病態に重要な
役割を果たしていると考えられている．

Cooms & Gell のアレルギー分類においてこの
両者が関与するのは Ⅰ型アレルギーで，その皮膚
症状は，抗原侵入後短時間で発症する膨疹である．
しかし，アトピー性皮膚炎患者の皮膚症状はⅣ型
アレルギーでみられる湿疹，皮膚炎反応であり，
長らくこの矛盾は説明されていなかった．

1990 年代半ばになって，この矛盾を説明しう
る IgE 依存性遅延型アレルギー反応という概念
が提唱された．この新たな概念では，抗原提示細
胞の表面に高親和性 IgE 受容体（FCεRI）が発
現し，そこにアレルゲン（抗原）と特異的 IgE
が結合することにより，抗原が細胞内に取り込ま
れて T 細胞に提示され，抗原提示を受けて活性
化された T 細胞がⅣ型アレルギーでみられる一
連の免疫反応を起こすと考えられている．このⅠ
型とⅣ型のアレルギー反応経路を併せ持つ新たな
概念は，アトピー性皮膚炎における IgE，アレル
ゲンの関与を説明しうるものとなった．

c. ラテックスアレルギーにおける 遅延型反応から即時型反応への移行

ラテックスアレルギーは，ラテックスが含まれ
る手袋による接触皮膚炎であり，Ⅳ型アレルギー
（遅延型）反応である．一部の症例では，ラテッ
クスアレルギーに続発して，ラテックスに含まれ
るものと構造が類似したタンパクを含む果物に対
する交叉反応により，食物アレルギー（口腔アレ
ルギー症候群 oral allergy syndrome（OAS））を

きたす．これをラテックス・フルーツ症候群と呼ぶ．先行するラテックスアレルギーはⅣ型アレルギーであるが，続発する食物アレルギーはⅠ型アレルギー（即時型）反応である．塩原 Shiohara らはハプテン塗布によるマウス接触皮膚炎モデルにおいて，ハプテンの反復塗布を行うと，4 週間後には即時型反応がみられるようになり，Th2 細胞の活性化や，血清中の抗原特異的 IgE の上昇がみられることを示した．このことから，先行するⅣ型アレルギー（遅延型）を繰り返すことにより，Ⅰ型アレルギー（即時型）へ移行しうることが明らかになった．

B. 検 査 法

1 血液検査

a. 総 IgE

アトピー素因のスクリーニング検査として用いられている．IgE は総免疫グロブリンの 0.0002％と極微量で，enzyme immunoassay 法が用いられる．基準値は測定法により異なるが，普及しているイミュノキャップ（ImmunoCap Specific IgE）では成人で 170 IU/ml 以下である．ただし，出生後次第に増加して 7〜11 歳で成人レベルに到達する．IgE 値はアトピー性皮膚炎において高値となることが多いが全例ではなく，約 80％の症例で高値となる．アトピー性皮膚炎においては長期的な重症度を反映するとされている．しかし，Ⅰ型アレルギーに関連するじんま疹やアレルギー性鼻炎などでは正常範囲内のことが多く，寄生虫疾患などアレルギー疾患以外の疾患において高値を示すことがある．

b. 特異的 IgE 抗体検査

特異的 IgE 抗体検査は，Ⅰ型アレルギー反応を惹起するアレルゲン（抗原）を同定するための検査である．特異的 IgE の存在は，特定のアレルゲンに対して感作されている可能性が高いことを示唆する．後述の皮膚テストや負荷試験に比べ，特異的 IgE 抗体検査は血液検査で簡便であり，被験者の危険がなく，一度に多数のアレルゲンに対する感作の有無を調べることができる利点がある．最初のスクリーニングとして用いられること

が多い．しかし，特異的 IgE 抗体陽性でも，必ずしもアレルギー症状を生じるとは限らないことに注意しなければならない．たとえば，食物アレルギー患者で抗体検査陽性だからといって，安易に食事からその抗原を除去してはならない．現在，以下に示すさまざまな方法がある．

1. ImmunoCap Specific IgE （イミュノキャップ）

固相に多孔性のセルローススポンジを利用して，強い吸着力により多くのアレルゲンを結合させて高感度，広測定域の測定が可能である．現在，650 種類以上のアレルゲン，90 種類のアレルゲン成分に対する IgE 抗体の測定が提供されている．個別のアレルゲンに対する IgE 測定のほか，12 種類のアトピー素因に関連の深いアレルゲンを 1 つの固相で測定するファディアイソトープや，同様に 5〜6 個のアレルゲンを 1 つの固相で測定するマルチアレルゲンがあり，スクリーニングとして有用である．なお食物アレルギーの診断においては，一部の抗原で経口負荷試験により症状誘発される確率と特異的 IgE 抗体値の関係が提示されており（これをプロバビリティカーブという），アレルゲン除去基準の適応を決めるための参考になる．

2. MAST33

物理的処理したプラスティック製ウェルを固相とした CLEIA により，33 種のアレルゲン（食物 14 種，花粉 9 種，鼻炎・アトピー 10 種）を血清 0.5 ml で測定できる．特定原材料，花粉，環境アレルゲン，動物皮膚，ラテックスアレルギーのスクリーニングができる．

3. View アレルギー 36

依頼頻度，陽性率の高いアレルゲンより重要な 36 種類のアレルゲン（吸入系 17 種，食物系 18 種，そのほか 1 種）から構成されている．血清 0.7 ml で測定可能．特徴として，マラセチア，ガ，ゴキブリ，リンゴ，サバが追加されている．

4. その他

第一に，アラスタット 3 gAllergy がある．ビーズを固相とした CLEIA で特異的 IgE 抗体を，0.1〜500 IU/ml まで広範囲に定量的に測定でき，治療経過がモニターできる利点がある．アレルゲンは 200 種類にのぼる．第二に，オリトン IgE

があげられる．抗ビオチン抗体を多孔性ガラスフィルターに固相した担体を用いたサンドイッチEIAで，反応時間が短い．

各キットでクラス設定を行っており，基本的には各種測定法の相関性は高いが，各種の測定結果は互換性がない．さらに各検査法でアレルゲンは同一でないので，陰性，陽性の結果が一致しないことがある．検査結果のクラス値が高いほど強く感作されていることになるが，それでも，プロバビリティーカーブが示すように，すべての陽性者が発症しているとはいえない．

c. そのほかのアレルギー測定法

血中の好塩基球を用いて，アレルゲンとIgEの結合によりヒスタミン遊離をみるヒスタミン遊離試験（アラポート®HRT），ヒスタミン測定などがある．

d. 薬剤添加リンパ球刺激試験

薬剤添加リンパ球刺激試験 drug-induced lymphocyte stimulation test（DLST）は，薬疹の被疑薬を用いたリンパ球幼若化試験で，薬疹の原因薬剤を検索するための検査である．リンパ球がCon A などの非特異的分裂促進物質や原因薬剤などの特異抗原により芽球様の形態を示す幼若化を生じ，分裂増殖する反応を定量的に測定する方法である．この芽球化ではリンパ球が静止期からDNA合成を行うS～G2期に移行し，DNA合成が活性化されている．

したがって，多くのリンパ球が芽球化するとDNA合成が促進されるので，チミジンの取り込みが多くなり，抗原無添加の検体と比較することで反応させた薬剤に感作されているか判定することができる．具体的には薬剤添加検体の取り込み/薬剤無添加検体の取り込み（stimulation index：SI）が1.81（181％）以上を陽性と判定している．ただし，SI値の評価にあたって，薬剤無添加のコントロール値が100 cpm以下の場合，なんらかの原因でリンパ球が障害されている可能性を考え，検討する必要がある．

また以下に示すような場合に，偽陰性，偽陽性となる可能性があるので，その解釈には注意が必要である．薬剤代謝物が抗原の場合は偽陰性となり，薬剤の濃度でSIは変動する．また，薬剤自身にリンパ球に対する直接作用がある場合，正確

な判定はできない．さらに，薬剤や基礎疾患のために免疫不全になっていると偽陰性となる．また，薬疹の病型，発症からの時期で陽性率が異なることもわかっており，たとえば播種状紅斑丘疹型薬疹では，発症から1～2週間以内の陽性率が高いのに対し，薬剤過敏症症候群では8週以後に陽性率が高くなる．本検査は，薬剤性肝障害の原因検索にも用いられる．

2 皮膚テスト

以下の試験は，皮膚テストとはいっても一種の負荷試験であり，副作用を生じる可能性がある（各検査項目を参照）．それぞれの検査において，施行前に検査のリスクとメリットを患者に十分に説明し，同意を得ておく必要がある．

a. プリックテスト・スクラッチテスト・皮内テスト

アナフィラキシーショック，口腔アレルギー症候群などの，Ⅰ型アレルギー反応が関与する疾患の原因検索のために行う検査である．プリックテストやスクラッチテストは皮膚にアレルゲンを滴下しておき，その部位に浅く刺したり（プリック），浅く引っかいたりして（スクラッチ），被検アレルゲンを皮内のマスト細胞上に結合しているIgE抗体と接触させる．もし，そのアレルゲンと反応するIgEが存在するとヒスタミンなどのケミカルメディエーターの放出が生じ，皮膚局所の一定の大きさ以上の発赤，膨疹が生じて陽性と判定される検査である．プリックテストは専用の穿皮用器具（プリックランセット）もあり，手技が安定し，安全性に優れている（100％安全というわけではない）ことから，上記の検査では最もよく用いられている．なお，果物や野菜などの新鮮な検査物質ではプリックランセットを直接，新鮮な検査物質に刺し，そのまま皮膚に刺す prick to prick test を行う．

皮内テストは皮内に抗原を注射して反応をみるため，感度は高いがアナフィラキシーのリスクが高い．したがってプリックテストやスクラッチテスト陰性で，さらなる検索が必要な場合のみ行われる．

これらの検査は抗ヒスタミン薬内服やステロイド外用で抑制され，一度行うと反応が出にくくな

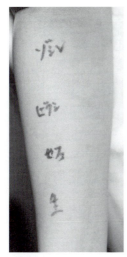

図 12-7. プリックテスト
注射用タゾバクタム・ピペラシリン（ゾシン®）に，強陽性を示している．

り，偽陰性のリスクがあるので，抗ヒスタミン薬は 3 日前より中止，ステロイド外用中止，繰り返しを避ける．

プリックテストやスクラッチテストでは，アレルゲン滴下，穿刺後 15 分で判定する．膨疹の最長径とその中点に垂直な径の中間値を用いる．紅斑は判定対象でないが，参考のために記載する．1% 二塩化ヒスタミン水溶液の陽性コントロールの膨疹と比較して，直径が 1/2 より大きく陰性コントロールより大きければ 1+，1/2 以上で 2+，同等以上で 3+，2 倍以上で 4+ となる．陽性コントロールが使用できない場合は，3 mm 以上の膨疹を陽性と判定する（口絵 20，図 12-7）．

b. パッチテスト

接触皮膚炎，播種型紅斑丘疹型薬疹など，IV 型アレルギーが関与していると考えられる疾患の原因検索のための検査である．難治な症例では本試験により原因が突き止められると治癒も望めるので，きわめて有用な検査である．本検査の施行にあたっては，以下の点に留意する．抗原の選択と入手を適切に行う必要があり，貼付の準備に手間がかかる．さらに週に 4 日の通院，3 日間の入浴禁止やパッチテスト貼付部の発汗の制限がある．また，施行後も判定に熟練を要し，検査結果から具体的に患者に指導する必要がある．

1. 単純閉鎖試験

通常，この単純閉鎖試験 closed patch test が用いられる．あらかじめ被験物質（アレルゲン）をパッチテストユニットに載せて（軟膏・固形物 20 mg，液体 15 μl），あるいは後述の ready-to-use 製品を背部の外見上正常な部位に貼付する（とくに上背部や上腕外側が推奨される）．貼付後は入浴，シャワー，スポーツや発汗の多い活動は控える．48 時間後にユニットをはがして，30 分以上待ってから判定する．その後，72 時間後，および 1 週間後に判定する．パッチテストの結果の判定は International Contact Dermatitis Research Group（ICDRG）基準（表 12-5）に基づいて行う．浸潤のない紅斑は偽陽性と判断され，浸潤をふれる紅斑が陽性と判定される．パッチテストにおいては，アレルギー反応か刺激反応かの区別が問題となる．前者は 72 時間以降に反応が増強する傾向にあるのに対して，後者は 48 時間後が最も強く，その後は反応が減弱する傾向がある．72 時間以降で + 以上を，アレルギー性反応と判断する（口絵 21，図 12-8）．

2. オープンテスト

染色液，パーマ液，脱毛クリーム，揮発性の製品においては試料を 20 mm の円に単純塗布し，20〜30 分後に膨疹の有無を判定し，48 時間，72 時間後に紅斑などの判定する．

3. ROAT

repeated open application test（ROAT）では，背部に皮膚炎などで皮疹があって貼付ができない症例，通院困難で検査が施行できない症例，使用可能な製品のスクリーニングあるいはパッチテストで偽陽性か陽性か判定ができない場合に，以下の方法を行う．肘部に 1 日 2 回アレルゲンによる反応が出現するまで外用し，反応が出現しなくても 7 日間は外用を継続する．

4. パッチテストユニットとアレルゲン

被験物質については，ユニットとアレルゲンが一体化し，エチレンフィルムをはがして貼付するだけでパッチテストを施行できる ready-to-use 製品がある．これは操作が簡単で手間がかからず，貼付されるアレルゲン量に差がなく，一定した結果が得られやすい利点がある．欧米では以前から使用されていたが，本邦でも 2015 年に佐藤製薬

表 12-5. ICDRG 基準

ICDRG 基準	反応	説明
－	陰性 (negative)	反応なし
＋？	偽陽性 (doubtful reaction)	淡い浸潤のない紅斑
＋	弱陽性 (weak positive reaction)	触知できる紅斑， 浸潤あるいは丘疹を伴う
＋＋	強陽性 (strong positive reaction)	紅斑＋浸潤＋丘疹＋ 小水疱
＋＋＋	最強陽性 (extreme positive reaction)	強い紅斑＋浸潤＋ 癒合する小水疱
IR	刺激反応 (irritant reaction)	例：端反応
NT	施行せず (not tested)	

ICDRG：International Contact Dermatitis Research Group.

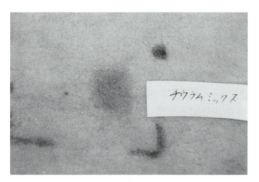

図 12-8. パッチテスト
チウラムミックスに，強陽性（＋＋）を示している．

よりパッチテストパネル（S）が発売された．これは，日本皮膚アレルギー・接触皮膚炎学会により定められた本邦で接触皮膚炎を生じる頻度の高い重要なジャパニーズスタンダードアレルゲン21種が含まれている．接触皮膚炎のアレルゲン検索のスクリーニングとしてきわめて有用である．そのほか，硫酸ニッケルなど6種の個別のアレルゲンのready-to-use製品が発売されている．

また，問診から患者の使用している製品もアレルゲンとして使用される．基本的にそのまま皮膚に塗って使用しているものはそのままの濃度（as is）で使用する．ただし，シャンプー，石鹸など洗い流すものは1％，パーマ液，染毛液では前述のオープンテストを行う．一方，布，手袋は細かく刻むか切って貼るなど製品により貼付するまでの調整が異なる．はじめて使用するものは文献で検索するが，わからないものは感作，潰瘍形成の可能性があり，注意が必要である．

5. 結果の解釈

陽性反応のアレルゲンが必ずしも原因とは限らない．判定結果と臨床症状の関連があるか検証する必要がある．具体的には被疑物質の接触，使用歴があるか？あるとすれば原因か増悪因子か？を明らかにする．接触が明らかでない場合，過去の皮膚炎の既往を確認し，以前の皮膚炎の原因か？それとも増悪因子か判定する．さらに今回の皮膚炎とは関係のない交叉反応の可能性も検討する．一方陰性であっても，技術的な問題などで偽陰性となった可能性も検証する必要がある．

3 負荷試験

前述のように食物アレルギーや薬疹などの診断において，病歴，臨床所見および血液検査や皮膚テストのみで原因を特定できるとは限らない．実際に患者にアレルゲンを曝露させて症状が誘発されるかを判定する負荷試験は，最も診断価値の高い試験である．しかし，アナフィラキシーショックや重症薬疹など生命に危険が及ぶ可能性があり，リスクの最も高い検査でもある．患者の利益と不利益を十分に勘案してから施行すべき検査で

あり，患者にそのことを十分に理解していただき，同意を取らなければならない．

a．食物経口負荷試験

食物経口負荷試験 oral food challenge test（OFC）は，食物アレルギーの診断の確定のためのみならず，耐性獲得の確認，原因アレルゲンをどの量まで摂取できるか（症状誘発閾値）を確認するために，必須な検査法である．誤食により症状が誘発される場合のほか，摂取歴が不明な場合は摂取していた食品の種類と特異的 IgE 抗体や皮膚テストを参考に決定する．その際，特異的 IgE 値（CAP RAST）と症状誘発の確率をグラフにしたプロバビリティカーブを参考に，必要最低限の負荷試験を行う．OFC ではアナフィラキシー発症のリスクがあり，医師・看護師が迅速に対応でき，除去食メニューと標準化された負荷試験食の作成などができる専門施設でなければ施行は困難である．一般にアナフィラキシーを生じた例や特異的 IgE 値が高値の場合，OFC 陽性のリスクが高く，入院のうえ施行する必要がある．一方，食品によってはリスクの低いものもあり，その場合は外来でも施行できる．また，食物依存性運動誘発アナフィラキシーの場合，単純な経口摂取のみでは症状は誘発されないので，アスピリン前投与を併用した食後のトレッドミル負荷を行う必要がある．

b．内服誘発試験

本試験はアレルギー性，非アレルギー性，いずれの場合も薬疹の被疑薬を確定するための検査として，最も信頼性が高い．しかし，極少量で負荷しても，過去の症状より重篤になる可能性がある．したがって，臨床病型や皮膚以外の他臓器障害（肝障害，骨髄障害など）によっては禁忌となる．具体的にはスティーブンス・ジョンソン Stevens-Johnson 症候群（SJS），中毒性表皮壊死症 toxic epidermal necrolysis（TEN）は禁忌で，アナフィラキシーもどうしても内服が必要な場合に，入院のうえ，ショックに対応できる体制を十分に準備してから施行する．その他の病型でも，表皮壊死が目立つなど重篤な場合は回避が望ましい．

方法は病型によって異なり，即時型反応が疑われる場合は，入院のうえ，常用量の 1/100 量の口含み試験を施行する．皮疹や口腔粘膜の腫脹，咽頭のかゆみなど誘発されなければ，内服試験で 1/100，1/10，1/2，常用量と増量する．症状発現までの時間が短いので，午前，午後と施行すれば 1 日 2 用量は可能である．一方，播種状紅斑丘疹型，多形紅斑型，固定薬疹など遅延型反応が疑われる場合は，重症例は常用量の 1/100 から，それ以外では 1/10 から開始し，誘発されなければ 1/5，1/2，常用量と増量する．被疑薬が多数に及ぶ場合は，可能性の低い薬剤からはじめるのが原則である．

ただし苔癬型薬疹においては，1 回の内服では誘発されないことが多い．また，EB ウイルス感染におけるアンピシリン疹のように，ウイルス感染が薬疹発症に関与している場合は再投与しても誘発されないなど，内服誘発試験が陰性であっても必ずしも原因でないと断定できない．

> **歯科関連事項**
>
> ・歯科領域で歯科金属アレルギーを疑った場合，医科（皮膚科）に金属抗原を用いたパッチテストを依頼する．
> ・しばしば刺激反応が出現し，陽性反応と見間違いやすいので注意が必要である．
> ・48 時間後のみならず，必ず 72 時間後および 1 週間後の皮膚反応をチェックする．

A．アナフィラキシー

概　念

アナフィラキシーとは薬剤，食物，虫毒などの特定の原因物質が体内に侵入した後，急速に起こる重篤な全身性アレルギー反応であり，血圧低下や意識障害などを伴う場合はアナフィラキシーショックと呼ばれる．アナフィラキシーには，Ⅰ型アレルギーにより抗原特異的 IgE 抗体を介して起こる狭義のアナフィラキシーと，IgE 抗体を介さずに起因物質の直接的作用によって起こるアナ

表12-6. アナフィラキシーの診断基準

1. 皮膚症状（全身の発疹，瘙痒または紅潮），または粘膜症状（口唇・舌・口蓋垂の腫張など）のいずれかが存在し，急速に（数分～数時間以内）発現する症状で，かつ下記a, bの少なくとも1つを伴う．

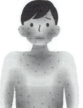
皮膚・粘膜症状

さらに，少なくとも右の1つを伴う

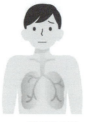
a. 呼吸器症状
（呼吸困難，気道狭窄，喘鳴，低酸素血症）

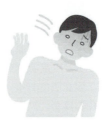
b. 循環器症状
（血圧低下，意識障害）

2. 一般的にアレルゲンとなりうるものへの曝露の後，急速に（数分～数時間以内）発現する以下の症状のうち，2つ以上を伴う．

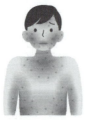
a. 皮膚・粘膜症状
（全身の発疹，瘙痒，紅潮，浮腫）

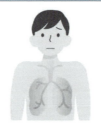
b. 呼吸器症状
（呼吸困難，気道狭窄，喘鳴，低酸素血症）

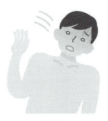
c. 循環器症状
（血圧低下，意識障害）

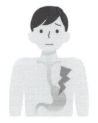
d. 持続する消化器症状
（腹部疝痛，嘔吐）

3. 当該患者におけるアレルゲンへの曝露後の急速な（数分～数時間以内）血圧低下．

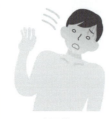
血圧低下

収縮期血圧低下の定義：平常時血圧の70％未満または下記

生後1ヵ月～11ヵ月　＜70 mmHg
1～10歳　　　　　　＜70 mmHg＋（2×年齢）
11歳～成人　　　　　＜90 mmHg

（「日本アレルギー学会：アナフィラキシーガイドライン，p.1, 2014」より引用）

フィラキシー様反応がある．

病態生理

狭義のアナフィラキシーは，薬剤（抗生物質が最も多い），異種血清，造影剤，ハチ毒，食物などに対する特異的IgE抗体を介したI型アレルギー反応によって起こる．アナフィラキシー様反応の原因としては，薬剤による肥満細胞，好塩基球の直接的な活性化，アンギオテンシン変換酵素（ACE）阻害薬によるキニン，カリクレイン系の活性化，NSAIDsによる脂質メディエーター産生，青魚，ハチ毒に含有されたケミカルメディエーターなどが知られている．

臨床症状

アナフィラキシーは原因物質による刺激後数分で症状が出現する即時型反応であるが，一部の食物アレルギーでは摂取から数時間経過して起こる症例もある．また，急性期の症状から2～24時間後に発症する遅発相反応が知られており，注意

が必要である．大多数の症例ではじんま疹，皮膚紅潮，血管浮腫などの皮膚症状がみられ，そのほかに喘息様発作，咽頭狭窄，全身倦怠感，血圧低下，腹痛，嘔吐などの症状が起こることがある．2014年に日本アレルギー学会から刊行されたアナフィラキシーガイドラインにおいて，診断基準が作成されている（表12-6）．

検査所見

アナフィラキシーについて，急性期における検査所見として特異的なものはないが，原因検索を目的として血清中の特異的IgE抗体測定や，プリックテスト，スクラッチテスト，皮内テストなどの皮膚テスト，薬剤内服チャレンジテスト，食物負荷試験などが行われる．

治療

アナフィラキシーの症状は急激に発症し，重篤な場合は呼吸不全，循環不全により生命の危機に至ることもあり，迅速な対応が必要である．急性期には，まず血管，気道確保が必要であるが，最も優先されるべきは発症後，早期にアドレナリンの投与を行うことである．投与量は成人0.3～0.5mg，小児0.01mg/kgであり，投与経路は皮下注より筋注が望ましいとされている．自己注射用アドレナリンであるエピペン®が2011年に保険収載されており，より簡便に使用可能となった．アドレナリン投与とともに急速輸液，抗ヒスタミン薬，ステロイド投与を行う．また，遅発相反応が起こる可能性を考慮して，アナフィラキシーの症状があった場合は，原則1泊入院させて24時間は経過観察を行う．

歯科関連事項

・歯科領域では局所麻酔薬による副反応が問題となることがある．
・局所麻酔薬によりアレルギー反応が誘発されることはきわめてまれで，ほとんどは血管性迷走神経反射，過換気症候群あるいは局所麻酔中毒とされている．
・問診でそのときの症状，臨床所見，経過など詳細に聴取し，アナフィラキシーの症状・所見があるか確認する．そのうえで，必要があれば，局所麻酔薬のプリックテスト，皮内テ

スト，チャレンジテストでアレルギー性反応がないかを確認したうえで局所麻酔薬を使用する．
・これらのアレルギー検査は，ショック時対応が可能な施設で入院のうえ行うことが望ましい．

B. アレルギー性鼻炎・花粉症

概念

アレルギー性鼻炎，花粉症は，くしゃみ発作，水溶性鼻漏，鼻閉を3主徴とするI型アレルギー反応による疾患である．

病態生理

鼻粘膜におけるI型アレルギー反応によって起こり，原因の大部分が吸入性抗原である．通年性の抗原としてはダニ，カビなど，季節性抗原としてはスギ，ヒノキ，ブタクサ，ヨモギなどの花粉であることが知られている．吸入された抗原は鼻粘膜で抗原提示細胞に取り込まれ，2型ヘルパーT細胞（Th2細胞）に情報伝達され，各種サイトカイン産生，クラススイッチを経て，B細胞からのIgE抗体産生を起こす．感作が成立した後は，抗原が鼻粘膜に再度侵入した後にIgE抗体を介したアレルギー反応が起こり，局所でヒスタミンなどのケミカルメディエーターによる炎症反応が起こる．

臨床症状・検査所見

くしゃみ，水溶性鼻漏，鼻閉を3主徴とする．問診にて通年性か季節性か確認し，血液検査にて血清総IgE抗体，特異的IgE抗体測定を行う．施行可能であればアレルゲン検索のための鼻誘発試験や，鼻閉の評価のための鼻腔通気度検査などを行う．

治療

まずは抗原の除去，回避を行うことが勧められる．ダニなどの抗原に対しては室内，寝具の清掃を，花粉に対してはマスクや眼鏡着用を行う．薬物療法としては抗ヒスタミン薬，抗ロイコトリエン薬，抗トロンボキサン薬が有効である．また，重症例では鼻噴霧用ステロイドを用いる．薬物療法による効果不十分の場合は手術療法が考慮さ

れ，鼻甲介粘膜切除，粘膜下下鼻甲介骨切除術，電気凝固法，レーザー手術，80％トリクロール酢酸塗布などが行われる．アレルギー体質改善を目的とした免疫療法では，抗原を皮下や舌下に投与して徐々に濃度を上げて行くことにより抗原反応性を低下させることが可能である．皮下投与ではまれにアナフィラキシーショックを起こすことがあり，危険性が指摘されていたが，副作用の少ない舌下免疫療法が開発され，2014年にスギ花粉舌下免疫療法薬（シダトレン®）が販売承認されている．

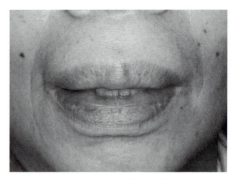

図12-9．血管性浮腫
上口唇の腫脹を認める．

C. 皮膚粘膜アレルギー

1 じんま疹・血管性浮腫

じんま疹 urticaria は，紅斑を伴う一過性，限局性の浮腫（膨疹）が出没する疾患で，多くは24時間以内に消退し，色素沈着などの跡形は残さない．

病態生理

じんま疹においては，I型アレルギーのほか，機械的刺激，薬物や食物，温熱刺激，運動など，さまざまな誘因で皮膚の肥満細胞が脱顆粒し，ヒスタミンなどの化学伝達物質が放出され，皮膚の微小血管の拡張，血漿成分の漏出，かゆみなどが生じる．

病型・臨床症状・治療

じんま疹は原因の特定できない特発性，特定の刺激や負荷で誘発される刺激誘発型，限局した範囲で深部の浮腫を生じる血管性浮腫 angioedema（Quincke 浮腫）（口絵22，図12-9），血管炎や全身の炎症性疾患の部分症状であるじんま疹関連疾患の4型に分類される．診療にあたってはどの病型か絞り込むことが重要で，そのうえで必要な検査を行い，治療法を選択する．

じんま疹の80％近くの症例が相当する特発性は，6週間以上続くものを慢性じんま疹といい，抗ヒスタミン薬が治療の主体となる．刺激誘発性には特定の薬物，食物などで生じるアレルギー性，原因食物摂取後の運動で誘発される食物運動誘発アナフィラキシー，アスピリンなどのNSAIDsで誘発されるアスピリンじんま疹，圧迫・寒冷・日光・温熱で誘発される物理性じんま疹，発汗で誘発されるコリン性じんま疹などがある．治療は，原因・悪化要因の除去・回避が治療の中心であるが，完全に誘因を除くことができないこともあり，薬物治療も行われる．血管性浮腫には特発性のほかに ACE 阻害薬，NSAIDs，経口避妊薬などで誘発される外来物質起因性，遺伝性（遺伝性血管性浮腫）あるいは後天性の C1 エステラーゼ阻害因子の低下によるものに分けられる．特発性では抗ヒスタミン薬とトラネキサム酸が有効であるが，遺伝性などの C1 エステラーゼ阻害因子活性の低下によるものでは無効で，C1 エステラーゼ阻害因子の点滴，薬剤外来物質起因性では被疑薬の使用禁止が必須となる．

また，じんま疹で緊急処置を必要とするか判断することも重要で，その病状はアナフィラキシーショック（詳細は A．アナフィラキシー参照）と喉頭浮腫である．前者はとくにアレルギー性のじんま疹で，後者は遺伝性血管性浮腫や ACE 阻害薬による血管性浮腫で生じやすいので注意が必要である．

2 接触皮膚炎・接触粘膜炎

概念

接触皮膚炎には，刺激性接触皮膚炎とアレルギー性接触皮膚炎がある．前者は皮膚に刺激物質が，後者は皮膚に抗原が接触して生じる湿疹反応である．

病態生理

1）刺激性接触皮膚炎：たとえば洗剤などの刺激による手湿疹で，どのようなヒトでも一定量の刺激を受けると発症する．この場合は手袋使用や，

手を使う頻度を減らすなどで症状を軽快させることができる.

2) アレルギー性接触皮膚炎：ウルシオールなどの抗原の接触では，1週間以上経過して感作が成立してから，再度同じ抗原に接触すると1〜2日で皮膚炎が惹起されるⅣ型アレルギー反応である．この場合は，抗原との接触を完全に絶たないと症状は軽快しない.

臨床症状

湿疹の症状は，急性期では紅斑，丘疹，小水疱，びらんなどで，慢性化すると，苔癬化といってごわごわと皮膚が厚くなるなど多彩である．接触粘膜炎も同様に，外来物質が口腔粘膜に接触して紅斑やびらんなどを生じる.

原因検索・治療

詳細な問診で発症部位などから原因となっている刺激物質や抗原を推定し，必要があればパッチテストで原因物質を同定する．たとえば頭皮であれば，ヘアダイ，パラフェニレンジアミン，耳介ではピアス，ニッケル，眼周囲では眼軟膏，フラジオマイシンなどがある．歯科・口腔外科領域では，義歯の金属，レジンなどによる接触粘膜炎が問題となることがある.

治療は，接触原，原因物質との接触を避けることが最も重要で，対症療法としてステロイド外用などが行われる.

③ アトピー性皮膚炎

概念

アトピー性皮膚炎は，皮膚のバリアー障害とアレルギー炎症を生じやすい遺伝的な背景をもとに，さまざまな悪化要因により，慢性に皮膚炎の再燃を繰り返す疾患である.

病態生理

遺伝的素因として，フィラグリンなどのバリアー機能に関する遺伝子変異やIL-4などの獲得免疫・自然免疫に関する遺伝子異常がある．さらに強い掻痒も関与して，バリアー障害から抗原が侵入してアレルギー炎症が誘発され，またバリアー障害を悪化させるという悪循環に陥る．そのアレルギー炎症には，前述（総論）のIgE依存性遅延型アレルギーが関与している.

臨床症状

アトピー性皮膚炎は，①瘙痒（かゆみ），②特徴的皮疹と分布，③慢性・反復性経過，の特徴を有する．皮疹の分布は左右対称，好発部位は前額，眼周囲，口囲・口唇，耳介周囲，頸部，四肢関節部，体幹に生じやすい．年齢により，それぞれ特徴がある．乳児期は顔，頭にはじまり体幹，四肢に降りる．幼小児期は頸部，四肢関節部の湿疹，成人期では上半身に皮疹が強い傾向がある．検査所見ではIgEが約80％の症例で高値，末梢血好酸球，LDH，thymus and activation-regulated cytokine（TARC）が重症例で高値になり，とくにTARCは病勢を反映する.

治療

目標として，最低でも症状は軽微で，日常生活に支障をきたすような急性増悪を生じない状態を目指す．治療の柱は，①悪化要因の検索と対策，②スキンケア，③薬物治療，である．悪化要因として発汗，衣類などの物理的刺激，乾燥，ストレスなどがある．抗原としては，乳児期では食物，幼児期以降はダニ・ハウスダストなどがあげられる．スキンケアにおいては，入浴などで皮膚を清潔にし，入浴後の保湿剤外用を行うことでバリアーを回復して皮膚炎の再燃を抑制することが期待される．薬物治療の主体はステロイド外用剤である．皮膚委縮，毛細血管拡張，ざ瘡などの局所の副作用に注意しつつ，年齢，部位，皮膚炎の症状の強さに応じた適切なランクのステロイドを選択する．また，タクロリムス軟膏は免疫抑制薬の一種であり，ステロイドのような局所の副作用が生じにくく，とくに顔面・頸部の皮膚炎によい適応である．欠点として刺激感，灼熱感などがある.

④ 金属アレルギー

概念

金属アレルギーは，金属に直接接触して生じる金属接触アレルギーと，食物や吸入抗原が消化管など経皮以外の経路から吸収されて生じる全身性金属アレルギーに分類される.

病態生理（2つの病型）

金属接触アレルギーはⅣ型アレルギーで，金属がイオン化して感作され，接触皮膚炎や粘膜炎が引き起こされる．皮膚炎は汗で金属がイオン化し

12-2　アレルギー疾患　379

やすい夏季に好発する．全身性金属アレルギーにおいては，食品・歯科金属では口腔粘膜や消化管，骨接合金属・ステントでは血流から血中，排気ガスでは気道より吸収され血中に入る．血中に入った微量金属は汗，乳汁，涙，尿などの体液中に排出される．機序は不明な点が多いが，これらの金属にアレルギーのある人ではさまざまな症状を生じる．

臨床症状

金属接触アレルギーではコイン，アクセサリー，バックル，皮革製品など身の回りの金属を含有する物質に接触して発症するので，問診や視診で容易に金属アレルギーを推測できる．たとえば，バックル皮膚炎ではベルトの留め金のあたる臍部周辺に皮膚炎を生じる（口絵23，図12-10）．また，金属アレルギーが関与する口腔苔癬様病変では，歯科金属に接して病変を生じることが多い．全身性金属アレルギーでは汗疱状湿疹（口絵24，図12-11），扁平苔癬，貨幣状湿疹，亜急性痒疹，偽アトピー性皮膚炎などの疾患を生じる．各疾患は多因性の疾患で，金属アレルギーは原因のひとつに過ぎない．症状から原因を特定することは困難であるが，歯科金属装着後に出現あるいは発汗で悪化などが金属の関与を疑わせる．

検査所見

両病型ともパッチテストが第一選択である．ただし，全身性金属アレルギーでは必ずしも陽性にならない．そのほか，ニッケルなど必須金属では金属内服テストあるいは金属高濃度含有食負荷テスト（平均食の5倍量相当の金属を含有する食事を4日連続摂取）で陽性となる．

治療

金属接触アレルギーの症例では，原因金属を含有する物質との接触を禁止し，皮膚炎に対しては適切にステロイド外用を行う．全身性金属アレルギーでは，直接的接触のほかに原因金属を含む食物の摂取を制限し（ニッケルの場合（例）：玄米，ホウレン草，カキ，鮭，紅茶，ワイン，チョコレートなど），さらに歯科金属に原因金属を含む場合は，歯科金属除去を行う．

5 薬物アレルギー

概念

薬物アレルギーは，皮膚・粘膜，肝臓，腎臓などを標的として，さまざまなアレルギー症状をもたらす．皮膚・粘膜が標的の場合，薬疹となる．

病態生理

薬剤アレルギーが1型アレルギーであれば，じんま疹や血管性浮腫，アナフィラキシーを生じる．遅延型アレルギーでは投与5日から2週間で感作が成立し，1日以内に発症する．しかし，投与数年たっても免疫変調から発症する可能性はある．また，すべての薬疹が薬剤アレルギーで生じるわけではない．たとえばNSAIDsのじんま疹，ACE阻害薬の血管性浮腫は非アレルギー性である．さらに，最近注目されている分子標的薬や免疫チェックポイント薬による皮膚症状はアレルギーを介さず，薬剤の直接作用で生じる．また，薬剤過敏症症候群のようにウイルス感染が病態に関与している薬疹もあり，単純に薬剤アレルギーでくくることができない．

症状

皮疹の特徴などから，20以上の臨床病型（発

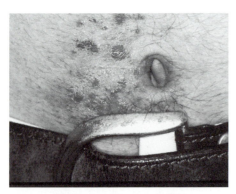

図 12-10．バックル皮膚炎
ベルトの留め金（バックル）の当たる部位に一致した皮膚炎を認める．

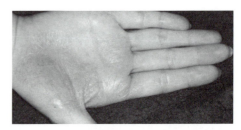

図 12-11．歯科金属中のインジウムに対するアレルギーによる汗疱状湿疹
インジウム含有歯科金属除去により治癒した．

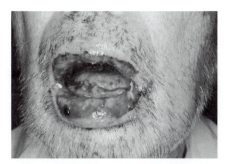

図12-12. アロプリノールによるスティーブンス・ジョンソン症候群
口唇，口腔内の出血性びらんを認める．

疹型）に分類される．最もよくみられるのは，全身に左右対称性に小紅斑，丘疹が播種状に多発する播種型紅斑丘疹型であるが，そのほか円形の浮腫性紅斑が多発する多形紅斑型，同一部位に繰り返し円形の紅斑が出現，色素沈着を残す固定薬疹，扁平苔癬に類似した病変を生じる苔癬型，露光部に皮疹を生じる光線過敏型などがある．特に粘膜症状を呈するスティーブンス・ジョンソン症候群（SJS）（口絵25，図12-12）・中毒性表皮壊死症（TEN）および汎発性の紅斑，紅色丘疹から紅皮症様となり，ヒトヘルペスウイルス6型の再活性化を伴い重症化・遷延化する薬剤過敏症症候群 drug-induced hypersensitivity syndrome（DIHS）など，皮疹の範囲が広範囲で発熱などの全身症状，多臓器障害，粘膜障害を伴う場合は重症化の危険があり，注意が必要である．

検査所見
一般検査では白血球数・分画，肝腎機能，CRP，ASO，各種ウイルス抗体（合併するウイルス感染症の検査），原因薬剤特定のための検査は，薬剤添加リンパ球刺激試験（DLST），パッチテスト，プリックテスト，内服誘発試験などがある．内服試験が最も信頼性が高いが，重症薬疹・肝障害等のリスクがあり，前者がよく用いられる．偽陽性，偽陰性がある．

治療
基本的に被疑薬は中止する．軽症例であれば，中止により消退傾向を示す．しかし，SJS，DIHSなどの重症例では死に至る症例や失明など重篤な合併症を生じる例があり，多臓器障害に注意しつつ全身管理し，ステロイド投与などを行う．

6 食物アレルギー

概念
食物アレルギーとは，食物によって引き起こされる抗原特異的な免疫学的機序を介して生体にとって不利益な症状が惹起される現象である．食物アレルギーは発症年齢，症状より4つの臨床病型に分類され，それぞれに病態生理が異なる．

病型・病態生理・症状
1）**新生児・乳児消化管アレルギー**：主として新生児期に生じる．嘔吐・下痢などの消化器症状を呈する．牛乳が主な原因でIgE非依存性であるが，原因抗原除去で症状は改善する．

2）**食物アレルギーの関与する乳児アトピー性皮膚炎**：主として乳児期にみられる．生後3ヵ月以内に顔面主体で強い湿疹を生じ，ステロイド，スキンケアを行っても消退しづらく，寛解増悪を繰り返す．IgEを介する感作が成立していることが多く，食事摂取（食物摂取した母親の母乳による増悪）により増悪する．原因として鶏卵，牛乳，小麦，大豆などが多い．

3）**即時型**：乳児期から成人期まで幅広く，1型アレルギーを介する反応により，食事摂取数時間以内にじんま疹やアナフィラキシーを生じる．主な原因食物は乳児・幼児期では鶏卵，乳製品，小麦，そば，魚類，ピーナッツ，学童から成人にかけては小麦，甲殻類，魚類，そば，果物類があげられる．鶏卵，牛乳，小麦，大豆は3歳まで50％，学童までに80％以上が耐性を獲得する．

4）**特殊型**

a）**食物依存性運動誘発アナフィラキシー**：食物と運動の組み合わせではじめて症状が出現する病型で，学童期から成人期にかけて発症する．発症機序は，IgEを介した反応に，運動による食物抗原の吸収量増加が関与していると考えられている．小麦，エビ，カニなどの報告が多い．

b）**口腔アレルギー症候群**：口唇・口腔粘膜に限局したIgE抗体を介する接触じんま疹で，果物や野菜の摂取後に口腔のかゆみやひりひり感を生じる．成人で発症することが多い．多くの場合，花粉症に合併する．機序は花粉症の原因となる花粉抗原と果物・野菜抗原の交差反応による．具体的には，カバノキ科ハンノキ属（ハンノキ）やカ

バノキ属（シラカバ）の抗原とバラ科果物（リンゴ，モモなど）と，イネ科とブタクサはウリ科果物（メロン，スイカなど）と，ヨモギはセリ科属（セロリ，ニンジンなど）と交差反応しやすい．同様にラテックスアレルギーではアボガド，クリ，バナナなどと交差反応する．

検査所見

新生児・乳児消化管アレルギーでは，特異的IgEは陰性でリンパ球刺激試験が陽性となることが多い．その他の病型では，特異的IgEやプリックテスト（果物・野菜では prick to prick test）が陽性になる．食物除去の根拠となる確定診断は，食物経口負荷試験による．

治療

症状を誘発することなく，安全に日常生活を送れるように管理することが重要である．そのために，正しいアレルギー診断に基づく必要最小限度の食物除去を指導する．また，誤食などで症状が出現した場合，症状に応じて抗ヒスタミン薬や吸入 β_2 刺激薬，ステロイド，アドレナリン筋注が行われる．アナフィラキシーショックに備えてアドレナリン自己注射薬を携行させ，いざというときに自己注射できるようにしておく．また，一部の専門施設では少量から原因食物を摂取させて，食物アレルギーの耐性化を目指す経口免疫療法が行われている．

歯科関連事項

\<血管性浮腫\>
・患者が口唇腫脹を主訴として歯科を受診することがある．その際，血管性浮腫を鑑別する必要がある．
・降圧薬の一種であるアンジオテンシン変換酵素（ACE）阻害薬による血管性浮腫などでは，急激な喉頭浮腫により呼吸困難に陥った例が報告されているほか，遺伝性血管性浮腫も重症化しやすいので注意が必要である．

\<金属アレルギー\>
・歯科金属アレルギーによる皮膚病変（扁平苔癬，汗疱状湿疹など）を疑った場合，前述のごとく金属抗原を用いたパッチテストを施行

する．
・陽性金属がある場合はさらに歯科金属分析を行い，口腔内に陽性金属が含まれる場合には皮膚疾患の治療の一環として陽性金属を含む補綴物の除去が検討される．
・ただし，問題となっている皮膚疾患は多因性で，金属アレルギー以外にも原因があり，口腔内のパッチテスト陽性金属を含む補綴物除去後で皮膚病変が軽快するとは限らないので，十分なインフォームドコンセントのうえ，歯科金属除去を行う必要がある．

\<薬物アレルギー\>
・スティーブンス・ジョンソン症候群（SJS）や中毒性表皮壊死症（TEN）などの薬疹では，口腔内の広範囲な出血性びらんと眼表面上皮（角膜上皮，結膜上皮）のびらんを生じる．
・治療では，皮膚科医による全身管理や大量のステロイド投与とともに，歯科医による肺炎予防，疼痛管理，早期の食事摂取を促すための口腔ケア，および，失明や視力障害を極力少なくするため，眼科医との緊密な連携が重要である．

\<ラテックスアレルギー\>
・ラテックスアレルギー患者では手袋，カテーテルなどの医療用具，コンドームなど天然ゴム製品に接触すると蕁麻疹，アナフィラキシー，喘息発作などⅠ型アレルギー症状を呈する．
・医療従事者で手指に皮膚炎がある者，頻回の処置を受ける二分脊椎の患者のほか，アボカド，バナナ，クリ，キウイなどラテックスと交差反応のある食物にアレルギーのある患者は，ラテックスアレルギーのハイリスクグループ（なりやすい）である．
・問診でラテックスアレルギーが疑われる場合，ラテックスの特異的IgE，ラテックスアレルゲンのプリックテスト，ラテックス手袋使用テストを行い，確定診断する．
・ラテックスアレルギー患者では，手術室などでの医療行為をすべてラテックスフリーにする必要がある．

第13章 感染症・寄生虫疾患

 総論

A. 定義

病原微生物が体内に侵入，増殖し，それに対して生体が反応を起こし（おもに免疫反応），なんらかの自他覚症状を呈する場合を感染症 infectious disease という．一方，体内に侵入するが，臨床症状が現れない場合を不顕性感染と呼ぶ．微生物により，生体内のどこから侵入し感染するかは決まっており，微生物の種類がわかれば，感染症を起こす臓器がわかる．一般に皮膚・粘膜バリアが微生物侵入に対する防御として機能しており，それらが正常の場合には微生物は体内に侵入できない．微生物の生体への侵入には皮膚・粘膜バリアの障害，破綻が重要である．微生物が，生体内に侵入しても，生体に備わっている各種免疫機能が作用する．血清中のリゾチームやラクトフェリンなどの抗菌物質，インターフェロンや補体などの液性因子，好中球やマクロファージなどの細胞成分などによる自然免疫のほかに，抗原成分に対して産生された免疫グロブリンやT細胞による細胞性免疫などの獲得免疫があげられる．また微生物の侵入に対して生体が起こす反応を炎症ととらえることができるが，炎症反応を惹起するメディエーターとしては，サイトカインがあげられる．代表的なサイトカインとしては腫瘍壊死因子 tumor necrosis factor（TNF）やインターロイキン interleukin（IL）がある．炎症の結果，局所的には（発赤，腫張など）などが起こるが，炎症が全身に及ぶと，好中球などの炎症細胞が各種臓器に集積し，凝固系が活性化され，内皮細胞や上皮細胞の傷害が生じ臓器不全が惹起される．感染防御機構の欠陥や機能低下，あるいは微生物の増殖力，病原性が防御機能を凌駕したときに感染症を発症する．

また各種微生物の制御に関わる免疫反応は決まっており，機能が低下する免疫の種類によって，罹患されやすい感染症が決まっている．

B. 分類

感染症は，さまざまな視点から分類される．

1 病原体別分類

細菌感染症，抗酸菌感染症，ウイルス感染症，真菌感染症，マイコプラズマ感染症，スピロヘータ感染症，リケッチア感染症，クラミジア感染症，原虫感染症，寄生虫感染症などに分類される．

2 罹患臓器別分類

呼吸器感染症，肝・胆道感染症，腸管感染症，中枢神経感染症（髄膜炎を含む），尿路感染症，皮膚・軟部組織感染症，心・血管感染症，骨・関節感染症，頭頸部感染症，眼感染症などである．

3 内因性感染と外因性感染

内因性感染とはもともと保菌された微生物や不顕性感染しているによって惹起される感染症であり，外因性感染とは本来ホストが有さない外来性の微生物による感染症である．

C. 感染源・感染経路

病原体を含むもの，あるいはそれで汚染されたものは感染源になりうる．

なんらかの症状を有する発病者はもちろん，まったく症状を示さない保菌者も感染源となることがある．さらに，ヒトのみならずネズミ，イヌ，ネコ，キツネ，ブタ，鳥類などの動物や，カ，ハエ，などの昆虫も，感染源あるいは感染媒介生物として忘れてはならない．

これらの病原体が宿主に伝播する経路を感染経路という．感染経路には，病原体に直接接触することによる直接感染 direct infection と，媒介物を介しての間接感染 indirect infection とがある．

直接感染には，空気感染，飛沫感染と接触感染が，間接感染には，飲料水や食品を介する経口感染，血液を介する感染，昆虫などが媒介する感染，広義の接触感染に含まれるが性交渉を介する感染などがある．また，接触感染は，直接接触感染と間接接触感染に分けられる．

D. 感染症の変遷

化学療法の進歩，予防医学の発達，さらに感染予防策やワクチンの普及により，感染症はきわめて少なくなった．一方，感染防御力の低下した宿主，すなわち高齢者や**易感染性宿主** compromised host（悪性腫瘍，臓器移植，免疫抑制薬，抗悪性腫瘍薬による免疫不全患者）への弱毒菌による**日和見感染症** opportunistic infection が増加している．日和見感染症の代表的な原因菌としては緑膿菌，クレブシエラ，セラチア，などの細菌

やカンジダなどの真菌，サイトメガロウイルスなどのウイルスがある．

このような感染防御力の低下した宿主においては，長期間の抗菌化学療法などにより体内に常在する細菌種が減少して他の菌種に交代し，細菌叢が著しく変化することがある．この現象を菌交代現象と呼び，変化した菌種により惹起された感染症を superinfection という．抗菌薬投与中に発症するカンジダ口内炎，保菌していたあるいは外来性のメチシリン耐性黄色ブドウ球菌 methicillin-resistant *Staphylococcus aureus*（MRSA）や緑膿菌による肺炎などが，代表的な菌交代症である．

一方，最近増加傾向にある感染症として，海外渡航者による**輸入感染症**があげられる．東南アジア地域からの輸入感染症で代表的なものとして，コレラ，腸チフス，パラチフス，デング熱，マラリアなどがある．また日本にはみられないが，南米やアメリカ西海岸，アリゾナなどに生息している真菌に当地で感染して帰国後発症するコクシジオイデス症，ヒストプラスマ症などの輸入真菌症は，近年増加傾向にあり，注目されている．

E. 感染症法

「伝染病予防法」に代わり，1999年4月1日より「感染症の予防及び感染症の患者に対する医療に関する法律」，いわゆる感染症法が施行され，従来の隔離などの強制的な予防措置の考え方を改

表 13-1．直接感染と間接感染

直接感染	1）空気感染（飛沫核感染）：飛沫の中に含まれる微生物が，飛沫の水分が蒸発することによりむきだしになり空中を漂う（飛沫核）になり，それを吸入して感染する
	2）飛沫感染：感染患者の鼻咽頭分泌物からの飛沫に付着した病原体が顔面，上気道に直接かかったり，吸入されることによる感染で，大部分の呼吸器感染症はこれによる
	3）接触感染（直接接触感染）：感染患者の病原巣との接触により起こる感染で，感染性皮膚疾患，性病などがある．垂直感染，産道感染．
	4）接触感染（間接接触感染）：感染患者の有する微生物がベッド柵，テーブル，ドアノブなどに付着し，それが他者の手に付着することにより微生物が伝播する
間接感染	4）経口感染：患者あるいは保菌者の糞便，尿などから排出された病原体に汚染された飲料水や食物の摂取により起こる感染で，細菌性赤痢，腸チフス，A 型肝炎などがある
	5）血液感染：輸血に代表される血液を介する感染で，B 型肝炎，C 型肝炎，human immunodeficiency virus（HIV）感染症などがある
	6）昆虫などの媒介物を介する感染：社会環境，公衆衛生の改善により昆虫などによる感染症は著しく減少した．コガタアカイエカにより媒介される日本脳炎，ツツガムシ（恙虫）により媒介されるツツガムシ病などがある．マラリア，デング熱，ウエストナイル熱，ジカ熱などがある

め，体系的に感染症発生動向調査を行い，その発生や拡大を防止するという考え方になっている．感染症法では，各疾患を感染力や病原性から危険性が高い順に1〜5類感染症に分類している．トリインフルエンザ（H5N1およびH7N9）については，ヒトからヒトへ感染することを前提として，4類感染症の規定に加え2類感染症に準じた規定が適用されている．既知の感染症と明らかに異なり，危険性が高いと考えられる感染症が確認された場合には，「新興感染症」として対応する（表13-2）．

F. 性行為感染症

性行為感染症 sexually transmitted disease（STD）は，性行為によって感染・伝播しうる感染症である．細菌，ウイルス，真菌，寄生虫などの病原体が主に性器，肛門，口腔粘膜などに接触することによって感染する．頻度の高いSTDとしてはクラミジア感染症，淋菌感染症，梅毒などがあげられる．ほかにも軟性下疳，鼠径リンパ肉芽腫や，子宮頸管炎，性器ヘルペス，B型肝炎，尖形コンジローム，HIV感染症，アメーバ赤痢，

表13-2. 感染症法による感染症の分類

類 型	感染症名など	備 考
1類感染症	エボラ出血熱，クリミア・コンゴ出血熱，痘瘡，南米出血熱，ペスト，マールブルグ病，ラッサ熱	全数をただちに届出
2類感染症	急性灰白髄炎，結核，重症急性呼吸器症候群（SARS），ジフテリア，トリインフルエンザ（H5N1およびH7N9），中東呼吸器症候群（MERS）	全数をただちに届出
3類感染症	コレラ，細菌性赤痢，腸管出血性大腸菌感染症，腸チフス，パラチフス	全数をただちに届出
4類感染症	E型肝炎，ウエストナイル熱，A型肝炎，エキノコックス症，黄熱，オウム病，オムスク出血熱，回帰熱，キャサヌル森林病，Q熱，狂犬病，コクシジオイデス症，サル痘，腎症候性出血熱，西部ウマ脳炎，ダニ媒介脳炎，炭疽，ツツガムシ病，デング熱，東部ウマ脳炎，トリインフルエンザ（H5N1，H7N9を除く），ニパウイルス感染症，日本紅斑熱，日本脳炎，ハンタウイルス肺症候群，Bウイルス病，鼻疽，ブルセラ症，ベネズエラウマ脳炎，ヘンドラウイルス感染症，発疹チフス，ボツリヌス症，マラリア，野兎病，ライム病，リッサウイルス感染症，リフトバレー熱，類鼻疽，レジオネラ症，レプトスピラ症，ロッキー山紅斑熱	全数をただちに届出
5類感染症	アメーバ赤痢，ウイルス性肝炎（E型肝炎およびA型肝炎を除く），急性脳炎（ウエストナイル脳炎，西部ウマ脳炎，ダニ媒介性脳炎，東部ウマ脳炎，日本脳炎，ベネズエラウマ脳炎およびリフトバレー熱を除く），クリプトスポリジウム症，クロイツフェルト・ヤコブ Creutzfeldt-Jakob 病，劇症型溶血性連鎖球菌感染症，後天性免疫不全症候群，ジアルジア症，髄膜炎菌性髄膜炎，先天性風疹症候群，梅毒，破傷風，バンコマイシン耐性黄色ブドウ球菌感染症，バンコマイシン耐性腸球菌感染症，風疹，麻疹，RSウイルス感染症，咽頭結膜熱，A群溶血性連鎖球菌咽頭炎，感染性胃腸炎，水痘，手足口病，伝染性紅斑，突発性発疹，百日咳，風疹，ヘルパンギーナ，麻疹（成人麻疹を除く），流行性耳下腺炎，インフルエンザ（トリインフルエンザおよび新型インフルエンザ等を除く），急性出血性結膜炎，流行性角結膜炎，性器クラミジア感染症，性器ヘルペスウイルス感染症，尖圭コンジローマ，淋菌感染症，クラミジア肺炎，（オウム病を除く），細菌性髄膜炎（髄膜炎菌性髄膜炎は除く），ペニシリン耐性肺炎球菌感染症，マイコプラズマ肺炎，無菌性髄膜炎，メチシリン耐性黄色ブドウ球菌（MRSA）感染症，薬剤耐性緑膿菌感染症	全数あるいは定点のみ7日以内に届出
新型インフルエンザ等感染症	新型インフルエンザ，再興型インフルエンザ	全数をただちに届出
指定感染症	1〜3類感染症，新型インフルエンザ等感染症以外の感染性の疾患で1〜3類に準じた対応をしなければ，国民の生命および健康に重大な影響を与えるおそれがあるものに対して，政令で1年間に限定して指定される	1〜3類に準じた届出
新感染症	人から人へ伝染すると認められる疾患で，既知の感染症と病状等が明らかに異なり，その感染力，罹患した場合の重篤度から判断した危険性がきわめて高い感染症	1類に準じた届出

（シンプル衛生・公衆衛生学 2018，南江堂より）

F. 性行為感染症　385

腔トリコモナス症，毛ジラミなど多数存在し，近年増加傾向にある．とくに梅毒の増加は顕著である．性器に潰瘍性病変を認める場合には，HIV感染リスクを著しく上昇させることに留意したい．エボラ病やジカ熱なども男性の精囊に長期生存するウイルスが性交にて感染することが知られている．STDの中には無症状なもの，感冒様の軽微な症状を呈するもの，性器に病変が認められないものも多いが，男性では排尿時痛，尿道分泌物，女性では帯下増加，不正出血，下腹部痛を認めるものもある．また口腔性交により口腔，咽頭に病変を認めるもの，肛門性交により直腸炎を呈するものもある．

G. 院内感染（医療関連感染）とその対策

入院患者は一般的に感染に対する抵抗力が低下しており，入院患者間での感染は起こりやすく，拡がりやすい．インフルエンザウイルスなどの感染力の強い病原体が病院内で患者間で伝播する場合もあるが，そのほかに腸球菌やMRSAなどを入院中に保菌したり実際に感染症を発症することもある．

院内感染の臨床像としては尿路感染症，肺炎，手術創感染症，抗菌薬関連腸炎，などが代表的である．

ほかに医療関連感染症（院内感染）として，デバイス関連感染症があげられる．代表的なものとして尿道カテーテル関連感染，人工呼吸関連肺炎，血管内留置カテーテル関連感染症，人工関節やペースメーカー感染症などがある．これらの感染症は死亡率，入院期間，医療費の増加，薬剤耐性菌選択などに関連する．中でも尿道カテーテルや血管内留置カテーテルについては，これらのデバイスの適応の有無を適正に判断し不必要なデバイスを留置しないこと，留置時には清潔操作を徹底し，留置後に適切なケアを行うこと，また留置後はその必要性を日々評価することが感染対策として重要である．尿道カテーテルを留置すると1日あたり3〜10％の割合でカテーテル尿から細菌が検出され，1ヵ月の留置でほぼ全例で細菌尿を認めるようになり，感染症は0.5件/1,000患者・日で発生する．人工呼吸関連肺炎の発生は人工呼吸を開始した最初の5日間は1日あたり3％，5〜10日では2％とされ，1.4件/1,000患者・日の発症率とされている．血管内留置カテーテル関連感染症は0.7件/1,000患者・日，の発生率で，1件あたりの医療費は数百万円といわれており，医療経済的にも大きな問題である．

院内感染対策には，病院長を委員長とし，関連部署を代表する委員からなる委員会を設置（院内感染対策委員会など）し，結核や特定の耐性菌，あるいは届け出対象となる微生物検査の結果，針刺し事故などを定期的に検討し（サーベイランス），院内感染が発生していないか注意するとともに，病院内の清潔な環境をつくることが基本となる．院内感染防止のためにもっとも重要な対策はスタンダードプレコーションである．これはすべての血液・体液・排泄物・傷のある皮膚，粘膜には感染性がある，として対応することであり，患者に接する前後，ひとつの処置ごとに手洗い・手指衛生を行うことを基本とし，加えて対象となる感染症の感染経路別に手袋，ガウン，ゴーグル，マスクなどの個人予防具を着用することなどを実施することである．多剤耐性菌などの間接接触感染を防止するためには上記に加えて患者を個室管理する，聴診器，血圧計，体温計などを他の患者と共有しない，などの対策をとる．環境面では，とくに湿潤な環境で耐性菌は長期生存するため水まわりや，トイレ，洗面所などにも留意する．

また院内感染発生時には院内感染対策委員会が主導となり，その原因の究明と対策に責任をもって対応する．職員の定期的な健康診断，B型肝炎ウイルス，麻疹，水痘，風疹，ムンプス，インフルエンザのワクチン接種をすることが重要である．

H. 病巣感染

慢性感染病巣があり，その病巣自体の症状はない，あるいは軽微で，自覚症状に乏しいが，その病巣とは解剖学的に直接関連のない遠隔臓器に障害をきたして二次的に疾病を引き起こすことを病巣感染という．

その代表として，慢性扁桃炎や根尖性歯周炎などの疾患が原因となり，二次的に発生した腎疾患（糸球体性腎炎など），循環器疾患（感染性心内膜

炎など），皮膚疾患（掌蹠膿疱症など）があげられる．

I. 主要症候と病態生理

感染症はホスト（人）と原因微生物があって成立する病態であるが，感染症の診断で重要なポイントは，原因が感染症であるか，非感染症であるか，感染症であれば，どこの（どの臓器の）感染症であるか，想定する臓器感染症であれば可能性のある原因菌は，というように診断を進めていくことである．さらにこれら感染臓器，原因菌にあわせて，使用する薬剤が決まる．これらに影響を与えるのが，ホストの状態（基礎疾患や免疫状態）や起因菌の薬剤感染性などである．本項では，感染症を示唆する主な徴候をあげる．

1 発 熱

発熱 fever は，感染症におけるもっとも重要な症候であるが，感染症のみに特有な症候ではない．また発熱を伴わない感染症もある．たとえば *Helicobacter pylori* 感染症，HIV 感染症，潜在性結核感染症，B 型や C 型ウイルス感染症，などは発熱などの自覚症状もなく持続感染する．感染症の種類によってそれぞれ特有な熱型を呈することがあり診断の参考になりうるが，抗炎症薬や化学療法などの治療による影響を受けるため，実臨床では熱型が不明になることがある．また感染症が重症化すると，発熱を認めない場合がある．

熱型は，以下の 3 型に大別される（図 13-1）．

① 稽留熱 continuous fever：日差 1℃ 以内の高熱が持続するもの．腸チフス，大葉性肺炎などでみられる．

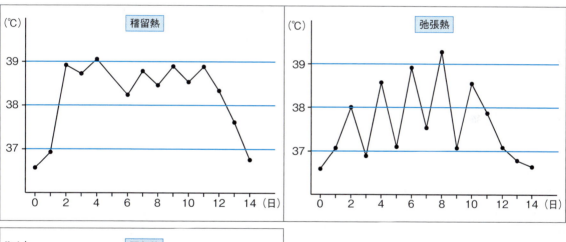
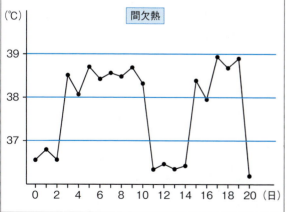

図 13-1．発熱の型

② 弛張熱 remittent fever：日差1℃以上の高熱が持続し，最低体温が正常域にまで低下しないもの．敗血症，化膿性疾患などでみられる．
③ 間欠熱 intermittent fever：高熱期と無熱期が交互に現れるもの．マラリア，回帰熱などでみられる．

2 皮疹・粘膜疹

皮膚にみられる肉眼的変化を皮疹 eruption，粘膜にみられる変化を粘膜疹 enanthema という．皮疹・粘膜疹を伴う感染症ではウイルス感染症がもっとも多く，次いで細菌感染症である．
感染症の際にみられる皮疹・粘膜疹を，表13-3に示した．

a. 皮 疹

1. 紅 斑
炎症性の血管拡張による赤い斑である．麻疹，風疹，手足口病などのウイルス感染症，猩紅熱，梅毒などの細菌感染症，白癬，カンジダ症などの真菌感染症でみられる．

2. 紫 斑
皮下組織内での赤血球の遊出による斑である．敗血症，血管炎などでみられる．

3. 水 疱
表皮内あるいは表皮下における漿液成分の限局的貯留である．口唇ヘルペス，水痘，帯状疱疹などでみられる．

4. 膿 疱
表皮内に好中球が限局的に集簇した状態である．膿疱性細菌疹，白癬，カンジダ症などでみられる．

5. 丘 疹
真皮の炎症性細胞浸潤による隆起した発疹である．紅斑と同様に，麻疹，風疹などのウイルス感染症，猩紅熱などの細菌感染症でみられる．

6. 結 節
表皮から真皮の腫瘍，肉芽，沈着物による隆起した発疹である．敗血症，結核，癩（らい）などでみられる．

b. 粘膜疹

1. コプリック斑
コプリック Koplik 斑は麻疹の発疹出現のほぼ2日前に，頬粘膜に認められる帯青白色，境界明瞭なやや隆起した斑点で，その周囲に輪状の粘膜充血を伴う．

2. アフタ
円形のびらん局面で，表面に黄白色の偽膜が付着し，周囲に炎症性の発赤を有するものである．疱疹状歯肉口内炎，単純疱疹，水痘，帯状疱疹，ヘルパンギーナ，手足口病などでみられる．

3. 潰 瘍
粘膜上皮から固有層にいたる組織の欠損である．連鎖球菌性歯肉口内炎，化膿性舌下腺炎，結核などでみられる．

4. 舌 苔
舌の角質が増生して，ビロード状の外観を呈するものである．口腔内カンジダ症などでみられる．

5. 毛 舌
糸状乳頭が延長し，その先端で角質が増生した状態である．口腔内細菌叢の変動を反映する．抗菌薬，トローチの投与時などにみられる．

表13-3. 内科的疾患でみられる主な皮疹，粘膜疹

皮疹	紅斑	ウイルス感染症，細菌感染症，真菌感染症，膠原病，薬疹
	紫斑	敗血症，白血病，血小板減少症
	水疱	水痘，帯状疱疹
	膿疱	膿疱性細菌疹，真菌感染症
	丘疹	ウイルス感染症，細菌感染症
	結節	敗血症，白血病，関節リウマチ，結核，サルコイドーシス
粘膜疹	コプリック斑	麻疹
	アフタ	疱疹状歯肉口内炎，単純疱疹，水痘，帯状疱疹，手足口病
	潰瘍	連鎖球菌性歯肉口内炎，化膿性舌下腺炎，結核
	舌苔	口腔内カンジダ症
	毛舌	抗菌薬，トローチ投与
	イチゴ状舌	猩紅熱

第13章　感染症・寄生虫疾患

6. イチゴ状舌

舌乳頭の肥大と血管拡張である．猩紅熱，川崎病などでみられる．

7. 白 苔

口腔内カンジダ症などで認める．吸入ステロイド薬の使用時にうがいをしない場合に認めることがある．HIV感染者など，免疫機能低下者でも認めることがある．

3 リンパ節腫脹

リンパ節腫脹 lymphadenopathy は，局所性のものと全身性のものに分けられる．前者は所属リンパ節の腫脹で，そのリンパ節に流入するリンパ管の流域の炎症または腫瘍による．

後者は全身性の細菌またはウイルスによる炎症性のものと，造血器腫瘍や悪性リンパ腫などの腫瘍性疾患によるものがある．

4 頭 痛

感染性発熱に伴って起こるが，脳炎や髄膜炎などの中枢神経系感染症の際には脳圧亢進に伴う，悪心，嘔吐を伴う激しい頭痛 headache が認められる．

5 脈 拍

脈拍 pulse は一般に，発熱時には体温の上昇に伴い**頻脈**になる．急性熱性疾患で，体温上昇に比して脈拍の増加がみられない**比較的徐脈**を呈する疾患として，レジオネラ，チフス，野兎病，オウム病や，脳炎や髄膜炎などの中枢神経系感染症がある．

6 脾 腫

急性感染症で脾腫 splenomegaly を認めることが多い疾患は，チフス，敗血症，細菌性心内膜炎，伝染性単核球症，マラリア，粟粒結核などである．

白血病などの骨髄増殖性疾患，悪性リンパ腫，全身性エリテマトーデス，肝疾患，などの疾患でも脾腫を認めるので，注意が必要である．

7 ショック

ショック shock は敗血症，とくにグラム陰性桿菌の菌血症において頻度が多く，その代表的起因物質としてエンドトキシンがある．

細菌性ショックの致命率はきわめて高い．

J. 検 査

1 一般検査

a. 血液検査

貧血は，慢性感染症やマラリアなどでしばしば認められるが，一般的に感染症では，高度の貧血を認めることは少ない．

白血球は，ほとんどの急性細菌性感染症で増加し，白血球分類では，好中球増加が主体で，幼若な好中球が骨髄のプールから末梢血中に動員されるため核の左方移動がみられる．

好中球減少をきたす感染症には，腸チフス，サルモネラ症，リケッチア感染症，ウイルス感染症，原虫感染症がある．とくに細菌性の敗血症では，エンドトキシンの作用により末梢血中の好中球が全身臓器の微小循環系に分布し，一過性に著しい白血球の低下を認めることがある．リンパ球が著増するものに百日咳がある．好酸球増加をきたす代表的感染症は，寄生虫疾患である．EBウイルス感染症などウイルス感染症では，異型リンパ球が増加する．

b. CRP

C反応性蛋白 C-reactive protein（CRP）は，感染症の際には増加する．経過，予後の推定に役立つ．なお，慢性的あるいは遷延する感染症においては，血清蛋白質のうちγグロブリンが高値になることがある．

c. プロカルシトニン

甲状腺でつくられるホルモンであるが，細菌感染に伴い全身の細胞からその前駆タンパク質が産生され，バイオマーカーとして測定されている．

d. 尿検査

発熱時には，腎糸球体の蛋白透過性の亢進による非特異的な熱性蛋白尿を認めることがしばしばある．尿路感染症では，尿沈渣中に白血球および上皮細胞の増加がみられ，腎炎などでは赤血球の増加がみられる．尿中に排泄される抗原成分の検出が診断に有用なものとして，肺炎球菌，およびレジオネラがある．

J. 検 査 **389**

e. 肝機能検査

多くの感染症で，肝機能障害を認める．肝実質細胞への直接障害をきたすものには肝炎ウイルス感染症，EBウイルス感染症，サイトメガロウイルス感染症などがある．

抗菌薬などによる薬物性の肝障害にも，注意する必要がある．肝細胞障害をきたした場合にはAST，ALTの上昇を，胆汁うっ滞型の障害の際にはTB，ALPが上昇する．

f. 画像検査

X線，CT，超音波，MRI，シンチグラフィなどの画像検査は，感染症の診断，経過観察に有用である．

2 病原体検査

感染症の確診のために，起炎菌の検出が必須である．

a. 検体の採取および取り扱い

病巣部から，汚染菌の混入をできる限り避けて検体を採取する．血液，髄液などの無菌的部位からの検体は，菌の存在が証明された場合，疾患の病原体として取り扱われるので，無菌的な検体の採取に留意する．穿刺皮膚面の消毒，手袋およびマスクの着用は重要である．血液培養は，悪寒，戦慄を認めているときに，異なる部位から採血し2セットを採取する．

一方，喀痰など常在菌の混入が避けられない検体の場合には，検体採取前にうがいをさせるなど，常在菌の混入をできる限り減らしたのち検体を得るように努力する．

採取された検体は，新鮮な状態で早急に検査室に提出されるべきであるが，やむをえず病棟などで保存する場合には冷蔵保存する．

さらに検体の採取は，検体中の抗菌薬の影響を考えて，抗菌薬投与前に行うことが原則である．すでに抗菌薬が投与されている症例に関しては，状況により一度抗菌薬を中止してから採取する．

b. 病原体の証明

1. 塗抹検査

検体はただちに塗抹染色，鏡検により菌の存在を検索する．塗抹染色法は目的菌により異なるが，通常はまず**グラム染色**を行い，必要に応じて，抗酸菌蛍光染色，**チール・ネルゼン Ziehl-Neelsen 染色**（結核菌），ヒメネス染色（レジオネラ菌）などの特殊染色を追加する．

2. 抗原検出キット

病原体の一部を抗原とし，イムノクロマト法などで迅速に検出する診断法が普及している．咽頭ぬぐい液や鼻咽頭ぬぐい液を用いるインフルエンザウイルス，マイコプラズマ，A群溶レン菌や，尿を用いる肺炎球菌，レジオネラ菌などが知られている．

3. 培養検査

目的菌に応じた培地を選択し，分離，同定を行う．

4. 核酸増幅法による遺伝子診断

分子生物学的手法により，検体中の病原体特異的遺伝子を増幅して，プローブを用いて検出する遺伝子診断が感染症の診断にも応用され，その有用性が認められている．PCR法やLAMP法などがある．結核や，マイコプラズマ，百日咳，レジオネラ菌などには実用化されている．

5. 血清学的検査

各種病原体に対する抗体を血清中で検出する方法であり，特異抗体の上昇は感染症の補助診断として重要である．感染初期の抗体価と，1〜2週間後の抗体価を比較（ペア血清）することにより診断する．急性期にはIgMが上昇し，数週間おくれてIgGが上昇する

非特異的な診断法として，**ウィダール Widal 反応**（腸チフス，パラチフス），**ワイル・フェリックス Weil-Felix 反応**（リケッチア感染症），**寒冷凝集反応**（マイコプラズマ感染症），**ポール・バンネル Paul-Bunnell 反応**（伝染性単核球症）などがある．

K. 敗 血 症

概 念

2016年に敗血症 sepsis の定義が15年ぶりに改定された．ここでは敗血症は「感染症に対する制御不能な宿主反応に起因し生命を脅かす臓器障害」，と定義された．また新たな基準では，敗血症の診断基準に sequential organ failure assessment（SOFA）スコアが採用された．これは呼吸機能（PaO_2/FiO_2），凝固能（血小板数×1,000/

ml），肝機能（ビリルビリン mg/dl），心血管機能（血圧 mmHg），中枢神経機能（Glasgow Coma Scales：GCS），腎機能（クレアチニン mg/dl あるいは尿量）の 6 項目について，それぞれ 0〜4 点でスコアリングを行い，その点数を合計し臓器障害を評価する．SOFA スコア 2 点の上昇にて院内死亡率が 10％上昇することが知られており，ベースラインより SOFA スコアが 2 点以上上昇し，原因として感染症が疑われるものが敗血症と定義された．救急外来，一般病棟など ICU 外の場で動脈血液ガス分析を要せず，敗血症を迅速にスクリーニングする方法として quick SOFA（qSOFA）スコアが新たに提唱され，呼吸数 22 回/分以上，GCS15 未満（意識レベルに変化あり），収縮期血圧 100 mmHg 以下の 3 項目のうち，2 項目以上を満たす場合に生命を脅かす感染症である敗血症を積極的に疑う（qSOFA2 点以上て 1 点以下より死亡率 3 倍から 14 倍に上昇）．

　また，敗血症性ショックは，敗血症の一分症と位置づけられ，「急性循環不全により細胞障害および代謝異常が重度となり，死亡率を増加させる可能性のある状態」と定義された．

　敗血症の死亡率 10％は，ST 上昇を伴う急性心筋梗塞の死亡率 8.1％より高い．

　歯科領域では，歯周囲炎などの感染巣から口腔内レンサ球菌が血流中に侵入し，感染性心内膜炎を合併することがある．

　確定診断は，原発感染病巣を決定し，血液培養により起炎菌の分離を試みることである．血液培養は，採血部位を変えて 2 セット採取することが重要である．

　合併症としては，**敗血症性ショック**，**播種性血管内凝固** disseminated intravascular coagulation（**DIC**），心不全，肺水腫，腎不全などの多臓器の障害が重要で，これらの合併症の有無が敗血症の予後を決定する．

L. 新型インフルエンザ

概　念

　ヒトとトリのインフルエンザウイルスが豚の中で交配を繰り返す，あるいはトリインフルエンザがトリからヒトへの感染を繰り返すことにより，抗原性を獲得し，ヒトからヒトへ感染できるようになると新型インフルエンザになると考えられる．新型インフルエンザウイルスの感染によって起こる疾患が新型インフルエンザで，ほとんどの人が免疫をもっていないため，世界的な大流行（パンデミック）が想定されている．**2009 年 4 月のメキシコでの流行から世界中に広がったインフルエンザは，ブタ由来の新型インフルエンザ A（H1N1）であり，トリインフルエンザとは性質が異なるものである**（第 4 章「呼吸器疾患」参照）．

疫学・症状

　トリインフルエンザウイルス（H5N1）感染により発症した中国や東アジア例では，発熱や咳などの従来の季節性のインフルエンザ症状に加え，多くの症例で重症肺炎を認め，早期に呼吸不全に陥り，致死率は 60％以上ときわめて高い．感染にはトリとの濃厚な接触が関連しており，人から人への感染は限定的である．

治　療

　リン酸オセルタミビルなどのノイラミニダーゼ阻害薬が有効であると考えられている．新型インフルエンザが流行した際には，新種のインフルエンザに対する効果的なワクチンの製造が必要となる．海外では遺伝子組換え技術を用いたワクチン，弱毒化生ワクチンも実用化されている．

M. 感染性心内膜炎

　血流中に侵入した菌が，弁膜の異常などで心腔内での血行動態異常の結果生じる，血流ジェットなどの影響により形成される心内膜障害部に形成される疣贅に細菌が感染することにより生じる感染症である（第 3 章「循環器疾患」参照）．心不全や増大した疣贅がちぎれ末梢血管に塞栓を形成することがある．原因菌として代表的な溶連菌については**口腔内の溶連菌が歯周囲炎やう歯などに伴う粘膜障害部から侵入**するといわれている．一方，溶連菌が血液培養で検出された場合には，口腔内を精査する必要がある．本症では基本的に血液培養にて菌が検出されるが，菌種により使用する抗菌薬が異なるために，本症が疑われた際には血液培養を 3 セット以上実施することが望ましい．

N. 誤嚥性肺炎

高齢者肺炎の要素

誤嚥性肺炎（第4章「呼吸器感染症」参照）は，2つの型に分離される．

1）不顕性誤嚥に伴う誤嚥性肺炎：本人も周囲にも自覚されないmicroaspirationによるもので，最も頻度が高い．慢性の不顕性誤嚥を繰り返すと，びまん性嚥下性細気管支炎を起こすことがある．

2）メンデルソン Mendelson 症候群：大量の胃内容物の誤嚥により胃酸が関与する化学性肺炎であり，急性呼吸窮迫症候群 acute respiratory distress syndrome（ARDS）を呈することが多い．

O. 化学療法

感染症の治療の主体は，病原微生物に対する化学療法 chemotherapy である．病原微生物に直接作用し，その発育を抑制あるいは死滅しうる薬物を抗微生物薬（抗菌薬）といい，そのような薬物による治療法を化学療法という．

抗菌薬の選択に際しては，①感染臓器，②原因菌の分離，同定，③薬物感受性検査，④薬物の体内分布，⑤副作用，などを十分に検討することが重要である．抗菌薬は起因菌別に，一般細菌用抗菌薬，抗結核薬，抗真菌薬，抗ウイルス薬，抗寄生虫・原虫用薬などに大別されるため，抗菌薬投与前に必要な培養検査を提出し原因菌を特定し，薬剤感受性を評価し最小発育阻止濃度や最小殺菌濃度を測定する必要がある．最小発育阻止濃度 minimum inhibitory concentration（MIC）とは，10^5CFU/ml の菌を含む液体培地で12時間培養し，菌の増殖を阻止するのに必要な抗菌薬の最小濃度（μg/ml）である．最小殺菌濃度 minimum bactericidal concentration（MBC）とは，前述の菌が発育しなかった培地から採取した検体を薬剤を含まない培地に接種後，12時間経過しても菌の発育がみられない濃度を指す．

抗菌薬の作用機序としては，細胞壁の合成を阻害，細胞質膜の合成阻害・細胞質膜障害，蛋白合成阻害，核酸分裂阻害，葉酸代謝経路阻害，などに分類される．その作用機序の相違により**殺菌的** bactericidal に働く（微生物を死滅させる　MICと MBC が一致する）ものと，**静菌的** bacteriostatic に働く（微生物の分裂を抑制するが死滅させない）ものとに分類される．前者に属する薬物はβラクタム系薬であり，ペニシリン系，セファロスポリン系，モノバクタム系，カルバペネム系，キノロン系，アミグリコシド系のグリコペプチド系などの抗菌薬があげられる．後者に属する薬物は，マクロライド系，テトラサイクリン系の抗菌薬などである．

薬の効果を最大に活かすために，薬物動態にもとづいて薬の作用を考えることが重要である．薬物動態（薬がどれだけ体内に存在しているか）と，薬力学（薬がどれだけその部位で作用しているか）の両方を考慮した考え方が，PK/PD 理論である．

PK は pharmacokinetics の略であり，日本語で「薬物動態」を，PD は pharmacodynamics の略であり，「薬力学」を意味する．PK/PD 理論により，抗菌薬は，時間依存性の抗菌薬と濃度依存性の抗菌薬に大別される．また，MIC の値よりも抗菌薬の濃度が低ければ菌は増殖する．そこで，PK/PD 理論では薬力学（PD）の要素として MIC を利用する．薬物動態のグラフに MIC の値を挿入すると，PK/PD 理論を理解しやすくなる．

・pharmacokinetics/pharmacodynamics（図 13-2a，b）

この薬物動態（PK）のグラフで重要な指標として「Cmax（最高血中濃度）」「AUC」「t（作用時間）」の3つがある．これらと MIC との関係から，以下の3つの指標が生まれる．

・Cmax（最高血中濃度）に対する MIC の割合：Cmax/MIC.

・AUC に対する MIC の割合：AUC/MIC.

・血中濃度が MIC より高い時間：time above MIC.

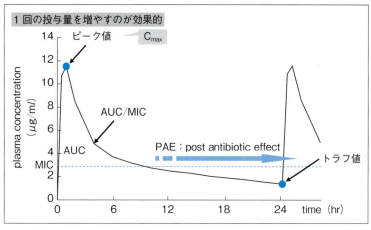

図13-2a. 濃度依存的に殺菌効果が増強する抗菌薬

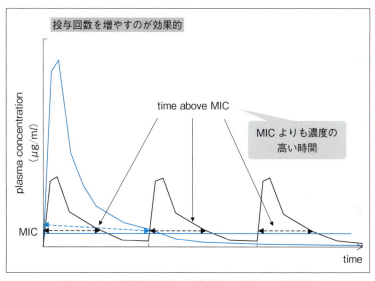

図13-2b. 時間依存的に殺菌効果が増強する抗菌薬

　この3つのパラメーターのどれが抗菌力と最も関連するかは，抗菌薬により決まっている．時間依存性の抗菌薬では，血中濃度がMICの値よりも高く維持された時間が長いほど抗菌力が増す．そのため，この種類の抗菌薬では投与回数を増やして血中濃度を維持することが重要になる．一方，濃度依存性の抗菌薬ではCmax（最高血中濃度）が抗菌力と相関する．そのため投与回数を増やすより1回投与量を増やすことが重要になる．

　通常，菌にMIC以上の抗菌薬が作用すると増殖が抑制される．その後，抗菌薬の濃度がMIC以下になると菌は増殖をはじめる．ただし抗菌薬の種類によっては，抗菌薬がなくなっても菌の増殖抑制効果が残っている場合がある．つまり，一度抗菌薬に触れたことにより，この抗菌薬がなくなっても菌の増殖を抑える作用が持続する薬剤がある．このような効果をpostantibiotic effect（PAE）と呼ぶ．時間依存性と濃度依存性の特徴に加えてPAEを考慮すると，抗菌力と相関するPK/PDパラメーターが，表13-4のように薬剤により決まってくる．

　長いPAEを有する時間依存性の抗菌薬では，「どれだけの薬が利用されたか」を表すAUCを含むAUC/MICがPK/PDパラメータとして重視

される．PK/PD 理論に基づかない投与法は，十分な効果が得られないだけではなく，耐性菌が発生しやすくなる．

さらにキノロン系など濃度依存性の抗菌薬のPK/PD では，MIC 以外に 2 つのパラメーターを考慮する必要がある．このようなパラメーターとして耐性菌出現阻止濃度（MPC）と耐性菌選択濃度域 mutant selection window（MSW）がある．理論的には抗菌薬の濃度が MIC より高くなれば菌の増殖は抑制されるが，多少 MIC の高い菌も存在するため中には生き残って増殖することができる菌もいる．そのため，実際にはこれら耐性菌の増殖を抑制するように抗菌薬の濃度を調節する必要がある．その濃度のことを MPC と呼ぶ．この濃度より高い濃度を得られれば，耐性菌を含めて殺菌することができるので結果的に耐性菌の出現を抑えることができる．一方 MIC と MPC の間の濃度では耐性菌が生き残ってしまう可能性があり，この濃度の範囲を MSW と呼ぶ．これらの理由から，濃度依存性の抗菌薬は，Cmax がMPC の値を超えるように高用量を短期間で投与する必要がある．抗菌薬を使用する際には，薬理学的な視点に基づく PK/PD 理論に加えて，耐性菌の出現を抑制する投与法に配慮することが肝要である．

原因菌からの化学療法薬の選択については，表13-5 のとおりである．

化学療法薬の使用頻度の増加に伴い多彩な副作用の報告があり，それらに関する基本的な知識を要するが，適宜薬剤師にも相談する．化学療法薬の主な副作用としては，① アナフィラキシーショックあるいはアレルギー反応，② 骨髄抑制，③ 肝障害，④ 腎障害，⑤ 神経障害（聴器障害，視神経障害，末梢神経障害など），⑥ 胃腸障害，⑦ 偽膜性腸炎，などがあげられ，これらの副作用が発現した際には，原因薬物の投与を中止し，他薬に変更する．また副作用の種類と原因薬剤を診療録に記載し，患者にもその知識を知らせる必要がある．

表 13-4

抗菌薬の特性	PK/PD パラメーター	抗菌薬の種類
濃度依存性殺菌作用と長い持続効果（PAE）	AUC/MIC or Cmax/MIC	キノロン系，アミノグリコシド系
時間依存性殺菌作用と短い持続効果（PAE）	time above MIC	ペニシリン系，セフェム系，カルバペネム系
時間依存性殺菌作用と長い持続効果（PAE）	AUC/MIC	マクロライド系，テトラサイクリン系，グリコペプチド系

表 13-5．主な病原微生物に対する化学療法薬の選択

病原微生物	選択すべき化学療法薬
ブドウ球菌	ペニシリン系，セファロスポリン系（耐性菌には，耐性ブドウ球菌用ペニシリン，アミノ配糖体系）
連鎖球菌	ペニシリン系，セファロスポリン系，マクロライド系
肺炎球菌	ペニシリン系，セファロスポリン系，マクロライド系
大腸菌	ペニシリン系，セファロスポリン系，ナリジクス酸
クレブシエラ	セファロスポリン系，アミノ配糖体系
変形菌	ペニシリン系，セファロスポリン系，アミノ配糖体系
セラチア	アミノ配糖体系，第三世代セファロスポリン系
緑膿菌	アミノ配糖体系，抗緑膿菌用ペニシリン，第三世代セファロスポリン系
嫌気性菌	リンコマイシン系，マクロライド系，セファロスポリン系，ペニシリン系
マイコプラズマ	テトラサイクリン系，マクロライド系
クラミジア	テトラサイクリン系，マクロライド系

394　第 13 章　感染症・寄生虫疾患

A. 細菌感染症

1 グラム陽性球菌感染症

グラム染色で青色に染まる球菌による感染症である.

a. ブドウ球菌感染症
概念

ブドウ球菌感染症 staphylococcal infection の原因菌となるブドウ球菌は, コアグラーゼ陽性の黄色ブドウ球菌とコアグラーゼ陰性のブドウ球菌に大別される.

1) 黄色ブドウ球菌感染症: 黄色ブドウ球菌は化膿性疾患のほかに, 外毒素のエンテロトキシンにより食中毒などの毒素性疾患を引き起こす. 30%くらいの人が, 皮膚常在菌として保有している. 生体内に侵入すると化膿性感染症を惹起し, 膿瘍を形成しやすい. また血流中に侵入すると, 血行性にさまざまな臓器に付着し, 感染性心内膜炎や転移性膿瘍（腸腰筋膿瘍, 関節膿瘍, 感染性肺塞栓症など）をつくる. 近年, βラクタム系薬が無効の**メチシリン耐性黄色ブドウ球菌（MRSA）**の増加が問題となっているが, 現在わが国で分離される黄色ブドウ球菌の30〜40%はMRSAである. MRSAは染色体にmecA遺伝子をもち, 細胞壁にβラクタム系薬に結合親和性の低いペニシリン結合蛋白PBP-2'が産生されるもので, 臨床的には, 間接接触感染で, 抵抗力が低下している寝たきり老人, 術後患者などの入院患者間で広がりやすく, 菌血症, 転移性膿瘍（筋肉, 関節など）, 骨髄炎, 肺炎などをきたし難治性となることが多い. このように感染症を発症すると難治性である.

治療

メチシリンに感受性があるブドウ球菌に対しては, ペニシリン系, 第一世代のセファロスポリン系の抗菌薬を用いる. わが国では, 中枢神経系病変を認めない場合には第一世代セフェム系薬であるセファゾリンが第一選択薬である. MRSAの場合には, バンコマイシン, テイコプラニン, ダプトマイシン, リネゾリド, アルベカシンなどの抗MRSA薬が用いられる. バンコマイシン, テイコプラニン, アルベカシンを使用するときには薬剤の血中濃度を測定して投与量を調整する, therapeutic drug monitoring（TDM）が必須である. またダプトマイシンは呼吸器感染症には無効である.

院内感染対策としては, 手洗いの習慣をつけ, 院内を清潔に保つことが基本となる.

b. 連鎖球菌感染症
概念

ヒトの連鎖球菌感染症 streptococcal infection には, 急性咽頭炎, リウマチ熱, 糸球体腎炎, 猩紅熱などがある. また, 猩紅熱の発赤に関係する発赤毒素 erythrogenictoxin, 溶血毒であるストレプトリジン streptolysin など, 多くの菌体外物質を産生する. ヒトからヒトへの感染が主で, 軍隊などの集団生活者にみられやすい.

治療

ペニシリン系, セファロスポリン系の抗菌薬を投与する. リウマチ熱の場合には, 抗炎症薬の投与とベンジルペニシリンカリウム（PCG）の投与が行われる.

c. 肺炎球菌感染症

肺炎球菌は小児では, 髄膜炎, 中耳炎, 肺炎の, 成人では肺炎の主要な原因菌である.

肺炎球菌感染症 pneumococcal infection の治療は, 髄膜炎以外にはペニシリン系薬を十分量使用する. 髄膜炎には第三世代セファロスポリン系薬やバンコマイシンを用いる. 莢膜多糖成分を抗原とし, ジフテリアトキシンをアジュバントとする肺炎球菌の結合型ワクチンの定期接種化により, 小児の肺炎球菌による感染症は激減している. 2014年10月からは23価莢膜多糖体ワクチンが, 65歳以上の高齢者に定期接種化された.

d. 腸球菌感染症

腸管の常在菌のひとつであるが, 血流に入ると感染性心内膜炎などを惹起する. 臨床分離菌としては, *Enterococcus faecalis* と *E. facium* の頻度が高く約4:1である. 両者は薬剤感受性が異なり, *E. faecalis* はペニシリン感受性株が多いが, *E. facium* はペニシリン耐性である.

② グラム陽性桿菌感染症

a. ジフテリア

ジフテリア diphtheria は，ジフテリア菌による急性上気道炎を主とする疾患である．菌体外毒素による全身障害の症状が主であり，治療には菌体外毒素を中和する抗毒素療法（抗毒素血清療法）を，できるだけ早急に実施する．

3種混合ワクチン（ジフテリア，破傷風，百日咳）の普及により，ジフテリアの発生はきわめて少なくなった．

b. 炭疽病

炭疽病 anthracemia は，*Bacillus anthracis* の感染による水疱，局所リンパ節腫脹，不規則な発熱，ときには敗血症に及ぶ致死性の高い疾患である．人獣共通伝染病で，農夫，獣医，羊毛業者などが罹患する．

治療には，ベンジルペニシリンカリウム（PCG）の大量投与，テトラサイクリン，セファロスポリン系薬を用いる．

c. リステリア症

リステリア症 listeriosis は，グラム陽性桿菌である *Listeria monocytogenes* により，髄膜炎，髄膜脳炎，敗血症，膿胸，気管支炎などをきたす．乳幼児，高齢者に多いが，発症には宿主の基礎疾患に基づく免疫能の低下が関与している．リステリアに汚染された牛乳の摂取，感染動物との接触，塵埃の吸入などにより感染する．

新生児では母体からの感染で，75%は髄膜炎である．

治療は，アンピシリンがもっとも有効である．

d. ノカルジア症

ノカルジア症 nocardiosis は，グラム陽性桿菌であるノカルジアによる急性，慢性の感染症である．多くは *Nocardias asteroides* が占める．糖尿病や主に細胞性免疫不全の宿主に肺ノカルジア症が認められる．中枢神経系に親和性が高い．治療には，サルファ剤あるいはミノサイクリンの投与を行う．

③ グラム陰性球菌感染症

a. 髄膜炎菌感染症

Neisseria meningitidis の上気道からの感染で，中枢神経系に病巣をつくる．髄液は膿性で，細胞内・外にグラム陰性のランセット形の本菌を多数証明する（第9章各論 C. 1『髄膜炎』参照）．

b. 淋菌感染症

淋菌感染症 gonococcal infection は，*Neisseria gonorrhoeae* による感染で，初発の主病巣は泌尿・生殖粘膜であるが，感染は性器にかぎらず，進展すれば身体の各部に病巣をつくる．性交による感染がもっとも多いが，淋菌の付着した器具，タオルを介した感染や新生児の眼感染もある．

治療には，抗菌薬（ベンジルペニシリンカリウム（PCG））を投与する．

④ グラム陰性桿菌感染症

a. 大腸菌による感染症

概　念

大腸菌 *Escherichia coli* は，ヒトの腸管，腟，尿道，鼻咽腔などに常在するが，主要常在部位は腸管であり，腹腔内臓器の感染が主となる．胆道感染症，複雑性尿路感染症，術後感染症の起炎菌として，高頻度にみられる．尿路感染症，胆道感染症，腹腔内感染巣，骨盤腔内感染巣から大腸菌敗血症にいたるものもある．

治　療

ペニシリン系，セファロスポリン系の抗菌薬を投与する．

外来性の毒素産生性の大腸菌は親和性のある部位により小腸，大腸に病変を形成し，さまざまな病態を惹起する．ベロ毒素を産生するものは腸管出血性大腸炎を惹起し，重症例では尿毒症にいたる．病状により，抗菌薬を使用しないほうが望ましい場合があるので留意する．

b. クレブシエラ感染症

クレブシエラ *Klebsiella* は，基礎疾患，とくに糖尿病を有する者に重症肺炎を起こす．また尿路感染症，胆道感染症，腸炎，菌血症の起炎菌として重要である．

アンピシリンは無効である．βラクタマーゼ配合阻害薬のペニシリン製剤，第三世代セファロス

ポリン系，アミノ配糖体系抗菌薬を投与する．

c. 緑膿菌感染症

概　念

緑膿菌 *Pseudomonas aeruginosa* は，自然界に広く存在し，火傷，熱傷，褥瘡皮膚や粘膜，呼吸器，腎・尿路などに容易に定着し，感染を惹起させる．元来弱毒菌であるが免疫能が低下していると容易に重症感染症を惹起する．病院内の湿潤した環境に定着し，院内感染の原因菌になりやすいことに注意する．また，不適切な抗菌薬の使用により薬剤耐性化しやすく，カルバペネム，アミノグリコシド，キノロンに耐性を示す多剤耐性緑膿菌の検出例も増加傾向にある．

治　療

感受性試験の結果を参照しながらアミノ配糖体系薬，抗緑膿菌用ペニシリン，カルバペネムを投与する．

d. 細菌性赤痢

細菌性赤痢 bacillary dysentery（shigellosis）は，赤痢菌による大腸粘膜の化膿性炎症であり，潜伏期24〜48時間を経て，発熱，下腹部痛，水様便に引き続き，粘液・血液を混じた頻回な下痢，**テネスムス** tenesmus（しぶり腹，裏急後重）を主要症状とする．近年は，東南アジアへ渡航して感染する例が増加している．治療には，適切な抗菌薬を用いるが，おもにキノロン系経口薬が用いられている．

e. 腸チフス

腸チフス typhoid fever は，チフス菌による熱性の全身性感染症で，不明熱の鑑別診断のひとつである．経口感染で，細胞内寄生する．菌は腸管壁から侵襲後，菌血症を経て，消化管，リンパ節，脾など全身に広がり感染を起こすこともある．しかし一般には，病変は小腸リンパ節（パイエルPeyer板）に限局した形をとる．約80％の例で血液培養が陽性となる．

腸チフスの典型例では発熱は40℃前後に達し，その後は稽留する．比較的徐脈は，本症の特徴である．第1病週のおわりから胸腹部に**ばら疹**が現れ，脾腫を伴う．重症例では，腸出血，腸穿孔などを合併する．

腸チフスは第3類感染症であり，患者を隔離，入院とし，排菌陰性化するまで特定の施設におい

て観察する．抗菌薬として，アンピシリンが有効である．ワクチンが存在する．

f. パラチフス

パラチフス paratyphoid fever はパラチフス菌によって腸チフス同様の臨床経過をとる熱性疾患であるが，腸チフスに比して経過，予後とも良好である．

g. コレラ

コレラ cholera は，コレラ菌とその毒素によって起こる全身消耗性疾患である．ヒトのみが感染し，患者の排泄物（便，吐物）で汚染された水，食物および果実などを介する経口摂取で感染する．特徴のある米のとぎ汁様の下痢，嘔吐により脱水状態に陥る．治療として，脱水，電解質異常に対する大量・迅速な輸液を行い，抗菌薬としては，テトラサイクリンが有効である．

h. ペスト

ペスト plague はペスト菌によって起こる人獣共通伝染病のひとつで，感染したげっ歯類に寄生シラミ，ダニが媒介しヒトへ感染する．急激な高熱で発症し，化膿性のリンパ節炎，菌血症を主とする（腺ペスト）．原発性の肺ペストは，重篤で予後不良である．

治療には，ペニシリン系は効果がなく，ストレプトマイシン，テトラサイクリン系の抗菌薬が有効である．

i. レジオネラ症（在郷軍人病）

レジオネラ症 legionnaires' disease は，環境中の水系に存在するグラム陰性の小桿菌である *Legionella pneumophila* の空気感染による．温泉や24時間風呂などで集団発生することがある．一過性の気管支炎である pontiac fever や肺炎を呈する．肺炎はしばしば重症化する．グラム染色で染色されず，ヒメネス Gimenez 染色が用いられる．培養には，BCYE-a 培地が用いられる．尿中の抗原成分の検出が診断に有用である．発症者から人への感染はない．細胞内寄生菌であり，細胞内に移行しない β ラクタム系の抗菌薬は無効である．リファンピシン，エリスロマイシン，キノロン系が有効である．

j. 百日咳

百日咳 pertussis（whooping cough）は，グラム陰性小桿菌である *Bordetella pertussis* による．

A．細菌感染症　397

近年わが国では成人患者が急増し，患者全体の1/3を占め，今や大人が小児の感染源になるといわれる．乳幼児では特有の，間欠的な痙攣性の咳嗽発作を主とする．通常の培地では生えない．咳が出現するころには菌は存在しない末梢血中のリンパ球が増加するもの多い．エリスロマイシン，ジョサマイシンを投与する．

5 嫌気性菌感染症

a. 破傷風

破傷風 tetanus は創傷感染に引き続いて起こる．*Clostridium tetani* の外毒素による急性の中枢神経系の中毒で，激しい強直性筋肉痙攣が主な症状である．死亡率は20〜50%である．

本症の予防には3種混合ワクチンを用いるが，感染が疑われるときには破傷風沈降トキソイド筋注や必要に応じてヒト破傷風免疫グロブリンと破傷風抗毒素ウマ血清を注射する．

b. ガス壊疽

ガス壊疽 gas gangrene は，*Clostridium perfrigenes* などによる軟部組織の創傷感染である．切開による壊死組織の摘除，治療の対象となる．

6 抗酸菌感染症

a. 結 核

結核 tuberculosis は，*Mycobacterium tuberculosis* による空気感染で肺結核や（第4章各論 A. 6『肺結核』参照），結核性胸膜炎（同項目参照），結核性髄膜炎（第9章各論 C. 1b『結核性髄膜炎』参照），骨・関節結核，尿路結核，粟粒結核（結核菌が血行性に全身に散布され，粟粒大の病巣をつくる）などの肺外結核を起こす．口腔，上気道には咽頭結核，喉頭結核が発症するが，排菌量は著しく多く，感染源になるので留意する．

b. 非結核性抗酸菌症

ヒト型，ウシ型などの結核菌群とらい菌を除く抗酸菌を，非結核性抗酸菌 nontuberculous mycobacteria と呼ぶ．水系，土壌などの環境や動物の常在菌であり，現在約190種が知られている．病原性は低いが，人に感染症を惹起するものは約30種である．主に呼吸器系に感染症を惹起するが，皮膚・軟部組織にも病変を作る．通常，人から人には感染しないとされる．免疫能が低下する

と日和見感染症として合併することがある．肺感染症を主とするが，最近は迅速発育菌による皮膚，軟部組織感染症が注目されている．最近，非結核性抗酸菌症は世界各国で増加が指摘されている．

c. 癩（らい）

癩（らい）leprosy（Hansen disease）は *Mycobacterium leprae* による慢性感染症で，皮膚，末梢神経，鼻粘膜の慢性肉芽腫性炎症である．臨床的には，らい腫型と類結核型の2つに大別される．近年，患者数の減少をみているが，インドとアフリカ，南米には，多数の患者が存在している．

B. ウイルス感染症

1 か ぜ

上気道の急性カタル性炎症を一括して，かぜ症候群という（第4章各論 A. 1『かぜ症候群』参照）．その80〜90%は，ウイルスによる．

かぜ common cold の原因となるウイルスは，ライノウイルス，コロナウイルス，アデノウイルス，パラインフルエンザウイルス，インフルエンザウイルスなどであり，インフルエンザを除き，それぞれに特異的な薬剤はなく，対症療法が基本である．

2 流行性耳下腺炎

流行性耳下腺炎 parotitis epidemica（ムンプス mumps）は，急性・全身性のパラミクソウイルス（ムンプスウイルス）感染症である．ヒトがウイルスの感染源で，飛沫感染し，通常16〜18日の潜伏期を経て発症し，臨床的には有痛性の耳下腺腫脹が特徴であるが，髄膜脳炎，膵炎，睾丸炎，卵巣炎などの合併症が問題となる．不顕性感染もある．耳下腺炎発症の6〜7日前から発症後9日目くらいまで，唾液にウイルスが排出される．

治療は対症療法が主であり，予防は2回以上の接種が重要である．ムンプスウイルス生ワクチンがある．

3 インフルエンザ

インフルエンザ influenza はインフルエンザウイルスによる急性の感染症で，「flu」とも略称さ

れている．飛沫感染あるいは接触感染し，潜伏期2～3日で突然発熱，筋肉痛，脱力感，頭痛にて発症する．細菌感染の合併がなければ，一般に予後は良好である．インフルエンザ後に合併する二次性細菌性肺炎の起因菌として肺炎球菌や黄色ブドウ球菌の頻度が高い．発症1日前からはウイルスの排出を認め感染源となる．迅速抗原検査が用いられるが，発症早期ではウイルス量が少なく偽陰性となることがある．治療にはノイラミニダーゼ阻害薬やRNA合成阻害薬が用いられる．

予想流行株とニワトリの有精卵を用いて作成されるインフルエンザワクチンを，毎年，インフルエンザの流行がはじまる数週間前までには接種する．流行株が予想流行株と一致すればワクチンの有効性は60～70％とされる（第4章各論A. 3「インフルエンザ」参照）．

4 ヘルペスウイルス感染症

a. 単純ヘルペスウイルス感染症（単純疱疹）

単純ヘルペスウイルス感染症（単純疱疹）herpes simplex は，単純ヘルペスウイルスの感染による皮膚および粘膜の疾患である．表在性の水疱から痂皮形成にいたり，予後は良好である．口唇を中心とした水疱形成を呈するものを口唇ヘルペスと呼び，ウイルス性口内炎の中でもっとも多い疾患である．ときに，重篤な中枢神経系への感染や，全身感染（肝，肺など）をきたすこともある．

治療には，ヘルペスウイルス増殖に必要な酵素を阻害する抗ヘルペスウイルス薬が用いられる．ヘルペス脳炎や陰部ヘルペス，ヘルペス性角膜炎に用いられている．

1. 疱疹性歯肉口内炎

1型単純ヘルペスウイルスにより惹起され，口腔粘膜の水疱ではじまり，徐々に歯肉や口唇まで拡大する．歯肉は全体に赤く腫れ，出血傾向を示し，発熱を伴うこともある．乳幼児に多く，疼痛のため経口摂取できず脱水をきたすことがある．1週間程度で自然軽快する．

b. 水　痘

水痘 chickenpox（varicella）は，水痘・帯状疱疹ウイルスによる，6歳前後の小児に多い急性の水疱疹を特徴とする発疹症であり，気道粘膜内でも増殖するため，飛沫に含まれたウイルスが空気感染し，伝染性が高い．潜伏期は10～21日で発疹出現2日前から発疹出現5日目まで感染性を有する．

小児では全身状態が比較的良好で，合併症も少ないが，成人では高熱，全身症状もあり，肺炎も伴いやすい．ウイルスに曝露後72時間以内であれば，ワクチン接種による発症防止効果を期待できる．十分な抗体価のない医療従事者が曝露を受けた場合には，曝露後10日より21日目までは発症していなくても就業停止となる．発症者では皮疹が完全に痂皮化するまで就業できない．明らかな罹患歴あるいは2回以上の生ワクチン接種歴があれば，免疫を獲得していると判断する．

1. ラムゼー ハント Ramsay Hunt 症候群

感染後，顔面神経の膝神経節に潜伏していた水痘帯状疱疹ウイルス（VZV）が再活性化することにより生じる顔面神経麻痺を主徴とする疾患であり，耳介の発赤・水疱形成や耳痛，難聴，めまいなどを合併する．

c. 帯状疱疹

帯状疱疹 herpes zoster は水痘と同一のヘルペスウイルスに基づく，成人に多い水疱疹である．知覚神経節に潜伏感染していたウイルスが免疫不全状態で活動化し，神経節に沿って神経領域に達し，激しい神経痛様疼痛を伴う水疱性発疹が出現する．

抗ウイルス薬であるアシクロビルは，感染初期に投与すると有効なことがある．

d. サイトメガロウイルス感染症

サイトメガロウイルス感染症 cytomegalovirus（CMV）infection では，妊婦から胎児への先天性感染症と，免疫抑制薬使用に伴う医原性の二次的感染が多く，間質性肺炎，肝炎，脾腫，リンパ節腫，伝染性単球増加症様症状を呈する．先天性の有症状のもの，免疫不全に伴うものでは，予後不良である．

治療は，抗ウイルス薬であるガンシクロビルなどが有効なことがある．

e. EBウイルス感染症

EBウイルス感染症（伝染性単核球増加症 infectious mononucleosis）は，EBウイルス（エプスタイン・バー Epstein-Barr ウイルス）によって起こる小児，若年者（25歳までが多い）の急性

疾患で，発熱，咽頭痛，発疹，表在リンパ節腫脹，脾腫，肝腫大があり，リンパ球，単球が末梢血で50％以上に増加し，異型リンパ球が10％以上を占める．ほとんどの症例で，一過性の肝機能障害を認める．皮疹はまれであるが，ペニシリン系抗菌薬を用いると皮疹は必発である．脾腫により脾臓破裂をきたすことがあり，発症後1ヵ月は運動に留意する．CMVやHIV感染の急性期の症状に類似する．

5 手足口病

手足口病hand, foot and mouth disease（HFMD）は，コクサッキーウイルスやエンテロウイルスなどが飛沫感染，接触（経口）感染し，3～5日の潜伏期間の後，口腔粘膜，手掌，足底や足背などの四肢末端に2～3mmの水疱性発疹が出現する急性ウイルス感染症で，幼児を中心に夏季に流行する．成人はまれである．特異的な治療法はないが，予後は良好である．ときに急性髄膜炎が合併することがある．1週間前後で症状が回復しても，飛沫や便には数週間ウイルスが排泄されるため，感染対策上，せっけんと流水による手洗いが重要である．エンベロープを有さないため，アルコール消毒の効果を期待できない．

6 毛様白板症

多くはHIV症例に認める，舌の側縁に白色の縦状の皺としてみられ病変で，無症状である．ときには，舌背部，頬粘膜，口腔底にみられる．原因としてEBウイルスやパピローマウイルスの関与が示唆されている．抗真菌薬で消失せず，擦過しても取れないことから，口腔カンジタ症と鑑別される．

7 痘瘡

痘瘡small poxは，特有の膿疱（痘臍形成）と高熱を特徴とする疾患であり，かつてはもっともおそれられた代表的な伝染病であったが，ジェンナーJenner（1796）の種痘法の開発によって激減し，1979年，世界保健機関World Health Organization（WHO）により痘瘡は根絶した，と終息宣言が発せられた．

8 日本脳炎

日本脳炎Japanese encephalitisでは，フラビウイルス科の日本脳炎ウイルスは，主にブタの体内で大量に増え，その血を吸ったコガタアカイエカが感染しウイルスをもつカ（蚊）に刺されることによってヒトのウイルスが感染する．アジアに固有の流行性脳炎である．突然の高熱，頭痛，嘔吐などで発病し，意識障害や麻痺等の神経系の障害を引き起こす．死亡率は30～45％で，呼吸筋麻痺が主である．届出義務のある四類感染症である（第9章各論C．2a「日本脳炎」参照）．

9 急性脊髄前角炎（ポリオ）

急性脊髄前角炎paralytic poliomyelitis（ポリオ）では，脊髄前角細胞が特異的におかされ，弛緩性の左右非対称性の一肢の一部または全部の麻痺を特徴とするが，感染しても麻痺をきたすのは0.1～0.5％である．

予防接種法により，生ワクチンの投与が義務づけられている（第9章各論C．2b「ポリオ」参照）．

10 狂犬病

狂犬病rabiesでは，狂犬病ウイルスを保有するイヌ，ネコおよびコウモリなどの野生動物に咬まれたり，引っ掻かれたりしてできた傷口からウイルスが侵入する．きわめてまれであるが，濃厚なウイルス曝露による気道感染もある．咬傷部位に灼熱感を伴う疼痛が生じ，光，音などの刺激に過敏となる恐水発作が起こる．治療しなければ，通常3～6日でほぼ100％死亡する．

11 麻疹

麻疹（はしか）measlesは，パラミクソウイルスに属するウイルスによる．空気感染により発疹性疾患を惹起するが，きわめて感染力が強く，患者1人が12～14人に感染させるといわれている．また免疫をもっていない感染者は，ほぼ全員発症する．空気感染以外にも咳やくしゃみを介する飛沫感染，ウイルスが付着した手を介して経口的にも感染する．10～12日の潜伏期のあとに二峰性の発熱，鼻カタル，咳，結膜炎があり，発症早期には口腔粘膜に特徴的なコプリックKoplik斑が

出現し，全身に発疹を認める．感染後7日から発疹出現後5日くらいまで，感染力がある．感染機会のあった5日以内にγグロブリンを筋注することにより，発症の予防が可能である．合併症のない麻疹では，対症療法が主体となる．

かつてわが国は麻疹輸出国といわれていたが，生ワクチンを2回接種する態勢が整備されるとともに国内発生例は減少し，2015年にはWHOにより麻疹制圧国に認定された．

12 風　疹（三日はしか）

風疹 rubella は，潜伏期14〜21日で急性の鮮紅色の小丘疹を主とする発疹性のウイルス性疾患で，発熱，発疹，リンパ節腫脹を三徴とする．経過は通常3日間くらいで，俗に「三日はしか」と呼ばれている．

小児，若年者では軽症に経過するが，年長児，成人では重症となりやすい．妊娠初期に感染すると胎盤を経て胎児に全身感染を引き起こし，白内障や聴力障害，心疾患などの奇形の発生を含む先天性風疹症候群の原因となるので，注意を要する．

予防には血中での抗体価を測定し，生ワクチンを投与する．生ワクチン投与中および3ヵ月目までの妊娠を避けることが大切である．

13 ヘルパンギーナ

おもにエンテロウイルス属のコクサッキーA群のウイルス感染によって起こる，発熱と口腔粘膜の水疱性発疹を特徴とする乳幼児の夏かぜの代表的疾患である．2〜5日間の潜伏期を経て突然の発熱を認め，その後に口腔内に小水疱が出現する（口絵34参照）．口腔内の疼痛に伴い脱水症を認めることもあるが，予後良好な疾患であり，1週間以内に症状は軽快する．

14 後天性免疫不全症候群（AIDS）

後天性免疫不全症候群 acquired immunodeficiency syndrome（AIDS）では，レトロウイルスのひとつである human immunodeficiency virus（HIV）が CD4 陽性 T 細胞へ感染し，その数が次第に減少することにより免疫不全をきたし，さまざまな疾患を伴う．1981年に米国で，男性同性愛者にニューモシスチス肺炎，その他の日和見感染やカポジ Kaposi 肉腫で死亡をみることもある特異な疾患として注目されて以来，ヨーロッパ，アフリカ，ハイチでの発生が相次いで報告された．1987年には原因ウイルスが同定された．

HIV 感染者のうち，23の指標疾患を合併すると AIDS と呼ばれる．指標疾患を認めない HIV 感染者は AIDS ではない．末梢血中の CD4 陽性 T 細胞数が $200/mm^3$ を下回ると，日和見感染の合併率が高くなる．わが国ではニューモシスチス肺炎合併が最も頻度が高い．血中の抗体検査にてスクリーニングを行うが，感染後抗体が産生されるまで（ウィンドウ期間：通常4〜8週）は抗体が存在せず，偽陰性となることに留意する．また，陽性例の1%は偽陽性で，妊婦，膠原病などで認める．スクリーニング検査で陽性の場合には必ず確認検査を実施する．診断確定したら1週間以内に届け出る．近年では，通常の性行為による感染が増加している．わが国でも毎年1,500人（感染者約1,000人，AIDS 約500例）の新規感染者が報告されている．無治療では，感染後10年でほぼ全例がエイズを発症し死亡する．治療には抗ウイルス効果を増強し耐性化を防止するため，作用機序の異なる抗ウイルス薬を併用する（antiretroviral therapy：ART）が，治療薬の進歩は著しく，1日1回，複数の薬剤を含む1錠にて治療可能になった．しかし現在の ART では，体内からウイルスを排除できず，ワクチンもないため生涯治療を要する．病状および治療効果の判定には，末梢血中の CD4 陽性 T 細胞数とウイルス量を用いる．通常の日常生活で感染することはなく，主に性交，あるいは血液曝露にて感染するが，感染判明後，早期に ART を開始することにより予後の改善を得られるだけでなく，感染性が低下するため非感染者への感染拡大を防止できる．さらに曝露前に抗ウイルス薬を使用すると感染防止効果のあることが知られてきた．

15 ノロウイルス感染症

冬季に発熱，下痢，嘔吐を起こす流行性胃腸炎を惹起する．経口感染し10〜100個の少数のウイルスでも発症する．ウイルスの付着した手で口元を触れても感染する．エンベロープを有さないのでアルコール消毒は無効であり，次亜塩素酸を用

いる．乾燥，湿潤環境でも数週間にわたり生存する．吐物にも多数含まれ，吐物の水分が消失しても空中を舞い感染源になる．嘔吐物の処理には留意する．迅速抗原検出キットはあるが治療薬はない．厳重な接触予防策を要し，感染経路を断つことが重要である．

C. 真菌感染症

1 カンジダ症

Candida albicans などカンジダ属により発症する急性，慢性の感染症である．

ほかの真菌症と異なる点は，カンジダが常在菌のひとつであり，広域抗菌薬の投与により容易に交代菌として口腔内にも腸管内にも増加することである．カンジダ症 candidiasis の成立には，基礎疾患が重症，血管内留置カテーテルを使用している，腹部手術後，抗菌薬療法を受けている，などの背景がある．

カンジダの検出は，直接塗抹鏡検とともに培養を行う．治療には，抗真菌療法を行う．

2 アスペルギルス症

種々のアスペルギルスによって惹起される疾患を，アスペルギルス症 aspergillosis と呼ぶ．アスペルギルスは気道から侵入する．肺アスペルギルス症には，アレルギー性肺気管支アスペルギルス症，アスペルギローマ，慢性壊死性肺アスペルギルス症，侵襲性肺アスペルギルス症の4つの病態がある．

治療には，ボリコナゾール，アムホテリシンB，キャンディン系など抗真菌薬を用いるが，アレルギー性肺気管支アスペルギルス症には，副腎皮質ステロイドが有効である．無菌室は，患者をアスペルギルスから守るために使用される．

3 クリプトコッカス症

クリプトコッカス症 cryptococcosis は *Cryptococcus neoformans* による感染で，その侵入門戸は肺であり，健常者も罹患する．ハトなどの鳥類の糞の中で増殖しやすいので，鳥類との接触歴は診断に有用である．

中枢神経系の親和性が高く髄膜炎を合併しやすい．HIV 感染症で CD4 陽性 T リンパ球数低下時に合併するクリプトコッカス髄膜炎は，予後は不良である．治療には，フルコナゾール，アムホテリシンB が有効であるが，キャンディン系は無効である．

4 ムーコル症

ムーコル症 mucormycosis は，環境に生息する接合菌により，主として糖尿病や白血病などの免疫抑制状態にある者に日和見感染症として発症する．血管侵襲性が高く重症化しやすい．アムホテリシンB が有効である．病巣の組織標本の鏡検や培養で診断されることが多いが生前診断はむずかしく，剖検で判明することが多い．

5 ニューモシスチス肺炎

Pneumocystis jirovecii が，経気道的に感染して肺炎を起こす．とくに，免疫能の低下している白血病，HIV 感染などの基礎疾患をもつ患者，副腎皮質ステロイドなどの免疫抑制作用を有する薬剤の使用時に日和見感染症として発症する．進行性の呼吸困難，乾性咳嗽を認め，進行例では低酸素血を呈する．胸部単純 X 線ではわかりにくく胸部 CT にて判明する場合もある．一般的に HIV 感染者では進行が緩徐なことが多い．確定診断には，喀痰，気管支肺胞洗浄液（BAL）などから，鏡検にて *P. jirovecii* を検出するが，人工培地での培養は不可能である．血中の β-D グルカンが上昇する．治療にはトリメトプリム＋スルファメトキサゾールの合剤（ST 合剤）の経口投与か，ペンタミジンの点滴が有効である．これらの使用がむずかしい例にはアトバコンを使用する．

D. マイコプラズマ感染症

マイコプラズマは，自己増殖能をもち細胞外で発育可能な，最小の微生物である．マイコプラズマ肺炎は，*Mycoplasma pneumoniae* の飛沫感染で起こり，全肺炎の 15〜20％ を占め，学童から青年層に頻度が高い．四季を通じて発生するが，冬から春にかけて多い．オリンピック開催年に多いといわれている．マイコプラズマ肺炎では 10

～14日の潜伏期を経て頭痛，全身倦怠感などを自覚し，その後38℃以上の発熱を認めるものが多い．発作性で頑固な乾性咳嗽が特徴である．胸部X線では，気道に沿った気管支肺炎像を認める．咽頭ぬぐい液，痰の培養には特殊培地（PPLO培地）を要するため臨床的にはむずかしい．確定診断は，発病初期と回復期のペア血清で，4倍以上の抗体価の上昇を認める血清診断も用いられるが，最近は咽頭ぬぐい液を用いた迅速抗原検査を利用できる．細胞壁がないため，細胞壁合成阻害作用を機序とするβラクタム系薬は，無効である．エリスロマイシンなどのマクロライド系の抗菌薬か，テトラサイクリン系のミノサイクリンあるいはキノロンが有効である．化学療法にて自覚症状はすみやかに軽快するが，咳嗽は2～3週間持続する．

予後は，きわめて良好である．

E. スピロヘータ感染症

1 梅 毒

Treponema pallidum が，主として性交により皮膚，陰部の粘膜より感染する．また，胎児期に胎盤を経て感染すると先天性梅毒になる．近年わが国では若年男女に梅毒の増加が著しい．梅毒 syphilis の臨床経過は通常，4期に分けられる．

a. 第1期
感染後平均3週間の潜伏期ののち，感染局所に初期硬結が生じ，潰瘍化する．これらが数週間の経過で自然治癒し，第2潜伏期に入る．梅毒血清反応は，感染から約6週間後より陽性化する．

b. 第2期
感染後約3ヵ月から3年までのあいだに，さまざまな皮膚，粘膜症状が認められる．感染性の高い粘膜病変として，のどの白い浸軟や扁桃腺の腫脹（梅毒性アンギーナ）がみられる．

c. 第3期
感染後3年以降になると，皮膚や粘膜に大型の結節やゴム腫が生じ，やがて心血管系，肝，睾丸など全身の臓器がおかされる．

d. 第4期
感染後10～15年以上経過すると，中枢神経系がおかされ，進行性麻痺や脊髄癆 tabesdorsalis が発症する（第9章各論C. 4「神経梅毒」参照）．

e. 先天梅毒
経胎盤感染によるもので，発症時期により，胎児梅毒，乳児梅毒，晩発性梅毒に分けられる．

Treponema pallidum は人工培地での培養は不可能で，スピロヘータ抗原とリン脂質成分に対する2種類の抗体価（血清梅毒反応）を用いる．これらの組み合わせにより治療の要否を判断する．5類感染症であり，治療適応例は全数届け出る．治療には，ベンジルペニシリンカリウム（PCG）の筋注が有効である．十分量の経口ペニシリンをペニシリン排泄阻害薬であるベネシドと併用する．

2 黄疸出血性レプトスピラ症

黄疸出血性レプトスピラ症 leptospirosis icterohaemorrhagica では，*Leptospira interrogans* により，発熱，結膜充血，皮疹を認め，黄疸，出血，腎機能障害を呈する．重症型は，ワイル病 Weil disease と呼ばれる全身感染症である．ネズミなどの保有動物の尿で汚染された下水によって，主として経皮感染を起こす．

潜伏期は約7日間で，経過は3期に分けられる．

a. 第1期（発熱期）
悪寒を伴う発熱，眼球結膜充血，腓腹筋の圧痛などを主症状とする．

b. 第2期（発黄期）
約10～14日間続き，黄疸と血小板低下，出血傾向が出現する．重症例では，腎不全，ショックをきたす．

c. 第3期（回復期）
第3週ごろより，徐々に回復する．

診断には，第1期では血液，髄液から，第2期以降は尿から病原体を分離培養する．診断後ただちに届け出を要する4類感染症である．ストレプトマイシンの筋注が第一選択である．早期治療により，予後が改善される．

3 壊死性潰瘍性口内炎（ワンサン口内炎）

紡錘菌およびスピロヘータなどの口腔嫌気性菌の混合感染により，歯肉から硬口蓋，軟口蓋にかけて無数の不定形の小潰瘍が形成される疾患であ

る．低栄養状態などによる免疫力の低下が，誘因となる．

治療は，栄養状態の改善と抗菌薬の投与が有効である．

F. リケッチア感染症

1 ツツガムシ病

ツツガムシ病 tsutsugamushi disease の原因病原体は *Rickettsia tsutsugamushi* で，ツツガムシ（恙虫）の幼虫に刺されて感染する．夏に好発する．秋田，山形，新潟の河川流域での発生の報告が多い．全数届出義務のある4類感染症に指定されている．潜伏期は約5〜10日間で，頭痛，全身倦怠感，悪寒を伴って急激に発熱し，その数日後，発疹が出現する．ツツガムシによる刺し口が特徴的であり，診断的意義が高い．肝脾腫を認める．診断には，特異的血清反応が用いられている．テトラサイクリン系の抗菌薬が有効である．

G. クラミジア感染症

1 オウム病

オウム病 psittacosis（parrot fever）では，病原体である *Chlamydia psittaci* をもったインコ，オウムなど，ペットの鳥の排泄物から経気道感染する．臨床症状，および鳥との接触歴が重要である．潜伏期は約10日間で，発熱，咳嗽を認め，頭痛，関節痛，比較的徐脈などを伴うことがある．胸部X線上，スリガラス陰影を認め，しばしば重症化し呼吸不全に陥る．培養はむずかしく，遺伝子診断，ペア血清による血清診断が用いられる．治療にはテトラサイクリン系の抗菌薬を用いる．

2 非淋菌性尿道炎

性交渉による *Chlamydia trachomatis* の尿道感染である．男性の非淋菌性尿道炎 nongonococcal urethritis の約半数を占め，今日の性行為感染症 sexually transmitted diseases（STD）の中でももっとも頻度が高い．感染後1〜2週間で，軽度の排尿時痛，瘙痒感，頻尿，残尿感や漿液性分泌

物を認めるが，無症候性のこともある．特定のパートナー以外との性交渉の有無を確認する．分泌物中に核酸増幅検査でクラミジアを証明する検査法が，酵素免疫測定法や蛍光抗体法による抗原検出法よりも，一般的である．治療にはマクロライド系，テトラサイクリン系の抗菌薬が有効である．セックスパートナーを同時に治療することが，再発の予防に重要である．

3 トラコーマ

クラミジアによる眼の感染症をトラコーマ trachoma といい，失明にいたることもある．治療は，テトラサイクリン眼軟膏を用いる．

H. 原虫・寄生虫疾患

H-1. 原虫

1 赤痢アメーバ症

赤痢アメーバ症 amoebic dysentery では，赤痢アメーバ *Entamoeba histolytica* で汚染された食物の経口摂取や，男性同性愛者間の肛門性交により，大腸粘膜に潰瘍を生じ，腹痛や下痢をきたす．腸管外アメーバ症として，肝膿瘍（通常単発）などがある．熱帯，亜熱帯地方に多く，輸入感染症の一面があるが，男性同性愛者間の感染，AIDS での日和見感染症としても重要である．内視鏡検査による生検や血清学的検査（抗赤痢アメーバ抗体）を評価する．届け出を要する5類感染症に指定されている．メトロニダゾールが有効であり，肝膿瘍も外科的な処置を行わずほとんど内科的治療で改善する．腸管内に持続感染するので，パロモマインによる除菌を要する場合がある．

2 マラリア

マラリア malaria では，*Plasmodium* 属の原虫がカ（蚊），とくにハマダラカによって媒介され，蚊の吸血時に感染し赤血球に侵入し全身感染症を起こす．熱帯，亜熱帯地方に広く分布し，わが国においても毎年100人以上の患者が発生している届出義務のある感染症である．マラリア原虫は4種類に分類され，種により臨床経過が異なる．

基本的な症状は共通で，全身倦怠感，悪寒，戦

慄，頭痛などではじまり，40℃以上の発熱，貧血，脾腫を三徴とする．間欠的に発熱が繰り返される．しかし熱発作の間隔は，原虫の種類によって異なる．①三日熱マラリアは48時間ごと，②四日熱マラリアは72時間ごと，③卵形マラリアは48時間ごと，に発熱する．④熱帯熱マラリアは熱発作の間隔は不定であるが，発見，治療が遅れると重症化し，著明な溶血性貧血，急性肝不全，腎不全により死亡する．

確定診断は，血液塗抹染色標本で赤血球内にマラリア原虫を検出する．

第一選択薬剤は塩酸キニーネである．熱帯熱マラリアは，早急に治療を開始しないと致命的である．他の3種のマラリアは，慢性経過をとり生命に危険はない．

3 トキソプラズマ

ネコの糞での汚染物，生肉（ブタなど）の生食により感染する人畜共通感染症である．

血清抗体価の上昇で診断するが，成人の約20％はすでに抗体を保有し，不顕性感染の状態である．既感染者がHIVに感染したり，免疫力の低下する疾患に罹患したり，治療を受け免疫力が低下すると発症することがある．とくに脳に病変を伴う．妊婦が感染すると経胎盤的に母子感染を起こし死産，奇形の原因になるため，抗体価を保有していない妊婦ではネコと戯れたり，加熱不十分なブタ肉などを食さないようにする．治療にはピリメサミン，ST合剤などを用いる．

H-2. 寄生虫

1 線虫症

a. 鉤虫症

ズビニ鉤虫とアメリカ鉤虫があり，熱帯，亜熱帯に広く分布する．フィラリア型幼虫が感染し，消化管へ移行する．成虫では，消化器症状と貧血が特徴的である．糞便検査によって，虫卵を検出することにより診断する．駆虫薬として，パモ酸ピランテルがある．

b. 蟯虫症

蟯虫による腸管感染症で，幼児から学童にかけてみられる．わが国でもっとも多い寄生虫疾患である．肛門周囲に強い瘙痒感を認め，肛門周囲を掻いた指や下着に付着した虫卵から経口感染する．家族内感染が多い．スコッチテープを肛門周囲に貼布し，虫卵を鏡検する．

パモ酸ピランテルが有効である．家族全員の駆虫を行う．

c. アニサキス症

クジラやイルカに生息する回虫で，アジ，サバ，イカなどを中間宿主とする幼虫が，これらの海洋魚の生食により胃，腸管壁に侵入し，生食後数時間で，激しい上腹部痛や悪心，嘔吐を引き起こす．日本，ヨーロッパに多い．内視鏡で虫体を物理的に摘除する．

d. 糞線虫症

幼虫が経皮感染する．わが国では奄美，沖縄に多い．経皮感染後，呼吸器系，腸に寄生し咳，下痢を主徴とする．免疫能が低下すると播種性糞線虫症になる．イベルメクチンが著効する．

2 吸虫症

a. 日本住血吸虫症

生活環においてセルカリアとなった日本住血吸虫が経皮的に侵入し，門脈に寄生することで，肝硬変になる．山梨県の甲府盆地，筑紫山麓，広島県に多い．セルカリアが経皮的に侵入し，皮膚→右心系→肺循環→左心系→大循環→腸管壁→門脈系→肝の経路で移動する．セルカリア侵入部位の皮膚炎，幼虫の肺移行期には咳嗽，発熱，好酸球増加，門脈系に寄生すると粘血便，下痢の症状を呈し，慢性期には肝硬変へと移行する．糞便中から虫卵を検出することにより診断する．プラジカンテルの経口投与が有効である．

3 条虫症

a. 腸管条虫症

腸管条虫症には無鉤条虫症，有鉤条虫症，広節裂頭条虫症などがある．それぞれの中間宿主（無鉤条虫ではウシ，有鉤条虫ではブタ，広節裂頭条虫ではサケやマスなど）の生食により虫体が腸管に寄生し，成虫となる．悪心，腹痛，下痢などの消化器症状が主である．診断には糞便中の卵と体節を検出する．プラジカンテルあるいは硫酸パロモマイシンと緩下薬を投与する．

H．原虫・寄生虫疾患　405

I. 歯科関連事項

1 全身性の感染症に伴う口腔症状

ウイルス感染症などの全身性の感染症に伴い，口腔内に特徴的な所見が認められることがある．
- 麻疹：コプリック Koplik 斑（口絵29，図13-3）．
- 風疹：小点状斑．
- 単純疱疹，水痘，帯状疱疹：水疱形成．
- 手足口病：小水疱，アフタ性小潰瘍．
- 猩紅熱：イチゴ状舌．
- ジフテリア：偽膜形成，開口障害．
- 破傷風：開口障害．
- 梅毒：梅毒性粘膜潰瘍，梅毒性アンギーナ，梅毒性粘膜斑．
- 結核：粘膜潰瘍．
- AIDS：口腔カンジダ症など．

2 歯科治療後の全身性の重篤な感染症

化学療法が進歩した現在でも，高齢者や易感染性宿主の増加に伴い，歯科領域の感染症あるいは抜歯後に全身性に重篤な感染症を生じることがあり，十分な注意が必要である．中でももっとも注意すべき疾患は，抜歯などの出血を伴う歯科的処置後に合併する**感染性心内膜炎**である（第3章各論 F. 1a『感染性心内膜炎』参照）．

感染性心内膜炎は，発症するときわめて重篤になりやすいため，弁膜疾患，先天性心疾患あるいは人工弁装着患者の抜歯を行う際には，① なるべく歯肉の炎症が改善した後に処置を行う，② ペニシリン系抗菌薬などを観血的な処置の前に予防投与として十分に行う，などの点に留意すべきである．

さらに，感染性心内膜炎の発症が疑われた場合には，血液培養を少なくとも3セット採取し確定診断を待つことなく，早い時点で循環器専門医，感染症専門医にコンサルタントすべきである．

3 歯科治療による院内感染と事故時の対応

ウイルスではB型肝炎，C型肝炎，HIVなど，細菌ではMRSA多剤耐性緑膿菌などが問題となる．

B型，C型肝炎ウイルス，HIVは，血液や唾液を介して感染する．このため，針刺し事故を起こさないように医療従事者自身が気をつけるとともに，血液の付着した器具を介して他の患者への感染を起こさないよう，消毒などに十分注意する必要がある．

針刺しの発生時には，以下の対応が必要となる．曝露元がHBs抗原陽性患者の際には，針を刺した本人のHBs抗体の有無により，免疫グロブリンおよびワクチンの投与を検討する．HCV抗体陽性患者の場合は，針刺し事故後約6ヵ月まで，C型肝炎の発症の有無について定期的に肝機能検査およびHCV抗体の出現の有無を調べる必要がある（第6章各論1『急性ウイルス肝炎』〜3『慢性ウイルス肝炎』参照）．HIV感染者の血液に曝露された場合には，曝露源のHIV感染症の治療状態を調べる．HIV感染症が治療により良好にコントロールされている場合には感染性は極めて低い．健常な皮膚に血液が付着した程度では感染性はないが，中空の針を刺した場合にはすみやかに曝露部位を流水と石けんで洗浄し，予防内服を行う．また針刺し事故が発生した場合には，当該施設の感染対策マニュアルに従い，必ず責任者に報告を行う．針刺し事故後約6週間HIV抗体の推移を調べる．針刺し事故を起こさないために重要なことは，リキャップを行わないことである．

MRSAや多剤耐性緑膿菌などの多剤耐性菌は，院内感染症の中でももっとも注意が必要なもののひとつで，その予防対策はきわめて重要である．一般歯科診療での感染症に対する予防としては，十分な手洗いの習慣をつけること，ゴーグル，マスク，手袋，エプロンを正しく装着し，自身や環

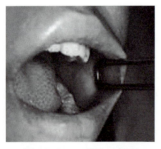

図13-3．コプリック斑
［国立感染症研究所　感染症疫学センターホームページより］

境をを汚染しないようにはずすこと，院内を清潔に保つこと，第二，第三世代のセフェム系抗菌薬，キノロンを乱用しないこと（抗菌薬の適正使用），などがあげられる．とくに易感染性宿主 compromised host 診療の際には，診療器具などの消毒には十分な注意を払う必要がある．

手洗い，手指衛生を要する5つの場面を把握し実践につとめる．

5つの場面とはWHO（世界保健機関）が発表した医療現場での患者ケアにおける手指衛生を要するタイミングで，① 患者に触れる前，② 清潔/無菌操作の前，③ 体液に曝露された可能性のある場合，④ 患者に触れた後，⑤ 患者の周辺の物品に触れた後，を指す．

第14章 中毒，物理的・環境的原因による障害

14-1. 中　毒

A. 急性中毒，慢性中毒

中毒 poisoning, intoxication とは，主として外来性の物質によって生体機能になんらかの障害を受けた状態をいう．**急性中毒**は有毒物質の1回または少数回の摂取により，生体機能の一時的または永続的な障害をきたしたものをいい，**慢性中毒**は長期にわたる微量曝露によって生体機能障害がみられるものをいう．

B. 主要症候

1 肝障害（表14-1）

多くの化学物質は，肝臓で代謝されるため肝障害を起こしやすい．薬物性肝障害は，「中毒性」と「特異体質性」に分類されている．

中毒性薬物性肝障害では，四塩化炭素，リン（P），砒素，毒キノコなどの肝臓毒 hepatotoxin や抗悪性腫瘍薬の一部，アセトアミノフェンなどの薬物それ自体または代謝産物が肝毒性をもち，一定量以上の摂取により肝障害が必発する．肝細胞の変性，壊死が主体である．

特異体質性薬物性肝障害は，用量依存性がなく予測不可能な肝障害で，**アレルギー性特異体質**と**代謝性特異体質**によるものに分類される．前者は非常に多くの薬物で起こりうるもので，その薬物または中間代謝物がハプテンとなり，肝細胞の構成成分と結合して抗原性を獲得し，アレルギー反応が起こる．後者は代謝酵素活性の特殊な個人差によって服用期間依存的に肝障害が起こる．

これらの薬物性肝障害は臨床的に，① **肝細胞障害型**，② **胆汁うっ滞型**，③ **混合型**，の3型に

表14-1．肝障害を起こす主な薬物・化学物質

1. 中毒性薬物性肝障害
四塩化炭素，砒素，リン（P）
解熱鎮痛薬（アスピリン，アセトアミノフェン）
抗悪性腫瘍薬（シクロホスファミド，メルカプトプリン，メトトレキサート）
抗結核薬（ピラジナミド）
免疫抑制薬（アザチオプリン）
2. アレルギー性特異体質性薬物性肝障害
解熱鎮痛薬（ロキソプロフェン，スリンダク）
精神神経用薬（カルバマゼピン，フェニトイン）
循環器用薬（メチルドパ）
消化器用薬（シメチジン，プロトンポンプ阻害薬，チオプロニン）
抗悪性腫瘍薬（テガフール・ウラシル配合剤）
抗生物質（セフェム系，ペニシリン系，マクロライド系，テトラサイクリン系）
抗結核薬（リファンピシン）
抗甲状腺薬（プロピルチオウラシル）
麻酔薬（ハロタン）
3. 代謝性特異体質性薬物性肝障害
解熱鎮痛薬（ジクロフェナク）
精神神経用薬（ダントロレン，ペモリン）
循環器用薬（ヒドララジン，ラベタロール）
消化器用薬（シメチジン）
抗悪性腫瘍薬（テガフール・ウラシル配合剤，フルタミド）
抗結核薬（イソニアジド）
抗真菌薬（テルビナフェン，フルコナゾール）
糖尿病薬（アカルボース）
呼吸器用薬（ザフィルルカスト）

分類されている．表14-1に，肝障害を起こす主な薬物，化学物質を示す．

2 造血器症状 （表14-2）

血液細胞は細胞回転が早く，血中に入った化学物質に常に曝露されるため，種々の造血障害が出現する．表14-2に，造血障害を起こす主な薬物，化学物質を示す．

a. 汎血球減少症 pancytopenia, 再生不良性貧血 aplastic anemia

骨髄低形成と**汎血球減少**をきたす薬物は，二つに大別される．すなわち，抗悪性腫瘍薬，放射性同位元素，ベンゼンなどのように一定量以上の投与で必ず骨髄低形成を起こす薬物と，クロラムフェニコール，解熱鎮痛薬などのように，頻度はきわめて低いが投与量に関係なく骨髄低形成を起こす薬物とがある．

b. 赤血球系細胞の障害

赤血球の先天性異常（G6PD 欠乏症，異常ヘモグロビン血症）に基づいて**溶血性貧血** hemolytic anemia を起こす薬物と，免疫学的機序によるものとがある．

c. 白血球系細胞の障害

種々の薬物により，**顆粒球減少症**（無顆粒球症 agranulocytosis）が発症し，その頻度は高い．

d. 血小板の障害

薬物による血小板減少の機序としては，骨髄での**血小板産生減少**によるものと，**血小板破壊の亢進**によるものとがある．また，アスピリンなどの解熱鎮痛薬によって，**血小板機能障害**が生じる．

3 腎障害

腎は化学物質の主たる排泄経路の一つであり，濃度が高まるため障害を受けやすい．部位としては，糸球体，尿細管，間質の障害がある．

a. 糸球体障害

化学物質による過敏反応として出現し，急性腎炎の症状を示す．

b. 尿細管障害

化学物質の毒性により，**急性尿細管壊死** acute tubular necrosis を起こし，急性腎不全に陥る．化学物質による腎障害の中で，もっとも多い．

表 14-2. 造血器障害を起こす主な薬物・化学物質

1. 汎血球減少症，再生不良性貧血
抗生物質（クロラムフェニコール，ペニシリン系，セフェム系，アミノグリコシド系）
サルファ剤
抗結核薬（INH，PAS）
解熱鎮痛薬（フェニルブタゾン，インドメタシン，アスピリン，フェナセチン）
抗痙攣薬（フェニトイン，カルバマゼピン）
経口糖尿病薬（トルブタミド）
抗甲状腺薬（チアマゾール）
砒素，水銀，金製剤
2. 溶血性貧血
1）G6PD 欠乏症
解熱鎮痛薬，サルファ剤，抗マラリア薬
2）免疫学的機序
抗生物質（ペニシリン系，セフェム系）
抗結核薬（INH，PAS，リファンピシン）
解熱鎮痛薬（フェナセチン，インドメタシン）
経口糖尿病薬（スルホニル尿素薬）
降圧薬（α メチルドパ）
L-dopa
3. 顆粒球減少症
精神神経用薬（クロルプロマジン，イミプラミン，アミトリプチリン，ジアゼパム）
抗痙攣薬（カルバマゼピン，フェニトイン）
解熱鎮痛薬（アスピリン，インドメタシン，フェナセチン，フェニルブタゾン，スルピリン）
抗生物質（クロラムフェニコール，ペニシリン系，セフェム系）
サルファ剤
抗不整脈薬（アジマリン，プロカインアミド）
抗潰瘍薬（シメチジン）
抗甲状腺薬（チアマゾール，プロピルチオウラシル）
抗リウマチ薬（ブシラミン，D-ペニシラミン）
4. 血小板減少症
経口糖尿病薬（スルホニル尿素薬）
サイアザイド系利尿薬
解熱鎮痛薬（フェニルブタゾン）
抗生物質（クロラムフェニコール，ストレプトマイシン）
サルファ剤
抗不整脈薬（キニジン）

INH：イソニアジド．PAS：パラアミノサリチル酸カルシウム水和物（パスカルシウム）．

c. 間質性腎炎

フェナセチンなどによる，慢性間質性腎炎がある．

4 皮膚・粘膜障害

a. スティーブンス・ジョンソン症候群
Stevens-Johnson's syndrome

皮膚，眼，口腔粘膜，外陰部などに病変を伴う急性熱性疾患である．皮膚病変は紅斑，水疱，潰瘍，および表皮の壊死にいたる場合もある．眼病変は，結膜炎，角膜炎などである．口腔粘膜病変は必発で，紅斑，水疱から疼痛を伴う潰瘍へと進む．重症例では予後不良であり，皮膚病変が治癒しても視力障害などの後遺症を残すことがある．

原因は薬物，マイコプラズマ，細菌やウイルス感染などによるアレルギー性反応（Ⅲ型アレルギー）であると考えられているが，その中でも薬物性の頻度が高い．

原因薬物としては，抗生物質，サルファ剤，解熱鎮痛薬，抗痙攣薬などの頻度が高い．なお，皮膚症状，粘膜症状，眼症状を併発する疾患群を皮膚粘膜眼症候群と呼び，スティーブンス・ジョンソン Stevens-Johnson 症候群の同義語として使われることが多いが，多形滲出性紅斑，ベーチェット Behçet 病，ライター Reiter 病などを包含する疾患群として，より広義に使われる場合もある．

b. 歯肉の肥厚，歯の変化

抗痙攣薬のフェニトインや降圧薬のニフェジピンをはじめとする Ca 拮抗薬の連用により，歯肉増殖症をきたすことがある．また，免疫抑制薬のシクロスポリンでも歯肉増殖症が報告されている．

鉛中毒や蒼鉛中毒では，歯肉に青色の着色（**鉛縁，蒼鉛縁**）がみられ，カドミウム中毒では，門歯または犬歯に沈着して**黄色環**がみられる．

5 呼吸器障害

a. 有毒ガス・蒸気吸入による局所性障害

刺激性ガスによる気道刺激，重篤なものでは肺水腫がみられる．慢性的曝露により気管支炎，肺気腫，肺肉芽腫，肺癌などが起こる．

b. 薬物誘起性肺疾患
drug-induced lung disease

化学療法薬，抗生物質，鎮痛薬などによる全身性副作用の局所症状として，びまん性肺疾患，縦隔・肺門変化，胸水貯留，気管支攣縮，呼吸筋麻痺などの肺障害がみられる．

中でも重要なのは，**全身性エリテマトーデス（SLE）様症状**であり，プロカインアミド，ヒドララジン，レセルピン，サルファ剤，イソニアジド（INH）などの薬物でみられ，胸水貯留，間質性肺炎などの肺症状を呈する．

6 循環器障害

重篤な中毒やアナフィラキシーによるショック，心不全，不整脈がみられる．また狭心症様症状が，CO 中毒などで生じることがある．心筋障害は，アルコール心筋症や慢性 CO 中毒による心筋症でみられる．

7 神経障害

意識障害，痙攣，精神症状などが多くの中毒でみられる．また感覚器障害としては，メチルアルコールによる視神経障害，クロロキンによる網膜症，アミノグリコシド系の抗生物質による聴覚障害などがある．

C. 診断・検査法

中毒の診断で重要なことは，常に中毒性疾患の可能性を疑うことである．まず職業歴，病歴を十分聴取し，さらに全身所見を把握する．

次に，原因物質の確認を行う．化学的定量法，酵素学的方法，原子吸光法，ガスクロマトグラフィなどの方法により，原因物質あるいはその代謝産物を検出する．

臓器障害の把握のために，一般的臨床検査を行う．また，のちの検索のために，試料を保管しておくことも必要である．

各 論

A. 薬物中毒

1 局所麻酔薬による中毒症状

局所麻酔薬による全身偶発症として，過量投与

による中毒症状とアレルギーがある.

a. 局所麻酔薬の過量投与

中毒反応は局所麻酔薬の血中濃度が高いほど起こりやすく,小児や高齢者ではより少量でも中毒症状を起こしうる.初期には不安,興奮,多弁,早口,ふらつき,眩暈,頭痛,耳鳴り,顔面紅潮,悪心,嘔吐,血圧上昇,頻脈,頻呼吸,不規則な呼吸などがみられ,さらに,筋肉の痙攣,振戦がはじまり,全身性痙攣へと移行する.進行すると,意識の消失,血圧低下,徐脈,呼吸の停止が起こりうるため,中毒症状を認めた場合は,まず呼吸・循環を管理するとともに,抗痙攣薬などの投与を行う.

b. 局所麻酔薬によるアレルギー

とくにⅠ型のアナフィラキシーは,進行速度が速く非常に重篤で,注射後数分以内にじんま疹など皮膚症状,呼吸困難,悪心,嘔吐,顔面蒼白,動悸,頻脈などがみられ,さらに血圧低下,意識喪失,心停止が起こる.早期に適切な治療が必要で,アドレナリン,副腎皮質ステロイドなどの投与および血圧の管理を行う.

2 睡眠薬・向精神薬中毒
hypnotics and neuroleptics intoxication

自殺企図や事故による大量摂取時の**急性中毒**と,常用や乱用,依存による**慢性中毒**がある.バルビタール系,ベンゾジアゼピン系薬物によるものが多い.

急性中毒では,傾眠から昏睡にいたる種々の程度の意識障害がみられる.呼吸,循環の管理を行うとともに,催吐,胃洗浄,利尿促進,血液浄化などにより薬物の排泄を促す.

慢性中毒では運動失調,無気力,注意力減退,情緒不安定などが認められる.薬物の急な中止で離脱症状を呈することがあるので,徐々に減量する.

3 解熱鎮痛薬中毒
antipyretic-analgesics intoxication

頭痛,眩暈,耳鳴り,悪心,嘔吐などの非特異的初期症状ではじまる.

アスピリンなどのサリチル酸系薬物では,呼吸性アルカローシス,代謝性アシドーシスと出血傾向をきたす.

アセトアミノフェン,フェナセチンなどのアニリン系薬物は,肝障害が強い.

4 麻薬中毒 narcotic intoxication

a. モルヒネ morphine

痛覚中枢,呼吸中枢に対する抑制作用がある.急性中毒では意識障害,呼吸抑制,瞳孔縮小などを示す.中枢性呼吸麻痺で死亡することが多い.

モルヒネはもっとも強力な**依存性薬物**であり,精神依存と身体依存を生じる.慢性中毒においては薬物の耐性の上昇により,量や使用回数の増加をきたし,また不快な**離脱症状**(禁断症状)を避けるため摂取を重ねる.

初期には悪心,嘔吐,軽い呼吸障害,徐脈,血圧低下などがみられ,さらに使用を続けると皮膚乾燥,るいそう,縮瞳,共同運動障害,感情鈍麻,精神荒廃をきたす.

b. コカイン cocaine

中枢神経系に対し刺激作用があり,身体的・精神的活動を高め,多幸感を示す.

急性中毒では精神錯乱,痙攣,呼吸麻痺,血圧低下をきたし死亡する.慢性中毒では,るいそう,振戦,妄想,人格変化がみられる.

精神依存のみで,身体依存はないとされている.

c. LSD,大麻

LSD(リゼルギン酸ジエチルアミド)などの幻覚剤と大麻中毒は類似しており,離人症,幻覚,妄想,感覚過敏,不安,多幸感などがみられる.

耐性増加はなく身体依存もないが,反復すると統合失調症状を呈する.

5 覚醒剤中毒 methamphetamine abuse

現在わが国で乱用されている覚醒剤のほとんどは,**メタンフェタミン methamphetamine** である.交感神経刺激作用,中枢神経刺激作用があり,疲労感をとり,意識レベルを上げ,活動性を亢進する.

中毒症状としては幻覚(とくに幻聴が多い),妄想,錯乱,運動性興奮をきたす.依存性が強く,離脱症状として疲労,衰弱感,振戦などが出現する.

6 ジギタリス中毒 digitalis intoxication

うっ血性心不全などの治療に用いられるジギタリスは，**治療有効域が狭く中毒域に接しているため**，わずかな過剰投与により中毒症状の出現する頻度が高い．

中毒症状は悪心，嘔吐，下痢などの消化器症状ではじまり，期外収縮，発作性頻拍，房室ブロックなどの不整脈が出現する．心室頻拍や心室細動で，死亡することもある．

血中濃度を指標とし，中毒症状を初期にとらえ対処する必要がある．また利尿薬との併用で低K血症をきたすと，中毒症が出現しやすくなり注意を要する．

8 その他の薬物による中毒

利尿薬による低K血症，高尿酸血症，糖代謝異常，抗悪性腫瘍薬による造血器障害，ペニシリン系薬によるアナフィラキシーショック，アミノグリコシド系薬による第Ⅷ脳神経障害，腎障害，クロラムフェニコールによる再生不良性貧血などの造血器障害，抗甲状腺薬による顆粒球減少などは発症頻度が高く，とくに注意が必要である．

B. アルコール中毒 alcoholism

飲用アルコール（エタノール ethanol）は，**中枢神経抑制薬**であり，酩酊から昏睡にいたる精神機能，運動機能の抑制を示す．反復摂取によって，**アルコール依存症**に陥る．

1 急性アルコール中毒（酩酊）

アルコールの1回摂取により生じる精神的・身体的機能の一時的な障害をいい，酩酊ともいう．

a. 単純酩酊

血中アルコール濃度にほぼ比例して中枢神経抑制作用が発現し，見かけ上の興奮，知覚鈍麻，運動失調，昏睡，呼吸麻痺となる．

b. 異常酩酊

普通の急性アルコール中毒と量的に異なる複雑酩酊と，質的に異なる病的酩酊がある．

複雑酩酊では，当人の非飲酒時の性格から理解できる攻撃行動がみられ，意識水準の低下は段階的である．酩酊時の記憶は，部分健忘が多い．

病的酩酊では，当人の非飲酒時にはみられない攻撃的な行動性の亢進や突発的な意識障害が起こり，被害妄想や関係妄想が生じることがある．酩酊時の記憶は，完全健忘のことが多い．

2 慢性アルコール中毒（アルコール依存症）

アルコールの反復摂取を抑制できない状態であり，**精神依存**と**身体依存**がみられ，耐性の増加により飲酒量が次第に増加する．

アルコール離脱症候群（禁断症状）はアルコール血中濃度の減少時に，手指の振戦，発汗，心悸亢進，睡眠障害などが起こり，重症になると痙攣発作，せん妄，幻覚状態が出現する．また長期にわたるアルコール摂取により肝障害，神経障害，心筋症など種々の臓器障害がみられる．

治療としては，身体的治療とともに精神療法，生活指導により長期にわたる断酒を実施させる．

C. 工業毒中毒

職業病として労働者での化学物質による中毒と，工業地域周辺住民が大気または水・食物から摂取して起こる場合がある．

1 一酸化炭素中毒
carbon monoxide poisoning

一酸化炭素（CO）は大気中に存在せず，炭素やその化合物の不完全燃焼で発生する．密閉された部屋での暖房器具などの不完全燃焼，自動車の排気ガス，トンネル内作業，炭鉱爆発などで中毒事故が起こる．

COは，血液中でのヘモグロビン（Hb）との親和性がO_2の約250倍と高く，CO-Hbを容易に形成する．このためHbの酸素運搬能力が損なわれ，**組織の酸素欠乏症**（アノキシア anoxia）が起こる．とくに酸素欠乏に弱い中枢神経系の障害が出現しやすい．

急性中毒症状は，CO-Hb濃度に応じて頭痛，眩暈，悪心，嘔吐，四肢の脱力，意識障害，昏睡から死亡にいたる．急性期から引き続いて，あるいは2〜3週間の清明な間欠期をおいて，錐体外路症状や失外套症候群などの重篤な精神神経症状

14-1. 中毒　413

が出現することがある.

治療としては, 軽症例では早急に新鮮な空気を吸わせる. 意識障害を呈する症例では, O_2 吸入を行う. 重症例では, 高圧酸素療法を行う.

2 シアン化物中毒 cyanide poisoning

シアン化物は, 化学薬品の原料や金属精製メッキに用いられ, 中毒事故の原因となる. また, 自殺企図に用いられることも多い.

細胞内のシトクロムオキシダーゼ系を阻害し, 細胞のアノキシアを生じさせる. 大量吸入または摂取で昏睡, 痙攣, 呼吸停止をきたし死亡する. 少量では, 眩暈, 頭痛, 嘔吐, 呼吸促進, 頻脈などがみられる.

治療は, 亜硝酸アミルの吸入か亜硝酸ナトリウムの静注により, 形成されたメトヘモグロビンにシアンを結合させ, 低毒性のシアンメトヘモグロビンにする. 次いで, チオ硫酸ナトリウムの静注で, シアン化物を無害のチオシアン化物に変えて排泄させる.

3 メタノール中毒 methanol poisoning

誤飲によるものがほとんどで, 主要症状は視力障害, 消化器症状, 呼吸異常, 意識障害である. メタノールの代謝産物による代謝性アシドーシスが, 本中毒の本態である.

治療は, 胃洗浄, エタノール療法, 血液透析が有効である.

4 重金属中毒 heavy metal poisoning

a. 鉛中毒 lead poisoning

金属鉛のフューム, あるいは化合物の粉塵吸入で起こる. 高度曝露によりヘム合成阻害と溶血による貧血, 激しい腹痛をきたす**鉛疝痛**, 橈骨神経麻痺などの**末梢神経障害**といった典型的症状を起こす.

慢性曝露者では, 歯肉に**鉛縁 lead line**(歯肉縁の暗青灰色の着色)がみられる.

体内に貯留した鉛の多くは最終的に骨に蓄積されるが, 骨では不活性型で存在するため, 骨の障害を引き起こすことはほとんどない.

b. 水銀中毒 mercury poisoning

1. 無機水銀

急性中毒は, 自殺や誤飲によるものと, 大量の水銀蒸気の吸入によるものとがある. 慢性中毒は, 職業的に長期曝露を受けた場合に生じる.

金属水銀は常温で気化して吸入され, 血液中で酸化されて水銀イオンとなり, 無機水銀と同じ作用を示す.

急性中毒は経口の場合, 粘膜に対する腐食作用のため口内炎や胃腸症状がみられ, 蒸気吸入の場合は腐食性気管支炎, 気管支肺炎がみられる. 尿細管壊死のため, 腎不全を起こすことがある.

慢性中毒では全身倦怠, 食欲不振, 口内炎, 歯肉炎, 精神神経症状(頭痛, 不眠, 振戦, 知覚障害, 情緒不安定)などがみられる.

2. 有機水銀

メチル水銀中毒として, 熊本県水俣湾近辺と新潟県阿賀野川流域で発生した**水俣病**がある. 工場廃液中に含まれているメチル水銀に汚染された魚介類を摂取した人々に発生した, 慢性中毒である.

症状としては神経症状が主であり, 求心性視野狭窄, 構音障害, 運動失調を三主徴とする**ハンター・ラッセル Hunter-Russell 症候群**や, 難聴, 感覚障害がみられる.

c. カドミウム中毒 cadmium poisoning

多量のカドミウムを経口摂取した場合, 消化管粘膜の刺激症状をきたす. 高濃度のフュームや粉塵の吸入では, 発熱, 頭痛, 咳などの前駆症状の後, 肺水腫, 呼吸困難が出現してくる. 長期にわたる慢性的曝露では, カドミウムは腎に蓄積して腎機能低下をきたし, **尿細管障害**により尿中の低分子蛋白が増加する. また肺気腫, 嗅覚脱失, **門歯または犬歯の黄色環**がみられる.

富山県神通川流域で発生した全身の疼痛を主訴とする**イタイイタイ病**は, 経口的な慢性カドミウム中毒と考えられている. 中高年の経産婦に多く, 骨軟化症がみられる.

d. 砒素中毒 arsenic poisoning

環境汚染(宮崎県土呂久)や, 食物汚染(森永砒素ミルク事件)により中毒が発生する.

慢性中毒では皮膚色素沈着, 白斑, 皮膚癌, 鼻中隔穿孔, 肺癌, 多発神経炎などをきたす.

e. クロム中毒 chromium poisoning

六価の化合物が，毒性が強い．連続的な皮膚接触により浮腫，難治性無痛性皮膚潰瘍，アレルギー性皮膚炎がみられ，長期吸入により鼻粘膜の炎症，出血，びらん，鼻中隔穿孔が出現する．

f. マンガン中毒 manganese poisoning

ほとんどが慢性曝露による職業病としてみられる．パーキンソン Parkinson 症候群に類似した神経障害が出現する．

g. ニッケル中毒 nickel poisoning

直接作用として鼻粘膜の炎症，感作性の気管支喘息，接触性皮膚炎が発症する．

不溶性化合物（硫化ニッケル，酸化ニッケル）の長期曝露により，肺癌，副鼻腔癌が発生することがある．

h. フッ素中毒 fluoride poisoning

工業毒として，あるいは飲料水中への混入により慢性中毒を起こす．腎障害や肝障害のほか，歯牙フッ素症として**斑状歯**が，骨フッ素症として関節の疼痛や硬直，運動制限などを引き起こす．

i. 金属熱 metal fume fever

主として亜鉛，銅，マグネシウムなどの金属フュームの吸入数時間後に，悪寒，発熱，頭痛，倦怠，関節痛，咳，呼吸困難などが出現する．一般に，24 時間以内に消退する．

金属の吸入により変性した肺組織蛋白によるアレルギー反応とされる．

5 有機溶剤中毒
organic solvent poisoning

有機溶剤は，非水溶性物質を溶解する有機化合物の総称である．種々の目的に利用され，職業上の曝露による中毒が多い．また，シンナー遊びなど乱用による中毒もみられる．

有機溶剤は揮発性が大きく，主として経気道的に生体に入る．また高脂溶性で，とくに神経系に親和性を示す．急性毒性は，麻酔作用と皮膚粘膜の刺激症状が主体である．

a. ベンゼン中毒

骨髄造血機能障害が著明で，汎骨髄癆がみられる．また，長期曝露例で白血病の発生が知られている．

b. トルエン中毒

トルエンを主成分とするシンナーは，溶剤として広く使われている．中枢神経系の麻酔作用があり，薬物依存を生じる．

D. 農薬中毒 pesticide poisoning

中毒が多いのは，使用量が多く毒性も強い殺虫剤と除草剤である．とくに有機リン剤，パラコート剤，カーバメイト剤によるものが多い．

散布時の吸入や経皮的吸収による事故の場合と，自殺企図や誤飲によって経口的に服用した場合とがある．

1 有機リン剤中毒

殺虫剤として，広く用いられている．コリンエステラーゼ（ChE）活性阻害により，アセチルコリン（ACh）が蓄積され，コリン作動神経が過剰刺激されて中毒症状が起こる．

急性中毒では全身倦怠，頭痛，眩暈，悪心，嘔吐，唾液分泌過多，発汗，縮瞳，筋線維性攣縮，下痢，腹痛，言語障害，歩行困難がみられる．重症では意識混濁，肺水腫，全身痙攣，呼吸麻痺をきたす．

薬物療法はアトロピン，プラリドキシムヨウ化メチル pralidoxime iodide（PAM）を使用する．

サリンはフッ素を含む有機リン剤で，神経ガス兵器として開発された．揮発性が強く，ガスを吸って中毒を起こす．毒性は，有機リン剤の中でもっとも強い．

2 カーバメイト中毒

有機リン剤と同じく，ChE 活性阻害作用がある．中毒症状は有機リン剤と同様であるが，症状の発現がより速い．

治療は，アトロピン療法を主体とする．PAM は無効である．

3 パラコート中毒

除草剤として，広く用いられている．誤飲や自殺企図による，経口的な中毒が大部分である．

経口摂取後数時間で，口腔，咽頭，食道，胃腸の発赤腫脹，びらん，潰瘍を生じ，2～3 日後に肝・

腎障害を起こす．3～14日後に呼吸器症状が出現し，肺水腫，肺線維症を起こす．

服用初期は自覚症状も軽く全身状態良好であるが，多くの例で肺症状出現後急速に悪化し，死にいたる．

E. 食 中 毒 food poisoning

飲食に起因する中毒を食中毒といい，**感染性食中毒（細菌性，ウイルス性），自然毒食中毒，化学性食中毒**に分類される．感染性食中毒が80％以上を占め，その中でも近年ノロウイルスによるウイルス性食中毒が増加している．また，食中毒の発生場所としては，飲食店が約半数となっている．

1 感染性食中毒

細菌性食中毒には**感染型**と**毒素型**がある．感染型は食品中に増殖した菌自体による食中毒で，サルモネラ，腸炎ビブリオ，病原大腸菌，カンピロバクターなどによる．

毒素型は食品中で増加した細菌毒素によるもので，ブドウ球菌，ボツリヌス菌などがある．

ウイルス性食中毒の大部分はノロウイルスによるものである．

a. サルモネラ食中毒

サルモネラ *Salmonella* に汚染された牛乳，卵，生肉などの摂取によって引き起こされる．

8～48時間の潜伏期の後，疝痛性の腹痛，下痢，粘血便，発熱，悪心，嘔吐がある．2～5日間で，症状は改善する．

b. 腸炎ビブリオ食中毒

腸炎ビブリオ *Vibrio parahaemolyticus* は，海水に広く分布し，以前は好塩ビブリオと呼ばれていた．生鮮魚介類を介した経口的感染が主である．

6～48時間の潜伏期の後，下痢，腹痛が著明である．症状は1～2日間で改善することが多い．

c. カンピロバクター食中毒

カンピロバクター属菌はグラム陰性桿菌で，食中毒の原因菌としては，*Campylobacter jejuni* が大部分を占める．潜伏期間は2～5日と比較的長く，牛肉，豚肉，鶏肉などの生食や，調理過程の不備が原因となる．近年，本菌による食中毒は増

加傾向にあり，平成28年の厚生労働省食中毒統計では，事件数，患者数とも第2位となっている．

d. ブドウ球菌食中毒

ブドウ球菌 *Staphylococcus* の産生する**エンテロトキシン**による食中毒であり，耐熱性のため，加熱調理をしても中毒を防止できない．

潜伏期は1～6時間と短く，悪心，嘔吐，下痢，腹痛が主である．1～2日間で軽快する．

e. ボツリヌス食中毒

嫌気性菌である *Clostridium botulinum* 由来の毒素による．わが国では，東北地方の「いずし」や，熊本の「からしれんこん」による集団発生が知られている．

経口摂取後12～36時間後に発症し，下降性の進行性麻痺が特徴である．最初は複視，羞明の眼症状で発症し，発声困難，嚥下困難，四肢や呼吸筋の麻痺が次第に増強する．致命率は高い．

f. ノロウイルス食中毒

ノロウイルス Norovirus は，小型球形のRNAウイルスで，ヒトに経口感染し，潜伏期間は1～2日で，悪心，嘔吐，下痢などを起こす．症状は1～2日で軽快するが，乳幼児，高齢者では脱水や窒息に注意が必要である．細菌性食中毒とは異なり，冬季に発症者が多い．平成28年の厚生労働省食中毒統計では，患者数で半数以上を占める．

2 自然毒食中毒

a. フグ中毒

大部分のフグは，卵巣，肝臓などに毒素**テトロドトキシン** tetrodotoxin を含有している．症状は食後30分から3時間後に現れ，口唇・舌のしびれ，嘔吐ではじまり，知覚障害，運動障害から四肢麻痺，呼吸困難をきたし，呼吸麻痺で死亡する．

治療は，体内の毒素の排除とともに，呼吸管理を行う．

b. 毒キノコ中毒

有毒キノコで毎年100～300人の食中毒が発生し，死者は数人である．

ベニテングタケ，テングタケなどは興奮状態，錯乱，幻覚，視力障害を起こすが，死亡例は少ない．猛毒のタマゴテングタケ，ドクツルタケは，嘔吐，下痢，脱水のコレラ様症状を起こして，死亡する．

第14章　中毒，物理的・環境的原因による障害

14-2. 物理的・環境的原因による障害

A. 寒冷・高温による障害

1 寒冷による障害

局所的なものとして**凍瘡，凍傷**があり，全身的なものとして**低体温症 hypothermia** がある．

低体温症は直腸温が 35℃ 以下になった状態をいい，寒冷曝露，溺水などでみられる．皮膚冷感，昏睡，徐脈，低血圧，呼吸数減少などが起こり，最悪の場合は凍死する．

2 高温による障害（熱中症 heat attack）

高温環境によって発生する障害は熱中症と総称され，以下のように分けられる．

a. 熱痙攣 heat cramp

高温環境下で多量の発汗があり水分のみを補給した場合，塩分（NaCl）の喪失が起こり体液の浸透圧が減じ，骨格筋の疼痛性の痙攣が起こる．

十分な水分と塩分を補給する．

b. 熱疲労 heat exhaustion

発汗による脱水と体温調節機構の低下により，41℃ までの体温上昇をきたした状態である．

脱水，末梢血管拡張，循環不全が主で，できるだけ早く体温を下げなければ熱射病に移行する．

c. 熱射病 heat stroke

高温により体温が上昇し，体温調節機構が破綻する．発汗は停止し 40℃ 以上の体温上昇，中枢神経系，肝・腎などの臓器障害が起こる．

速やかな冷却と循環の確保，呼吸管理を行う．

B. 光線による障害

1 紫外線による障害

紫外線はほとんどが上皮に吸収され，真皮には到達しない．したがって，上皮の変化が一次障害としてみられ，このとき発生した物質によって二次障害がみられる．

皮膚では発赤，浮腫，水疱，表皮剥脱がみられ，後に色素沈着を残す．繰り返すと次第に老化，癌化を起こす．眼では角膜炎，角膜潰瘍を起こす．

異常反応として，日光じんま疹や，サルファ剤，スルホニル尿素薬，テトラサイクリンなどの使用時の過敏性反応がある．

2 赤外線による障害

赤外線は熱作用が強く，眼に白内障，皮膚に紅斑，血管拡張，色素沈着，熱傷を起こす．

C. 電撃による障害

電撃症 electric injury には，電流が生体を通過することによって起こる直接作用によるものと，組織の電気抵抗によって生じた高熱による熱傷がある．

電流の通過経路によって症状は異なり，心臓や脳幹部を通過した場合は，心室細動や呼吸麻痺を起こして死亡することがある．また骨格筋の通過により，筋攣縮が起こる．

熱傷は流入部，流出部に灰白色の電撃斑がみられ，外観に比し内部組織の破壊は大きく，数週間にわたって壊死範囲が拡大していく．

D. 気圧による障害

1 高山病 mountain sickness

一定以上の高所（通常 2,500～3,000 m 以上）での低圧，低酸素状態による障害とされるが，疲労，寒冷などの要因も加わっている．

限界高度に到達後 3 日以内にみられ，頭痛，悪心，嘔吐，鼓腸，息切れなどではじまり，チアノーゼを伴う急性肺水腫，幻覚，意識障害を示す脳浮腫へと進む．

治療は，安静と保温に努め，酸素吸入を行い，迅速に高度を下げる．

2 減圧症 decompression sickness

潜函病，潜水病と呼ばれるものを総称して減圧症という．高圧環境下で体内に溶存した窒素ガスが急速な減圧時に気泡化し，諸組織の圧迫や細小血管の塞栓を起こす．

皮膚瘙痒感，関節痛，筋肉痛，呼吸困難や腰髄を中心とした脊髄障害で，下肢運動知覚障害，直腸膀胱障害がみられる．また，言語障害，視力障害，精神症状などもみられる．

治療は，ただちに高圧室で再加圧し，徐々に減圧する．

E. 光化学スモッグによる障害

自動車の排気ガスや工場の排煙に太陽光線が作用して，オゾンや二酸化窒素などの**オキシダント**が形成され，眼や気道の刺激症状を起こす．夏の無風，晴天時にみられる．

洗眼，うがいなどで，症状は消失する．

F. 振動障害 vibration disorder

振動工具による障害を総称して振動障害といい，局所振動障害と全身振動障害に分けられる．

1 局所振動障害

チェーンソー，削岩機などの振動工具の長期間使用により発症する．要因として，工具による振動，騒音に加え，寒冷刺激も関与している．手腕の循環障害と末梢神経障害が起こり，蒼白化（**レイノー Raynaud 現象**）がみられることから，かつては「白ろう病」と呼ばれていた．

症状は，手指の冷感，しびれ，レイノー現象，知覚鈍麻，疼痛，骨関節障害，中枢神経系障害（頭痛，健忘，いらいら，難聴など）がみられる．予防が重要であり，環境改善，早期診断に努める．

2 全身振動障害

車両や機械装置などの振動が，下肢や殿部を介して全身に影響を及ぼすものをいう．

症状としては，腰痛，胃腸障害，月経異常，眩暈，難聴，下肢の多発神経炎などがみられる．

G. 熱　傷（火傷）burns

熱傷とは炎，熱湯などによる皮膚の損傷をいうが，広範囲に熱損傷を受けた場合，全身的でさまざまな激しい障害を引き起こす．

熱傷の深度と面積および部位より，重症度を判定し，治療方針を立てる．熱傷深度は，以下のように第1～3度に区別する．

第1度：水疱形成のない紅斑．
第2度：水疱を伴う紅斑．
第3度：障害が皮下組織まで及ぶもの．

熱傷面積算出の簡易法としては，「9の法則」があり，頭頸部9％，胸腹部18％，背部18％，上肢各9％，下肢各18％，陰部1％とする．

成人で体表面積の15～20％以上に2度以上の熱傷を受けたときは，ショックの発生を予期して加療を行う必要がある．また顔面熱傷は，気道熱傷を合併して気道閉塞をきたすことがあるので，呼吸管理に注意が必要である．受傷直後の局所処置として冷却，創面の保護を行う．

3度熱傷では，壊死部分の除去，自家植皮を行う．重症熱傷では受傷48時間以内にショック，消化管出血，腎不全，1週間目ごろから貧血，感染などの症状を起こしてくるので，輸液，輸血，感染防止などの全身療法を行う．

H. 溺　水 near-drowning

溺水とは，気道内に水が吸入されることにより生じる窒息状態をいい，これにより死亡することを，**溺死 drowning** という．

肺内に淡水や海水が入り窒息を起こす wet drowning と，少量の水分の吸入で反射的に喉頭痙攣や気管支痙攣を起こす dry drowning がある．また5℃以下の冷水に浸った場合，瞬間的に徐脈から心停止を起こすことがあり，**液浸症候群**と呼ぶ．

治療としては，呼吸停止や心停止をきたしておれば，ただちに人工呼吸，胸骨圧迫を開始する．溺水の場合は低体温になっていることが多いので，心停止が長引いても蘇生の可能性があり，少なくとも1時間以上は心肺蘇生術を行う必要がある．

歯科関連事項

化学物質や薬物による口腔症状には，薬物の直接接触による障害や，アレルギー性の機序に

よるものが多い.

1) **腐蝕性化学的障害**：外因性の酸による歯質の脱灰症である**酸蝕症**や，種々の歯科用薬剤による医原性腐蝕がある.

2) **口腔粘膜障害**

a) スチーブンス・ジョンソン症候群（総論B4a 参照）：紅斑，小疱，疼痛を伴う潰瘍などの口腔粘膜病変が必発である.

b) 解熱鎮痛薬：種々の解熱鎮痛薬によって薬物性口内炎を起こす．大部分はアレルギー性で，カタル性口内炎，アフタ性口内炎の病像を示すが，ときに出血性の潰瘍性口内炎を起こすことがある.

c) 重金属：水銀，鉛，蒼鉛，金などによって，口腔粘膜に発赤・びらん・潰瘍形成，歯肉の腫脹などが起こる．水銀による易出血性の炎症（水銀性歯肉炎），鉛の沈着による歯肉縁の暗青灰色の着色（鉛縁 lead line），蒼鉛による歯肉縁の青黒色の線状着色（蒼鉛縁 bismuth line）などがみられる.

3) **歯肉増殖症**：抗てんかん薬のフェニトイン，血圧降下薬の Ca 拮抗薬（ニフェジピン）や，免疫抑制薬のシクロスポリンなどの投与により，増殖性の炎症による歯肉の肥厚をきたすことがある.

4) **歯の形成不全，着色**：歯が形成されつつある時期に投与された，フッ化物によるエナメル質形成不全（斑状歯）や，テトラサイクリンによる歯の着色を生じる．カドミウムは，門歯または犬歯に黄色環を生ずる.

5) **口内乾燥**：アトロピンなどの抗コリン薬は，唾液分泌を抑制し，口渇をきたす.

6) **唾液分泌過剰**：アセチルコリン，ネオスチグミンなどのコリン作動薬により，唾液分泌亢進が起こる.

第15章 遺伝性疾患

遺伝とは，遺伝子の働きによって決定され，個体の形態や機能として現れる生物の種間，種内集団間，あるいは個体間の差異である．遺伝子はある遺伝形質を規定する DNA 分子上の単位であり，ヒトの DNA はミトコンドリアの DNA を除けば，すべて染色体上に局在する．

遺伝子の働きによって現れた性質の特徴を，**遺伝形質**（あるいは**表現型 phenotype**）といい，環境による影響も受けている．この遺伝形質のうちとくに病的なものを**遺伝性疾患**という．遺伝性疾患は，**単一遺伝子病，多因子遺伝病，染色体異常症**の三つに分類される．

1 単一遺伝子病（単因子遺伝病）
single gene disorders

ただ1個の遺伝子によって引き起こされる病的形質（疾患）のことであり，メンデルの法則に従って伝達されるため，**メンデル遺伝病**ともいわれる．

ヒトのメンデル遺伝様式は，以下 a〜e の五つに分類される．各遺伝様式における主な疾患を，表 15-1 に示す．

a. 常染色体優性遺伝
autosomal dominant inheritance

変異対立遺伝子（優性遺伝子 A）と，**野生型対立遺伝子**（劣性遺伝子 a）の，**ヘテロ接合体**（Aa）が発症する．変異対立遺伝子のホモ接合体（AA）は重症になるか，致死的になることが多い．

またヘテロ接合体同士の結婚は避けられる傾向があり，このため子供での罹患者と非罹患者の比（分離比）は，一般的に1:1［罹患者/（罹患者＋非罹患者）＝0.5］になる．罹患者の性比は1:1であり，毎世代に連続して出現する．

ただし，健常な両親から**新生突然変異**で発生す

ることもある．

b. 常染色体劣性遺伝
autosomal recessive inheritance

変異対立遺伝子（a）の**ホモ接合体**（aa）で発症する．変異対立遺伝子と野生型対立遺伝子のヘテロ接合体（Aa）は**保因者**と呼ばれ，通常は非罹患者である．ただし酵素欠損症では，発症はしないが酵素活性が正常の半分に落ちていることがある．

罹患者の性比は1:1であり，同胞に発生する

表 15-1. 主な単一遺伝子病

常染色体優性遺伝病
家族性高コレステロール血症，家族性大腸ポリポーシス，ハンチントン Huntington 舞踏病，神経線維腫症，エーラース・ダンロス Ehlers–Danlos 症候群，マルファン Marfan 症候群，フォン ウィルブランド von Willebrand 病，軟骨無形成症，急性間欠性ポルフィリン症，遺伝性出血性毛細血管拡張症，悪性高熱症，顔面肩甲上腕型筋ジストロフィ，網膜芽細胞腫

常染色体劣性遺伝病
白皮症，色素性乾皮症，鎌状赤血球症，ファンコニ Fanconi 貧血，サラセミア，チェディアック・東 Chédiak–Higashi 症候群，嚢胞性線維症，フェニルケトン尿症，シスチン尿症，ガラクトース血症，フリードライヒ Friedreich 失調症，ゴーシェ Gaucher 病，ニーマン・ピック Niemann–Pick 病，テイ・サックス Tay–Sachs 病，ウィルソン Wilson 病

X 連鎖優性遺伝病
ビタミン D 抵抗性くる病，色素失調症

X 連鎖劣性遺伝病
色覚異常，血友病 A，血友病 B，ウィスコット・オールドリッチ Wiskott–Aldrich 症候群，G6PD 欠乏症，レッシュ・ナイハン Lesch–Nyhan 症候群，腎性尿崩症，デュシェンヌ Dechenne 型筋ジストロフィ，無 γ グロブリン血症，精巣女性化症候群，脆弱 X 症候群

ことがあるが，一般的に親，子孫，血縁者には罹患者はみられない．

罹患者の両親は，自身が罹患者でなければともにヘテロ接合体であり，近親婚であることが多い．この場合の子供での分離比は，0.25 になる．

c. X連鎖（伴性）優性遺伝
X-linked dominant inheritance

X染色体上に遺伝子があり，変異対立遺伝子（A）と，野生型遺伝子（a）のヘテロ接合体（Aa）の女性と，ヘミ接合体（A）の男性が発症する．

ヘテロ接合体の女性からの子供での分離比は0.5 となり，性比も 1：1 である．ヘミ接合男性からの女児は全員発症するが，男児は発症しない．

大きな集団での罹患者の性比は女：男が 2：1であり，女性罹患者の症状は男性罹患者より軽い．色素失調症のようにヘミ接合男性が致死的になり，罹患者がすべて女性になるような疾患もある．

d. X連鎖（伴性）劣性遺伝
X-linked recessive inheritance

X染色体上に遺伝子があり，変異遺伝子（a）のヘミ接合男性（a）が発症する．ヘテロ接合女性（Aa）は原則的に無症状（保因者）であり，まれにホモ接合女性（aa）が存在し，発症する．

変異遺伝子は，一般に女性保因者を通じて伝達される．すなわち罹患男性からの女児はすべて保因者となり，突然変異を除き，男性罹患者は保因者の女性から生まれる．

e. Y連鎖遺伝 Y-linked inheritance

Y染色体上に遺伝子が存在するので，Y連鎖遺伝子はすべてヘミ接合となり，男性のみに伝達される．このため限男性遺伝ともいわれる．

性決定因子以外には，この種の遺伝はあまり知られていない．

2 多因子遺伝病 polygene disorders

別々の遺伝子座にある多数の遺伝子の相互作用に，食事，生活習慣などの環境要因による作用が加わって発症する．

口蓋裂，唇裂，先天性心奇形などの先天奇形や，糖尿病，高血圧などのいわゆる生活習慣病の多く，さらに統合失調症などはこの分類に入る．

多因子遺伝の罹患家系内での危険率は一般集団でのそれより高いが，メンデル遺伝疾患に比べる

表 15-2．主な染色体異常症

病　　名	染色体異常
ダウン Down 症候群	21 番染色体トリソミー
18 トリソミー 　（エドワーズ Edwards 症候群）	18 番染色体トリソミー
13 トリソミー 　（パトー Patau 症候群）	13 番染色体トリソミー
クラインフェルター Klinefelter 症候群	47,XXY
ターナー Turner 症候群	45,X
トリプル X	47,XXX
XYY 男性	47,XYY
ネコ鳴き症候群	5 番染色体短腕欠失

と低い．

3 染色体異常症 chromosome aberrations

染色体の異常には，**数的異常**と**構造異常**がある．数的異常には，異数性と呼ばれ 3 本の相同染色体が存在するトリソミーや，1 本しかないモノソミーがあり，減数分裂中に染色体不分離が起こることにより生じる．

構造異常は，染色体に切断が生じ，切断片が再結合するときに発生する異常で，相互転座，欠失，挿入，逆位，環状染色体などがある．常染色体の異常は，一般に多数の奇形や発育障害，精神遅滞などを伴う．性染色体の異常は，奇形や不妊症を示すものから外見上正常のものまで幅がある．

主要な染色体異常症を，表 15-2 に示す．

A. 主要疾患

1 家族性高コレステロール血症
familial hypercholesterolemia

常染色体優性遺伝で，low density lipoprotein（LDL）受容体を形成する遺伝子に変異がある．ヘテロ接合体は 500 人に 1 人，ホモ接合体は 100万人に 1 人発症する．

血清総コレステロール値は，ヘテロで 300 mg/dl 以上，ホモで 600 mg/dl 以上を示す．理学的所見として，眼瞼黄色腫，角膜輪，アキレス腱肥厚などがみられる．

高率に虚血性心疾患を合併し，男性では 50 歳

代前半, 女性では 60 歳代前半までに心筋梗塞を
きたすことが多い.

2 家族性大腸ポリポーシス
familial polyposis coli

常染色体優性遺伝を示し, 第 5 番染色体 q 21-
22 の位置に欠失がみられる. 100 個以上の多数の
大腸ポリープが思春期に発生し, 20～30 歳ごろ
より癌化する. 予防的な大腸摘出術が, 一定の年
齢になったら行われる.

3 ポイツ・ジェガース Peutz-Jeghers 症候群

常染色体優性遺伝で, 第 19 番染色体に存在す
る serine threonine kinase の遺伝子異常が原因と
考えられている. 消化管ポリポーシスと口唇, 口
腔粘膜, 四肢末端部に大小多数のメラニン色素沈
着が多発する. 消化管などの悪性腫瘍の合併が多
い.

4 ガードナー Gardner 症候群

常染色体優性遺伝で, 大腸ポリポーシスと骨腫,
軟部組織の腫瘍がみられる. 大腸ポリープは癌化
傾向が強い. 骨腫は頭蓋顔面や顎骨, 足の骨など
に出現する. 軟部腫瘍は上皮嚢胞, 線維腫などが
みられる.

5 ハンチントン Huntington 舞踏病

常染色体優性遺伝で, 変異遺伝子は第 4 番染色
体上にある. 浸透率は完全で, 年齢依存性がある.
通常, 中年期以降に発症し, 徐々に進行する舞
踏病様不随意運動, 失調性歩行, 痴呆や性格変化
がみられる. 機能障害は進行性で, 発症から平均
17 年で死亡する.

6 エーラース・ダンロス Ehlers-Danlos 症候群

関節弛緩, 皮膚の過伸展性, 血管の脆弱性など
の症状がある. 常染色体優性遺伝が多いが, X 連
鎖遺伝や常染色体劣性遺伝のものもある.

7 マルファン Marfan 症候群

常染色体優性遺伝で, 大動脈, 骨格, 眼, 肺,
皮膚, 硬膜などの全身の結合組織が脆弱になる疾
患である. 約 75％は親からの遺伝, 約 25％は出
生時の突然変異で起こる. 骨格病変としては高身
長, 長指（クモ状指）, 側弯, 漏斗胸などの胸郭
形成不全などを呈する. また, 心血管病変として
大動脈瘤, 大動脈解離, 大動脈弁閉鎖不全など,
眼病変として水晶体偏位, 近視・乱視などがみら
れる. 大動脈瘤破裂や大動脈解離は, 生命の危機
を生じる.

8 フォン レックリングハウゼン von Recklinghausen 病（神経線維腫症）

常染色体優性遺伝を示し, 第 17 番染色体上に
遺伝子座がある. 多発性の皮膚の色素沈着（カフ
ェオレ斑）と, 神経系の腫瘍（多くは全身に多発
する末梢神経の神経線維腫）を主症状とする.

9 結節性硬化症（プリングル病）
tuberous sclerosis

常染色体優性遺伝をするが, 60％近くは突然変
異による孤発例である. 全身の過誤腫を特徴とし,
知能低下, 痙攣発作, 顔面の血管線維腫が三主徴
とされてきた. これら以外に, 皮膚の白斑, 心横
紋筋肉腫, 腎病変などの頻度が高い.
また口腔症状としては, 頬粘膜, 歯肉部の線維
腫, 歯エナメル質の多発性小孔などが認められる.

10 フェニルケトン尿症 phenylketonuria

常染色体劣性遺伝を示し, フェニルアラニン水
酸化酵素の欠損により, フェニルアラニンからチ
ロシンへの代謝が障害され, 血中・尿中のフェニ
ルアラニンの高値が認められる.
出生時は正常で, 出生後 1 年以内に知能障害,
精神・身体的障害, 振戦, てんかん発作などが出
現するが, チロシンを補った低フェニルアラニン
食で正常の発達と寿命が得られる. 一定のところ
まで成長したあとは, 普通食に戻せる.
新生児のスクリーニング検査が行われている.

11 ウィルソン Wilson 病（肝レンズ核変性
症 hepatolenticular degeneration）

常染色体劣性遺伝を示す銅の先天性代謝異常に
基づく疾患で, 銅が肝, 脳, 角膜, 腎などに過剰

A. 主要疾患　423

に沈着し，種々の病像を呈する．若年者は肝障害で発症することが多く，年齢とともに精神神経症状による発症が多くなる．

肝障害は，急性肝炎様症状のもの，慢性活動性肝炎から肝硬変像を呈するものなどがある．中枢神経障害は，慢性進行性の錐体外路症状が主である．また，角膜縁に銅を含む緑色ないし褐色の色素沈着が認められ，カイザー・フライシャー Kayser-Fleischer 輪を形成する．

治療は，銅のキレート剤としてD-ペニシラミンを投与する．

12 ビタミンD抵抗性くる病

X連鎖優性遺伝であり，著明な血清リン（P）値の低下と，小児ではくる病，成人では骨軟化症を示す．

病態は，腎尿細管上皮細胞におけるP輸送の障害である．

13 骨形成不全症 Osteogenesis imperfecta

全身の骨脆弱性による易骨折性や進行性の骨変形に加え，さまざまな程度の結合組織症状を示す先天性疾患である．1～5型があり，常染色体優性遺伝のものと常染色体劣性遺伝のものがある．易骨折性，骨変形などの長管骨の骨脆弱性と脊椎骨の変形に加え，成長障害，青色強膜，象牙質形成不全，難聴，関節皮膚の過伸展，心臓弁の異常などが出現する．

14 軟骨無形成症 Achondroplasia

内軟骨性骨化の異常により長管骨の成長障害をきたす疾患で，常染色体優性遺伝である．原因遺伝子はFGFR3（線維芽細胞増殖因子受容体3）であることが知られている．成人身長は120cm程度で，長管骨の短縮と大きな頭蓋，鞍鼻，O脚などがみられる．

15 血友病 hemophilia

凝固第Ⅷ因子欠乏症の血友病Aと，第Ⅸ因子欠乏症の血友病Bがあり，どちらもX連鎖劣性遺伝疾患である．症状は深部組織や関節腔への出血が多く，皮下出血はまれである．外傷後の出血はしばしば遅発出血の形を取り，いったん止血し

た後再び出血がはじまり，持続することがある．

抜歯後の止血困難をきたしやすく，軽症の患者では歯科的治療の際にはじめて血友病に気づかれることがある．

欠乏因子の補充療法にて，治療を行う．

16 フォン ウィルブランド von Willebrand 病

常染色体優性遺伝による出血性素因であり，第Ⅷ因子活性低下と出血時間延長を認め，フォン ウィルブランド von Willebrand 因子（vWF）の量的・質的異常がある．

鼻出血，歯肉出血が頻発し，抜歯や外科手術後の止血困難もしばしば起こる．ホモ接合体では，vWFをほとんど欠如しているため重症になる．

17 進行性筋ジストロフィ progressive muscular dystrophy

原発性筋疾患で，遺伝性かつ進行性のものを一括して進行性筋ジストロフィと呼ぶ．そのうち主なものを，以下に述べる．

17-1 デュシェンヌ Duchenne 型筋ジストロフィ

X連鎖劣性遺伝で，通常5歳以下の男児に発症し，近位筋の進行性の筋力低下があり，登はん性起立，動揺性歩行がみられる．また腓腹筋の仮性肥大が，ほとんど全例で認められる．

経過は早く，10歳前後で起立不能となり，多くの例では20歳までに呼吸器感染，心不全などで死亡する．

17-2 肢帯型筋ジストロフィ

常染色体劣性遺伝と考えられ，男女ともに発症する．

通常20～30歳代に，肩甲帯筋または腰帯筋のいずれかに初発し，20年ぐらいの経過の後に著しい機能障害を起こしてくる．

17-3 顔面肩甲上腕型筋ジストロフィ

通常，常染色体優性遺伝で男女とも発症する．20歳代の発症が多く，顔面筋がおかされるため口笛が吹けず，特有の顔貌を呈する．

上肢帯筋の萎縮，翼状肩甲を示すが，進行は緩徐で著しい機能障害を起こすことは少ない．

18 Robin シークエンス（ピエール ロバン Pierre Robin 症候群）

新生児で小下顎症または下顎後退症，舌根沈下，口蓋裂，気道閉塞がみられ，遺伝的要因によるものと，母体内における胎児の体位や薬物の影響によるものがある．

19 アペール Apert 症候群

常染色体優性遺伝疾患だが，弧発発症例が多い．頭蓋骨縫合早期癒合，短頭蓋，眼球突出が主要徴候で，上顎骨低形成，鼻根部陥凹，後鼻孔・上気道狭窄，両足指・趾形成異常（骨性合指・合趾症）などがみられる．

20 トリーチャー コリンズ Treacher Collins 症候群（下顎顔面異骨症）

常染色体優性遺伝であるが，患者の約60%は新規突然変異である．頬骨と下顎骨の形成不全，外耳奇形，下眼瞼欠損（亀裂），下睫毛欠損，毛髪位異常（耳介前方の毛髪が頬まで生える）を特徴とする．難聴，口蓋裂を伴うことがある．

21 ダウン Down 症候群（21 トリソミー）

第21番染色体が3本ある染色体異常症で，出生1,000人に1人ぐらいの頻度であり，母親の出産年齢が高くなるほど発症頻度が増加する．知能障害と奇形を合併し，先天性心奇形を約50%に認める．特有の顔貌で診断のつくことが多い．

重篤な心臓合併症がなければ寿命は短くならないが，40歳代からほとんどの例で初老期認知症を起こしてくる．

22 18トリソミー症候群（エドワード Edwards 症候群）

18番染色体全長あるいは一部の重複に基づく先天異常症候群であり，成長発育障害，形態異常（手指の重なり，胸骨短小，揺り椅子状足底，小頭，後頭部突出，耳介低位など）があり，先天性心疾患（心室中隔欠損，心房中隔欠損，動脈管開存など）を合併することが多い．

23 猫鳴き症候群（5p−症候群）

5番染色体短腕の部分欠損により発症し，甲高い猫の鳴き声に似た泣き声で気づかれる．

低出生体重，精神発達遅滞，小頭，丸顔，両眼離開，眼瞼烈斜下，耳介低位などがあり，心奇形，腎奇形，脊柱弯曲などを認めることがある．

24 クラインフェルター Klinefelter 症候群

染色体は47, XXY で，減数分裂時の染色体の不分離で生じる．発症頻度は1,000人の男児に1人程度といわれる．

思春期以前には，知能発育不全のみが認められる．思春期には性徴の発現が遅れ，女性化乳房が認められ，性機能低下症，不妊症の原因となる．

テストステロン補充療法で第二次性徴は改善するが，不妊症は改善しない．

25 ターナー Turner 症候群

染色体は45, X で，5,000人の出生女児に対して1人程度発生する．小児期より低身長があり，卵巣の退行変性のため二次性徴はみられない．

性ホルモン補充療法にて，二次性徴の発現がみられる．

B. 家族観察，保因者・罹患者の診断法

1 発端者の診断

まず，発端者の完全な理学的診察を行う．この中には小奇形についての正確な記述も必要である．さらに，病歴と理学的所見からだけでは確定診断できない場合は，広範な検査が必要になる．

染色体異常症では染色体分析，単一遺伝子病では生化学的検査や DNA 分析，多因子遺伝病では生化学的検査，DNA 分析，画像検査，機能検査などによって診断する．

2 家族観察

遺伝性疾患の診断や遺伝予後の判定には，詳細な家族観察（家系図の作成）が必要である．

遺伝様式を考察するのには同胞内での健常者と罹患者の比である**分離比**がもっとも重要であるこ

とから，健常者も罹患者と同じく偏りなく調査することが必要である．

また流産，死産，新生児期あるいは乳児期の死亡に関する情報は，非常に重要である．

3 保因者の診断

保因者の診断は，優性遺伝性疾患においては保因者の早期発見とその症状発現の阻止のために，また劣性遺伝性疾患においては遺伝相談のために行われる．また遺伝形式の不明な疾患においては，遺伝形式を明らかにするために行われる．

診断法としては遺伝子解析や，遺伝性酵素異常症の場合は酵素活性測定により，保因者では酵素活性が1/2に落ちていることを証明する．

C. 予防，管理

1 遺伝相談 genetic counseling

遺伝性疾患をもつ患者またはその家族において，その疾患が子孫に現れる確率（**遺伝予後**）がどれくらいあるか，について科学的事実に基づいて説明や助言をする対話過程を，遺伝相談という．この目的は，遺伝性疾患の予防にある．

ただし，カウンセラーは判断の材料を提供するが，結婚するかどうか，挙児するかどうかというような最終的な決断は，クライアント（相談に訪れた人）に任せる．

近年は一部の疾患で妊娠中に異常の有無を判定する出生前診断が可能となり，場合によっては選択的妊娠中絶を行うかどうかを決定するための情報を提供する．

2 出生前診断

奇形発現危険率の高い妊娠では，超音波検査によって胎児奇形の診断ができる．また，羊水中の中間産物や蓄積物質の測定，あるいは培養羊水細胞を用いた染色体の分析，酵素活性の測定やDNA診断により，染色体異常症や酵素異常症などの分子病の出生前診断が行われている．

3 新生児スクリーニング

フェニルケトン尿症などの先天性アミノ酸代謝異常では，新生児スクリーニングが行われ，早期発見と早期治療により，正常の発育がもたらされる．

4 成人の診断法

大腸ポリポーシス，家族性高コレステロール血症などの，発症の遅い常染色体優性遺伝性疾患の家族に対しては発症前スクリーニング検査を行い，早期発見による早期の選択的治療や環境因子の除去が可能になる．

5 遺伝病の治療

a. 単一遺伝子病

欠乏している酵素，蛋白産物などを補充することにより，効果的に治療できる疾患が多い．

単一遺伝子病の根本的治療は遺伝子治療であり，アデノシンデアミナーゼ欠損症による重度の複合免疫不全で，遺伝子導入療法が試みられている．

b. 多因子遺伝病

病態に応じて薬物療法，外科療法などが行われる．

c. 染色体異常症

性染色体異常では，性ホルモンの補充により第二次性徴は正常に発現する．しかし，受胎や受精は不可能である．常染色体異常では，知能障害，先天奇形を生じ対症療法のみである．

第16章 高齢者医学

　65歳以上を高齢者としたとき，わが国では1950年時点で5％に満たなかった高齢化率（65歳以上人口割合）は，1985（昭和60）年には10.3％，2010（平成22）年には23.0％と急速に上昇し，超高齢社会（高齢化率が21％以上の社会）になった．2018（平成30）年は28.1％と過去最高となっている．さらに2060年まで一貫して高齢化率は上昇していくことが見込まれ，2060年時点では約40％が高齢者となる見込みである（図16-1）．これは出生率の低下も一因であるが，わが国の医療，保健，衛生などが急激に進歩向上し，平均寿命が伸長したすばらしい成果を意味するものである．

　しかしながら，この図は今後，急激に増加する高齢者に対する医療が，医学的にも社会的にも重要な問題となることも明確に示している．2018年，日本人における死因の三大疾患は悪性新生物，心疾患に続き，老衰となっている．第4位は脳血管疾患であるが，悪性腫瘍，心疾患，脳血管疾患はいわゆる生活習慣病の代表であり，高齢者の病気の代表でもある．高齢者では肺炎が増加しているが，この肺炎の増加も，脳卒中や老化による誤嚥や免疫不全を起因とするものが多くなっているためである．最近急速に問題となっている認知症も，老

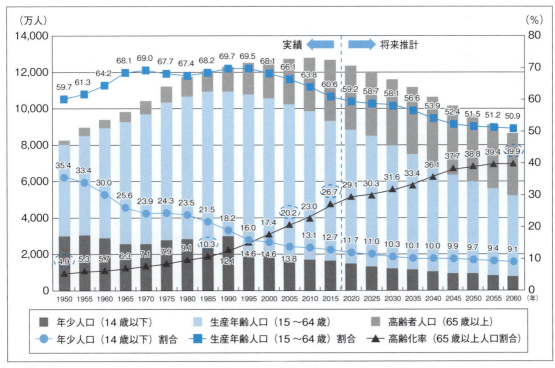

図16-1．年齢3区分別人口および高齢化率の推移
（出典：http://www.mhlw.go.jp/wp/hakusyo/kousei/16/backdata/01-01-01-02.html）

化を起因としたアルツハイマーAlzheimer型と，脳卒中を原疾患とする血管型の認知症の増加によるものである．

医療機関を受療している患者数を年齢別に示す（図16-2）．高齢者では受療率は高く，とくに入院に占める割合は大きい．その内訳を傷病別分類でみると，内科疾患では，循環器疾患（脳卒中も含む）が加齢により著増する．逆に，悪性腫瘍は死因別では飛び抜けているにもかかわらず，受療率は低い．これは，心疾患，高血圧，脳卒中は受療期間が長く，悪性腫瘍は短いためと考えられる．したがって，歯科患者に合併する全身疾患は，これらの受療率が高いものが多い．

高齢者医療の中で，日常の歯科診療時にとくに問題になるのは，高血圧，狭心症，心筋梗塞，不整脈，脳卒中などの，動脈硬化と関連の深い循環器疾患であろう．老化自体が，高血圧と並ぶ最大の動脈硬化促進因子である．また，代謝・内分泌疾患として糖尿病は高齢者でも増加しており，重要である．さらに近年，認知症やフレイルが問題となっている．

A. 老　化

「加齢」は，生体が誕生してから死ぬまでの時間経過である．一方「老化」は個体の身体的成長が終了し，成熟後の時間経過に伴う生体機能の変化である．すなわち成熟した個体が，年齢に伴い身体のさまざまな生理的機能が不可逆的に低下し，さまざまな老化疾患に罹り，最終的には死に至る過程である．基本的に諸臓器の機能を担う細胞数が減少し，臓器は萎縮し，機能は低下する．また血管は硬化し（血管弾性は低下），動脈硬化が起こる．弾性をコンプライアンスと呼び，加齢により一般にコンプライアンスは低下する．

それぞれの臓器の変化を述べる．

1 血　管

血管は血管内皮，血管平滑筋，外膜からなる．血管内皮機能は老化により低下する．

血管の老化は，血管抵抗の増加および動脈硬化を伴う．さらに血管伸展性（コンプライアンス）は低下する．動脈のコンプライアンスの低下により，収縮期血圧は上昇する．拡張期血圧は50〜60歳頃までは上昇するが，その後低下する．したがって脈圧（収縮期血圧と拡張期血圧の差）は増加する．また圧受容体反射は低下する．血管は全身に存在し，全身の老化に関与する．動脈硬化は，脳血管障害，虚血性心疾患の一因となるだけでなく，認知症，サルコペニア（筋肉減少症）などに関連する．

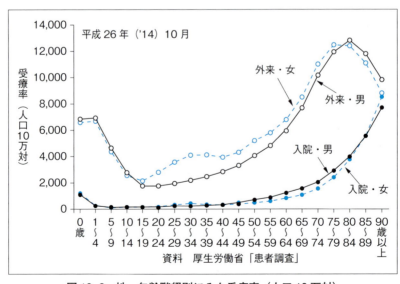

図16-2．性・年齢階級別にみた受療率（人口10万対）

（出典：国民衛生の動向　2017/2018）

② 心　臓

心臓の主な機能は，① ポンプ機能，② リズムを司る機能（自動能），である．

老化とともに心筋細胞の数は少しずつ減少する．失われた心筋細胞は線維成分で置き換わり，心臓は徐々に弾性を失い硬くなる．その結果，心臓の壁が厚くなり（心臓肥大），広がりにくくなり（拡張障害），心不全が起こりやすくなる．

心臓には，4つの心臓弁があり，血液が一方向にだけ流れ，逆流を起こさないように働いている．この弁が老化により変性し，肥厚，石灰化が生じると，閉鎖不全症，狭窄症などの弁膜症が起こる．

自動能は老化とともに衰える．心拍数は低下する．また不整脈が増加し，突然死の原因となることもある．

以上のような心臓の変化が，複数重複して起こったり，別の心臓や血管の病気（狭心症，心筋梗塞，高血圧など）が合併することにより，心不全が起こりやすくなる．

③ 呼吸器

肺の主な機能は，① 血液のガス交換（酸素化），② 異物除去機能，である．

40歳以降，呼吸運動にかかわる肋膜筋や横隔膜の筋力低下や，関節可動性の減少などによって，胸郭コンプライアンスは低下し，肺活量が減少する．一方，機能的肺残気量は増加する．ガス拡散能（肺胞から血中に酸素などのガスを供給する能力，すなわち，肺胞のガス交換能力）は低下する．肺胞気-動脈血酸素分圧較差（$AaDO_2$）は増加する．動脈血酸素分圧は低下する．

気道には異物排除機構がある．気道の線毛運動により異物は，体外に排出される．また咳嗽は，気道が刺激されることにより生じる防御機能で，異物を追い出す．これらの気道の異物排除機能は，老化により低下し，誤嚥性肺炎を起こす原因となる．

④ 内分泌・代謝

老化による代謝の変化としては，基礎代謝量（安静状態でも生命活動を維持するために消費される，必要最小限のエネルギー代謝量）は低下する．

また筋肉量が減るために体脂肪量比は増加する．不感蒸泄量（無自覚のまま皮膚や気道から蒸散する水分）は低下する．細胞内液量は低下する．

糖代謝については，膵臓のインスリン分泌能が低下し，加えてインスリン抵抗性が増加する（インスリンが働きにくくなる）ため，耐糖能が低下する．したがって血糖は上昇する．

性腺ホルモンは老化により低下し，代償的に性腺刺激ホルモン（FSH，LH）は増加する．副腎機能は低下し，副腎皮質ホルモンやデヒドロエピアンドロステロン（DHEA：副腎で作られるホルモン．男性ホルモン，女性ホルモン作用の両方がある．）は低下する．

また成長ホルモンが老化に伴って減少する．

このようなホルモンの変化は，サルコペニアや骨粗鬆症の要因ともなっている．

⑤ 消化器系（肝臓・消化管）

肝臓の生理的機能として重要なものに，代謝機能（糖・脂質・蛋白質・ビタミンといったさまざまな物質を分解・合成・貯蔵する）と解毒機能（人体に有害な物質を分解・排泄する）があり，いずれも老化により低下する．アルブミンの合成能力が低下し，血清アルブミンは低下する．解毒機能の低下により，異物に対する解毒作用が低下し全身曝露に繋がる．薬物の代謝が落ち，薬物の感受性が高くなる．

消化管の機能としては，① 消化酵素の分泌，② 食物の分解，運搬，吸収，がある．

胃の場合，老化により，胃が持つ粘膜上皮が萎縮する．そして，胃の粘膜上皮が小腸の粘膜に似た上皮に変化する（腸上皮化生）．上記により，消化酵素や胃酸などの分泌を行う腺が少なくなり，胃酸分泌量は低下する．そして，萎縮性胃炎という状態が引き起こされる．

食道では老化により食道蠕動運動の低下が起こり，食道クリアランスが低下し，胃からの胃酸の逆流を起こしやすくなる．食道裂孔が緩み食道裂孔ヘルニアを起こしやくなる．逆流性食道炎に繋がる．

また，蠕動運動の低下，腹筋の弛緩，直腸の収縮力低下により，便秘を起こしやすくなる．

A．老　化

6 腎　臓

　腎臓の働きは，① 水分電解質を調節し（体液量と組成の調節），② 酸塩基平衡を保つ，③ 代謝産物や老廃物の排泄，④ ホルモン産生・調節，である．

　老化により，腎機能は低下する．腎血流量は低下する．腎機能の低下のひとつとして尿濃縮能が低下する．また腎機能の指標である糸球体濾過量（GFR），クレアチニンクリアランスは減少する．

7 中枢神経

　老化により，脳にある神経細胞が減っていく．さらに，脳が萎縮し，軽くなる．神経伝達物質（ノルアドレナリン，ドパミン，GABAなど）の分泌は低下する．これらの変化に合わせて，中枢神経系は機能的に低下する．短期的な記憶に関する能力や運動に関する能力が，それぞれ弱まっていく．

　また，加齢に伴い，睡眠時間は短縮する．睡眠にはREM睡眠（急速眼球運動を伴う睡眠．骨格筋は弛緩，脳は活動）と，non-REM睡眠（急速眼球運動を伴わない睡眠．脳が寝ている．いわゆる『ぐっすり寝ている』状態）がある．このうちREM睡眠時間は老化により短縮する．

　脳には血流が不足しないように，血圧が変動した際には，自動的に脳血管が収縮あるいは弛緩して血流を一定に保つ機能がある．これを脳血流自動調節能と呼ぶ．横軸に平均動脈血圧，縦軸に脳血流をとると，通常平均動脈血圧（拡張期血圧＋脈圧/3）が60 mmHgから150 mmHgの間を変動しても，脳血流量は変わらない．老化により，この脳血流自動調節能の下限域が右側下方に偏位し，脳血流の全般的な低下を伴う．この現象を，老化による脳血流自動調節能の右方移動（あるいは右方偏位）と呼ぶ．

8 骨・筋肉

　骨量および骨密度は老化に伴い低下する．したがって骨粗鬆症を起こしやすい．女性では閉経によりエストロゲンが低下するため，男性に比較し骨量の低下が起こりやすい．

　骨格筋量は老化により低下する．筋力低下は上肢よりも下肢に現れやすい．フレイル，サルコペニアにも繋がる．

9 感覚器

　老化により視野の減少が起こる．また毛様体筋の萎縮により，近距離の物体をみる際に焦点が合わず老眼が起こる．老眼では暗いとみえにくい．また暗順応が遅くなり，暗くなると段差がみえにくくなり，転倒，転落の原因になる．さらに眼球にある水晶体蛋白は，加齢によって変性し，水晶体が濁り，白内障が引き起こされる．

　また，老化により，聴覚機能の低下（難聴）が起こる．難聴には伝音性難聴（外耳，中耳機能の異常による難聴）と感音性難聴（内耳から聴神経の機能低下による難聴）がある．老化による難聴は，感音性難聴である．最小可聴閾値（聴覚閾値）は上昇するが，とくに高音領域（高周波数帯）で起こりやすい．聴覚中枢での情報処理は遅延し，音源の位置特定が困難になる．

　味覚については，老化により味覚閾値は上昇する．味蕾の数が減少し，味蕾細胞の質的変化が起こり，さらに唾液分泌の低下も加わって味覚障害が生じる．

10 血　液

　骨髄では，老化により造血細胞が少なくなる．さらに，骨髄において脂肪が占める割合が増える．このことから，高齢者の場合，貧血を起こしやすい．

11 免疫系

　T細胞は老化により胸腺の萎縮のために細胞数は減少する．一方，B細胞は，自己抗体を過剰産生する傾向にあり，加齢とともに自己免疫疾患や免疫グロブリン異常症を増加させる．

　一般的に高齢者は外部に対する免疫系が抑制状態にあると考えられ，感染による発熱や白血球増加といった応答が低下し，死亡率が増加する．

12 フレイルとサルコペニア

　近年，老化に関連して，フレイル，サルコペニアといった症候群が提唱され，介護を必要とするリスクが高い高齢者の早期発見と早期介入の考え

表 16-1. フレイルの診断基準（Fried の基準）

5 項目のうち，3 項目以上該当するとフレイル，1 または 2 項目だけの場合には前段階であるプレフレイルと判断する
1）体重減少：意図しない年間 4.5kg または 5% 以上の体重減少
2）疲れやすい：何をするのも面倒だと週に 3-4 日以上感じる．
3）歩行速度の低下
4）握力の低下
5）身体活動量の低下

表 16-2. サルコペニアの診断基準と分類

サルコペニアは，下記の項目 1）を裏付ける証拠に加え，2）あるいは 3）を満たす場合に診断される
1）低筋肉量
2）低筋力
3）低身体機能
分類と原因
1）一次性サルコペニア：加齢性サルコペニア 加齢以外に明らかな原因がないもの
2）二次性サルコペニア
① 活動に関連するサルコペニア：寝たきり，不活発な生活スタイルに関連するもの
② 疾患に関連するサルコペニア：重症臓器不全（心臓，肺，肝臓，腎臓，脳），炎症性疾患，悪性腫瘍，内分泌疾患に関連するもの
③ 栄養に関連するサルコペニア：吸収不良，消化管疾患．エネルギーやタンパク質の摂取不足．薬剤による食欲不振

（出典：https://www.tyojyu.or.jp/net/byouki/sarcopenia/about.html）

が広がっている．

フレイルは，「加齢とともに心身の活力（運動機能や認知機能など）が低下し，複数の慢性疾患の併存などの影響もあり，生活機能が障害され，心身の脆弱性が出現した状態であるが，一方で適切な介入・支援により，生活機能の維持向上が可能な状態像」とされている．健康な状態と，日常生活での助けが必要な介護状態の中間状態である．表 16-1 にフレイルの診断基準を示す．フレイルから要介護状態へ進む場合が多い．高齢者においてはとくにフレイルが発症しやすく，フレイルに早く気付き，正しく介入（治療や予防）することが重要である．フレイルの予防には食事改善とレジスタンス運動の実施が推奨される．

サルコペニアは，加齢や疾患により，筋肉量が減少し，握力や下肢筋・体幹筋など全身の「筋力低下が起こること」である．あるいは，歩くスピードが遅くなる，杖や手すりが必要になるなど，「身体機能の低下が起こること」を指す．表 16-2 に，サルコペニアの診断基準と分類を示す．

B. 高齢者の病気の特徴

1 一般的特徴

高齢者の特徴としてまとめると，① 個人差が多いこと，② 複数の疾患を持っている人が多いこと，③ 症状が非定型的で疾患の重症度と解離することが多いこと，④ 疾患の発症や予後には社会的要因が関わることが多いこと，があげられる．

高齢者の病気は，症状や所見が定型的でないために診断が困難であるだけでなく，患者自身の訴えが要領を得ずわかりにくい．医師が病歴を聞いても，それと関係ないことを延々と話すことも多い．周囲の家族もあまり高齢者には注意をしておらず，その病歴が不確かになりやすい．また，持病といわれる若い頃からの種々の慢性疾患を合併しているため，症状，所見が複雑となりがちであり，現在服薬中の治療薬の副作用も，考慮に入れなければならない．

老人性難聴や白内障による視力障害が，医師と患者間の意思の疎通を妨げ，診断や治療の困難さを増すことになる．

検査を進めるうえでも消化管の内視鏡検査，X 線検査あるいは血管造影など，患者に負担がかかりやすい検査は，高齢者では検査自体による患者への悪影響を考え，必要であっても断念せざるをえないことが多いため診断が不確かとなり，治療も根治的でなく対症的となりがちである．また，簡単な血液検査でも，老化の個体差により，高齢者にとってどこまでが正常であるか迷うことが少なくない．

治療においても問題が多い．後述するように高齢者では薬物代謝・排泄の重要臓器である肝・腎の機能低下を伴うことが多い．また，多くの病気をもっているために種々の薬物を異なった医療機関から同時に投与されていることや，さらには医師の指示が高齢者では徹底しにくいこともあり，副作

用が出現しやすい．外科的治療でも，高齢者では循環器，代謝，呼吸器疾患などの手術に影響を与えやすい基礎疾患をもっていることが多い．実際に術死や術後合併症も多く，手術そのものは成功しても術後に寝たきり状態になったり，術後せん妄などの合併症も多い．歯科治療では小手術的なものが多いので，循環器，代謝疾患などが，とくに問題になってくる．

2 安全な歯科医療を行うための歯科医師リスクマネジメント

安全な歯科医療を行うための歯科医師のリスクマネジメントの考え方としては，全身的偶発症に対する① 予防対策，② 歯科治療中の早期発見，③ 発症後の早期対応，を考える（表16-3）．とくに全身疾患の合併が多い高齢者では重要である．

予防対策としては，医療面接を通じて，全身疾患の情報を得る．病院名，担当医名，医師から告げられた病名，治療内容を確認する．検査結果があればそれを参考にできる．お薬手帳も参考になる．必要に応じ，医科主治医からの情報を得る．また初診時にバイタルサインを取る．それらより全身の状態を把握し，起こりやすい全身的偶発症を予測する．歯科治療前に医科対診が必要な場合もある．

全身的偶発症の早期発見としては，歯科治療中の症状とバイタルサインのモニタリングである．バイタルサインといえば一般に，意識，呼吸，脈拍数（心拍数），血圧，体温である．このうち歯科診療では，意識，脈拍数（心拍数），血圧，経皮的酸素飽和度（SpO_2）が重要である．必要に

表16-3. 安全な歯科医療を行うための歯科医師のリスクマネジメントの考え方

全身的偶発症に対する対策が重要である
1）予防対策： ・適切な医療面接 ・お薬手帳の確認 ・初診時のバイタルサイン確認 ・医科主治医からの情報の取得 　それらより，全身の状態を把握し，起こりやすい全身的偶発症を予測．必要の応じ，医科に対診
2）治療中の早期発見： 　歯科治療中の症状とバイタルサインのモニタリング
3）全身的偶発症発症後の早期対応：

応じ，心電図のモニタリングを行う．近年，モニタリングに対して保険請求できるようになり，また血圧計，パルスオキシメーターといった医療機器は価格的にも購入しやすくなった．

歯科治療中に，全身的偶発症が起こった場合は，それぞれの疾患に応じた迅速な対応が必要になる．医科医療機関への対診，搬送が必要になる場合もある．また心肺停止といった救急時には心肺蘇生を実施する．

3 各疾患の特徴

a. 循環器疾患

筆者の勤務する内科に歯科から紹介された患者では，代謝疾患の糖尿病と並んで循環器疾患が多い．とくに高齢者では，高血圧，不整脈，狭心症などが増加し，歯科から紹介される中でもっとも多いのは循環器疾患である．

1. 不整脈

心室性や上室性期外収縮といった一般的に多いもののほかに，高齢者では心房細動が増加する．とくに発作性心房細動は自覚症状が強く，また一般歯科治療中にも起こりやすいので注意が必要である．

心房細動は動悸などの自覚症状や心機能低下をきたすだけでなく，脳塞栓の原疾患として一番多いものである．心房細動の患者では，その予防のため抗凝固薬のワルファリンを長期に服薬していることが多い．ワルファリンはその作用が強いため，抜歯などの観血的処置を行うときは，プロトロンビン時間（PT-INR）で事前にチェックする必要がある．抜歯時のワルファリンは至適治療域での内服継続下が望ましいと日本循環器学会『循環器疾患における抗凝固・抗血小板療法に関するガイドライン（2009年改訂版）』で方針が示されている．日本有病者歯科医療学会・日本口腔外科学会・日本老年歯科医学会『科学的根拠に基づく抗血栓療法患者の抜歯に関するガイドライン（2010年，2015年改訂版）』でも同様の方針が示されている．したがって，できるだけ服薬の中止や減量を避けるべきである．ワルファリンはビタミンK依存性の凝固因子を抑制するのに対して，近年直接凝固因子活性を抑制する抗凝固薬（直接経口抗凝固薬DOAC）として，抗トロンビン薬

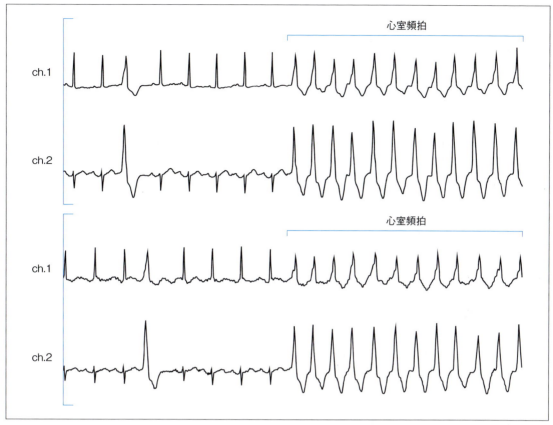

図16-3. 術前ホルター心電図による心室頻拍

のダビドガラン，第Xa因子阻害薬のリバーロキサバン，アピキサバンなどがある．これらの抗凝固薬も基本的には継続して抜歯することが推奨されている．

不整脈の中で致死率のもっとも高いものは心室細動であるが，その前段階の心室頻拍や心室性期外収縮のR on T，連発なども危険である．図16-3に，習慣性顎関節脱臼の手術のために筆者の病院に入院した高齢男性における，術前ホルターHolter心電図で記録された心室頻拍を示す．この患者は脳梗塞の後遺症はあったが，心室頻拍の既往はなかった．

上室性期外収縮が高齢者で増加するが，心室性期外収縮に比較して，上室性期外収縮が生命に危険を及ぼすことは少ない．これらの頻脈性不整脈のほかに，徐脈性不整脈がある．

不整脈はそれ自体の危険度に加えて，不整脈を起こす心臓の原疾患の重症度の診断がとくに大切であるので，歯科患者で不整脈を有するものはあらかじめ内科（できれば循環器内科）に紹介し，その検索を依頼したほうが安全である．

不整脈の診断は，心電図なくしては不可能である．不整脈の患者や動悸などを訴える患者では，脈拍測定による脈拍数，不整のチェックとともに，積極的に心電図のモニタリングを通常の歯科診療中でもしていただきたい．しかし，不整脈自体の治療は歯科では困難であり，心室性期外収縮の頻発や連発，心室頻拍ショートラン，頻脈性心房細動を診断すれば，すぐに歯科治療を中断し，循環器内科へ紹介すべきであろう．

2．高血圧

一般外来患者で一番多いもので，約4,000万人の高血圧患者がわが国にいるといわれている．

歯科治療中に血圧は多少とも上昇する（収縮期10～15 mmHg程度，拡張期5～10 mmHg程度）．とくに高血圧の患者ではもともとの血圧が高いだ

けでなく，痛み，恐怖などに対する反応も強いため，歯科治療中はかなりの血圧上昇を示すことが多い．治療前に血圧をコントロールしておく必要がある．とくに血圧が180/110 mmHgの場合は，緊急処置が必要でなければ歯科治療は血圧コントロール後にする．治療前から明らかに高血圧のコントロール不良の患者では，あらかじめ内科医に頼み，十分な降圧治療が得られるまで歯科治療を延期したほうが安全である．また高齢者高血圧患者では，圧反射による血圧の調節機能が低下しているため，血圧は簡単に上昇したり下降したりしやすい．

局所麻酔薬の中に含まれているアドレナリンは，通常は血圧にほとんど影響を与えないが，ときに局所の吸収の具合により全身循環に入り，昇圧することがある．重症の高血圧は直接的に脳出血，動脈瘤破裂などを起こしうるが，高血圧患者は全身の動脈硬化が強いことが多く，動脈硬化性の脳梗塞，心筋梗塞の発症にも注意が必要である．

高血圧の診断は，血圧のモニタリングなくしては不可能である．よく頭痛や動悸などで血圧が高くなったなどと一般の人はいいがちであるが，そういった症状に迷わされることなく，まず血圧の測定を行い，実際に血圧が高くなっているかどうか，またその患者の通常の血圧と比べ，どの程度上昇しているかの把握が大切である．

歯科診療時の高血圧治療では，まず痛みなどを起こしている治療を中断し，声をかけ不安を取り除き，深呼吸などにより緊張をやわらげ，安静をとる．ジアゼパムなどの精神安定薬を試みてもよい．亜硝酸製剤の外用でも，緩徐な降圧が得られる．

急速な血圧低下は脳や心臓の循環血液量を減らし，脳梗塞や心筋梗塞を発症させることがあるので，降圧治療は徐々に少しずつ行う．

3. 狭心症

不整脈，高血圧と同様に歯科治療中に注意を要する循環器疾患として，狭心症がある．歯科治療の痛みや不安により交感神経が亢進し，血圧と心拍数の上昇が起こり，心臓の酸素需要が増加する．

正常冠動脈の患者であれば，冠動脈が拡張することで冠血流量を増し酸素供給を増加することで対応できるが，狭心症をもっている患者では，狭窄した冠動脈の拡張ができず，酸素欠乏をきたし胸痛が起こる．最近は無痛性心筋虚血の患者が多く，胸痛がなくても虚血による心電図のST低下をきたせば，その生命予後は胸痛のある狭心症患者と同程度とされているので，十分な注意が必要となる．

ここでも，その診断には心電図測定が不可欠となる．心電図の中でも，とくにST部分を注目して監視する必要がある．歯科診療前からSTが低下している患者ではそのSTレベルと比較して，また診療前が正常STであれば基線（PQレベル）からどれくらい低下しているかを検討する．労作性狭心症ではSTは低下する．上昇する場合は異型狭心症か急性心筋梗塞を考える．

ST低下の形が水平状か下降型で，1mm以上の低下が起こればすぐに診療を中止し，安静をとらせると同時に亜硝酸製剤の外用あるいは舌下投与する．それで軽快しなければ，すぐに循環器内科に連絡し，指示に従うべきである．

また，明らかなST上昇が出現したときは前述の疾患（異型狭心症または急性心筋梗塞）が考えられ，通常の狭心症よりもさらに重篤であることが多いので，診療の中止および，亜硝酸製剤の外用あるいは舌下とともに，すぐさま循環器内科（または救急車）へ連絡すべきであろう．

4. 弁膜症

最近，抗生物質の使用などで著減したリウマチ性心臓病も，高齢者ではときどきみかける心臓病である．一方で動脈硬化性の弁膜症は増加している．

弁膜症において，心不全，不整脈，突然死などの一般的併発症のほかに，歯科関連で忘れてはならないものとして，抜歯後の感染性心内膜炎がある．弁膜症，とくに人工弁置換患者では，その予防のため処置開始前後に十分なペニシリンやセフェム系の抗生物質投与が必要である．

リウマチ性心臓病の中でもとくに僧帽弁狭窄症では，心房細動の併発とともに脳塞栓の発症の頻度が非常に高く，前述のワルファリンの投与が必ず行われているので注意を要する．

b. 代謝疾患

1. 糖尿病

歯科診療と直接関係が深く，高頻度のものは糖

尿病であろう．コントロール不良の糖尿病患者は易感染性で，抜歯などの観血的治療後に感染を起こし，創傷治癒が遅延する．また，難治性歯周病を起こしやすい．できれば空腹時と食後の血糖値とともに，グリコヘモグロビン（HbA1c）を指標に，十分なコントロールのもとで歯科治療を行いたい．

また，長期間コントロール不良の糖尿病患者では，糖尿病性腎症による腎機能低下，網膜症による視力低下，神経障害による起立性低血圧などを併発していることが多い．これらの合併症は通常非可逆的で，一時的な血糖コントロールでは改善しないため，合併症を考慮した十分な注意が必要となってくる．

糖尿病患者の治療にインスリンや経口糖尿病薬の使用を確認し，使用者は低血糖に注意する．一般的には通常どおり食事を行い，決められた量の薬を使用するように指導する．空腹時治療を避ける．

低血糖症状としては，以下のものがある．

交感神経刺激症状として，発汗，手指振戦，頻脈，動悸があげられる．進行すると中枢神経症状，すなわち頭痛，生あくび，異常行動，意識レベル低下を生じる．低血糖時は意識があれば，ブドウ糖，砂糖を経口摂取する．意識がなければブドウ糖を注射する．

2. 脂質異常症・高尿酸血症

中年から高齢者で頻度の高い疾患であり，いずれも動脈硬化性疾患（狭心症，心筋梗塞，脳梗塞，動脈瘤など）の原因となる．また高血圧，糖尿病を合併していることが多い．歯科治療の際は，合併疾患について注意が必要である．

c. 神経疾患

1. 脳卒中（脳血管障害）

歯科診療に関係が深く，高齢者で急増する疾患として脳卒中がある．

脳卒中の死亡率は減少しているが，実際に激減しているのは脳出血である．逆に軽症の脳梗塞の有病率は低下しておらず，一時的な麻痺や言語障害が出現するが，ほとんど完治するごく軽症のものは逆に増加している．この致命率の低い脳梗塞の有病率上昇が，血管性認知症の増加をきたしている．脳梗塞患者では，再発予防のため前述の抗

血小板薬のアスピリンなどや，抗凝固薬を服薬していることが多いので，観血的処置での出血傾向が問題になる．抗血小板薬あるいは抗凝固薬服用者における抜歯では，基本的に抗血小板薬，抗凝固薬を継続しながら抜歯する（日本有病者歯科医療学会・日本口腔外科学会・日本老年歯科医学会『科学的根拠に基づく抗血栓療法患者の抜歯に関するガイドライン（2010年，2015年改訂版）』）．

脳卒中後遺症がある患者では，顔面麻痺による食物残渣の麻痺側停滞や精神機能の低下から口腔内が不潔になりやすいので，介護者も含めた口腔清掃の指導を積極的に行う．脳卒中では摂食嚥下障害を合併しやすく，誤嚥性肺炎の原因になりやすい（第9章神経・筋肉疾患参照）．また，後遺症をもった患者では，顔面麻痺や全身状態の変化により義歯が合わず，そのため十分な栄養が補給できず，経管栄養を離脱できないため入院生活が延長することも多く，このような場合は積極的な義歯の作成が望まれる．

もちろん，脳卒中の多くの患者では高血圧，糖尿病などの原疾患とともに心筋梗塞，狭心症，不整脈などの心疾患を合併していることが多いことを忘れてはならない．歯科と脳卒中の関連で最近注目されていることのひとつとして，誤嚥性肺炎の予防に口腔ケアが有効であることが認められてきたことがあげられる．患者自身で口腔内の衛生を十分保つことができないときは，積極的に歯科の立場から口腔ケアを実施することで，誤嚥性肺炎を予防し，生命を救うことができる．

2. 認知症

認知症は，一度獲得した脳の機能が障害された状態である．記銘力障害（記憶障害），見当識障害，高次脳機能障害（失語，失行，失認）などを中核症状として社会生活に支障が出る．

65歳以上の高齢者の認知症患者数と有病率の将来推計についてみると，2012（平成24）年は認知症患者数が462万人と，65歳以上の高齢者の7人に1人（有病率15.0％）であったが，2025年には約700万人，5人に1人（約20％）になると見込まれている（図16-4）．また，高齢者ほど有病率が上昇するため，超高齢社会では歯科診療において重要な全身疾患となる．

認知症はおもに，アルツハイマー型認知症と脳

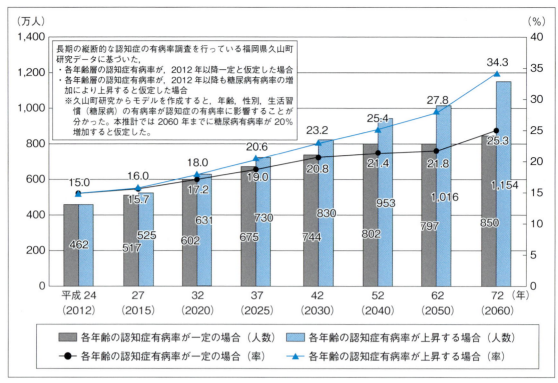

図 16-4. 65 歳以上の認知症患者数と有病率の将来推計
(資料:「日本における認知症の高齢者人口の将来推計に関する研究」(平成 26 年度厚生労働科学研究費補助金特別研究事業 九州大学二宮教授)より内閣府作成)

血管性認知症に分けられる．前者は神経変性疾患であり，認知症の症状は徐々に進行する．後者は脳血管障害に続発するもので，上下肢・顔面の片麻痺や知覚障害，言語障害を併発し，再発予防のための抗血小板薬あるいは抗凝固薬を服用している者が多い．

認知症患者では，自己の口腔の衛生管理ができず，口腔環境が悪化する．また，理解力，判断力の低下から，病識がなく，口腔状態の悪化に気づかないことも多く，治療の開始が遅れる．歯科治療に非協力的になりやすい．

認知症患者の歯科治療では，患者の理解力に応じた説明をし，患者にとって安心できる人間関係をつくり，痛く不快な処置はできるだけ避けて心地よい処置を優先して行う．患者が安心できる家族に同席してもらい，いつもと同じ環境下で診療を行うようにする．

d. 消化器疾患

本章 A. 老化に記述したように，高齢者では逆流性食道炎や慢性胃炎が起こりやすい．胃，食道，大腸，肝臓の癌は加齢により増加する．口腔癌の患者に，同時性あるいは異時性に重複癌が発生することがある．とくに消化管癌 (食道癌, 胃癌, 大腸癌) の検索が必要である．

歯科関連としては，頻度の高い胃・十二指腸潰瘍がある．とくに，高齢者の潰瘍では痛みの症状が少なく，突然の出血で発症することが多い．また，歯科で汎用する消炎鎮痛薬の副作用として潰瘍が出現することもあるので，注意を要する．

e. 内分泌疾患

少しまれな疾患ではあるが，口腔癌末期に頻発する副甲状腺ホルモン関連蛋白 (PTHrP) 産生による高 Ca 血症などがある．

口腔癌は扁平上皮癌がほとんどで高齢者に多く，PTHrP 産生を起こし高 Ca 血症を発症する頻度が高い．パミドロン酸二ナトリウム水和物など有効な薬物もあり，治療することができる病態である．

f. 呼吸器疾患

本章 A. 老化で述べたように，高齢者では肺活量が低下する．気道の異物排泄機能が低下し，誤嚥性肺炎の原因となりやすい．また，誤嚥性ではなくとも肺炎になった場合，痰を出しにくく，免疫力低下もあり，重症化しやすく，死亡率が高くなる．高齢者では，慢性閉塞性肺疾患（慢性気管支炎と肺気腫を含む）が多く，呼吸器感染症や呼吸不全の原因となる．

g. 腎泌尿器疾患

高齢者では，慢性腎臓病（腎臓の障害を示唆する所見，あるいは腎機能低下が慢性的すなわち3か月以上続く状態）を合併しやすい．尿への薬物排泄能が低下するため，薬物投与の際には減量を考慮する必要がある．

また，泌尿器疾患により，排尿障害，頻尿を訴える場合が少なくない．頻尿のある方の歯科治療では，治療前に排尿をすませてもらうといった配慮が必要であろう．

h. 悪性腫瘍

加齢により，各臓器の悪性腫瘍（癌）が増加するが，詳細はそれぞれの章に譲る．

C. 高齢者の薬物療法

小児では体重や年齢により薬物量を調節するが，高齢者でも薬物の減量を考慮する．

高齢者は加齢とともに薬物代謝・排泄の中心である肝・腎機能が低下するため薬物血中濃度が上昇する傾向にある．また薬物は血中アルブミンと結合するものが多いので，栄養不良（低アルブミン血症）の高齢者ではさらに遊離薬物血中濃度が上昇する．さらに，高齢者では多くの疾患を有しているため多くの薬物を同時に服薬することが多く，薬物間の相互作用で異常高値となる危険性が高くなる．

腎機能や肝機能低下は通常，自覚症状がまったくないため，肝・腎機能の血液検査を行い確認するしか方法がない．また，高齢者では複雑な処方のため間違ってその内容を理解し，医師の処方意図と異なった服薬をすることが多くなるため，できるだけ簡単な処方（服薬回数を減らす，薬物を一包化する）を心掛ける．

高齢者で起こりやすい臓器の変化から，特有の副作用が起こることもある．たとえば，狭心症や不整脈の治療でよく使用される Ca 拮抗薬（とくにジルチアゼム）やβ拮抗薬では，房室ブロックが起こる．抗不整脈薬のジソピラミドでは排尿障害が，制吐薬のメトクロプラミド，ドンペリドンや食欲を増すために使用するスルピリドで，ときにパーキンソン症候群を起こす．抗不整脈薬，ジギタリス，アミノフィリンなどの，有効血中濃度と副作用を起こす濃度が近い薬物を長期間投与するときは，定期的血中濃度測定を行うほうが安全である．

また，脳塞栓の予防で汎用される抗凝固薬のワルファリンは，高齢者で出血の副作用が起こりやすいため，定期的にプロトロンビン時間（PT-INR）の測定が不可欠である．同じ血中濃度でも，高齢者では臓器の感受性が亢進し，副作用が起こりやすい状態となることもある．

このように，高齢者は薬物の副作用が起こりやすいが，その副作用が出現しても典型的な症状が出現しにくいため，高齢者に薬物を投与するときは積極的に副作用出現の有無に気を配る必要がある．

高齢者で多い高血圧，糖尿病では，若年者と同程度の厳格なコントロールを行うと，前述のような間違った服薬や臓器機能障害からくる血中濃度の過度の上昇から薬物が効きすぎ，さらには過度の低血圧から失神や脳梗塞の発症，また低血糖から昏睡などの重篤な結果となりやすいので，血圧や血糖値を目標より多少高めにコントロールされている場合が多い．高齢者では今後の罹病期間が若年者より短いので，生命予後に及ぼす影響が少ないといった点からも，やや弱めの治療で十分といえる．

鎮痛薬は歯科でよく出される薬物の代表であるが，歯科以外でも高齢者では腰痛，関節痛のため鎮痛薬を長期間服用していることが多い．とくに長期間鎮痛薬を処方するときは胃・十二指腸潰瘍を起こしやすいので，他科で同じような鎮痛薬や副腎皮質ステロイドを処方されているかどうか，また消化性潰瘍を現在有しているか，既往があるかどうかなどを調べる必要がある．消化性潰瘍の既往のある例では，鎮痛薬による消化性潰瘍の発症率がとくに高くなる．

D. 超高齢社会における医学的・社会的問題

前述のように，わが国では今後も高齢化が進む（図16-1）．高齢者は，おのおののもっている疾患だけでなく，老化という現代の医学ではどうしようもない大きな問題点を抱えている．病気だけに注目して治療しても，かえって患者は寝たきりになったり，精神状態がおかしくなったりすることをよく経験する．患者を病気からだけでなく全体からみて，その人に利益のある医療を行うことが大切である．

歯科医療からみると，従来の歯科診療は元気で歩いてくる外来患者を治療の対象としていた．しかし，すでに一部の歯科医が行っているように，今後は医療機関の中で待っているだけでなく，医療機関に来ることができない脳卒中後遺症や骨粗鬆症による骨折がある患者，高齢のため寝たきりの患者などの治療のため，院外へ積極的に出ていくことがさらに必要となっている．

高齢者の医療では，医学的治療よりもむしろ介護が中心となる．経済的問題から厚生労働省の指導で在宅医療が中心となる可能性が高いが，最近の超高齢社会では介護をする家族自身が高齢者となってしまうなど，問題点も多い．

医療費の増加が問題となって久しいが，これは主に高齢者の医療費の急速な増加によるものである．繰り返し述べているように，高齢者では多数の疾患を合わせもっており，それに対応した医療が必要である．そのため，ともすれば濃厚な医療となりやすいが，各患者に応じた適正な医療が望まれる．歯科診療も患者の全身状態，食生活などを考慮して，各患者に適した治療と指導が行われるべきであろう．

高齢者への歯科保健対策として，1989（平成元）年から80歳で20本以上の歯を保つ「8020運動」が開始され，1992（平成4）年に「8020運動」推進対策事業が，1993（平成5）年から「8020運動」推進支援事業が行われている．また老人保健事業第3次計画で，歯科衛生士による寝たきり高齢者に対する訪問口腔衛生指導が行われるようになり，老人保健事業第4次計画では，歯周疾患健診が独立して行われるようになった．

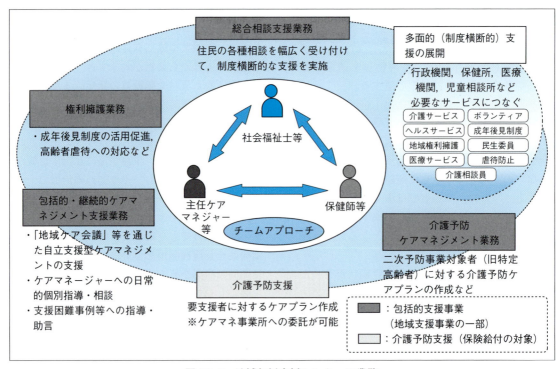

図16-5．地域包括支援センターの業務

（http://www.mhlw.go.jp/seisakunitsuite/bunya/hukushi_kaigo/kaigo_koureisha/chiiki-houkatsu/dl/link2.pdf）

2008(平成20)年度から「老人保健法」が「高齢者の医療の確保に関する法律」に改正されたことに伴い,歯周疾患健診は「健康増進法」に基づく事業として,市区町村が引き継ぐこととなった. 80歳20本達成率は,1987(昭和62)年8.2%だったが,年々上昇し2016(平成28)年には51.2%とはじめて50%を超えた.

　これまでわが国の医療は,生命予後の延長を目指して成果をあげてきたが,今後その医療需要は質・量ともに変化すると予測される.高齢者,とくに後期高齢者(75歳以上)の疾病は完治しない場合も多く,医療そのものを高齢社会にあったものに変えなければならない.その方向性とは臓器単位の疾病を扱う「治す医療」から,患者の生活の質 quality of life(QOL)を高めることに治療の優先順位を置く「治し支える医療」への転換である.「病院中心の医療」から,介護・福祉と連携する「地域完結型医療」への転換である.

　「地域包括支援センター」が,2005年の介護保険法改正で制定された.市町村が設置主体となっている.保健師・社会福祉士・主任介護支援専門員等を配置して,3職種のチームアプローチにより,住民の健康の保持及び生活の安定のために必要な援助を行うことにより,その保健医療の向上及び福祉の増進を包括的に支援することを目的とする施設である(図16-5).主な業務は,介護予防支援および包括的支援事業(① 介護予防ケアマネジメント業務, ② 総合相談支援業務, ③ 権利擁護業務, ④ 包括的・継続的ケアマネジメント支援業務)で,連携ネットワークを構築している.

　また,団塊の世代(第二次世界大戦直後の1947年から1949年の第1次ベビーブームに生まれた世代)が後期高齢者になる2025年は,「2025年問題」として取り上げられる.医療・介護費の高騰に加え,生産人口の低下と,低成長・政府債務による国家財政の圧迫が問題とされる.その解決策の一つとして,要介護状態になっても慣れた地域で生活できるように,「住まい」「医療」「介護」「予防」「生活支援」がまとめて提供される「地域

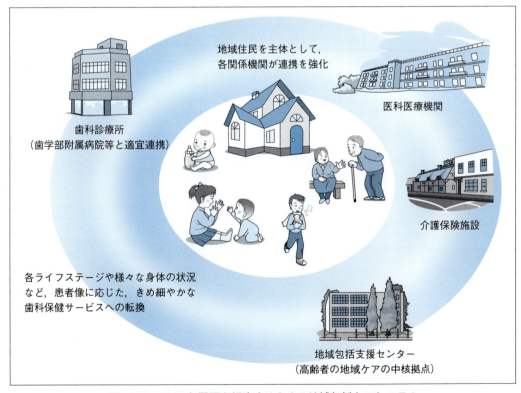

図16-6. 2025年問題を解決するための地域包括ケアシステム
(出典:第1回歯科医師の需給問題に関するワーキンググループ,平成27年2月24日)

D. 超高齢社会における医学的・社会的問題

包括ケアシステム」の構築が求められている（図 16-6）．この「多職種連携地域包括ケアシステム」に，歯科として取り組む必要がある．なお，高齢者のみならず，乳幼児から高齢者まで各ライフスタイルやさまざまな身体の状況など，個々人に応じたきめ細やかな歯科保健サービスを目指す必要がある．

このように，国の財政的な問題からも，高齢者医療・介護は，歯科診療も含めて今後も変化していく可能性が高い．高齢者と高齢者以外の人々にとって何が適正な高齢者医療かを，これからも注意していくことが必要である．

基準値一覧表

1 尿・便検査

項　目	基準値	検査方法
尿検査		
蛋白	(−)～(±)	試験紙法
糖	(−)	試験紙法
潜血	(−)	試験紙法
ウロビリノー ゲン	(±)～(＋)	試験紙法
ビリルビン	(−)	試験紙法
ケトン体	(−)	試験紙法
沈渣		鏡検
赤血球	＜4～5個/毎視野	
白血球	＜4～5個/毎視野	
上皮細胞	(−)～扁平上皮が少数	
円柱	(−)～硝子円柱が少数	
結晶	(−)～尿酸塩，リン酸 塩，シュウ酸塩	
細菌	＜4個/毎視野	
便検査		
潜血反応	(−)	ラテックス法 鏡検
寄生虫卵	(−)	

2 血液検査

● 血球検査

項　目	基準値	検査方法
赤血球数 （RBC）	男 400万～570万/μl 女 370万～510万/μl	自動血球計数装置
ヘモグロビン （Hb）	男 13～18 g/dl 女 11～16 g/dl	自動血球計数装置
ヘマトクリット （Ht）	男 38～51% 女 34～47%	自動血球計数装置
平均赤血球容積 （MCV）	男 84～100.4 fl 女 82.5～97.4 fl	自動血球計数装置
平均赤血球ヘモ グロビン量 （MCH）	男 28.4～34.2 pg 女 26.9～32.7 pg	自動血球計数装置
平均赤血球ヘモ グロビン濃度 （MCHC）	31.8～35%	自動血球計数装置
血小板数 （Plt，PLT）	10万～41万/μl	自動血球計数装置
白血球数 （WBC）	男 3,400～9,200/μl 女 3,200～8,000/μl	自動血球計数装置

白血球分画		自動血球計数装 置，鏡検
好中球	40.0～60.0%	
桿状核球	5.0～15.0%	
分葉核球	35.0～50.0%	
好酸球	2.0～4.0%	
好塩基球	0～2.0%	
単球	3.0～6.0%	
リンパ球	26.0～40.0%	
網状赤血球 （Ret）	0.5～2.0%	フローサイトメト リー

● 血球凝固検査

項　目	基準値	検査方法
プロトロンビン 時間（PT） PT(%)[*1] PT−INR[*2]	10～13秒 70～140% 0.89～1.11	クイック1段法
活性化部分トロ ンボプラスチ ン時間（APTT）	25.0～40.0秒	ラングデル Lang- dell 法
トロンボテスト （TT）	70%以上	オーレン Owren 法
ヘパプラスチン テスト（HPT）	70～130%	オーレン法
フィブリノゲン （Fbg）	150～400 mg/dl	トロンビン時間法
アンチトロンビ ンⅢ（ATⅢ）	79～121%	発色性合成基質法
TAT[*3]	3.0 ng/ml 以下 1.0～4.1 $\mu g/l$	2種類の抗体を用 い る サ ン ド ウィッチ ELISA
PIC[*4]	0.8 $\mu g/m l$ 以下	ラテックス凝集法
FDP[*5]	10 $\mu g/m l$ 以下	ラテックス凝集法
D ダイマー	1 $\mu g/m l$ 以下	ラテックス凝集法

＊1 プロトロンビン活性（%）.
＊2 プロトロンビン指数.
＊3 トロンビン・アンチトロンビンⅢ複合体.
＊4 α_2-プラスミンインヒビター・プラスミン複合体.
＊5 フィブリン分解産物.

③ 生化学検査
● 血液生化学検査

項　目	基準値	検査方法
総蛋白（TP）	6.5～8.2 g/dl	ビュレット法
アルブミン（Alb）	3.9～4.9 g/dl	BCG法，ネフェロメトリー法
血清蛋白分画 Alb α_1-グロブリン（α_1-glob） α_2-glob β-glob γ-glob	57.0～69.0% 2.0～4.0% 6.0～12.0% 6.0～10.0% 11.0～24.0%	セルロース・アセテート電気泳動法
総ビリルビン（TB）	0.2～1.2 mg/dl	比色法
直接ビリルビン（DB）	0.4 mg/dl以下	比色法
チモール混濁試験（TTT）	4U以下 Maclagan単位	比濁法
硫酸亜鉛混濁試験（ZTT）	2～12 U Kunkel単位	比濁法
クレアチンキナーゼ（CK）	男 57～197 IU/l 女 32～180 IU/l	UV，比色法
AST（GOT）	10～40 IU/l	紫外部測定法
ALT（GPT）	5～45 IU/l	紫外部測定法
乳酸脱水素酵素（LDH）	120～240 IU/l	紫外部測定法（乳酸基質）
アルカリホスファターゼ（ALP）	50～350 IU/ml	比色法
γ-GTP	男 80 IU/l以下 女 30 IU/l以下	L-γ-グルタミル-3-カルボキシル-4NA基質法
アルドラーゼ（ALD）	2.5～5.8 IU/l	UV法
コリンエステラーゼ（ChE）	100～240 IU/l	2,3-ジメトキキシベンゾイルチオコリン基質法
ロイシンアミノペプチダーゼ（LAP）	80～160 IU/l	L-ロイシル-DBHA基質法
アミラーゼ（AMY）	50～200 IU/l	酵素法
リパーゼ（LIP）	5～55 U/l	酵素法
クレアチニン（Cr）	男 0.6～1.0 mg/dl 女 0.5～0.8 mg/dl	酵素法，アルカリピクリン酸法
尿酸（UA）	男 3.5～7.5 mg/dl 女 2.5～6.0 mg/dl	ウリカーゼ・ペルオキシダーゼ法
尿素窒素（BUN）	8～20 mg/dl	ウレアーゼ GLDH法
アンモニア（NH$_3$）	30～80 μg/dl	直接比色法
Na	135～147 mEq/l	イオン電極法
K	3.5～5.0 mEq/l	イオン電極法
Cl	98～108 mEq/l	イオン電極法
無機リン（IP）	2.5～4.5 mg/dl	リンモリブデン酸法
カルシウム（Ca）	8.4～10.1 mg/dl	MXB法
中性脂肪（TG）	30～150 mg/dl	酵素法
リン脂質（PL）	150～280 mg/dl	
遊離脂肪酸（FFA）	0.10～0.85 mEq/l	酵素法
総コレステロール（TC）	120～220 mg/dl	酵素法
HDL-コレステロール	男 40～70 mg/dl 女 45～75 mg/dl	酵素法
LDL-コレステロール	70～140 mg/dl	酵素法
アポ蛋白 Apo-AⅠ Apo-AⅡ Apo-B	122～161 mg/dl 25.1～34.5 mg/dl 69～105 mg/dl	免疫比濁法
血糖（Glu）	70～109 mg/dl（空腹時）	酵素法
グリコヘモグロビンA1C（HbA1C）	NGSP値：4.6～6.2% JDS値：4.3～5.8%	LA（ラテックス凝集免疫比濁法）HPLC，酵素法
フルクトサミン	205～285 μmol/l	酵素法

● 内分泌検査

項　目	基準値	検査方法
副腎皮質刺激ホルモン（ACTH）	7.4～55.7 pg/ml	RIA固相法
甲状腺刺激ホルモン（TSH）	0.50～5.00 μIU/ml	ECLIA法
成長ホルモン（GH）	男 0.42 ng/ml以下 女 0.66～3.68 ng/ml	RIA固相法
抗利尿ホルモン（ADH）	0.3～3.5 pg/ml	RIA2抗体法
プロラクチン（PRL）	男 3.58～12.78 ng/ml 女 6.21～30.54 ng/ml	CLIA法
遊離トリヨードサイロニン（FT$_3$）	2.13～4.07 pg/ml	CLIA法

遊離サイロキシン（FT$_4$）	0.95〜1.75 ng/dl	CLIA 法
副甲状腺ホルモン（PTH）	10〜65 pg/ml（インタクト）	ECLIA 抗体法
血中コルチゾール	3.8〜18.4 μg/dl（午前8〜10時）	RIA 法
アルドステロン	29.9〜159 pg/ml（臥位安静時）28.9〜307 pg/ml（立位）	RIA 法
インスリン（IRI）	3〜15 μg/ml（基礎値）	IRMA ビーズ固相法

● 腫瘍マーカー

項　目	カットオフ値*	検査方法
α-フェトプロテイン（AFP）	20 ng/ml 以下	IRMA 法
CA15-3	27 U/ml 以下	IRMA 法
CA19-9	37 U/ml 以下	IRMA 法
CA125	35 U/ml 以下	IRMA 法
癌胎児性抗原（CEA）	2.5 ng/ml 以下	IRMA 法
CYFRA21	2.0 ng/ml 以下	IRMA 法
DUPAN-2	150 U/ml 以下	EIA
PIVKA-Ⅱ	40 mAU/ml 未満	ECLIA
Pro GRP	46 pg/ml 未満　81.0 pg/ml 未満	ELISA　CLIA 法
PSA	4 ng/ml 以下	IRMA 法
SCC	1.5 ng/ml 以下	IRMA 法
SLX	38 U/ml 以下	RIA 法
Span-1	30 U/ml 以下	IRMA 法

＊カットオフ値：その値を境界にして陽性か陰性かを判別する値で，病態判断値のこと．

4　免疫血清検査
● 免疫血清検査

項　目	基準値	検査方法
C反応性蛋白（CRP）	0.45 mg/dl 以下	ラテックス凝集法

免疫グロブリン		
IgG	870〜1,700 mg/dl	TIA 法
IgM	男 33〜190 mg/dl女 46〜260 mg/dl	TIA 法
IgA	110〜410 mg/dl	TIA 法
IgD	15 mg/dl 以下	SRID
IgE	170 IU/ml 以下	FEIA 法
補体活性価（CH$_{50}$）	23〜46 U/ml	リボソーム免疫測定法
補体 C3　　　C4	50〜130 mg/dl10〜50 mg/dl	TIA 法TIA 法
抗核抗体（ANA）	40 倍未満	間接蛍光抗体法
抗 DNA 抗体	80 倍未満	PHA 法
リウマトイド因子（RF）	15 IU/ml 以下	TIA 法
抗サイログロブリン抗体（サイロイドテスト）	100 倍未満0.3 U/ml 以下	粒子凝集反応（PA）RIA，EIA
抗甲状腺ペルオキシダーゼ抗体	0.3 U/ml 以下	RIA 法
抗甲状腺刺激ホルモン（TSH）レセプター抗体	10% 以下	RRA 法
抗ミトコンドリア抗体	20 倍未満	間接蛍光抗体法
抗ミトコンドリア M$_2$ 抗体	7 未満（index）	ELISA 法
クームス試験	陰性	赤血球凝集反応

5　生理検査
● 動脈血ガス分析

項　目	基準値	検査方法
pH	7.37〜7.46	電極法
二酸化炭素分圧（PaCO$_2$）	38.0〜46 mmHg（Torr）	電極法
酸素分圧（PaO$_2$）	80〜100 mmHg（Torr）	電極法
酸素飽和度（SaO$_2$）	95% 以上	電極法
重炭酸イオン（HCO$_3^-$）	22〜26 mEq/l	電極法

（「菅谷　仁：検査基準値一覧．シンプル内科学改訂第2版（寺野　彰総編集），pp.667-668，2017，南江堂」より許諾を得て転載）

■ 参考図書 ————————————————————————————

● 第2章
1）武内重五郎（著），谷口興一（改訂）：内科診断学，第17版，南江堂，2011
2）高木　康，山田俊幸（編）：標準臨床検査医学，第4版，医学書院，2013

● 第3章
1）矢崎義雄（総編集）：内科学，第11版，朝倉書店，2017

● 第8章
1）日本糖尿病学会（編）：糖尿病治療ガイド2016-2017，文光堂，2016

● 第12章
1）塩原哲夫，宮地良樹，清水　宏（編）：1冊でわかる皮膚アレルギー，文光堂，2012
2）日本アレルギー学会（編）：臨床医のためのアレルギー診療ガイドブック，診断と治療社，2012

● 付　録
1）寺野　彰（総編集）：シンプル内科学，改訂第2版，南江堂，2017

◆ 歯科医師国家試験出題基準（平成 30 年版）対応表 ◆

大項目	中項目	小項目	備　考	本書での該当箇所
	**必修の基本的事項**
8 主要な症候	ア 全身の症候	a 発熱，全身倦怠感，体重減少・増加，ショック，意識障害，脱水，浮腫，けいれん，めまい，黄疸，呼吸困難，チアノーゼ，頭痛，動悸，息切れ，胸痛，睡眠障害，嘔吐，下痢		2 章 F
	ウ 全身的疾患に関連する口腔・顎顔面領域の症候	a 貧血に伴う症候（舌炎など）		10 章各論 A
		b 出血性素因に伴う症候（歯肉出血，抜歯後出血など）		10 章各論 B
		c 急性白血病に伴う症候（歯肉出血など）		10 章各論 C
		d 後天性免疫不全症候群＜AIDS＞に伴う症候（カンジダ症，歯周疾患，毛状＜様＞白板症など）		13 章各論 I
		e ウイルス感染に伴う症候（水疱など）		13 章各論 I
		f 結核・梅毒に伴う症候（粘膜斑，潰瘍など）		13 章各論 I
		g 金属アレルギーに伴う症候		12 章-2 各論 C
		h 糖尿病に伴う症候（口腔乾燥，歯周疾患など）		8 章各論 A
		i 臓器・造血幹細胞移植に伴う症候（歯肉出血，移植片対宿主病＜GVHD＞など）		10 章総論 E
		j 脳血管・神経・筋疾患に伴う症候（摂食嚥下障害など）		9 章各論 P
		k 他臓器癌に伴う症候（遠隔転移など）		1 章 F
		l 認知症患者，要介護高齢者にみられる症候（カンジダ症，口腔乾燥，摂食嚥下障害など）		16 章 B
12 治療の基礎・基本手技	ス 患者管理の基本	a 口腔環境の評価（口腔清掃状態，補綴装置の清掃状態，残存歯の状態，口腔粘膜の状態，咬合状態，補綴装置の適合状態，顎堤の状態，唾液，味覚）		──────
		b 全身管理に留意すべき疾患・対象（皮膚・粘膜疾患，呼吸器疾患，循環器疾患，消化器疾患，血液・造血器・リンパ系疾患，泌尿器・生殖器疾患，精神疾患，神経疾患，内分泌疾患，免疫・アレルギー性疾患，感染症，小児疾患など）		──────
		c 日常生活動作＜ADL＞の評価		──────
	**歯科医学総論**
	**総論Ⅳ 主要症候**
1 全身の症候	ア 一般的症候		発熱，全身倦怠感，体重減少・増加，ショック，意識障害，失神，けいれん，めまい，脱水，浮腫	2 章 F
	ウ 呼吸器・循環器系		呼吸困難，息切れ，喘鳴，チアノーゼ，動悸，胸痛，不整脈，血圧上昇・低下	2 章 F
	エ 消化器系		食思＜欲＞不振，悪心，嘔吐，下痢，黄疸	2 章 F
	オ 運動・骨格系，造血器系，免疫系		貧血，出血傾向	2 章 F
	カ 泌尿器・生殖器系			──────
	キ 心理，精神機能		認知症，睡眠障害	2 章 F
	ク 神経系，感覚器系		頭痛，高次脳機能障害	2 章 F
	ケ 内分泌系（代謝，栄養を含む）		低血糖	2 章 F

		総論Ⅶ 治療		
1 治療の基礎	エ 全身管理に留意すべき疾患・対象	b 呼吸器系	呼吸不全，気管支喘息，誤嚥性肺炎	4 章
		c 循環器系	心筋梗塞，狭心症，不整脈，高血圧症，深部静脈血栓症，心不全，心内膜炎，弁膜症	3 章
		d 消化器系	消化性潰瘍，急性・慢性肝炎，肝硬変	5 章
		e 血液・造血器・リンパ系	貧血，白血病，出血性素因	10 章
		f 泌尿器・生殖器系	慢性腎臓病	11 章
		h 神経系	脳内出血，脳梗塞，くも膜下出血，てんかん，Alzheimer 病，Parkinson 病	9 章
		i 内分泌系	糖尿病，骨粗鬆症，甲状腺疾患	7 章
		j 免疫・アレルギー	免疫不全，膠原病，アレルギー性疾患，後天性免疫不全症候群＜AIDS＞	12 章
		k 感染症	ウイルス感染症，細菌感染症，真菌感染症	13 章
		歯科医学各論		
		各論Ⅰ 成長・発育に関連した疾患・病態		
1 口腔・顎顔面の発育を障害する先天異常	ア 口腔・顎顔面の先天異常	a 顔面裂		－－－－－－
		b 口唇裂・口蓋裂		16 章
	イ 遺伝性疾患（主に口腔に症状がみられる）	a Beckwith-Wiedemann 症候群＜EMG 症候群＞		－－－－－－
		b Marfan 症候群		15 章
		c Papillon-Lefèvre 症候群		－－－－－－
		d エナメル質形成不全｛症｝		7 章，14 章
		e 骨形成不全症		15 章
		f 先天性表皮水疱症		－－－－－－
		g 先天性外胚葉形成不全＜先天性外胚葉異形成症＞		－－－－－－
		h 象牙質形成不全症		15 章
		i 象牙質異形成症		－－－－－－
		j 低フォスファターゼ症		－－－－－－
	ウ 遺伝性疾患（主に頭蓋・顎顔面に症状がみられる）	a Apert 症候群＜尖頭合指症＞		15 章
		b Crouzon 症候群＜頭蓋顔面異骨症＞		－－－－－－
		c Robin シークエンス＜PierreRobin 症候群＞		15 章
		d Treacher Collins 症候群＜下顎顔面異骨症＞		15 章
		e 鎖骨頭蓋骨異形成症＜鎖骨頭蓋異骨症＞		－－－－－－
		f 第一第二鰓弓症候群	Goldenhar 症候群を含む	－－－－－－
	エ 染色体異常	a Down 症候群		15 章
		b Turner 症候群		15 章
3 口腔・顎顔面の疾患	ウ ウイルス感染による疾患	a 単純疱疹	疱疹性歯肉口内炎，口唇ヘルペスを含む	13 章各論 B
		b 水痘・帯状疱疹		13 章各論 B
		c 手足口病		13 章各論 B
		d ヘルパンギーナ		13 章各論 B
		e 麻疹	Koplik 斑	13 章各論 B
		各論Ⅲ 顎・口腔領域の疾患		
1 主として軟組織に関連する疾患の病態・診断・治療	ク 口腔粘膜疾患の病態・診断・治療	a ウイルス性口内炎	単純疱疹，帯状疱疹，手足口病，ヘルパンギーナを含む	13 章各論 B
		b 天疱瘡，類天疱瘡		12 章-2 総論 A
		c 多形｛滲出性｝紅斑		12 章-2 総論 B
		d 薬物性口内炎	粘膜・皮膚・眼症候群＜Stevens-Johnson 症候群＞，中毒性表皮壊死剥離症＜TEN＞を含む	14 章-2
		e 全身性エリテマトーデス＜SLE＞		12 章各論 B
		f 慢性再発性アフタ		12 章各論 H
		g Behçet 病		12 章各論 H
		h 壊死性潰瘍性歯肉口内炎，壊疽性口内炎		13 章各論 E
		i 口腔扁平苔癬		10 章総論 E
		j 口腔カンジダ症＜鵞口瘡＞		13 章各論 I

		k 白板症			13章各論Ⅰ
		l 紅板症			——————
		m 内因性色素沈着	メラニン色素沈着症，Peutz-Jeghers症候群，Addison病などを含む		15章
		n 外因性色素沈着			——————
		o 色素性母斑			——————
		p von Recklinghausen病＜神経線維腫症Ⅰ型＞			15章
		q 口腔乾燥症			——————
		r 貧血を伴う舌炎	鉄欠乏性貧血，Plummer-Vinson症候群，Hunter舌炎を含む		10章総論A
		s 溝｜状｜舌			——————
		t 毛舌	黒毛舌を含む		13章総論Ⅰ
		u 地図状舌			——————
		v 正中菱形舌炎			——————
		w 肉芽腫性口唇炎	Melkersson-Rosenthal症候群を含む		——————
4 主として全身に関連する疾患の病態・診断・治療	ア 口腔・顎顔面に異常をきたす骨系統疾患・症候群	a Apert症候群＜尖頭合指症＞			15章
		b Beckwith-Wiedemann症候群＜EMG症候群＞			——————
		c Crouzon症候群＜頭蓋顔面異骨症＞			——————
		d Down症候群			15章
		e Gardner症候群			5章各論C
		f Marfan症候群			15章
		g McCune-Albright症候群＜多骨性線維性｜骨｜異形成症＞			7章各論G
		h Melkersson-Rosenthal症候群			——————
		i Peutz-Jeghers症候群			5章各論C
		j Ramsay Hunt症候群＜Hunt症候群＞			13章各論B
		k Robinシークエンス＜PierreRobin症候群＞			15章
		l Sturge-Weber症候群			——————
		m Treacher Collins症候群＜下顎顔面異骨症＞			15章
		n von Recklinghausen病＜神経線維腫症Ⅰ型＞			15章
		o 基底細胞母斑症候群			——————
		p 口腔・顔面・指趾症候群＜OFD症候群＞			——————
		q 骨形成不全症			15章
		r 鎖骨頭蓋骨異形成症＜鎖骨頭蓋異骨症＞			——————
		s 第一第二鰓弓症候群	Goldenhar症候群を含む		——————
		t 大理石骨病			8章各論G
	イ 口腔症状を呈するウイルス感染症	a ヒト免疫不全ウイルス＜HIV＞感染症	後天性免疫不全症候群＜AIDS＞，毛状＜様＞白板症を含む		13章各論B
		b 風疹			13章各論B
		c 麻疹			13章各論B
		d 水痘・帯状疱疹	Ramsay Hunt症候群＜Hunt症候群＞を含む		13章各論B
		e 単純疱疹			13章各論B
		f 手足口病			13章各論B
		g ヘルパンギーナ			13章各論B
	ウ 口腔症状を呈する細菌感染症	a 梅毒			13章各論E
		b 破傷風			13章各論A
		c 結核			13章各論A
	エ 口腔症状を呈するアレルギー性疾患・免疫異常	a 金属アレルギー	口腔苔癬様病変を含む		12章-2各論B
		b アレルギー性紫斑病			10章各論C
		c Quincke浮腫	遺伝性血管性浮腫を含む		12章-2各論B
		d 移植片対宿主病＜GVHD＞			10章各論E

オ 口腔症状を呈する自己免疫疾患	a 天疱瘡，類天疱瘡			12章-2各論A
	b 関節リウマチ			12章-1各論A
	c 全身性エリテマトーデス＜SLE＞			12章-1各論B
	d 特発性血小板減少性紫斑病＜免疫性血小板減少性紫斑病＞＜ITP＞			10章各論C
	e 悪性貧血			10章各論A
カ 口腔症状を呈する内分泌障害，代謝障害	a 先端巨大症＜下垂体性巨人症＞			7章各論A
	b 成長ホルモン分泌不全性低身長＜下垂体性小人症＞			7章各論A
	c 甲状腺機能亢進症			7章各論B
	d 甲状腺機能低下症			7章各論B
	e 副甲状腺機能亢進症			7章各論C
	f Cushing病，Cushing症候群			7章各論D
	g アルドステロン症			7章各論D
	h Addison病			7章各論D
	i 糖尿病			8章各論A
	j アミロイドーシス			8章各論H
	k 鉄欠乏性貧血		Plummer–Vinson症候群を含む	10章各論A
キ 口腔症状を呈する栄養障害	a くる病			15章
	b 壊血病			10章各論C
ク 赤血球系疾患	a 貧血		鉄欠乏性貧血，再生不良性貧血を含む	10章各論A
	b 赤血球増多症			10章各論A
ケ 白血球系疾患	a 白血病			10章各論B
	b 無顆粒球症			10章各論B
	c 悪性リンパ腫			10章各論B
	d 多発性骨髄腫			10章各論B
コ 出血性素因	a Osler病			10章各論C
	b アレルギー性紫斑病			10章各論C
	c 特発性血小板減少性紫斑病＜免疫性血小板減少性紫斑病＞＜ITP＞			10章各論C
	d 血小板無力症			10章各論C
	e 血友病A・B			10章各論C
	f 播種性血管内凝固症候群＜DIC＞			10章各論C
サ 赤血球系疾患・白血球系疾患・出血性素因の診断と患者に対する観血的治療，歯科治療時の留意点				10章

各論V 高齢者等に関連した疾患・病態・予防ならびに歯科診療				
1 高齢者等の歯科診療で注意すべき疾患・病態・症候	ア 運動障害	a 脳血管疾患		16章B
		b 関節疾患		－－－－－－
		c 骨折		－－－－－－
		d 廃用症候群		－－－－－－
		e 神経・筋疾患	Parkinson病	－－－－－－
	イ 認知障害	a 認知症		16章B
	ウ 摂食嚥下障害	a 摂食行為・食物認知障害		－－－－－－
		b 咀嚼障害		－－－－－－
		c 嚥下障害		－－－－－－
	エ 誤嚥性肺炎	a 呼吸器疾患		16章B
		b 胃食道逆流症		－－－－－－
	オ フレイル		サルコペニア	16章A
	カ その他		悪性腫瘍，腎尿路疾患	－－－－－－

索　引

和　文

あ

アイゼンメンジャー症候群　65
アカラシア　145
亜急性連合性脊髄変性症　275
アキレス腱黄色腫　242
悪性関節リウマチ　357
悪性腫瘍　11
悪性貧血　289
アジソン病　2, 218, 222
アスピリン　412
アスベスト　121
アスペルギルス症　402
アスペルギローマ　107
アダムス・ストークス症候群
　　　　　　　　　　　　　55
アディポネクチン　248
アデノシン三リン酸　199
アテローム血栓性脳梗塞　265
アトピー性皮膚炎　370, 379
アトピー素因　371
アドレナリン　38, 219
アナーバー分類　302
アナフィラキシー　375, 376
アニサキス症　405
アニリン系薬物　412
アノキシア　413
アフタ　388
　　──性潰瘍　352, 364
　　──性口内炎　158
　　──性小潰　406
アペール症候群　425
アミノ酸ホルモン　196
アミラーゼ　185, 190
アミロイド　259
アミロイドアンギオパチー
　　　　　　　　　　　　269
アミロイドーシス　2, 259

アルカリホスファターゼ　164
アルコール依存症　413
アルコール性肝障害　172
アルコール中毒　413
アルコール離脱症候群　413
アルツハイマー型認知症　435
アルツハイマー病　271
アルドステロン症　217
アルブミン　164
アルベルス シェーンベルク病
　　　　　　　　　　　　257
アレルギー　367, 412
　　──性紫斑病　312, 314
　　──性特異体質　409
　　──性鼻炎　377
アレルゲン　369
アンチトロンビン　310, 324
アンヒドログルシトール　234

い

胃　136
胃液検査　142
異化　225
胃癌　6, 11, 149
易感染性宿主　384, 407
息切れ　25, 40
医原性疾患　10
意識障害　22, 263
意識レベル　21
胃・十二指腸潰瘍　148
異常ヘモグロビン血症　410
異常酪酊　413
胃食道逆流症　143
移植片対宿主病　287
異所性 ACTH 産生腫瘍
　　　　　　　　　216, 220
異所性 ADH 産生腫瘍　220

石綿　125
依存性薬物　412
イタイイタイ病　414
1 型糖尿病　232
イチゴ状舌　389, 406
一次血栓　306
一次線溶反応　311
一過性脳虚血発作　268
一酸化炭素　413
一酸化炭素中毒　413
遺伝　421
　　──形質　421
遺伝子　7, 421
　　──検査　35
　　──診断　390
遺伝性球状赤血球症　292
遺伝性疾患　421
遺伝相談　426
胃内異物　146
胃粘膜下腫瘍　149
胃粘膜下層剥離術　151
胃粘膜切除術　151
胃ポリープ　148
イミュノキャップ　371
医療関連感染　386
イレウス　152
インジウム含有歯科金属除去
　　　　　　　　　　　　380
インスリン　185, 231, 435
　　──様成長因子−1　202
　　──療法　238
インターフェロン　383
インターロイキン　2, 383
インテグレーション　166
咽頭　133
イントラクライン　195
院内感染　386

院内感染対策　386
　　──委員会　386
インフォームド・コンセント
　　　　　　　11, 13, 14, 16
インフルエンザ　103, 398
ウィダール反応　390
ウイルス感染症　398
ウィルソン病　423
ウィルヒョウ転移　151
ウィルブランド（vWF）因子
　　　　　　　424
ウェルニッケ脳症　254, 275
ウェルニッケ・マン肢位　263

う

うっ血　45
ウロビリノーゲン　162
運動失調　264

え

液浸症候群　418
壊死性潰瘍性口内炎　403
エドワード症候群　425
エナメル質形成不全　419
エネルギー摂取量　238
エプシュタイン奇形　66
エーラース・ダンロス症候群
　　　　　　　316, 423
エリスロポエチン　334
遠位尿細管　328
遠位尿細管性アシドーシス
　　　　　　　344
鉛縁　411, 414
嚥下困難　28, 138
嚥下障害　28
嚥下造影検査　277
嚥下内視鏡検査　277
塩酸　136
炎症　383
エンテロトキシン　416
エンドトキシン　389
円板状ループス　358

お

黄色環　414, 411, 419
黄疸　27, 162, 178
黄疸出血性レプトスピラ症
　　　　　　　403
嘔吐　26, 138
オウム病　404
オキシダント　418
悪心　26, 138
オスラー病　312, 314
オートクライン　195
オープンテスト　373

か

外因系凝固反応　309
外因性感染　383
壊血病　254, 314
開口障害　406
外呼吸　90
咳嗽　24, 91
回腸　134
改訂水飲みテスト　277
外転神経　262
解糖系　227
外反肘　221
潰瘍　388
潰瘍性大腸炎　153
カイロミクロン　229
下顎顔面異骨症　425
化学性食中毒　416
化学性肺炎　392
化学療法　392
過換気症候群　9, 130
可逆性後部白質脳症症候群
　　　　　　　273
核医学検査　43
拡散　90
核酸増幅法　390
拡散能検査　99
核磁気共鳴画像　43
覚醒剤中毒　412
喀痰　24, 93, 390
獲得免疫　383

核内受容体　199
カサバッハ・メリット症候群
　　　　　　　314
加重型妊娠高血圧腎症　348
下錐体静脈洞サンプリング
　　　　　　　201, 204
下垂体性巨人症　203
下垂体前葉機能低下症　204
下垂体門脈　202
ガス壊疽　398
ガストリン　136
ガスの肺内分布　92
かぜ　398
仮性球麻痺　276
仮性嚢胞　190
かぜ症候群　102
家族観察　425
家族性Ⅲ型高脂血症　243
家族性高コレステロール血症
　　　　　　　242, 422
家族性大腸ポリポーシス　423
家族性複合型高脂血症　243
家族歴　17
片麻痺　261
脚気　254
脚気心　254
顎骨壊死　211, 223, 343
顎骨髄炎　211
滑車神経　262
褐色細胞腫　220
褐色細胞腫の5H　220
活性化部分トロンボプラスチン
　　時間　311
カットオフ値　29
カテコラミン　38
ガードナー症候群　423
カドミウム中毒　414
過粘稠度症候群　304
カーバメイト中毒　415
過敏性腸症候群　9, 154
カフェオレ斑　221
下部食道括約筋部　136
カプトプリル負荷試験　217

花粉症　377
鎌状赤血球貧血　293
ガムテスト　363
仮面様顔貌　271
顆粒球減少症　410
過量投与　412
カルシトニン　205
カルチノイド　220
加齢　7, 428
川崎病　71
肝炎ウイルス　166
換気　92
肝機能検査　390
環境汚染　414
環境ホルモン　10
間欠熱　388
眼瞼黄色腫　242
肝硬変　173
感作相　370
カンジダ症　402
間質性肺炎　117
肝腫瘍　175
肝障害　409
肝静脈　161
肝小葉　161
肝腎症候群　346
肝性口臭　163
肝性糸球体硬化症　346
乾性咳　24
肝性脳症　163, 275
癌性腹膜炎　193
間接感染　384
関節リウマチ　345, 352, 357
感染症　383
感染症法　384
感染性食中毒　416
感染性心内膜炎　71, 406, 434
完全大血管転位症　66
感染対策マニュアル　406
肝臓　161
乾燥性角結膜炎　363
肝臓毒　409
肝臓の構造　161

肝動脈　161
冠動脈カテーテル　57
冠動脈バイパス手術　58, 59
肝膿瘍　176
カンピロバクター食中毒　416
汗疱状湿疹　380
顔面神経　262
寒冷凝集反応　390
寒冷による障害　417
肝レンズ核変性症　423

き

既往歴　17
記憶 T 細胞　370
気管支鏡検査　97
気管支喘息　112
気胸　127
気腫性嚢胞　127
基準範囲　29
寄生虫　405
偽性副甲状腺機能低下症　214
基礎データ　19
喫煙　101
ギテルマン症候群　344
気道　91
気道系　91
機能獲得型　201
機能獲得型変異　221
機能性胃腸症　9
機能性ディスペプシア　147
機能喪失型　201
機能喪失型変異　214
偽膜形成　406
キモトリプシノーゲン　185
逆流性食道炎　429
キャッスルマン病　303
球状層　214
丘疹　388
急性アルコール中毒　413
急性胃炎　147
急性胃粘膜病変　147
急性ウイルス性肝炎　167
急性気管支炎　103

急性呼吸窮迫症候群　392
急性骨髄性白血病　297
急性散在性脳脊髄炎　273
急性循環不全　44
急性腎盂腎炎　343
急性心筋梗塞　434
急性腎障害　337
急性腎不全　410
急性心膜炎　74
急性膵炎　186
急性脊髄前角炎　400
急性前骨髄性白血病　322
急性中毒　409, 412
急性腸炎　151
急性尿細管壊死　410
急性肺炎　105
急性腹症　26
急性副腎皮質機能低下症　219
急性腹膜炎　192
急性リンパ性白血病　300
急速進行性糸球体腎炎　340
吸虫症　405
球麻痺　276
狂犬病　400
凝固因子　254, 308
凝固カスケード　309
凝固制御因子　310, 324
凝固反応　308
狭心症　434
狭心痛　46
胸水検査　98
胸腺　280
狭帯域光観察　142
蟯虫症　405
強直間代発作　275
胸痛　25, 39, 94
強皮症腎クリーゼ　356, 361
胸部 CT　97
胸部 X 線　97
胸部 X 線検査　41
胸部圧迫感　39
胸膜中皮腫　125
鏡面　152

和文索引　453

局所振動障害　418
局所性障害　411
局所性浮腫　331
局所麻酔薬　411, 412
虚血　45
虚血性心疾患　46, 55
虚血性大腸炎　154
巨細胞性動脈炎　352, 366
巨舌症　2
巨大舌　202, 208, 210, 222
ギラン・バレー症候群　274
筋萎縮性側索硬化症　274
近位尿細管　328
近位尿細管性アシドーシス
　　　　　　　　　344
禁煙指導　101
禁煙治療薬　102
菌血症　389
筋ジストロフィー　274
筋性防御　139
金属アレルギー　379, 382
金属高濃度含有食負荷テスト
　　　　　　　　　380
金属接触アレルギー　379, 380
金属内服テスト　380
金属熱　415
禁断症状　412, 413

く

グアノシン三リン酸　199
クイノー分類　161
空腸　136
クエン酸回路　227
クッシング症候群　215
クッシング徴候　204, 216
クッシング病　203, 222
クボステック徴候　223
クマリン系抗凝固薬　324
組み替え組織プラスミノーゲン
　アクチベーター　267
くも状血管腫　163
くも膜下出血　269
クラインフェルター症候群

　　　　　　　　221, 425
クラミジア感染症　404
グラム陰性桿菌感染症　396
グラム陰性球菌感染症　396
グラム染色　96, 390
グラム陽性桿菌感染症　396
グラム陽性球菌感染症　395
グリコアルブミン　234
クリニカルパス　4, 5
クリプトコッカス症　402
グル音　139
グルカゴン　185
クルーケンベルク腫瘍　151
グルココルチコイド　214
くる病　253, 257
クレアチニン　335
クレチン症　210
クレブシエラ感染症　396
クレブス回路　227
グレリン　25
クロム中毒　415
クローン病　154

け

経過記録　19
経口糖尿病薬　435
経口ブドウ糖負荷試験　233
経蝶形骨洞下垂体腺腫摘出術
　　　　　　　　203, 204
頸動脈ステント留置術　268
頸動脈内膜剥離術　268
経皮的冠動脈形成術　57, 59
経鼻的持続気道陽圧療法　129
稽留熱　387
けいれん　23
劇症肝炎　168
下血　138
血圧　20, 329
　──上昇　25
　──低下　25
血液　279
血液型　283
血液検査　389

血液製剤　286
血液透析患者　340
結核　398, 406
　──症　110
血管伸展性　428
血管性浮腫　378, 382
血管内治療　267
血管ベーチェット　365
血球　282
結合組織疾患　351
血腫除去術　268
血漿浸透圧　331
血小板　282
血小板一次凝集　307
血小板関連IgG　316
血小板機能障害　410
血小板凝集　306
血小板血栓　306
血小板産生減少　410
血小板二次凝集　307
血小板粘着　306, 307
血小板破壊の亢進　410
血小板無力症　317
血清学的検査　390
血清蛋白　335
血清補体値　335
結節　388
結節性硬化症　423
結節性多発動脈炎　352, 366
血栓症　45
血栓性血小板減少性紫斑病
　　　　　　　　　317
血栓性静脈炎　88
血栓性微小血管症　317
血中サイロキシン結合グロブリ
　ン　207
血尿　330
げっぷ　138
血餅退縮　306, 310
血友病　318, 424
血友病A　312, 424
　血友病A, ──319, 320
血友病B　424

血友病性関節症　319
ケトアシドーシス　235
解熱鎮痛薬中毒　412
下痢　27, 138
減圧症　417
原因不明消化管出血　142
嫌気性菌感染症　398
限局性アミロイドーシス　259
現症　17
検体　390
検体検査　30
限男性遺伝　422
原虫　404
原発性アルドステロン症　217
原発性硬化性胆管炎　175, 184
原発性甲状腺機能亢進症　207
原発性甲状腺機能低下症　209
原発性骨髄線維症　299
原発性骨粗鬆症　255
原発性胆汁性胆管炎　174
原発性肺癌　122
原発性副甲状腺機能亢進症　211
原発性マクログロブリン血症　305
原発性慢性副腎皮質機能低下症　218
顕微鏡的多発血管炎　352, 367
現病歴　16

こ

高 Ca 血症　333
抗 CCP 抗体　356, 357
抗 DNA 抗体　356
抗 Jo-1 抗体　356, 362
高 K 血症　332
抗 MDA-5 抗体　356, 362
高 Na 血症　332
抗 RANKL 抗体　211, 223
抗 Scl-70 抗体　356
抗 Sm 抗体　356
抗 SS-A 抗体　356
抗 SS-B 抗体　356

抗 Tg 抗体　209
抗 TPO 抗体　209
抗 TSH 受容体抗体　207
抗 U1-RNP 抗体　356
抗アミノアシル tRNA 合成酵素抗体　356, 362
好塩基球　282, 369
構音障害　262
高温による障害　417
口蓋垂軟口蓋咽頭形成術　130
光化学スモッグ　418
口角炎　254
抗核抗体　354
高感度 C 反応性蛋白　2
抗凝固薬　268, 432, 435
工業毒中毒　413
口腔アレルギー症候群　370
口腔カンジダ症　406
口腔乾燥　352
口腔装具　127
口腔内潰瘍　352, 359
口腔粘膜障害　419
高血圧　25, 46, 331, 433
高血圧症　76
抗血小板自己抗体　316
抗血小板薬　268, 435
抗血栓薬　268
高血糖　231
高血糖高浸透圧症候群　235
抗原　369
　　——検出キット　390
膠原病　351
抗甲状腺ペルオキシダーゼ抗体　209
抗甲状腺薬　207
抗好中球細胞質抗体　336, 354, 356, 367
抗サイログロブリン抗体　209
好酸球　282
好酸球性多発血管炎性肉芽腫症　352, 354, 367
抗酸菌感染症　398
高山病　417

高次脳機能障害　262
甲状腺機能亢進症　2, 206, 222
甲状腺機能低下症　208, 222, 324
甲状腺クリーゼ　207, 222
甲状腺刺激ホルモン　205
甲状腺刺激ホルモン放出ホルモン　205
甲状腺ホルモン産生甲状腺腫瘍　207
甲状腺ホルモン製剤　209
口唇肥大　208
高親和性 IgE 受容体　370
高ストレプトキナーゼ O　335
光線過敏症　359
抗セントロメア抗体　356
梗塞　46
好中球　282, 383
鉤虫症　405
後天性心疾患　67
後天性フォン ウィルブランド症候群　321
後天性免疫不全症候群　401
口内乾燥　419
高尿酸血症　246
紅斑　388
高比重リポ蛋白　229
項部硬直　270
口部ジスキネジア　263
抗利尿ホルモン　205, 332
抗利尿ホルモン不適合分泌症候群　205
抗リン脂質抗体症候群　316, 325, 354, 359
高齢化率　427
高齢者　427
誤嚥性肺炎　108, 392, 429, 435
コカイン　412
呼吸　20, 92
呼吸器障害　411
呼吸機能検査　99
呼吸器の構造　91
呼吸器の生体防御　93

呼吸困難　25, 40, 94
呼吸不全　131
国際疾病分類　15
国際標準比　311
固縮　272
骨芽細胞　210
骨吸収　255
骨吸収抑制剤関連顎骨壊死
　　　　　　　　　　256
骨形成　255
骨形成不全症　424
骨髄　279
骨髄異形成症候群　300, 315
骨髄移植　287
骨髄腫　259
骨髄穿刺　284
骨髄増殖性疾患　321
骨髄増殖性腫瘍　298
骨髄低形成　410
骨粗鬆症　4, 9, 223, 255
骨代謝　329
ゴットロン徴候　353, 361
骨軟化症　253, 257
骨ページェット病　259
骨密度検査法　250
骨リモデリング　255
コプリック斑　388, 400, 406
コリク　137
コリンエステラーゼ　164
コルサコフ症候群　275
コルチゾール　203
コレステロール　241
コレラ　397
混合性結合組織病　352, 363
コンゴーレッド染色　259
昏睡　264
混濁尿　330
コンプライアンス　101

さ

細菌感染症　395
細菌検査　35
細菌性赤痢　397

サイクリックアデノシン—リン
　酸　199
在郷軍人病　397
最高血中濃度　392
最小殺菌濃度　392
最小発育阻止濃度　392
再生不良性貧血　291, 315, 410
臍帯血移植　287
細動脈硬化　265
サイトカイン　383
サイトメガロウイルス感染症
　　　　　　　　　　399
サイトメガロウイルス肺炎
　　　　　　　　　　108
細胞傷害型　369
細胞性免疫　383
細胞免疫型　370
細胞融解型　369
サイロキシン　205
酢酸デスモプレシン　319
サクソンテスト　363
嗄声　94
殺菌的　392
作用時間　392
サラセミア　294
サリチル酸系薬物　412
サルコイドーシス　118
サルコペニア　430
サルモネラ食中毒　416
酸塩基平衡　328, 333
三叉神経　262
三尖弁閉鎖不全症　71
三大栄養素　225

し

シアン化物　414
シアン化物中毒　414
死因　427
シェーグレン症候群
　　　　　209, 346, 352, 362
歯エナメル質形成不全　223
紫外線による障害　417
色素内視鏡検査　141

ジギタリス中毒　413
子宮癌　6, 11
糸球体　328
糸球体障害　410
糸球体濾過量　336
刺激伝導系　38
自己血糖測定　240
自己血輸血　286
自己抗体　354
自己免疫性肝炎　174
自己免疫性肝疾患　174
自己免疫性疾患　351
自己免疫性膵炎　189
自己免疫性多内分泌（腺）症候
　群1型　219, 223
自己免疫性溶血性貧血　293
脂質　225, 228
脂質異常症　241
四肢麻痺　262
歯周病　2, 3, 4, 9, 237
思春期早発症　221
視診　17
視神経　262
姿勢反射障害　272
自然毒食中毒　416
自然免疫　383
歯槽硬板消失　212
弛張熱　388
失語　262
失行症　262
失語症　262
失神　40
湿性咳　24
失認症　262
歯肉増殖症　2, 411, 419
歯肉の肥厚　411
紫斑　388
ジフテリア　396, 406
脂肪肝　172
若年成人平均値　255
ジャクー変形　359
惹起相　370
ジャパン・コーマ・スケール

456　索　　引

重金属中毒　414
充血　45
集合管　328
重症筋無力症　275
重積　275
十二指腸　136
粥状動脈硬化　266
手根管症候群　357
手指衛生　407
手掌紅斑　163
主訴　16
出血　45
出血傾向　28, 284
出血時間　311
出生前診断　426
腫瘍壊死因子　2, 383
循環器障害　411
循環障害　45
消化管異物　146
消化管の構造　135
消化管ポリポーシス　156
小球性低色素性貧血　287
症候性肥満　249
症候性やせ　251
猩紅熱　406
小細胞癌　220
小循環　37
小水疱　406
脂溶性ビタミン　253
常染色体優性遺伝　421
上大静脈症候群　88
小唾液腺生検　363
条虫症　405
小腸　136
小腸憩室症　157
小点状斑　406
静脈サンプリング　201
静脈瘤　89
初期計画　19
除菌療法　142, 148
職業的疾病　10
触診　18

食中毒　416
食道　135
食道胃粘膜接合部　136
食道異物　146
食道炎　143
食道潰瘍　143
食道癌　144
食道静脈瘤　146
食道裂孔ヘルニア　144
食物アレルギー　370
食物汚染　414
食物経口負荷試験　375
食欲不振　25, 138
助産婦の手位　223
女性化乳房　163
ショック　22, 44, 389
徐脈性不整脈　50
シルマー試験　363
腎アミロイドーシス　346
腎盂・尿管癌　349
心エコー検査　41
新型インフルエンザ　391
心悸亢進　25
心筋炎　60
真菌感染症　402
心筋虚血　46
心筋梗塞　58
心筋症　61
神経因性膀胱　349
神経系　261
神経障害　411
神経性食思不振症　252
神経・精神系障害　353, 359
神経線維腫症　423
神経内分泌細胞　202
神経ベーチェット　353, 365
腎血管性高血圧　217
心血管造影検査　41
腎血漿流量　336
心原性脳塞栓症　265, 326
腎硬化症　346
人工呼吸関連肺炎　386
人工呼吸器関連肺炎　132

進行性筋ジストロフィ　424
人工ペースメーカー　55
人工弁置換患者　434
腎細胞癌　349
心室中隔欠損症　64
心室内伝導障害　53
心室頻拍　433
腎障害　410
心身症　8
腎生検　336
新生児スクリーニング　426
新生児・乳児消化管アレルギー
　　　　　　　　　　　381
新生児ループス　356
真性赤血球増加症　295
真性多血症　295
新生突然変異　421
腎性尿崩症　344
真性囊胞　190
腎性貧血　294
振戦　263
新鮮凍結血漿　285
腎臓　327
心臓カテーテル検査　41
心臓腫瘍　76
心臓の構造　37
腎臓の構造　327
心臓弁膜症　68
身体依存　413
身体活動量　238
身体所見　17
診断　15
心タンポナーデ　73
心電図　41
心電図異常　54
振動障害　418
腎動脈狭窄症　347
塵肺　119
深部静脈血栓症　325
深部静脈血栓塞栓症　88
心不全　43, 46
腎不全　330, 337
腎・膀胱結核　347

心房細動　326, 432
心房性ナトリウム利尿ペプチド
　　　　　　　　　　　　　39
心房中隔欠損症　63
心房粘液腫　76
心膜疾患　73
じんま疹　378

す

膵炎　186
膵癌　11, 189
膵管内乳頭粘液性腫瘍　190
水牛様脂肪沈着　204, 216
水銀中毒　414
推算糸球体濾過量　336
水腎症　348
膵石　189
膵臓　185
膵臓の構造　185
錐体外路　263
錐体路　261
水痘　399, 406
膵島関連自己抗体　232
膵嚢胞　190
水平液面像　152
水疱　388
水疱形成　406
髄膜炎　269
髄膜炎菌感染症　396
髄膜刺激症状　270
睡眠時無呼吸症候群　128
睡眠障害　28
睡眠薬・向精神薬中毒　412
水溶性ビタミン　254
頭蓋内圧亢進症状　269
スクリーニング検査　29
スタンダードプレコーション
　　　　　　　　　　　　386
頭痛　23, 389
スティーブンス・ジョンソン症
　　候群　381, 411
ステロイドカバー　219, 222
ステロイドホルモン　196

ストレージ・プール病　318
ストレス　8
　　——チェック制度　9
スパイロメトリー　99
スピロヘータ感染症　403
スワンネック変形　357

せ

生化学検査　32
生活習慣病　6, 9
正球性正色素性貧血　291
静菌的　392
性行為感染症　385, 404
正常心電図波形　41
成人 T 細胞白血病/リンパ腫
　　　　　　　　　　　　303
精神依存　413
生体防御システム　368
成長ホルモン　202
成長ホルモン分泌不全性低身長
　　症　204
生物学的製剤　358
精密検査　29
生命徴候　19
生理的老化　7
セカンドメッセンジャー
　　　　　　　　　196, 199
咳　24, 93
赤外線による障害　417
脊髄小脳変性症　272
赤沈　31
脊椎椎体骨折　255
石綿　125
石綿肺　121
石綿粉塵　121
赤痢アメーバ　404
赤痢アメーバ症　404
舌咽神経　262
舌炎　254
赤血球　282
赤血球指数　31
赤血球沈降速度　31
摂食障害　9, 28

接触皮膚炎　370
舌振戦　222
舌苔　388
セロコンバージョン　166
線維束性収縮　274
線維素溶解反応（線溶反応）
　　　　　　　　　306, 310
染色体異常　7, 421
染色体異常症　422, 426
全身倦怠感　22
全身振動障害　418
全身性アミロイドーシス　259
全身性エリテマトーデス
　　　　　316, 345, 352, 358
　　——様症状　411
全身性強皮症　352, 360
全身性金属アレルギー　380
全身性血管炎　352, 365
全身性浮腫　331
全身的偶発症　432
先端巨大症　2, 202, 222
先端巨大症様顔貌　202
線虫症　405
前兆　275
疝痛　137
先天性骨髄不全症候群　315
先天性疾患　63
全般発作　275
喘鳴　24, 94
線溶反応　306
前立腺癌　11, 349
前立腺肥大症　349

そ

総 IgE　371
蒼鉛縁　411
臓器移植　13
造血　280, 329
造血幹細胞移植　286
造血組織　279
巣状糸球体硬化症　341
総胆管　178
総胆管結石　187

僧帽弁逸脱症　69
僧帽弁狭窄症　68
僧帽弁閉鎖不全症　68
即時型　369
束状層　214
塞栓症　45
続発性アミロイドーシス　259
続発性アルドステロン症　217
続発性甲状腺機能亢進症　207
続発性甲状腺機能低下症　205
続発性骨粗鬆症　255
続発性性腺機能低下症　205
続発性貧血　294
続発性副甲状腺機能亢進症
　　　　　　　　　　212
続発性副甲状腺機能低下症
　　　　　　　　　　214
続発性副腎皮質機能低下症
　　　　　　　　　　205
続発性慢性副腎皮質機能低下症
　　　　　　　　　　219
組織因子経路阻害因子　324
組織因子経路抑制因子　310
組織の酸素欠乏症　413

た
第II凝固因子阻害薬　268
体液　331
体温　20
体格指数　22, 248
大球性貧血　289
体質性黄疸　162, 173
代謝　225
代謝性アシドーシス　333
代謝性アルカローシス　333
代謝性特異体質　409
体重異常　22
体重減少　22
体重増加　22
体循環　37
大循環　37
帯状疱疹　399, 406
耐性菌出現阻止濃度　394

耐性菌選択濃度域　394
大腿骨頸部骨折　255
大腸　134
大腸癌　6, 11, 155
大腸菌　396
大腸ポリープ　155
大動脈炎症候群　87
大動脈解離　86
大動脈縮窄症　66
大動脈弁狭窄症　70, 321
大動脈弁閉鎖不全症　70
大動脈瘤　86
大麻　412
大理石病　257
多因子遺伝性疾患　7
多因子遺伝病　421, 422, 426
ダウン症候群　425
唾液腺シンチグラム　363
唾液分泌過剰　419
高安動脈炎　87, 352, 366
多系統萎縮症　272
多剤耐性緑膿菌　406
打診　18, 96
脱水　24
ターナー症候群　221, 425
ターナー身体徴候　221
多尿　330
多発血管炎性肉芽腫症
　　　　　　　　　352, 367
多発性筋炎　361
多発性筋炎・皮膚筋炎　352
多発性硬化症　272
多発性骨髄腫　304
多発性線維性骨異形成症　221
多発性嚢胞腎　347
多発ニューロパチー　274
痰　24, 93
単一遺伝子病　421, 426
単因子遺伝性疾患　7
単因子遺伝病　421
胆管炎　181
胆管癌　183
単球　282

単純性やせ　251
単純閉鎖試験　373
単純ヘルペスウイルス感染症
　　　　　　　　　　399
単純疱疹　399, 406
単純発作　275
単純酪酊　413
炭水化物　225
胆石　180
胆石症　180
炭疽病　396
胆道　178
胆道癌　11
胆道系　178
胆嚢　178
胆嚢炎　180
胆嚢癌　182
胆嚢腺筋症　182
胆嚢ポリープ　182
蛋白質　225, 230
蛋白尿　330, 334
単麻痺　262

ち
チアノーゼ　24, 40, 95
チアマゾール　208
地域完結型医療　439
地域包括ケアシステム　439
地域包括支援センター　439
チェディアック・東症候群
　　　　　　　　　　296
遅延型　370
遅発相反応　370
着色　419
着色尿　330
中間比重リポ蛋白　229
中心性肥満　204, 216
中枢神経抑制薬　413
中枢性甲状腺機能亢進症　207
中枢性甲状腺機能低下症　205
中枢性性腺機能低下症　205
中枢性尿崩症　205
中枢性副腎皮質機能低下症

205
中枢性慢性副腎皮質機能低下症
　　　　　　　　　　　　219
中毒　409
中毒性腎症　346
中毒性表皮壊死症　381
中毒性薬物性肝障害　409
腸炎ビブリオ食中毒　416
超音波内視鏡検査　149
腸肝循環　162
腸管条虫症　405
腸管ベーチェット　365
蝶形紅斑　358
腸結核　153
超高齢社会　427, 438
聴診　18
腸チフス　397
超低比重リポ蛋白　229
腸閉塞　152
直接感染　384
直接経口抗凝固薬　326, 432
チール・ネルゼン染色
　　　　　　　　　97, 392

つ

対麻痺　262
痛風　246
痛風結節　246

て

手足口病　400, 406
低 Ca 血症　333
低 K 血症　333
低 Na 血症　332
低 P 血症　333
低血圧　25, 46
低血圧症　84
低血糖　240, 435
定性検査　29
低体温症　417
低比重リポ蛋白　229
定量検査　29
溺死　418

溺水　418
デスモプレシン　320
テタニー発作　223
鉄芽球性貧血　289
鉄欠乏性貧血　288
鉄代謝　282
テトロドトキシン　416
テネスムス　397
デュシェンヌ型　274
デュシェンヌ型筋ジストロフィ
　　　　　　　　　　　424
転移性肺癌　123
電解質　328
電解質コルチコイド　214
てんかん　275
電撃症　417
伝染性単核球症　296
伝染性単核球増加症　399

と

同化　225
動眼神経　262
動悸　25, 39
糖原病 1 型　247
糖質　225, 226
糖質コルチコイド　214
凍傷　417
洞性不整脈　47
透析　259
透析関連アミロイドーシス
　　　　　　　　　　　259
痤瘡　400
凍瘡　417
糖尿病　231, 344, 434
糖尿病性神経障害　237
糖尿病性腎症　237, 344
糖尿病性網膜症　237
糖尿病足病変　237
動脈管開存症　64
動脈血液ガス分析　101
動脈硬化　428
動脈硬化症　85, 326
トキソプラズマ　405

特異体質性薬物性肝障害　409
特異的 IgE　370
特異的 IgE 抗体検査　371
毒キノコ中毒　416
特定健診　251
特定保健指導　251
特発性血小板減少症　2
特発性血小板減少性紫斑病
　　　　　　　　312, 315
特発性乳児ビタミン K 欠乏性
　出血症　324
特発性副甲状腺機能低下症
　　　　　　　　　　　212
吐血　138
ドパミン　219
塗抹検査　390
トラコーマ　404
トリインフルエンザ　391
トリグリセリド　228, 241
トリーチャーコリンズ症候群
　　　　　　　　　　　425
トリプシノーゲン　185
努力呼気曲線　101
努力肺活量　101
トリヨードサイロニン　205
トルエン中毒　415
トルサード・ド・ポアント　50
トルソー徴候　223
トロンボモジュリン　310, 324

な

ナイアシン欠乏症　254
内因系凝固反応　309
内因性感染　383
内因性クレアチニンクリアラン
　ス　36
内呼吸　92
内視鏡検査　141
内視鏡的逆行性胆管膵管造影
　　　　　　　　　　　186
内視鏡的摘除術　156
内臓脂肪型肥満　249
内臓肥満　22

内服誘発試験　375
内分泌攪乱物質　10
内分泌系　195
ナチュラルキラー細胞　369
鉛縁　411, 414
鉛疝痛　414
鉛中毒　414
軟骨無形成症　424

に

2 型糖尿病　232
二次血栓　306
二次性赤血球増加症　295
二次性貧血　294
二次性副甲状腺機能亢進症
　　　　　　　　　　　212
二次線溶反応　310
日内変動　200
ニッケル中毒　415
ニボー　152
日本住血吸虫症　405
日本脳炎　400
乳癌　11
乳酸脱水素酵素　164
乳児アトピー性皮膚炎　381
ニューモシスチス肺炎
　　　　　　　　107, 402
尿検査　334, 389
尿細管　328
尿細管間質性腎炎　343
尿細管障害　410, 414
尿細管性アシドーシス　343
尿酸　335
尿素窒素　335
尿道炎　347
尿毒症　330
尿量　330
尿路結石　348
妊娠高血圧　348
妊娠高血圧腎症　348
妊娠糖尿病　233
認知症　8, 271, 435

ね

ネガティブ・フィードバック
　　　　　　　　　　　200
猫鳴き症候群　425
熱痙攣　417
熱射病　417
熱傷　418
熱傷深度　418
熱傷面積算出　418
熱中症　417
熱疲労　417
ネフローゼ症候群　324, 341
ネフロン　327, 328
粘液水腫様顔貌　208, 209
粘膜潰瘍　406
粘膜下層剥離術　156
粘膜関連リンパ組織　280
粘膜疹　388
粘膜切除術　156

の

ノイラミニダーゼ阻害薬　391
脳炎　269
脳血管障害　265, 435
脳血管性認知症　271, 435
脳血管性パーキンソニズム
　　　　　　　　　　　272
脳血管攣縮　269
脳梗塞　265, 435
脳死判定　13
脳（内）出血　268
脳出血　435
脳腫瘍　269
脳静脈洞血栓症　269
脳性ナトリウム利尿ペプチド
　　　　　　　　　　　39
脳脊髄液検査　270
濃染顆粒　307
脳卒中　435
膿疱　388
農薬中毒　415
膿瘍　176
ノカルジア症　396

ノルアドレナリン　38, 219
ノルメタネフリン　220
ノロウイルス食中毒　416

は

肺炎　105
肺炎球菌感染症　395
バイオリズム　200
肺拡散能力　101
肺活量　99
肺癌　6, 11, 122
肺気腫　114
肺気量分画　101
肺結核　110
敗血症　322, 389, 390
敗血症性ショック　391
肺血栓塞栓症　126, 325
肺循環　37, 92
肺真菌症　107
バイタルサイン　432
肺動脈狭窄症　67
肺動脈性肺高血圧症
　　　　354, 356, 359, 360
肺動脈閉鎖不全症　71
梅毒　403, 406
梅毒性アンギーナ　406
梅毒性粘膜潰瘍　406
梅毒性粘膜斑　406
バイパス療法　319, 321
肺胞　92
肺胞系　91
培養検査　390
バウヒン弁　136
バーキットリンパ腫　302
パーキンソン病　262, 271
白衣高血圧　46
白苔　389
破骨細胞　210
　——前駆細胞　210
はしか　400
橋本病　209
バージャー病　88
播種性血管内凝固（DIC）

31, 312, 314, 321, 391
破傷風　398, 406
バセドウ病　207
バソプレシン　332
バソプレシン分泌異常症候群
　　　　　　　　　　　332
バーター症候群　344
ばち指　95
バックル皮膚炎　379, 380
白血球　282
白血病　2
白血病裂孔　297
パッチテスト　373, 380
発熱　22, 387
ハーディ法　203
歯の形成不全　419
歯の変化　411
羽ばたき振戦　163
パパニコロウ染色　97
バビンスキー反射　264
パラクライン　195
パラコート中毒　415
パラチフス　397
針刺し事故　406
パルスオキシメーター　101
バルーンカテーテル　57
バレー徴候　264
バレット食道　143
汎血球減少　410
汎血球減少症　317, 410
斑状歯　419
伴性優性遺伝　422
伴性劣性遺伝　422
半側空間無視　262
ハンター舌炎　290
ハンター・ラッセル症候群
　　　　　　　　　　　414
ハンチントン舞踏病　423
反復唾液嚥下試験　277

ひ

非アルコール性脂肪肝炎
　　　　　　　　　170, 173

ピエール ロバン症候群　425
比較的徐脈　389
皮下脂肪型肥満　249
脾機能亢進症　292, 317
非結核性抗酸菌症　398
脾腫　163, 389
微小変化群　341
皮疹　388
ビスホスホネート
　　　　4, 211, 223, 256, 343
ビスホスホネート関連顎骨壊死
　　　　　　　　　　　256
ビスホスホネート関連顎骨骨髄
　炎　256
微生物検査　35
脾臓　280
砒素中毒　414
ビタミン　253
ビタミン A　253
ビタミン B$_1$　254
ビタミン B$_2$　254
ビタミン B$_6$　254
ビタミン B$_{12}$　254
ビタミン C　254
ビタミン D　253, 329, 334
ビタミン D 抵抗性くる病　424
ビタミン E　253
ビタミン K　253
ビタミン K 欠乏症　323
非透析日　340
1 晩少量デキサメサゾン抑制試
　験　204, 217
ヒト免疫不全ウイルス　320
皮膚筋炎　361
皮膚・粘膜障害　411
皮膚・粘膜バリア　383
非弁膜症性心房細動　267
非ホジキンリンパ腫　302
肥満　248
肥満細胞　369
肥満症　248
びまん性嚥下性細気管支炎
　　　　　　　　　　　392

ヒメネス染色　397
百日咳　397
表現型　421
病原体検査　390
病原微生物　383
病巣感染　386
病態識別値　29
病的反射　264
病的老化　7
病歴　16
日和見感染症　384
ビリルビン　162
非淋菌性尿道炎　404
貧血　28, 284, 287
頻脈　389
頻脈性不整脈　47

ふ

ファーター乳頭　136
ファーター乳頭部癌　183
ファロー四徴症　65
ファンコニ症候群　343
ファンコニ貧血　315
フィードバック機構　200
フィブリン血栓　306
フィブリン分解産物　310
フィラデルフィア（Ph）染色
　体　298
風疹　401, 406
フェニルケトン尿症　423
フォン ウィルブランド因子
　　　　　　　　　　　306
フォン ウィルブランド病
　　　　　　　　　320, 424
フォンレックリングハウゼン病
　　　　　　　　　　　423
不規則抗体　284
副甲状腺機能亢進症　211, 222
副甲状腺機能低下症　212
副甲状腺疾患　211
副甲状腺ホルモン　210
複雑発作　275
副腎アンドロゲン　215

副腎クリーゼ　219, 222
副腎静脈サンプリング
　　　　　　　　　201, 217
副腎皮質刺激ホルモン　203
腹水　162
フグ中毒　416
腹痛　26, 137, 178
腹部腫瘤　139
腹部大動脈瘤　322
腹部膨満感　138
腹膜　192
腹鳴　139
不顕性感染　383
不顕性誤嚥　392
浮腫　24, 40, 331
腐蝕性化学的障害　419
不随意運動　263
不整脈　39, 46, 47, 432
フッ素中毒　415
フットケア　237
ブドウ球菌感染症　395
ブドウ球菌食中毒　416
部分発作　275
不眠　28
不明熱　22
ブラ　127
プランマー病　207
プランマー・ビンソン症候群
　　　　　　　　　　　288
プリックテスト　382
プリングル病　423
プリン体　246
フルオレセイン染色　363
ブルガダ症候群　54
ブルンベルグ徴候　139
フレイル　430
ブレブ　127
プレ・プロ・ホルモン　195
プロオピオメラノコルチン
　　　　　　　　　　　196
プロカルシトニン　389
プロスタグランジン　3
フロセミド立位試験　217

プロテインC　310, 324
プロテインS　310, 324
プロテインキナーゼ型受容体
　　　　　　　　　　　199
プロトロンビン時間　268, 311
プロトンポンプ阻害薬
　　　　　　　　　144, 148
プロピルチオウラシル　208
フロー・ボリューム曲線　101
プロ・ホルモン　195
糞線虫症　405
分泌刺激試験　201
分泌抑制試験　201
分離比　425

へ

ベアメタルステント　58
平滑舌　352, 362
閉経後骨粗鬆症　255
閉塞型（性）睡眠時無呼吸症候
　群　83, 131, 204
閉塞性黄疸　178
閉塞性血栓血管炎　88
閉塞性肺疾患　112
ペスト　397
ベーチェット病　352, 364
ヘノッホ・シェーンライン紫斑
　病　312, 314
ヘパリン起因性血小板減少症
　　　　　　　　　316, 326
ペプシン　136
ペプチドホルモン　195
ヘモグロビン　283
ヘリオトロープ疹　352, 361
ペリオドンタルメディシン　2
ヘリコバクター・ピロリ
　　　　　　　11, 142, 315
ヘルシンキ宣言　13, 14
ベルナール・スーリエ症候群
　　　　　　　　　　　317
ヘルパンギーナ　401
ヘルペスウイルス感染症　399
変形性脊椎症　273

片頭痛　275
便潜血反応　155
ベンゼン中毒　415
便秘　27, 139
弁膜症　46, 434
片麻痺　261
ヘンレ係蹄　328

ほ

ポイツ・ジェガーズ症候群
　　　　　　　　　　　423
保因者　426
膀胱炎　347
膀胱癌　349
放射性テクネシウム　207
放射性テクネシウム（^{99m}Tc）・
　メトキシ・イソブチル・イソ
　ニトリル　212
放射性同位元素　43
放射性ヨード　207
放射性ヨード（^{123}I）・メタヨー
　ドベンジルグアニジン　220
放射線肺炎　118
乏尿　330
傍濾胞細胞　205
ホジキンリンパ腫　301
ポジティブ・フィードバック
　　　　　　　　　　　200
補体　369
ボタン穴変形　357
発作性夜間ヘモグロビン尿症
　　　　　　　　　　　292
発端者　425
ホッフマン反射　264
ボツリヌス食中毒　416
ボーマン嚢　328
ポリオ　400
ポリソムノグラフィー　129
ポリペプチド　230
ポール・バンネル反応　390
ホルモン　195

ま

マイコプラズマ感染症　402
マイコプラズマ肺炎　402
マウスピース　129
膜受容体　199
膜性腎症　341
膜性増殖性糸球体腎炎　341
マクロファージ　369, 383
麻疹　400, 406
マッキューン・オルブライト症
　候群　221
マックバーニー点　151
末梢血液検査　31
末梢血幹細胞移植　287
末梢神経障害　414
麻薬中毒　412
マラリア　404
マルファン症候群　423
マロリー・ワイス症候群　146
マンガン中毒　415
満月様顔貌　204, 216
慢性アルコール中毒　413
慢性胃炎　147
慢性肝炎　169
慢性気管支炎　114
慢性硬膜下血腫　270
慢性甲状腺炎　209
慢性骨髄性白血病　298
慢性糸球体腎炎　341
慢性疾患に伴う貧血　294
慢性収縮性心膜炎　75
慢性腎盂腎炎　343
慢性膵炎　189
慢性中毒　409, 412
慢性肉芽腫症　296
慢性疲労症候群　22
慢性閉塞性肺疾患　114
慢性リンパ性白血病　301

み

右季肋部痛　178
ミクリッツ病　363
水　328

水代謝調節　331
三日はしか　401
ミトコンドリア脳筋症　274
水俣病　414
ミネラルコルチコイド　214
脈なし病　87
脈拍　20, 389
ミンガッチーニ試験　264

む

無顆粒球症　208, 296, 410
無機水銀　414
むくみ　40
ムコ多糖　208
ムーコル症　402
無自覚低血糖　241
無動　271
無尿　330
胸やけ　138
ムンプス　398

め

迷走神経　262
メサンギウム増殖性糸球体腎炎
　　341
メタネフリン　220
メタノール中毒　414
メタボリック症候群　251
メタボリックシンドローム
　　3, 9, 22, 248, 251
メタンフェタミン　412
メチシリン耐性黄色ブドウ球菌
　　384
メチル水銀中毒　414
メッケル憩室　157
メトトレキサート　358
メトヘモグロビン血症　294
めまい　23
メモリー T 細胞　370
メラニン産生細胞刺激ホルモン
　　196
メーラー・バーロー病
　　254, 314

メルカプタン　163
メルゼブルク三徴　207
免疫　351
免疫応答　368
免疫学検査　33
免疫グロブリン　383
免疫性血小板減少症　315
免疫複合体型　369
メンデル遺伝病　421
メンデルソン症候群　392

も

毛細血管抵抗試験　311
網状層　214
毛舌　388
毛様白板症　400
モルヒネ　412
問診　16
問題志向システム　19
問題リスト　19
門脈　161
門脈圧亢進症　163

や

薬剤過敏症症候群　381
薬剤性肝障害　171
薬剤性パーキンソニズム　272
薬剤添加リンパ球刺激試験
　　372
薬物アレルギー　380, 382
薬物中毒　411
薬物動態/薬力学　392
薬物誘起性肺疾患　411
薬物溶出性ステント　58
薬物療法　437
火傷　418
やせ　251
夜盲症　253

ゆ

有機水銀　414
有機溶剤中毒　415
有機リン剤中毒　415

遊離型 T_3　207
遊離型 T_4　207
輸血　285
輸血後移植片対宿主病　286
輸入感染症　384
指鼻指試験　264

よ

溶血性尿毒症症候群　317
溶血性貧血　291, 410
溶血連鎖球菌感染後糸球体腎炎
　　　340
葉酸　254
葉酸欠乏性巨赤芽球性貧血
　　　290
腰椎穿刺　270
翼状肩　221

ら

癩　398
ラクトフェリン　383
ラクナ梗塞　265
ラテックスアレルギー
　　　371, 382
ラテックス・フルーツ症候群
　　　371
ランゲルハンス島
　　　185, 189, 231
ランツ点　151

り

リウマチ性疾患　351

リウマチ熱　67
リウマトイド因子　356
リケッチア感染症　404
リスクマネジメント　432
リステリア症　396
リゼルギン酸ジエチルアミド
　　　412
リゾチーム　383
離脱症状　412
リード・シュテルンベルク細胞
　　　302
リドル症候群　344
リバース T_3　205
リパーゼ　185, 190
リポ多糖　3
リポ蛋白　228, 241
流行性耳下腺炎　398
流涎　272
緑膿菌　397
緑膿菌感染症　397
淋菌感染症　396
リン酸オセルタミビル　391
リン脂質　241
臨床検査　28
リンパ球　282
リンパ節　280
リンパ節腫脹　389
リンパ増殖性疾患　321

る

涙腺生検　363
るいそう　251

類白血病反応　296
ループス腎炎　359
ループス腸炎　359

れ

レイノー現象
　　　353, 360, 364, 418
レジオネラ症　397
レッシュ・ナイハン症候群
　　　246
レニン・アンジオテンシン系
　　　334
レニン亢進　331
レビー小体　271
レビー小体型認知症　271
レビー小体病　271
レプチン　25, 248
レボサイロキシン・ナトリウム
　　　209
連鎖球菌感染症　395

ろ

老化　7, 8, 428
ロサンゼルス分類　144
ローズベンガル染色　363
ワイル・フェリックス反応
　　　390
ワルファリン　324, 432
ワレンベルグ症候群　276
ワンサン口内炎　403

欧　文

10％病　220
^{123}I　207
12 誘導心電図　41
1,5AG　234
1,5 アンヒドログルシトール
　　　　　　　　　　234
18 トリソミー症候群　425
1 型糖尿病　232
1 晩少量デキサメサゾン抑制試
　　験　204, 217
1 秒率　101
1 秒量　101
2025 年問題　439
21 トリソミー　425
25（OH）D$_3$　210
25-ヒドロキシコレカルシフェ
　　ロール　210
2 型糖尿病　232
5p-症候群　425
75 g 経口ブドウ糖負荷試験
　　　　　　　　　　233
7-dehydrocholesterol　210
7-デヒドロコレステロール
　　　　　　　　　　210
8020 運動　438
^{99m}Tc　207
9 の法則　418
Ⅰ型アレルギー　369, 377
Ⅱ型アレルギー　369
Ⅲ型アレルギー　369
Ⅳ型アレルギー　370, 380

A

α 顆粒　307
α フェトプロテイン　164
abdominal full sensation　138
abdominalgia　178
abdominal pain　137, 178
abdominal tumor　139
ABI　237

ABO 式血液型　283
abscess　176
ACD　294
achondroplasia　424
acquired heart diseases　67
acquired hemophilia A　320
acquired immunodeficiency
　　syndrome（AIDS）401
acquired von Willebrand syn-
　　drome（AWS）321
ACTH　203
ACTH 依存性クッシング症候
　　群　216, 222
ACTH 産生下垂体腺腫　216
ACTH 非依存性クッシング症
　　候群　216
acute bronchitis　103
acute disseminatedencephalo-
　　myelopathy（ADEM）273
acute enterocolitis　151
acute gastric mucosal lesion
　　（AGML）147
acute gastritis　147
acute kidney injury（AKI）
　　　　　　　　　　337
acute lymphoblastic leukemia
　　（ALL）300
acute myeloid leukemia（AML）
　　　　　　　　　　297
acute pancreatitis　186
acute pericarditis　74
acute peritonitis　192
acute pneumonia　105
acute respiratory distress syn-
　　drome（ARDS）392
acute tubular necrosis　410
ADEM　273
adenomyomatosis　182
adenosine triphosphate（ATP）
　　　　　　　　　　199

ADH　205
ADH 不適合分泌症候群　220
adrenocorticotropic hormone
　　（ACTH）203
adult T-cell leukemia/lympho-
　　ma（ATL）303
Af　326
AFP　165
AG　234
AGML　147
agranulocytosis　296, 410
AIDS　401, 406
AIH　174
AIHA　293
AIRE 遺伝子　223
AKI　337
akinesia　271
alanine transaminase（ALT）
　　　　　　　　　　164
albumin　164
alcoholism　413
alfa-fetoprotein（AFP）165
alkaline phosphatase（ALP）
　　　　　　　　　　164
ALL　300
allergy　368
ALP　164
ALS　274
ALT　164
Alzheimer disease　271
AML　297
amoebic dysentery　404
amyotrophic lateral sclerosis
　　（ALS）274
ANA　354
anabolism　225
ANCA　336, 354, 356, 367
ANCA 関連血管炎　354, 367
anemia　284, 287
anemia of chronic disorder

（ACD） 294
angioedema 378
ankle−brachial pressure index
（ABI） 237
anorexia 138
anoxia 413
ANP 39
anthracemia 396
antidiuretic hormone （ADH）
205
anti−neutrophil cytoplasmic
antibody （ANCA） 336
antineutrophil cytoplasmic an−
tibody （ANCA） 354
antinuclear antibody （ANA）
354
antiphospholipid syndrome
（APS） 316, 325
antipyretic−analgesics intoxi−
cation 412
anti−resorbtive−related osteo−
necrosis of the jaw（ARONJ）
256
anti−thyroglobulin antibody
（抗 Tg 抗体） 209
anti−thyroid peroxidase anti−
body （抗 TPO 抗体） 209
aortic aneurysm 86
aortic dissection 86
aortic regurgitation （AR） 70
aortic stenosis （AS） 70
aortitis syndrome 87
aplastic anemia 291, 410
APS 316, 325
APTT 311
AR 70
ARDS 392
ARONJ 256
arrhythmia 47
arsenic poisoning 414
arteriosclerosis 85
AS 70
asbestosis 121

ascites 162
ASD 63
ASK 33
ASO 33, 335
aspartate aminotransferase
（AST） 164
aspergillosis 402
aspiration pneumonia 108
AST 164
AT 310, 324
ataxia 264
atheroma 266
atherosclerosis 326
atherothrombotic infarction
265
ATL 303
ATP 199
atrial fibrillation （Af） 326
atrial myxoma 76
atrial natriuretic peptide
（ANP） 39
atrial septal defect （ASD） 63
AUC 392
aura 275
autocrine 195
autoimmune hemolytic anemia
（AIHA） 293
autoimmune pancreatitis 189
autoimmune regulator （AIRE）
遺伝子 223
autosomal dominant inheri−
tance 421
autosomal recessive inheri−
tance 421
AWS 321

B

Babinski reflex 264
bacillary dysentery 397
bactericidal 392
bacteriostatic 392
basophile 282
BCR−ABL 融合遺伝子 298

BD 352, 364
bear metal stent （BMS） 58
Behçet's disease （BD）
352, 364
belching 138
beriberi 254
beriberi heart 254
Bernard−Soulier syndrome
317
bihavioral psychological symp−
tom of dementia （BPSD）
271
bilirubin 162
bisphosophonate−related
osteomyelitis of the jaw
（BROMJ） 256
bisphosphonate−related osteo−
necrosis of the jaw（BRONJ）
256
BMI 22, 248
BMS 58
BMT 287
BNP 39
body mass index （BMI） 22
body mass index （BMI）
238, 248
bone marrow 279
bone marrow transplantation
（BMT） 287
brain hemorrhage 268
brain infarction 265
brain natriuretic peptide
（BNP） 39
BROMJ 256
bronchial asthma 112
BRONJ 256
Buerger's disease 88
buffalo hump 204, 216
burns 418
B 型肝炎 406

C

C3 335

欧文索引 467

C4 335
CA19-9 185, 190
CABG 57, 59
cadmium poisoning 414
café au lait spot 221
cAMP 199
Campylobacter jejuni 416
Candida albicans 402
candidiasis 402
carbohydrate 225
carbon monoxide diffusing capacity (DLco) 101
carbon monoxide poisoning 413
carcinoma of the colon 155
carcinoma of the gallbladder 182
carcinoma of the stomach 149
carcinoma of the Vater papilla 183
cardiac tamponade 73
cardiac tumor 76
cardioembolic infarction 265
cardiomyopathy 61
carotidartery stenting (CAS) 268
carotid endarterectomy (CEA) 268
CAS 268
catabolism 225
Ca 代謝調節 333
CBT 287
Ccr 36
CEA 185, 190, 268
cell-mediated type 370
central obesity 204, 216
cerebral venous sinus thrombosis 269
CH$_{50}$ 335
ChE 164
chemotherapy 392
chest pain 94

chickenpox 399
Chlamydia psittaci 404
cholangiocarcinoma 183
cholangitis 181
cholecystitis 180
cholelithiasis 180
cholera 397
cholinesterase (ChE) 164
chromium poisoning 415
chromosome aberrations 422
chronic bronchitis 114
chronic constrictive pericarditis 75
chronic gastritis 147
chronic kidney disease (CKD) 338
chronic lymphocytic leukemia (CLL) 301
chronic myeloid leukemia (CML) 298
chronic obstructive pulmonary disease (COPD) 114
chronic pancreatitis 189
chronic subdural hemorrhage 270
CKD 338
CLL 301
closed patch test 373
Clostridium botulinum 416
clubbed finger 95
Cmax 392
CML 298
CMV infection 399
CO 413
coagulation cascade 309
coarctation of aorta 66
cocaine 412
cold syndrome 102
colic 137
coma 264
common cold 398
complete transposition of great arteries (TGA) 66

compromised host 384, 407
computed tomography 43
congenital heart diseases 63
constipation 139
continuous fever 387
COPD 101, 114
cord blood transplantation (CBT) 287
coronary artery bypass grafting (CABG) 58, 59
cough 93
C-reactive protein (CRP) 33, 354, 389
CRP 33, 354, 389
cryptococcosis 402
cyanide poisoning 414
cyanosis 95
cyclic adenosine monophosphate (cAMP) 199
cytolytic type 369
cytomegalovirus (CMV) infection 399
cytomegalovirus (CMV) pneumonia 108
C 型肝炎 406
C 型肝炎ウイルス 320
C 細胞 205
C 反応性蛋白 389
C 反応性蛋白質 33
C 反応蛋白 354

D
DDAVP 319, 320
decompression sickness 417
deep vein thrombosis (DVT) 325
deep venous thromboembolism 88
delayed type 370
dementia 271
dementia with Lewy bodies 271
dermatomyositis (DM) 361

DEXA 250
diarrhea 138
DIC
 31, 312, 313, 314, 316, 321, 391
digitalis intoxication 413
DIHS 381
diphtheria 396
direct infection 384
discoid lupus erythematosus
 （DLE） 358
disseminated intravascular co-
 agulation （DIC） 31, 321,
 391
diverticulum of the small in-
 testine 157
DLco 101
DLST 372
DOAC 326, 432
DOPA 219
drowning 418
drug eluting stent （DES） 58
drug-induced hypersensitivity
 syndrome （DIHS） 381
drug-induced lung disease
 411
drug-induced lymphocyte
 stimulation test （DLST）
 372
dual-energy X-rayabsorpti-
 ometry （DEXA） 250
duodenum 136
DVT 325
dysphagia 138
dyspnea 94

E

EBM 4
EB ウイルス感染症 399
ECG 41
EDTA-dependent pseudo-
 thrombocytopenia 316
EDTA 依存性偽性血小板減少
 症 316

eGFR 336
EGJ 136
EGPA 352, 367
Eisenmenger syndrome 65
electric injury 417
electrocardiogram （ECG） 41
elicitation phase 370
EMR 151, 156
enanthema 388
encephalitis 269
endoscopic mucosal resection
 （EMR） 151
endoscopic submucosal dissec-
 tion （ESD） 151
endoscopy 141
Entamoeba histolytica 404
eosinophile 282
eosinophilic granulomatosis
 with polyangiitis （EGPA）
 352, 367
epilepsy 275
Epstein anomaly 66
ERCP 186, 190
eruption 388
erythrocyte 282
erythrocyte sedimentation
 rate （ESR） 31
Escherichia coli 396
ESD 151, 156
esophageal achalasia 145
esophageal carcinoma 144
esophageal hernia 144
esophageal ulcer 143
esophageal varices 146
esophagitis 143
esophago-gastric junction
 （EGJ） 136
esophagus 135
ESR 31
estimated GFR （eGFR） 336
EUS 149
evidence based medicine
 （EBM） 4

exually transmitted disease
 （STD） 385

F

FAB 分類 297
familial combined hyperlipid-
 emia （FCHL） 243
familial hypercholesterolemia
 （FH） 242
familial hypercholesterolemia
 422
familial polyposis coli 423
familial type Ⅲ hyperlipidemia
 243
fasciculation 274
fat 225
FCHL 243
FCεRI 369, 370
FD 9, 147
FDP 310
$FEV_{1.0}$ 103
$FEV_{1.0\%}$ 101
fever 387
FFP 285
FH 242
finger-nose-finger test 264
fluoride poisoning 415
food poisoning 416
forced expiratory volume$_{1.0}$
 （$FEV_{1.0}$） 103
forced vital capacity （FVC）
 101
$freeT_3$ 207
$freeT_4$ 207
fresh frozen plasma （FFP）
 285
functional dyspepsia （FD）
 9, 147
FVC 101

G

γ-GTP 164
γ-グルタミルトランスペプチ

ターゼ　164

G6PD 欠乏症　410

GA　234

gallbladder polyp　182

gallstone　180

gamma-glutamyl transpepti-
　dase（γ-GTP）　164

gas gangrene　398

gastric duoderal ulcer　148

gastric polyp　148

gastroesophageal reflux dis-
　ease（GERD）　143

gastrointestinal polyposis　156

gastrointestinal stromal tumor
　（GIST）　149

GBS　274

GCA　352, 366

GCS　21

gene　7

genetic counseling　426

GERD　143

GFR　336

GH　202

giant cell arteritis（GCA）
　　　　　　　　　352, 366

GIST　149

Glanzmann thromboasthenia
　　　　　　　　　317

Glasgow Coma Scale（GCS）
　　　　　　　　　21

glomerular filtration rate
　（GFR）　336

glutamic oxaloacetic transami-
　nase（GOT）　164

glutamic pyruvic transaminase
　（GPT）　164

gonococcal infection　396

GOT　164

GPA　352, 367

GPT　164

graft versus host disease
　（GVHD）　287

granulomatosis with polyangii-

tis（GPA）　352, 367

GTP　199

GTP 結合蛋白（G 蛋白）　199

guanosine triphosphate（GTP）
　　　　　　　　　199

Guillain-Barré syndrome
　（GBS）　274

GVHD　287

G 蛋白　221

G 蛋白共役型受容体　199

H

H₂ 受容体拮抗薬　144, 148

HAM 症候群　223

hand, foot and mouth disease
　（HFMD）　400

Hansen disease　398

Hardy 法　203, 204

Hb　283

HbA1c　233

HBIG　177

HBs 抗体高力価免疫グロブリ
　ン　177

HBV　166

HBV-DNA　166

HBV 腎症　346

HBV 曝露　177

HCV　167, 320

HCV-RNA　167

HCV 腎症　346

HDL　229

HDL-C　241

headache　389

heart burn　138

heart failure　43

heat attack　417

heat cramp　417

heat exhaustion　417

heat stroke　417

heavy metal poisoning　414

Helicobacter pylori
　　　　　　11, 142, 315

Helicobacter pylori 感染　317

hematemesis　138

hematopoiesis　280

hematopoietic stem cell trans-
　plantation（HSCT）　286

hemolytic anemia　291, 410

hemolytic uremic syndrome
　（HUS）　317

hemophagocytic syndrome
　（HPS）　304

hemophilia　318, 424

hemorrhagic tendency　284

heparin-induced thrombocyto-
　penia（HIT）　316, 326

hepatic coma　163

hepatitis C virus（HCV）　320

hepatolenticular degeneration
　　　　　　　　　423

hepatotoxin　409

hereditary spherocytosis（HS）
　　　　　　　　　292

herpes zoster　399

HFMD　400

high density lipoprotein（HDL）
　　　　　　　　　229

hip fracture　255

HIT　316, 326

HIV　320, 401, 406

HL　301

hoarseness　94

Hodgkin lymphoma（HL）
　　　　　　　　　301

Hoffmann reflex　264

HPS　305

HS　292

HSCT　286

HTLV-1　303

human immunodeficiency
　virus（HIV）　320, 401

human T-lymphotropic virus
　type 1（HTLV-1）　303

HUS　317

hypersplenism　292, 317

hypertension　76

470　索　引

hyperventilation syndrome 130

hypnotics and neuroleptics intoxication 412

hypotension 84

hypothermia 417

I

IBS 154

ICD-10 15

ICG 試験 165

idiopathic thrombocytopenic purpura 315

IDL 229

IE 71

IgA 血管炎 314

IgE 370

IgE 抗体 369

IGF-1 202

IgG4 関連疾患 189, 363

IgG 抗体 369

IgM 抗体 369

IHD 55

IL 383

IL-1 2, 3

IL-6 2, 3

ileum 136

ileus 152

immediate type 369, 369

immune complex-mediated type 369

immune thrombocytopenia (ITP) 315

ImmunoCap Specific IgE 371

indirect infection 384

infectious disease 383

infectious endocarditis (IE) 71

infectious mononucleosis 296, 399

influenza 103, 398

informed consent 16

INR 311

insulin like growth factor-1 (IGF-1) 202

interleukin (IL) 383

intermediate density lipoprotein (IDL) 229

intermittent fever 388

International Statistical Classification of Disease, and Related Health Problems (ICD) 15

interstitial pneumonia 117

intestinal tuberculosis 153

intoxication 409

intracrine 195

intraductal papillary mucinous neoplasm (IPMN) 190

involuntary movement 263

IPMN 190

iron deficiency anemia 288

irritable bowel syndrome (IBS) 154

ischemia 45

ischemic colitis 154

ischemic heart disease (IHD) 55

ITP 312, 315

J

JAK 阻害薬 358

Japan Coma Scale (JCS) 21, 264

Japanese encephalitis 400

jaundice 162, 178

JCS 21, 264

jejunum 136

K

Kawasaki disease 71

Klebsiella 396

K 代謝調節 332

L

lactate dehydrogenase (LDH) 164

lacunar infarction 265

large intestine 136

late phase reaction 370

LDH 164

LDL 229, 422

LDL アフェレーシス 242

lead line 414

lead poisoning 414

legionnaires' disease 397

leprosy 398

leptospirosis icterohaemorrhagica 403

LES 136

leukemoid reaction 296

leukocyte 282

lipopolysaccharide (LPS) 3

lipoprotein 228

listeriosis 396

low density lipoprotein (LDL) 229, 422

lower esophageal sphincter (LES) 136

LPS 3

LSD 412

lymphadenopathy 389

lymph node 280

lymphocyte 282

M

magnetic resonance imaging (MRI) 43

malaria 404

Mallory-Weiss syndrome 146

MALT 280

manganese poisoning 415

marble bone disease 257

masked face 271

MAST33 371

MBC 392

MCTD 352, 364

MDS 300, 315

measles 400
melanocyte stimulating hormone (MSH) 196
MELAS 274
melena 138
meningitis 269
mercury poisoning 414
metabolic syndrome 9, 251
metaiodobenzylguanidine (MIBG) 220
metal fume fever 415
metastatic lung cancer 123
methamphetamine 412
methamphetamine abuse 412
methanol poisoning 414
methemoglobinemia 294
methicillin-*resistant Staphylococcus aureus* (MRSA) 384
methoxy isobutyl isonitrile (MIBI) 212
MG 275
MI 58
MIBG 220
MIBI 212
MIC 392
microaspiration 392
microscopic polyangiitis (MPA) 352, 367
migraine 275
Mikulicz's disease 363
Mikulicz病 189
minimum bactericidal concentration (MBC) 392
minimum inhibitory concentration (MIC) 392
mitochondria encephalomyopathy 274
mitochondria encephalomyopathy, lactic acidosis and stroke-like episodes (MELAS) 274
mitral regurgitation (MR)

68
mitral stenosis (MS) 68
mitral valve prolapse syndrome (MVP) 69
mixed connective tissue disease (MCTD) 352, 363
MM 304
MMP-3 357
modified water swallowing test (MWST) 277
monocyte 282
moon face 204, 216
morphine 412
mountain sickness 417
MPA 352, 367
MPC 394
MPN 298
MR 68
MRI 43
MRSA 384, 406
MS 68
MSH 196, 204, 218, 222
MSW 394
mucormycosis 402
mucosa-associ-ated lymphoid tissue (MALT) 280
multiple myeloma (MM) 304
multiple sclerosis (MS) 272
mumps 398
muscular dystrophy 274
musculer defense 139
mutant selection window (MSW) 394
MVP 69
MWST 277
myasthenia gravis (MG) 275
Mycobacterium tuberculosis 398
Mycoplasma pneumoniae 402
myelodysplastic syndrome (MDS) 300
myeloproliferative neoplasms (MPN) 298

myocardial infarction (MI) 58
myocarditis 60

N

narcotic intoxication 412
narrow band imaging (NBI) 142
nasal continuous positive airway pressure (nCPAP) 129
NASH 170, 173
natural killer (NK) 369
nausea 138
Na代謝調節 332
NBI 142
nCPAP 129
near-drowning 418
negative feedback 200
neuropsychiatric systemic lupus erythematosus (NPSLE) 353, 359
neutrophile 282
NHL 302
nickel poisoning 415
niveau 152
NK 369
nocardiosis 396
non-alcoholic steatohepatitis (NASH) 170, 173
nongonococcal urethritis 404
non-Hodgkin lymphoma (NHL) 302
nontuberculous mycobacterial infection 398
norovirus 416
NSAIDs潰瘍 148

O

OAS 370
obscure gastrointestinal bleeding (OGIB) 142
obstructive sleep apnea syn-

drome（OSAS） 84, 129
OFC 375
OGIB 142
OGTT 233
opportunistic infection 384
oral allergy syndrome（OAS）
　　　370
oral dyskinesia 263
oral food challenge test（OFC）
　　　375
oral glucose tolerance test
　（OGTT） 233
organic solvent poisoning 415
OSAS 84, 129
osteogenesis imperfecta 424
osteopetrosis 257

P

PAH 354, 360, 361
PA-IgG 316
pancreatic carcinoma 189
pancreatic cyst 190
pancytopenia 410
paracrine 195
paralytic poliomyelitis 400
parathyroid hormone（PTH）
　　　210
paratyphoid fever 397
Parkinson disease 271
parotitis epidemica 398
paroxysmal nocturnal hemo-
　globinuria（PNH） 292
parrot fever 404
patent ductus arteriosus
　（PDA） 64
PBC 174
PBSCT 287
PC 310, 324
PCI 57, 59
PDA 64
percutaneous coronary inter-
　vention（PCI） 57, 59
pericardial diseases 73

peripheral blood stem cell
　transplantation（PBSCT）
　　　287
peritoneum 192
pernicious anemia 289
pertussis 397
pesticide poisoning 415
PGE_2 3
pH 333
pharmacokinetics/pharmaco-
　dynamics（PK/PD） 392
pharynx 135
phenotype 421
phenylketonuria 423
PIVKA 312, 324
PIVKA-II 167, 254
PK/PD 392
plague 397
Plasmodium 404
platelet 282
platelet-associated IgG（PA-
　IgG） 316
pleural mesothelioma 125
PM 361
PM/DM 352
PMF 299
PN 352, 366
pneumococcal infection 395
pneumoconiosis 119
Pneumocystis jirovecii
　　　107, 402
Pneumocystis pneumonia 107
pneumothorax 127
PNH 292
poisoning 409
polyarteritis nodosa（PN）
　　　352, 366
polycythemia vera 295
polygene disorders 422
polymyositis（PM） 361
polymyositis/dermatomyositis
　（PM/DM） 352
polyneuropathy 274

polyp of the colon 155
polysomnography（PSG） 129
POMC 196, 204
POMR 19
Porphyromonas gingivalis 2
portal hypertension 163
POS 19
positive feedback 200
posterior reversible encepha-
　lopathy syndrome（PRES）
　　　273
post-streptococcal acute glo-
　merulonephritis（PSAGN）
　　　340
post transfu-sion-graft versus
　host disease（PT-GVHD）
　　　286
PPI 144, 148
PR 71
PRES 273
present status（PS） 17
Prevotella intermedia 2
prick to prick test 382
primary biliary cholangitis
　（PBC） 174
primary lung cancer 122
primary macroglobulinemia
　　　305
primary myelofibrosis（PMF）
　　　299
primary sclerosing cholangitis
　（PSC） 184
problemoriented medical
　record（POMR） 19
problem oriented system
　（POS） 19
progressive musculardystro-
　phy 424
pro-opiomelanocortin（POMC）
　　　196
prostaglandin（PG）E_2 3
protein 225
protein induced by vitamin K

antagonist（PIVKA）
165, 312
PS 17, 310, 324
PSAGN 340
PSC 175, 184
Pseudomonas aeruginosa 397
PSG 129
psittacosis 404
psoas position 319
PT 311
PTE 325
PT-GVHD 286
PTH 210
PTH-related peptide（PTHrP）
220
PTHrP 220
PTH 関連ペプチド 220
PTH 関連ペプチド産生腫瘍
220
PT-INR 268
pulmonary arterial hypertension（PAH） 354
pulmonary asbestosis 121
pulmonary emphysema 114
pulmonary mycosis 107
pulmonary regurgitation（PR）
71
pulmonary stenosis 67
pulmonary thromboembolism
126
pulmonary thromboembolism（PTE） 325
pulmonary tuberculosis 110
pulse 389
pulseless disease 87
P 代謝調節 333

Q
QT 延長症候群 54
Quincke 浮腫 378

R
RA 345, 352

rabies 400
radiation pneumonitis 118
radioisotope（RI） 43
randomized controlled trial（RCT） 4
RANK 210
RANKL 210
RBC 282
RCT 4
receptor activator of nuclear factor-kB（RANK） 210
receptor activator of nuclear factor-kB ligand（RANKL）
210
recombinant tissue plasminogen activator（rtPA） 267
redbloodcell（RBC） 282
remittent fever 388
renal plasma flow（RPF） 336
repeated open application test（ROAT） 373
repetitive saliva swallowing test（RSST） 277
respiratory failure 131
reverse T_3（rT_3） 205
reversible posterior leukoencephalopathy syndrome（RPLS） 273
RF 67
rheumatoid arthritis（RA）
345, 352, 357
rhonchi 94, 96
rhuematic fever（RF） 67
Rh 式血液型 283
RI 43
rickets 257
rigidity 272
ROAT 373
Robin シークエンス 425
RPF 336
RPLS 273
RSST 277
rtPA 267

rubella 401

S
SAH 269
Salmonella 416
sarcoidosis 118
SAS 128
scurvy 314
secondary anemia 294
self-monitoring of blood glucose（SMBG） 240
sensitization phase 370
sepsis 390
sequential organ failure assessment（SOFA）スコア 390
sexually transmitted diseases（STD） 404
shigellosis 397
shock 389
SI 372
SIADH 332
sicklecell anemia 293
sideroblastic anemia 289
single gene disorders 421
Sjögren's syndrome（SS）
352, 362
SJS 381
SLE 316, 345, 352, 358
sleep apnea syndrome（SAS）
128
SLE 様症状 411
small intestine 136
small pox 400
SMBG 240
SOFA スコア 390
spasm 269
spinocerebellar degeneration
272
spleen 280
splenomegaly 389
spondylosis deformans 273
sputum 93
SS 352

SSc 352
staphylococcal infection 395
Staphylococcus 416
STD 385, 404
Stevens–Johnson's syndrome 411
stimulation index (SI) 372
stomach 136
storage–pool disease 318
streptococcal infection 395
stridor 94, 96
subarachnoid hemorrhage (SAH) 269
syndrome of inappropriate antidiuretic hormone secretion (SIADH) 332
systemic lupus erythematosus (SLE) 316, 345, 352, 358
systemic sclerosis (SSc) 352, 360
systemic vasculitis 352

T

t 392
T_3 205
T_4 205
TA 352, 366
Takayashu's arteritis 87
Takayasu arteritis (TA) 352, 366
TAO 88
TCA 回路 227
Tdp 50
TEN 381
tenesmus 397
tetanus 398
tetralogy of Fallot (T/F) 65
tetrodotoxin 416
T/F 65
TFPI 310, 324
TGA 66
thalassemia 294
thromboangiitis obliterans

(TAO) 88
thrombophlebitis 88
thrombotic microangiopathy (TMA) 317
thrombotic thrombocytopenic purpura (TTP) 317
thymus 280
thyroid stimulating hormone (TSH) 205
thyroid stimulating hormone releasing hormone (TRH) 205
thyroxine (T_4) 205
TM 310, 324
TMA 317
TNF 383
TNFα 2, 3
torsades de pointes (Tdp) 50
TR 71
transient ischemic attack 268
tremor 263
Treponema pallidum 403
TRH 205
tricuspid regurgitation (TR) 71
triiodothyronine (T_3) 205
TSH 205
TTP 317
tuberculosis 398
tuberous sclerosis 423
tumor necrosis factor (TNF) 2, 383
typhoid fever 397

U

ulcerative colitis 153
UPPP 130
urticarial 378
uvulopalatepharyngoplasty (UPPP) 130

V

valvular heart diseases 68
varicella 399
varicose vein 89
varix 89
vascular dementia 271
VC 99
VCS syndrome 88
vena cava superior syndrome 88
ventricular septal defect (VSD) 64
vertebral fracture 255
very low density lipoprotein (VLDL) 229
vibration disorder 418
Vibrio parahaemolyticus 416
videoendoscopic examination of swallowing (VE) 検査 277
videofluoroscopic examination of swallowing (VF) 検査 277
View アレルギー 36 371
vital capacity (VC) 99
vital sign 19
vitamin 253
VLDL 229
vomiting 138
von Willebrand disease (vWD) 320
von Willebrand 因子 (vWF) 306
VSD 64
vWD 320
vWF 306, 424

W

wheeze 94, 96
white blood cell (WBC) 282
whooping cough 397
WHO 分類 297
WPW 症侯群 54

欧文索引　475

X

Xa 凝固因子阻害薬　268
X-linked dominant inheritance
　　　　　　　　　　　422
X-linked recessive inheritance
　　　　　　　　　　　422

X 線 CT　43
X 連鎖（伴性）優性遺伝　422
X 連鎖（伴性）劣性遺伝　422

Y

YAM　255

Y-linked inheritance　422
young adult mean（YAM）
　　　　　　　　　　　255
Y 連鎖遺伝　422

歯科のための内科学（改訂第 4 版）

1997 年 4 月 20 日　第 1 版第 1 刷発行	編集者　西田次郎, 小島孝雄, 大久保　直
2003 年 5 月 10 日　第 2 版第 1 刷発行	編集協力　片倉　朗
2010 年 9 月 15 日　第 3 版第 1 刷発行	発行者　小立鉦彦
2016 年 3 月 10 日　第 3 版第 4 刷発行	発行所　株式会社 南 江 堂
2018 年 3 月 30 日　第 4 版第 1 刷発行	〒113-8410　東京都文京区本郷三丁目 42 番 6 号
2020 年 2 月 25 日　第 4 版第 2 刷発行	☎(出版)03-3811-7236　（営業)03-3811-7239

ホームページ https://www.nankodo.co.jp/
印刷　壮光舎印刷／製本　ブックアート

Internal Medicine for the Odontology
Ⓒ Nankodo Co., Ltd., 2018

定価はカバーに表示してあります.
落丁・乱丁の場合はお取り替えいたします.
ご意見・お問い合わせはホームページまでお寄せください.

Printed and Bound in Japan
ISBN978-4-524-25519-1

本書の無断複写を禁じます.

JCOPY 〈出版者著作権管理機構 委託出版物〉
本書の無断複写は,著作権法上での例外を除き,禁じられています.複写される場合は,そのつど事前に,
出版者著作権管理機構(TEL 03-5244-5088, FAX 03-5244-5089, e-mail: info@jcopy.or.jp)の許諾
を得てください.

本書をスキャン,デジタルデータ化するなどの複製を無許諾で行う行為は,著作権法上での限られた例外
(「私的使用のための複製」など)を除き禁じられています.大学,病院,企業などにおいて,内部的に業
務上使用する目的で上記の行為を行うことは私的使用には該当せず違法です.また私的使用のためであっ
ても,代行業者等の第三者に依頼して上記の行為を行うことは違法です.